# 器官移植麻醉与围手术期管理

Anesthesia and Perioperative Care for Organ Transplantation

主　编　Kathirvel Subramaniam　Tetsuro Sakai

主　译　姜　虹　夏　明

副主译　冯少清　赵林林　魏庆凤

秘　书　王　杰　曹　爽　徐天意

译　者（按姓氏笔画排序）

王　丽　上海交通大学医学院附属第九人民医院

王　杰　上海交通大学医学院附属第九人民医院

王佳怡　上海交通大学医学院附属第九人民医院

冯少清　上海交通大学医学院附属第九人民医院

刘　山　上海交通大学医学院附属第九人民医院

李幼生　上海交通大学医学院附属第九人民医院

陆智杰　海军军医大学第三附属医院（东方肝胆外科医院）

陈　楠　连云港市第一人民医院

陈自洋　南京医科大学第一附属医院

林丽琴　上海交通大学医学院附属第九人民医院

赵林林　徐州医科大学附属医院

姜　虹　上海交通大学医学院附属第九人民医院

姚丹华　上海交通大学医学院附属第九人民医院

夏　明　上海交通大学医学院附属第九人民医院

徐天意　上海交通大学医学院附属第九人民医院

唐惠黎　苏州大学附属第一医院

陶天助　中国人民解放军空军特色医学中心

陶坤明　海军军医大学第三附属医院（东方肝胆外科医院）

曹　爽　上海交通大学医学院附属第九人民医院

蒋寒寒　上海交通大学医学院附属第九人民医院

谢　晓　上海交通大学医学院附属新华医院

解　群　中国人民解放军总医院第四医学中心

魏庆凤　徐州医科大学麻醉学院

人民卫生出版社

·北　京·

First published in English under the title

Anesthesia and Perioperative Care for Organ Transplantation

edited by Kathirvel Subramaniam and Tetsuro Sakai

Copyright © Springer Science+Business Media LLC, 2017

This edition has been translated and published under licence from Springer Science+Business Media LLC, part of Springer Nature.

**图书在版编目 (CIP) 数据**

器官移植麻醉与围手术期管理/(美) 卡西维尔·苏布拉马尼亚姆主编; 姜虹, 夏明主译. —北京: 人民卫生出版社, 2021.3

ISBN 978-7-117-31323-0

Ⅰ.①器… Ⅱ.①卡…②姜…③夏… Ⅲ.①器官移植-麻醉学-围手术期 Ⅳ.①R617

中国版本图书馆 CIP 数据核字(2021)第 037544 号

| 人卫智网 | www.ipmph.com | 医学教育、学术、考试、健康,<br>购书智慧智能综合服务平台 |
| 人卫官网 | www.pmph.com | 人卫官方资讯发布平台 |

图字: 01-2021-0805 号

**器官移植麻醉与围手术期管理**
Qiguan Yizhi Mazui yu Weishoushuqi Guanli

主　　译: 姜　虹　夏　明
出版发行: 人民卫生出版社(中继线 010-59780011)
地　　址: 北京市朝阳区潘家园南里 19 号
邮　　编: 100021
E - mail: pmph @ pmph.com
购书热线: 010-59787592　010-59787584　010-65264830
印　　刷: 北京顶佳世纪印刷有限公司
经　　销: 新华书店
开　　本: 889×1194　1/16　印张: 30
字　　数: 1080 千字
版　　次: 2021 年 3 月第 1 版
印　　次: 2021 年 4 月第 1 次印刷
标准书号: ISBN 978-7-117-31323-0
定　　价: 258.00 元

打击盗版举报电话: 010-59787491　E-mail: WQ @ pmph.com
质量问题联系电话: 010-59787234　E-mail: zhiliang @ pmph.com

# 译者前言

器官移植的相关记载,最早可追溯到古希腊、古罗马、古中国、古印度的神话故事,而这种故事的出现,体现了人们这样的设想:如果身体的某一个器官出现病症,能否像机器更换零件一样更换器官呢?在历经数个世纪后,这一设想终于照进了现实,而后又迅速发展,如今,器官移植已成为现代医学最成功的进展之一,而其发展涉及一系列重大的医学突破,其中极少被提及、却又不可或缺的,便是麻醉学与重症医学的突破。

在现代器官移植实现重大突破的大环境下,经过 10 余年的探索与改革,我国走出了一条既体现国际惯例、又符合中国具体国情的器官捐献和移植道路,形成了人体器官捐献与移植的“中国模式”。2007 年,国务院颁布《人体器官移植条例》,其中明确规定了器官捐献的来源和公民捐献器官的权利,对相关医疗机构和医务人员资质做出规定,使器官移植走上法治轨道。2013 年,国家卫生计生委(现国家卫生健康委)出台《人体捐献器官获取与分配管理规定(试行)》,确保器官获取与捐献透明、公正、可溯源。2015 年 1 月 1 日起全面停止死囚器官使用,公民捐献成为唯一合法来源。国家卫生健康委和中国红十字会两部门已陆续出台 30 多个配套政策文件。中国人体器官捐献与移植委员会对器官捐献与移植政策框架和工作体系进行顶层设计,建立了捐献、获取与分配、移植、移植后登记及监管 5 个工作体系,并形成融合脑死亡、心脏死亡的器官捐献中国标准和流程。截至目前,中国人体器官捐献志愿登记人数近 30 万人,完成器官捐献案例已累计超过 1.2 万例,捐献大器官超过 3.45 万个。2017 年前 7 个月,我国完成器官捐献 2 866 例,同比增长 33%,实现跨越式发展。因此《器官移植麻醉与围手术期管理》一书的引进翻译无疑是非常及时且富有意义的。

据我们所知,本书是国际上目前为止比较系统地阐述了器官移植麻醉与围手术期管理的书籍。本书言简意赅、实例丰富。主译所在单位上海交通大学医学院附属第九人民医院麻醉科在复合组织移植麻醉、口腔颌面外科麻醉、困难气道预警评估和解决方案等领域长期处于国际一流水平,我们亦有幸邀请到国内从事肝移植、小肠移植、肾移植、肺移植和复合组织移植的顶级麻醉及外科专家、青年才俊加入我们的翻译团队。历经 3 年光阴,本书即将付梓,在此深表感谢!

在翻译过程中,我们力求准确贴切,但限于水平和时间限制,疏漏和错误之处在所难免,敬请批评指正。

姜 虹 夏 明

庚子岁末于百年九院

# 原著序一

　　本书精心总结了近 20 年来与器官移植医学领域有关的外科、麻醉学和重症医学方面的进展，旨在为参与器官移植患者救治的医务人员提供参考。本书的作者们都是各个器官移植领域的专家和带头人。他们对自身专业的深刻理解、对基础科研的精准研究，以及广泛临床经验的积累总结，都是器官移植医学的知识瑰宝。本书可以为那些参与器官移植患者救治的医务人员开启一场华丽的学术盛宴。

　　作为一本综合教材，本书提供了必要的基础知识，以帮助读者理解器官移植的复杂性。本书首先讲述的是器官移植伦理、脏器分布网、免疫学、感染控制等问题。此外还详细介绍了包括心脏死亡器官捐献、活体供体和多器官脑死亡供体在内的各种供体的管理。本书还详细介绍了胸部器官（心肺）移植、腹部器官（肾、胰、肝、小肠和多脏器）移植以及复合组织移植的围手术期管理，每个部分包含移植前受者管理、移植手术技术总结、麻醉技术要点和移植术后的康复管理，有助于参与器官移植麻醉和重症医学的医护人员对器官移植的各个方面进行详细的了解。

　　本书对目前有关器官移植的知识（移植医学、外科、麻醉学和重症医学）进行了全面总结，在同类书籍中独树一帜，适用于各类人群。本书既可以为终末期器官功能障碍患者的诊疗人员提供医疗参考，又可以帮助那些刚接触到该类领域的充满激情的探路者获得足够的知识，帮助他们解决未来在器官移植的麻醉和重症医学中可能遇到的复杂问题。对于那些已有诊疗器官移植手术患者经验的人而言，本书可以提供进一步了解器官移植麻醉学、重症医学新机会和研究方向。

Thomas E. Starzl, MD, PhD

Pittsburgh, PA, USA

# 原著序二

我很荣幸可以为《器官移植麻醉与围手术期管理》这本书撰写前言。

记得我 20 年前在匹兹堡第一次见 Ted Sakai 时,他作为一名心脏和肺移植外科医生,给我留下了深刻印象。那时的他是一位热心的年轻外科医生,对手术和围手术期工作充满了热情。他花了很多时间观察我们的工作,细心记录术后患者的细微变化,然后争取到了越来越多的机会,成为了团队中值得信赖的一员。也就是那时,Ted 和我们一起积极做了研究龅齿动物功能性右心室流出性肌病的课题,这一课题影响巨大,并获得了美国国立卫生研究院的赞助。

现在转向麻醉学领域的他,正如当年的他一样,充满了热情和对真理的渴望。他和 Kathirvel Subramaniam,能够创作出这本有关心、肺、肾、胰及肝移植的麻醉和围手术期管理的经典著作,丝毫不令我惊讶。这本著作离不开编者们在匹兹堡大学医学中心手术室和重症监护室中辛勤工作所积累的丰富经验,也是目前业界公认的专业图书,可谓是现代器官移植手术及围手术期管理成功的秘诀。我不知道是否还能有任何其他书籍能与之相抗衡,这本著作也必将是我们自己的外科、麻醉和护理培训人员的必修阅读材料。

The Thomas E. and Alice Marie Hales
University of Maryland School of Medicine Baltimore,MD,USA
Bartley P. G

# 原著前言

器官移植的研究可以追溯到 18 世纪。到了 20 世纪中叶,经过杰出的研究人员和临床专家的不懈努力,实体器官移植由不现实成为可能。免疫抑制疗法和组织分型技术的进展促进了实体器官移植的成功。第一次成功的肾移植是 Joseph E. Murray 博士于 1954 年在马里兰州波士顿布里格姆妇女医院进行的。到了 1966 年,明尼苏达大学明尼阿波利斯分校的 Richard Lillehei 和 William Kelly 博士成功地进行了胰腺移植和肾移植。Thomas Starzl 博士紧随其后,他在 1967 年丹佛科罗拉多大学健康科学中心成功地进行了肝移植。这些在腹部器官移植领域的成功,紧接着唤起了胸部器官移植的新兴。Norman Shumway 博士于 1968 年在加州斯坦福大学医院完成了第一次成功的心脏移植手术。Bruce Reitz 博士 1981 年在加州斯坦福大学医院成功地完成了第一例心肺移植手术。多伦多肺移植组的 Joel Cooper 博士分别于 1983 年和 1986 年,在加拿大多伦多总医院成功进行了首例单肺和双肺移植手术。器官移植发展至今,肾、肝、心、胰腺、肠、肺和心肺的移植已被视为每一种终末期器官功能障碍的常规医学治疗,同时包括手和面部移植在内的复合组织移植也已成为现实。

我们将永远铭记上述创新领袖,是他们将这些具有挑战性的移植应用到临床实践中。与此同时,我们也充分意识到,只有外科、围手术期医学、麻醉和重症医学领域共同进展,才能取得这些临床上的成功。外科治疗方面的建议。器官移植患者围手术期诊疗的复杂性和独特性对围手术期医务工作者不断提出新的挑战,这就要求我们对终末期器官移植疾病和移植药物,术前的准备和优化,术中的手术技术和麻醉管理,以及术后的重症监护治疗有更深入的了解。与此同时,如何护理接受非移植手术的器官移植患者,对于所有致力于移植医学的医护人员来说,也是一个具有挑战性的问题。

这本书题为《器官移植麻醉与围手术期管理》,它凝聚了我们最大的努力,将这些与器官移植有关的需要理解的知识理论组成部分集中在一起,帮助读者完成围手术期管理终末期器官疾病的挑战。这本书被设计为胸部器官、腹部器官和复合组织移植的全面参考独特地描述了器官移植医学的最新发展,如活体供体移植、心脏死亡后捐赠、围手术期超声心动图、器官保存方法、体外生命支持、多器官捐献者管理及移植麻醉学模拟教育多项内容。

本书适用于所有参与移植患者诊疗的医护人员,包括麻醉医生、外科医生、重症医学科医生、内科医生、住院医生、医学生、注册麻醉护士、围手术期护理护士、护理学生,以及其他保健专业人员和受训人员。每个章节都是由各移植医学相关领域的顶尖专家作为第一作者。我们感谢所有作者慷慨地分享他们的智慧,并感谢他们在繁忙的临床工作安排下及时完成本书各章节的撰写。

特别鸣谢斯普林格出版社编辑团队 Shelley Reinhardt 女士和 Georgette Forgione 女士的不懈支持,如果没有她们就没有这本书的诞生。感谢 Christine Heiner 女士(匹兹堡大学麻醉学系科学家)帮助完成了重要章节的校对工作。

我们衷心希望这本书为读者提供知识基础,以帮助他们在临床实践中为患者争取最好的治疗结果。我们也真诚期待收到您对本书的评论和批评。

Pittsburgh, PA, USA

Kathirvel Subramaniam, MD, MPH

Tetsuro Sakai, MD, PhD

# 目录

# 第一篇　总论

第一篇 总论

# 器官移植的伦理思考

## A Viva L. Katz

## 引言

尽管经过充分的外科训练，许多移植团队成员包括外科医生可能仍然觉得在医学伦理方面准备不足。移植手术涉及面很广，包括需要平衡患者的不同需求，以及围绕死亡这个话题进行频繁的交流，这使得移植团队需要面对一系列伦理问题。进行器官移植的团队成员应当做好充分的准备来处理这些经常遇到的、不可避免的问题。确实，没有任何研究主题或课程可以为每一种可能的临床情况和相关的伦理问题做准备。本章将提供一个框架，以理解和解决与患者和家庭日常出现的伦理问题。预期这次讨论将包括一些熟悉的和新的医疗决策观点。当移植团队考虑器官捐献的伦理问题时，最好把器官捐献视为一种有潜力提升人类道德的自愿行为，而不是将人体视为一个器官库，这样的理解或许有助于人们接受器官捐献。

## 什么是"伦理"？

一般来说，伦理是一个用来理解道德生活的术语。在考虑医学伦理时，我们通常会想到规范伦理，这些伦理试图定义一套普遍的道德规范，而这些规范可以被广泛接受为行为指南。这可能是一个越来越困难的任务，尤其在我们这样一个有着丰富的文化和宗教背景的多元化社会里，但是，确定共同的道德基础对于讨论和解决复杂的伦理问题是至关重要的。这在移植手术中是一个重要的问题，因为不同的文化对死亡的定义往往有不同的基本信念。实践伦理学或应用伦理学是指运用这些道德规范或伦理理论来解决伦理困境。这种公共道德包括道德规范，将所有人，即使来自不同背景的人连接成一个整体的道德核心维度。通过这种方法，公共道德可以被视为规范的，为大众团体描述和建立的道德标准和义务，对医生的职业道德的描述也有着更进一步的道德美德和义务规定。这些特殊的与角色相关的道德规范，是根植于公共道德之中并从公共道德中发展而来的。真正的伦理困境之所以困难是因为手头上要解决

的伦理问题和相关的道德原则普遍相互冲突。医学伦理学的背景为平衡这些冲突的道德原则提供了工具，以形成道德上可接受的解决方案。

## 医学伦理的模式

Beauchamp 和 Childress 所描述的以原则为基础的伦理是一种反映公共道德的普遍使用的道德原则框架[1]。在考虑患者护理和职业行为的选择时，本文提出了 4 条道德原则。这些原则包括尊重自主权、非伤害、有利和公平。非伤害（避免伤害）和有利（提供好处，平衡利弊）遵循希波克拉底誓言中的价值观。从历史上看，这些价值观一直被视为医生的首要义务，正如声明所建议的那样"首要原则是不要伤害患者"。尊重自主权是一种更现代的理念，源于康德的道德哲学。其中的关键要素是自由，即根据自己的理由和动机生活的能力，以及能动性，即有意行为的理性能力。公平原则可以理解为平等。公平可以被看作是被平等地对待。分配的公平是平等、公平、合理地分配物品和风险，这是器官移植分配时需要重点考虑的问题。

虽然基于原则的医学伦理方法已被广泛使用了几十年，但最近已经开发了其他框架。近来人们对道德伦理产生了极大的兴趣。美德伦理可以从亚里士多德在《尼各马可福音》中对美德的描述中衍生出来[2]。美德被理解为不仅以特定方式行动，而且以特定方式感受的性情。

美德伦理关注的不是行为的对错，而是行为主体的本性或性格。美德伦理对当前的专业主义工作有重要的贡献。许多职业规范都强调这些美德的重要性，并强调职业道德品质的发展。Pellegrino 写了大量关于医学事业的本质是道德的文章[3]。虽然他并不是说道德伦理可以为所有的医学伦理提供基础，但他很有说服力地指出，医生的性格和美德是道德选择和道德行为的核心。虽然这个框架有助于教学和评估专业精神，但在处理移植手术实践中可能出现的所有伦理问题时，它显然有局限性。

一种比较新的分析伦理问题的框架正在从女权主义者

的著作和理论中快速发展起来。这一框架通常被称为关怀伦理。Gilligan 提出的理论认为,由于社会角色和期望的不同,男人和女人在解决道德问题上产生了不同的观念[4]。女性往往采用情境联系的方式来对待她们所认为的矛盾的责任;而男性则可能采用一种更有条理的或更抽象的方法来对待这种他们认为的矛盾的权利。这种对关系、相互联系和关怀的关注有助于将关怀作为关怀伦理的首要概念。关怀伦理并不关注自主权利的保护,而是提供一种方法来评估人际关系中的责任。关怀伦理不认为自主权利是理想的决策手段,而是将患者置于一个关系网络中,提供一种完全不同的方法来讨论伦理问题。

关怀伦理框架的发展为解决伦理困境提供了基于原则的伦理之外的另一种选择。虽然都是可靠的,但是关怀伦理可能有助于应对移植手术中出现的伦理问题,因为通常需要解决两个患者的需要,即供体和受体,以及他们的人际关系问题。很显然,他们都生活在相互依赖的关系网络中。虽然关怀伦理经常与原则为基础的伦理框架相冲突,但这些框架应该被视为相互补充的,以便对临床护理中的道德问题进行更有力的评估。Dietrich Bonheoffer 评价这些框架的平衡时,认为"评估道德问题的核心观点是从'底层来看':从'受难者'的视角来看,这样,那些寻求'以最大限度赋予生命公正'的人能学会理解"[5]。

有这些伦理的理论作为基础,移植外科医生可以解决遇到的一些伦理问题。很显然移植外科医生不可能解决他们职业生涯中的所有伦理难题,所以我选择强调几个目前关注或争论的热点话题,包括:器官非法交易/移植旅游,鼓励器官捐献者进行移植的动机,无私的捐献,循环死亡后的捐献,以及移植器官的分配。

## 器官非法交易和移植旅游

由于卫生保健的费用不断上涨,"医疗旅游",即出国去其他国家旅游在美国越来越常见,此处仅关注出国旅行以允许购买器官进行移植的问题。可利用的供体肾脏与需要移植的接受者人群之间的不匹配,持续增长的接受器官移植的需要,以及许多人群中收入差距的扩大,在持续为这一市场提供动力。正如预期的那样,买卖肾脏的卖家和买家之间存在着巨大的差距,但这两个群体都很脆弱,而且都暴露在沟通不畅的风险之下。卖家的有限数据分析表明他们通常是文盲,几乎普遍都很贫穷,通常背负着巨额债务,往往还在偿还上一代积累的债务。不幸的是,尽管接受肾切除移植作为一种相对极端的办法来解决他们的贫穷状态,大多数卖家表示,随着时间的推移,他们的生活没有明显的改善,他们要么仍然负债,要么就是没有达到他们的财务目标。大多数人也认为他们的健康在肾切除术后恶化

了[6]。关于被贩运肾脏的受者的数据更难收集,但可以推测出,与美国本土的移植受者相比,他们的结果较差,移植游客的急性排斥反应发生率更高,移植物存活率更低,感染也更严重。虽然大量的医疗证据支持移植旅游,但也存在反对这一做法的伦理争论。由于经济收入有限,卖家往往被迫从事这项买卖,在这种情况下,肾脏的卖方与买方之间的关系非常明显是商品化的,在卖方身上看不到一点作为人的属性,仅仅是一堆零件的组合,比整体的价值更高[7]。就基础的伦理理论而言,这种做法与普遍认可的,康德的绝对命令的说法相违背,他说人不能当作商品或手段,而应该回归到人,重视他们内在的人性。当然还有其他的伦理准则来考量这种交易,包含但不局限于买卖双方的主观意愿。

2008 年移植协会和国际肾脏病协会举行国际会议并颁布了《伊斯坦布尔器官交易与移植旅游声明》。这项文件指出器官非法交易和移植旅游违背了平等、公平和对人权的尊重,应该被禁止。声明表示"商业移植针对贫穷和弱者,无情地导致了不平等和不公平,应当被禁止"[8]。该声明可能是一项批判人与器官商业交易的合理的实用性准则。声明从历史的角度对移植"生意"进行了阐述,并进一步制订了建议来取缔器官交易。除了取缔器官交易,还呼吁监督、透明化器官捐献和移植中的问责。声明敦促尽快形成完善的计划以预防和治疗器官衰竭,并采取行动最大限度地增加日渐减少的器官捐献。但是这份文件没有执行的强制性,尚需全世界范围内的共同参与来帮助移植外科医生,因为他们扮演着重要的角色,深知器官交易的伦理问题,从而最大限度地减少此类事情的发生。美国移植外科医师协会(American Society of Transplant Surgeons,ASTS)在回应该声明时提出了具体的担忧。他们的答复指出,在美国,《国家器官移植法案》(National Organ Transplant Act,NOTA)明确禁止有偿提供人体器官,他们认为要求提供器官捐献相关的健康、人身和致残保险也将是违背法案的。此外,美国移植外科医师协会还质疑美国不加管控的供体激励试验也是违背该项声明的[9]。

## 器官捐献的激励措施

如上文所述,美国移植外科医师协会的大部分成员都有兴趣通过开展一些针对供体的激励性试验,来提高器官捐献的比例。这需要对美国器官移植法案进行修订,如允许参与配对的肾脏供体交换。缺少规定的非法市场可能导致供体和受体的不良后果,一些人认为器官交易的危害在于其缺乏控制、管理和监督。很多移植领域的专业人士提出规范化的激励可能避免上述的担忧。支持者指出,有偿捐献其他的人体组织细胞如卵子、精子、血液在美国是合法的,除了供体以外的所有人都获得了实际的利益[10]。诚然

活体器官捐献会有很多负面的因素，包括经济问题，手术和康复所需费用，器官捐献后难以获得健康、人身和致残保险，不能再为家庭成员特别是孩子提供可移植器官。

一直以来，器官移植存在理想化的愿景，并且在移植群体内外的许多人都认为，捐献必须本着纯粹的利他主义精神，这是一种"生命的礼物"[11]。这种纯粹的无私观点往往会失败，因为其没有意识到，包括活体捐献器官的供体在内的所有人，其行为都会受到一系列内在或外在的压力。尽管没有强制性要求，但是这些压力很可能导致捐献的义务感。根据这些不同的因素，利他主义行为可以看作是一个连续体，我们中很少有人没有其他内部或外部压力来激励我们的行为。尽管人们认为器官捐献完全是出于利他主义的考虑，但目前鲜有数据表明对生前或死者捐献的监管、有限的激励措施会降低或提高捐献率[12]。

已经有许多建议可以减少对器官捐献的阻碍，并为其提供一定的激励。消除不利的因素包括补偿活体捐献供体的费用和经济损失，提供残疾保险和人身保险，以及与捐献相关的疾病和并发症的健康保险。对死亡供体和活体捐献的动机都应当谨慎地控制和管理，以便在做决定时为真正的捐献者或家庭留出自主权空间，而不必担心过度或强制性的诱惑，既能实现有意义的价值，还可能改善捐献者的处境。尽管提供了奖励，但重要的是要继续尊重捐献者，对捐献者提供的信息和健康保障不能减少。也许最重要的是，为了维持器官移植的文化和社会对这一做法的支持，必须对捐献行为表示感谢，承认奖励不是对器官的报酬，并不能为捐献提供足够的补偿。谨慎为之，这个制度就能建立起来，使器官捐献保持着其重要的道德价值。消除不利因素和提供奖励的制度将需要由专业人员或政府管制的第三方提供，而且绝不应从接受者向捐助者支付款项。显然，需要对这种制度进行非常严格的控制和监督，并对违反规定的行为实行民事或刑事制裁。前瞻性地将研究方案嵌入到一个激励系统的发展中是非常重要的，以便对供体和受体结果数据收集和跟踪任何增加（或减少）的器官捐献，同时捐献者和接受者都知道并同意参与研究登记。

## 无偿的器官捐献

越来越多的人在利用互联网和社交媒体寻求活体器官捐献，以加快器官移植。MatchingDonors.com 甚至在其网站上声明，许多患者在注册后 6 个月内就可以接受移植手术[13]。虽然这个网站强调他们寻求的是纯粹无私的捐献者，并指出像互联网一样，从器官捐献中获得经济利益是非法的，但目前还不清楚有哪些监管机构或监督机构在对其进行管理。在器官移植领域，使用与情感或生理无关的纯粹利他主义捐献者，以及使用互联网来招揽这些活体捐献

者，都是相对较新的做法。互联网增强了每个人寻找和建立新关系的能力，而缺乏一些过去我们可能已习惯了的安全网，比如把一个新认识的人与已经熟识的朋友或家庭联系起来。尽管社会和移植中心都不能规范人们如何建立关系，但网络和社交媒体的影响力和匿名性，让人们担心在评估通过网络确认的无私捐献者时，是否有必要进行更严格的审查。在评估所有潜在的活体捐献者时，采用多学科的方法是至关重要的，尤其是那些通过网络募捐被确认的捐献者。在工作中投入时间和精力来区分真正的利他主义和自我服务的动机（如正面宣传或金钱奖励）是非常重要的[14]。

虽然评估潜在捐献人的动机通常是首要考虑的问题，但通过互联网征集捐献人也会引发其他伦理问题。当网络募捐刚开始时，人们广泛表达的一个担忧是，通过互联网或其他形式的宣传（通常代表收入或教育水平），可能会有不同的机会获得活体器官捐献[15]。社会经济和教育歧视的可能性依然存在，而且超出了当前社会的数字鸿沟。最常见的是，尸体器官被提供给候诊名单上下一个医学上合适的患者，而没有考虑到可能影响通过互联网审核的活体捐献者的各种社会因素。虽然允许将尸体器官直接捐献给家人或朋友，但不允许基于种族、民族或社会经济地位歧视和排斥候选人。虽然有无私的捐献者，也有接受捐献的移植项目，他们知道器官将会被送到等候名单上下一个医学上合适的人那里，但在寻找有吸引力或有价值的接受者时，歧视的可能性很大。这种风险在互联网和更广泛的媒体宣传中都存在。能够利用并操纵媒体来招揽活体无亲属捐献者，这突显出在那些相对较少的人（他们可能基于收入或社会地位获得这种机会）与大多数等待器官移植的人之间存在巨大鸿沟，这引发了严重的公平问题。重要的是，虽然利他性供体的出现总是要考虑到滥用的可能性，但也有可能带来好的结果，通过提供机会，向自愿但不相容的供体提供器官，从而启动多器官移植链。可以提出一个合理的论点，即既然我们有 UNOS/OPTN 来监督一个公平的尸体器官分配系统，就应该考虑一个类似的机制来监督和公平地分配活体、无情感相关、无偿的器官捐献。有些人提出了相反的观点，认为偏好和个人关系会影响我们的身份认知和决定。当然经常提供捐献的动机，而且显然在定向无偿的器官捐献中也有一席之地，就像他们在情感相关的器官捐献中一样[16]。移植外科医生必须审慎地考虑这些问题，因为他们作为道德主体积极地参与促进移植，他们应该认定自己的行为在道德上要保持正当。

## 循环系统确定死亡后的捐献

在 1968 年哈佛医学院专设委员会提出脑死亡或神经

死亡的标准以前,尸体器官捐献的主要来源是循环系统确定死亡(circulatory determination of death, DCDD)后的患者[17]。1981年总统委员会报告和《统一死亡判定法案》(Uniform Determination of Death Act)颁布了完整的脑死亡定义,用神经学标准判断死亡被广泛接受[18],符合脑死亡标准的患者成为了尸体器官捐献的主要来源。等待移植手术的患者数量远多于可用的器官,且临终患者的器官复活也逐渐被重视,使 DCDD 重新获得关注。器官捐献也许可以让失去亲人的家庭从悲伤中获得安慰,但家人必须认识到脑死亡后的器官复苏和执行 DCDD 而放弃生命支持治疗(life sustaining medical therapy, LSMT)的区别。

DCDD 存在诸多的伦理担忧。其与通常的脑死亡标准下供体的器官复活途径不同。最重要的区别是决定放弃 LSMT 必须早于且独立于 DCDD 的决定。供体家属必须在没有压力或被强制的基础上做出决定,放弃 LSMT 应当基于患者的最大化利益,而不是以器官复苏为目的。此外,家属应该知道根据各个医院的规定,在患者生命最后的时间里,他们不能或者只有很短的时间能陪在家人身边,因为器官复苏的时间非常宝贵,需尽可能缩短常温下的缺血时间。可以预期放弃 LSMT 后患者会很快发生心搏骤停,进而被判定死亡并进行器官复苏,家属应被告知患者也许可能不会死亡,或者可以回到监护病房,或延迟死亡,但患者不能再成为器官复苏的对象。最后家属应当被告知在 DCDD 情况下哪种器官复苏时所存在的局限性,因为器官对常温下缺血时间的反应是不同的。签署 DCDD 同意书时,所有这些因素都必须进行讨论,因为这可能影响家属的意愿[19]。

DCDD 相关的其他伦理问题也极大地影响着医务工作者。支持 DCDD 取决于理解患者死亡时的器官复苏,以免违背死者捐献原则:器官复苏不得导致供者死亡,供者必须在器官复苏之前已经死亡[20]。考虑到心跳停止瞬间和判定死亡(一般 2~5 分钟)之间的时间很短,一些医务人员担心这些患者在进行器官复苏的时候处于死亡的进程中,而不是已经死亡的状态。虽然美国医学研究所、危重病协会和 UNOS/OPTN 对 DCDD 标准下判断死亡已经达成基本共识,但是执行人员对于这种行为仍然存在很大的担忧[21]。医院应当允许个体执行人员拒绝支持 DCDD,事实上是出于良心上的抗拒,而同时也能为主动要求的患者家属提供服务[22]。另外一个问题是相关的医生必须避免利益冲突。决定对患者移除 LSMT 而进行 DCDD 的医务人员不应当参与器官复苏或者移植手术。移植医生/器官复苏团队在患者判定死亡前不可以与患者进行联系。围绕 DCDD 的其他伦理问题包括体外膜氧合在稳定 DCDD 中的作用、不受控制的 DCDD 的使用以及对死亡供体规则的持续需求,但这些内容暂不在本章节中进行讨论。

## 器官分配

虽然本章节的前几部分侧重于器官捐献/获取,但器官捐献的范围和器官分配的决定之间显然是相互联系的[23]。由于器官供体和器官需求之间的缺口不断增大,人们意识到需要优化分配系统以使移植的器官获得最长的"生命",同时保证系统的公平性以允许所有患者都有机会获得尸体器官[24]。拟定最优化的分配系统仅限于肾移植,因为肝脏和心脏的分配基于医学的紧急性,而肺脏的分配是基于患者的紧急性和预期存活时间[25]。肾脏的分配系统主要基于等候移植的时间,每等候一年可以获得一个积分,少数器官被分配用于与一个救命的器官同时移植,以及移植于那些抗原匹配为零的患者。除了上述标准规范的供体肾脏,15%的供体肾脏来自扩大的供体范围(老年或不健康的供体),基于等候的时间这些肾脏分配给了同意接受这种器官的患者,因为他们期望减少器官移植的等候时间。经过几年的思考,以及给予公众一个发表评论的机会,公众进行了大量的道德讨论,一种新的分配法现在将被启用。NOTA 要求器官分配决策必须兼顾效率(移植物和患者生存)和公平性(器官的公平分配),文献中对这些变化是否符合该法案有重要讨论。

为提高移植肾的寿命,降低再移植率,减少供肾的丢弃率,一种新的肾分配系统被提出。这个新系统中包含的主要变化包括:对供体肾脏质量进行精细的再评估,而不是简单地定性为符合标准规范的供体或扩大范围的供体;对等候名单上的所有成年患者生存期评分进行预测;使用质量评估和预计生存期评分进行供体肾脏和受体的寿命匹配;等候时间里增加透析时间项;以及儿科优先级评估方式的改变。可以预期这些改变会部分解决受体和移植器官预计生存期不一致的问题,这是现有的方案里无法实现的,通过更优化地匹配受体和移植肾脏的寿命,有望最大限度地降低再次移植的发生率。

尽管这种新的分配算法有望达到提高肾脏分配和移植效率的功利目标,但许多人对其实施提出了其他伦理问题,特别是它对器官分配公平性的影响。许多人对新分配制度下的年龄歧视表示担忧,因为这可能会减少老年接受者获得器官的机会。一些人评估了使用人群衍生的预后工具对供肾和受者进行前瞻性个体化风险分层的局限性和误差概率。对于那些被认为长期生存率低的患者,预后错误可能导致移植机会减少。对移植物和受者的预后进行前瞻性的跟踪,以记录新的分配算法的准确性,如果结果与模型中预测的有显著差异,则需要进一步的改变[26,27]。另一个重要的考虑因素是死者器官分配的变化对可用于移植的活体供体肾脏数量的影响。有证据表明,由于分配的变化,儿童患者更早地移植了已死亡的供体肾脏,因此,在儿童患者中活体供肾移植的减少与时间相关。与过程中所有重大的变化一样，重要的是要警惕意外的结果[28]。

新分配方案需要解决过去方案里涉及的公平性问题。一个重要的变化是新方案分配尸体器官时采用了透析时间而不仅仅是等候移植的时间。这个变化拟解决种族和社会经济差异导致的不公平，以更平衡的视角看待等待手术的终末期肾病患者的负担。新分配方案仍未解决的问题是不同地域的器官供体数量不同，导致地域性的移植和供体平衡存在差异。这种地域性的差异持续存在，虽然很多的规则可能决定患者等候器官移植的时间，但是没有伦理依据提示居住地是一个重要的因素[29]。

## 结论

虽然在本章中只选择强调了几个领域，但移植伦理学的领域相当广泛，远超出上述几个主题，其他值得关注的领域包括：个人的生死观；将死者的捐献意愿告知家属而不是请求允许的做法越来越普遍[30]；晚期疾病的父母拒绝移植的限制，肝移植中捐献者可接受的风险；以及通过假定同意立法进行器官捐献的公共途径的概念。伦理学文献中正在进行的重要研究超出了本章讨论范围，但是移植团队应当知晓依据神经学标准确定死亡的真实性质、死亡供体规则的必要性，以及其与自主权和知情同意首要性之间的关系。移植手术和免疫学的快速发展，推动着移植领域的前行，而移植伦理学同样是蓬勃发展而振奋人心的学科。

## 参考文献

1. Beauchamp TL, Childress JF. Principles of biomedical ethics. 5th ed. New York: Oxford University Press; 2001.
2. Aristotle, translated by Thomson JAK. The Nicomachean ethics (Books II through VI). New York: Penguin Books; 2004.
3. Pellegrino ED, Thomasma DC. The virtues in medical practice (Chapter 3). New York: Oxford University Press; 1993.
4. Gilligan C. In a different voice. Cambridge, MA: Harvard University Press; 1982.
5. Bonhoeffer D. Dietrich Bonhoeffer Works, Volume 8: Letters and papers from prison. Minneapolis, MN: Augsburg Fortress; 2009.
6. Cohen IG. Transplant tourism: the ethics and regulation of international markets for organs. J Law Med Ethics. 2013;41:269–85.
7. Joralemon D, Cox P. Body values: the case against compensating for transplant organs. The Hastings Center. 2003;33(1):27–33.
8. Participants in the International Summit on Transplant Tourism and Organ Trafficking convened by the Transplantation Society and International Society of Nephrology in Istanbul, Turkey, April 30 through May2, 2008. The Declaration of Istanbul on Organ Trafficking and Transplant Tourism. Clin J Am Soc Nephrol. 2008;3:1227–31.
9. Reed AI, Merion RM, Roberts JP, et al. The Declaration of Istanbul: Review and commentary by the American Society of Transplant Surgeons Ethics Committee and Executive Committee. Am J Transplant. 2009;9:2466–9.
10. Friedman AL. Payment for living organ donation should be legalized. Br Med J. 2006;333(7571):746–8.
11. Lauritzen P, McClure M, Smith ML, Trew A. The gift of life and the common good: the need for a communal approach to organ procurement. Hastings Center Rep. 2001;31(1):29–35.
12. Matas AJ. Working Group on Incentives for Living Donation Incentives for Organ Donation: proposed standards for an internationally acceptable system. Am J Transplant. 2012;12:306–12.
13. MatchingDonors.com. http://www.matchingdonors.com/life/index.cfm. Accessed 5 Apr 2014.
14. Bramstedt KA, Delmonico FL. Ethics care: assessing the motives of living, non-related donors. AMA J Ethics. 2012;14(3):186–9.
15. Ross LF. Media appeals for directed altruistic living liver donations. Perspect Biol Med. 2002;45(3):329–37.
16. Hilhorst MT. Directed altruistic living organ donation: partial but not unfair. Ethical Theory Moral Pract. 2002;8(1/2):197–215.
17. Zeiler K, Furberg E, Tufveson G, Welin S. The ethics of non-heart-beating donation: how new technology can change the ethical landscape. J Med Ethics. 2008;34:526–9.
18. Pntb.org/wordpress/wp-content/uploads/Uniform-Determination-of-Death-1980_5c.pdf
19. Hoover SM, Bratton SL, Roach E, Olson LM. Parental experiences and recommendations in donation after circulatory determination of death. Pediatr Crit Care Med. 2014;15:105–11.
20. Truog RD, Miller FG, Halpern SD. The dead-donor rule and the future of organ donation. N Engl J Med. 2013;369(14):1287–9.
21. Sarnaik AA, Clark JA, Meert KL, Sarnaik AP. Views of pediatric intensive care physicians on the ethics of organ donation after cardiac death. Crit Care Med. 2013;41:1–12.
22. Lewis-Newby M, Wicclair M, Pope T, et al. on behalf of the ATS. Ethics and Conflict of Interest Committee An Official American Thoracic Society Policy Statement: managing conscientious objections in intensive care medicine. Am J Respir Crit Care Med. 2015;191:219–27.
23. Hilhorst MT. "Living apart together": moral frictions between two coexisting organ transplantation schemes. J Med Ethics. 2008;34:484–8.
24. Leichtman AB, McCullough KP, Wolfe RA. Improving the allocation system for deceased-donor kidneys. N Engl J Med. 2011;364:1287–9.
25. Ladin K, Hanto DW. Rationing lung transplants—procedural fairness in allocation and appeals. N Engl J Med. 2013;369:599–601.
26. Ross LF, Thistlethwaite JR. Should age be a factor in the allocation of deceased donor kidneys? Semin Dial. 2012;25:675–81.
27. Ross LF, Parker W, Veatch RM, Gentry SE, Thistlethwaite JR. Equal opportunity supplemented by fair innings: equity and efficiency in allocating deceased donor kidneys. Am J Transplant. 2012;12:2115–24.
28. Hippen BE, Thistlethwaite JR, Ross LF. Risk, prognosis, and unintended consequences in kidney allocation. N Engl J Med. 2011;364:1285–7.
29. Vladeck BC, Florman S, Cooper J. Rationing livers: the persistence of geographic inequity in organ allocation. AMA J Ethics. 2012;14:245–9.
30. Aulisio MP, DeVita M, Luebke D. Taking values seriously: ethical challenges in organ donation and transplantation for critical care professionals. Crit Care Med. 2007;35:S95–101.

# 2 器官移植受体围手术期感染的预防

Reem Almaghrabi, Cornelius J. Clancy, and M. Hong Nguyen

## 引言

由于手术操作的复杂性和免疫抑制的影响,实体器官移植(solid organ transplant,SOT)受体有很高的感染风险。感染主要来源于移植前或移植时的受体、供体器官和环境暴露[1]。一般来讲,可以根据移植后感染的时机来预测感染的类型[1]。

## 移植后第1个月

该时期的感染风险由3个因素决定。第一,任何手术操作后,手术部位感染(surgical site infection,SSI)是最重要的。而这又受到将要移植的器官、手术技巧和技术难度的影响。在对移植后的受者护理时,充分了解移植的手术因素及其并发症至关重要。特定的器官移植患者容易发生特定的感染:肾移植患者易发泌尿系感染,肝脏、小肠或多脏器移植患者易发腹腔感染,肺移植患者易发肺炎。第二,医院获得性或机械通气相关性肺炎、导管相关血行性感染、抗生素相关腹泻以及导管相关泌尿系感染等院内感染也至关重要并且影响住院时间。第三,早期感染还包括供体来源的感染,如细菌、病毒(西尼罗河病毒、淋巴细胞性脉络丛脑膜炎病毒、狂犬病毒、人类免疫缺陷病毒等)、寄生虫(克氏锥虫)和受体来源的感染。在这一阶段,免疫抑制的状态尚不会造成机会性感染。移植后早期只有单纯疱疹病毒可能引起严重发病率和死亡率,单纯疱疹病毒(Herpes simplex virus,HSV)可在受体中重新激活。术后常规应用阿昔洛韦或抗巨细胞病毒(cytomegalovirus,CMV)预防药物可以明显降低其发病率。

## 移植后第2~6个月

这段时间是机会性感染的高峰期,包括巨细胞病毒、曲霉菌、肺囊虫、弓形虫、诺卡氏菌和李斯特菌。在移植前已经存在的慢性或潜伏性感染,如结核病、组织胞浆菌、球孢子菌和芽孢杆菌病引起的地方性真菌病,或HBV和HCV病毒感染可能在此期间重新激活。最后,也可能出现晚期供体来源的感染(类圆线虫、弓形虫、利什曼原虫或克氏锥虫)。

## 移植后6个月及以后

大多数移植患者能够在社区中恢复正常生活。他们会发生非移植患者的典型感染,包括呼吸道病毒感染、社区获得性细菌感染或局部真菌感染。其临床表现可能比非移植患者更为严重。此外,患者仍有发生诺卡菌、李斯特菌、致病性霉菌、隐球菌和地方性真菌等机会性感染的风险。接受抗CMV预防的患者可能在这一阶段表现为迟发性CMV感染。这一阶段水痘带状疱疹病毒的复发可能造成严重后果。

在任何阶段,如果患者出现急性排斥反应,需要进行免疫抑制治疗,上述时间表就可能改变,感染性并发症的时间也随之改变。在这一章中,我们将讨论器官移植后早期的相关感染及其预防措施。

## 外科手术相关感染

移植后30~90天内最常见的感染是手术相关感染,其发生率取决于移植的器官类型。过去的十年中,外科技术的进步、对免疫抑制策略的了解和完善以及抗生素的预防性使用显著降低了SSI发生率,而且目前大多数SSI发生于浅层而不是深层。尽管如此,SSI仍然是移植后90天内的难题,会导致住院时间延长、住院费用增加及移植物失活。SSI分为浅层(限于皮肤和皮下组织)、深层(影响筋膜或肌层)和移植的器官或器官周围间隙(http://www.cdc.gov/HAI/ssi/ssi.html 2011年12月19日使用)。蜂窝组织炎也时有发生,可通过红斑、压痛、肿胀和伤口周围皮温确诊。SSI的普遍风险因素就是在非移植性普外科手术中可以观察到的那些因素,包括受者的年龄、营养状况、基础疾病、糖尿病,肥胖以及手术部位/复杂程度。SSI的风险也与病原体的数量和毒力直接相关;某些器官移植,如肠道或肺,比其他器官有更高的细菌定植或感染概率[2]。最后,每种类型的器官移植都伴随着一系列增加感染性并发症风险的技术和医学问题。下面将讨论这些器官特异性感染。

# 肾移植

## SSI

由于肾移植涉及膀胱开放,可能导致尿液溢出到手术区域,因此被视为清洁-污染手术[3]。SSI 发生率约为 5%,与非移植性泌尿科手术相同[3]。SSI 风险因素包括供者年龄较大,移植手术并发症如静脉或动脉血栓形成/狭窄,移植器官周围血肿,尿道囊肿,尿漏和淋巴囊肿。大多数 SSI 是浅层的,主要与皮肤微生物的污染或膀胱开放和吻合时的尿液溢出有关。二次手术打开伤口使之愈合通常可以治愈浅层 SSI,当存在蜂窝织炎和/或全身症状时应考虑使用抗生素[3]。深部感染通常与尿漏等并发症有关,通常需要引流和使用抗生素,必要时进行手术修补。

大多数 SSI 是由细菌引起的,主要包括需氧革兰氏阳性球菌(金黄色葡萄球菌,表皮葡萄球菌,肠球菌属)和革兰氏阴性杆菌(肠道微生物,铜绿假单胞菌少见)。真菌感染主要由念珠菌引起,1 000 例肾移植中约有 1 例[4],表现为手术部位感染、尿道囊肿、移植物脓肿和动脉炎[4]。肾移植后早期血培养假丝酵母菌阳性表明出现念珠菌性动脉炎,预后较差并通常需进行肾切除[4-6]。

## 尿路感染

尿路感染(urinary tract infection,UTI)是肾移植后最常见的感染,影响 23% ~ 75% 的受体[7]。它主要发生在移植后的前 3~6 个月[8]。这些早期发生的 UTI 与晚期发生的 UTI 相比,肾盂肾炎、败血症及其复发或再感染的概率更高。值得注意的是,移植后 60% 的菌血症与尿路有关,50% 的细菌性 UTI 与输尿管漏/狭窄等技术并发症或肾周感染有关。UTI,尤其是肾盂肾炎,影响移植后长期的肾功能和结果[9-11]。

UTI 的危险因素可以分为受体和供体相关、移植手术相关和移植后因素。

### 受者相关因素

移植后 UTI 的风险因素与一般人群相似,包括高龄、女性、糖尿病、移植前需免疫抑制、膀胱输尿管反流等尿道异常和 UTI 病史。移植前长期透析及多囊肾病(特别是与移植前上尿路感染有关)也是发生移植后 UTI 的高危因素。

### 供体同种异体移植物相关因素

尸体同种异体移植由于移植器官缺血时间更长、缺血再灌注损伤更严重、移植物功能延迟发生率更高,因而其 UTI 和其他并发症的发生率高于活体同种异体移植。此外,存在感染的供体肾脏、污染的器官储存灌注液和同种异体移植物创伤也使受体更容易发生 UTI。

### 移植手术相关因素

再次移植和移植技术影响移植后 UTI 发生率[12]。肾移植一般采用异位移植,通过膀胱外技术吻合输尿管可以形成一条短的抗反流的通道[13]。然而,这并不能消除膀胱输尿管反流和后续尿路感染的风险。许多移植中心使用术中输尿管支架来防止尿漏和输尿管梗阻,这增加了 UTI 的风险,尤其是在留置超过 30 天时。最后,在移植手术期间常规插入留置导尿管。留置导管的持续时间与移植后 UTI 的风险直接相关。

### 移植后因素

移植物功能障碍/排斥反应和过度免疫抑制易导致 UTI。免疫抑制剂中,抗胸腺细胞球蛋白和抗代谢物如硫唑嘌呤和吗替麦考酚酯等消耗性抗体可增加 UTI 风险。

UTI 可表现为无症状菌尿、脓尿、急性膀胱炎、肾盂肾炎和败血症[4,10,11,13-15]。由于免疫抑制和去神经的异体移植可能掩盖感染的临床症状和体征,有时移植后 UTI 的诊断比较困难。

在肾移植受者中引起 UTI 的病原体与一般人群相似,最常见的是大肠杆菌。其他尿路原病菌包括肠杆菌科,铜绿假单胞菌,肠球菌属,凝固酶阴性葡萄球菌和解脲支原体。一些毒力未知的罕见细菌如人型支原体,解脲支原体和乳酸杆菌属,可能对肾移植受者造成侵袭性感染。过去的十年中,关于肾移植受者体内的尿路致病原菌中抗生素耐药性的报道越来越多。实际上,复方磺胺甲噁唑和氟喹诺酮类药物的耐药尿路病原体的产生与这些药物的预防性使用有关[16]。更令人担忧的是,在肾移植术后 1 个月内的患者尿液中发现了多药耐药菌,如广谱 β 内酰胺酶肠杆菌和万古霉素耐药肠球菌[17]。

念珠菌是引起 UTI 的最常见的真菌病原体,可见于 11% 的肾移植患者。糖尿病可能是其危险因素。多数感染念珠菌的患者没有症状,目前尚没有可靠的诊断测试能够区分念珠菌定植和真正的感染。念珠菌和曲霉菌感染很少会引起肾盂肾炎、败血症、输尿管膀胱连接部梗阻性真菌球和动脉炎等严重并发症[18,19]。

UTI 的治疗有赖于移植后的临床表现和发作(表 2.1)。所有有症状的尿路感染应予以治疗,而且治疗的持续时间由上尿路疾病、感染或败血症的严重程度而定(见表 2.1)。对于移植后 1~3 个月内的无症状性菌尿,虽然没有任何对照试验影响治疗决策,但大多数移植中心推荐使用抗生素治疗,因为这是异体移植物极易受损的时期,可能影响移植物的长期功能[12]。临床上 UTI 的发生可能与异体移植物的去神经支配和受体免疫抑制状态没有明显关联。对于迟发性无症状性菌尿,建议仅对肾功能恶化的患者进行治疗。

表2.1　肾移植患者 UTI 的治疗

| | 建议 | 注释 |
|---|---|---|
| 无症状菌尿 | 无一致推荐意见 | |
| 早期（移植后1~3个月） | 根据培养结果和敏感性进行治疗<br>持续时间:5~7 天 | 由于大多数 UTI 没有症状,许多移植中心对移植后前 1~3 个月患者的尿液进行分析和培养来常规筛查 |
| 晚期(3个月后) | 没有证据支持抗生素疗法,但许多移植中心对存在肾功能恶化的患者进行治疗 | 移植超过 1 个月后应用抗生素并不能维持尿液无菌、预防 UTI 或改善肾功能 |
| 有症状的 UTI | | |
| | – 广谱抗生素经验治疗(根据患者以前的 UTI 病史和局部抗菌谱),可根据培养结果和敏感性进行调整<br>– 考虑拔除输尿管支架<br>　持续时间:下尿路感染 7~10 天,上尿路感染和败血症 14~21 天 | 如治疗无效,考虑肾/肾周脓肿或气肿性肾盂肾炎 |
| 反复发作有症状的 UTI | 考虑影像学检查(肾脏 CT 扫描或膀胱镜检查)如无异常发现,治疗 6 周 | |
| 念珠菌感染 | 拔除尿路导管、支架,使用抗真菌药物(首选唑类)治疗症状性感染、持续性念珠菌感染、中性粒细胞减少症或应用于即将进行的泌尿外科手术 | |

## 预防性应用抗生素

几项研究已明确表明,预防性应用抗生素可显著降低活体供肾和尸体肾移植的移植后感染率[20]。然而,预防方案尚不明确。预防 SSI 时,单一用药方案与多药方案同样有效,头孢唑林与头孢曲松同样有效。根据目前证据,美国健康系统药师协会(American Society of Health-System Pharmacists,ASHP)推荐头孢唑林预防性地用于肾移植手术[20](表2.2)。对于 β-内酰胺过敏的患者,应合理选择有效的抗革兰氏阳性球菌(克林霉素或万古霉素)的药物联合有效的抗革兰氏阴性杆菌(氨曲南或氟喹诺酮)。预防性应用的时限为24 小时。庆大霉素可增强其他药物的肾毒性,应避免使用。

表2.2　特定实体器官移植时预防性应用抗生素的推荐意见

| 移植器官 | ASHP 推荐意见(药物,持续时间) | 多家移植中心的临床经验 | 注释 |
|---|---|---|---|
| 肾 | | | |
| 抗细菌 | 头孢唑林[a]<br>持续时间:小于 24h | 氨苄西林-舒巴坦 3g IV<br>持续时间:小于 24h | |
| 抗真菌 | 无 | 无 | |
| 胰腺或肾-胰腺 | | | |
| 抗细菌 | 头孢唑林[a]<br>持续时间:小于 24h | 氨苄西林-舒巴坦 3g IV 或哌拉西林-他唑巴坦 4.5g IV<br>持续时间:24~48h | |
| 抗真菌[98] | 氟康唑用于真菌感染的高危患者[c] | 氟康唑 400mg/d<br>2 周(1~4 周)[c] | 念珠菌感染危险因素:胰腺肠道引流[c]<br>没有任何对照试验支持预防性应用抗真菌药物 |
| 肝 | | | |
| 抗细菌 | 哌拉西林-他唑巴坦或头孢噻肟加氨苄西林<br>持续时间:<24h | 氨苄西林-舒巴坦 3g IV | |

续表

| 移植器官 | ASHP 推荐意见(药物,持续时间) | 多家移植中心的临床经验 | 注释 |
|---|---|---|---|
| 抗真菌[98,99] | 有针对性的预防:<br>对于念珠菌感染高风险的患者:氟康唑<br>持续时间:4 周<br>对于霉菌感染高风险的患者:脂质体两性霉素 B[3~5mg/(kg·d)]或棘白菌素<br>持续时间:4 周或首次住院期间 | 氟康唑 400mg/d 或棘白菌素或脂质体两性霉素 B<br>持续时间:4 周或首次住院期间 | 念珠菌感染高危因素:长时间或反复手术、再次移植、肾衰竭、胆总管空肠吻合、念珠菌定植,输注>40 单位的血液制品<br>霉菌感染的危险因素:再次移植、肾衰竭需要肾脏替代治疗、涉及胸腔或腹腔的再次手术<br>没有任何对照试验支持预防性应用抗真菌药物 |
| **心脏** | | | |
| 抗细菌 | 头孢唑林<br>持续时间:小于 24h | 头孢唑林 1g IV(体重>80kg 则 2g) | 留置 VAD 的患者可能得益于清除已感染微生物 |
| 抗真菌 | 无 | 有些移植中心进行有针对性的抗霉菌预防:伏立康唑或伊曲康唑 200mg bid 50~150 天,或直到消除危险因素 | 建议在下列情况下采取预防性措施:从呼吸道培养中分离得到曲霉菌、再次手术、CMV 疾病、移植后血液透析以及在心脏移植术前或术后 2 个月内存在侵袭性曲霉菌病<br>没有任何对照试验支持预防性应用抗真菌药物 |
| **肺** | | | |
| 抗细菌 | 头孢唑林<br>持续时间:<24h<br>应修改方案以涵盖潜在的病原体,受者移植前和移植后细菌培养以及供体细菌培养 | 头孢吡肟 2g IV q12h 或氨曲南 2g IV q8h+万古霉素 1g IV q12h<br>持续时间:48~96h(如果无菌培养结果为阴性)[b]<br>应修改方案以涵盖潜在的病原体,受者移植前和移植后细菌培养以及供体细菌培养 | 如果病原体无性培养结果为阳性,抗生素应用时间延长至 7~10 天 |
| 抗真菌 | 根据当地的真菌流行病学和真菌感染的危险因素进行有针对性的预防 | 伏立康唑或伊曲康唑 200mg bid 或吸入两性霉素 B<br>持续时间:未知(最多 4 个月) | 尚无最佳的抗真菌预防措施<br>AST 传染性疾病实践社区建议针对下列危险因素采取有针对性的预防措施:①移植前、移植中或移植后的曲霉菌定植;②以下 ≥1 种:胸腺球蛋白或阿仑单抗诱导,单肺移植,获得性低丙种球蛋白血症<br>到目前为止,还没有任何研究证实这种方法的有效性 |
| **小肠** | | | |
| 抗细菌 | 无 | 氨曲南 2g IV q8h+万古霉素 1g IV q12h+甲硝唑 500mg IV q8h 或哌拉西林-他唑巴坦 4.5g IV q8h 或碳青霉烯<br>持续时间:48~96 小时或肠镜检查证实异体移植肠道的完整性 | |
| 抗真菌 | | 氟康唑 400mg/d<br>持续时间:直至肠镜检查证实异体移植肠道的完整性[98] | 一些移植中心,针对性地进行抗霉菌预防:多脏器移植、腹部再次手术、吻合口部位破裂、移植排斥反应、增强免疫抑制 |

[a] 多家移植中心普遍采用。

[b] 对于患有 β-内酰胺过敏的患者,可采用万古霉素 1g IV 或克林霉素 600mg IV 联合氨曲南 2g IV 或氟喹诺酮。

[c] 在非白念珠菌感染发生率高的地区,建议使用棘白菌素或脂质体两性霉素 B。

## 胰腺或肾-胰腺联合移植

胰腺移植被视为清洁-污染手术。胰腺和肾-胰腺移植患者发生感染的危险因素有以下几点。首先，糖尿病患者可能由于血管功能不全导致血管血流不畅，影响移植后伤口的愈合。其次，移植前肾衰竭是感染的危险因素。再次，移植过程中在胰与肠道（肠道引流）或膀胱（膀胱引流）之间的吻合使用污染的供体十二指肠，其溢出物可能污染腹腔。

最后，胰腺移植后可能出现导致腹腔内感染的吻合口瘘。一般而言，胰腺移植引流部位对于感染性并发症具有重要影响：肠道引流有腹部和移植物感染的危险，而膀胱引流则是尿路感染的高危因素。

### SSI

7%~35%的胰腺移植患者会发生 SSI，而且肾-胰移植比单纯肾移植更常见[21]。与肾移植类似，肾-胰移植后的浅表伤口感染通常是由革兰氏阳性球菌引起的。深部伤口感染更严重，通常与腹腔内感染相关，约50%的患者存在细菌和念珠菌的多重感染[22]。供体十二指肠污染、糖尿病和受体肥胖促进 SSI 的发生[21,23-25]。

### 腹腔内感染

腹腔内感染是胰腺移植后最严重的并发症，发生率约为5%~10%。其可导致移植物失活甚至危及生命。感染源包括肠道引流相关的供体十二指肠漏出液、移植物炎症或胰腺炎。危险因素包括供体年龄、肥胖和受者对腹膜透析的需求以及移植前的透析时间。与 SSI 类似，胰腺移植后的腹腔内感染是细菌和酵母菌的多重感染。常见的病原体是肠球菌属、大肠杆菌、克雷伯氏菌属和假单胞菌属[22,26]。最近亦有报道称存在产 ESBL 和耐碳青霉烯的革兰氏阴性杆菌[27]。多重病原体感染和真菌感染的死亡率高于单一病原体感染。真菌感染可导致髂动脉发生霉菌性动脉瘤，并可能破裂[28]。腹腔感染导致移植物1年存活率降低，50%的移植物需要移除[26]，死亡率约6%~20%[26,29,30]。

### UTI

胰腺或肾-胰移植后 UTI 发生率很高，其中10%~20%存在反复感染。胰腺移植患者发生 UTI 的危险因素有糖尿病导致的神经源性膀胱、膀胱引流患者胰腺分泌物中碳酸氢盐的尿液碱化、留置 Foley 导管以及供体十二指肠污染[31,32]。最常见的分离得到的病原体是肠球菌、假丝酵母菌和绿脓假单胞菌[17,22,31,32]。

### 菌血症

约26%的胰腺移植患者可发生菌血症，常见于移植后的前3周，有肠道引流的患者尤其多发[33]。总体而言，菌血症可导致更高的死亡率、排斥反应和移植物失活[33]。

### 预防性应用抗生素

由于胰腺移植后 SSI 的发生率较高，并且与预后不良相关。尽管缺乏安慰剂对照研究，预防性应用抗生素已经成为胰腺移植中的常规手段。一项非随机研究表明，对供体和受体应用单次剂量的头孢唑林是有效的[34]。另一项小规模的随机试验显示，万古霉素联合另一种抗菌药物对革兰氏阳性细菌感染没有显著影响[35]。鉴于这些发现，ASHP 推荐使用单剂量的头孢唑林，在 β-内酰胺过敏的情况下应用克林霉素/万古霉素联合氨曲南/氟喹诺酮（表2.3）。对于存在 VRE 定植患者，应使用有效的抗 VRE 药物（利奈唑胺或替加环素）。由于 SSI 念珠菌感染率较高，ASHP 还建议胰腺移植患者，特别是进行肠道引流的患者预防性使用氟康唑[20]。在非白念珠菌感染发生率高的地区，可用两性霉素 B 或卡泊芬净替代抗真菌药物。

表2.3　机会性感染的预防

| | 药物 | 替代方案 | 注释 |
| --- | --- | --- | --- |
| 肺孢子虫 | 甲氧苄啶（TMP）/磺胺甲基异噁唑（SMX）单倍剂量（80mg TMP）每日1次，双倍剂量（160mg TMP）每周3次<br>持续时间：6个月至1年，肺移植受者（终身预防）、接受较高程度免疫抑制的患者或存在慢性病毒感染患者通常延长至1年以上 | 喷他脒喷雾 300mg 每月1次<br>氨苯砜 100mg 每日1次[a]<br>阿托伐醌 1 500mg 每日1次 | TMP-SMX 可能同时对弓形虫和李斯特菌有保护作用 |
| 弓形虫 | 心脏移植中供体血清学+/受体血清学-：TMP-SMX 单倍剂量（80mg TMP）每日1次或双倍剂量（160mg TMP）每周3次<br>持续时间：终身<br>受体血清学+：TMP/SMX 同 PJP 预防 | 高危患者的预防性治疗方案尚不明确<br>克林霉素-乙胺嘧啶已成功应用<br>其他潜在的方案包括：磺胺嘧啶、氨苯砜、阿托瓦醌、克林霉素与乙胺嘧啶或伯氨喹 | 感染弓形体风险最高是移植前弓形虫血清学阴性的心脏移植受者接受血清学阳性的供体器官 |

续表

| | 药物 | 替代方案 | 注释 |
|---|---|---|---|
| 巨细胞病毒[100] | 普遍预防或早期治疗<br>普遍预防:缬更昔洛韦每日 900mg PO 或更昔洛韦 5mg/kg IV 每日 4 次<br>持续时间:<br>1. CMV D+/R-:肺(12 个月),其他器官 3~6 个月<br>2. CMV R+:肺(6 个月),其他器官 3 个月<br>早期治疗:移植后 12 周内每周 CMV PCR 或 pp65 抗原血症<br>CMV 阳性:用缬更昔洛韦 900mg PO BID 或 IV,更昔洛韦 5mg/kg IV q12h 直至检测为阴性 | | 感染 CMV 风险最高的是移植前 CMV 血清学阴性的受者接受血清学阳性的供体器官(D+/R-),需用抗淋巴细胞抗体治疗作为抗排异诱导治疗的潜在 CMV 感染患者 |
| 单纯疱疹病毒感染[101] | 阿昔洛韦 400~800mg POBID 或伐昔洛韦 500 PO BID≥1 个月<br>(更昔洛韦或缬更昔洛韦对预防 HSV 有效) | | |

普遍预防和早期治疗均可有效预防 CMV 疾病[102],但只有普遍预防才能减少高危患者(CMV D+/R-和抗淋巴细胞抗体诱导)CMV 器官感染,降低同种异体移植排斥、细菌和真菌感染以及死亡率[103]。

a用药前进行葡萄糖 6-磷酸酶脱氢酶缺乏症筛查。

## 肝移植

肝移植是一个漫长而复杂的手术,最佳情况下可看作是清洁-污染手术。肝移植后最常见的感染危险因素是手术时长和再次移植[36-38]。其他导致感染的手术风险是肝胆外科手术史,术中输血>4 单位,腹腔内出血和总缺血时间延长[36,37,39]。Roux-en-Y 胆总管空肠吻合术也是移植相关感染的一个危险因素,因为它易导致肠道菌群回流入胆道系统。此外,54%~67%的患者会发生肝移植并发症,如门静脉血栓形成、肝动脉血栓形成、胆瘘或狭窄,增加了感染的风险[38,40-42]。

### SSI

尽管采取预防措施,仍有 4%~48%患者发生 SSI[43],其中大部分与移植技术问题有关。腹膜炎,胆管瘤,肝内脓肿和胆管炎是最常见的感染,占移植后早期所有细菌感染的 27%~48%[44]。腹膜炎和脓肿可加重活体供者移植后尤为常见的胆管吻合口瘘。其他危险因素包括 Roux-en-Y 胆总管空肠吻合术、手术时间延长、人类白细胞抗原不匹配、低血清白蛋白水平、腹水、输血量加大以及严重肥胖。有研究表明,肝移植后 12%的患者出现胆管瘤。这些肝内或肝周的液体汇集可导致多种并发症如肝动脉血栓形成或狭窄、胆道坏死、狭窄或渗漏[40,45,46]。应用广谱抗生素和经皮引流可能有效。如果胆管瘤与肝动脉血栓形成有关,通常需要再次移植。

SSI 很大程度上是由受者移植前肠道或皮肤上定植的病原体导致的。MDR 肠道革兰氏阴性菌和肠球菌(包括耐万古霉素的屎肠球菌)和念珠菌属是肝移植患者的常见感染,特别是在使用选择性肠道清洁的移植中心[47]。53%~68%的肝移植患者存在念珠菌感染[48,49],表现为腹腔内脓肿,腹膜炎或念珠菌血症。侵入性念珠菌病的危险因素包括 Roux-en-Y 胆总管空肠吻合术、输注>40 单位血液制品的长时间手术(≥11 小时)和移植后 3 个月内发生念珠菌定植或感染。

### 预防性应用抗生素

与胰腺移植一样,肝移植手术操作复杂性高、感染率高,尽管缺乏对照研究,仍常规预防性应用抗生素。ASHP 推荐使用哌拉西林-他唑巴坦或头孢噻肟加氨苄西林,但包括我们在内的许多移植中心会使用氨苄西林-舒巴坦(见表 2.2)。对于 VRE 患者,可使用替加环素;其他一些中心联合使用利奈唑胺。对于念珠菌感染的高危患者(胆肠空肠吻合术、已知念珠菌定植或输注>40 单位血制品),移植后可考虑使用氟康唑进行预防。由于侵袭性曲霉病在肝移植受者中与其他 SOT 受者相比死亡率最高[50],一些移植中心也对高风险的患者(再次移植、肾衰竭需要肾脏替代治疗、暴发性肝功能衰竭为移植指征以及移植后 1 个月内的腹内或胸腔再造术)使用棘白菌素或两性霉素 B 进行了预防性治疗[51]。

### 小肠或多器官移植

小肠或多器官移植是一项复杂而困难的手术,至少需要 8~10 小时,是一类污染甚至肮脏的手术。因此,小肠移植的感染率高于其他器官移植。离体小肠移植发生感染的风险最低,而多器官移植风险最高[52-56]。事实上,超过 90%的多器官联合移植患者移植后存在至少 1 次感染,平均每名患者存在 5 次感染(中位数)[54,57-59]。这些感染的高危因素可分为移植前、移植时和移植后的因素。移植前危险因素包括患者营养状况差(相关的继发性免疫缺陷)、慢性肠外营养依赖(相关的血路感染)、潜在的腹部解剖异常(相关的感染和细菌移位)和肠外瘘(相关的腹腔感染和脓毒症)。移植围手术期危险因素包括广泛腹腔内切除导致的手术技术上的复杂性、腹部手术史导致的粘连、潜在的术中溢漏以及肠吻合的必要性。此外,由于术后出血、血管和胆道渗漏、血管和胆道梗阻以及肠穿孔,出现并发症和需要再次手术的概率会升高[53]。同种异体肠移植是一种免疫原性器官,需要充分的免疫抑制治疗[60]。移植后危险因素包括全胃肠外营养需要暂时留置静脉导管、移植后早期肠道缺血和再灌注损伤引起的细菌移位和排斥反应。这些因素易导致腹腔内脓肿、腹膜炎和菌血症[53]。与其他器官移植不同,肠道和多器官移植后感染的流行病学和感染类型尚不明确。总体而言,最常见的是菌血症,其次是 SSI 和腹腔内感染。

## 菌血症

>60%的肠道移植患者发生菌血症[61,62],在同时接受肝移植的患者中更常见[63]。65%的菌血症来源是静脉导管留置和胃肠道菌群易位。菌血症也来源于深部组织感染或其他院内感染。约 50%的菌血症是多种病原体感染[59],最常见的病原体是肠球菌和葡萄球菌属,其次是肠革兰氏阴性杆菌和假丝酵母,约占菌血症的 3%。

## SSI

SSI 是肠道和多器官移植术后第二常见的感染,主要是腹腔内脓肿和腹膜炎。最常见的致病因子包括葡萄球菌属、肠球菌属、铜绿假单胞菌和肠杆菌。念珠菌,包括白念珠菌和非白念珠菌,也是重要的病原体,可见于 25%的患者[64]。深部念珠菌感染的危险因素包括使用广谱抗生素、移植中采用诱导免疫抑制、吻合口瘘或腹腔积液、多次腹部手术以及多器官移植[55]。脓肿有时无法经皮引流,则需剖腹手术。多器官移植患者还可能发生胰腺炎与细菌或念珠菌双重感染,在这种情况下死亡率会很高。

## 预防性应用抗生素

由于小肠或多器官移植是一类污染手术,所有患者都应预防性应用抗生素。目前 ASHP 还没有专门针对小肠移植的建议(表 2.3)。预防方案应覆盖肠道菌群,常用的

抗生素预防方案包括哌拉西林-他唑巴坦、氨苄西林-舒巴坦和氨曲南+万古霉素联合或不联合甲硝唑。预防念珠菌病的方案应包括氟康唑、棘白菌素或两性霉素 B。每个移植中心预防用药的持续时间不确定,每个移植中心并不相同。维持 3~7 天可能足够,但许多移植中心维持抗生素预防直至肠镜检查证实异体移植肠道的完整性(表 2.3)。

## 心脏移植

心脏移植被视为洁净手术。然而,心脏移植后 SSI 发生率高于其他一般心脏手术,心脏移植后浅层和深部组织 SSI 的发生率分别为 4%~16%和 2%~35%,而一般心脏手术分别为 8%和 2%[20,65]。即使预防性使用抗生素,SSI 发生率仍然在 5.8%~8.8%。SSI 的危险因素包括:受体年龄、BMI>30kg/m$^2$、女性、心脏手术史,环丙沙星作为单一预防性使用的抗生素[66]及需要正性肌力支持[20]的血流动力学不稳定。此外,心室辅助装置(ventricular assist device,VAD),特别是存在感染时,是心脏移植后 SSI 的危险因素。重要的是,装置感染的患者移植后 1 年和 10 年生存率明显降低。浅层 SSI 相对容易治疗,3%~10%的心脏移植患者会发生深部 SSI,如中耳炎和胸骨伤口感染,难以诊断和治疗,预后较差[67,68]。与非免疫抑制患者不同,发生纵隔炎的心脏移植患者可能不会出现感染的症状和体征。例如,一项研究表明,只有 30%的患者出现发热、胸壁红斑或脓性分泌物,只有 40%的患者出现白细胞增多。最常见的症状可能是与胸骨切开不相称的胸壁疼痛。胸部 CT 是发现纵隔积液或积气的敏锐手段。一旦确诊,积极手术清创、应用合适的抗生素[69]并放置负压引流可有效控制感染。

与其他心脏手术一样,革兰氏阳性菌如金黄色葡萄球菌和粪肠球菌是心脏移植后引起 SSI 的主要病原体。革兰氏阴性杆菌,特别是大肠杆菌和不动杆菌,也可引起感染。念珠菌和曲霉菌等真菌感染在心脏移植手术中比在其他心脏手术中更常见。侵袭性曲霉病的发病率为 1%~14%[70,71],取决于移植中心是否预防性应用抗真菌药物。

弓形体病是一类可预防、罕见但致命的感染。弓形体病可发生在任何器官移植术后[72],但在心脏移植后最需要重视,因为弓形体囊肿常见于肌肉组织。移植前弓形虫血清学阴性的受者接受血清学阳性的供体器官感染风险最高;在没有预防的情况下,这种感染风险高达 75%[73]。移植后弓形虫感染最常见的表现是心肌炎、脑脓肿、肺炎、脓胸或传播感染。弓形体病通常发生在移植后 25~195 天。供体器官传播的原发感染一般比受体潜伏感染重新激活更严重[74]。

## 预防性应用抗生素

尽管尚无任何随机对照试验来证实预防性应用抗生素的必要性，但根据其他类型心脏手术的数据，预防性应用抗生素被视为常规操作。ASHP 建议所有接受心脏移植的患者使用单次剂量头孢唑林。对于存在 MRSA 定植或感染的患者，应使用万古霉素。对于 β-内酰胺过敏的患者，可使用万古霉素或克林霉素。ASHP 建议用药持续时间少于 24 小时，但许多移植中心持续用药 24~48 小时。首次手术不闭合胸腔的患者应用抗生素的时间尚无定论，许多中心持续使用至闭合胸腔，但缺乏证据支持。

留置 VAD 或体外膜氧合器且没有相关感染史的患者应和没有留置的患者使用相同的抗生素进行预防。对于既往有相关感染史的患者，应用的抗生素应对既往感染的病原体有效。基于移植时是否存在感染，预防性抗微生物的持续时间应超过 24~48 小时。

在心脏移植中是否预防性应用抗真菌药物是一个有争议的问题。尽管在移植后前 3 个月内使用伊曲康唑或吸入两性霉素 B 进行抗真菌治疗是安全有效的，但由于心脏移植患者侵袭性曲霉菌感染的发生率较低，因此更倾向于采取有针对性的预防措施[75]。针对性预防应用抗真菌药物的主要适应证为：再次移植，再次手术，需要血液透析的终末期肾病，巨细胞病毒感染以及同一移植中心 3 个月内有其他患者发生侵袭性曲霉病[76]。推荐使用抗真菌药物治疗至去除危险因素后持续 3 周。

## 肺移植

肺移植被视为清洁-污染的手术。感染是肺移植后最常见的并发症，占术后 1 年内死亡患者死因的 25%。由于异体移植物失去神经支配导致咳嗽减弱、支气管黏膜缺血再灌注损伤引起的黏膜清除障碍，以及由异体移植物在外部环境的暴露，肺移植发生呼吸道感染的风险很高。此外，由于供体支气管和支气管吻合没有直接的血供，该区域的血供依赖于来自肺动脉的侧支循环，因此气道缺血是肺移植后早期的严重问题，可导致支气管狭窄、开裂、软化和坏死等气道并发症；这些反过来会促进细菌或真菌病原体的定植。

## 气管支气管炎和支气管内感染

气管支气管炎和支气管内感染是气道感染的特殊类型，通常发生于肺移植后的前 3 个月内。支气管镜检查发现气道脓肿、假膜、伴或不伴坏死/裂开的气管内斑块可诊断，并通过培养和组织病理确诊。由于气道感染常常被纳入"肺部感染"之中，其实际发生率目前尚不清楚。细菌（如金黄色葡萄球菌、铜绿假单胞菌和伯克霍尔德菌属）和真菌（假丝酵母菌和致病霉菌）均可引起气道感染。

## 肺炎

目前，肺炎是肺部感染的主要原因，尽管预防性应用了抗生素，仍有 10%~20% 的患者在肺移植后 30 天内发生肺炎[77]。引起肺炎的生物体来源于受者或供者的呼吸道或医院环境。即使通过移植清除了肺中的感染源，患者新移植的肺也可能发生内源性菌群定植，因为这些病原体可持续存在于患者上呼吸道和/或窦中。患有囊性纤维化的患者由于肺内长期定植和/或感染多重耐药细菌如铜绿假单胞菌、伯克霍尔德杆菌属、无色杆菌属和产碱杆菌属以及耐甲氧西林金黄色葡萄球菌，易发生重症肺炎。其中洋葱伯克霍尔德菌具有独特的多药耐药性，其引起的肺部感染会导致严重后果，预后不良。因此，很多移植中心将洋葱伯克霍尔德菌的定植或感染列为肺移植的相对禁忌证。值得注意的是，虽然 60% 的供者呼吸道存在病原体定植，但这并不能预测肺移植受者是否发生肺炎。研究表明，在适当应用抗生素预防的情况下，6%~12% 的肺移植患者会感染供体来源的病原体而发生肺炎[77,78]。

肺移植患者侵袭性真菌的感染率高于其他器官移植患者。曲霉（最常见的是烟曲霉，其次是黄曲霉、土曲霉）[79]是肺移植后最常见的真菌感染。移植前曲霉定植或术中曲霉培养阳性增加了移植后感染侵袭性曲霉菌的风险[80]。诱发真菌感染的其他危险因素包括气道缺血、单肺移植、真菌性鼻窦炎、中性粒细胞减少症、低丙种球蛋白血症、细胞排斥后使用胸腺球蛋白或增强免疫抑制、并发病毒感染（巨细胞病毒、呼吸道病毒等），需要血液透析的肾衰竭以及气道干预（如气道支架或球囊扩张）[81]。

在肺移植后早期，由曲霉引起的气道疾病（气管支气管曲霉菌病）比实质性疾病（肺炎）更常见[82,83]。约 5% 的肺移植患者出现气管支气管曲菌病。囊性纤维化患者若移植前存在曲霉菌定植，即使预防性应用抗真菌药物，仍可能发生支气管曲菌病和吻合口并发症[84-86]。气道曲霉病临床表现多样，从简单的气管支气管炎、斑块样坏死性支气管内病变到溃疡性气管支气管炎和坏死性假膜形成。气管支气管曲霉病可单独发生，也可与肾上腺疾病并存。有时很难与缺血再灌注损伤相区分，需要依赖病理学和微生物学检查。气管支气管曲霉病的治疗为全身性抗真菌治疗联合吸入性抗真菌药物（是否清创和置入支架视情况而定[87-90]）。在移植后早期吻合口部位没有血管，肠胃外给药可能无法达到治疗浓度，辅助吸入抗真菌药物可能有效。治疗持续时间尚不明确，典型的方法是维持抗真菌治疗直到支气管镜检查发现病灶已被清除，或持续至少 3 个月。一般而言，抗真菌治疗对曲霉气管支气管炎的有效性（71%~82%）优于肺部疾病（26%~41%）[87]。

除曲霉以外的真菌如足放线病菌、镰刀菌、毛霉菌和暗色丝孢菌是肺移植后气道和肺部疾病的重要病原体[91]。这些非曲霉菌病引起的死亡率高达80%。

## SSI

5%~11%肺移植患者存在SSI，高于胸心外科手术的1%~2%。浅层组织SSI临床意义不大。深部组织SSI会延长住院时间、增加住院费用、降低长期预后。最常见的是胸腔积脓，其次是手术伤口感染、纵隔炎、胸骨骨髓炎，罕见心包炎。值得注意的是，在接受微创肺移植的患者中未发现纵隔炎和胸骨感染[92]。

3%~8%的肺移植患者发生脓胸[86,93,94]。首先，肺移植受者自身肺内存在的病原体（如囊性纤维化或支气管扩张）可在肺移植期间进入胸腔，因此存在脓胸的风险。其次，由于肺泡毛细血管通透性增加和淋巴管通道的破坏，肺移植后几乎普遍存在胸腔积液，而积液可能发生感染。最后，留置胸管也容易发生感染。脓胸通常发生在移植后的前6个月[86]。早期的系列研究表明脓胸与患者死亡率增加有关[86]。然而，我们最近的一系列研究发现，脓胸的发病率和死亡率低于其他SSI[92]。脓胸的治疗需要手术引流或放置胸腔引流管以及应用有效的抗生素。在某些情况下，脓胸可能会形成明显的疤痕，需要进行剥除[95]。

多种病原体可引起感染。革兰氏阳性菌（金黄色葡萄球菌）和革兰氏阴性菌（铜绿假单胞菌、大肠杆菌、克雷伯菌属和不动杆菌）是主要的病原体，其他非典型病原体包括脓肿分枝杆菌、人型支原体和乳酸杆菌属也有报道。重要的是，在一项研究中，23%的SSI是由肺移植时受者自体肺的病原体导致的，表明手术播散是病原体的一类来源。

## 预防性应用抗生素

尽管缺乏随机对照试验的证据，肺移植手术中常规预防性应用抗生素。ASHP推荐单次剂量的头孢唑林，但这可能不够，特别是对于存在化脓性肺部疾病或慢性肺部感染的患者。肺移植中心目前使用更广谱的抗菌药物。一般预防方案的推荐基于：①与医院感染相关的常见革兰氏阳性和革兰氏阴性病原体的局部抗菌谱；②从之前患者体内得到的病原体及其易感性；③近期从供体呼吸道（和/或血液）培养中得到的病原体。许多移植中心使用抗假单胞菌抗生素（头孢吡肟，头孢他啶，哌拉西林-他唑巴坦或阿扎米诺）。存在MRSA定植或感染史的患者需联用万古霉素。在移植时对供体和受体进行常规呼吸道培养（称为无菌培养），其结果将决定随后的抗生素方案。预防药物的持续时间因不同移植中心而异。在我们的移植中心，如果无菌培养结果是阴性的，抗生素使用3天；如果无菌培养结果为阳性，则根据敏感性调整抗生素种类，持续使用7天；对于铜

绿假单胞菌或MRSA等病原体，抗生素持续使用14天。囊性纤维化患者的抗生素预防时间可能更长。虽然吸入性氨基糖苷类药物的作用尚无深入研究，但其可用于囊性纤维化或多药耐药革兰氏阴性细菌引起的化脓性肺部疾病的患者。

虽然缺乏随机对照试验支持抗真菌药物在肺移植中的预防性应用，移植中心已经普遍进行预防[96]，因为抗真菌药物可以降低侵袭性曲霉病的发生率[79]。常用的预防方案包括全身抗真菌药（伏立康唑或伊曲康唑）或吸入两性霉素。吸入的两性霉素B可直接作用于有风险的吻合部位。泊沙康唑的口服悬浮液由于存在移植后的吸收问题（使用蛋白泵抑制剂、需要鼻胃管喂养、移植后食欲差等）而较少使用。缓释片比悬浮液有更好的生物利用度，如果考虑使用泊沙康唑可选用缓释片。预防的持续时间尚不明确。尽管抗真菌药物可有效预防侵入性真菌感染，但在抗真菌药物停用后可能发生迟发性真菌病。延长使用抗真菌药物的安全性尚不清楚，但有报道表明延长使用伏立康唑与鳞状细胞癌有关[97]。因此需要随机对照试验来确定最佳疗效和方案的安全性。

## 机会性感染的预防方案

除了特定的器官移植围手术期预防外，所有实体器官移植患者都要预防机会性感染。具体建议请参考表2.3。

总之，实体器官移植后感染反映了免疫抑制状态与环境暴露之间错综复杂的关系。合理的预防性应用抗生素需要了解流行病学、危险因素、移植后感染的时间窗、手术技巧和并发症。预防感染是降低器官移植患者短期和长期发病率和死亡率最重要的途径。

## 参考文献

1. Fishman JA. Infection in solid-organ transplant recipients. N Engl J Med. 2007;357:2601–14.
2. Owens CD, Stoessel K. Surgical site infections: epidemiology, microbiology and prevention. J Hosp Infect. 2008;70 Suppl 2:3–10.
3. Humar A, Matas AJ. Surgical complications after kidney transplantation. Semin Dial. 2005;18:505–10.
4. Albano L, Bretagne S, Mamzer-Bruneel MF, et al. Evidence that graft-site candidiasis after kidney transplantation is acquired during organ recovery: a multicenter study in France. Clin Infect Dis. 2009;48:194–202.
5. Laouad I, Buchler M, Noel C, et al. Renal artery aneurysm secondary to Candida albicans in four kidney allograft recipients. Transplant Proc. 2005;37:2834–6.
6. Potti A, Danielson B, Sen K. "True" mycotic aneurysm of a renal artery allograft. Am J Kidney Dis. 1998;31:E3.
7. Parasuraman R, Julian K, AST Infectious Diseases Community of Practice. Urinary tract infections in solid organ transplantation. Am J Transplant. 2013;13 Suppl 4:327–36.
8. Abbott KC, Oliver III JD, Hypolite I, et al. Hospitalizations for bacterial septicemia after renal transplantation in the United States. Am J Nephrol. 2001;21:120–7.

9. Abbott KC, Swanson SJ, Richter ER, et al. Late urinary tract infection after renal transplantation in the United States. Am J Kidney Dis. 2004;44:353–62.

10. Chuang P, Parikh CR, Langone A. Urinary tract infections after renal transplantation: a retrospective review at two US transplant centers. Clin Transplant. 2005;19:230–5.

11. Fujita S, Watanabe J, Reed AI, et al. Case of emphysematous pyelonephritis in a renal allograft. Clin Transplant. 2005;19: 559–62.

12. Saemann M, Horl WH. Urinary tract infection in renal transplant recipients. Eur J Clin Invest. 2008;38 Suppl 2:58–65.

13. de Souza RM, Olsburgh J. Urinary tract infection in the renal transplant patient. Nat Clin Pract Nephrol. 2008;4:252–64.

14. Schmaldienst S, Dittrich E, Horl WH. Urinary tract infections after renal transplantation. Curr Opin Urol. 2002;12:125–30.

15. Chuang YW, Chen CH, Cheng CH, et al. Severe emphysematous pyelonephritis in a renal allograft: successful treatment with percutaneous drainage and antibiotics. Clin Nephrol. 2007;68:42–6.

16. Rafat C, Vimont S, Ancel PY, et al. Ofloxacin: new applications for the prevention of urinary tract infections in renal graft recipients. Transpl Infect Dis. 2011;13:344–52.

17. Kawecki D, Kwiatkowski A, Michalak G, et al. Urinary tract infections in the early posttransplant period after simultaneous pancreas-kidney transplantation. Transplant Proc. 2009;41: 3148–50.

18. Fisher JF, Sobel JD, Kauffman CA, Newman CA. Candida urinary tract infections—treatment. Clin Infect Dis. 2011;52 Suppl 6:S457–66.

19. Franco A, Prados MC, Perdiguero M, Olivares J. Fungus ball: a cause of early obstructive uropathy in renal transplantation. Clin Nephrol. 1992;38:294.

20. Bratzler DW, Dellinger EP, Olsen KM, et al. Clinical practice guidelines for antimicrobial prophylaxis in surgery. Surg Infect (Larchmt). 2013;14:73–156.

21. Eckhoff DE, Sollinger HW. Surgical complications after simultaneous pancreas-kidney transplant with bladder drainage. Clin Transpl. 1993;185–91.

22. Humar AAH. Risks and epidemiology of infections after pancreas or kidney-pancreas transplantation. 3rd ed. Philadelphia, PA: Lippincott Williams & Wilkins; 2010.

23. Humar A, Kandaswamy R, Granger D, Gruessner RW, Gruessner AC, Sutherland DE. Decreased surgical risks of pancreas transplantation in the modern era. Ann Surg. 2000;231:269–75.

24. Humar A, Ramcharan T, Kandaswamy R, Gruessner RW, Gruessner AG, Sutherland DE. The impact of donor obesity on outcomes after cadaver pancreas transplants. Am J Transplant. 2004;4:605–10.

25. Humar A, Ramcharan T, Kandaswamy R, et al. Pancreas after kidney transplants. Am J Surg. 2001;182:155–61.

26. Benedetti E, Gruessner AC, Troppmann C, et al. Intra-abdominal fungal infections after pancreatic transplantation: incidence, treatment, and outcome. J Am Coll Surg. 1996;183:307–16.

27. Kawecki D, Kwiatkowski A, Michalak G, et al. Surgical site infections in the early posttransplant period after simultaneous pancreas-kidney transplantation. Transplant Proc. 2009;41:3143–7.

28. Verni MP, Leone JP, DeRoover A. Pseudoaneurysm of the Y-graft/iliac artery anastomosis following pancreas transplantation: a case report and review of the literature. Clin Transplant. 2001;15:72–6.

29. Troppmann C. Complications after pancreas transplantation. Curr Opin Organ Transplant. 2010;15:112–8.

30. Troppmann C, Gruessner AC, Dunn DL, Sutherland DE, Gruessner RW. Surgical complications requiring early relaparotomy after pancreas transplantation: a multivariate risk factor and economic impact analysis of the cyclosporine era. Ann Surg. 1998;227:255–68.

31. Sollinger HW, Messing EM, Eckhoff DE, et al. Urological complications in 210 consecutive simultaneous pancreas-kidney transplants with bladder drainage. Ann Surg. 1993;218:561–8. discussion 8–70.

32. Sollinger HW, Sasaki TM, D'Alessandro AM, et al. Indications for enteric conversion after pancreas transplantation with bladder drainage. Surgery. 1992;112:842–5. discussion 5–6.

33. Singh RP, Farney AC, Rogers J, et al. Analysis of bacteremia after pancreatic transplantation with enteric drainage. Transplant Proc. 2008;40:506–9.

34. Barone GW, Hudec WA, Sailors DM, Ketel BL. Prophylactic wound antibiotics for combined kidney and pancreas transplants. Clin Transplant. 1996;10:386–8.

35. Pfundstein J, Roghmann MC, Schwalbe RS, et al. A randomized trial of surgical antimicrobial prophylaxis with and without vancomycin in organ transplant patients. Clin Transplant. 1999;13:245–52.

36. George DL, Arnow PM, Fox AS, et al. Bacterial infection as a complication of liver transplantation: epidemiology and risk factors. Rev Infect Dis. 1991;13:387–96.

37. Hadley S, Samore MH, Lewis WD, Jenkins RL, Karchmer AW, Hammer SM. Major infectious complications after orthotopic liver transplantation and comparison of outcomes in patients receiving cyclosporine or FK506 as primary immunosuppression. Transplantation. 1995;59:851–9.

38. Kusne S, Dummer JS, Singh N, et al. Infections after liver transplantation. An analysis of 101 consecutive cases. Medicine (Baltimore). 1988;67:132–43.

39. Hau T, Hoffman R, Simmons RL. Mechanisms of the adjuvant effect of hemoglobin in experimental peritonitis. I. In vivo inhibition of peritoneal leukocytosis. Surgery. 1978;83:223–9.

40. Huprikar S. Update in infectious diseases in liver transplant recipients. Clin Liver Dis. 2007;11:337–54.

41. Asensio A, Ramos A, Cuervas-Mons V, et al. Effect of antibiotic prophylaxis on the risk of surgical site infection in orthotopic liver transplant. Liver Transpl. 2008;14:799–805.

42. Paya CV, Hermans PE, Washington II JA, et al. Incidence, distribution, and outcome of episodes of infection in 100 orthotopic liver transplantations. Mayo Clin Proc. 1989;64:555–64.

43. Hollenbeak CS, Alfrey EJ, Sheridan K, Burger TL, Dillon PW. Surgical site infections following pediatric liver transplantation: risks and costs. Transpl Infect Dis. 2003;5:72–8.

44. Reid GE, Grim SA, Sankary H, Benedetti E, Oberholzer J, Clark NM. Early intra-abdominal infections associated with orthotopic liver transplantation. Transplantation. 2009;87:1706–11.

45. Said A, Safdar N, Lucey MR, et al. Infected bilomas in liver transplant recipients, incidence, risk factors and implications for prevention. Am J Transplant. 2004;4:574–82.

46. Safdar N, Said A, Lucey MR, et al. Infected bilomas in liver transplant recipients: clinical features, optimal management, and risk factors for mortality. Clin Infect Dis. 2004;39:517–25.

47. Singh N, Gayowski T, Rihs JD, Wagener MM, Marino IR. Evolving trends in multiple-antibiotic-resistant bacteria in liver transplant recipients: a longitudinal study of antimicrobial susceptibility patterns. Liver Transpl. 2001;7:22–6.

48. Pappas PG, Silveira FP. Candida in solid organ transplant recipients. Am J Transplant. 2009;9 Suppl 4:S173–9.

49. Pappas PG, Alexander BD, Andes DR, et al. Invasive fungal infections among organ transplant recipients: results of the Transplant-Associated Infection Surveillance Network (TRANSNET). Clin Infect Dis. 2010;50:1101–11.

50. Neofytos D, Fishman JA, Horn D, et al. Epidemiology and outcome of invasive fungal infections in solid organ transplant recipients. Transpl Infect Dis. 2010;12:220–9.

51. Singh N, Husain S. Invasive aspergillosis in solid organ transplant recipients. Am J Transplant. 2009;9 Suppl 4:S180–91.

52. Ghanekar A, Grant D. Small bowel transplantation. Curr Opin Crit Care. 2001;7:133–7.

53. Reyes J, Abu-Elmagd K, Tzakis A, et al. Infectious complications after human small bowel transplantation. Transplant Proc. 1992;24:1249–50.

54. Tzakis AG, Kato T, Levi DM, et al. 100 multivisceral transplants at a single center. Ann Surg. 2005;242:480–90. discussion 91–3.

55. Timpone Jr JG, Girlanda R, Rudolph L, Fishbein TM. Infections in intestinal and multivisceral transplant recipients. Infect Dis Clin North Am. 2013;27:359–77.

56. Primeggia J, Matsumoto CS, Fishbein TM, Karacki PS, Fredette TM, Timpone JG. Infection among adult small bowel and multivisceral transplant recipients in the 30-day postoperative period. Transpl Infect Dis. 2013;15:441–8.

57. Guaraldi G, Cocchi S, Codeluppi M, et al. Outcome, incidence,

and timing of infectious complications in small bowel and multivisceral organ transplantation patients. Transplantation. 2005;80: 1742–8.

58. Loinaz C, Kato T, Nishida S, et al. Bacterial infections after intestine and multivisceral transplantation. The experience of the University of Miami (1994–2001). Hepatogastroenterology. 2006;53:234–42.
59. Loinaz C, Kato T, Nishida S, et al. Bacterial infections after intestine and multivisceral transplantation. Transplant Proc. 2003;35: 1929–30.
60. Fishbein TM. Intestinal transplantation. N Engl J Med. 2009;361:998–1008.
61. Sigurdsson L, Reyes J, Kocoshis SA. Intestinal transplantation in children. Curr Gastroenterol Rep. 1999;1:259–65.
62. Sigurdsson L, Reyes J, Kocoshis SA, Mazariegos G, Abu-Elmagd K, Green M. Bacteremia after intestinal transplantation in children correlates temporally with rejection or gastrointestinal lymphoproliferative disease. Transplantation. 2000;70:302–5.
63. Akhter K, Timpone J, Matsumoto C, Fishbein T, Kaufman S, Kumar P. Six-month incidence of bloodstream infections in intestinal transplant patients. Transpl Infect Dis. 2012;14:242–7.
64. Florescu DF, Islam KM, Grant W, et al. Incidence and outcome of fungal infections in pediatric small bowel transplant recipients. Transpl Infect Dis. 2010;12:497–504.
65. Montoya JG, Giraldo LF, Efron B, et al. Infectious complications among 620 consecutive heart transplant patients at Stanford University Medical Center. Clin Infect Dis. 2001;33:629–40.
66. Ramos A, Asensio A, Munez E, et al. Incisional surgical infection in heart transplantation. Transpl Infect Dis. 2008;10:298–302.
67. Carrier M, Perrault LP, Pellerin M, et al. Sternal wound infection after heart transplantation: incidence and results with aggressive surgical treatment. Ann Thorac Surg. 2001;72:719–23. discussion 23–4.
68. Zuckermann A, Barten MJ. Surgical wound complications after heart transplantation. Transpl Int. 2011;24:627–36.
69. Chou NK, Wang JL, Chi NH, et al. Surgical treatment of mediastinitis after cardiac transplantation. Transplant Proc. 2008;40:2629–30.
70. Munoz P, Ceron I, Valerio M, et al. Invasive aspergillosis among heart transplant recipients: a 24-year perspective. J Heart Lung Transplant. 2014;33:278–88.
71. Zaoutis TE, Webber S, Naftel DC, et al. Invasive fungal infections in pediatric heart transplant recipients: incidence, risk factors, and outcomes. Pediatr Transplant. 2011;15:465–9.
72. Fernandez-Sabe N, Cervera C, Farinas MC, et al. Risk factors, clinical features, and outcomes of toxoplasmosis in solid-organ transplant recipients: a matched case-control study. Clin Infect Dis. 2012;54:355–61.
73. Fishman JA. Pneumocystis carinii and parasitic infections in transplantation. Infect Dis Clin North Am. 1995;9:1005–44.
74. Derouin F, Pelloux H, ESCMID Study Group on Clinical Parasitology. Prevention of toxoplasmosis in transplant patients. Clin Microbiol Infect. 2008;14:1089–101.
75. Tissot F, Pascual M, Hullin R, et al. Impact of targeted antifungal prophylaxis in heart transplant recipients at high risk for early invasive fungal infection. Transplantation. 2014;97(11):1192–7.
76. Pelaez T, Munoz P, Guinea J, et al. Outbreak of invasive aspergillosis after major heart surgery caused by spores in the air of the intensive care unit. Clin Infect Dis. 2012;54:e24–31.
77. Aguilar-Guisado M, Givalda J, Ussetti P, et al. Pneumonia after lung transplantation in the RESITRA Cohort: a multicenter prospective study. Am J Transplant. 2007;7:1989–96.
78. Ruiz I, Gavalda J, Monforte V, et al. Donor-to-host transmission of bacterial and fungal infections in lung transplantation. Am J Transplant. 2006;6:178–82.
79. Minari A, Husni R, Avery RK, et al. The incidence of invasive aspergillosis among solid organ transplant recipients and implications for prophylaxis in lung transplants. Transpl Infect Dis. 2002;4:195–200.
80. Luong ML, Chaparro C, Stephenson A, et al. Pretransplant Aspergillus colonization of cystic fibrosis patients and the incidence of post-lung transplant invasive aspergillosis. Transplantation. 2014;97:351–7.
81. Schaenman JM. Is universal antifungal prophylaxis mandatory in lung transplant patients? Curr Opin Infect Dis. 2013;26:317–25.
82. Gordon SM, Avery RK. Aspergillosis in lung transplantation: incidence, risk factors, and prophylactic strategies. Transpl Infect Dis. 2001;3:161–7.
83. Kramer MR, Denning DW, Marshall SE, et al. Ulcerative tracheobronchitis after lung transplantation. A new form of invasive aspergillosis. Am Rev Respir Dis. 1991;144:552–6.
84. Avery RK. Prophylactic strategies before solid-organ transplantation. Curr Opin Infect Dis. 2004;17:353–6.
85. Helmi M, Love RB, Welter D, Cornwell RD, Meyer KC. Aspergillus infection in lung transplant recipients with cystic fibrosis: risk factors and outcomes comparison to other types of transplant recipients. Chest. 2003;123:800–8.
86. Nunley DR, Grgurich WF, Keenan RJ, Dauber JH. Empyema complicating successful lung transplantation. Chest. 1999;115:1312–5.
87. Mehrad B, Paciocco G, Martinez FJ, Ojo TC, Iannettoni MD, Lynch III JP. Spectrum of Aspergillus infection in lung transplant recipients: case series and review of the literature. Chest. 2001;119:169–75.
88. Horvath J, Dummer S, Loyd J, Walker B, Merrill WH, Frist WH. Infection in the transplanted and native lung after single lung transplantation. Chest. 1993;104:681–5.
89. Yeldandi V, Laghi F, McCabe MA, et al. Aspergillus and lung transplantation. J Heart Lung Transplant. 1995;14:883–90.
90. Westney GE, Kesten S, De Hoyos A, Chapparro C, Winton T, Maurer JR. Aspergillus infection in single and double lung transplant recipients. Transplantation. 1996;61:915–9.
91. Bhaskaran A, Hosseini-Moghaddam SM, Rotstein C, Husain S. Mold infections in lung transplant recipients. Semin Respir Crit Care Med. 2013;34:371–9.
92. Shields RK, Clancy CJ, Minces LR, et al. Epidemiology and outcomes of deep surgical site infections following lung transplantation. Am J Transplant. 2013;13:2137–45.
93. Ferrer J, Roldan J, Roman A, et al. Acute and chronic pleural complications in lung transplantation. J Heart Lung Transplant. 2003;22:1217–25.
94. Herridge MS, de Hoyos AL, Chaparro C, Winton TL, Kesten S, Maurer JR. Pleural complications in lung transplant recipients. J Thorac Cardiovasc Surg. 1995;110:22–6.
95. Boffa DJ, Mason DP, Su JW, et al. Decortication after lung transplantation. Ann Thorac Surg. 2008;85:1039–43.
96. Neoh CF, Snell GI, Kotsimbos T, et al. Antifungal prophylaxis in lung transplantation—a world-wide survey. Am J Transplant. 2011;11:361–6.
97. Williams K, Mansh M, Chin-Hong P, Singer J, Arron ST. Voriconazole-associated cutaneous malignancy: a literature review on photocarcinogenesis in organ transplant recipients. Clin Infect Dis. 2014;58:997–1002.
98. Silveira FP, Kusne S, AST Infectious Diseases Community of Practice. Candida infections in solid organ transplantation. Am J Transplant. 2013;13 Suppl 4:220–7.
99. Singh N, Husain S, AST Infectious Diseases Community of Practice. Aspergillosis in solid organ transplantation. Am J Transplant. 2013;13 Suppl 4:228–41.
100. Razonable RR, Humar A, AST Infectious Diseases Community of Practice. Cytomegalovirus in solid organ transplantation. Am J Transplant. 2013;13 Suppl 4:93–106.
101. Wilck MB, Zuckerman RA, AST Infectious Diseases Community of Practice. Herpes simplex virus in solid organ transplantation. Am J Transplant. 2013;13 Suppl 4:121–7.
102. Small LN, Lau J, Snydman DR. Preventing post-organ transplantation cytomegalovirus disease with ganciclovir: a meta-analysis comparing prophylactic and preemptive therapies. Clin Infect Dis. 2006;43:869–80.
103. Kalil AC, Levitsky J, Lyden E, Stoner J, Freifeld AG. Meta-analysis: the efficacy of strategies to prevent organ disease by cytomegalovirus in solid organ transplant recipients. Ann Intern Med. 2005;143:870–80.

# 心脏死亡后器官捐献

**Emily B. Ahmed and Anthony M. D'Alessandro**

## 引言

随着器官移植成功率的逐渐提高,持续增长的等待捐献患者的数量与可用捐献器官的数量不成比例。在美国,平均每天有 18 名患者在等待移植器官的过程中死亡。在有幸接受了器官捐献的患者中,绝大多数成功移植的器官来自脑死亡(brain dead,BD)患者。为了打破这种不平衡,人们越来越多地考虑使用其他替代的器官移植来源,包括活体肺组织移植、非常规或破格达标捐献以及心脏死亡器官捐献。

在 1968 年脑死亡标准使用之前,大多数器官捐献来自心跳停止的患者[1]。然而,在哈佛团队定义了脑死亡之后,人们逐渐倾向于使用脑死亡后捐献或活体捐献的概念。在 20 世纪 90 年代早期,由于器官的长期短缺和等待接受器官捐献的患者的数量持续增长,公众开始重新关注心脏停搏患者来源的器官捐献。现在这种捐献来源被称为心脏死亡器官移植(donation after cardiac death,DCD),并且这种来源的捐献器官数量在稳定增长。来源于心脏死亡患者肾脏、肝脏、胰腺和肺组织的捐献已经取得了良好的成效[2,3]。然而,这种捐献也存在风险,并发症的发生数量和发生并发症的移植器官类型均高于脑死亡移植供体。本文将对心脏停搏患者的器官移植进行综述。

心脏停搏患者器官捐献的最大问题在于热缺血。循环衰竭、停止和恢复期的快速灌注及冷却会影响器官和整个移植器官的功能。然而,越来越多的证据表明脑死亡供体中的级联免疫反应也可能对移植器官产生不利影响。据推测,同一心脏停搏患者来源的不同移植器官可能遵从不同的再灌注过程[4]。

## 定义

心脏停搏器官捐献者是指罹患致病性、不可逆性神经系统损伤但尚未达到脑死亡标准的器官捐献患者。自 1995 年开始,循环衰竭死亡的器官捐献者被归至不同的范畴中,也就是 Maastricht 分类(表 3.1)[5]。大体上来讲,美国全国的心脏停搏器官捐献者都属于 Maastricht 分类中的第 III 类。这些捐献者病情不可逆转并且预期在撤掉外界支持后就会死亡。这种情况大多数发生于手术室,但是在个别情况下,生命支持设备是在重症监护室撤离的。在欧洲情况不同,心脏停搏器官捐献者在 Maastricht 分类中的每个类别都有分布。

**表 3.1　心脏停搏器官捐献者 Maastricht 分类**

| I | 不可控 | 患者院前死亡 |
|---|---|---|
| II | 不可控 | 复苏失败死亡 |
| III | 可控 | 预期发生心脏停搏(撤去生命支持后) |
| IV | 可控 | 脑死亡后心脏停搏 |
| V | 不可控 | 住院患者意外心脏停搏 |

## 心脏停搏后器官捐献程序和捐献管理

### 医院关系

目前,所有可能提供心脏停搏后器官捐献的医院都要求备齐 JCAHO 制定的相应政策和规程文件。另外,在捐献过程中也要遵循联合国教科文组织制定的一系列指导意见。由于必须传达并严格遵守这些规程,心脏停搏后器官捐献过程也比脑死亡后器官捐献更加耗费人力,且需要更多的器官采购组织(organ procurement organization,OPO)资源。具体来说,心脏停搏后器官捐献需要在宣布捐献者死亡前明确分工及职责,这就需要多名 OPO 联系员以保证移植过程严格遵守各项规程、满足各个家庭的各项需求以及 OPO 和捐献医院相关的所有工作者都明确各自职责。

### 捐献者评估

所有患者在撤去生命支持之前都要经过 OPO 批准。这种情况多见于脑部遭受严重创伤但尚未达到脑死亡标准的患者。这些患者经其治疗团队评估已经没有恢复的可能性。基本要求是移植团队、移植后器官功能恢复团队成员不能参与宣布捐献者的死亡过程。

成功进行 DCD 恢复的关键是能够在可接受的时间范围预测临床死亡。通常临床死亡时间很难预测,因此难以告知家属是否能够捐献器官。威斯康星大学开发了一种 DCD 评估工具(表 3.2),试图预测患者是否会在 2 小时内

**表 3.2　UW DCD 评估工具**

| 标准 | 评分 | 患者评分 |
|---|---|---|
| 10 分钟后自主呼吸 | | |
| 　呼吸频率>12 次/min | 1 | |
| 　呼吸频率<12 次/min | 3 | |
| 　潮气量>200ml | 1 | |
| 　潮气量<200ml | 3 | |
| 　负吸气力>20 | 1 | |
| 　负吸气力<20 | 3 | |
| 　无自主呼吸 | 9 | |
| 身体质量指数 | | |
| 　<25 | 1 | |
| 　25~29 | 2 | |
| 　>30 | 3 | |
| 升压药 | | |
| 　不需升压药 | 1 | |
| 　一种升压药 | 2 | |
| 　多种升压药 | 3 | |
| 患者年龄/岁 | | |
| 　0~30 | 1 | |
| 　31~50 | 2 | |
| 　51+ | 3 | |
| 插管 | | |
| 　气管插管 | 3 | |
| 　气管切开 | 1 | |
| 10 分钟后氧合功能 | | |
| 　氧饱和度>90% | 1 | |
| 　氧饱和度 80%~89% | 2 | |
| 　氧饱和度<79% | 3 | |
| 总分 | | |
| 拔管日期/时间 | | |
| 死亡日期/时间 | | |
| 总时间 | | |

评分:8~12 分,拔管后继续呼吸为高风险;13~18 分,拔管后继续呼吸为中风险;19~24 分,拔管后继续呼吸为低风险。

死亡,从而使他/她成为 DCD 捐献者[6]。根据以下因素计算得分:患者的年龄、BMI、血氧饱和度、插管方法、自主呼吸水平和血管升压药的依赖程度。得分越高,患者死亡的可能性越大。如果患者病情不稳定或在最大器械通气支持下,则不适用于该评分工具。利用该工具决定是否继续进行 DCD 供体移植,可以使器官恢复率达到 80%。

## 知情同意

一旦某患者被确定可以作为捐献者,接下来就要签订详细的同意书。尽管每个机构和 OPO 组织的同意书细节不尽相同,获得同意授权的过程可能包括在手术室中进行的撤离生命支持系统前的股动静脉置管,也可能包含接受肝素、血管扩张剂,如酚妥拉明、两性霉素 B、N-乙酰半胱氨酸、维生素 E、类固醇激素等药物治疗[7]。

患者家属需要明确器官捐献只有在患者的负责医生宣布其死亡时才能进行。该医生不能是器官移植及移植后恢复团队成员。患者如果没有在预期的时间内死亡(通常为 2 小时)就不能作为器官捐献者,这一点很重要,需要向患者家属解释清楚。如果发生了这种情况,患者就需要被带回 ICU,其死亡后也不能作为器官捐献者。

---

## 外科技术

### 死亡前用药

在撤掉生命支持之前,需要征得患者家属认可使用相关药物的同意书。这些药物用于最大程度减小缺血/再灌注损伤并可能通过保护血管内皮细胞来提高移植后器官的功能,因而有利于保护移植器官[8]。

肝素通常在停止患者生命支持前与血管扩张剂和活性氧清除剂一起使用。肝素主要用于防止器官移植后发生血栓以影响器官功能。理论上肝素可能会加速死亡,但尚无证据表明肝素引起的出血足以导致患者死亡。同时也能给予血管扩张剂,例如酚妥拉明(10~20mg)用于防止血管痉挛,改善移植器官灌注。给药后供者可能出现暂时性血压下降,然而,通常这种现象持续时间很短并且在撤去生命支持前就会恢复。通常也会给予甘露醇(12.5~25mg)以减少活性氧及渗透性利尿。

### 手术操作

DCD 手术过程中快速、安全地获取器官以尽可能地缩短缺血时间的同时保证移植器官不受损伤,这一点是非常重要的。手术团队与器官捐献医院手术室工作人员之间有良好的沟通是很关键的。不同的器官快速摘取方法已有描述[7,9]。

一旦捐献患者被送至手术室,即要尽快完成其自下颏部位至大腿部位备皮铺单等工作。如果已经征得用药、股动静脉切开及套管插入术同意,则在撤去生命支持前完成这些工作。完成局部麻醉,暴露股动静脉准备进行套管插管术。一般情况下,18 或 20Fr 套管即可用于股动脉套管插管。这些套管需要提前准备到位,虽然插管只有宣布死亡后才能进行。同样的,预冷的器官保存液和快速灌注预处理导管都应该准备到位。

一旦上述的死亡前干预都已经完成,手术小组离开手术室。所有关于撤去生命支持设备的操作决定权由负责患者医护工作的主治医师完全掌握。手术小组成员不能参与这些决策的制定。患者主治医师负责该患者的医疗照顾、撤去生命支持系统、患者监护以及记录患者循环停止的时间。一旦主治医师宣布患者死亡,在摘取器官并填充保存液之前还有一段等待时间。增加这段等待时间的目的是确保心跳呼吸停止后没有自发的复苏。这是学术界一直以来讨论的问题。在 DeVita 等作者发表的病例报道中,综述了 1912—1970 年期间的 108 名器官捐献者心电监护显示其心跳呼吸停止后 65 秒内未见自发复苏的征象[10]。危重病医学学会因此支持将等待期设定为 2 分钟[11]。医学研究所建议等待时间为 5 分钟[12]。在撤掉生命支持的过程中,要有一名 OPO 成员在手术过程中进行患者的血流动力学监测,以及宣告死亡时间,规定等待时间,开始恢复的时间以及器官灌注的时间。这些数据对于移植手术人员判断器官是否适合移植是非常重要的。

当已经宣布患者死亡并且预定等待时间已经结束,手术小组即可在手术室就位。如果先前已经暴露股血管,则用预先选择的套管在主动脉-髂骨交界处对股动脉进行插管,并开始快速灌注预冷 UW 溶液。同时进行正中胸骨切开术,从剑突至耻骨联合打开腹部。如果在患者死亡前暴露股血管,则在进入腹部后立即进行远端主动脉的直接插管并开始冷冲洗。打开心包,切开右心房,作为血液和冲洗液出口。另一种替代方式是当打开胸腹腔时切开股静脉,这时胸主动脉已经暴露,用大血管夹夹闭。这种方式能保证冲洗液大部分灌注到腹部脏器。灌注 UW 液 2～3L。将腹部用冰块填充,保证肝脏大部分被冰块所覆盖。

一旦冲洗结束并且流出液已经澄清,就开始进行腹腔脏器复苏。已经报道的有多种不同的技术方案。为加速复苏过程,本文将描述整体腹部器官恢复技术[7](图 3.1)。食管用胸腔内 GIA 吻合器分开。胸主动脉用大血管夹夹闭,夹子可作为缩回工具。解剖从右心房水平开始,所有腹膜后附件均与膈肌分开。注意操作保持在椎体的前面以及主动脉和腔静脉的后面。所有肌肉后附属器都用 Mayo 钳分开置于主动脉、腔静脉和腹部脏器之后。这个解剖平面下至低于主动脉分叉的水平。

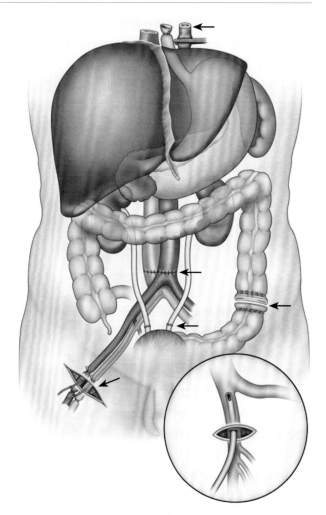

图 3.1 整体腹部器官恢复技术。箭头指示主要步骤,插入图指示肠系膜上静脉和门静脉灌洗

器官归位至其生理解剖位置。左右结肠侧附属器都被取下来。暴露输尿管并在膀胱附近分离。止血钳夹在输尿管上以便于辨识和牵拉。将输尿管移至主动脉分叉处并向头侧牵拉。在分叉处分离远端主动脉和腔静脉。然后使用适当的 GIA 吻合器来识别和分离乙状结肠。其余的腹膜后附件是分开的。然后将腹部脏器整体取出并置于有冰的大盆中。这部分手术时间通常少于 15～20 分钟。

将腹腔脏器整体分离后,在肠系膜下静脉或肠系膜上静脉分支插入导管并通过门脉系统用 1L 冷冲洗液。在十二指肠水平找到胆总管并分离。胆管系统用 50ml 溶液冲洗。打开胆囊,排空内容物,并用冷盐水冲洗。纵向打开主动脉后壁,暴露腹主动脉、肠系膜动脉和肾动脉孔。所有这些都用 500ml 的 UW 溶液冲洗。然后将整个器官整体储存在 4℃ 的 UW 溶液中,并运送到移植中心,进行器官的解剖和分离。这些工作通常需要大约 60～90 分钟。在完成供体手术之前,采集双侧髂动脉和静脉以备血管重建使用。

另一种技术被称为"超快速恢复技术"[9,13]。在这种技术中,自剑突向耻骨联合打开腹部。找到远端主动脉并插入导管,随即开始用冷藏溶液灌注器官。同时,经胸骨正中切开术切开胸腔,夹闭胸主动脉,开放腔静脉作为排出道。然后将肠系膜下静脉置入导管内灌注门静脉系统。一旦器官得到充分冲洗和预冷,就进行快速肝切除术,随即进行肾全切除术。使用这种技术必须注意的是:如果需要移植胰腺,需要评估损害肝右动脉侧支或副肝右动脉的风险。在这种情况下,需要将肝脏与胰头一起分离。另一种方法是将肝脏和胰腺整体全部分离。

# DCD 腹腔器官的使用

## DCD 肝移植

### 接受移植标准

DCD 肝脏供体的选择标准在移植中心之间有所不同。一般来说,它们比脑死亡捐献者供体肝脏的选择标准更严格。这种供体大多数需要肝素冲洗交叉钳夹部,或者在撤回生命支持之前,通过静脉给予高剂量肝素以全身肝素化。但是,根据不同的国家或地区的法律规定,处理方法有很大差异。一般认为 30~60 分钟的热缺血时间是上限;最常见的定义是将所有生命支持撤回前至冷冲洗或钳夹的时间。然而,目前已通过血流动力学参数来定义濒死期,这些参数可用来定义热缺血时间(功能性的热缺血时间)[14]。一般来说,这被定义为收缩压降至 70mmHg 以下或氧饱和度降至 70% 以下的时刻。DCD 捐献者保守的最高年龄在 40 至 50 岁之间;然而,也有几项移植了 65 岁捐献者的肝脏的成功案例[14-16]。捐献者应该有血流动力学稳定和正常或接近正常的肝功能检查史[17]。理想情况下,DCD 肝脏捐献者身材适中,体重指数(BMI)小于 28~30,或体重小于 100kg。有些项目在捐献之前更喜欢有短期住院史的捐献者[17-19]。在一部分机构中[2,14],需要对肝细胞活力、有无脂肪变性或纤维化进行大体检查和活组织检查,然而也不是所有机构都进行检查[16,17]。现有使用扩展标准大胆使用 DCD 肝脏的报道[20]。扩展标准定义为具有以下标准中的一个或多个:热缺血时间超过 30 分钟(但是保证从系统血压低于 50mmHg 或者自氧饱和度低于 80% 至冲洗开始之间间隔小于 60 分钟),供体年龄超过 60 岁,供体 BMI 超过 30,或冷缺血时间超过 8 小时。如果仔细选择,1 年的移植物存活率类似于使用非扩展的 DCD 供体,可以达到可接受的结果。

供体年龄超过 40~50 岁,供体重量超过 100kg,供体热缺血时间大于 35 分钟或供体低血压时间过长都是导致移植物衰竭、原发性功能丧失、出现胆道并发症和受体死亡的危险因素[16,18,21]。延长的冷缺血时间也会对结果产生不利影响[21],冷缺血时间每增加 1 小时,移植物衰竭的概率就

会增加 6%[16,18]。此外,受者死亡率因捐献者体重和冷缺血时间延长而增加。因此,许多中心要求冷缺血时间低于 8 小时。更大范围的器官共享意味着冷缺血时间增加,并且已经证实与 DCD 移植后更差的结果相关。受者年龄超过 60 岁,移植肾功能不全,供体丙型肝炎阳性也会导致更差的 DCD 移植结果[21]。

DCD 供体肝脏的受体选择对优化结果也至关重要。支持儿科患者使用 DCD 肝移植的文献很少。但是,Gozzini 等报告了在儿童患者身上移植两个全尺寸和两个缩小尺寸(段 Ⅱ~Ⅲ)的 DCD 肝脏的成功案例[19]。55 岁以上的接受者比年轻成年接受者的移植失败率高 26%。男性接受者和非洲裔美国人接受者在 DCD 肝脏方面的表现要差于女性和非非裔美国人。此外,代谢性肝病患者的移植失败风险较高。与原发性 DCD 肝移植受者相比,再移植受者的移植物衰竭率高 45%。MELD 评分大于 35 的患者移植失败率比 MELD 评分为 15~25 分的患者高 47%。因此,55 岁以上的肝移植候选者,再移植者或高 MELD 评分患者需要仔细衡量是否应该承担脑死亡器官捐献(donation after brain death,DBD)肝脏的风险或者接受更高风险的 DCD 移植[18]。

### DCD 肝移植的风险和优势

使用 DCD 肝脏进行移植的主要好处是,它缓解了移植器官短缺的压力,使患者更快地接受移植。因此,通过增加来自 DCD 供体池的肝脏,等待移植的患者死亡减少,并且许多患者可在身体状况没有进一步恶化前进行移植。然而,这并非没有风险,与 DBD 肝移植相比,DCD 肝移植显著增加了原发性无功能、胆道并发症、肝动脉血栓形成和移植物存活时间缩短的风险。大型数据库研究已经对美国的 DCD 肝移植后结果进行了评估。具体而言,从 1996 年到 2007 年的 SRTR 数据显示 DCD 组患者的存活率较低,并且移植经验的增加并没有改善这一结果。DCD 接受者的再移植发生率是正常的两倍(14.7% vs 6.8%);再次移植后患者的存活率低于首次肝移植术后的存活率[21]。这些仍然是 DCD 和 DBD 肝移植后预后不同的原因。此外,由于 DCD 移植术后并发症发生率较高,DCD 肝移植的费用超过 DBD 肝移植的费用约 25%。这是由于重新接受移植的人数较多(21% vs 7%),胆道并发症发生率较高(58% vs 21%)[22]。DCD 肝移植术后预后不良的几个危险因素包括长时间供体热缺血时间(小于 20~30 分钟),长冷缺血时间(超过 8~10 小时)和供体年龄较大(大于 40~60 岁)和器官广地域共享[23,24]。同样,受者年龄高于 60 岁、移植时肾功能不全和供体 HCV 感染状态也增加了 DCD 移植后预后不良的风险[23,24]。

### 原发性无功能

肝移植后原发性无功能(primary nonfunction,PNF)被定义为严重的肝细胞损伤(AST≥3 000)、合成凝血因子障

碍(INR>2.5)或低乳酸清除能力(乳酸≥4mmol/L)。DCD供体在肝移植后发生 PNF 的几率是 DBD 供体的 3.6 倍[25]。文献报道 DCD 肝移植术后 PNF 的发生率为 0~12%,而 DBD 术后为 1.4%~3%[16,26]。在更大规模的研究中,PNF 的发生率在 2.5%~3% 左右[23,26,27]。欧洲的一项调查显示,受控和非受控 DCD 捐助者之间主要的移植物无功能发生率相似[28]。原发性无功能的危险因素包括男性肝移植到女性受者,年龄较大(60 岁以上),移植接受者 BMI 超过 30[16]。

**肝动脉血栓形成**

肝移植后肝动脉血栓形成(HAT)是肝移植术后一种罕见但致命的并发症。DCD 肝移植后 HAT 的发生率为 0~33%,一些大型研究报道的发生率较低(0~6%)[16,23,26,27]。一项大规模的 SRTR 数据库评估报道[25],DCD 和 DBD 肝移植的 HAT 发生率相似,该结果也得到了之前报道的支持[16,27,29]。据报道,DCD 肝移植后肝动脉狭窄更为常见[29]。此外,由于肝动脉狭窄导致的胆管狭窄在接受 DCD 移植的患者中更为常见。DCD 肝移植术后的 HAT 治疗往往需要再次移植[14,30]。

**胆道并发症**

DCD 肝移植后胆道并发症多于 DBD 移植后[29]。这可能与捐献过程中胆管树对热缺血的敏感性有关。DCD 移植术后胆总管并发症发生率在 15%~58% 之间,而 DBD 肝移植术后发生率为 6%~21%,要低得多[14,16,17,19,22,23,25-27,29-31]。在一项多国荟萃分析中,DCD 后胆道并发症的发生率比 DBD 肝移植后高 2.4 倍[25]。

一般认为,最大限度地减少缺血时间对预防胆道并发症至关重要。其他研究者将捐献期间的胆道缺血归咎于微血栓事件,并试图在植入期间通过在肝动脉中注入 TPA 来缓解这一情况[32]。DCD 肝移植术后胆道并发症的其他危险因素包括供体年龄超过 40 岁和高 BMI[29]。DCD 肝移植术后胆道并发症的范围包括吻合口和非吻合口胆管狭窄、胆瘘、胆汁淤积、胆管瘤、胆管脓肿和缺血性胆管病等。在这些胆道并发症中,许多情况可以应用内镜处理,而其他胆道并发症则需要手术干预。部分患者需要再次移植[23,26]。

胆道并发症中,有一种是缺血性胆管病,治疗困难,通常与肝内胆管细胞瘤或胆道脓毒症相关,常导致再次移植。缺血性胆管病表现为非吻合口胆管狭窄,或孤立性或弥漫性受累。大多数缺血性胆管病在移植后的 4 个月内出现[29]。部分病例可经 ERCP 或 PTC 经皮扩张治疗,但可导致移植失败,最终需再次移植发生率达 50%[17,27,29,31]。与所有胆道并发症一样,DCD 后发生率显著多于 DBD 肝移植后发生率,前者是后者的 10.8 倍[25]。移植后缺血性胆管病发生率在 0%~44% 之间,DBD 移植后约 3%[22,25-27,31]。缺血性胆管损伤的预测因素包括从心搏停止到交叉钳夹的

时间较长,每增加一分钟,风险增加 16%[27,33]。缺血性胆管损伤的其他危险因素包括冷缺血时间超过 8h,供体年龄超过 40 岁,以及非洲裔美国人[27,29]。

**其他风险**

DCD 肝移植后,缺血再灌注损伤加重,实验室指标如 AST 和 INR 较高[16,23]。现将 DCD 肝移植手术后再灌注后综合征描述为在再灌注时出现的需要暂时性血管升压素支持的综合征[14]。总的来说,DCD 肝移植后的术后恢复与 DBD 肝移植相似。移植后住院时间与 DBD 移植相似,也有一项研究报道 DCD 受者的 ICU 住院时间更长[16,26]。

## DCD 肝移植后转归

**移植物存活和再次移植**

与 DBD 肝移植相比,DCD 肝移植术后总体移植物存活率要低。尽管一些研究报道 DCD 肝移植后的短期移植物存活率与 DBD 肝移植相似[26,27],但另一些研究不支持。DCD 和 DBD 肝移植的荟萃分析发现,DCD 肝移植术后 1 年和 3 年的移植失败率高达 DBD 肝移植的 2 倍[25]。DCD 肝移植 5 年存活率为 43%~53%,而 DBD 肝移植 5 年存活率为 51%~68%[15-17,29]。只有一篇报道描述了 DCD 和 DBD 组 5 年内相似移植物存活率相似,约为 69%[27]。10 年存活率两者均在 37.5% 左右,20 年存活率分别为 29% 和 25%[30]。

DCD 肝移植后再移植更常见,DCD 肝移植再移植率高达 19%,而 DBD 再移植率仅为 5%~7%[24,29]。老年 DCD 捐献者对老年人器官接受者移植配对时再移植发生率最高[16]。再次移植的原因:81% 为缺血性胆管病,13% 为原发性无功能,6% 为血管并发症[29]。

**患者存活情况**

DCD 移植后的患者存活率与 DBD 移植后的类似或稍低,不同研究结果间有差异。在一项研究中,DCD 移植后 1 年的患者死亡率增加,但整体而言,3 年存活率两者相近[25]。与之相反,另一项大型研究报道,1 年和 3 年 DCD 肝移植患者存活率分别为 82% 和 71%,而 DBD 肝移植后 1 年和 3 年存活率分别为 86% 和 77%。另外,DCD 和 DBD 肝移植患者 5 年存活率分别为 68%~77% 及 62%~81%[15,16,24,27,29]。DCD 移植后的患者 10 年存活率为 43%~57%,15 年存活率为 54%,20 年存活率为 38% 左右。而 DBD 肝移植 10 年存活率为 64%~67%,15 年存活率为 58%[16,29,30]。DCD 重新移植者的死亡率明显变高;然而,DCD 肝移植后 1 年或 3 年再次接受移植发生率分别为 71% 和 59%,而 DBD 分别为 68% 和 60%,总体上差别不大。

**移植排异和其他并发症**

长期并发症包括急性或慢性排斥反应,两者没有差异[29]。两者在移植后 90 天和 1 年排斥反应的发生率相

近[26,29]。有趣的是,DCD 肝移植后发生复发性丙型肝炎的频率与 DBD 肝移植后相同或更高[16]。

# DCD 胰腺移植

## 接受标准

使用 DCD 胰腺移植治疗重型 1 型糖尿病,无论是否同时进行肾移植,仍然是一种相对不常见的方法。只有特定的移植中心才会选择移植循环死亡后供体提供的胰腺[28,34]。在经验丰富的中心,DCD 胰腺移植已经成功[34-36]。然而,DCD 胰腺移植的选择标准虽然总体上类似于 DBD 胰腺癌所需的标准,但是相对更为严格。

多数中心只接受成年 DCD 捐献者的器官,捐献者的年龄在 3 岁到 60 岁都符合要求[2,34,36]。捐献者不能有糖尿病或胰腺炎的病史。其他排除标准包括:腹腔内脓毒症、胰腺恶性肿瘤、胰腺外科手术或胰腺外伤病史[37]。器官捐献时出现高血糖或轻度高淀粉酶血症不作为排除标准[36]。DCD 胰腺移植理想的供体是血流动力学稳定的、低 BMI 的年轻供体。其他可能影响预后因素包括:捐助者是否在当地的捐献服务区进行手术,预期的冷缺血时间是否足够短,工作人员经验是否丰富,器官冲洗及外观状况是否良好,以及胰肾联合移植中获取肾脏的难度[34]。不同情况下对于热缺血时间的上限要求各不相同,大多数在 20 到 45 分钟之间,这由撤掉生命支持后的实际状况决定[34,36]。

### DCD 胰腺移植的风险和优势

总的来说,DCD 和 DBD 胰腺移植后的并发症发生率相似。两者住院时间是相同的[2,36,38]。在技术并发症方面,DCD 的发生频率略高于 DBD 患者,分别为 13% 和 6%[2,36]。如果进行膀胱引流,DCD 胰腺可能对肠溶转换的需求更高(1 年时为 17% vs 8%,5 年时为 28% vs 15%)。虽然在移植后第 1 年内,酶泄漏发生率为 4%,但 5 年内发生率并没有显著增加。DBD 胰腺移植第 1 年酶泄漏发生率为 9%,5 年内发生率略高于 10%。DCD 移植后 1 年和 5 年胰腺炎发生率分别为 9% 和 9%,而 DBD 移植为 9% 和 14%。两组均可能发生胰腺假性囊肿和胰腺坏死(<1%)。两组间胰周脓肿的发生率相似,移植后 5 年的发生率均为 8%~10%。

### DCD 移植胰腺的功能

长期来看,DCD 和 DBD 全胰腺移植后血糖控制效果是相似的[2,36,38]。而且,空腹血糖和血红蛋白 A1C 几乎相同。无论捐献者是何种类型,绝大多数患者(93%)在 1 年内无低血糖[2]。每组中有 9% 的患者发生移植后糖尿病[2]。移植后 1 年,DCD 胰腺移植后血红蛋白 A1C 为 5.63±0.57,DBD 胰腺移植后为 5.43±0.75[2,36,38]。

### DCD 胰腺移植后的远期转归

DCD 胰腺移植后远期转归的数据缺乏。单纯胰腺移植及胰肾联合移植后患者和移植物的存活率都是相似的。

总体而言,DCD 胰腺移植存活率与 DBD 胰腺移植相似,1 年和 5 年存活率分别为 83% vs 89% 和 72% vs 79%[36,38]。对于胰肾联合移植,DCD 移植术后 1 年、3 年和 5 年胰腺移植存活率分别为 85%、80% 和 74%[34]。移植后 1 年、3 年和 5 年患者的存活率分别为 98%、93% 和 89%[34]。

DCD 胰腺移植后 1 年和 5 年的急性排斥率分别为 14% 和 19%。DBD 胰腺移植分别为 13% 和 15%。急性和慢性排斥反应仍然是移植后远期失败的常见原因。对于 DCD 胰腺移植,胰腺移植失败的主要原因包括急性排斥(9%)、慢性排斥(9%)、出血(18%)和移植物血栓(13%)[2,36,38]。

# DCD 肾脏移植

## 接受标准

在所有器官中,肾脏是 DCD 捐献者中移植频率最高的器官。我们在 DCD 肾脏移植方面的经验更丰富,DCD 肾脏移植的数据比其他任何器官都要多。此外,DCD 也常被考虑进行连带肾脏的多器官联合移植,包括肾胰联合移植或肝肾联合移植[2,3,38]。

除了一般的肾脏接受标准之外,移植中心对 DCD 肾脏接受程度有不同的标准,这里对其中一些标准进行了描述。对于不可控的 DCD 捐献者标准为:适龄的年轻患者(60~65 岁之下)、没有肾损害、癌症、败血症或晚期糖尿病的病史。此外,热缺血时限应该控制在 40~120 分钟内[39,40]。

Farney 等[41]在一项大型单中心研究中描述了 DCD 供者作为标准供者的最佳条件:冷缺血时间在 30 小时以下,移植物受者年龄小于 60 岁。他们报告 DCD 捐献的禁忌证包括:入院时 GFR 低于 70ml/min、有癌症病史、冷缺血时间超过 45 小时、SCD 捐献者热缺血时间超过 90 分钟,ECD 捐献者超过 60 分钟。此外,当使用机器灌注标准时,流量低于 60ml/min 或阻力高于 0.4mmHg/(ml·min)是成人 DCD 肾脏移植的禁忌证[41]。

威斯康星大学的研究报告了更多的 DCD 肾捐献标准[2,38]。这包括热缺血时间上限 120 分钟。在所有情况下,根据 Remuzzi 标准对 DCD 肾脏进行活检,并对纤维蛋白血栓进行分析。起初,仅有年龄限制为 65 岁;然而,最近提出肌酐、肌酐清除率和病史必须符合要求,否则不能使用 DCD/ECD 供体。

### DCD 肾移植的风险和优势

DCD 肾脏移植,同 DBD 肾脏移植一样,为患者提供了救命的器官[42]。通过使用 DCD 肾脏进行移植,等待移植患者的死亡率显著降低。DCD 肾移植的主要风险是移植肾功能延迟(DGF),通常定义为接受移植患者肾移植术后 1 周内需要透析维持。DCD 肾移植后 DGF 比 DBD 移植后发生率更高。在冷缺血时间相对较短(13±5 小时)的情况下,DCD 肾移植后 DGF 发生率仍为 28%~57%,而 DBD 肾移植后发生率为 19%~21%[2,38,41,42-47]。据报道,如果使用不可控 DCD 供体,则 DGF 发生率为 93%[28]。总的来说,DCD 肾移植后 DGF 的平均持续时间为 13±8 天[43]。目前已经确定了 DGF 的几个危险因素包括:超过 20 分钟的供体收缩压低于 60mmHg 及供者年龄大于 50 岁[43,44]。此外,冷缺血时间超过 30 小时也可能增加 DGF 的发生率[41]。DGF 往往导致住院时间延长及需要进行更多手术[41,46,48];然而,DGF 对受者的远期转归没有负面影响,DGF 的持续时间也不影响移植物的存活[41,49]。据不完全可靠数据报道,可以通过脉冲灌注保存来减少 DGF 发生率[48,50]。在一项配对 DCD 肾脏的欧洲多中心移植研究中,脉冲灌注保存肾脏较冷藏保存 DGF 持续时间更短,而使用两种保存方法的移植物 1 年存活率相近,分别为 94% 和 95%[48]。

DCD 和 DBD 供者相似,肾脏移植原发性无功能不常见,发生率为 1%~5%[38-41,43,44,47]。术中低血压(<110/80)和中心静脉压(<6cmH2O)是造成原发性无功能的危险因素[42]。DCD 后的排斥发生率比 DBD 肾移植稍高[1,44]。DCD 移植患者急性排斥反应发生率为 19%~29%,DBD 移植后急性排斥反应发生率为 10%[41,45]。两者的其他并发症,包括肾动脉狭窄或血栓形成(<2%)、输尿管并发症(<5%)或淋巴结(<10%),发生率没有差异[2,36,38,47]。

### DCD 肾脏移植物功能

DCD 和 DBD 移植肾脏的整体功能是相同的。由于 DGF 发生率增加,DCD 肾移植后排出肌酐高于 DBD 肾移植后(1.9mg/dl vs 1.7mg/dl)[38,47]。此外,与 SCD 或 ECD 肾相比,DCD 组术后第 7 天的肌酐水平更高[41]。一般来说,DCD 肾脏的肌酐清除率为 112ml/min,而 SCD 肾脏为 101ml/min,ECD 肾脏为 77ml/min[41]。此外,DCD 和 DBD 肾移植后 10 年内血清肌酐水平相似[40,51]。

### DCD 肾脏移植远期转归

DCD 和 DBD 患者的长期移植物存活率相似[38,45]。DCD 肾移植 1 年、3 年和 10 年存活率分别为 88%、77% 和 44%,而 DBD 肾移植分别为 78%、69% 和 42%[13]。

移植失败的主要原因是慢性移植肾肾衰竭和死亡。DCD 肾移植后精算死亡审查报道的移植物 1 年存活率为 93%,3 年存活率为 84%,5 年存活率为 84%[47]。60 岁以上的受者,1 年和 3 年移植物存活率分别为 79% 和 64%[41]。另一研究报道的结果类似,DCD 和 DBD 肾移植术后 1 年、5 年和 10 年移植肾存活率分别高达 79%、70% 和 62% 及 83%、72% 和 62%[40]。其他研究中,两种移植后 5 年、10 年或 15 年也没有发现移植物存活率差异[47]。

DCD 和 DBD 肾受者的患者存活率是相同的,甚至 15 年存活率也相同。精算统计的患者 1 年存活率为 93%,3 年存活率为 91%,5 年存活率为 89%[41]。这数据与之前报道的 DCD 移植后 1 年、3 年和 10 年患者存活率分别为 92%、85% 和 60% 相似[2]。脓毒症、心血管疾病、癌症和胃肠道出血是常见的死亡原因。老年患者的存活率低于年轻患者(1 年存活率分别为 81% 和 98%,3 年存活率分别为 76% 和 97%,5 年存活率为 69% vs. 97%)[42]。DCD-ECD 受体患者的存活率低于 DCD-SCD 受体[42]。

## DCD 肺移植

脑死亡供体移植中可用于肺脏移植的极为有限,迫使研究者对其他方案进行探索,例如非常规或破格达标的肺供体移植、离体灌注和 DCD 供体的肺移植[52]。与脑死亡其他移植器官相比,肺不受神经内分泌和细胞因子炎症反应相关的损害。DCD 肺的主要损害主要与器官捐献者生命维持治疗过程中的低血压、缺氧和热缺血时间有关。Maastricht 分类中的第 III 类患者只能在美国接受肺捐献。将移植的肺用冰块运送到接受治疗的医院,在考虑移植前可以通过体外通气和特定的肺灌注进行评估。国际心脏和肺移植协会(ISHLT)登记处比较了同一时间跨度 224 例 DCD 肺移植与 2 744 例脑死亡肺移植[53]。两组患者 30 天死亡率(两组均为 3%)和 1 年存活率无差异。

这大部分是在没有体外植入前评估的情况下实现的,这可以消除少数不可接受的肺移植并改善总体结果。来自英国和澳大利亚的 DCD 肺移植数据的结果类似[54,55]。Levvey 等评估来自 DCD 捐献者的肺移植(n=73),并报道了 8.5% 的原发性移植物功能障碍和 5% 的慢性排斥反应。1 年和 5 年的存活率分别为 97% 和 90%,而脑死亡捐献者分别为 90% 和 61%[55]。DCD 肺移植虽然具有可行性和良好的预后,但仅能在个别的移植中心进行,尽管如此,相信将来会得到更多的关注和接受。目前,伦理上并不接受来自 DCD 捐献者的心脏移植这一做法。

## 结论

等待移植患者名单上的患者数量与可供移植的器官数量之间的差距继续扩大。在探索活体捐献的同时,对 DCD 捐献者的利用提供了一个极好的器官来源,并增加了可供移植的器官的供应。已有研究结果显示,DCD 捐献者的肾脏和胰腺从长期来看表现同样良好。DCD 捐献者的肝脏有较高的并发症发生率,但在患者和移植物存活方面的结果可以接受。

DCD 获得器官的手术方案与脑死亡捐献者的不同,关键在于尽可能缩短冷热缺血时间。一旦患者被宣布死亡,重点在于安全、迅速地摘取器官,避免对移植脏器造成损伤。上述技术可作为实现这一目标的有力指导。

致谢:我们要感谢 Janet Fox 和 Krista Lund 协助本章的研究和编辑工作。此外,还要感谢威斯康星大学的 Michael Anderson 和 James Anderson 及器官捐献组织提供有关 DCD 回收/协议的文件。

# 参考文献

1. A definition of irreversible coma. Report of the Ad Hoc Committee of the Harvard Medical School to Examine the Definition of Brain Death. JAMA. 1968;205(6):337–40.
2. Bellingham JM, et al. Donation after cardiac death: a 29-year experience. Surgery. 2011;150(4):692–702.
3. LaMattina JC, et al. Simultaneous liver and kidney transplantation using donation after cardiac death donors: a brief report. Liver Transpl. 2011;17(5):591–5.
4. Pratschke J, et al. Brain death and its influence on donor organ quality and outcome after transplantation. Transplantation. 1999;67(3):343–8.
5. Kootstra G, Daemen JH, Oomen AP. Categories of non-heart-beating donors. Transplant Proc. 1995;27(5):2893–4.
6. Lewis J, et al. Development of the University of Wisconsin donation After Cardiac Death Evaluation Tool. Prog Transplant. 2003;13(4):265–73.
7. Anderson M. UW protocol for donation after cardiac death procurements. Personal communication.
8. Polyak MM, et al. Donor treatment with phentolamine mesylate improves machine preservation dynamics and early renal allograft function. Transplantation. 2000;69(1):184–6.
9. Reich D. Non-heart-beating donor organ procurement. In: Humar A, Payne WD, Matas AJ, editors. Atlas of organ transplantation. London, UK: Springer; 2006.
10. DeVita MA, et al. Observations of withdrawal of life-sustaining treatment from patients who became non-heart-beating organ donors. Crit Care Med. 2000;28(6):1709–12.
11. Ethics Committee, American College of Critical Care Medicine; Society of Critical Care Medicine. Recommendations for nonheart-beating organ donation. A position paper by the Ethics Committee, American College of Critical Care Medicine, Society of Critical Care Medicine. Crit Care Med. 2001;29(9):1826–31.
12. Institute of Medicine, N.A.o.S. Non-heart-beating organ transplantation: medical and ethical issues in procurement. Washington, DC: National Academy Press; 1997.
13. Casavilla A, et al. Experience with liver and kidney allografts from non-heart-beating donors. Transplantation. 1995;59(2):197–203.
14. Muiesan P, et al. Single-center experience with liver transplantation from controlled non-heartbeating donors: a viable source of grafts. Ann Surg. 2005;242(5):732–8.
15. Suarez F, et al. Biliary complications after liver transplantation from maastricht category-2 non-heart-beating donors. Transplantation. 2008;85(1):9–14.
16. de Vera ME, et al. Liver transplantation using donation after cardiac death donors: long-term follow-up from a single center. Am J Transplant. 2009;9(4):773–81.
17. Hong JC, et al. Liver transplantation using organ donation after cardiac death: a clinical predictive index for graft failure-free survival. Arch Surg. 2011;146(9):1017–23.
18. Mathur AK, et al. Donation after cardiac death liver transplantation: predictors of outcome. Am J Transplant. 2010;10(11):2512–9.
19. Gozzini S, et al. Liver transplantation in children using non-heart-beating donors (NHBD). Pediatr Transplant. 2010;14(4):554–7.
20. Taricciotti L, et al. Is it time to extend liver acceptance criteria for controlled donors after cardiac death? Transplantation. 2011;92(10):1140–6.
21. Jay C, et al. A comprehensive risk assessment of mortality following donation after cardiac death liver transplant—an analysis of the national registry. J Hepatol. 2011;55(4):808–13.
22. Jay CL, et al. The increased costs of donation after cardiac death liver transplantation: caveat emptor. Ann Surg. 2010;251(4):743–8.
23. Monbaliu D, Pirenne J, Talbot D. Liver transplantation using donation after cardiac death donors. J Hepatol. 2012;56(2):474–85.
24. Foley DP, et al. Biliary complications after liver transplantation from donation after cardiac death donors: an analysis of risk factors and long-term outcomes from a single center. Ann Surg. 2011;253(4):817–25.
25. Jay CL, et al. Ischemic cholangiopathy after controlled donation after cardiac death liver transplantation: a meta-analysis. Ann Surg. 2011;253(2):259–64.
26. Abt P, et al. Liver transplantation from controlled non-heart-beating donors: an increased incidence of biliary complications. Transplantation. 2003;75(10):1659–63.
27. Taner CB, et al. Events in procurement as risk factors for ischemic cholangiopathy in liver transplantation using donation after cardiac death donors. Liver Transpl. 2012;18(1):100–11.
28. Dominguez-Gil B, et al. Current situation of donation after circulatory death in European countries. Transpl Int. 2011;24(7):676–86.
29. Foley DP, et al. Donation after cardiac death: the University of Wisconsin experience with liver transplantation. Ann Surg. 2005;242(5):724–31.
30. Yamamoto S, et al. Liver transplantation with grafts from controlled donors after cardiac death: a 20-year follow-up at a single center. Am J Transplant. 2010;10(3):602–11.
31. Kaczmarek B, et al. Ischemic cholangiopathy after liver transplantation from controlled non-heart-beating donors-a single-center experience. Transplant Proc. 2007;39(9):2793–5.
32. Hashimoto K, et al. Use of tissue plasminogen activator in liver transplantation from donation after cardiac death donors. Am J Transplant. 2010;10(12):2665–72.
33. Taner CB, et al. Asystole to cross-clamp period predicts development of biliary complications in liver transplantation using donation after cardiac death donors. Transpl Int. 2012;25(8):838–46.
34. Salvalaggio PR, et al. Outcomes of pancreas transplantation in the United States using cardiac-death donors. Am J Transplant. 2006;6(5 Pt 1):1059–65.
35. Suh N, et al. Simultaneous pancreas and kidney transplantation from organ donation after cardiac death. ANZ J Surg. 2009;79(4):245–6.
36. Fernandez LA, et al. Simultaneous pancreas-kidney transplantation from donation after cardiac death: successful long-term outcomes. Ann Surg. 2005;242(5):716–23.
37. Farney AC, et al. Experience in renal and extrarenal transplantation with donation after cardiac death donors with selective use of extracorporeal support. J Am Coll Surg. 2008;206(5):1028–37. discussion 1037.
38. D'Alessandro AM, et al. Donation after cardiac death: the University of Wisconsin experience. Ann Transplant. 2004;9(1):68–71.
39. Markmann JF, et al. The use of non-heart-beating donors for isolated pancreatic islet transplantation. Transplantation. 2003;75(9):1423–9.
40. Alonso A, et al. Renal transplantation from non-heart-beating donors: a single-center 10-year experience. Transplant Proc. 2005;37(9):3658–60.
41. Farney AC, et al. Lessons learned from a single center's experience with 134 donation after cardiac death donor kidney transplants. J Am Coll Surg. 2011;212(4):440–51. discussion 451–3.
42. Snoeijs MG, et al. Kidneys from donors after cardiac death provide survival benefit. J Am Soc Nephrol. 2010;21(6):1015–21.
43. Ho KJ, et al. Donor postextubation hypotension and age correlate with outcome after donation after cardiac death transplantation. Transplantation. 2008;85(11):1588–94.
44. Locke JE, et al. Outcomes of kidneys from donors after cardiac death: implications for allocation and preservation. Am J Transplant. 2007;7(7):1797–807.
45. Singh RP, et al. Kidney transplantation from donation after cardiac death donors: lack of impact of delayed graft function on posttransplant outcomes. Clin Transplant. 2011;25(2):255–64.
46. Saidi RF, et al. Outcome of kidney transplantation using expanded criteria donors and donation after cardiac death kidneys: realities and costs. Am J Transplant. 2007;7(12):2769–74.
47. Cooper JT, et al. Donation after cardiac death: the University of Wisconsin experience with renal transplantation. Am J Transplant. 2004;4(9):1490–4.
48. Jochmans I, et al. Machine perfusion versus cold storage for the

preservation of kidneys donated after cardiac death: a multicenter, randomized, controlled trial. Ann Surg. 2010;252(5):756–64.

49. Renkens JJ, et al. Outcome of nonheart-beating donor kidneys with prolonged delayed graft function after transplantation. Am J Transplant. 2005;5(11):2704–9.

50. Watson CJ, et al. Cold machine perfusion versus static cold storage of kidneys donated after cardiac death: a UK multicenter randomized controlled trial. Am J Transplant. 2010;10(9):1991–9.

51. Brook NR, et al. Non-heart beating donor kidneys with delayed graft function have superior graft survival compared with conventional heart-beating donor kidneys that develop delayed graft function. Am J Transplant. 2003;3(5):614–8.

52. Cypel M, Keshavjee S. Strategies for safe donor expansion: donor management, donations after cardiac death, ex-vivo lung perfusion. Curr Opin Organ Transplant. 2013;18:513–7.

53. Cypel M, Levvey B, Van Raemdonck D, et al. Favorable outcomes of donation after cardiac death in lung transplantation: a multicenter study. J Heart Lung Transplant. 2011;32:S15.

54. Thomas HL, Taylor R, Simon AR, On behalf of steering group, UK Cardiothoracic Transplant Audit, et al. Donation after circulatory death lung activity in UK-100 transplants and counting. J Heart Lung Transplant. 2013;32:S15.

55. Levvey BJ, Harkess M, Hopkins P, et al. Excellent clinical outcomes from a national donation-after-determination-of-cardiac-death lung transplant collaborative. Am J Transplant. 2012;12:2406–13.

# 4  活体器官移植

Paolo Feltracco and Carlo Ori

## 引言

由于死亡供体的缺乏,活体器官移植(living-related organ transplantation,LROT)已被用于治疗终末期器官功能障碍。重要脏器衰竭的发生率不断上升使器官移植的需求不可避免地增加,然而可用于移植的器官数量增加并不明显。器官供需的巨大差距使得患者长时间等候死亡供体,而等候期间内的死亡率随之升高。

活体器官移植常见于存在情感联结的个体之间,甚至可以没有血缘关系。活体器官移植是东亚移植组织中的规范化行为,这种策略规避了传统的死亡捐献的理念,而在美国和西方国家,这也是许多移植中心接受的临床实践。

现在,LROT 通常是一种择期手术,供体器官获取和受体的介入手术几乎同时进行。

根据器官获取和移植联合组织(Organ Procurement and Transplantation Network,OPTN)的数据显示,2008—2012 年间,共有 30 772 例活体器官移植和 108 634 例死亡供体移植[1]。尽管死亡供体占了超过 90% 的移植,但是这个来源很大程度上受限于器官捐献的意愿。相反,活体器官移植的数量稳步提升,而活体肾脏移植占据了非常重要的地位。全球范围内约 40% 的肾脏移植来自活体捐献[2]。肾脏不是唯一可以捐献的活体器官,肝脏、肺、部分胰腺、部分肠也可被捐献。

活体器官移植可能分为以下几种情况:(a)直接捐献给心爱的人或朋友;(b)采用间接方式,器官捐献进入一个整体的库,而排在等候名单最前面的人会成为受体获得器官移植;(c)直接捐献给陌生人,供体与患者之间没有情感上的联系;(d)直接捐献到亲人或朋友不配型的群组(完全不配型或交叉配型阳性)。另外一种情况是多米诺移植,如某人 A 捐献器官(或部分器官)给不认识的人,而另外一个人将器官捐献给与供体 A 相关的患者。这一过程在供体和受体配型失败而不能进行器官移植时非常重要。供体与受体关系疏远时被称为"慈善的撒玛利亚人"。当供体希望将器官捐献给任何有需要的受体,而对受体的需要和痛苦并

不知晓时被称为"间接的慈善的撒玛利亚人"。

整体而言,活体器官移植的受体预后比死亡供体来源的移植更好。在受体最佳的临床状态下安排手术,以及减少常温下的缺血时间是这种操作最突出的优点。

活体肾移植的长期功能预后明显改善,在大于 1 岁的患儿中,移植物 1 年存活率在 94% ~ 96% 之间,但是活体的肺、胰腺和小肠移植的长期预后尚不明确。

经过完善的医学和心理学评估,充分获取知情同意,活体器官移植是可行的,而且从人道主义和伦理学的角度考虑,也是合乎情理的。活体器官移植最令人担忧的是供体的安全性,众所周知捐献器官会带来手术操作相关的风险而对供体无益。尽管供体经过认真的筛选和管理,但活体器官移植死亡的案例在欧洲、美国和日本均有报道。鉴于此,供体需要特别的保护,包括医疗团队为其提供最佳的围手术期监护。

## LROT 的伦理问题

医学伦理的核心是对供体无害并尊重供体的主观意愿。在活体器官移植中,为了更好地理解对供体无害,有必要明确伤害的定义。实际上,虽然 LROT 是非失能性伤害并且成功率高、康复率高、术后功能良好,但通过有创的途径将器官整体或部分切除肯定会造成伤害[3-6]。此外,手术操作还可能会带来外科相关的并发症。

活体捐献的最大优点是,通过让团队安排手术时机,避免在疾病过程中进行过早移植(减少免疫抑制的暴露时间),或过长的等候时间引起患者身体恶化难以存活[7]。

但是,在健康人身上施行手术不会带来益处,而且不可能完全避免并发症的发生,在帮助供体做出决定时必须充分告知已知的手术风险。虽然手术干预不可能规避风险,但是谨慎的评估和供体筛选可以最大程度减少风险。

供体必须充分地获取和知晓手术相关的信息,并自主地做出决定。他/她可以自由地在任意时间退出器官捐献,并不用承担后果。此外,所有的供体都必须被赋予道德和

法律权利以保证隐私。

　　情感相关的供体配体或无私捐献的供体,只有按照医学和心理学标准进行评估,并排除禁忌证后,所进行的活体器官移植才是公正的,且伦理和医学上可接受的[8]。供体和配体的医疗团队应当尽可能地独立,以避免供体配体间实际的或可能存在的利益冲突。

　　此外,任何时候如果认为不能获得预期的临床益处,都不应当考虑活体捐献。也就是说,对供体和受体的好处必须分别超过捐献和移植相关的风险。尽管大部分供体都从捐献的经历中获益,如提升自尊、个人成长、更好地认识自己生命的价值、获得家人和朋友的尊重和敬意;相反,有些人则经历了不好的体验、抑郁、捐献后焦虑,这些尤其见于移植物功能不良时[9,10]。由于捐献前后供体都可能出现心理上的并发症,因此推荐在多学科团队中加入全面的心理协助。迫于压力和强迫下的选择应当进行必要的调查。

　　因为一些强迫和压力是难以言喻的,虽然被供体否定或供体未意识到,但是移植团队成员可以明显发现[11]。对于潜在的供体应当由足够专业的团队进行心理学、医学和社会适应性的全面深入的健康评估。

　　研究发现,许多活体供体在知晓患者器官需求时都很快做出捐献器官的决定,并且在获取相关的信息后也不会改变自己的想法。但是,审慎的医生不会因为患者的需求就实施手术,而应该充分明确手术符合受体的利益,同时谨慎地评估避免供体不必要的伤害[12]。

　　除了充分的体格检查、实验室检查和器官特异性评估,移植手术前还应当进行深入的临床访谈,必要时进行认知测试,询问个人健康行为如吸烟史和违禁药物的使用,了解患者临时调节生活方式的能力和动力,从而促进器官捐献的进行。

　　对于成年供体提供器官给儿童,告知和评估供体时还应该格外地保持谨慎。父母捐献给孩子的器官是一件自发的礼物,但是供体-受体关系中的自主权则可能缺失,而且当受体预后不佳时则可能出现医患关系的紧张,使手术操作者承受更大的压力。

　　使用儿童的活体器官移植备受争议,一般情况下,大部分的移植计划都不会接受 18 岁以下的未成年人进行器官捐献,除非符合以下非常特殊的情况如同卵双胞胎或脱离父母独立生活的未成年人捐献给自己的子女。

## 活体器官移植的利与弊

　　活体器官捐献较尸体器官捐献有许多优势(表 4.1)。最主要的包括:器官移植手术可以安排在计划的时间,使患者处于最佳的状态。这样可以很大程度降低受体的许多风险,积极地影响移植的预后。此外,等候移植的时间也会显著缩短[13]。

**表 4.1　活体器官移植的优点**

| |
| --- |
| 可能缓解尸体器官来源的不足 |
| 避免长时间地等候器官移植 |
| 供体和受体配型更佳 |
| 受体临床状态最佳时安排手术 |
| 减少常温和低温下缺血时间 |
| 比死亡供体器官移植预后更好 |
| 免疫抑制剂需要量减少 |
| 供体心理上的获益 |

　　在许多配对的供体-配体中,遗传基因的相关性使供体和受体之间配型更吻合,从而减少了免疫抑制剂的使用。另外,通常有足够的时间对潜在的供体进行评估,以确保生理和心理都处于良好的状态。常温和低温缺血时间的减少,减轻了可能的器官损伤。与死亡供体移植相比,活体器官移植的预后更好(虽然不总是),同时减少了医疗的花费。在心理的角度也存在优势,供体体会到对他人生命贡献的意义,而受体则会产生强烈的责任感来珍惜捐献者的器官,从而促进两者对医护的依从性。

　　主要的缺点是供体存在围手术期的风险(表 4.2)。活体肝脏、肺叶和胰腺手术的并发症最常见,如术后和慢性疼痛、不适、感染、出血、潜在的健康状态,目前尚无大规模的研究进行充分的评估。远期预后的数据也非常缺乏。1999—2011 年 OPTN 的数据显示,4 069 例活体肝脏供体中至少 6 例在术后又接受了肝移植;而 79 070 例活体肾脏移植供体中,至少 24 例接受了肾脏移植。但是,这些供体需要接受移植的原因可能与器官捐献本身无关。

**表 4.2　活体器官移植的缺点**

| |
| --- |
| 供体面对手术风险,对健康并无益处 |
| 术后疼痛、出血、感染 |
| 慢性疼痛、不适 |
| 供体可能面对潜在的胁迫和压力 |

　　当家人催使器官捐献时,供体可能面对强烈而复杂的心理压力,愧疚或怨恨,但是无法从他人那里获取指导或建议。伦理问题有时很难处理,反对活体器官移植的人可能借机指出器官捐献存在危险,应该予以取缔而不仅仅是不鼓励[14]。

## 活体肾脏移植

　　每年等待肾脏移植的患者数量都远超死亡供体可提供的器官数量,等候的时间也在不断延长。

　　根据 OPTN 的数据,2013 年 1 月份一共进行了 29 527

例活体肾脏移植和 52 775 例死亡供体肾脏移植。欧洲移植
登记报告中,2011 年和 2012 年分别有 3 633 例和 3 472 例
死亡供体肾脏移植,1 339 例和 1 389 例活体肾脏移植[15]。
活体肾脏移植占等待移植人群的比例从 2007 年最低的
13% 上升到了 2011 年的 16.1%。

　　活体肾脏移植最早发生在 1954 年的美国,一名男子将
肾脏捐献给自己的同卵孪生兄弟。此后,遗传相关的活体
供体肾脏移植被世界各地许多的移植中心所接受,直到 19
世纪 80 年代环孢霉素的出现,才使尸体肾脏移植更为成
功。但是,在过去的 20 年里,尸体供体移植物的缺乏使活
体移植重新获得关注,目前活体肾脏移植在欧美的许多医
学中心开展得越来越广泛[16]。在法律或社会规定不允许
进行尸体器官移植的国家,活体器官移植也非常流行。

　　在美国,无血缘关系的活体肾脏移植约占 14%,非配偶
捐献与配偶捐献比例为 2∶1.3[17]。虽然 HLA 配型一直是
选择评估供体的重要因素,但是目前围手术期的脱敏治疗
和免疫抑制剂的使用使配型的重要性减小。供体的评估可
能独立于受体的评估,动机是决定是否移植的主要因素,同
时优先保证供体的安全。敏感患者接受配型阳性供体的肾
脏需要进行以下的治疗,其中包括移植前单采治疗去除攻
击性抗体,静脉输注免疫球蛋白抑制抗体再生,术后单采治
疗及免疫球蛋白输注。

　　使用活体血亲器官已经获得广泛认可,全球范围内人群
的严重围手术期并发症发生率非常低(0.2%~2%),而死亡
率更低(0.03%)。此外,技术的进步如腹腔镜下肾切除术也
降低了手术的并发症发生率,增强了肾脏捐献的意愿。

　　潜在供体存在系统性疾病时,将出现伦理的问题并增
加围手术期的风险,因此活体器官捐献应该仅限于健康的
成年人,无明显的代谢和心血管风险因素。男性大于 45 岁
或女性大于 50 岁的潜在供体,应当进行无创检查排除冠状
动脉病变。但是,筛查试验和排除标准可能在各个中心不
尽相同。

　　目前,活体肾脏移植的排除标准已经不再严苛,包括接
受无血缘的和无偿的活体供体、老年供体、高血压供体、肥
胖或肾结石的供体。

## 活体肾脏捐献的步骤

　　开放性肾脏切除需要在身体侧面切口,常需要切除肋
骨。近年来,腹腔镜和腹腔镜辅助技术的引入和不断开展
改善了预后。术前对肾脏血管解剖的详细评估对制定肾脏
切除手术的方案非常重要,如马蹄肾或异位肾应当首选“开
放性”肾脏切除。既往腹腔内多次手术史、肾脏血管复杂、
肾脏存在两条或以上的动脉等都是腹腔镜肾切除的相对禁
忌证。手辅助下的腹腔镜操作具有开放手术的优点,因为
外科医生可以用手帮助暴露和切除肾脏,并用手指按压控

制出血。近年来,部分医生正在使用机器人技术进行肾脏
切除和移植手术。这种先进的腹腔镜手术允许外科医生进
行精确的操作并减少创伤(表 4.3)[18]。充足的容量负荷
可能减少气腹引起的肾功能损害,腹腔镜手术的供体应该
输注充分的晶体液,有时可以使用利尿剂增加尿量。

表 4.3　腹腔镜肾切除术的优点

| |
| --- |
| 与开放手术相比,供体更容易接受 |
| 创伤小 |
| 术后疼痛明显减轻 |
| 镇痛药物的用量少,减少了阿片类药物的副作用 |
| 更早的进食和活动 |
| 术后康复增快 |
| 住院时间缩短 |

　　移植物切除时应当保留足够的血管长度,保证输尿管
良好的血运。较长的肾脏血管可以改善移植,因此优先选
择左肾;但是如果右肾的血管解剖良好,也可以选择右肾移
植。从切除肾脏到移植到受体恢复血运的总缺血时间,是
整个操作中最值得关注的;有时总时间会少于 1 小时,这样
可以保证移植物的功能良好。

　　与开放手术相比,腹腔镜肾切除手术的优点包括供体
更容易接受、术后疼痛明显减轻、更少的镇痛需求以及阿片
类药物副作用减少、更早的进食和活动、术后康复更快。在
所有研究中[17-19],腹腔镜下肾切除术的平均住院时间均短
于开放性手术。

　　腹腔镜手术的并发症包括套管穿刺进入腹腔造成的损
伤、血管穿透、腹壁血肿、气腹对肺功能和肾脏灌注的损害。
血管损伤可以引起出血,术后少见的并发症还包括深静脉
血栓、胸腔内感染、脐疝、脐伤口的感染。需要手术或放射
处理的术后并发症见于小于 3% 的活体供体,90 天的死亡
率约为 0.03%[17]。

　　肾脏捐献后的短期并发症一般并不重要,相比于其他
择期手术,可接受的风险更低。但是,严重的并发症也见报
道,包括肺栓塞、气胸、肺炎、深静脉血栓、脾脏切除、肾上腺
切除、上肢神经麻痹、再次探查止血。轻微的并发症如麻痹
性肠梗阻、切口感染、切口血肿或积液、输液部位静脉炎、尿
路感染、尿管置入引起的创伤、股神经压迫和肺不张。

　　最重要的长期并发症包括蛋白尿和中度的肾小球滤过
率降低(降低至捐献前的 70% 左右)。尿蛋白轻度升高表
明剩余肾的肾小球高滤过和通透性增加。术后高血压的风
险轻度升高。

## 活体肾脏移植后移植物和受体的预后

　　过去的 15 年,接受活体或死亡供体器官移植后的受体

在 90 天、6 个月、1 年、3 年和 5 年的预后都在持续改善。器官分享联合网/美国器官获取和移植联合网，以及欧洲合作移植研究的数据[19]显示，在美国和欧洲的移植物 1 年存活率接近。但是，在欧洲不同年龄和供体群体的亚组中，移植物 5 年和 10 年生存率均显著高于美国。在美国和欧洲，预后差距很大的群体，主要包括儿童、青少年和年轻的成年人以及非裔美国人。血亲或非血亲的活体器官移植，移植物 1 年存活率均高于死亡供体的器官移植（94% vs 88%）。但是，在美国器官的长期存活率明显低于欧洲，且与患者特征无关。在美国大部分健康保险机构不支付移植 3 年以后的免疫抑制剂费用，这可能是存活率较低的重要原因。

晚期移植物失败率通常用存活 1 年时假定的移植物半衰期来衡量，其定义为移植物存活至少 1 年后，半数的患者移植物能够保持功能良好的时间。2011 年，活体供体移植 1 年后的半衰期预计时间为 15.3 年（死亡供体移植为 11.9 年）。与长期移植物存活不同，儿童的短期器官移植存活率非常高。2011 年 OPTN 的数据显示，患儿在接受活体器官移植后移植物失活的概率分别为：6 个月，1.6%；1 年，2.7%（2009—2010 年）；3 年，8.4%（2007—2008 年）；5 年，18.1%（2005—2006 年）[1]。

活体器官移植存活率最高的为同卵双生的兄弟姐妹，5 年器官存活率为 87%。在美国，死亡供体移植物存活半衰期约为活体移植的一半。

活体肾脏移植的最严重的后果是移植物失活，是指肾功能的缺失，继发于不可逆的移植物损伤，需要进行持续的血液透析和/或再次移植。移植物失活可能是由于原发的无功能，是指移植后 1 周内发生的永久性肾功能缺失，主要病因是静脉或动脉血栓形成或急性排斥。几个月或几年后发生的移植物失活，其原因包括移植物纤维化/萎缩、肾小球病变、复发的尿路感染、细胞或抗体介导的免疫机制、慢性排斥，但是在死亡供体的器官移植中其发生率要低[20]。

移植 1 年后，接受死亡供体移植的患者存活率约为 81%，活体移植为 91%。移植 5 年后，活体移植的患者预期存活率为 95%，移植物处于功能状态的比例为 80%；死亡供体移植后的存活率和器官处于功能状态比例分别为 77% 和 55%。早期患者的器官移植比接受透析的患者移植物存活率更高。来自大规模移植中心的数据显示，移植后长期存活比其他的预后指标更有意义。

## 活体肝移植

活体肝移植是治疗终末期肝病的重要手段，特别是在尸体肝脏来源严重不足的国家。1988 年来自巴西的团队开展了第一例活体肝移植。供体是一名 23 岁的母亲，将肝脏左叶外侧段捐献给了 4 岁患胆道闭锁的女儿。供体在手术后预后良好，但是受体在接受输血后发生严重的溶血，引起肾衰竭，在术后第 6 天血液透析时死亡。

活体肝右叶或左叶捐献，可以缓解尸体肝脏的不足，但是为了患者的利益而将供体置于大手术的风险之中，也激起了伦理的争论[21]。即使是对于经验丰富的医生，大部分肝切除手术的高风险目前仍然是外科医生的重要挑战。左外叶的切除死亡率约为 0.2%，而右叶切除的死亡率为 0.5%，因此保证供体的安全是手术的重中之重[22,23]。此外，研究发现，当受体患有严重的晚期疾病时，接受活体肝移植后的结局并没有预期的乐观。这些消极的因素可能是许多中心拒绝活体肝移植的原因[1,24]。

在亚洲和日本，活体肝移植仍然是患者器官的主要来源。在 OPTN 区域，活体肝移植的数目在 2001 年达到峰值 522 例，2005 年降至 265 例，2008 年和 2012 年又进一步降到 249 例和 230 例。在欧洲，2011 年和 2012 年活体肝移植分别为 135 例和 121 例，而尸体肝移植分别为 1 770 例和 1 689 例。儿童的活体肝移植开展早而且预后较好，因为父母积极地捐献，而且所需移植的肝脏体积较小，供体的手术相对容易操作。当父母患有进展期失代偿的肝病时，则不应进行活体肝移植，因为移植后的存活率低于尸体来源的肝移植。由于肝脏的可再生能力，供体和受体的远期肝功能良好，并发症不会增加。

## 活体肝脏捐献：术前评估

肝右叶捐献前最重要的评估是剩余肝脏的远期评估，这和术前的剩余肝脏功能评估相关。必须对潜在供体的健康和解剖进行全面的评估，关注血管和胆管的解剖，确保右肝和左肝的大小分别能满足受体和供体的功能需要，同时全面评估供体和受体的风险和获益。移植物和全肝体积的计算主要基于螺旋 CT 检查或 MRI 成像，两者都有助于评估肝脏实质功能和血管解剖。CT 和 MR 胆管造影都可用于评估胆道系统的结构。

移植物和受体的大小匹配是预后成功的重要因素。为受体提供足够大小的移植物是满足代谢需求所必需的；而另一方面，供体的安全不能因过度的肝脏切除而受到影响。在成人-儿童肝移植中，通常切除约占供体肝脏体积 20% 的肝左外侧段（2 和 3），而在稍长的儿童中，常切除 1～4 段（左叶，约占供体肝脏的 35%～40%）。尽管左叶切除在成人肝移植中也有成功的案例，肝右叶切除仍然是满足大多数成人移植所必需的。事实上，供体左叶切除比右叶切除会产生更低的并发症。已经制定了最小化移植物体积的指南，以最大限度地降低小肝综合征（small-for-size syndrome，SFSS）的风险。小肝综合征发生于移植物体积小于受体的生理需求时。移植物功能障碍发生于术后数日,其特征是不能用其他的因素解释(如排斥、感染和血管并发症)。

供体的风险包括术前有创检测和手术操作。供体接受肝脏大手术前必须进行谨慎的术前评估,发现潜在的供体风险,排除并存的心、肺、肾脏疾病。BMI 大于或等于 30kg/m² (亚洲人群 27kg/m²;2004 年世界卫生组织)需要考虑脂肪肝和肥胖相关的并发症。除了已知的常规肝脏切除术后并发症,术后肺栓塞是活体肝脏捐献术后最严重的并发症之一。因此,推荐对供体进行以下筛查:V 因子 Leiden 基因突变、凝血酶基因突变、蛋白 C、蛋白 S、AT-Ⅲ 缺陷、Ⅷ因子升高以及抗磷脂和心磷脂抗体。肥胖、雌激素治疗、静脉曲张、吸烟和家族血栓史也需要进行谨慎评估,排除潜在的严重风险。

推荐多步骤的签署知情同意书,对多位术者在不同时机的操作及相应的风险进行详细的介绍。推荐术前自体血捐献,尽量减少异体血输注相关的感染。

## 活体肝脏捐献:步骤

在成人-成人活体肝移植中,通常优先选择肝右叶以确保更佳的移植物/受体体重比值。肝右叶切除通常采用右肋缘下曲棍球棒形切口,而左叶外侧段切除可以采用上腹部正中切口。手术操作的重要步骤包括:剥离肝上下腔静脉阻断肝静脉回流,游离右肝动脉、右门静脉和胆管,暂时夹闭游离肝脏的动静脉确定实质切除的范围和胆囊切除。

腹腔镜辅助技术已经被用于肝脏左叶外侧段的切除。较大的肝右叶也可以使用腹腔镜进行游离,但是在移植物取出时需要一个较小的上腹部正中切口。机器人手术应用越来越广泛,目前也适用于活体器官捐献手术。有文献报道,机器人通过最小的有创途径成功完成肝右叶切除手术,供体预后良好[25,26]。

肝实质分离时通常需要限制液体输入和控制中心静脉压力,必要时短暂地阻断血流。这有助于减少失血、优化止血[27]。术中采血、急性等容性血液稀释和血液回收经常使用。供体和受体的手术团队需要密切配合,确保受体肝脏切除完成后可以进行肝脏的移植。

供体术后加强监护确保血流动力学稳定、完善的疼痛控制、预防出血和肾功能不全、密切监测凝血功能和肝功能检测。积极地给予足够的镇痛是保证供体舒适和促进术后康复的关键,使供体免于可预防的院内并发症[28]。硬膜外镇痛是改善呼吸功能和早期活动的有效手段。由于肝脏能快速再生,镁和磷酸盐的输注对供体非常重要。

术后早期常见不同程度的肝功能不全,表现为短暂的凝血时间延长和非梗阻性的胆汁淤积。供体肝右叶切除与其他疾病指征下右肝切除后的胆汁渗漏处理方法类似。

肝脏捐献术后的并发症发生率高,可见于超过 50% 的肝右叶供体。不幸的是,术前详尽的评估也不能确保避免术后并发症的产生。肝右叶的切除并发症高于肝左叶或左叶外侧段的切除(20%~60%,总体上约为 35%)。全球范围内供体的并发症发生率在 0~67% 之间,取决于不同机构的定义和对并发症的识别。医疗机构的年手术量和活体肝移植/尸体肝移植的比例也与供体的围手术期并发症相关。

2008 年,A2ALL 报道的总体并发症发生率为 38%。严重的术后并发症少见,但是,在最近的一项全球范围内调查(包括美国器官移植医师协会、日本肝移植协会、欧洲和中国肝移植注册机构)中发现 11 553 例活体肝移植供体中发生了 23 例供体死亡。18 例直接死于手术中操作,其余 5 例死亡报道于欧洲移植注册机构,整体死亡率为 0.2%[29]。供体年龄的增加不仅与术后并发症发生率升高相关,而且会使肝脏的再生能力减慢和延迟[30]。老年受体的移植物再生和存活能力也显著减退[31]。

活体肝移植的围手术期严重并发症与诸多因素相关,如剩余肝脏的功能恢复、外科医生的技术、操作时间、解剖异常、输血和术后监护的条件(表 4.4)。术后出血需要输血或再次手术、全身感染、门静脉血栓、肝动脉血栓、术后肝功能障碍、胸腔或膈下渗出需要引流、腹腔内脓肿和急性肾衰竭(需要透析)见于 6% 到大于 50% 的供体。肝脏切面胆汁渗漏、胆道狭窄和吻合口瘘是右肝切除术后常见的并发症,发生率为 6%~18%。肺栓塞是罕见的严重并发症,也是供体死亡的最重要原因。强烈推荐使用肝素预防深静脉血

**表 4.4 活体肝移植的缺点和并发症**

| |
| --- |
| 已知的肝脏大手术的并发症 |
| 术后早期的轻度肝功能不全 |
| 深静脉血栓 |
| 术后肺栓塞 |
| 慢性疼痛 |
| 术后出血需要输血或再次手术 |
| 肺炎和全身感染 |
| 门静脉血栓 |
| 胸腔内或膈下渗出需要引流 |
| 腹腔内脓肿 |
| 切面的胆汁渗漏 |
| 胆道狭窄和吻合口瘘 |
| 切口感染、不完全性肠梗阻 |
| 神经损伤、切口疝、部分筋膜撕裂 |

栓、通过持续弹力袜、动员患者住院期间尽快下床活动预防肺栓塞。约 1/3 的供体会发生轻微的并发症如伤口感染、腹痛、发热、胃潴留、神经损伤，晚期并发症包括切口疝、部分筋膜撕裂、肺炎和不完全肠梗阻。超过 90% 的供体可以在术后两周内回到工作岗位，而>80% 的供体可以在数月内恢复到术前的体力活动水平。

## 活体肝移植后的移植物和受体预后

需要强调的是，比较活体肝移植与尸体肝移植的预后时，存在诸多的混杂因素，如受体的选择、肝硬化的严重程度、门静脉高压、肾功能不全、营养不良等，都可能使统计学的解释变得复杂，因此不能基于终末期肝病模型（Model for End-stage Liver Disease, MELD）进行分层比较。既往回顾性的成人-成人活体肝移植队列研究发现，患者的存活率高于等待移植或接受尸体肝移植的患者[32]。

近年来，MELD 评分<15 的患者行活体肝移植的生存率优势被质疑。根据移植受体科学登记处（SRTR）的数据[33]，MELD<15 分的患者生存率优势主要来自等候移植过程中的死亡率降低。实际上，截至 2010 年 2 月，在 MELD<15 分的患者群体中，活体肝移植和尸体肝移植术后的患者生存率相当。MELD>15 分且无肝细胞性肝癌的患者接受活体器官移植后死亡率明显低于等候或接受尸体肝移植的患者（$P=0.0006$）。及时地进行移植手术，避免等候过程中的死亡，可能是两组比较中预后改善的主要因素。

总体上，活体肝移植的预后与死亡供体肝移植的预后相当。在 UNOS 区域，两者的预后类似[34]，在 1997 年至 2004 年间，活体移植受体的 1 年生存率为 82.5%，5 年生存率为 66.1%；死亡供体肝移植的生存率分别为 82% 和 66.1%。活体肝移植的受体生存率在欧洲主要的移植中心和美国是相当的。

事实上，过去的 20 年里，活体和尸体肝移植术后移植物的存活率在持续升高。来自 2009 年 5 月 OPTN/SRTR 的数据显示，2004—2007 年期间，矫正后的活体肝移植物 3 个月和 1 年的存活率分别为 91.7% ~ 93.6% 和 87.5% ~ 89.1%。3 年后移植物存活率为 82%，5 年存活率为 78%。2010 年行尸体肝移植术后 6 个月的移植失败率为 10.1%，2009 年行移植手术后 1 年的失败率为 14.4%，2008 年行移植术后 3 年失败率为 19.6%，2006 年行移植术后 5 年失败率为 25%[1]。活体肝移植的儿童受体预后良好，美国移植受体科学登记处和其他的大规模研究发现，较小的患儿行活体器官移植预后优于尸体供体器官移植[34]。

影响移植物存活的因素包括受体的年龄、低温下缺血时间和医疗机构的经验。尤其是来自血亲的供体器官移植预后更好。不管是器官大小，还是器官重量与受体体重的

比值，似乎都与移植失败的风险无关。受体行移植手术时的身体状态似乎也不会影响移植物的预后。在活体肝移植手术的儿童中，肝动脉栓塞的发生率约为 7% ~ 20%，仍然是造成术后严重并发症和死亡的主要原因。肝动脉栓塞是早期移植失败的主要原因，表现为急性移植物功能障碍，也是胆汁渗漏和脓毒症的诱因。

## 活体肺叶移植

肺移植是目前治疗终末期肺脏疾病唯一有效的方法，适用于最大化药物治疗失败后的患者。恰当的供体处理、死亡供体和体外肺灌注，使目前合适的器官供体有所增加[35]，但是移植需求的增加远远超过了供体的来源。活体肺脏移植已经成为拯救等待肺移植患者的可行手段。来自血型相配的活体供体（父母或亲人）行肺叶移植，是指受体的两侧肺叶分别被来自两位健康供体的右叶和左叶所替代。1992 年，首次报道了两例患有终末期肺疾病的患儿接受了活体肺叶移植。从此，这一项目在一些医疗中心不断发展，并取得了令人满意的中期生存率和功能性结果[36]。

2008 年 11 月至 2013 年 1 月在 OPTN 登记了 8 348 例尸体肺脏移植，而仅有 3 例活体肺叶移植；同期，欧洲登记报道了 5 576 例尸体肺脏移植和 4 例活体肺脏移植。在日本，等待死亡供体肺移植的平均时间是 2 年，活体来源的肺脏移植已经成为治疗终末期肺脏疾病的实用性选择。截至 2011 年，全球范围内共有约 400 例活体肺脏移植。

一般来说，活体肺叶移植用于急需移植而尚处于等候状态的患者，他们在获得死亡供体肺脏之前难以存活。拟行活体肺脏移植的患者必须满足死亡供体肺脏移植的标准，包括进展性的病情恶化且无法等候死亡供体。囊性纤维化是活体肺脏移植的最常见指征，因为这类患者的身材相对较小，一般成年人供体的双肺叶可以保证足够的肺容积和储备功能。尽管围绕活体肺叶移植的伦理问题尚有争议，但受体的预后可能优于死亡供体肺脏移植或预后相当[37]。

最重要的伦理学困境是是否应该让两位健康的家庭人员承担风险来救治一位亲人，而肺叶切除后的肺功能永久性丧失程度是无法预估的。因为病情严重的患者或将死亡或无法等候合适的死亡供体，而活体肺脏移植可以拯救其生命，所以尽管风险很高，在特定的合适条件下仍然在开展。多项研究发现，超过 80% 的活体肺叶移植受体为囊性纤维化患者，而主要的供体为其父母。

### 供体的术前评估

健康供体在行手术时会面临风险，因此对家庭成员是

否适合作为移植供体必须进行全面的临床评估,包括常规的血液检测、肺功能测试和胸部 CT。三维多排 CT 血管造影可以显示复杂的肺动脉和静脉解剖,可能是评估和确保移植肺叶功能良好的必要手段。三代以内的血亲或配偶,年龄 20~60 岁且血型和器官大小相匹配,可能成为供体。临床病史阴性、无活动期的疾病、无明显的肺脏疾病或近期感染、捐献侧未行胸腔内手术、第 1 秒用力呼气容积>85%是重要的纳入标准。需要为供体提供满意的社会心理学评估,并告知无任何强制性。所有供体都不仅应该被告知肺叶切除的可能并发症,还应包括肺功能和恢复时间的不可预知的后果。

## 活体肺叶捐献:步骤

活体肺脏移植手术包括两位供体的肺叶切除、受体的双侧全肺切除和肺叶的移植。需要三个相邻的手术间,密切的沟通并在合适的时机对供体和受体进行麻醉诱导。当受体全肺切除后,随即进行肺叶的移植:两名供体的左肺下叶和右肺下叶替代患者的左、右全肺。优先选择肺下叶是因为体积较大且解剖适合手术。受体的手术在全麻下进行,经胸骨切开进入胸腔,通常需要体外循环支持以允许双侧肺叶的同时灌注。供体和受体的术后监护类似于"常规"肺叶切除和死亡供体肺叶移植。

与常规的肺叶切除相比,供体的肺叶切除发生并发症的风险更高(表 4.5)。既往研究结果显示,约 4% 的活体肺脏移植供体发生了术中并发症,5% 的并发症需要手术或支气管镜干预[38]。活体肺叶供体总体的并发症发生率为 20%~60%[37,39]。通常需要使用胸腔引流管持续引流胸腔内积液或胸腔漏气。

**表 4.5　活体肺叶移植的缺点和并发症**

| |
| --- |
| 两位健康家庭成员面临潜在风险 |
| 术后出血需要再次手术 |
| 持续的胸腔积液或漏气需要胸腔插管引流 |
| 肺动脉栓塞 |
| 肺支气管瘘、支气管狭窄需要扩张 |
| 积脓、感染 |
| 膈神经损伤 |
| 肺塌陷导致呼吸困难 |
| 心律失常 |
| 无法预估的供体永久性肺功能丧失 |

最严重的罕见并发症是肺动脉栓塞,而其他更为少见的并发症包括出血后再次手术、肺支气管瘘、无反应性心包炎、脓胸、感染和膈神经损伤。肺塌陷和心脏疾病如心律失

常可引起呼吸困难。虽然供体的并发症发生率较高,所幸的是文献中尚未见供体肺切除后死亡的报道。

活体肺脏供体术后 1 年和 2 年的肺功能检测结果显示[40],与术前的指标相比较,用力肺活量(forced vital capacity, FVC)平均下降 17%,第 1 秒用力呼气容积(FEV$_1$)下降 15%,肺总量(total lung capacity, TLC)下降 16%。但是,Chen 等[41]发现术后 1 年内 FVC 和 FEV$_1$ 都可以恢复到术前值的 90% 以上,术后 12 个月 FVC 和 FEV$_1$ 持续升高。

## 活体肺脏移植后受体和移植物的预后

考虑到肺叶移植的生理学特点,活体肺脏移植与标准化的死亡供体肺脏移植的术后管理不同。由于心排血量流经两个相对较小的肺叶,术后肺水肿和血流动力学不稳定可能是常见的。但是,术后 1 年内的肺动脉压力和肺血管阻力降低,证明两侧肺叶可以接受正常的心排血量。

其他的术后早期并发症包括移植失败、出血导致需要再次开胸、心脏压塞、肾衰、膈神经麻痹和左喉返神经麻痹。对于移植物功能恢复延迟的患者,可能需要气管切开或再次插管。术后肺功能检查发现,移植后 12 个月内肺功能(FEV$_1$、FVC、FEF$_{25\sim75}$)持续改善,这与尸体肺脏移植后的受体检查结果相当。

晚期肺损伤发生率高,病理表现为闭塞性细支气管炎(obliterative bronchiolitis, OB),生理上表现为闭塞性细支气管炎综合征(bronchiolitis obliterans syndrome, BOS),也会影响来自活体供体的移植物。尽管在文献报道中的发生率低于尸体肺脏移植,但其是晚期患者死亡的主要原因。BOS 在儿童中的发生率显著升高,BOS 的发生与早期急性排斥具有明确相关性。尸体肺脏移植的排斥反应几乎总是双侧同时发生,而与之不同的是,肺叶移植术后的排斥反应主要是单侧的,只有 20%~25% 的患者表现为双侧。糖尿病、高血压和肾功能不全是肺移植后的常见并发症,其原因可能是长期使用免疫抑制剂。

活体肺叶移植可能比尸体肺脏移植的预后更好。Bowdish 等[37]报道了 123 例活体肺叶移植的患者,其 1 年、3 年和 5 年的存活率分别为 70%、54% 和 45%,这与国际心肺移植登记中心提供的尸体肺脏移植结果相当(1 年、3 年、5 年的存活率分别为 74%、59% 和 49.5%)。成人和儿童接受活体肺叶移植后的存活率没有明显差异。圣路易斯儿童医院报道的 38 例儿童接受活体肺叶移植的结果与其类似,而来自巴西的团队[42]报道的 1 年和 3 年存活率分别为 62.5% 和 56%。

2008 年,日本肺移植和心肺联合移植协会官方报道的 5 年生存率为 74.6%,但是冈山和京都大学的数据[43]显示,活体肺叶移植的 5 年和 10 年存活率分别为 88.8% 和

83.1%。移植术后 30 天内的主要死亡原因是感染和初次移植失败,而手术 30 天后到 1 年内的主要死亡原因是感染。感染始终是导致死亡的主要因素,这与大部分患有囊性纤维化的活体肺移植患者是一致的。

# 活体胰腺移植

胰腺移植是胰岛素依赖的 1 型糖尿病患者 β 细胞替代治疗的有效方法。从 2005 年开始,死亡供体的胰腺捐献开始减少,并且胰腺移植的数量也在逐年减少。2012年 OPTN 的数据显示共有 227 例死亡供体的胰腺移植,而 2008 年的数量为 433 例,2012 年欧洲区的数量为 277 例。过去 20 年里活体胰腺移植的数量显著减少,主要是由于供体发生严重的术后并发症,而单独胰腺移植的受体预后也令人担忧。2008 年至 2012 年期间,OPTN 提供的数据里仅有 1 例活体胰腺移植,而欧洲移植登记中未见报道。

这一操作的基础是选择合适的供体,不管是最优化捐献器官的质量,还是从生理及心理方面保护患者都是至关重要的。供体必须小于 45 周岁,拥有理想的体重指数和良好的身体状态。其他的指标包括血糖稳态试验结果正常,无胰岛素抵抗和胰岛素基因增强结合蛋白抗体。

## 步骤

对年轻的合适供体行择期远端胰腺切除,其并发症相对较少。胰腺切除通常经肋缘下或腹部正中切口。

手术步骤包括从脾脏表面轻柔地分离胰腺,然后寻找脾脏的血管,离脾脏分支近端分离脾脏的动脉和静脉。钝性分离胰腺和门静脉之间的血管结构,找到胰腺最窄的部分。然后分离胰腺颈部,寻找胰导管的终端。仅仅移植胰腺的一部分;用于移植的血管(脾脏动脉和静脉)其直径更短更小。腹腔镜下和机器人行胰腺切除术在活体胰腺和胰腺-肾脏联合移植中都已经成功地实施[44]。受体的手术与尸体胰腺移植差别不大。

供体的术后监护与其他患者行腹部大手术后的管理相似,主要关注足够的镇痛和连续监测血红蛋白、血糖、淀粉酶和尿量。密切注意脾脏梗死或损伤的"亚临床"症状。手术并发症包括脾脏破裂、失血、再次手术、胰腺炎、胰液渗漏或瘘口形成、胰腺脓肿和假性囊肿、切口感染、切口疝和小肠梗阻。活体捐献后最严重的医疗并发症是糖尿病,术后 1 年常见胰岛素分泌和糖耐量的不断退化。

## 活体胰腺移植后受体的预后

与死亡供体移植手术相似,活体胰腺移植术后并发症包括出血、血栓形成、胰腺炎、感染和排斥[45]。由于辅助血管细小、血栓发生率高,围手术期积极的抗凝治疗非常重要,同时要持续地使用抗血小板药物。血管内血栓形成是胰腺移植物失败的重要原因,早期移植失败的其他因素还包括深部感染和移植物胰腺炎。排斥的发生率低于死亡供体胰腺移植;血糖升高通常是胰腺移植物排斥的第一个预警信号,但在此时,胰腺移植物的功能已经明显丧失。

总体上,活体供体和死亡供体的移植物存活率没有显著差异,患者和移植物的 1 年存活率分别约为 80% 和 90%。一个大规模的机构发现,近年来供体的并发症显著下降。但是,成功实施手术的活体供体与死亡供体相比,两组移植物和受体的预后基本相同[46]。

# 结论

器官移植是过去 50 年里最吸引人的医学进展,是终末期器官病变患者生命的礼物。然而,尽管有大量的教育活动和媒体宣传,近年来死亡供体的数量却并未增加。对于不适合尸体器官移植或病情持续恶化在等候过程中失去移植机会的患者来说,活体器官是最佳来源。活体器官已经被证实是人体器官严重缺乏时的可靠来源。

尽管活体器官移植日趋流行,在部分类型的器官移植中是安全而重要的选择,但是健康供体在捐献器官拯救或改善他人的生命时,需要承受移植本身轻微却无法避免的风险,这也使许多医生在考虑器官来源时非常谨慎,甚至拒绝去推动活体移植。活体捐献是救治终末期危重病患儿合适的可行选择,因为短期和长期的预后都非常好。

志愿投入活体移植、全程建立专属的团队提供"安全"的环境、充分的供体/受体围手术期监护是拓展活体移植群体的关键。如果最佳的医疗评价未显示移植可以获得理想的临床效果,那么不应该进行器官捐献。谨慎的受试者评估和选择,以及移植期间专业的技术保障是避免供体并发症和死亡的关键。

活体移植的未来取决于许多因素,如改善供体生理和心理预后、更好地发现特定疾病状态的预后、提高移植物和受体的存活率和经济层面上的慎重考虑。

机构的经验有助于改善预后,有经验的机构应该帮助培训初学者。考虑到有些活体器官移植在全球范围内数目较少,或许最好是在顶级机构集中开展这些操作,直到数量和经验得到提升。成功的活体移植项目必须涉及多方面的合作,包括医学、放射学、外科辅助技术和大量的辅助设备。

# 参考文献

1. The Organ Procurement and Transplantation Network [Internet]. 2013 [cited 2013 Nov 5]. Available from: http://optn.transplant.hrsa.gov/

2. Horvat LD, Shariff SZ, Garg AX, Donor Nephrectomy Outcomes Research (DONOR) Network. Global trends in the rates of living kidney donation. Kidney Int. 2009;75(10):1088–98. doi:10.1038/ki.2009.20.

3. Abouna GM. Ethical issues in organ transplantation. Med Princ Pract. 2003;12(1):54–69. doi:10.1159/000068158.

4. Tong A, Chapman JR, Wong G, Josephson MA, Craig JC. Public awareness and attitudes to living organ donation: systematic review and integrative synthesis. Transplantation. 2013;96(5):429–37. doi:10.1097/TP.0b013e31829282ac.

5. Matas AJ, Delmonico FL. Living donation: the global perspective. Adv Chronic Kidney Dis. 2012;19(4):269–75. doi:10.1053/j.ackd.2012.05.003.

6. Australian Government. National Health and Medical Research Council. Organ and tissue donation by living donors—guidelines for ethical practice for health professionals [Internet]. 2007. Available from: http://www.nhmrc.gov.au/_files_nhmrc/publications/attachments/e71.pdf

7. Petrini C. Ethical issues with informed consent from potential living kidney donors. Transplant Proc. 2010;42(4):1040–2. doi:10.1016/j.transproceed.2010.03.075.

8. Pruett TL, Tibell A, Alabdulkareem A, Bhandari M, Cronin DC, Dew MA, Dib-Kuri A, Gutmann T, Matas A, McMurdo L, Rahmel A, Rizvi SA, Wright L, Delmonico FL. The ethics statement of the Vancouver Forum on the live lung, liver, pancreas, and intestine donor. Transplantation. 2006;81(10):1386–7. doi:10.1097/01.tp.0000214976.36526.e3.

9. Johnson EM, Anderson JK, Jacobs C, Suh G, Humar A, Suhr BD, Kerr SR, Matas AJ. Long-term follow-up of living kidney donors: quality of life after donation. Transplantation. 1999;67(5):717–21. doi:10.1097/00007890-199903150-00013.

10. Ku JH. Health-related quality of life of living kidney donors: review of the short form 36-health questionnaire survey. Transpl Int. 2005;18(12):1309–17. doi:10.1111/j.1432-2277.2005.00231.x.

11. Davis CL. How to increase living donation. Transpl Int. 2011;24(4):344–9. doi:10.1111/j.1432-2277.2010.01212.x.

12. Gordon EJ. Ethical considerations in live donor transplantation: should complications be tolerated? Curr Opin Organ Transplant. 2013;18(2):235–40. doi:10.1097/MOT.0b013e32835f3f2c.

13. Abouna GM. Kidney transplantation from live donors: benefits, possible risks and dilemmas. J Kuwait Med Assoc. 1998; 30:89–92.

14. Landolt MA, Henderson AJ, Barrable WM, Greenwood SD, McDonald MF, Soos JG, Landsberg DN. Living anonymous kidney donation: what does the public think? Transplantation. 2001;71(11):1690–6. doi:10.1097/00007890-200106150-00034.

15. Eurotransplant [Internet]. 2013 [cited 2013 Nov 5]. Available from: http://www.eurotransplant.org/cms/

16. Mandelbrot DA, Pavlakis M. Living donor practices in the United States. Adv Chronic Kidney Dis. 2012;19(4):212–9. doi:10.1053/j.ackd.2012.04.010.

17. Levey AS, Danovitch G, Hou S. Living donor kidney transplantation in the United States—looking back, looking forward. Am J Kidney Dis. 2011;58(3):343–8. doi:10.1053/j.ajkd.2011.06.007.

18. He B, Hamdorf JM. Update on laparoscopic/robotic kidney transplant: a literature review. Transpl Res Risk Manag. 2013;5:33–9. doi:10.2147/TRRM.S50234.

19. Gondos A, Döhler B, Brenner H, Opelz G. Kidney graft survival in Europe and the United States: strikingly different long-term outcomes. Transplantation. 2013;95(2):267–74. doi:10.1097/TP.0b013e3182708ea8.

20. El-Zoghby ZM, Stegall MD, Lager DJ, Kremers WK, Amer H, Gloor JM, Cosio FG. Identifying specific causes of kidney allograft loss. Am J Transplant. 2009;9(3):527–35. doi:10.1111/j.1600-6143.2008.02519.x.

21. Hwang S, Lee SG, Lee YJ, Sung KB, Park KM, Kim KH, Ahn CS, Moon DB, Hwang GS, Kim KM, Ha TY, Kim DS, Jung JP, Song GW. Lessons learned from 1,000 living donor liver transplantations in a single center: how to make living donations safe. Liver Transpl. 2006;12(6):920–7. doi:10.1002/lt.20734.

22. Broelsch CE, Frilling A, Testa G, Cicinnati V, Nadalin S, Paul A, Malago M. Early and late complications in the recipient of an adult living donor liver. Liver Transpl. 2003;9(10 Suppl 2):S50–3. doi:10.1053/jlts.2003.50218.

23. Broelsch CE, Testa G, Alexandrou A, Malagó M. Living related liver transplantation: medical and social aspects of a controversial therapy. Gut. 2002;50(2):143–5. doi:10.1136/gut.50.2.143.

24. Thuluvath PJ, Yoo HY. Graft and patient survival after adult live donor liver transplantation compared to a matched cohort who received a deceased donor transplantation. Liver Transpl. 2004; 10(10):1263–8. doi:10.1002/lt.20254.

25. Martucci G, Burgio G, Spada M, Arcadipane AF. Anesthetic management of totally robotic right lobe living-donor hepatectomy: new tools ask for perioperative care. Eur Rev Med Pharmacol Sci. 2013;17(14):1974–7.

26. Giulianotti PC, Sbrana F, Coratti A, Bianco FM, Addeo P, Buchs NC, Ayloo SM, Benedetti E. Totally robotic right hepatectomy: surgical technique and outcomes. Arch Surg. 2011;146(7):844–50. doi:10.1001/archsurg.2011.145.

27. Feltracco P, Ori C. Anesthetic management of living transplantation. Minerva Anestesiol. 2010;76(7):525–33.

28. Feltracco P, Brezzi ML, Barbieri S, Serra E, Milevoj M, Ori C. Epidural anesthesia and analgesia in liver resection and living donor hepatectomy. Transplant Proc. 2008;40(4):1165–8. doi:10.1016/j.transproceed.2008.03.108.

29. Cheah YL, Simpson MA, Pomposelli JJ, Pomfret EA. Incidence of death and potentially life-threatening near-miss events in living donor hepatic lobectomy: a world-wide survey. Liver Transpl. 2013;19(5):499–506. doi:10.1002/lt.23575.

30. Olthoff KM. Hepatic regeneration in living donor liver transplantation. Liver Transpl. 2003;9(10 Suppl 2):S35–41. doi:10.1053/jlts.2003.50229.

31. Abt PL, Mange KC, Olthoff KM, Markmann JF, Reddy KR, Shaked A. Allograft survival following adult-to-adult living donor liver transplantation. Am J Transplant. 2004;4(8):1302–7. doi:10.1111/j.1600-6143.2004.00522.x.

32. Berg CL, Gillespie BW, Merion RM, Brown Jr RS, Abecassis MM, Trotter JF, Fisher RA, Freise CE, Ghobrial RM, Shaked A, Fair JH, Everhart JE, A2ALL Study Group. Improvement in survival associated with adult-to-adult living donor liver transplantation. Gastroenterology. 2007;133(6):1806–13. doi:10.1053/j.gastro.2007.09.004.

33. Berg CL, Merion RM, Shearon TH, Olthoff KM, Brown Jr RS, Baker TB, Everson GT, Hong JC, Terrault N, Hayashi PH, Fisher RA, Everhart JE. Liver transplant recipient survival benefit with living donation in the model for endstage liver disease allocation era. Hepatology. 2011;54(4):1313–21. doi:10.1002/hep.24494.

34. United Network for Organ Sharing [Internet]. 2013 [cited 2013 Nov 8]. Available from: http://www.unos.org/

35. Yeung JC, Cypel M, Waddell TK, van Raemdonck D, Keshavjee S. Update on donor assessment, resuscitation, and acceptance criteria, including novel techniques—non-heart-beating donor lung retrieval and ex vivo donor lung perfusion. Thorac Surg Clin. 2009;19(2):261–74. doi:10.1016/j.thorsurg.2009.02.006.

36. Starnes VA, Bowdish ME, Woo MS, Barbers RG, Schenkel FA, Horn MV, Pessotto R, Sievers EM, Baker CJ, Cohen RG, Bremner RM, Wells WJ, Barr ML. A decade of living lobar lung transplantation: recipient outcomes. J Thorac Cardiovasc Surg. 2004;127(1):114–22. doi:10.1016/j.jtcvs.2003.07.042.

37. Bowdish ME, Barr ML, Schenkel FA, Woo MS, Bremner RM, Horn MV, Baker CJ, Barbers RG, Wells WJ, Starnes VA. A decade of living lobar lung transplantation: perioperative complications after 253 donor lobectomies. Am J Transplant. 2004;4(8):1283–8.

38. Prager LM, Wain JC, Roberts DH, Ginns LC. Medical and psychologic outcome of living lobar lung transplant donors. J Heart Lung Transplant. 2006;25(10):1206–12.

39. Battafarano RJ, Anderson RC, Meyers BF, Guthrie TJ, Schuller D, Cooper JD, Patterson GA. Perioperative complications after living donor lobectomy. J Thorac Cardiovasc Surg. 2000;120(5):909–15. doi:10.1067/mtc.2000.110685.

40. Barr ML, Schenkel FA, Bowdish ME, Starnes VA. Living donor lobar lung transplantation: current status and future directions. Transplant Proc. 2005;37(9):3983–6. doi:10.1016/j.transproceed. 2005.09.112.

41. Chen F, Fujinaga T, Shoji T, Sonobe M, Sato T, Sakai H, Bando T, Date H. Outcomes and pulmonary function in living lobar lung transplant donors. Transpl Int. 2012;25(2):153–7. doi:10.1111/j.1432-2277.2011.01401.x.

42. Camargo SM, Camargo Jde J, Schio SM, Sánchez LB, Felicetti JC, Moreira Jda S, Andrade CF. Complications related to lobectomy in living lobar lung transplant donors. J Bras Pneumol. 2008;34(5):256–63.

43. Date H. Update on living-donor lobar lung transplantation. Curr Opin Organ Transplant. 2011;16(5):453–7. doi:10.1097/ MOT.0b013e32834a9997.

44. Oberholzer J, Tzvetanov I, Mele A, Benedetti E. Laparoscopic and robotic donor pancreatectomy for living donor pancreas and pancreas-kidney transplantation. J Hepatobiliary Pancreat Sci. 2010;17(2):97–100. doi:10.1007/s00534-009-0146-y.

45. Reynoso JF, Gruessner CE, Sutherland DE, Gruessner RW. Short-and long-term outcome for living pancreas donors. J Hepatobiliary Pancreat Sci. 2010;17(2):92–6. doi:10.1007/s00534-009-0147-x.

46. Sutherland DE, Radosevich D, Gruessner R, Gruessner A, Kandaswamy R. Pushing the envelope: living donor pancreas transplantation. Curr Opin Organ Transplant. 2012;17(1):106–15. doi:10.1097/MOT.0b013e32834ee6e5.

# 5  多器官捐献供体的重症监护：一个供体，九条生命

Laveena Munshi and Raghavan Murugan

## 引言

实体器官移植是终末期器官衰竭唯一的有效治疗策略。随着外科技术的发展，免疫抑制剂的改进，供体和受体之间免疫相互作用的发现，供体重症监护和器官保护技术的进步，移植医学获得了显著的发展。尽管取得了巨大的成功，器官供应/需求的问题仍然是移植医学的关键难题。广泛的供体标准建立，新型的保护液减少保存和运输过程中器官损伤，常温下器官灌注技术复苏器官以避免器官排斥的发生，这些都推动了移植领域的进步。

移植医学最后也是最鲜为触及的领域是器官移植前在重症监护室对患者的管理策略。仅有约15%~20%的供体最终能成为器官捐献的合适人选[1]。导致这个数据如此低的原因很多，包括家属拒绝、技术障碍、未达最优标准和物流问题；但是充分的供体复苏是保护器官功能和存活能力的关键。特护医生引导下的供体器官管理可以提高器官移植的数量[2]。

供体器官处理的一个关键难题来自脑死亡相关的病理生理学显著改变。脑死亡引起的血流动力学不稳定和炎症介导的器官损伤可以使原本合适的器官不能进行移植。因此，供体管理的核心是尽可能减少脑死亡引起的或医源性器官损伤（如呼吸机相关性肺损伤）。

此外，不同器官的最优化处理策略不尽相同，如何平衡各个器官需要的条件有时是困难的。本章节，我们将叙述脑死亡后病理生理学的变化，以及针对这些变化的处理策略，器官特异性的处理策略和心脏死亡捐献。

## 脑死亡的病理生理变化

血流动力学不稳定和休克可能使脑死亡患者病情进一步恶化并影响器官的存活。这是脑死亡时自主神经系统、血流动力学、内分泌、免疫和凝血系统的改变相互作用的结果。病理生理改变可以分为以下三个阶段（图5.1）。

## 第一阶段：死亡之前

在脑死亡之前，早期的血流动力学不稳定和代谢的紊乱是非常常见的。脑死亡进程中的初始损害经常导致组织细胞缺血、血脑屏障的破坏以及细胞因子释放引起的系统性全身炎症反应。早期整体上可以表现为血管舒张型休克。

## 第二阶段：脑干死亡

一旦颅内压增高引起大脑低灌注，就会引发脑缺血和水肿的恶性循环，进一步降低血流灌注直至循环终止。这个过程的最后阶段里，占位效应和脑干死亡形成脑干疝，其方向是从喙侧向尾侧的。脑桥的缺血最先引起经典的"Cushing 反应"，包括迷走神经和强烈的交感神经刺激共同作用引起的心动过缓、高血压和深长呼吸。高血压和广泛的全身血管收缩反应以及无交感神经对抗的神经刺激可在初始阶段引起延髓的缺血。紧随其后的是大量儿茶酚胺释放入血[3,4]。全身的血管收缩可以引起组织的低灌注。最后，脊髓的交感神经通路功能丧失，外周血管阻力突然降低，患者表现为血管舒张型的休克。这一阶段还可以看到脑垂体的前叶和后叶出现损伤。

## 第三阶段：脑死亡后的病理生理和内环境变化

### 血流动力学

可能发生复杂的变化，如果不处理会很快发生心搏骤停。不是每一个供体都会出现所有变化，脑死亡的病因、死亡进程的时间和脑死亡后的器官支持时间都能影响血流动力反应。

### 心功能不全

脑死亡后心功能不全的发生原因包括：交感神经过度激活引起儿茶酚胺介导的心内膜下心肌缺血；钙超载产生氧自由基；心肌基因表达；甲状腺激素耗竭。8%~9%的既往无心脏病史患者在脑死亡后出现心功能不全[5,6]。甲状腺

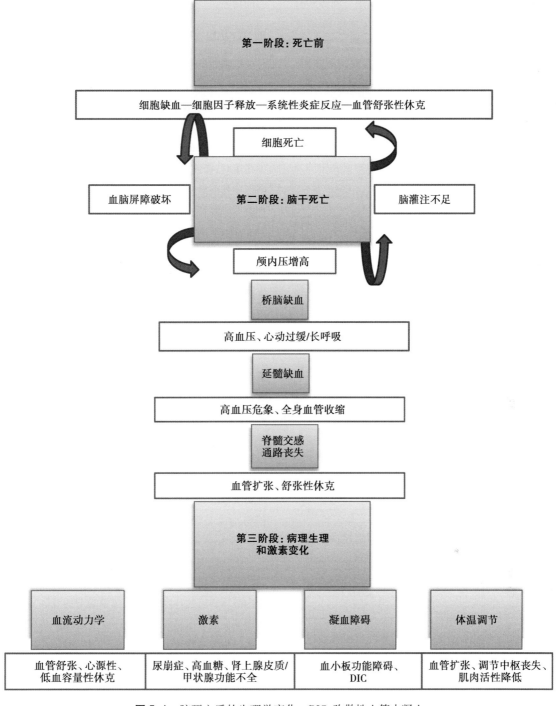

图 5.1 脑死亡后的生理学变化。DIC,弥散性血管内凝血

激素耗竭的作用仍存在争议,但脑死亡后的游离 T₃ 快速减少与 ATP 耗竭、无氧代谢增加以及心肌收缩力降低有关。

**血管紧张度**

引起脑干死亡后血管舒张性休克的因素包括失去脊髓交感神经张力、炎症介质释放和皮质醇缺乏。细胞因子和炎症介质通过 3 种机制释放入血:延髓死亡时交感神经活化释放;脑组织坏死;高血压-血管收缩危象后血管张力降低引起的缺血再灌注损伤[7-9]。脑死亡后 IL-6、TNF 和 IL-10 的浓度可以上升 100 倍。器官摘取前的 IL-6 浓度升高

与可移植器官的数目减少及受体出院后 6 个月的存活相关[10]。

此外,白细胞的募集、氧自由基和毛细血管渗漏也可呈现[11]。促肾上腺皮质激素分泌减少使皮质醇缺乏,引起儿茶酚胺受体活性下调,进一步降低了血管紧张度。

**容量状态**

不管血压如何,患者往往容量不足。患者死亡前由各种因素所导致的未发现的血管内容量缺乏并不少见,并且经常等血管张力丧失时才表现出来。创伤后失血、甘露醇

等高渗液体治疗、炎症介质作用下的液体向第三间隙转移都可能导致容量缺乏。垂体前叶损伤引起尿崩症，可以进一步加重容量的不足，可见于超过80%的脑死亡患者[3]。高糖血症（胰岛素缺乏或使用右旋糖苷纠正高钠血症）也可导致游离水的流失。管理供体时密切监测其容量状态非常重要。

### 激素变化

垂体前叶和后叶的衰竭易使患者出现生命体征的不稳定。激素缺陷是一个充满争议的领域，在动物研究中的发现不能总是在临床研究中得到验证[12-17]。

### 皮质醇

垂体后叶释放的促肾上腺皮质激素减少，患者出现皮质醇的缺乏。脑死亡后供体的应激反应和对儿茶酚胺的敏感性降低。激活的炎症反应引起器官内促炎因子及其受体表达上调，使其容易出现免疫介导的损伤[18]，增加移植后急性排斥的风险。在供体层面调节免疫反应是一个值得关注的领域[19-23]。

### 抗利尿激素

80%的脑死亡供体会发生尿崩症[24]。多尿、高渗透压和高钠血症可以影响相应器官的存活。对不明原因的休克使用大量生理盐水复苏时可能加重高钠血症的状态。

### 甲状腺激素

游离$T_3$（三碘甲状腺素）浓度骤降可以导致心肌收缩力降低、ATP缺乏和乳酸性酸中毒。促甲状腺激素分泌受损和外周转化的丧失可能是消耗游离$T_3$的机制。

### 胰岛素

胰岛素分泌减少可引起高血糖、细胞内低糖以及能量障碍。无氧代谢进一步加重组织缺氧和甲状腺素缺乏引起的乳酸酸中毒。

### 凝血障碍

脑死亡后常见弥散性血管内凝血（disseminated vascular coagulopathy，DIC）和血小板功能障碍。坏死组织释放促凝血酶原激酶和纤溶酶原激活物，约28%的供体发生DIC[25]。此外，交感神经激活引起血管收缩，血流淤滞也可引起微血栓的形成。

### 温度调节

脑死亡后，下丘脑对体温的调节作用丧失。此外，肌肉活动降低使产热减少，而脊髓交感神经失活后血管扩张进一步减少体热的产生。

## 供体的处理

供体处理最重要的原则是脑死亡后继续进行最佳的ICU监护，包括复苏、保护性肺通气和预防感染。内科医生必须深知他们进行的处理和监护将会影响移植手术后移植物的功能。

## 血流动力学

脑缺血早期即出现动脉血压升高，但往往呈自限性。推荐使用短效的硝普钠或艾司洛尔[26]，使患者收缩压低于160mmHg，平均动脉压低于90mmHg。

### 液体

超过80%的脑死亡器官供体存在休克，当血流动力学不稳定时，液体治疗是改善组织低灌注的第一步。密切监测尿崩症的发生，早期妥善的处理以避免发生明显的多尿和低血容量非常关键。液体复苏的终末指标包括：MAP > 65mmHg、收缩压大于90mmHg、心率60~120次/min、尿量大于0.5ml/（kg·h）、中心静脉压8~12cmH$_2$O、血红蛋白大于10g/dl（或红细胞比容30）[26-28]。早期连续性乳酸监测也被推荐用于评估复苏的效果[26,29]。一项观察性研究发现供体液体复苏不充分与炎症因子升高（IL-6和TNF）以及器官移植失败相关[30]。

供体出现顽固性低血压或射血分数降低时，推荐使用更多的血流动力学监测指标。传统的监测采用肺动脉导管；但是，鉴于中心静脉压和肺动脉楔压预测前负荷的缺陷，以及现有创伤更小的监测手段，临床医生不再放置肺动脉导管用于指导容量治疗的反应性[31,32]。更加敏感性的指标如脉压变异度（pulse pressure variability，PPV）、每搏量变异度（stroke volume variability，SVV）、收缩压变异度、血管外肺水检测、热稀释法跨肺检测或超声检测下腔静脉，这些创伤小或无创的技术越来越多地被用于器官供体的监测中。

供体处理的一个挑战，尤其是多器官捐献的供体，是不同的器官系统对容量复苏的理想目标不同。肺脏倾向于血管内液体缺乏的环境，而肾脏需要充分的液体复苏治疗（表5.1）。使用高敏感性和特异性容量指标如PPV和SVV可以精确指导多器官捐献供体的容量控制。一项大规模的临床随机对照试验，正在验证使用PPV、CI和MAP监测是否可以增加脑死亡供体器官的恢复率（MOnIToR试验）[33]。

**表5.1 器官特异性策略**

| | |
|---|---|
| 肺移植 | 谨慎的液体治疗；保护性肺通气最小化呼吸机相关性肺损伤；程序性供体处理策略；体外肺灌流 |
| 心脏移植 | 心功能受损后，进行连续超声心动图监测；最小化地使用β受体激动剂（下调β受体） |
| 肝移植 | 避免中心静脉压的过高（淤血）；避免高钠血症（目标Na<150mol） |
| 肾移植 | 等容量；避免肾损伤（药物、避免造影剂、充分水化）；最低剂量的血管收缩药物 |

通常患者血流动力不稳定和组织氧需增加时,推荐输注红细胞使 Hct>30% 或血红蛋白大于 10g/dl[34]。但是,近年来鉴于其他输血相关研究的经验,以及陈旧红细胞相关的炎症反应,推荐使用更保守的输血红细胞阈值(血红蛋白7~9g/dl)[29,35,36]。

液体复苏时使用羟乙基淀粉可能增加急性肾损伤、肾脏替代治疗和移植物功能延迟,因此应当予以避免[37,38]。早期肝移植的研究发现,羟乙基淀粉可以减少液体输注量,但是结果中未报道复苏器官的数目或者功能[39]。使用白蛋白更有生理意义,特别是需要大量的液体复苏时,但目前为止尚无证据支持在复苏的早期使用。在进行大量的晶体液复苏后,如果患者证实需要持续的液体治疗,可以考虑使用白蛋白处理低蛋白血症[40]。

### 正性肌力药和血管收缩药

通常液体复苏不能充分满足血流动力学和组织灌注的目标,此时需要依赖血管收缩药和/或强心药。考虑到多巴胺的副作用包括严重的心律失常,危重病领域已经将其从一线药物中移除[41]。但是,对于肾移植的供体使用小剂量多巴胺可以减少移植后的透析[42]。对于单纯的血管舒张型休克,我们推荐使用精氨酸血管升压素作为一线药物,原因是控制尿崩症的同时作用于缩血管受体,减轻儿茶酚胺效应。小剂量的血管升压素(<2.5U/h)不仅可以提升平均动脉压,而且可能改善移植后肾脏、肝脏和心脏的功能[43]。最近一项回顾性研究发现使用血管升压素较对照组可以增加移植物的存活率[44]。最后,研究发现在脑死亡供体中,使用肾上腺素比血管升压素导致更多的心搏骤停[45]。

去甲肾上腺素、肾上腺素或去氧肾上腺素都是合适的第二选择,取决于患者的主要问题是血管舒张性休克还是存在心肌收缩力降低。必须谨慎使用过量的 β 受体激动剂,因其引起 β 受体下调,可能造成宿主的心肌收缩力受损[27]。

强心治疗可以选择多巴酚丁胺或米力农;但是,考虑到可能造成组成性容量缺乏或同时引起外周血管阻力降低,必须谨慎使用。对于心肌收缩力降低合并血管扩张的休克患者,联合使用去甲肾上腺素和多巴酚丁胺或肾上腺素可能是合适的选择。尽最大的可能避免或最小化地使用大剂量强心药物,因其能导致心脏供体中到重度的心肌损害[46]。

### 激素治疗

脑死亡时内分泌功能障碍及其对血流动力学的影响,以及外源性替代治疗是否有益是充满争议的话题。迄今为止最大的一项回顾性研究发现脑死亡患者迫切需要进行激素复苏;但是后续的研究和 meta 分析对此提出质疑[47,48]。

### 皮质醇

皮质醇替代治疗的双重作用是:抑制炎症反应和血流动力学维持。脑死亡后的促炎症反应状态可能导致器官的缺血再灌注损伤,增加抑制物排斥的风险。推荐早期给予甲泼尼松(15mg/kg)提高血流动力学稳定性,改善移植后器官的功能。小剂量的激素(15mg/kg 甲泼尼松)在改善呼吸或心功能方面并不逊于 300mg 氢化可的松,而且可以减少高血糖的发生[49]。

### 抗利尿激素

尿崩症(DI)见于大部分的脑死亡供体,如果不予处理可以引起严重的低血压和高钠血症[43,50]。去氨加压素或血管升压素都可用于治疗尿崩症,通常两种药物都会使用。使用前需要将药物浓度滴定到 0.5~3ml/(kg·h)。

### 甲状腺激素替代治疗

对于不稳定的供体,特别是需要心脏支持时,既往推荐使用左甲状腺素或三碘甲状腺素。研究结果发现在供体处理时,替代治疗的作用并不明确。最近的一项 meta 分析纳入了所有使用安慰剂对照的随机临床试验,合并的结果显示常规给予替代治疗对心指数并无显著影响。本研究的主要缺陷在于只有小部分的患者处于血流动力学不稳定的状态。可以推测在那些未被充分代表的患者群体中能够证实其最大的益处[51]。一项近期发表的大规模的临床随机对照试验,比较了对脑死亡供体给予口服或静脉甲状腺素替代治疗的效果,结果发现口服 $T_4$ 可以很好地被吸收,在供体中的生物利用度可达到约 91%~93%,两组之间的强心药/血管收缩药用量及血流动力学反应并无显著差异。

## 高血糖

胰岛素是治疗脑死亡供体高血糖的标准方法。近期的临床试验对积极的胰岛素治疗进行评估发现,各个研究中心推荐的目标血糖浓度不尽相同(<180mg/dl vs<108mg/dl)[52]。研究发现,与保守的胰岛素治疗方案相比,积极的胰岛素治疗与高死亡率相关。但有趣的是,死亡的主要原因是心血管问题,说明积极的胰岛素治疗与心血管危害相关。正在开展的一项临床随机对照试验,通过比较对脑死亡供体进行积极的或保守的胰岛素治疗方案,探讨其对肾脏同种异体移植物功能的影响,以期为脑死亡供体的处理提供更理想的血糖阈值。

## 凝血障碍

迄今为止,尚无针对供体凝血障碍处理的直接的循证指南。但是部分中心将目标定为血小板大于 50 000/μl 且国际标准化比值小于 1.5,建议器官取出之前应该给予血小板和新鲜冰冻血浆。相反地,其他中心仅仅在出血的情况下才会输血以改善凝血障碍,以避免输血相关的风险[26,53]。

## 低体温

虽然低体温有可能对血流动力学造成负面影响,包括心律失常、心肌抑制、寒冷刺激引起多尿、钾离子转移,但是轻微的低体温可能在器官取出之前发挥保护作用。目前,正在开展研究探索低体温对脑死亡后供体器官保护作用的可行性(NCY01680744,Niemann,C)。

## 机械通气管理

过去的几年里,保护性肺通气策略已经成为多器官供体管理的重要标志,脑死亡供体的通气管理也随之发生了明显的变化。Masicia 等在 2010 年开展了一项里程碑式的研究,发现肺保护策略可以明显增加可移植肺脏的数量。他们对脑死亡患者给予潮气量 6~8ml/kg,断开呼吸机后给予肺复张,正压通气时进行呼吸暂停试验,同时给予超过 6 小时较高的呼气末正压(positive end expiratory pressure,PEEP)[1]。对照组进行常规的通气模式,潮气量 10~12ml/kg。小潮气量联合高 PEEP 显著增加了供体肺脏的可用性。但是该研究也存在缺陷,如通气策略中具体何种干预发挥了最大的影响,保护性肺通气对其他肺外器官的影响尚不明确。从呼吸机相关性肺损伤及其对终末器官影响的研究中进行推断,可以预期肺保护策略能改善所有器官的功能(图 5.2)。

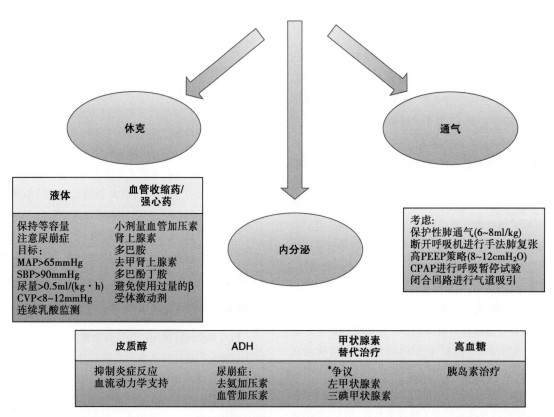

图 5.2 供体的处理

## 器官特异性处理

### 肺

不幸的是,肺是多器官移植中最脆弱的器官,也是脑死亡供体不利的机体环境下最容易受损的器官。只有不到 10% 的肺脏适合移植,因此,谨慎的预防医源性肺损伤是增加肺获取的关键。液体治疗和肺不张是两个损害肺功能的关键可逆因素。既往研究证实限制性的液体平衡,不管是通过控制保守的中心静脉压还是肺外积水的阈值,都可以提高供肺的可用性[43,54]。

观察研究发现,液体治疗前负荷有反应的供体(如 PPV >13%)与前负荷无反应的供体相比,不太可能成为合适的移植供肺[10]。该研究指出不充分的复苏可能导致肺脏不能进行移植,因此在保守性的液体治疗和最佳的复苏之间必须保持平衡。保持中心静脉压低于 7mmHg 可以提高肺脏移植的可行性,但是这个较低的阈值对肾移植或移植物的功能并无影响,提示既往传统的指南中推荐的中心静脉压目标值或许是可以根据不同器官进行调整的[55]。

动物研究发现,β 受体激动剂可以促进肺水肿的清除[56]。这一令人兴奋的发现促使了近期一项临床随机对照试验的开展,评估其在 500 例器官供体中的作用。不幸的是，这些结果都没有在临床上转化为对供体氧合功能的改变[57]。

Franklin 等对重症监护室使用供体管理试验方案和设定复苏的终末指标进行了效果分析。该研究发现供体管理试验方案可以提高可移植器官的数量，尤其是胸腔内器官[58]。

器官获取后体外常温下的肺灌流技术（ex-vivo lung perfusion，EVLP）是推动肺移植供体库扩大的最令人兴奋的领域。EVLP 通过持续提供通气和灌流，以模拟供体器官的在体环境。在多伦多 EVLP 被首次用于评估脑死亡后边际肺或心脏死亡后供肺，经过 4~6 小时的 EVLP 使原本不可用的肺脏成为可用的移植物，而且不会增加移植后器官功能障碍、机械通气时间或死亡率[59]。

## 心脏

β 受体激动剂的治疗是处理供体心脏时最需要谨慎的方面。过度使用会导致 β 受体的下调，可能引起移植后心肌收缩功能不全[46]。由于传统方法对血流动力学支持不充分，约 15% 的脑死亡供体发展为心搏骤停[60]。体外生命支持正被评估用于多器官供体，在一项小规模的回顾性研究中发现，体外生命支持有益于心脏、肾脏和肝脏的捐献。3 例患者接受了体外生命支持下的供体心脏移植，术后 1 年内都得到了平稳的恢复[61]。鉴于患者在宣布脑死亡后可能发展为急性心肌病，并且该过程具有可逆性，对于初始发现心肌受损的患者，可能需要进行连续的心电图监测以重新评估功能。复苏后必须进行评估，连续心电图监测的作用尚需进一步明确[26]。

## 肝脏

从血流动力学的角度考虑，开放的液体治疗策略有利于移植后肝脏的功能。谨慎地调整 PEEP，以避免 PEEP 过高，从而减少静脉回流引起的肝内静脉淤血。供体血浆钠离子浓度过高与移植后功能障碍有关[43,54,62]。

高钠引起细胞内高渗透性，移植后肝脏暴露于宿主的正常血钠环境下，自由水快速进入细胞内，可能导致细胞水肿、溶解和功能障碍[63]。大部分的机构推荐血钠浓度低于 150mol/L[26]。

## 肾脏

除了保持充分的血管内容量状态[43,54]，肾脏对于许多肾外的处理也特别敏感，其中包括呼吸机相关性肺损伤、过度使用血管收缩药物引起组织低灌注、心肌收缩力低下损害肾脏灌注、血管造影术使用造影剂、大量生理盐水复苏引起高氯血症、脑死亡前给予肾毒性药物（甘露醇、抗生素）。这些因素可以增加移植后肾脏功能延迟的风险。

关于儿茶酚胺类药物的最佳搭配尚未形成统一的意见，但既往研究发现低剂量的血管升压药可以改善肾脏的灌注及移植物的功能。在缺乏充分的血管内容量时，使用过量的血管收缩药可能引起肾脏的低灌注[24,64,65]。

器官特异性处理策略见表 5.1。

## 心脏死亡器官捐献

心脏死亡器官捐献（donation after cardiac death，DCD）是指患者不符合脑死亡的标准时可以进行的器官捐献。已经确立了 DCD 的 4 个范畴，Maastrich 类型 3 和 4 在北美已经生效（表 5.2）。在进行 DCD 时，一旦决定放弃生命支持治疗，在符合患者生前意愿的前提下，家属会面临是否接受器官捐献。器官获取发生在放弃生命支持治疗后，确定心跳停止时间范围的医生不能属于移植团队。不同器官的移植小组对死亡时间的阈值要求不同，在此时间内他们决定进行或放弃器官复苏。

### 表 5.2  心脏死亡器官捐献

| Maastrich 类型 1 | 到达前死亡 | 心跳停止并放弃复苏、减轻痛苦、宣布死亡、同意捐献、开始体外生命支持、评估是否适合捐献 |
| --- | --- | --- |
| Maastrich 类型 2 | 复苏失败 | 心跳停止并放弃复苏、减轻痛苦、宣布死亡、同意捐献、开始体外生命支持、评估是否适合捐献 |
| Maastrich 类型 3 | 等候心跳停止 | 决定放弃生命支持治疗、家属签署同意书、评估是否适合器官捐献、减轻痛苦并选择性撤除治疗措施、宣布死亡、评估距离死亡时间 |
| Maastrich 类型 4 | 脑死亡后的心跳停止 | 决定放弃生命支持治疗、家属签署同意书、评估是否适合器官捐献、减轻痛苦并选择性撤除治疗措施、宣布死亡、评估距离死亡时间 |

脑死亡后的捐献与心脏死亡捐献的主要区别是放弃生命支持治疗后可能存在较长时间的常温缺血时间。特别地，不同器官在死亡后的"最佳"时间如肝脏 30 分钟、肾脏 1 小时和肺脏 1 小时。在体外处理时，面临着更长的常温缺血时间（DCD 条件下肺脏移植常温缺血时间为 2 小时）[59,66]。

DCD 过程中最重要的是对患者生命终止时的处理。

判定死亡后,撤除生命支持治疗和获取器官时,应当给予足够的镇痛药物缓解患者的痛苦。有些中心,在 ICU 进行撤除生命支持治疗并开始适当的镇静和低通气。而另外一些中心的整个撤除过程都在手术室进行。

## 结论

在专科医师协调引导下,谨慎地处理脑死亡后的血流动力学和激素改变,可以显著改善器官的可用性和获取率。要推广和应用目前危重病领域临床试验的重要发现,尚需更多高质量的针对供体器官支持的研究,这将进一步促进器官复苏并改善移植物功能。

## 参考文献

1. Mascia L, Pasero D, Slutsky AS, Arguis MJ, Berardino M, Grasso S, et al. Effect of a lung protective strategy for organ donors on eligibility and availability of lungs for transplantation: a randomized controlled trial. JAMA. 2010;304(23):2620–7.
2. Singbartl K, Murugan R, Kaynar AM, Crippen DW, Tisherman SA, Shutterly K, et al. Intensivist-led management of brain-dead donors is associated with an increase in organ recovery for transplantation. Am J Transplant. 2011;11(7):1517–21.
3. Chen EP, Bittner HB, Kendall SW, Van Trigt P. Hormonal and hemodynamic changes in a validated animal model of brain death. Crit Care Med. 1996;24(8):1352–9.
4. Powner DJ, Hendrich A, Nyhuis A, Strate R. Changes in serum catecholamine levels in patients who are brain dead. J Heart Lung Transplant. 1992;11(6):1046–53.
5. Baroldi G, Di Pasquale G, Silver MD, Pinelli G, Lusa AM, Fineschi V. Type and extent of myocardial injury related to brain damage and its significance in heart transplantation: a morphometric study. J Heart Lung Transplant. 1997;16(10):994–1000.
6. Yeh Jr T, Wechsler AS, Graham LJ, Loesser KE, Sica DA, Wolfe L, et al. Acute brain death alters left ventricular myocardial gene expression. J Thorac Cardiovasc Surg. 1999;117(2):365–74.
7. van Der Hoeven JA, Ter Horst GJ, Molema G, de Vos P, Girbes AR, Postema F, et al. Effects of brain death and hemodynamic status on function and immunologic activation of the potential donor liver in the rat. Ann Surg. 2000;232(6):804–13.
8. van der Hoeven JG, Olsman J. Hemodynamic monitoring in the critically ill patient. Neth J Med. 2000;57(3):71–3.
9. Kusaka M, Pratschke J, Wilhelm MJ, Ziai F, Zandi-Nejad K, Mackenzie HS, et al. Activation of inflammatory mediators in rat renal isografts by donor brain death. Transplantation. 2000;69(3):405–10.
10. Murugan R, Venkataraman R, Wahed AS, Elder M, Hergenroeder G, Carter M, et al. Increased plasma interleukin-6 in donors is associated with lower recipient hospital-free survival after cadaveric organ transplantation. Crit Care Med. 2008;36(6):1810–6.
11. Lu J, Goh SJ, Tng PY, Deng YY, Ling EA, Moochhala S. Systemic inflammatory response following acute traumatic brain injury. Front Biosci (Landmark Ed). 2009;14:3795–813.
12. Mertes PM, Burtin P, Carteaux JP, Pinelli G, Jaboin Y, Burlet C, et al. Changes in hemodynamic performance and oxygen consumption during brain death in the pig. Transplant Proc. 1994;26(1):229–30.
13. Novitzky D, Horak A, Cooper DK, Rose AG. Electrocardiographic and histopathologic changes developing during experimental brain death in the baboon. Transplant Proc. 1989;21(1 Pt 3):2567–9.
14. Roelsgaard K, Botker HE, Stodkilde-Jorgensen H, Andreasen F, Jensen SL, Keiding S. Effects of brain death and glucose infusion on hepatic glycogen and blood hormones in the pig. Hepatology. 1996;24(4):871–5.
15. Powner DJ, Hendrich A, Lagler RG, Ng RH, Madden RL. Hormonal changes in brain dead patients. Crit Care Med. 1990;18(7):702–8.
16. Howlett TA, Keogh AM, Perry L, Touzel R, Rees LH. Anterior and posterior pituitary function in brain-stem-dead donors. A possible role for hormonal replacement therapy. Transplantation. 1989;47(5):828–34.
17. Lopau K, Mark J, Schramm L, Heidbreder E, Wanner C. Hormonal changes in brain death and immune activation in the donor. Transpl Int. 2000;13 Suppl 1:S282–5.
18. Barklin A. Systemic inflammation in the brain-dead organ donor. Acta Anaesthesiol Scand. 2009;53(4):425–35.
19. Chatterjee SN, Terasaki PI, Fine S, Schulman B, Smith R, Fine RN. Pretreatment of cadaver donors with methylprednisolone in human renal allografts. Surg Gynecol Obstet. 1977;145(5):729–32.
20. Kotsch K, Ulrich F, Reutzel-Selke A, Pascher A, Faber W, Warnick P, et al. Methylprednisolone therapy in deceased donors reduces inflammation in the donor liver and improves outcome after liver transplantation: a prospective randomized controlled trial. Ann Surg. 2008;248(6):1042–50.
21. Venkateswaran RV, Patchell VB, Wilson IC, Mascaro JG, Thompson RD, Quinn DW, et al. Early donor management increases the retrieval rate of lungs for transplantation. Ann Thorac Surg. 2008;85(1):278–86. discussion 86.
22. Kuecuek O, Mantouvalou L, Klemz R, Kotsch K, Volk HD, Jonas S, et al. Significant reduction of proinflammatory cytokines by treatment of the brain-dead donor. Transplant Proc. 2005;37(1):387–8.
23. Follette DM, Rudich SM, Babcock WD. Improved oxygenation and increased lung donor recovery with high-dose steroid administration after brain death. J Heart Lung Transplant. 1998;17(4):423–9.
24. Wood KE, Becker BN, McCartney JG, D'Alessandro AM, Coursin DB. Care of the potential organ donor. N Engl J Med. 2004;351(26):2730–9.
25. Hefty TR, Cotterell LW, Fraser SC, Goodnight SH, Hatch TR. Disseminated intravascular coagulation in cadaveric organ donors. Incidence and effect on renal transplantation. Transplantation. 1993;55(2):442–3.
26. Shemie SD, Ross H, Pagliarello J, Baker AJ, Greig PD, Brand T, et al. Organ donor management in Canada: recommendations of the forum on medical management to optimize donor organ potential. CMAJ. 2006;174(6):S13–32.
27. Mascia L, Mastromauro I, Viberti S, Vincenzi M, Zanello M. Management to optimize organ procurement in brain dead donors. Minerva Anestesiol. 2009;75(3):125–33.
28. Rosengard BR, Feng S, Alfrey EJ, Zaroff JG, Emond JC, Henry ML, et al. Report of the Crystal City meeting to maximize the use of organs recovered from the cadaver donor. Am J Transplant. 2002;2(8):701–11.
29. Dellinger RP, Levy MM, Rhodes A, Annane D, Gerlach H, Opal SM, et al. Surviving sepsis campaign: international guidelines for management of severe sepsis and septic shock: 2012. Crit Care Med. 2013;41(2):580–637.
30. Murugan R, Venkataraman R, Wahed AS, Elder M, Carter M, Madden NJ, et al. Preload responsiveness is associated with increased interleukin-6 and lower organ yield from brain-dead donors. Crit Care Med. 2009;37(8):2387–93.
31. Harvey S, Harrison DA, Singer M, Ashcroft J, Jones CM, Elbourne D, et al. Assessment of the clinical effectiveness of pulmonary artery catheters in management of patients in intensive care (PAC-Man): a randomised controlled trial. Lancet. 2005;366(9484):472–7.
32. Greenberg SB, Murphy GS, Vender JS. Current use of the pulmonary artery catheter. Curr Opin Crit Care. 2009;15(3):249–53.
33. Al-Khafaji A, Murugan R, Wahed AS, Lebovitz DJ, Souter MJ, Kellum JA. Monitoring organ donors to improve transplantation results (MOnIToR) trial methodology. Crit Care Resusc. 2013;15(3):234–40.
34. Zaroff JG, Rosengard BR, Armstrong WF, Babcock WD, D'Alessandro A, Dec GW, et al. Consensus conference report: maximizing use of organs recovered from the cadaver donor: cardiac recommendations, March 28–29, 2001, Crystal City, VA. Circulation. 2002;106(7):836–41.

35. Hebert PC. Transfusion requirements in critical care (TRICC): a multicentre, randomized, controlled clinical study. Transfusion Requirements in Critical Care Investigators and the Canadian Critical care Trials Group. Br J Anaesth. 1998;81 Suppl 1:25–33.

36. Hebert PC, Wells G, Tweeddale M, Martin C, Marshall J, Pham B, et al. Does transfusion practice affect mortality in critically ill patients? Transfusion Requirements in Critical Care (TRICC) Investigators and the Canadian Critical Care Trials Group. Am J Respir Crit Care Med. 1997;155(5):1618–23.

37. Zarychanski R, Abou-Setta AM, Turgeon AF, Houston BL, McIntyre L, Marshall JC, et al. Association of hydroxyethyl starch administration with mortality and acute kidney injury in critically ill patients requiring volume resuscitation: a systematic review and meta-analysis. JAMA. 2013;309(7):678–88.

38. Cittanova ML, Leblanc I, Legendre C, Mouquet C, Riou B, Coriat P. Effect of hydroxyethylstarch in brain-dead kidney donors on renal function in kidney-transplant recipients. Lancet. 1996; 348(9042):1620–2.

39. Randell T, Orko R, Hockerstedt K. Peroperative fluid management of the brain-dead multiorgan donor. Acta Anaesthesiol Scand. 1990;34(7):592–5.

40. Dellinger RP, Levy MM, Rhodes A, Annane D, Gerlach H, Opal SM, et al. Surviving sepsis campaign: international guidelines for management of severe sepsis and septic shock, 2012. Intensive Care Med. 2013;39(2):165–228.

41. De Backer D, Biston P, Devriendt J, Madl C, Chochrad D, Aldecoa C, et al. Comparison of dopamine and norepinephrine in the treatment of shock. N Engl J Med. 2010;362(9):779–89.

42. Schnuelle P, Gottmann U, Hoeger S, Boesebeck D, Lauchart W, Weiss C, et al. Effects of donor pretreatment with dopamine on graft function after kidney transplantation: a randomized controlled trial. JAMA. 2009;302(10):1067–75.

43. Pennefather SH, Bullock RE, Mantle D, Dark JH. Use of low dose arginine vasopressin to support brain-dead organ donors. Transplantation. 1995;59(1):58–62.

44. Plurad DS, Bricker S, Neville A, Bongard F, Putnam B. Arginine vasopressin significantly increases the rate of successful organ procurement in potential donors. Am J Surg. 2012;204(6):856–60. discussion 60-1.

45. Kinoshita Y, Yahata K, Yoshioka T, Onishi S, Sugimoto T. Long-term renal preservation after brain death maintained with vasopressin and epinephrine. Transpl Int. 1990;3(1):15–8.

46. D'Amico TA, Meyers CH, Koutlas TC, Peterseim DS, Sabiston Jr DC, Van Trigt P, et al. Desensitization of myocardial beta-adrenergic receptors and deterioration of left ventricular function after brain death. J Thorac Cardiovasc Surg. 1995;110(3):746–51.

47. Rosendale JD, Kauffman HM, McBride MA, Chabalewski FL, Zaroff JG, Garrity ER, et al. Hormonal resuscitation yields more transplanted hearts, with improved early function. Transplantation. 2003;75(8):1336–41.

48. Reichow B, Volkmar FR, Bloch MH. Systematic review and meta-analysis of pharmacological treatment of the symptoms of attention-deficit/hyperactivity disorder in children with pervasive developmental disorders. J Autism Dev Disord. 2013;43(10): 2435–41.

49. Dhar R, Cotton C, Coleman J, Brockmeier D, Kappel D, Marklin G, et al. Comparison of high- and low-dose corticosteroid regimens for organ donor management. J Crit Care. 2013;28(1): 111.e1–7.

50. Guesde R, Barrou B, Leblanc I, Ourahma S, Goarin JP, Coriat P, et al. Administration of desmopressin in brain-dead donors and renal function in kidney recipients. Lancet. 1998;352(9135): 1178–81.

51. Macdonald PS, Aneman A, Bhonagiri D, Jones D, O'Callaghan G, Silvester W, et al. A systematic review and meta-analysis of clinical trials of thyroid hormone administration to brain dead potential organ donors. Crit Care Med. 2012;40(5):1635–44.

52. Finfer S, Chittock DR, Su SY, Blair D, Foster D, Dhingra V, et al. Intensive versus conventional glucose control in critically ill patients. N Engl J Med. 2009;360(13):1283–97.

53. Nygaard CE, Townsend RN, Diamond DL. Organ donor management and organ outcome: a 6-year review from a Level I trauma center. J Trauma. 1990;30(6):728–32.

54. Tuttle-Newhall JE, Collins BH, Kuo PC, Schoeder R. Organ donation and treatment of the multi-organ donor. Curr Probl Surg. 2003;40(5):266–310.

55. Minambres E, Rodrigo E, Ballesteros MA, Llorca J, Ruiz JC, Fernandez-Fresnedo G, et al. Impact of restrictive fluid balance focused to increase lung procurement on renal function after kidney transplantation. Nephrol Dial Transplant. 2010;25(7):2352–6.

56. Ware LB, Fang X, Wang Y, Sakuma T, Hall TS, Matthay MA. Selected contribution: mechanisms that may stimulate the resolution of alveolar edema in the transplanted human lung. J Appl Physiol (1985). 2002;93(5):1869–74.

57. Ware L. A randomized trial of nebulized albuterol to enhance resolution of pulmonary edema in 506 brain dead donors. J Heart Lung Transplant. 2012;31 suppl 4:116.

58. Franklin GA, Santos AP, Smith JW, Galbraith S, Harbrecht BG, Garrison RN. Optimization of donor management goals yields increased organ use. Am Surg. 2010;76(6):587–94.

59. Cypel M, Yeung JC, Machuca T, Chen M, Singer LG, Yasufuku K, et al. Experience with the first 50 ex vivo lung perfusions in clinical transplantation. J Thorac Cardiovasc Surg. 2012;144(5):1200–6.

60. Mackersie RC, Bronsther OL, Shackford SR. Organ procurement in patients with fatal head injuries. The fate of the potential donor. Ann Surg. 1991;213(2):143–50.

61. Yang HY, Lin CY, Tsai YT, Lee CY, Tsai CS. Experience of heart transplantation from hemodynamically unstable brain-dead donors with extracorporeal support. Clin Transplant. 2012;26(5):792–6.

62. Dictus C, Vienenkoetter B, Esmaeilzadeh M, Unterberg A, Ahmadi R. Critical care management of potential organ donors: our current standard. Clin Transplant. 2009;23 Suppl 21:2–9.

63. Figueras J, Busquets J, Grande L, Jaurrieta E, Perez-Ferreiroa J, Mir J, et al. The deleterious effect of donor high plasma sodium and extended preservation in liver transplantation. A multivariate analysis. Transplantation. 1996;61(3):410–3.

64. Wood KE, Coursin DB. Intensivists and organ donor management. Curr Opin Anaesthesiol. 2007;20(2):97–9.

65. De Boer ML, Hu J, Kalvakolanu DV, Hasday JD, Cross AS. IFN-gamma inhibits lipopolysaccharide-induced interleukin-1 beta in primary murine macrophages via a Stat1-dependent pathway. J Interferon Cytokine Res. 2001;21(7):485–94.

66. De Oliveira NC, Osaki S, Maloney JD, Meyer KC, Kohmoto T, D'Alessandro AM, et al. Lung transplantation with donation after cardiac death donors: long-term follow-up in a single center. J Thorac Cardiovasc Surg. 2010;139(5):1306–15.

# 6 多器官捐献供体器官获取时的麻醉管理

Wendy A. Haft and Andrew Walter Murray

## 引言

随着器官移植需求的不断增加,供体的来源往往是一个限制性因素。2002 年,美国约有 6 679 例患者在等候移植的过程中死亡。由于器官移植指征的扩大,这一数字仍然在不断增加。鉴于器官需求和供体来源的差距持续增大,政府部门和管理机构如美国器官共享组织(United Network of Organ Sharing,UNOS),不断寻求增加器官捐献的方法[1]。器官获取过程中,认真的患者准备和麻醉管理对于改善器官活性和提高移植存活率至关重要。但是,多器官供体的处理充满挑战,其原因是脑死亡后患者的血流动力学不稳定而且各个获取器官的小组有不同的需求[2]。本章节将对多器官供体的特征、器官获取过程中的准备和流程以及围手术期多器官供体管理的特点进行阐述。

## 多器官供体

脑死亡后心脏搏动的患者通常是理想的多器官供体。这些供体可以提供一系列的器官和组织,这些器官与心脏死亡器官捐献(donation after cardiac death)供体相比,活性更好。此外,与活体器官移植相比,脑死亡后心脏搏动供体来源的单个器官花费显著降低[3]。允许从脑死亡后心脏搏动供体获取器官的脑死亡标准和法规尚未形成,DCD 供体仍然是最常见的多器官供体。DCD 供体代表了大量潜在的供体,但是,由于常温下缺血时间增加,从这些供体获取的器官活性会存在问题。DCD 供体的器官对于低温保护也缺乏耐受[4]。考虑到使用 DCD 供体能极大地扩大供体来源,一些团队和医院系统仍在继续实行 DCD,并开展研究途径以提高这类供体人群中移植物的活性[5]。

### 脑死亡、心脏搏动的供体

1980 年,美国颁布《统一死亡判定法案》来定义和区别脑死亡和心肺死亡。从此,大部分的多器官供体都是脑死亡心脏搏动的患者。这些患者来源的重要器官可以持续获

得灌注,减少了常温下的缺血时间。心脏、肺、肝和胰腺对于持续的常温下缺血非常敏感,缩短常温下的缺血时间可以提高器官的移植率[5]。

成人最常见的脑死亡原因是蛛网膜下腔出血和脑外伤[6]。1968 年,哈佛医学院委员会[7]是第一个详细分析脑死亡和不可逆昏迷的团队。委员会更明确地定义了脑死亡,将脑死亡与严重脑损伤区分,为临床判定脑死亡提供了基础的指南。这一指南形成了至今判定脑死亡的神经系统检查基础,包括疼痛刺激无运动反应、脑干反射消失和呼吸暂停。当临床评估与脑死亡一致,医生在判定死亡时可以进行确定性试验,但这些试验在美国不是强制性的。确定性试验可能包括脑电图、脑血管造影、经颅多普勒超声和脑成像[6]。

由于脑死亡后生理学发生巨大变化,脑死亡患者的监护很复杂。在延髓缺血和脑疝形成后,很快发生无对抗的交感神经兴奋,释放内源性儿茶酚胺,引起血管收缩、心动过速、高血压、心律失常、心肌缺血和其他重要脏器的低灌注。当进行器官获取时,大部分患者的交感风暴已经平息,临床上表现为血管扩张、低血压、低体温和内分泌缺陷。这一阶段还伴有炎症介质的释放,包括白细胞介素、干扰素和肿瘤坏死因子[2]。

内分泌异常常见于脑死亡的供体。脑垂体的梗死是引起内分泌异常的常见原因,其结果是血流动力学不稳定以及随后对移植物活性产生负面影响[2]。大量的研究关注如何最佳地处理内分泌异常和心肌抑制。相关建议和脑死亡供体的常用药物将在下文“围手术期管理”中进行讨论。

总之,脑死亡心脏搏动的供体提供的器官活性更好,原因是器官获取过程中重要脏器的持续灌注。供体脑死亡诊断后,麻醉医师必须谨慎处理内分泌功能障碍和血流动力学不稳定。

## DCD 供体

为了扩大潜在的器官供体库,DCD 最近在美国重新获

得关注。DCD 供体整体上符合以下两个范畴之一；①生命支持撤除，器官获取于稳定状态的患者（控制的 DCD）；②未预期的心肺骤停且复苏失败（未控制的 DCD）[4]。总的来说，DCD 供体来源的器官活性不尽相同。特别的是，威斯康星大学一直在常规使用 DCD 供体，并且报道了成功移植肾脏、肺、肝脏和胰腺的案例。威斯康星大学估计 DCD 供体约占所在医院系统里供体的 10%～15%[5]。2003 年，威斯康星大学医院和临床器官获取组织[5]发布了一种评估工具，用于确定 DCD 供体是否合适。该评估工具发现患者的特征与拔管后呼气时间减少有关，并影响到患者是否是合适的 DCD 供体。当预计"即将死亡"时，患者被纳入研究组进行评估。患者各项特征中与拔管后呼气时间缩短最相关的因素包括年龄大于 51 岁、需要多种血管收缩药、10min 后无自主呼吸、氧饱和度低于 79%、气管插管而非气管切开[5]。

Foley 等[8]比较了在威斯康星大学使用 DCD 供体和脑死亡供体来源的肝移植的预后。结果显示术后 1 年和 3 年的 DCD 组移植物存活率均降低。接受 DCD 供体来源肝移植的受体产生了更多的胆道狭窄、肝动脉狭窄、肝脓肿形成和胆汁瘤形成。不良预后如胆道狭窄更常见于 40 岁以上的 DCD 供体来源的肝脏[8]。

2009 年作者所在机构的 De Vera 等[9]进行了类似的比较，发现 DCD 供体来源的移植肝 1 年、5 年、10 年的存活率均低于脑死亡供体。该研究发现 DCD 供体组的胆道并发症更常见，不良预后还见于常温下缺血时间大于 20min、低温缺血时间大于 8h 和年龄大于 60 岁的供体。

Locke 等[10]通过回顾性分析发现，DCD 供体的肾脏移植物功能延迟（delayed graft function，DGF）发生率较脑死亡供体高 20%。但是，该研究发现 DGF 发生率增高不会降低移植物的存活率。作者推测长期存活率未见差异的原因在于 DCD 肾脏比脑死亡供体来源的肾脏对 DGF 的耐受更好。在所有发生 DGF 的肾脏中，DCD 肾脏发生移植物失败的概率比脑死亡供体组低 23%～52%。此外，研究还发现最佳的预后见于肾脏来自 DCD 供体且其年龄小于 50 岁或低温缺血时间小于 12 小时[10]。

综上，现有的研究大多显示 DCD 供体可以扩大供体库，通过仔细筛选可能成为可行的供体。

## 器官获取过程

了解器官获取的基本规则和步骤，可以帮助麻醉医师更好地处理多器官供体。我们将主要讨论与脑死亡心脏搏动供体相关的步骤。

### 脑死亡-心脏搏动供体的器官获取

宣布脑死亡之前，一个潜在的供体需要使用排除标准进行评估。各个机构使用的排除标准不同，可能包括年龄大于 65 岁、脓毒症、抗生素无法治疗的传染性疾病和部分恶性肿瘤[11]。随后宣布脑死亡并由器官获取小组外的一名内科医生获取家属的知情同意书。然后患者被转移到手术室进行器官摘除。

麻醉团队处理脑死亡多器官供体的时间从患者转出重症监护病房开始，直到主动脉阻断。由于患者和操作步骤的特点，可能出现大量失血和血流动力学不稳定。麻醉医师应当做好准备处理突发的血压改变、心律失常甚至是心跳呼吸骤停。因此，在围手术期应当安排好急救药品、有创监测、进行血气分析和其他实验室检查[11]。

进入手术室后，患者在手术床上取仰卧位，从胸骨上切迹至耻骨作一正中切口，然后进行胸骨切开。摘除的器官可能包括肝脏、心脏、肺、肾脏、肠道和胰腺。此外，无灌注的可获取组织包括眼睛、皮肤、骨和心脏瓣膜[11]。

在非心肺供体中，外科医师首先切开主动脉和下腔静脉置入冲洗液导管，防止出现未预期的心搏骤停。在胸腔和腹腔打开后，游离肝脏，对肠系膜下静脉插管冲洗肝脏[12]。如果胰腺需要移植，则在肝脏游离后进行分离。肝脏、胰腺、肠道和肾脏切除后，在膈肌以下的腹主动脉处进行阻断。主动脉阻断后给予 300U/kg 的肝素。主动脉阻断前，通常给予 α 受体阻断剂酚妥拉明扩张血管，增加供体器官的血流。此时，可以给予器官灌注保护液，断开呼吸机。器官摘除后，脾脏和淋巴结的组织被用于组织配型。阻断腹主动脉的时间既是低温缺血的开始时间，也是麻醉的结束时间[12,13]。

现在，常用的替代技术是快速冲洗装置。这包括主动脉阻断后的整块切除和经主动脉远端的保护液冲洗。在受体所在的移植中心正要移植前，对单个的供体器官进行摘除[13]。

在心脏和肺作为供体器官时，应该首先对其进行摘除。打开心前区对心脏功能进行检查。在切除气管和肺时，对大血管和肺的压迫可以引起剧烈的血流动力学波动以及通气困难。然后切除大血管，给予 300U/kg 的肝素，经升主动脉置入心脏停搏液导管。结扎远端主动脉，放置灌流导管。主动脉结扎在靠近无名动脉和膈肌处，分别使用心脏停搏液、肺保护灌洗液和腹腔脏器冷保护液进行灌注。切开上腔静脉和气管，移除心脏和肺，然后摘除其他的器官[12]。

### DCD 供体的器官获取

由一名非移植团队的医生陪同患者进入手术室，然后撤除生命支持治疗。心跳呼吸停止后，经主动脉置入的导管灌注保护液，使体温降低。然后打开腹腔，放入冰块，迅速摘除器官。如果有麻醉医师参与，则他们的工作在心脏死亡后结束。抗凝药物和血管扩张药常用于 DCD 供体,但是各个机构给药的时机不尽相同[13]。

## 围手术期管理

维持血流动力学稳定是围手术期处理脑死亡心脏搏动多器官供体的首要目标。血流动力学的基本目标应当包括维持心输出量、灌注压(未过量使用强心药)、等容量、正常的酸碱平衡和内分泌稳态。脑死亡后,继而发生炎症反应,对许多脏器系统造成影响,并可能影响器官的长期活性。多器官供体器官获取过程中存在很多特异性的处理策略。下文将逐一进行介绍。

### 维持血流动力学稳定

即使经过积极的处理,血流动力学不稳定也可能使约 25% 的器官供体失去移植的机会[14]。脑死亡后继发的低血压最终可能影响移植物的活性。在脑死亡供体中,低血压可能继发于血管扩张、低容量或心功能不全,必须阐明其形成的原因以寻求合适的处理措施。脑死亡后广泛的血管扩张是由于中枢神经系统丧失交感输出。脑死亡后的低容量非常常见,原因包括神经源性休克引起静脉淤血、存在尿崩症、使用甘露醇和利尿剂造成颅内压升高。出于上述原因,导致心输出量降低和器官低灌注的最常见因素是血容量不足[15,16]。

心功能不全也常见于脑死亡后的患者。研究发现,约 42% 的器官供体存在不同程度的收缩功能障碍[16],其原因主要是儿茶酚胺类耗竭和心肌能量储备变化[17]。处理心肌功能障碍和保持足够的心肌灌注对所有患者都很重要,尤其是心脏供体。据估计,约 44% 的心脏供体无法进行移植,最常见的原因是心肌收缩力降低[16]。

考虑到血流动力学不稳定的可能,在主动脉阻断前,从重症监护病房到手术室的全程都应该密切监护。由于可能发生心跳呼吸骤停、血压的剧烈波动和心律失常,有创动脉血压和心电图需要密切的关注。受颅内压增高、心功能不全、电解质紊乱和迷走神经支配丧失的影响,这类患者常出现房性和室性心律失常以及传导阻滞。这些患者的容量监测非常重要,其原因是可能存在低血容量或水中毒引起的肝充血、肺水肿或心衰[12]。尿量是评估多器官供体容量状态和器官灌注的良好指标,目标值为大于 $0.5ml/(kg \cdot h)$;但是脑死亡供体常见尿崩症会影响该指标的应用[15]。监测多器官供体血管内容量和器官灌注的推荐方法还包括中心静脉压监测、超声心动图、无创工具测量心输出量和肺动脉导管[16]。

研究发现肺动脉导管和超声心动图尤其适用于潜在的心脏供体。2001 年举行了心脏供体管理和改善器官活性的共识会议[18],推荐对射血分数低于 45% 的患者使用肺动脉导管,并提出了特异性的血流动力学指标。血流动力学管理的目标包括:平均动脉压大于 60mmHg、CVP 4 ~ 12mmHg、肺毛细血管楔压 8~12mmHg 和心指数大于 2.4L/ $(min \cdot m^2)$。当达到上述目标且未使用过量的强心药物[多巴胺或多巴酚丁胺小于 $10\mu g/(kg \cdot min)$]时,推荐可以进行器官复苏[18]。

UNOS 已经将这些指标纳入了目前的"器官供体的关键流程"(图 6.1)。

由于该患者群体独有的许多因素,对脑死亡多器官供体血流动力学不稳定的治疗可能会变得非常复杂。脑死亡时,阿托品对心动过缓无效,因此 β 受体激动剂如肾上腺素或异丙肾上腺素需要随时准备[11]。使用血管收缩药和强心药可能影响供体的器官活性,在这类患者人群中需要谨慎地调整药物用量。脑死亡后,儿茶酚胺储备丢失,使用外源性的儿茶酚胺可能有利于保持灌注压,而强心药可以避免过度的容量负荷造成器官功能的负面影响。但是,许多研究发现大剂量的多巴胺和去甲肾上腺素与移植物的不良预后相关[16]。外源性儿茶酚胺的负面影响与心肌氧耗增加、心肌儿茶酚胺耗竭和肝肾血流减少相关[12]。

## 内分泌功能障碍的处理

内分泌功能异常,特别是尿崩症,常见于脑死亡患者[15]。激素替代治疗,包括使用甲状腺激素、糖皮质激素和精氨酸升压素以及胰岛素,有利于血流动力学不稳定的供体和改善器官活性[18-20]。研究发现,联合使用甲状腺激素、糖皮质激素和精氨酸升压素比单用一种激素可以更好地改善移植物功能[17]。

### 精氨酸升压素

脑死亡后,常见脑垂体和下丘脑功能障碍引起抗利尿激素分泌减少和神经源性尿崩症[12,17]。如果不积极处理,随后的大量尿液排出后,会出现严重的低血容量、高渗透压和电解质紊乱,包括高钠血症、低钾血症、高镁血症和低钙血症。一般来说,会使用低渗溶液来补充尿液的丢失和保持液体的基础需要。电解质需要进行常规监测,至少每 4 ~ 6h 一次,控制血浆钠离子低于 155mmol/L 和钾离子高于 3.5mmol/L[12]。

精氨酸升压素(arginine vasopressin, AVP)常用于治疗脑死亡后严重的尿崩症,研究发现使用 AVP 可以改善血流动力学,减少强心药的用量[21]。Pennefather 等[21]对脑死亡多器官供体使用小剂量 AVP($300mU/(kg \cdot min)$)或生理盐水进行了血流动力学指标的比较,结果显示使用 AVP 可以减少多巴胺用量和改善血压,且不会降低血流动力学指标或移植物功能。Pennefather 等[21]得出结论,脑死亡患者

**器官供体的关键流程**

患者姓名：_____
ID：_____

| 联合实施 | 第一阶段 转诊 | 第二阶段 宣布死亡并签署同意书 | 第三阶段 供体评估 | 第四阶段 供体处理 | 第五阶段 器官复苏 |
|---|---|---|---|---|---|
| 以下的专业可能会参与改善供体流程。<br>核对所有参与者：<br>□ 内科医生<br>□ 重症监护护士<br>□ 器官获取组织(OPO)<br>□ OPO协调员<br>□ 医学检查/验尸官<br>□ 呼吸科<br>□ 实验室<br>□ 药学<br>□ 放射学<br>□ 麻醉学<br>□ 手术室/外科团队<br>□ 牧师<br>□ 社会工作者 | ○ 通知内科医师关于OPO转诊<br>○ 联系OPO：严重脑损伤的可能供体<br>○ OPC到达并开始评估 时间___日期___<br>○ 身高___体重___<br>○ ABO血型<br>○ 通知病房主管/OPC主管护士 | ○ 脑死亡记录 时间___日期___<br>○ 患者同意作为供体<br>○ 通知家属患者死亡<br>○ 安排家属与OPC见面<br>○ 为家属提供帮助(如牧师等)<br>○ OPC/医院员工告知家属捐献<br>○ 家属同意捐献<br>○ OPC获取同意&患者病史/社会史 时间___日期___<br>○ 通知医学检查/验尸官<br>○ 医学检验/验尸官允许捐献<br>○ 家属/医学检查/验尸官否定捐献——停止流程——开始死亡后处置方案——帮助家属 | ○ 获取输血前后的血清学检测(HIV、乙肝、梅毒、巨细胞病毒)<br>○ 获取淋巴结/血液进行配型<br>○ 通知手术室/麻醉医生将进行捐献<br>○ 胸围和腹围<br>○ OPC使用胸片测量肺<br>○ OPC请求心脏内科会诊(见背面)<br>○ 供体器官不适合移植——停止流程——开始死亡后处置方案——帮助家属 | ○ OPC重新书写清单<br>○ 器官安排<br>○ OPC拟定手术时间<br>○ 动脉置管/两条大的静脉通路<br>○ 可以放置中心静脉导管/肺动脉导管<br>○ 见背面 | □ 手术室清单<br>□ 提供手术室物品<br>□ 准备转移患者进手术室<br>　○ 静脉通路　○ 输液泵<br>　○ 氧气　○ PEEP阀<br>　○ 急救车<br>□ 转运至手术室 时间___日期___<br>□ 手术室护士<br>　○ 核查知情同意书<br>　○ 核查脑死亡记录<br>　○ 核查患者ID带 |
| 实验室/诊断 | | ○ 回顾以前的实验室检查<br>○ 回顾以前的血流动力学 | ○ 生化<br>○ 血细胞计数+分类<br>○ 尿酸<br>○ 培养&药敏<br>○ PT,PTT<br>○ ABO和亚型<br>○ 肝功能<br>○ 血培养X2/间隔15min到1h<br>○ 痰Gram染色&培养&药敏<br>○ 血型&交叉配型<br>○ ___#U红细胞<br>○ 胸片/血气/心电图/超声<br>○ 考虑心导管<br>○ 考虑支气管镜 | □ 确定进一步的实验室检查<br>□ 置管后胸片(必要时)<br>□ 血清电解质<br>□ 血红蛋白&输血后血红蛋白<br>□ PT,PTT<br>□ 纠正容量后尿素,肌酐<br>□ 以下情况通知OPC：<br>　___PT>14 　___PTT<28<br>　尿量<br>　___<1ml/(kg·h)<br>　___>3ml/(kg·h)<br>　___Het<30/Hb>10<br>　___Na>150mmol/L | □ 按外科医生或OPC请求进行实验室检测<br>□ 与病理科联系：肝脏或肾脏染色 |
| 呼吸 | ○ 呼吸机治疗<br>○ 间隔2h吸痰<br>○ 间隔2h调整导管位置 | ○ 准备呼吸暂停试验：调整氧浓度100%,当PCO2<45mmHg时降低呼吸频率 | ○ 调整呼吸机使SaO2达到98%~99%<br>○ 给予FiO2100% PEEP 5cmH2O*10min检查肺位置<br>○ 血气分析必要时<br>○ 生命体征每小时1次 | □ 下述情况通知OPC：<br>　___BP(收缩压)<90<br>　___HR<70或>120<br>　___CVP<4或>11<br>　___PaO2<90或<br>　___SaO2<95% | ○ 转运途中携带纯氧<br>○ 急救包和PEEP阀<br>○ 转运至手术室 |
| 治疗/正进行的护理 | | ○ 使用加温/降温毯保持体温36.5~37.5℃<br>○ 间断胃管吸引 | ○ 检查胃管位置和引流<br>○ 如果之前未获得数据,测量实际身高体重 | | ○ OPC调整手术室温度<br>○ 死亡后处理 |
| 药物 | | | ○ OPC需要时给予药物 | ○ 液体复苏-考虑晶体、胶体和血制品<br>○ 除升压药和抗生素外的DC药物<br>○ 广谱抗生素<br>○ 升压药维持收缩压>90mmHg<br>○ 电解质失衡：给予K,Ca,PO4,Mg<br>○ 高血糖：胰岛素治疗<br>○ 少尿：利尿剂<br>○ 渗透性利尿：抗利尿剂<br>○ 脊髓反射提示麻痹 | ○ DC抗利尿剂<br>○ 必要时给予利尿剂<br>○ 350U肝素/kg或遵医嘱 |
| 最佳预后 | 发现潜在的供体并转交给OPO | 家属同意器官捐献&他们的决定获得支持 | 评估供体&发现供体适合器官捐献 | 器官功能保持良好 | 所有合适的,同意捐献的器官成功复苏用于移植 |

阴影区域表示器官获取协调员的活动。

这一关键流程是根据与美国卫生和公共服务部卫生资源和服务管理局移植部门签订的合同制定的。

图 6.1　器官供体的关键流程

---

**心-胸供体的管理**

1. 所用供体进行早期超声心动图检查——放置肺动脉导管(PAC)监测患者的管理(EF < 45% 或大剂量使用强心药时尤其需要放置PAC)
   ○ 如下所述进行积极的供体复苏

2. 电解质
   ○ 保持Na < 150mmol/dl
   ○ 保持$K^+$ > 4.0
   ○ 使用碳酸氢钠和轻到中度的高通气缓解酸中毒($PCO_2$ 30~35mmHg)

3. 通气——保持潮气量10~15ml/kg
   ○ 气道峰压 < 30mmHg
   ○ 轻度的呼吸性碱中毒($PCO_2$ 30~35mmHg)

4. 推荐使用激素替代治疗作为全面的器官管理方案中的部分——关键点
   ○ 三碘甲状腺素($T_3$):负荷量4μg;3μg/h持续泵注
   ○ 精氨酸升压素:负荷量1U: 0.5~4U/h静滴(通过动脉导管调整外周血管阻力至 800~1 200)
   ○ 氢化可的松:负荷量15mg/kg(24h重复一次)
   ○ 胰岛素:最小剂量1U/h开始静滴(调整血糖至120~180mg/dl)
   ○ 呼吸机(见上)
   ○ 容量复苏:使用胶体和避免贫血对于预防肺水肿很重要
     ○ PT和PTT正常时使用白蛋白
     ○ PT和PTT不正常时(数值 > 1.5 × 对照组)使用新鲜冰冻血浆
     ○ 浓缩红细胞维持PCWP 8~12mmHg和Hb > 10mg/dl

5. 当患者稳定/最优化时重复超声心动图。(未达到下述两个以上的标准时,患者处于不稳定状态)
   ○ 平均动脉压≥60mmHg
   ○ CVP≤12mmHg
   ○ PCWP≤12mmHg
   ○ SVR 800~1 200dyne/(s·$cm^5$)
   ○ 心脏指数≥2.5L/(min·$m^2$)
   ○ 左心室搏出做功指数 > 15
   ○ 多巴胺剂量 < 10μg/(kg·min)

---

HIV=人类免疫缺陷病毒; VDRL=性病研究实验室; CMV=巨细胞病毒; CVP=中心静脉压; CXR=胸部X线检查; C & S=细菌培养和敏感测定; PT=凝血酶原时间;PTT=部分凝血酶时间; RBCs=红细胞压积; ABGs=动脉血气; H & H=血红蛋白和血细胞比容; BUN=血液尿素氮; Rx=处方; Bx=活检; $FiO_2$=吸入氧部分; $PCO_2$=二氧化碳分压;NG=鼻胃管; EKG=心电图; $SaO_2$=动脉血氧饱和度; PEEP=吸气末正压;VS=生命体征; BP=血压; HR=心率; $PaO_2$=动脉血氧分压; DC=中止

图 6.1(续)

常表现为血管紧张度缺失而强心药物使用不当,使用血管收缩药如AVP对患者有利。推荐使用小剂量AVP输注,避免大剂量血管收缩药物对远端器官的损害。

去氨升压素是一种合成的血管升压素类似物,常用于治疗尿崩症,抗利尿作用/血管收缩作用为2 000~4 000∶1,而AVP的药理作用比例为1∶1。研究发现去氨升压素和AVP能等效地改善多器官供体的尿崩症症状如多尿,且移植肾的预后相同。因此,去氨升压素和AVP都能有效治疗尿崩症,但是与AVP相比,去氨升压素对多器官供体提升血压的作用较差,是一种弱效的血管收缩药[17]。

**甲状腺激素替代治疗**

使用$T_3$和$T_4$替代治疗可以改善脑死亡患者的代谢性酸中毒和血流动力学不稳定,同时可以减少碳酸氢钠和强心药物的使用[15]。甲状腺激素是心肌细胞能量储备所必需的,脑死亡后$T_3$和$T_4$的浓度降低,导致血流动力学不稳定[14,17]。

但是甲状腺激素在这些患者群体中的替代治疗仍然存在争议。Goarin 等[22]指出脑死亡患者$T_3$降低,而这种甲状腺正常的病态综合征必然是这些患者心功能不全的一个组成部分。但是,给予$T_4$或安慰剂治疗,对血流动力学指标或超声心动图的结果并无差异。其他研究也得出了类似的结果,发现甲状腺激素水平和血流动力学不稳定的相关性很小。

相反的,有些研究证实甲状腺激素治疗可以改善血流动力学。Salim 等[14]发现,$T_4$治疗可以显著减少血流动力学不稳定脑死亡患者的血管收缩药物用量。这些研究指出甲状腺激素替代治疗改善了心肌能量代谢,因此可以减少酸中毒和改善心功能。

由于$T_4$是激素前体,需要转化为生物学活性的$T_3$,因此$T_3$是这些患者中甲状腺激素替代治疗的一线药物[17]。鉴于甲状腺激素替代治疗在脑死亡供体中争议不断,各个研究机构在此适应证下的用药存在很大差异,尚需进一步研究。

### 糖皮质激素

脑死亡后释放一系列的促炎性细胞因子,导致血流动力学不稳定。糖皮质激素替代治疗可以抑制炎症介质的释放,能同时使器官获取过程中的供体以及随后进行器官移植的受体获益。此外,与脑死亡相关的应激反应可能导致肾上腺功能不全,这也是脑死亡患者使用激素治疗的另一机制[23]。

有关脑死亡多器官供体的肾上腺受抑制程度存在争议。Dimopoulou 等[24]发现脑死亡患者经刺激后肾上腺皮质醇分泌减少,但其他研究表明,脑死亡患者在器官获取阶段的肾上腺功能正常。大量研究都未能证实皮质醇水平的突然下降,表明围手术期的替代治疗未必对脑死亡多器官供体有利[16]。

虽然部分研究对所有的器官供体使用糖皮质激素提出质疑,但是大量研究机构和移植项目还是将糖皮质激素纳入多器官供体的围手术期处理中。目前,UNOS 推荐在脑死亡多器官供体器官获取的准备中使用负荷剂量的甲强龙,并且将此纳入了心-胸供体的《关键流程》中(见图6.1)。

### 胰岛素

高血糖是脑死亡的常见表现,其原因是否是脑死亡后继发的胰腺功能障碍,许多既往的研究对此进行了探讨。总体上,证据显示,大部分患者脑死亡后胰腺内分泌功能正常,而高血糖更可能是由于外周胰岛素抵抗[2,25]。外源性的儿茶酚胺和生理应激使脑死亡患者更有可能发生胰岛素抵抗[17]。不管是何种原因,脑死亡患者的高血糖必须进行治疗,因为高血糖可能导致渗透性利尿、电解质紊乱以及移植物功能受损。肺和心脏移植物对高血糖的负面作用尤为敏感[2,18]。

## 器官获取时的麻醉药物

脑死亡后的脊髓反射仍然完好,因此患者可能出现自主运动。器官获取过程中,推荐使用肌松药防止体动并提供最佳的手术条件[2,12]。一般不推荐脑死亡供体器官获取时实施麻醉。但是,在器官获取过程中的疼痛刺激可能引起儿茶酚胺释放增加,这也促使许多研究验证阿片类药物的使用价值。Fitzgerald 等[26]发现,在脑死亡患者器官获取时,给予 $7\mu g/kg$ 的芬太尼对抑制儿茶酚胺释放或手术引起的血流动力学反应与安慰剂无明显差异。

和阿片类药物一样,吸入麻醉药也被认为可能缓解手术刺激引起的交感反应。但是,鲜有研究对此假设进行验证。一些移植团队明确推荐对脑死亡多器官供体使用吸入麻醉药,但是其原因是吸入麻醉药可能减少供体的缺血再灌注损伤[27]。

## 处理凝血功能障碍

预防器官供体贫血对保证充分的细胞内氧合和改善移植物活性至关重要。推荐在器官获取前或器官获取过程中输血,以保持血红蛋白大于 $10g/dl$、HCT>30%、国际标准化比值(INR)<2、血小板计数大于 $50\ 000/\mu l$[2,11]。由于脑死亡患者创伤后的失血以及低体温,其患有贫血和凝血功能障碍的风险极高。脑组织的坏死可以释放组织纤溶物质和纤溶酶原激活物,进一步增加出血可能。推荐使用浓缩红细胞、血小板和凝血因子治疗凝血功能障碍和贫血。但是并不推荐使用抗纤溶药物,因为可能引起供体器官内血栓的形成[12]。

## 通气策略

谨慎的管理机械通气和氧合对所有多器官供体都很重要,尤其是准备进行肺脏捐献时。由于各种因素,仅有 16% 的供体适合肺脏的捐献[16]。在脑死亡和创伤期间,许多因素可以引起肺损伤,包括误吸、肺挫伤、肺炎和机械通气。脑死亡后还常见肺水肿。脑死亡后立即产生的交感风暴强烈引起 α 肾上腺素的激活,导致后负荷增加,心室功能障碍和最终的肺水肿。细胞因子释放可以增强肺毛细血管的通透性,同样导致肺水肿[16]。

脑死亡供体肺保护和改善氧合的措施包括:呼吸机肺复张通气策略预防肺不张、减少气压伤、降低误吸风险和控制液体[12,16]。心脏和肺供体的吸入氧浓度应当维持在约 40%,尽可能减少氧中毒。调整呼吸参数,控制二氧化碳分压约为 $35\sim45mmHg$ 和氧分压约为 $74\sim150mmHg$。脑死亡后氧气的消耗和二氧化碳的产生减少,因此需要下调通气的参数,避免呼吸性碱中毒和氧离曲线的左移,应当常规监测血气分析[12]。

## 体温调节

脑死亡后下丘脑体温调节丧失,同时热量的补偿减少,患者表现为进行性的低体温[12,15]。因此,脑死亡多器官供体必须积极使用加温毯和液体加温装置进行体温保护。参照 UNOS 的关键流程,体温应当维持在 $36.5\sim37.5℃$(见图6.1)。低体温,尤其是中心体温低于 32℃,可引起氧离曲线左移,使多器官供体凝血障碍、心律失常和组织缺血的风险增加[12]。

## 结论

多器官供体独有的特征使患者的麻醉处理充满挑战。脑死亡后随即发生稳态失衡和血流动力学不稳定。随着器官供体和需求的缺口不断增大,麻醉团队通过密切的监测和谨慎的处理以改善器官的活性,变得越来越重要。

# 参考文献

1. Abadie A, Gay S. The impact of presumed consent legislation on cadaveric organ donation: a cross-country study. J Health Econ. 2006;25:599–620.
2. Hevesi Z, Lopukhin S, Angelini G, Coursin D. Supportive care after brain death for the donor candidate. Int Anesthesiol Clin. 2006;44(3):21–33.
3. Lopez-Navidad A, Caballero F. For a rational approach to the critical points of the cadaveric donation process. Transplant Proc. 2001;33:795–805.
4. Neilson J, Mateo R, Sharma S. Donation after cardiac death and liver transplantation. Curr Opin Organ Transplant. 2007;12:220–3.
5. Lewis J, Peltier J, Nelson H, Snyder W, Schneider K, Steinberger D, Anderson M, Krichevsky A, Anderson J, Ellefson J, D'Alessandro A. Development of the University of Wisconsin donation after cardiac death evaluation tool. Prog Transplant. 2003;13:265–73.
6. Wijdick E. The diagnosis of brain death. NEJM. 2001;344:1215–21.
7. Beecher H, Adams R, Barger A. A definition of irreversible coma: report of the Ad Hoc Committee of the Harvard Medical School to Examine the Definition of Brain Death. JAMA. 1968;205:337–40.
8. Foley D, Fernandez L, Leverson G, Chin L, Krieger N, Cooper J, Shames B, Becker Y, Odorico J, Knechtle S, Sollinger H, Kalayoglu M, D'Alessandro A. Donation after cardiac death: The University of Wisconsin experience with liver transplantation. Ann Surg. 2005;242(5):724–31.
9. De Vera M, Lopez-Solis R, Dvorchik I, Campos S, Morris W, Demetris A, Fontes P, Marsh J. Liver transplantation using donation after cardiac death donors: long-term follow-up from a single center. Am J Transplant. 2009;9(4):773–81.
10. Locke J, Segev D, Warren D, Dominici F, Simpkins C, Montgomery R. Outcomes of kidneys from donors after cardiac death: implications for allocation and preservation. Am J Transplant. 2007;7(7):1797–807.
11. Gelb A, Robertson K. Anaesthetic management of the brain dead for organ donation. Can J Anaesth. 1990;37(7):806–12.
12. Robertson K, Cook D. Perioperative management of the multiorgan donor. Anesth Analg. 1990;70:546–56.
13. Jaffe R, Samuels S, editors. Anesthesiologist's manual of surgical procedures. 4th ed. Philadelphia, PA: Lippincott Williams & Wilkins; 2009.
14. Salim A, Vassiliu P, Velmahos G, Sava J, Murray J, Belzberg H, Asensio J, Demetriades D. The role of thyroid hormone administration in potential organ donors. Arch Surg. 2001;136:1377–80.
15. Odom N. Organ donation. I-Management of the multiorgan donor. BMJ. 1990;300(6739):1571–3.
16. Wood K, McCartney J. Management of the potential organ donor. Transplant Rev. 2007;21(4):204–18.
17. Phongsamran P. Critical care pharmacy in donor management. Prog Transplant. 2004;14(2):105–11.
18. Zaroff J, Armstrong W, Dec G, Kauffman M, Peterson T, Taylor D. Consensus conference report: maximizing use of organs recovered from the cadaver donor: cardiac recommendations. Circulation. 2002;106:836–41.
19. Rosendale J, Kauffman H, McBride M, et al. Aggressive pharmacologic donor management results in more transplanted organs. Transplantation. 2003;75:482–7.
20. Novitzky D, Cooper D, Reichart B. Hemodynamic and metabolic responses to hormone therapy in brain-dead potential organ donors. Transplantation. 1987;43(6):852–4.
21. Pennefather S, Bullock R, Mantle D, Dark J. Use of low dose arginine vasopressin to support brain-dead organ donors. Transplantation. 1995;59:58–62.
22. Goarin J, Cohen S, Riou B, et al. The effects of triiodothyronine on hemodyncamic status and cardiac function in potential heart donors. Anesth Analg. 1996;83:41–7.
23. Shah V. Aggressive management of multiorgan donor. Transplant Proc. 2008;40(4):1087–90.
24. Dimopoulou I, Tsagarakis S, Anthi A, et al. High prevalence of decreased cortisol reserve in brain-dead potential organ donors. Crit Care Med. 2003;31:1113–7.
25. Masson F, Thiciipe M, Gin H, Mascarel A, Angibeau R, Favarel-Garrigues J, Erny P. The endocrine pancreas in brain-dead donors a prospective study in 25 patients. Transplantation. 1993;56(2):363–7.
26. Fitzgerald R, Hieber C, Schweitzer E, Luo A, Oczenski W, Lackner F. Intraoperative catecholamine release in brain-dead organ donors is not suppressed by administration of fentanyl. Eur J Anesthesiol. 2003;20:952–6.
27. McKeown D, Bonser R, Kellum J. Management of the heartbeating brain-dead organ donor. Br J Anaesthesiol. 2012;108:96–107.

# 第二篇　肺移植

# 肺移植患者的围手术期评估和准备

Matthew R. Morrell and Joseph M. Pilewski

## 引言

1963 年 James Hardy 医生做了第一例人类肺移植手术,接受肺移植的患者从营养不良、肾衰竭到最终死亡存活了 18 天[1]。在随后的几十年里,许多肺移植手术陆续被实施,但患者的预后总是被一些并发症所限制,例如支气管吻合口瘘、移植排斥反应等。随着 1980 年环孢霉素的发现使用以及外科技术的提高,肺移植患者的预后有了很大程度的改善,因此第一例长期存活的单肺和双肺移植分别在 1983 年和 1986 年得以成功实施[2,3]。目前,随着终末期肺病患者的日益增多,肺移植手术已成为一项可接受的治疗方法,在过去 30 年里,全世界范围内已经实施了超过 43 000 例的肺移植手术[4]。

## 肺移植手术指征

肺移植手术最初仅限用于间质性肺病和肺动脉高压患者,因为考虑感染风险而将囊性纤维化排除在外。随着时间的推移,肺移植手术的适应证已经扩展到肺实质疾病,气道疾病以及肺血管疾病。从 1995 年起,慢性阻塞性肺疾病(chronic obstructive pulmonary disease,COPD)已成为肺移植手术的首要适应证,COPD 患者占全球肺移植手术患者的三分之一以上[4]。过去十年间,实施肺移植手术的患者中慢阻肺患者所占比例已逐步降低,而间质性肺病患者的比例已接近 30%,并且 20 世纪 80 年代作为肺移植手术禁忌证的囊性纤维化患者的比例也已接近 17%。然而,先前被认为是肺移植手术首要指征的肺动脉高压,目前仅占所有肺移植手术患者的 3%。这种比例的降低恰恰反映出过去几十年间肺动脉高压药物治疗水平的提高。其他不常见的肺移植手术适应证有非囊性纤维化支气管扩张,继发于 α-1 抗胰蛋白酶缺乏症的 COPD,肺结节病等。过去 10 年间,肺再移植手术约占肺移植手术的 2.6%,已经在肺移植手术指征中占有越来越突出的地位。其中,再移植手术最常见的病因是闭塞性细支气管炎综合征(bronchiolitis obliterans syndrome,BOS),这是一种缺乏其他病因学解释的进行性气流阻塞性疾病[5]。

## 患者筛选

过去 10 年间,接受肺移植手术患者的中位生存期已达到 5.6 年[4]。相比于其他实质性器官移植,肺移植手术患者存活时间较短,这种特征以及肺源的匮乏影响了肺移植委员会对肺移植手术禁忌证的制定。严重肺外器官功能减退使单独的肺移植不能实施,然而目前双器官移植已经获得可接受的患者预后,例如心肺移植、肝肺移植等[4,6]。另一个绝对禁忌证是最近出现非黑色素皮肤癌以外的恶性肿瘤。尽管肺移植中使用的一些免疫抑制剂似乎具有抗肿瘤作用[7],但实体器官移植受者继发于所必需的免疫抑制治疗,其恶性肿瘤发生和进展的风险增加。有记录的不服从药物治疗史,缺乏一致和可靠的社会关系支持,严重和控制不佳的精神疾病也被认为是肺移植的绝对禁忌证。一直存在或近期吸烟,非法滥用药物,与抑郁相关的酒精滥用,缺少社会支持,以及不服从治疗也被认为是肺移植手术的较强禁忌证[8]。最后,术前不受控制的或无法治疗的肺或肺外器官感染将会导致围手术期死亡率增加。因此,预期手术的患者往往待感染得到控制后再进行手术。

年龄大于 65 岁的患者曾作为肺移植手术的绝对禁忌证,然而,越来越多的研究表明与接受肺移植手术的年轻患者相比,两者的短期预后相当[9]。从 2006 年到现在,年龄大于 65 岁的患者约占所有肺移植手术患者的 10%,其中有 3% 的患者在做肺移植手术时已大于 75 岁。冠心病患者使预期进行肺移植手术的情况复杂化。基于已公开的临床报道,冠心病的意外发生率约为 11%[10],而肺移植手术之前的常规冠脉造影的价值也已被质疑。随着终末期肺病的老年患者不再被移植手术所排除,开始根据患者的危险因素进行 CAD 评估。最近的研究表明,冠心病患者和非冠心病患者在肺移植术后即时并发症以及长期预后方面没有统计学差异[11]。有严重冠心病的患者可以行术前经皮冠状动脉介入治疗或者在肺移植时进行血管再通术,两种策略在存活时间和围手术期死亡率方面相当[12]。

营养不良和肥胖都与肺移植术后死亡率的增加有关[13]。虽然正常体重指数(body mass index,BMI)以外的患者在肺移植手术中已经获得可接受的预后,但大多数的肺移植中心仍认为体重指数小于18kg/m²或者大于30kg/m²是移植手术的相对禁忌证[14]。术前机械通气使肺移植术后第一年的死亡风险增加了1.5倍[4]。更多最新的数据表明,虽然需要机械通气的患者移植术后ICU的停留时间有所增加,但生存率相似,因此越来越多的患者在桥接到肺移植时需要进行机械通气[15]。根据实施移植手术外科医生的经验,先前进行过胸科手术或者胸膜固定术可能使围手术期出血等并发症的风险增加,因此这些因素也有可能被列为肺移植手术的相对禁忌证[16]。

许多术前传染病对肺移植手术患者的筛选有重要的影响。慢性病毒感染例如HIV和丙型肝炎既往被认为是肺移植的绝对禁忌证。更多最近的证据表明,对被感染患者在免疫抑制治疗方面和药理学治疗方面给予特殊的关注,肺移植手术也可以成功进行[17,18]。评估潜在受者时,也应考虑慢性感染或真菌以及其他微生物的定植。呼吸道培养曲霉菌阳性的患者肺移植后气管支气管炎和吻合口并发症的风险增加,这可能会影响生存率[19]。约9%的患者存在非结核分枝杆菌感染,可导致显著的发病率和永久性移植物功能障碍[20,21]。因此,在肺移植之前必须尝试根除这些病原体以避免并发症。多重耐药的革兰氏阴性菌也可能是肺移植术后严重并发症的来源,也可能影响总体存活率[22]。术前感染洋葱伯克霍尔德菌的患者,尤其是基因型Ⅲ(B cenocepacia),与术后前6个月的生存率较差有关[23]。然而,与一般囊性纤维化人群相比,其他亚型的洋葱伯克霍尔德菌具有相似的移植后存活率[24]。因此,大多数肺移植中心认为先前感染了洋葱伯克霍尔德菌复合体是肺移植的禁忌证。

## 候选人选择和纳入名单的具体疾病指南

如果肺病患者在接受肺移植手术后存活时间较不接受移植手术延长,那么他就可以被纳入肺移植名单。迄今为止,还没有前瞻性的、随机的、功效强大的研究,来概述肺移植转诊和纳入的时机。目前国际心肺移植协会的建议是基于小型研究和专家共识(表7.1)。肺移植中心在将患者纳入移植名单之前,极力鼓励开展患者和家庭教育,判断心肺移植手术中可能会出现的潜在障碍(例如肥胖、药物滥用、心理社会支持)。

**表7.1 肺移植名单的特定疾病纳入标准**

慢性阻塞性肺疾病
BODE指数>7或者以下指征至少满足一个:
- $FEV_1$<20%预计值并且$DL_{CO}$<20%预计值或者弥漫性肺气肿
- 尽管进行了积极的药物治疗,高碳酸血症($PCO_2$>50mmHg)仍反复发作
- 尽管进行了积极的氧疗,仍出现肺动脉高压或肺心病

特发性肺纤维化
普通间质性肺炎组织学或影像学证据加上以下指标的任意一个:
- 6个月内肺活量下降10%以上
- 6分钟步行试验中脉氧饱和度<88%
- 高分辨率CT下蜂窝征象
- $DL_{CO}$<39%预计值

囊性纤维化
- $FEV_1$<30%预计值或者肺功能迅速下降
- 肺动脉高压
- 氧需求量增加
- 高碳酸血症($PCO_2$>50mmHg)

肺动脉高压
- 最大程度药物治疗下心功能分级持续NYHA Ⅲ级或Ⅳ级
- 6分钟步行距离下降
- 静脉应用依前列醇或等效药物无效
- 心脏指数<2L/(min·m²)
- 右心房压力>15mmHg

改编自Orens等[46]。

## 术前评估

在评估阶段,医疗团队会做很多检查来判断患者是否适合纳入肺移植名单。完整的肺功能测试包括$FEV_1$、FVC、肺活量,以及适当的时候支气管舒张剂应用。这可使医疗团队准确估计肺功能的严重程度和变化趋势。6分钟步行实验可以评估潜在候选人的运动性低氧以及功能状态。胸部X线平片和CT扫描的胸部影像学检查对于测量胸腔大小和排除任何潜在的恶性肿瘤或侵袭性肺部疾病是必要的。通气和灌注扫描提供关于肺段血流的信息,并帮助确定在单肺移植情况下移植哪侧肺。作为术前评估,45岁以上患者需进行心电图和左心导管检查。超声心动图和右心导管检查可以分别评估心脏收缩力和潜在的肺动脉高压,这可能影响到移植等待名单的优先顺序。钡餐、pH试纸、食管测压可以帮助精确测量胃食管反流的现状、严重程度及误吸的风险,这对于有食管功能障碍如硬皮病患者的评估有极其重要的临床意义。与年龄相关的健康检查,如

结肠镜检查、宫颈巴氏涂片检查、乳房钼靶摄片检查以及用于评估骨质疏松和骨折风险的骨密度检查,可以用来排除相关的合并症。

血液样本的血生化检查对终末器官疾病的评估至关重要。痰涂片培养对评估气管与支气管树上的真菌或细菌侵入以及对惰性侵袭性肺疾病至关重要。血清可以用来检测巨细胞病毒、EB 病毒、乙肝病毒、丙肝病毒、弓形虫、水痘病毒以及单纯疱疹病毒,这对于预防性抗菌药使用以及肺移植术后危险分级极其重要。另外,免疫学检测如 HLA 检测、血型以及 HLA 抗体的评估可以确保供体合格,并避免诸如超急性排斥反应等即刻并发症。

## 多学科评估方法

由于评估慢性病患者对移植这一特殊干预的固有复杂性,移植计划几乎统一由许多具有专业领域互补的医疗保健专家组成。许多团队成员的参与始于通常延续数天的详细评估过程。在肺移植开展最初的几年,通常是对住院患者进行统一评估;但是近十多年来,患者的评估和检查已经可以在门诊实施。除了上述测试外,患者和家庭成员还要经过表 7.2 列出的小组成员的个人评估。这些咨询为移植团队成员提供了评估影响患者是否适合进行肺移植登记的医疗、外科、心理和财务问题的机会。此外,他们为团队成员提供了教育患者和家属的机会,特别是针对具体患者的移植风险和益处,以及移植后照护的严格性。最后,考虑到肺移植是否与生存目标相符,以及患者是否愿意接受复杂的手术、是否能坚持肺移植术后所必需的药物治疗和参加后续的常规复诊,经过委员会多次会议讨论后再做出决定。

表 7.2　移植小组成员

| 移植肺病专家 |
| --- |
| 移植外科医生 |
| 移植传染科医生 |
| 移植心脏病学专家 |
| 移植护士协调员 |
| 移植药剂师 |
| 社工 |
| 营养学家/饮食学家 |
| 财务协调员 |
| 行为健康专家/精神病学家 |
| 肺康复专家或理疗师 |
| 语言病理学家 |
| 初级保健医师 |

在评估过程的最后,大多数移植项目都有一个候选人选择委员会会议,以提出移植候选资格的团队建议和决策。在会议上,与患者互动的每个小组成员都有机会提供意见,特别是表达对患者候选资格有影响的问题。经过讨论后,向患者和转诊医师提出一个或多个建议,包括决定列入移植名单,拒绝移植或推迟入选的原因。当被接受患者出现了需要高流量氧的危重病情时,通常会用一些补救措施来缓解担忧,并将一个不被接受移植的患者转化为一个可接受的患者。这些问题的主要例子是肥胖或营养不良,功能失调和刚完成疫苗接种。更加复杂和模糊的与重大合并症相关的问题则包括冠状动脉和其他血管病,与抑郁或躁狂相关的精神疾病,以及用来保障按时用药和术后优质护理的心理和经济支撑。

## 肺分配评分

在 2005 年 5 月之前,根据移植名单上的等待时间来将供体肺分配给受者。这种做法导致一系列问题:非关键性肺功能障碍纳入早期名单,名单中有大量的等待患者,频繁的停用和激活肺移植候选者,以及移植等待时间过长。患者为了肺移植经常等待 2 年以上的时间,导致进展迅速的肺疾病如特发性肺纤维化患者的高死亡率。2005 年 5 月,肺分配政策由器官采集和移植网络( Organprocurement and Transplantation Network,OPTN)改变为基于肺分配评分( Lung Allocation Score,LAS)的肺分配系统,LAS 反映了医疗紧迫性而不是等待时间[25]。经调整后 LAS 评分用从 0 到 100 表示,代表了潜在受者在等待名单上的下一年预测的生存期和在移植后第一年预测的生存期的加权组合。LAS 考虑移植对受试者的净效益以及临床紧迫性;它使用移植前临床诊断数据进行计算,该数据可预测移植前后的结果(表 7.3)。在 LAS

表 7.3　肺分配评分计算中涉及的因素

| 预测等待移植者生存率的因素 | 预测移植存活率的因素 |
| --- | --- |
| 用力肺活量 | 用力肺活量(B,D) |
| 肺动脉舒张压(A,C,D) | 肺毛细血管楔压(D) |
| 静息需氧(A,C,D) | 机械通气 |
| 年龄 | 年龄 |
| 体重指数 | 肌酐 |
| 糖尿病,胰岛素依赖性 | 功能状态 |
| 功能状态 | 诊断 |
| 6 分钟步行距离 | |
| 机械通气 | |
| 诊断(A,C,D) | |
| $PCO_2$ | |

诊断组:A—COPD/肺气肿;B—肺动脉高压,先天性心脏病;C—囊性纤维化,支气管扩张;D—间质性肺病/IPF。
改编自 Orens 和 Garrity[47]。

实施后的几年中,肺移植的等待时间减少,受者的 LAS 评分增加,反映了晚期呼吸衰竭患者肺移植的临床急迫性[26]。

## 肺移植的类型

直到 1989 年,美国最常见的肺移植类型还是心肺联合移植;但目前双肺移植已成为最常见的移植类型。单肺移植可能会将有限的供体器官供应扩展到更多的患者,但当发生可能的并发症时单肺移植只提供了更少的肺功能作为缓冲,且与更低的长期生存率有关[4]。由于围手术期风险较低,老年患者可能从单肺移植中获益更多[27]。然而,与单肺移植相关的较低生存率可能与年龄相关的发病率和死亡率更为相关,而不是与移植手术的类型相关。潜在的肺部疾病也是决定执行哪种类型移植手术的重要因素。由于有从自体肺到移植肺交叉感染的风险,双侧肺移植是囊性纤维化等化脓性肺病患者首选的手术方式。双侧肺移植在 COPD 患者中更为常见,这可能是因为单肺移植受体自体肺过度充气的风险增加,可造成移植肺受压,同时双肺移植受者发生慢性同种异体移植失败后的生存率提高[28,29]。目前大多数单肺移植手术是在肺间质纤维化(idiopathic pulmonary fibrosis,IPF)患者中进行的。对于 IPF 肺移植受者,单肺移植似乎具有短期生存益处,而双肺移植可以使生存长期受益[30]。心肺联合移植最初是肺动脉高压患者的首选治疗方法。目前肺动脉高压患者由于右心室的可塑性一般采用双肺移植,肺移植术后恢复时间短。心肺移植通常适用于伴有肺心病的患者,单独肺移植无法治疗,如先天性心脏病伴艾森门格综合征(Eisenmenger syndrome)。

## 虚拟交叉配型

具有识别供体器官上人类白细胞抗原(human leukocyte antigens,HLA)的循环抗体的患者在肺移植不久后发生超急性排斥反应和同种异体移植物衰竭的风险增加。即使与供体肺抗原反应的低水平抗体也可导致免疫细胞途径的上调,导致排斥反应;因此更敏感的抗体检测对降低肺移植术后抗体介导的损伤风险至关重要。HLA 抗体检测提供了潜在移植受体致敏状态的精确评估,并鉴定了这些抗体所靶向的 HLA 抗原。鉴定 HLA 抗体的检测是基于抗体与淋巴细胞组(补体依赖性淋巴细胞毒性)和纯化的 HLA 抗原偶对微球(多功能液相芯片分析系统 Luminex 技术,流式细胞术)的反应。历史上,使用来自受体的血清和来自供体的淋巴细胞的前瞻性血清学交叉配型用于预测同种免疫反应性;这些通常耗时,且限制了对来自遥远地方供体肺的使用。现在可以在肺移植之前预测交叉配型结果,使用重组

单个 HLA 抗原珠测试鉴定患者的抗体特异性,并且知道潜在供体 HLA 类型。在 Luminex 技术下单一 HLA 抗原珠测定报告抗体的效价(稀释阳性)和强度(平均荧光强度),这可能与阳性前瞻性交叉配型不相关或具有临床相关性。更敏感的检测方法,如与抗体补体结合有关的 C1q 反应性,对预测阳性前瞻性交叉配型和抗体相关的同种异体移植物功能障碍风险更敏感[31]。

## 肺移植时的诱导策略

诱导剂的一个主要策略是在肺移植术后立即抑制对同种异体移植物的潜在强大的 T 细胞免疫应答。几乎所有的肺移植手术在植入供体器官之前都使用高剂量的甲泼尼龙进行免疫抑制。目前可用的诱导剂是类固醇的辅助剂,并消耗现有的 T 细胞和/或中断 T 细胞活化和增殖。这些诱导策略可分为两组:单克隆和多克隆试剂。尽管有这些理论上的益处,但诱导剂在肺移植中的使用仍然存在争议,只有 53% 的肺移植程序使用诱导疗法[4]。是否使用诱导治疗和使用哪种类型诱导治疗必须基于以合并症为基础、以患者为中心的方法来平衡免疫抑制对感染风险和排斥风险的影响。

用于肺移植的最常见的单克隆诱导剂是巴利昔单抗。这种单克隆抗体与 T 细胞上的白细胞介素-2 受体的 α 亚基结合,从而抑制其活化和增殖,但不会耗尽现有的 T 细胞。巴利昔单抗通常在手术中给药,并在术后第四天再次给药[32]。总的来说,根据少量的报道给药后的细胞因子释放综合征耐受良好。由于其免疫抑制作用和耐受性,大约 37% 的患者使用了巴利昔单抗[4]。

用于肺移植的第二种类型的单克隆诱导剂是阿仑珠单抗。这种单克隆抗体与大多数 T 细胞和一些 B 细胞上存在的 CD52 抗原结合,导致淋巴细胞通过补体介导的和直接的细胞毒性途径耗尽[33]。阿仑单抗的诱导与肺移植受者急性和慢性排斥反应发生的更大的自由度有关[34]。为了降低细胞因子风暴综合征的风险,通常在输注阿仑单抗之前使用对乙酰氨基酚,索拉洛定和苯海拉明。与其他诱导剂相比,阿仑单抗与更严重的淋巴细胞减少症和全血细胞减少症相关,用缬更昔洛韦和伏立康唑或伊曲康唑进行抗菌药物预防治疗至肺移植后 6 个月,以降低机会性感染的风险[35,36]。

抗胸腺细胞/淋巴细胞球蛋白(anti-thymocyte/lymphocyte globulin,ATG)是一种多克隆抗体制剂,与 T 细胞表面的抗原非特异性结合,导致淋巴细胞耗竭。这些抗体与许多 T 细胞表面受体的结合也可能导致无反应性和免疫耐受[37]。目前,在大约 11% 的肺移植患者中使用 ATG 作为诱导策略。ATG 通常在肺移植后第一天给药,然后在初始

剂量后的 3~5 天每天给药。关于 ATG 的血清病和过敏反应有少量报道,因此提前使用对乙酰氨基酚,苯海拉明和类固醇。

## 通气和血流动力学支持

体外循环(cardiopulmonary bypass,CPB)已经成为肺移植患者需要血流动力学支持时的标准方法。一般来说,平均肺动脉压大于 30mmHg 的肺动脉高压候选患者或移植肺肺动脉压超过 20mmHg 的患者,在肺移植过程中需要某种血流动力学支持。最近,由于包括出血并发症在内的围手术期风险较低,体外膜氧合器(extracorporeal membrane oxygenation,ECMO)已被用于血流动力学支持[38]。从历史上看,移植前 ECMO 被认为是肺移植的禁忌证,因为与常规支持相比,其围手术期发病率和总体死亡率增加。最近,ECMO 已被用作肺移植的桥接,具有可比较的肺移植后短期和中期预后以及低死亡率[39-41]。大多数需要 ECMO 支持的患者需要同时进行机械通气,这可能导致呼吸机相关性肺炎和肺损伤,多系统器官衰竭,最终增加肺移植的死亡率[42]。为了降低机械通气可能增加的风险,一些移植中心正在探索"清醒的 ECMO",对非插管患者使用 ECMO 作为移植的桥接[43,44]。清醒和不插管的患者使用 ECMO 支持是一种很有前景的桥接策略,应进一步评估以确定其在等待肺移植的终末期肺病患者中的作用。一般来说,被选作使用 ECMO 作为肺移植桥接的患者,他们年龄<65 岁,既往健壮,有亚急性至急性呼吸功能不全。急性高碳酸血症呼吸衰竭患者使用的另一种策略是介入肺辅助技术,该技术通过诸如体外膜肺装置去除二氧化碳并降低呼吸性酸中毒。在一项报告中,使用 Novalung 膜氧合装置介入辅助治疗的 12 例患者中,在移植后 1 年有 80% 存活。肺辅助的持续时间从 4 天到 32 天不等[45]。

## 总结

总之,术前评估和肺移植受者的准备需要一个多学科团队与肺移植医生共同计划实施。采用这种方法,肺移植受者完善的术前准备将改善终末期肺病患者的生存机会和潜在预后。急性肺疾病患者的移植前管理正在进步,诸如"清醒"ECMO 和介入性肺辅助装置等新的方法具有很好的前景。

## 参考文献

1. Hardy JD, Webb WR, Dalton Jr ML, Walker Jr GR. Lung homotransplantation in man. JAMA. 1963;186:1065–74.
2. Toronto Lung Transplant Group. Unilateral lung transplantation for pulmonary fibrosis. N Engl J Med. 1986;314:1140–5.
3. Cooper JD, Patterson GA, Grossman R, Maurer J. Double-lung transplant for advanced chronic obstructive lung disease. Am Rev Respir Dis. 1989;139:303–7.
4. Yusen RD, Edwards LB, Kucheryavaya AY, et al. The registry of the International Society for Heart and Lung Transplantation: thirty-first adult lung and heart-lung transplant report–2014; focus theme: retransplantation. J Heart Lung Transplant. 2014;33:1009–24.
5. Estenne M, Maurer JR, Boehler A, et al. Bronchiolitis obliterans syndrome 2001: an update of the diagnostic criteria. J Heart Lung Transplant. 2002;21:297–310.
6. Grannas G, Neipp M, Hoeper MM, et al. Indications for and outcomes after combined lung and liver transplantation: a single-center experience on 13 consecutive cases. Transplantation. 2008;85:524–31.
7. Euvrard S, Morelon E, Rostaing L, et al. Sirolimus and secondary skin-cancer prevention in kidney transplantation. N Engl J Med. 2012;367:329–39.
8. Evon DM, Burker EJ, Sedway JA, Cicale R, Davis K, Egan T. Tobacco and alcohol use in lung transplant candidates and recipients. Clin Transplant. 2005;19:207–14.
9. Kilic A, Merlo CA, Conte JV, Shah AS. Lung transplantation in patients 70 years old or older: have outcomes changed after implementation of the lung allocation score? J Thorac Cardiovasc Surg. 2012;144:1133–8.
10. Jones RM, Enfield KB, Mehrad B, Keeley EC. Prevalence of obstructive coronary artery disease in patients undergoing lung transplantation: case series and review of the literature. Catheter Cardiovasc Interv. 2014;84:1–6.
11. Zanotti G, Hartwig MG, Castleberry AW, et al. Preoperative mild-to-moderate coronary artery disease does not affect long-term outcomes of lung transplantation. Transplantation. 2014;97:1079–85.
12. Castleberry AW, Martin JT, Osho AA, et al. Coronary revascularization in lung transplant recipients with concomitant coronary artery disease. Am J Transplant. 2013;13:2978–88.
13. Lederer DJ, Wilt JS, D'Ovidio F, et al. Obesity and underweight are associated with an increased risk of death after lung transplantation. Am J Respir Crit Care Med. 2009;180:887–95.
14. Culver DA, Mazzone PJ, Khandwala F, et al. Discordant utility of ideal body weight and body mass index as predictors of mortality in lung transplant recipients. J Heart Lung Transplant. 2005;24:137–44.
15. Vermeijden JW, Zijlstra JG, Erasmus ME, van der Bij W, Verschuuren EA. Lung transplantation for ventilator-dependent respiratory failure. J Heart Lung Transplant. 2009;28:347–51.
16. Detterbeck FC, Egan TM, Mill MR. Lung transplantation after previous thoracic surgical procedures. Ann Thorac Surg. 1995;60:139–43.
17. Bertani A, Grossi P, Vitulo P, et al. Successful lung transplantation in an HIV- and HBV-positive patient with cystic fibrosis. Am J Transplant. 2009;9:2190–6.
18. Sahi H, Zein NN, Mehta AC, Blazey HC, Meyer KH, Budev M. Outcomes after lung transplantation in patients with chronic hepatitis C virus infection. J Heart Lung Transplant. 2007;26:466–71.
19. Helmi M, Love RB, Welter D, Cornwell RD, Meyer KC. Aspergillus infection in lung transplant recipients with cystic fibrosis: risk factors and outcomes comparison to other types of transplant recipients. Chest. 2003;123:800–8.
20. Chalermskulrat W, Sood N, Neuringer IP, et al. Non-tuberculous mycobacteria in end stage cystic fibrosis: implications for lung transplantation. Thorax. 2006;61:507–13.
21. Malouf MA, Glanville AR. The spectrum of mycobacterial infection after lung transplantation. Am J Respir Crit Care Med. 1999;160:1611–6.
22. Hadjiliadis D, Steele MP, Chaparro C, et al. Survival of lung transplant patients with cystic fibrosis harboring panresistant bacteria other than Burkholderia cepacia, compared with patients harboring sensitive bacteria. J Heart Lung Transplant. 2007;26:834–8.
23. Aris RM, Routh JC, LiPuma JJ, Heath DG, Gilligan PH. Lung transplantation for cystic fibrosis patients with Burkholderia cepacia complex. Survival linked to genomovar type. Am J Respir Crit Care Med. 2001;164:2102–6.
24. De Soyza A, Meachery G, Hester KL, et al. Lung transplantation

for patients with cystic fibrosis and Burkholderia cepacia complex infection: a single-center experience. J Heart Lung Transplant. 2010;29:1395–404.

25. Egan TM, Murray S, Bustami RT, et al. Development of the new lung allocation system in the United States. Am J Transplant. 2006;6:1212–27.

26. Iribarne A, Russo MJ, Davies RR, et al. Despite decreased wait-list times for lung transplantation, lung allocation scores continue to increase. Chest. 2009;135:923–8.

27. Low DE, Trulock EP, Kaiser LR, et al. Morbidity, mortality, and early results of single versus bilateral lung transplantation for emphysema. J Thorac Cardiovasc Surg. 1992;103:1119–26.

28. Schulman LL, O'Hair DP, Cantu E, McGregor C, Ginsberg ME. Salvage by volume reduction of chronic allograft rejection in emphysema. J Heart Lung Transplant. 1999;18:107–12.

29. Hadjiliadis D, Chaparro C, Gutierrez C, et al. Impact of lung transplant operation on bronchiolitis obliterans syndrome in patients with chronic obstructive pulmonary disease. Am J Transplant. 2006;6:183–9.

30. Thabut G, Christie JD, Ravaud P, et al. Survival after bilateral versus single-lung transplantation for idiopathic pulmonary fibrosis. Ann Intern Med. 2009;151:767–74.

31. Zeevi A, Lunz J, Feingold B, et al. Persistent strong anti-HLA antibody at high titer is complement binding and associated with increased risk of antibody-mediated rejection in heart transplant recipients. J Heart Lung Transplant. 2013;32:98–105.

32. Swarup R, Allenspach LL, Nemeh HW, Stagner LD, Betensley AD. Timing of basiliximab induction and development of acute rejection in lung transplant patients. J Heart Lung Transplant. 2011;30:1228–35.

33. Flynn JM, Byrd JC. Campath-1H monoclonal antibody therapy. Curr Opin Oncol. 2000;12:574–81.

34. Shyu S, Dew MA, Pilewski JM, et al. Five-year outcomes with alemtuzumab induction after lung transplantation. J Heart Lung Transplant. 2011;30:743–54.

35. Morris PJ, Russell NK. Alemtuzumab (Campath-1H): a systematic review in organ transplantation. Transplantation. 2006;81:1361–7.

36. Peleg AY, Husain S, Kwak EJ, et al. Opportunistic infections in 547 organ transplant recipients receiving alemtuzumab, a humanized monoclonal CD-52 antibody. Clin Infect Dis. 2007;44:204–12.

37. Merion RM, Howell T, Bromberg JS. Partial T-cell activation and anergy induction by polyclonal antithymocyte globulin. Transplantation. 1998;65:1481–9.

38. Ius F, Kuehn C, Tudorache I, et al. Lung transplantation on cardiopulmonary support: venoarterial extracorporeal membrane oxygenation outperformed cardiopulmonary bypass. J Thorac Cardiovasc Surg. 2012;144:1510–6.

39. Toyoda Y, Bhama JK, Shigemura N, et al. Efficacy of extracorporeal membrane oxygenation as a bridge to lung transplantation. J Thorac Cardiovasc Surg. 2013;145:1065–70. discussion 70-1.

40. Bermudez CA, Rocha RV, Zaldonis D, et al. Extracorporeal membrane oxygenation as a bridge to lung transplant: midterm outcomes. Ann Thorac Surg. 2011;92:1226–31. discussion 31-2.

41. Hayanga AJ, Aboagye J, Esper S, et al. Extracorporeal membrane oxygenation as a bridge to lung transplantation in the United States: an evolving strategy in the management of rapidly advancing pulmonary disease. J Thorac Cardiovasc Surg. 2015;149:291–6.

42. Mason DP, Thuita L, Nowicki ER, Murthy SC, Pettersson GB, Blackstone EH. Should lung transplantation be performed for patients on mechanical respiratory support? The US experience. J Thorac Cardiovasc Surg. 2010;139:765–73. e1.

43. Nosotti M, Rosso L, Tosi D, et al. Extracorporeal membrane oxygenation with spontaneous breathing as a bridge to lung transplantation. Interact Cardiovasc Thorac Surg. 2013;16:55–9.

44. Fuehner T, Kuehn C, Hadem J, et al. Extracorporeal membrane oxygenation in awake patients as bridge to lung transplantation. Am J Respir Crit Care Med. 2012;185:763–8.

45. Fischer S, Simon AR, Welte T, et al. Bridge to lung transplantation with the novel pumpless interventional lung assist device NovaLung. J Thorac Cardiovasc Surg. 2006;131:719–23.

46. Orens JB, Estenne M, Arcasoy S, et al. International guidelines for the selection of lung transplant candidates: 2006 update – a consensus report from the Pulmonary Scientific Council of the International Society for Heart and Lung Transplantation. J Heart Lung Transplant. 2006;25:745–55.

47. Orens JB, Garrity Jr ER. General overview of lung transplantation and review of organ allocation. Proc Am Thorac Soc. 2009;6:13–9.

# 序贯式双肺移植术：麻醉医师所需知晓的外科手术方法

8

J. W. Awori Hayanga, Ernest G. Chan, Norihisa Shigemura, and Jonathan D' Cunha

## 引言

肺移植拥有着由不同医学专业人士提供复合性临床医疗的多学科协作的特性。在这种情况下，这种协作比在手术室中手术更为关键。心胸外科团队和麻醉团队的合作是患者安全及获得最佳移植结果的基石。从 3 个不同的阶段（术前、术中和术后照护）观察移植过程，有助于更好地说明以上问题。如果麻醉医师和外科医生能考虑到以上各阶段不同关注点，将有利于其更好地管理患者，并对临床预后产生积极的影响。

## 术前阶段

终末期肺部疾病的术前管理，很大程度上基于肺科医生对患者的护理。一般在供体选择完成后，麻醉医生对接受移植的患者有关麻醉方面进行告知。虽然此过程很少需要麻醉医师作出较大决策，但是了解患者的术前状态对于预测手术至关重要。由于肺移植患者的病情一般较严重、复杂，移植的文档材料也较多，因此往往有较多的临床资料需要阅读。在我们的医疗中心，已将患者在术前进行麻醉评估作为标准，从而尽早发现不同患者所需。受移植者通常为 ASA Ⅳ期患者，但每个患者所经历的临床病程不尽相同，此外，某些患者虽然被列为移植对象不久，但临床上已恶化。因此必须设法了解先前记录的临床评估之后患者发生的变化，并了解潜在病因。对于化脓性疾病如囊性纤维化和 Kartagener 综合征，则相对于肺间质纤维化（interstitial pulmonary，IPF）或慢性阻塞性肺疾病（chronic obstructive pulmonary disease，COPD）需进行不同的术前抗菌、病理生理影响以及心肺循环需求的考虑。

麻醉团队有责任充分了解患者的病情、合并症、补充需氧量、吸烟史、气管插管困难的可能性、药物过敏以及其他病史。肺功能测试（pulmonary function tests，PFT）可了解病情的严重程度，并可对解决术中可能出现的问题提供参考。术前评估心肺功能也可用于预测手术决策。例如，右心导

管检查可发现重度肺动脉高压，可提示术中为患者提供体外循环的支持。另外，还可对是否需要血管活性药物输注，在诱导过程中可能出现何种潜在缺陷，以及最终为得出最安全的手术计划提供重要信息。

术前，麻醉医生应仔细评估患者的气道，并对那些处于边缘呼吸状态以及不可耐受任何气道损伤的患者，制定放置双腔气管导管的决策。需配备不同尺寸的喉镜、小儿纤维支气管镜、气管导管交换器。另外，对于任何怀疑气道插管困难的病例，还应准备其他如探条、喉罩及电子喉镜等附加物。某些医院外科用外科纤维支气管镜代替小儿支气管镜。除了准备合适大小和双侧双腔支气管导管外，如果双腔支气管导管的使用出现任何困难，应该准备一支单腔气管导管。支气管封堵管则为次选方案。

考虑到个体变异的情况，最好准备不止一种尺寸的气管内导管。如欲采用双腔支气管插管，单肺通气需配备夹子。其他包括经食管超声心动图（transesophageal echocardiography，TEE）探头、大口径静脉（intravenous，IV）、肺动脉（pulmonary arterial，PA）导管、一氧化氮（nitric oxide，NO）、依前列醇钠（epoprostenol sodium，Flolan），以及除颤电极片和体外循环等重要的附加物。

对临床记录和文献研究的回顾，以及外科医生对患者和术中计划的讨论，可得到具有较高价值的团队协作的手术方案。本章作者强烈推荐整个团队进行术前小组讨论，特别是对于具有挑战性的病例更需注意。对分侧肺功能试验的理解有助于外科医生准确地预测从哪一侧开始手术，通常是病变越多一侧，灌注越少。患者体位、静脉通路配置、供体的大小及重量等均需要术前明确讨论，以提前消除一些潜在困难。

如果患者有严重的肺动脉高压，在麻醉前需于手术室内配备 NO，以便于气管插管后立即使用。IV 通路的位置取决于是否需要体外循环。鉴于双肺移植患者的高敏感性，常需实施体外循环。此时，应讨论麻醉医师是否应于左颈内静脉或股静脉放置通路，以允许外科医生通过右颈内静脉和股静脉进行经皮心肺支持。腹股沟为常规的手术暴

露区域。TEE 有助于发现其他结构性心脏异常,值得注意的是,该类异常病变可于术前最后一次超声心动图评估后进一步恶化。TEE 适用于整个手术过程,其对结构和功能都有显著的诊断作用。药物(免疫抑制剂、抗生素等)可从药房提前备齐以防止误导治疗。血液制品应立即在手术室内配备,因为这些病例可允许的误差范围很小。

## 术中阶段

一旦患者进入手术室,麻醉医生控制着整个缺血时间,因此需要考虑到潜在的手术延迟及由此引起的移植物功能障碍。术前应进行单肺移植术中手术侧的正确标记、ABO 血型验证和血清学检查。在患者转移到手术室后,手术术前暂停核查(Time-Out)应及时履行,然后进行标准 ASA 监测,有创血压监测和放置除颤电极片。抗生素和免疫抑制剂依据过敏、定植、抗菌谱与巨细胞病毒(cytomegalovirus,CMV)状态而定。除了在恶性肿瘤或病毒不匹配的情况下选择 Basiliximab(舒莱 Simulect),我们通常使用阿仑单抗(Campath)[1]。麻醉诱导后此类药物按外科医生的请求立即使用。麻醉诱导时手术和灌注团队应在场,因为在这段时间患者可能代偿失调。气管插管后,应立刻插入通路,并在 TEE 引导下将 PA 导管插入近侧 PA。双腔管插管、静脉通路、TEE 探头和尿管放置完成后,外科手术团队立刻开始手术。麻醉医师应报告 TEE 检查中的发现和病理,外科医生则在术中进一步明确。由于右心室功能不全、卵圆孔未闭、三尖瓣反流及主动脉粥样硬化疾病均可影响手术决策,遇到该类患者,外科团队应进行小组内讨论。静脉输液在整个手术中应保持在最低限度。纤维支气管镜被外科医生和麻醉医师广泛使用,以便对气道进行病理评估及对气管内插管位置进行调整。

在我们医院,患者通常处于仰卧位,手臂放在头上的软垫支架上(图 8.1)。这可满足不同手术方式所需的暴露视野(双侧胸骨前外侧胸廓切开术,图 8.2)和"微创"的方法

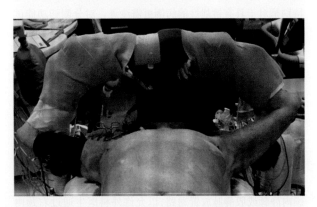

图 8.1　双侧序贯肺移植的标准患者定位

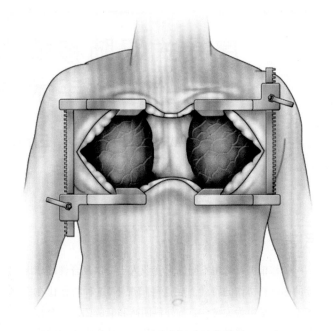

图 8.2　双侧肺移植蛤壳切口

(保留胸骨前外侧切口,图 8.3)[2]。后者可在不劈开胸骨的情况下进行双侧肺手术,有助于术后镇痛及体能活动的恢复。然而,手臂的位置对麻醉医师来说可能成为一种麻烦,并影响到气道和外周静脉的"典型通路"(图 8.4)。此外,由于桡动脉通路在这个位置可能无法运作,因而需要术前开放股动脉通路。对于单肺移植,根据患者的解剖我们采用这两种手术方法。首选方法与双侧肺序贯移植相同,手术通过前外侧开胸进行(图 8.5)。若需心肺支持,这种方法可采用腹股沟入路。而对于单肺移植,我们很少采用侧卧位及后外侧开胸手术。

手术刀切开皮肤后,使用电刀穿过软组织、分离肌肉,从而进入胸腔。通常患者左右两边各有一名外科医生同时进行手术。对于典型梗阻性疾病的移植手术,我们从第五间隙进入胸腔;而对于限制性疾病,我们则选择第四间隙。进入胸腔后则需要马上将一侧肺放气以便手术顺利进行。这样做有很大的实用价值。支气管气囊可能无意中疝出左主支气管,此时麻醉医师应快速判断疝出位于哪侧肺,并停止对该侧肺通气。在必要时,需要麻醉医师具备能够使用纤维支气管镜重新调整插管位置(通常位于消毒巾下)的能力(图 8.6)。当肺不能被放气时,特别是在严重粘连的情况下,会增加肺实质性损伤的风险。这些结合起来,可能带来严重且致命的后果。为了进一步将危险降到最低限度,术中应于手术室内配备二氧化碳。此外,当气道开放时,我们降低手术室内吸入氧浓度($FiO_2$)水平。不稳定心律失常常需要通过体外或体内手段进行心肺复苏。在整个手术中要谨慎、仔细地关注患者体温,并且在整个手术过程中应持续通过标准方法进行体温调节。

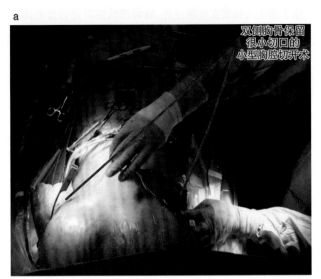

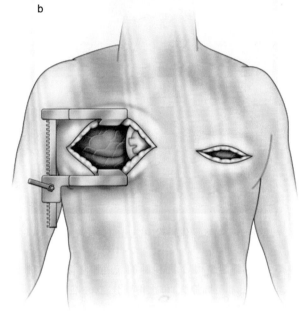

图8.3　用于双侧肺移植的双侧前外侧胸廓切口(a)手术野的麻醉视图；(b)手术区域的解剖图

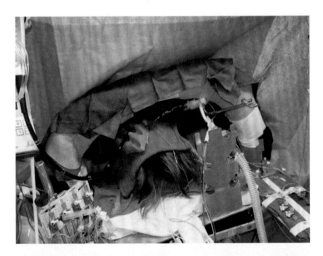

图8.4　麻醉护理团队接触气管插管和中心静脉通路可能受到患者体位的限制。在这种姿势下，上肢动静脉通路是不可靠的

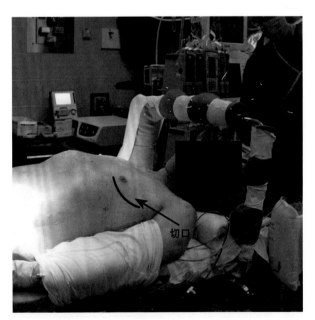

图8.5　单肺移植的定位和切口(左)

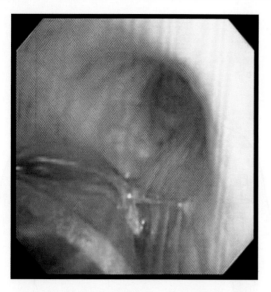

**图 8.6　手术操作过程中突出的支气管袖套囊**

当暴露肺门结构后,每侧肺的气道和血管结构(肺动脉、上肺静脉和下肺静脉)依次得到分离,并准备缝合器将其闭合。一旦以上结构被分离,外科医生可依据患者的稳定性或病理生理学特征实施体外循环。测试通过使用止血带圈套 PA 后监测生命体征 5~10 分钟(图 8.7)。PA 导管一端应在圈套或钳夹前置于 PA 近端。麻醉医师需监测不断升高的 PA 压,当压力增加到超过三分之二的全身压力时,则需实施心肺支持。右心室功能也应于此时通过 TEE 得到监测。一旦决定实施体外循环,标准的选择包括中央(升主动脉右心房)或外周插管(股血管)。

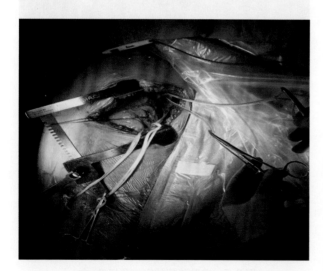

**图 8.7　阻塞肺血管以决定是否在体外循环支持下进行肺移植手术**

若需实施心肺支持,手术团队中还需加入灌注医师。此时 3 支临床团队相互协作,灌注医师指导通过检测连续活化凝血时间(serial activated clotting times, ACTs)来指导灌注速度和抗凝程度。首先由麻醉医师给予初始肝素剂

量,但此后灌注医师可直接将肝素注入循环中。灌注团队还需指导容量状况,优化血细胞比容和电解质环境,并根据失血量和循环情况,通过使用血液制品和自体血液回收系统来替换体液。全循环通常约 4~5 升/分钟,麻醉团队需保持双肺完全通气,呼气时间延长以便分离和植入。此时,除了灌注医师须实施灌注外,麻醉团队还需谨慎监测体外循环。另外,还需紧密监测所用药物、混合静脉气体模式、脑血氧饱和度、氧饱和度、血红蛋白、肌松的程度、抽搐的次数、平均动脉压及 PA 压。外科手术团队通过体外循环旁路手术,使得受供者进行全肺切除和移植得以可能。同时,应随时做好血管剥离过程中发生大出血的准备。

最近,我们采用了中枢或外周体外膜氧合器(extra-corporeal membrane oxygenation, ECMO)方法进行心肺支持[3]。目前,该方法已得到证实,可十分有效地减少出血;但是,由于已输出的体液无法回纳入患者体内,且该循环须隔绝空气,因此各团队成员需熟悉 ECMO 的细微差别。新型的灌注循环只需通过 ECMO 转换其一来满足整个心肺循环,而无需对整个循环进行交换。但是,目前该方法仍然处于研究阶段。

在肺切除阶段,一般使用切割闭合器(EndoGIA)缝合器来分离 PA 和 PV。支气管是最后一个被分离的结构,外科医生可使用手术刀操作。气道被分离后,手术视野则暴露于氧气和吸入气体中,因此在此特殊时刻,手术和麻醉团队之间的沟通、协作至关重要。在此阶段,外科手术团队可要求撤离支气管内导管以避免被手术刀片损伤。$FiO_2$ 应降低至 30%(或更低),并于双腔管一侧使用吸引器,以减少由于高氧浓度,伴持续使用电刀而引发火灾的风险。肺被切除后,则被送去病理科进行永久固定和切片。烧灼术完成后,如果患者没有实施体外循环或 ECMO,吸入氧浓度则再次升高。

当供体肺被送到手术室后,先在手术台下进行简单准备,然后准备序贯植入(图 8.8)。顺序依次为:位于最后方

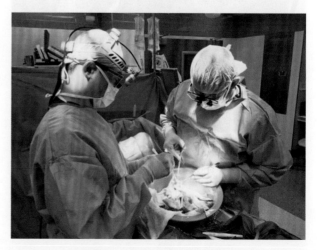

**图 8.8　在台上进行移植肺准备**

的解剖结构,即支气管吻合术(图 8.9)。采用的是连续 3-0 聚丙烯缝线。由于采用的是连续缝合线,之后需用两道八针的 3-0 聚丙烯缝线加强吻合(图 8.10)。在完成此缝合操作后,麻醉医师是应将支气管镜置于气道,检查吻合口腔内的完整性。支气管吻合术后,常在支气管和 PA 之间固定供体心包的部分边缘,紧接着处理 PA(图 8.11)。但是在缝合 PA 前,灌注医师会手持套管对 PA 灌输"冷弹",该"冷弹"是包括 500~800 毫升混合谷氨酸、天门冬氨酸、利多卡因、腺苷、硝酸甘油、异搏定、去铁胺、抗坏血酸、葡萄糖、胰岛素的低温血液,从 PA 顺行通过 PV 流出。自体血

回收系统用于吸引,并尽可能地将其再循环。采用 Satinsky(或 Derra)夹将 PA 夹住(需在确保 PA 导管在咽喉处无法抓到),并且迅速去除缝线。然后供体和受体的 PA 以适当的长度对齐后使用 5-0 聚丙烯缝线进行端端吻合(图 8.11)。两者的 PV 用 Satinsky 夹夹住,供体和受体肺静脉袖口用连续 4-0 聚丙烯缝线进行端端吻合(图 8.12)。在接近左心房吻合技术完成时,麻醉医师给予患者 250 毫克甲强龙静脉给药。此时吻合术无需立即打结以便血流冲刷及去除空气。再灌注前,我们通过心脏停搏液针顺行 PA 给予"热弹"500~800 毫升。此时需确保从肺静脉缝合线处

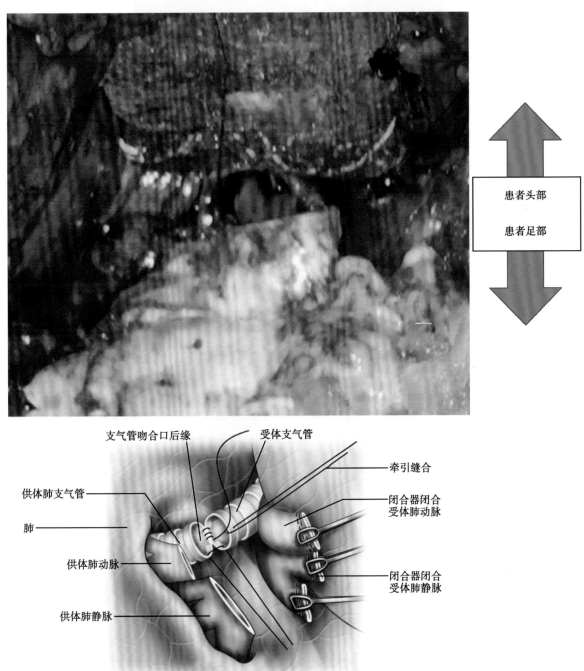

图 8.9　肺移植右侧肺内吻合的示意图

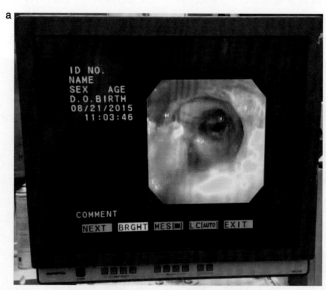

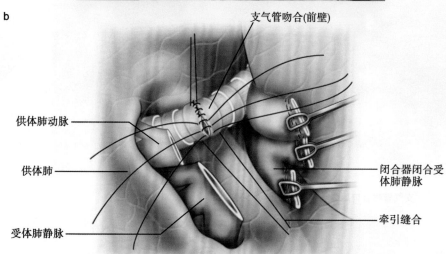

**图8.10** 支气管镜下的支气管吻合口

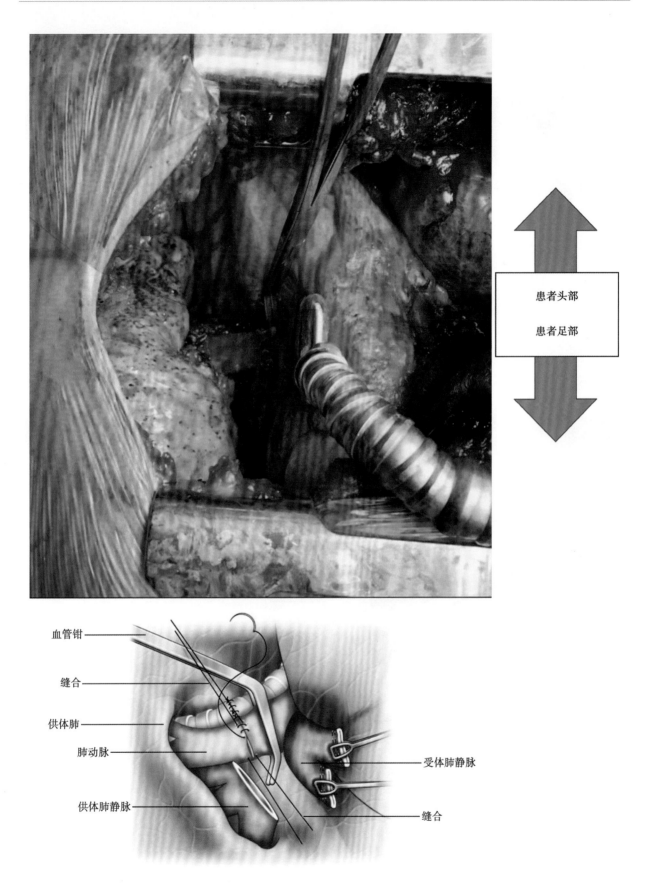

图 8.11　使用 5-0 聚丙烯缝合线单向以端对端方式进行肺动脉吻合

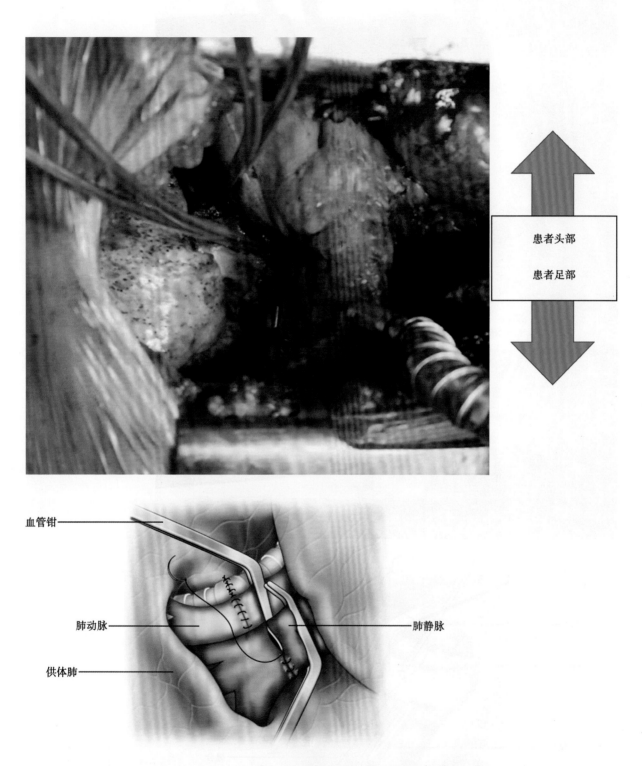

患者头部

患者足部

血管钳

肺动脉

供体肺

肺静脉

图 8.12　使用 4-0 聚丙烯缝合线单向以端对端方式进行肺静脉袖吻合

得以充分引流。该"热弹"为温血，成分与"冷弹"相同，此时异体移植得到再灌注。通过释放 PA 上的 Satinsky 夹，肺得到再灌注，通过左心房缝合线慢慢去除气体，固定缝合线。由于若此时左心房混有空气可带来生命危险，因此必须仔细、谨慎地去除气体。此时 TEE 具有指导作用。然后在 5~10 分钟内慢慢地去除 PA 夹，并固定缝合线。检查血管缝合线出血情况及是否需要修补缝线。Shumway 拍压法是通过吸引器倾斜压在各缝合线上，以确保无出血性低血压出现。此后，肺慢慢得到膨胀，为了加速肺膨胀，可通过轻轻的 Valsalva 动作以避免术中发生肺不张，但要注意避免气压伤。

有必要使用保护性肺通气，潮气量根据供者体重采用 6/kgml，高位性呼气末正压通气（positive end expiratory pressure，PEEP）调至峰值，以及平均气道压力小于 30cmH$_2$O。还需检查支气管吻合是否泄漏，将其浸泡于 25~30mmHg 压力的盐水中，并轻轻做 Valsalva 动作。让新移植的肺恢复 10~15 分钟后，进行对侧肺分离。对侧肺切除术及植入术均遵循与前者类似的步骤。由于新肺在初始阶段常常不能达到最佳功能状态，此时一般需实施心肺支持。此外，血流动力学可能有所改变，特别是在左肺分离切除时，因此更具困难及挑战性。继对侧肺完成手术后，应仔细检查双肺有无实质性损伤、肺门是否出血。

当 PA 压升高时，可给予如 NO 和依前列醇钠等药物，但术后第一个 12 小时后应马上停止给药以便于拔管。手术室里外科医生多使用 NO，可能是因为对此类吸入性药物更为熟悉，而是真正由证据驱动的结果差异。一旦第二肺被植入（并以类似的方式再次扩张），可停止心肺支持。由于理论上氧浓度过高会产生自由基而引发氧毒性，因此主张术后短时内一般 FiO$_2$ 小于 40%，但各个地方标准也不尽相同。TEE 可用于监测左房吻合口通畅率和速度。之后从恢复机械通气开始需要一系列的协调步骤。机械性通气设为"全流量"，然后根据体重给予鱼精蛋白以逆转抗凝效果，给予升压药和正性肌力药物以便两者成功分离。一旦体外循环停止，且给予鱼精蛋白后，需检查 ACT 以确保回到基线水平。动脉血气连续进行检测以监测氧合和通气状态。还需要完整的血细胞计数、凝血筛查和血栓弹力图，可用于指导特定成分的更换。麻醉结束后，麻醉团队撤出 TEE 探头，将双腔换成单腔，以便于随后转移到重症监护室（intensive care unit，ICU）及随后的术后机械通气。外科医生通常在手术室内做最后一次支气管镜检查，以清除气道分泌物。

偶尔，由于在试图封闭胸腔时异体移植体积过大、出血或血流动力学不稳定，胸腔可能会暂时处于开放状态。在这种情况下，使用临时封闭敷料只将皮肤封闭。在之前的报道中，已对此类患者的管理及用于实现胸部闭合的方法进行了详细讨论[4]。

## 术后

患者从手术室转移到 ICU。麻醉医师需详细记录术中事件及给予的血制品计数。该记录是手术和围手术期 ICU 中交接的关键。麻醉、灌注和手术团队应对病例进行简短的联合讨论，对病例发生的任何问题进行讨论及总结，以不断地重新评估，且有助于改进今后的操作。在 ICU 病房，患者渐渐恢复知觉。随着双肺恢复正常，对终末器官的灌注得以优化。通常 24 小时 PEEP 10，然后停止、开始拔管。停止血流动力学支持，实验室检测参数在这段时间恢复正常。

心脏指数、混合静脉血氧饱和度、血乳酸水平和尿量是在此时最需要监测的重要参数。监测胸管输出情况是否存在出血和发症。患者通常在拔管前进行支气管镜检查以清除分泌物。一般患者在术后 24~48 小时拔管。术后需维持免疫抑制三联药物治疗，包括他克莫司（tacrolimus）、霉酚酸酯（mycophenolate mofetil）和类固醇（steroids）。valgancylcovir 和伏立康唑 voriconazole 用于预防性抗感染，分别预防巨细胞病毒和真菌感染。如果受者恢复顺利，将被转移到常规病房继续康复，一个双侧序贯肺移植术在无并发症的情况下一般住院 14 天（单肺移植一般为 7~10 天）。

术后控制疼痛对于避免呼吸并发症至关重要。在 ICU 病房内气管插管的情况下，护士给予镇痛剂。但对于肾功能不全者，则给予氢吗啡酮。患者拔管后，则采用自控镇痛泵给予氢吗啡酮过渡。当患者可耐受口服并预示可正常出院时，则可过渡至口服止痛药。最近，使用椎旁神经阻滞和硬膜外麻醉的效果显著，可能作为术后有效的替代物。在条件允许的情况下，术后 1 天在 ICU 病房内，麻醉医生在超声引导下放置椎旁导管[5,6]。

## 结论

对于患有终末期肺病的患者，肺移植仍然是一种可行的挽救生命的疗法。为确保对患者的有效护理和协调，去了解从术前评估到术后安排的过程是至关重要的。对于手术室内所有相关人员而言，加强对关键协作团队的理解有助于改善围手术期患者的预后。本章将从外科学角度提供有用的细节，以加强学科间的合作并改善患者的护理。此合作对于为老年受体和更复杂的病例进行评估和移植，以及引进新型技术（如体外灌注）等尤为重要。通过肺移植手术，受者将拥有获取新生的机会，因此，多团队协作的方法对于如何使受者能得到一个最好的预后来说将是至关重要的。

## 参考文献

1. Shyu S et al. Five-year outcomes with alemtuzumab induction after lung transplantation. J Heart Lung Transplant. 2011;30(7): 743–54.
2. Thacker J, Toyoda Y. Lung and heart-lung transplantation at University of Pittsburgh: 1982–2009. Clin Transpl. 2009;2009: 179–95.
3. Bermudez CA et al. Outcomes of intraoperative venoarterial extra-corporeal membrane oxygenation versus cardiopulmonary bypass during lung transplantation. Ann Thorac Surg. 2014;98(6):1936–42. discussion 1942–3.
4. D'Cunha J et al. The effectiveness of the "open chest" for the unstable patient after bilateral sequential lung transplantation. J Heart Lung Transplant. 2010;29(8):894–7.
5. Hutchins J, Sikka R, Prielipp RC. Extrapleural catheters: an effective alternative for treating postoperative pain for thoracic surgical patients. Semin Thorac Cardiovasc Surg. 2012;24(1):15–8.
6. Hotta K et al. Comparison of the analgesic effects of continuous extrapleural block and continuous epidural block after video-assisted thoracoscopic surgery. J Cardiothorac Vasc Anesth. 2011;25(6): 1009–13.

# 肺移植的麻醉管理

Michael L. Boisen, Andréa R. Xavier, and Kathirvel Subramaniam

## 引言

肺移植(lung transplantation,LTx)作为一种被广泛接受的治疗方法,已被普遍应用于延长终末期肺实质性或肺血管性疾病患者的生存期[1],改善生活质量[2]。

LTx 包括肺叶、单肺、双肺和心肺整体移植手术。选择的手术取决于受者因素、供体器官因素和机构偏好。双 LTx 已经超过了单 LTx,因为它是整体进行的最常见的手术类型。据精确统计,与单 LTx 相比双 LTx 有更高的存活率[3](图9.1)。双 LTx 现在最常用的是不使用体外循环(cardiopulmonary bypass,CPB)的双侧序贯技术,而不是在 CPB 下的整体双 LTx。心肺联合移植仅在某些极少数心肺严重受损的患者中进行。

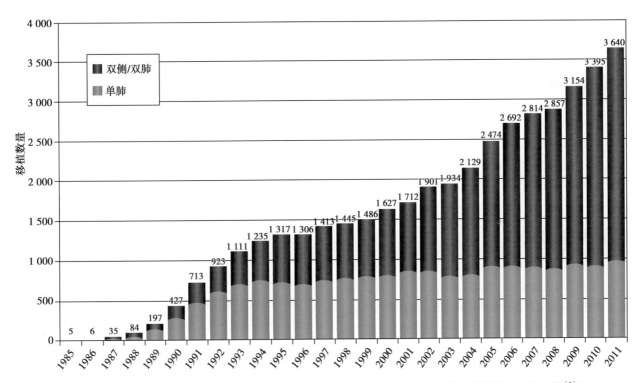

**图 9.1** 按年份和手术类型报告到国际心肺移植学会登记处的成人肺移植数量。(数据来自 Wong 等[3])

## 术前评估

LTx 手术倾向于在紧急情况下进行,麻醉医师在有限的时间内进行快速但全面的术前评估。潜在的肺移植受者进行全面的多学科移植前评估,其结果必须立即提供给麻醉团队。表9.1列出了影响术中管理的关键检查。

由于移植前评估完成后可能已经过了很长时间,因此麻醉医师必须确定是否有任何健康状态的变化(例如功能状态恶化、氧需增加、失代偿性右心衰竭的体征/症状)。应该询问患者是否有经食管超声心动图的潜在禁忌证。应该确定患者的禁食状态,并给予药物预防误吸。关于术后镇痛、输血和术后机械通气的讨论也应该在此时进行。血液制品的可用性应该由血库人员确认。麻醉医师应确保肺血管扩张剂、支气管扩张剂和抗生素等关键术前用药持续进行。

**表 9.1　麻醉管理相关的关键术前检查**

| 检查 | 相关信息 |
| --- | --- |
| 肺功能和肺容量 | 影响呼吸机管理的肺部疾病类型和严重程度 |
| 通气灌注扫描 | 指出能更好地耐受单肺通气的一侧肺。最差的肺将先被移植 |
| 胸部 CT 和/或平片 | 可能影响双腔管置入和纵隔肺切除的解剖因素 |
| 超声心动图 | 左右心室大小,壁厚和收缩功能;瓣膜病;估计肺动脉压力;是否存在心内分流 |
| 心导管术 | 冠状动脉疾病的血流动力学/右侧压力程度 |

应根据现有的微生物学数据和当地的抗生素耐药模式,在围手术期预防性使用抗生素。麻醉医师也通常负责启动免疫抑制方案,其通常包括甲泼尼龙和诱导剂如阿仑珠单抗(抗 CD52,Campath)或巴利昔单抗(抗 CD25,Simulect)。阿仑珠单抗通常有输注反应(发热,寒战,低血压,荨麻疹,呼吸困难),因此需要在使用前 30 分钟使用对乙酰氨基酚 500~1 000mg,法莫替丁 20mg(抗-$H_2$)和苯海拉明 50mg(抗 H1)。

一旦外科团队确认了供体肺脏适合移植,受者将被送往手术室。根据患者的焦虑水平和呼吸功能的不同,可以考虑适量的术前用药(咪达唑仑 1~2mg),但必须在持续监测下以防止失代偿。

## 血管通路和监护

需要可靠的大口径静脉通路以及快速输液装置。典型地,在全麻诱导之前建立有创动脉血压监测,从而可以连续监测全身动脉压力和进行血气分析。股动脉压力与中心主动脉压力相关性最好,避免长时间手术过程中与手臂位置相关的桡动脉线路可靠性差的问题。另外在第二个位置进行动脉插管,这样在频繁抽取动脉血时可以不间断地监测动脉压力。

中心静脉和肺动脉(pulmonary artery,PA)导管可以在麻醉诱导之前或之后放置,这取决于合适可用的外周静脉通路以及患者承受体位的能力。PA 导管允许连续测量心输出量,RV 负荷状况和混合静脉血氧饱和度(mixed venous oxygen saturation,SvO$_2$),以便快速评估术中心输出量和氧输送量的变化。虽然显著的三尖瓣反流(tricuspid regurgitation,TR)使这种导管的心输出量测量不准,但是如果根据实验室测量的混合静脉血气和血红蛋白值定期校准,那么SvO$_2$ 测量值仍然是有价值的。

近红外反射光谱监测已被证实在监测 ECMO 和 CPB 期间脑氧合的充分性以及检测与股动脉插管相关的下肢缺血性并发症方面非常有用[3]。

由于广泛使用肌松剂,且频繁发生的血流动力学抑制需要将呼气末麻醉气体浓度降低至 0.7MAC 以下,所以在 LTx 期间可能需要常规进行意识监测。

## 诱导

由于缺乏任何特定诱导方案优越性的证据,方案选择主要受麻醉医师和机构的偏好影响。总体目标是避免增加肺血管阻力(pulmonary vascular resistance,PVR)的因素(缺氧,高碳酸血症,酸中毒,浅麻醉),从而防止发生肺动脉高压危象,导致右心室(right ventricle,RV)失代偿和循环衰竭。避免全身性低血压和随后的 RV 灌注不足是非常重要的。诱导药物的常见选择是低剂量芬太尼联合依托咪酯。需要足够的麻醉深度以避免由于对喉镜检查和气管插管起反应,导致交感活性突然增强引起 PVR 增加。同时,也要避免麻醉过深及其伴随的血流动力学抑制。因此,快速序贯诱导可能并不可取,并且可能需要短时间环状软骨压迫下的面罩通气以免血氧下降,同时滴定麻醉剂并实现肌肉松弛。

血管加压药和正性肌力药物应抽好放置在微量泵上并设置好微量泵;RV 功能障碍患者在麻醉诱导期间可以预先开始肾上腺素输注以支持循环功能。如果患者在全身麻醉和正压通气(例如,患有严重肺动脉高压并且右心室功能障碍的患者)时被评估为心血管衰竭高风险,可以在局部麻醉下进行股动静脉插管从而在必要时行体外循环。根据手术计划,在麻醉诱导之前甚至可以考虑先行插管和/或体外膜氧合(extra corporeal membrane oxygenation,ECMO)[4]。对于所有患者,如果急需体外支持,必须保证心胸外科医生和灌注医师都在场并有备用的体外循环设备。

## 气道管理

双腔支气管导管(double lumen endobronchial tube,DLT)为肺部隔离提供了最有利的手段,特别是序贯式双肺移植时,需要多次重新定位封堵位置。优先选择左侧 DLT,因为在支气管吻合期间由于右侧主支气管相对较短需要回撤右侧 DLT。DLT 还可以在术后进行单肺通气,这对于单肺移植的肺气肿患者是很有必要的。

在两种情况下,单腔气管插管可能更可取:①困难插管时更快、更容易地保证气道通畅;②在囊性纤维化和其他形式的支气管扩张症患者中,为了便于进行支气管镜检查并获得支气管灌洗液以用于细菌培养。

## 体位

单 LTx 可以通过侧位胸廓切开术（股动静脉插管），或者通过仰卧位的前外侧胸廓切开术，在手术侧下放楔形垫子以便更好地进入胸廓。双肺移植是在仰卧位进行的，这样在单肺通气时相对于侧卧位增加了肺内分流。对于双 LTx 可以使用下列 3 种方法中的一种：①双侧横断胸廓切开术（"蛤壳"）切口；②保留胸骨的双侧前外侧胸廓切开术；③正中胸骨切开术，取决于患者因素和机构偏好。

患者手臂通常被束缚或抬高，并被固定在搁手板上，这可以改善手术视野，但阻碍了上肢动静脉导管的使用。摆放手臂时应注意避免臂丛和周围神经过度伸展而受压。

在进行皮肤准备和无菌悬吊之前，如果出现不稳定性心律失常，建议放置多功能体外除颤电极以提供快速的心脏复律。

## 经食管超声心动图

经食管超声心动图（transesophageal echocardiography，TEE）在肺移植手术中广泛用于诊断和监测。LTx 术中的 TEE 使用有 ASA 实践指南的支持，因为"计划手术的性质或患者有已知或怀疑的心血管病理情况可能会导致严重的血流动力学、肺或神经损害"或处在原因不明的持续性低血压或低氧情况下[5]。除非有禁忌，作者在 LTx 术中常规使用 TEE，气管插管后立即放置 TEE 探头，开始优化右心室性能和负荷条件的治疗。

Gorcsan 等发现对于已经接受了经胸超声心动图评估的肺动脉高压患者，TEE 提供的新发现显著改变了 25% 患者的手术决策[6]。

术中一开始的 TEE 检查侧重于评估右心室和左心室功能，鉴别心内分流（图 9.2a-c），以及肺动静脉的基线评

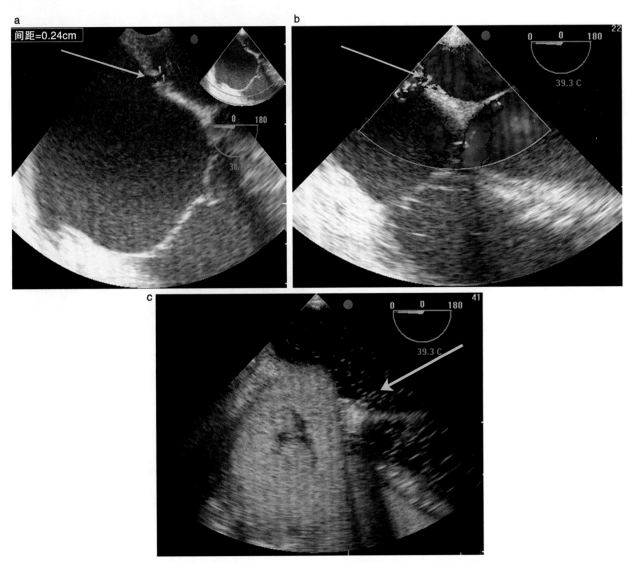

**图 9.2**　超声心动图显示双肺移植患者心脏内的分流。（a）二维超声心动图显示房间隔缺损（箭头）；（b）彩色多普勒显示房间隔缺损的分流（箭头）；（c）左侧心腔气泡造影研究（箭头）

估。超声心动图评估右心室和三尖瓣反流（TR）总结在表9.2和表9.3。扩张的 RV 和充盈不足的左心室（LV）提示 RV 功能不全（图9.3a,b）。

表9.2　右心超声心动图评估

| 参数 | 标准 |
| --- | --- |
| 右心室扩大 | RV 大小>2/3 LV 大小<br>RV 短轴：<br>　基底部>42mm<br>　中段>35mm<br>RV 长轴>86mm |
| 右心室收缩功能障碍： | RIMP：<br>　PW 下>0.40<br>　TDI 下>0.55<br>TAPSE<16mm<br>二维 FAC<35%<br>S′<10cm/s |
| 最大三尖瓣反流速度 | 如果没有放置 PAC,RV 收缩压可用来估计 PA 收缩压 |
| 肥大 | 侧壁厚>5mm |
| 室间隔向左位移 | RV 压力过负荷<br>　整个心动周期,但大部分在<br>　收缩末期<br>RV 容量过负荷<br>　舒张期中末期 |

数据来自 Rudski 等[66]。
RV,右心室;LV,左心室;RIMP,RV 心肌功能指数;TAPSE,三尖瓣环收缩期位移;FAC,面积变化分数;PA,肺动脉;PAC,肺动脉导管。

表9.3　严重三尖瓣反流超声心动图标准

| 三尖瓣:异常/连枷状瓣叶/对合不良 |
| --- |
| 如果慢性 TR,RV/RA/IVC 通常会扩张<br>　RV,舒张末期:<br>　　2/3 LV 大小<br>　　RV 短轴:在基底部>42mm,在中段>35mm<br>　　RV 长轴>86mm<br>　RA,在舒张末期:<br>　　直径或短轴>44mm<br>　　长度或主轴>55mm<br>IVC>21mm |
| CFD 中央/非偏心反流的反流区域:>10cm² |
| 缩流颈>0.7cm |
| PISA 半径>0.9cm 厘米<br>　基线设定 Nyquist 极限为 28cm/s |
| CW 上的射流信号密度和轮廓:密集,三角形,早期峰值 |
| 肝静脉收缩期血逆流 |

数据来自 Zoghbi 等[67]。
TR,三尖瓣反流;RV,右心室;RA,右心房;IVC,下腔静脉;CFD,彩色血流多普勒;PISA,近端等速表面积法;CW,连续多普勒。

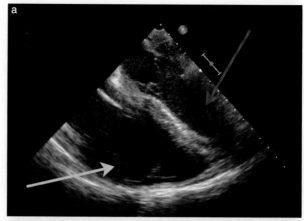
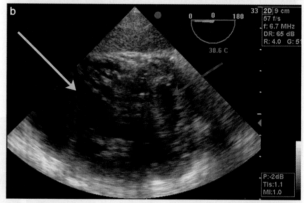

图9.3　TEE 显示扩张的 RV 和充盈不足的 LV,提示 RV 功能不全。(a)食管中段四腔心切面;(b)经胃短轴切面;注意平坦的室间隔。红色箭头表示 LV,黄色箭头表示 RV

卵圆孔未闭(patent foramen ovale,PFO)常见并可能导致心内分流和低氧血症(图9.4)。然而,没有明确的证据显示在肺移植时需要同时手术关闭未闭的卵圆孔[7]。

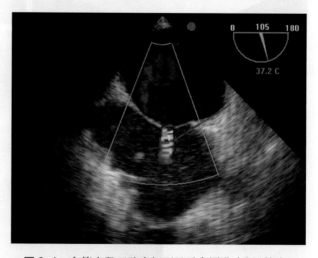

图9.4　食管中段双腔房切面显示卵圆孔未闭(箭头)

同样,在肺移植时对 TR 的手术管理尚未达成共识。通常情况下,不对三尖瓣进行干预,移植后由于肺血管阻力降低,TR 的严重程度随之降低(图9.5a,b)[7]。

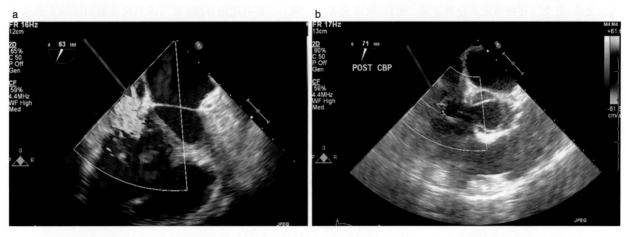

**图 9.5** 终末期肺病和严重肺动脉高压患者的严重三尖瓣反流（TR）。新肺植入后肺血管阻力降低大量偏心性 TR（a）变成微量反流（b）

所有 4 个肺静脉（pulmonary veins，PV）应由二维（2D）和彩色血流多普勒（Doppler）识别，并且应确认正常的双相收缩-舒张多普勒频谱血流。60% 的人是典型的排列方式，而 PV 引流的解剖变异很常见，右侧三支型占 20%，右侧单支型占 8%，左侧三支型占 8%[8]。如果患者需要插管进行体外循环支持，TEE 扫描主动脉粥样斑块（图 9.6）也很重要。

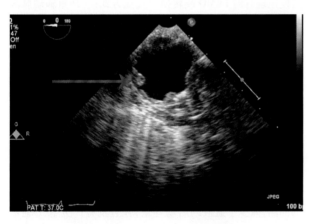

**图 9.6** 严重的主动脉粥样硬化

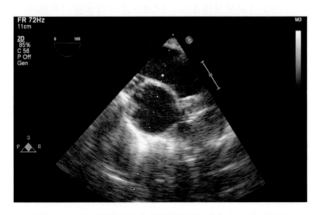

**图 9.7** 肺动脉导管尖端位置（箭头）由 TEE 证实在主肺动脉中

TEE 对于置入困难的 PA 导管也有帮助，避免在右侧或左侧 PA 放置太远端而增加 PA 破裂的风险，并且防止导管在全肺切除术中被钳夹或损坏（图 9.7）。

## 肺切除术：麻醉的考虑

肺切除术阶段需要细心的麻醉管理，特别是在非体外循环下进行 LTx 时。如前所述，在双侧顺序 LTx 中，首先移植 V/Q 扫描中灌注最少的肺。对侧肺启动单肺通气（one lung ventilation，OLV），允许手术侧肺放气并进行肺门解剖。如果遇到广泛的粘连（例如由于之前的胸部手术，胸膜疾病或支气管扩张），解剖可能是漫长的并且有明显的出血或肺损伤。在许多 LTx 受者中见到的支气管循环血管增生也可能导致出血。由于纵隔部位的手术操作常导致血流动力学波动，所以与外科医生的密切沟通是必要的。因为心脏需要更多的回缩和压缩，所以左侧肺门的手术暴露通常更加困难[9]。当操作引起显著低血压时，外科医生应该警惕并改变手术方法或间歇地停止操作，使血流动力学稳定。液体，血液制品，正性肌力药物，肺血管扩张剂和血管加压药应按照指征给药，以维持心输出量和血压，使手术过程继续进行。

术中低氧血症可明显阻碍手术进展。PA 闭塞降低非通气肺的肺内分流可改善 OLV 期间的难治性低氧血症。PA 的闭塞测试首先在密切监测下进行，以监测血流动力学的恶化，PA 压力变化以及 TEE 上 RV 扩张或运动减退的迹象。如果耐受闭塞测试，手术通常可以安全地进行，而不需要体外循环支持。如果 PA 压力显著升高但 RV 功能没有衰退，则可以使用吸入性肺血管扩张剂[一氧化氮（NO）或前列环素]进行药物治疗，以减少 PVR，并且可以在没有体外支持的情况下尝试进行非体外循环下移植[10-12]。相反，如果闭塞导致 RV 扩张和功能障碍，则决定使用 ECMO 或 CPB 的循环支持。接下来，肺动脉和肺静脉被结扎和分离。

在此之后,主支气管被固定并分离清楚。随后,取出受者肺,制备同种异体移植肺的肺门结构。

在全肺切除术中特别是切开支气管时,麻醉科医生应密切注意使用电灼增加气道起火的风险(图 9.8a,b)[13]。火灾的发生有三个因素:①燃料[如干式剖腹手术海绵,聚氯乙烯气管导管(Endotracheal Tube,ETT)或酒精皮肤消毒剂];②富氧化剂环境(氧气或氧化亚氮);③一个点火源(电外科烧灼或激光)。应采取预防措施,以避免胸腔和气道火灾,因为这可能导致显著的死亡率和发病率(表 9.4)。如果发生火灾,应立即停止输氧,将生理盐水注入胸腔,如果涉及 ETT 则应予以移除和更换。此时需要对气道进行支气管镜检查以评估损伤程度。

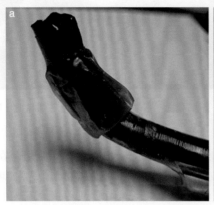 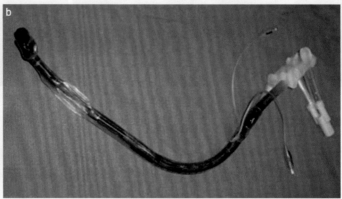

**图 9.8** 肺移植期间的气道火灾导致双腔气管导管完全损坏和炭化

**表 9.4 肺移植过程中预防手术火灾**

准备
- 肺移植手术代表了一种高风险的情况;所有团队成员应保持警惕,避免在氧化剂(氧气)和燃料(气管导管,盖布,海绵)附近使用火源(电灼)
- 所有工作人员在发生气道火灾时应根据预先在手术室内排演的预案采取预先确定的行动

预防
- 建议外科医生不要在气道内使用电刀
- 输送的氧气浓度在避免缺氧的情况下应尽可能的低。在双肺移植脱机时,同侧肺动脉可能需要被夹闭以通过消除不通气肺中的肺内分流来改善动脉血氧饱和度
- 在批准使用点火源之前稍等几分钟以降低氧气浓度
- 确保 ETT 套囊周围没有空气泄漏到手术区域
- 在分割支气管之前,可以对不通气的肺进行连续抽吸,以清除多余的氧气
- 如果需要使用电刀来止血,可以在手术区域充入二氧化碳以减少氧气浓度
- 在气道附近烧灼时应避免使用干海绵

## 体外支持

围手术期可能需要体外心肺支持(包括 CPB 或 EC-MO)。静脉-静脉(veno-venous,VV)或静脉-动脉(veno-arterial,VA)配置的术前 ECMO 支持越来越多地被用来桥接移植[13]。

在 LTx 的几个阶段,术中体外支持可能是必要的:①合并心脏手术(如房间隔缺损或冠状动脉旁路移植术);②继续使用现有的 ECMO 或转换为其他方式;③严重肺动脉高压患者;④肺切除术中单肺通气发生难治性低氧血症和酸中毒;⑤血流动力学不稳定,通常在麻醉诱导后或 PA 闭塞时与 RV 衰竭相关;⑥移植物功能差时支持肺植入术后的氧合。如果使用 CPB 来辅助进行 LTx 应保持心脏正常温度和搏动,除非心脏需要修复才进行心脏停搏。

历史上 LTx 期间的术中支持是由 CPB 提供的,但近年来 VA ECMO 已经成为包括匹兹堡大学在内的一些中心的首选方法。观察性研究报道使用术中 ECMO 相对于匹配的 CPB 患者改善了预后[14,15]。与 CPB 相比,ECMO 使用更小的回路,减少了血液的启动容量,并且没有产生空气-血液接触的静脉储器和吸引器,肝素需求少,血液稀释少,并且触发的全身炎症反应更少。ECMO 还具有术前应用的多功能性,作为重度原发性移植物功能障碍患者的桥接移植或术后桥接恢复。

VA ECMO 的插管部位可以是外周(股静脉,颈内静脉或腋静脉至股动脉或腋动脉)或中央(右心房至主动脉)。TEE 对于确认插管期间的导管放置以及确定 ECMO 和 CPB 两种形式适当的套管位置非常有用。有关 LTx 灌注管理在本文其他地方有详细描述。

在 ECMO 支持期间,麻醉管理的目的是维持足够的血管内容量,因为不存在静脉贮器,监测 LV 过度膨胀并持续进行正性肌力药物治疗,以确保 LV 射血通过主动脉瓣并降低血栓形成的风险。TEE 有助于诊断低 ECMO 流量,并能快速区分低血容量和低静脉引流,这两种情况在 LTx 中都很常见。还要注意,由于肺血流量有限和吸入麻醉药的吸收,使用 VA ECMO 后应立即转换为全静脉麻醉。

## 血流动力学支持和液体治疗

LTx 期间血流动力学的不稳定是多因素的,可能与液体欠缺、失血、RV 功能障碍、心脏操作和血管麻痹有关。麻醉医生根据从实时监测(如平均动脉压、$SaO_2$、中心静脉压、PA 压力、$SvO_2$)和实验室检查(如 pH、血红蛋白、$PaO_2$、乳酸、碱剩余量)得出的数据来做出决定,在手术过程中使用临床判断来进行适当的干预。在对这一患者人群进一步研究确定具体的目标参数之前,用液体、血液制品和正性肌力药物和/或血管活性药物进行目标导向的血流动力学治疗以优化心输出量、心脏充盈压、$SvO_2$ 和动脉血气值。

常用的血管加压药包括去甲肾上腺素和加压素。加压素可能是肺动脉高压患者的首选,因为它不会收缩肺血管(与去甲肾上腺素和其他去氧肾上腺素相反),实际上可能通过内皮释放 NO 降低 $PVR^{[16]}$。米力农和肾上腺素是作者实践中使用的主要正性肌力药物,通常联合使用。米力农具有降低 PVR 和 RV 后负荷的优点,但是会以全身性低血压的高发生率为代价,特别是当给予负荷剂量时。血管升压素在降低与米力农有关的低血压方面可能具有优势,因为对全身血管的选择性作用更强,对 PVR/SVR 比率更有利[17]。

在没有 ECMO 或 CPB 支持的情况下,LTx 进行非体外循环血流动力学调控尤其具有挑战性。在这种情况下,$SvO_2$ 可很好地监测全身氧供需平衡,持续的低 $SvO_2$(低于65%)表明可能需要转换为体外循环支持。左侧植入手术比右侧手术更具血流动力学挑战性。在心房吻合过程中部分夹住左心房(left atrium,LA)经常导致低血压,这最好通过调整钳位而不是过度的液体复苏来治疗。

由于缺乏经过验证的优化液体状态的术中监测,以及敏感的新植入同种异体移植物由于血管渗透性增加且缺乏淋巴引流而导致肺水肿的发生[18],使得液体管理变得复杂。多项观察性研究将未加控制的液体管理和肺切除术[19]后以及肺癌肺部切除术后[20,21]的急性肺损伤(acute lung injury,ALI)相关联。基于此,有人建议将术中液体限制在 2 000ml 以下[22]。胶体液和晶体液都与 ALI 的发生有关。在对 LTx 患者的回顾性分析中,术中输液增加与氧合不足以及拔管率降低相关[23]。

尽管术中输血指征通常为血红蛋白浓度低于约 8g/dl,但术中红细胞输注旨在优化组织的氧气输送,因此应基于氧债的客观证据如 $SvO_2$,动脉血碱缺失或乳酸而不是仅仅看血红蛋白浓度。如果由于粘连性疾病或手术损伤 PA 而

导致大量出血并且存在严重凝血异常的可能性,则可能需要大量输血。由于需要体外循环支持而有术前或术中抗凝要求的患者也可能面临出血增加的风险。需要更多证据来确定 LTx 患者人群中输血和输血相关结果的预测因子。除非存在禁忌证,否则术中血液回收应作为血液保存策略的一部分。

## 机械通气

麻醉诱导,肌松,正压通气和仰卧位均可引起功能残气量的变化并对气体交换产生负面影响。与移植肺植入后通气相比,植入前病肺的通气策略可能不同。例如,在准备接受双肺移植的终末期肺病患者的单肺通气期间,高 PEEP、低潮气量的肺保护通气的原则可能是不可行的,因为在这种情况下,首要目标是在移植物植入前保持适当的氧合并避免严重呼吸性酸中毒,植入后才可以调整呼吸机设置。以下是慢性阻塞性肺疾病患者和限制性肺病如肺纤维化患者在接受 LTx 中用的一般通气策略。

包括 α-1 抗胰蛋白酶缺乏症在内的慢性阻塞性肺疾病(chronic obstructive pulmonary disease,COPD)是成人 LTx 最常见的指征。由于呼吸气流阻塞,在正压通气过程中可能会出现气体潴留,导致动态过度通气和内在呼气末正压(positive end-expiratory pressure,PEEP),也称为自发 PEEP。即使没有明显的 COPD,在一次肺通气期间,一定程度的自发 PEEP 也是常见的[24,25],如果过度,可能导致心脏前负荷下降、低血压,甚至心搏骤停。现代麻醉呼吸机上的压力和流量随时间变化显示出非零的呼气末流量和压力时,可以很容易地识别出自发 PEEP。在所有血流动力学恶化的LTx 患者中应该考虑到这个自发 PEEP 的问题,因为治疗是唯一的(断开电路几秒钟直到气道压力降至零)并且如果不治疗,这个问题将阻碍任何其他的复苏尝试。

关于优化 COPD 患者的呼吸机设置,如果存在显著的内在 PEEP,应用外源性 PEEP 不可能改善氧合[26]。呼吸机设置旨在通过调整吸气流量,I∶E 比率和使用较低的速率(每分钟 8~12 次呼吸)来最大化呼气时间。高碳酸血症是可以耐受的。建议的临床目标是分钟通气量<8L/min,平台气道压<30mmHg[27];较高的气道峰压是可以接受的,因为它们大部分在较大的气道内消散,并不反映肺泡压力。

间质性和纤维化肺病如特发性肺纤维化(interstitial lung disease,IPF)的特征在于肺结构破坏,肺僵硬度增加(肺顺应性降低)和气体交换受损。终末 IPF 患者可能非常难以通气和充氧,因此有关呼吸机最佳管理的证据性建议很少[28]。由于肺实质的不均匀性,常规潮气量(8~10ml/kg)被认为会引起正常肺单位过度膨胀,因此以低潮气量(4~6ml/kg 理想体重)高通气频率来保持分钟通气量。有时集

成在麻醉机中的呼吸机对于此类患者不合适，需要使用重症监护病房（intensive care unit, ICU）呼吸机。高水平的PEEP可能使完整的肺单位过度充气，但并不会改善氧合。高PEEP（>10cmH$_2$O）在这个患者群体中与高死亡率独立相关[29]。

## 允许性高碳酸血症

允许性高碳酸血症的概念出现在用肺保护性通气治疗急性肺损伤和成人呼吸窘迫综合征的情况下，其通常导致一定程度的高碳酸血症以避免肺过度牵拉的有害影响。随后的研究提出了高碳酸血症是否真的可以在肺损伤的发病机制中起保护作用的问题[30]。

虽然不一定是故意的，但在LTx期间总会遇到一定程度的高碳酸血症，偶尔达到极高的水平（PaCO$_2$>100），患者可以很好地耐受（麻醉医师无法忍受）直到严重的酸中毒发生。pH值低于约7.2时，超声心动图可以观察到心肌抑制的证据，然后可以通过施用不增加pCO$_2$的缓冲剂氨基丁三醇来逆转心肌抑制[31]。值得注意的是，由于所产生的二氧化碳不能排出，因此在单独的呼吸性酸中毒的治疗中给予碳酸氢盐是不合适的。在LTx期间新肺通气后可能出现PaCO$_2$水平相对突然的正常化，尚不明确该现象是否会导致脑血流量的降低进而引发危险。作者观察到几个患者的脑血氧饱和度降低，说明临床上有显著的脑血管收缩，但对术后神经状态没有明显的不利影响。这个临床观察当然需要进一步的研究。

## 麻醉维持

吸入麻醉药和静脉麻醉药提供相应的麻醉和镇痛的维持。我们的机构已经不再使用大剂量麻醉药技术。小剂量芬太尼间断静脉推注（100~200μg/h）最常用于术中镇痛。除了最终末期的患者，在OLV期间，≤1MAC的新型挥发性药物对低氧性肺血管收缩的抑制不会显著影响氧合作用[32,33]。缺血预处理通常被认为是挥发性药物的一个优点。

氧化亚氮（nitrous oxide, N$_2$O）由于几个不良的性质在LTx过程中应避免使用：①像氧气一样，氧化亚氮是一种氧化剂，不应该在气道手术期间使用，会增加火灾风险；②N$_2$O在PVR升高的患者中表现出肺血管收缩特性[34]；③LTx期间可能出现静脉和动脉空气栓子，N$_2$O扩大气栓的体积。

如上所述，接受VA ECMO循环支持的患者可能没有足够的肺血流量来确保吸入麻醉剂的充分摄取和分布，增加了术中的已知风险。在这种情况下，静脉麻醉剂如异丙酚的输注可用于维持麻醉，如果基于脑电双频指数等意识监测器进行输注，则使产生低血压的可能最小化。如果LTx在CPB上进行，吸入麻醉剂可以通过连接在CPB回路上的挥发罐输送。

## 体温管理

虽然正常体温常常难以维持，但这仍是努力的目标，因为明显的低温与凝血障碍和血小板功能障碍，心房和心室心律失常以及肺血管阻力增加有关。为了实现这个目标，使用液体加热器是必要的。由于外科手术范围很广，空气毯只能有限地覆盖头部、上肢的上方和大腿中部以下的地方，因此使用身下加温毯。

## 移植物植入和再灌注

有关匹兹堡大学双侧连续LTx手术技术的详细讨论，请参见我们的外科同事最近发表的文章，其中有非常优秀的描述[35]。简而言之，将同种异体移植物用无菌冰块或冷却套保持冷却，这样在制备时和放入受体胸膜腔期间的热缺血时间将降到最低。

植入顺序进行，从最后侧的结构——支气管吻合术开始。立即通过纤维支气管镜检查支气管吻合，麻醉医师操作纤维支气管镜而外科医生可以在视频显示器上观看到实时图像。灌洗移植肺，将麻痹溶液从开放的PA输入并从PV流出以去除所有空气或血管活性物质。紧接着是PA吻合术，解开缝线但PA保持夹闭。最后，左心房吻合的方式是将一个有两个PV孔的供体左心房袖缝合到受体左心房。在左心房吻合接近完成时使用甲基泼尼松龙250~500mg。左心房缝合线也被解开，以允许进一步的冲洗和用温血排气并排出麻痹溶液，从而使同种异体移植物得到再灌注。然后将PV钳部分打开以排除空气，TEE监测是否存有左心空气（图9.9）。

Le Guen等描述了一例LTx期间由于排气不足而发生脑内气体栓塞的情况，这是通过在TEE上发现心腔内空气并伴随着脑电双频指数下降而诊断的；高压氧治疗后患者恢复[36]。在LTx期间，ECMO回路和插管点也可以成为空气进入的来源。

PA夹闭开放5~15分钟再灌注应逐渐进行以防止移植物过度灌注，此时将PA缝合。由于血管活性物质进入循环，再灌注可能导致全身性低血压，需要有对血流动力学支持的预判和预先的调整。

由于有证据表明活性氧参与了再灌注损伤的发病机制，所以同种异体移植肺的通气开始时FiO$_2$要被最小化（<30%）[37]。温和的复张策略是结合中度PEEP（8~10cmH$_2$O）

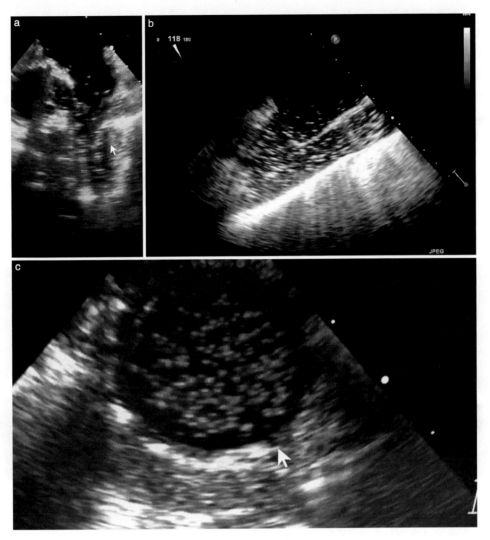

图9.9　TEE诊断肺移植时的气栓(a)左心房和左心室内的空气；(b)左心室和升主动脉内的空气；(c)降主动脉中的空气

来克服肺泡萎陷。越来越多的证据表明,使用6ml/kg(基于供体理想体重)的潮气量(VT)并将平台压限制在<30cmH$_2$O的肺保护性通气可降低成人呼吸窘迫综合征的死亡率[38,39]。传统潮气量通气(>6~8ml/kg)对有发生ALI危险的患者是有害的,即使在手术中使用时间[40]较短。受到缺血再灌注损伤,LTx受体肯定有发生ALI的风险,OLV本身已被确定为ALI的危险因素[20,41]。此外,一项试验随机将潜在肺捐赠者分配到低潮气量组(6~8ml/kg)和传统潮气量组(10~15ml/kg),低潮气量组提高了捐献肺的适应性[42]。

顺序双侧非体外循环LTx的下一步需要在第二次全肺切除术中对新植入的同种异体移植肺进行OLV。这会造成分流;低氧血症将持续到第二肺的PA被分离夹闭。即使第一肺植入时没有进行体外支持,患者可能在此时需要体外循环,这取决于同种异体移植肺的功能,技术因素,出血,血流动力学稳定性。然后以相同的方式重复第二LTx的顺序。

在CPB或VA ECMO上进行的双侧顺序LTx中,第二次同种异体移植肺的植入期间已植入的同种异体移植肺就开始通气和灌注了。建议在PA波形中保持一定的搏动性,并可通过部分夹住静脉来实现。患者在第二肺建立通气和灌注后要逐渐脱离体外支持。在鱼精蛋白给药之前检查动脉血气。血液制品根据临床出血和凝血测试指示给予。可以增加PEEP和FiO$_2$以维持PaO$_2$>70mmHg和SpO$_2$>90%。对于有显著移植物功能障碍的患者,术后可能需要VV或VA ECMO支持,ECMO配置由是否是孤立存在的气体交换问题(VV)或需要循环支持(VA)来确定。

## 术后TEE

根据美国心脏病学会/美国心脏协会/美国超声心动图

学会指南[43]，在 LTx 期间吻合部位的评估是术中超声心动图的Ⅱb类指征。

右侧 PA 吻合可以很容易地由 TEE 评估得出，而左侧 PA 吻合的可视化是多变的。尽管 PA 吻合口狭窄没有公认的超声心动图标准，但如果管腔直径小于动脉近端部分的 75% 或存在彩色湍流就要考虑诊断为 PA 吻合口狭窄[7]。诊断可能通过侵入性测量来证实存在跨吻合口的压力梯度[44]。

肺静脉阻塞是 LTx[45-47] 后常见的严重并发症，如果及时诊断可以进行有效的治疗。PV 阻塞可能是由于血栓形成，吻合口狭窄或 PV 的扭结而发生。二维超声检查应排除血栓和/或缩小的 PV 直径（正常 PV 直径>0.5cm）。彩色多普勒血流显示层流 PV 血流，没有明显的湍流或血流加速。

正常的脉冲多普勒速度<60cm/s，速度>100cm/s 或峰压差>10~12mmHg 认为是血流动力学显著狭窄[7]（图9.10）。多普勒测量受多种因素影响，包括心输出量和左房压；因此在双侧顺序 LTx 期间，在第二个肺植入前可以观察到预期升高的速度。此外，在低心输出状态时，即使没有升高的血流速度也可能存在阻塞，在这种情况下，可能会看到连续的 PV 血流流速降到零[48]。与左侧 PA 相同，左侧下方 PV 的成像可能难以用 TEE 进行，心外膜或体表超声可能是一种有用的辅助手段[49]。

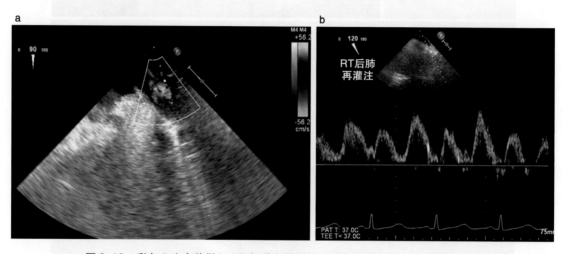

**图 9.10** 彩色血流多普勒(a)和频谱多普勒(b)评估肺移植术后肺静脉吻合口

双心室大小和功能、三尖瓣反流的严重程度、是否存在房间分流和主动脉的完整性都应作为全面的术后检查的一部分进行评估和记录。

## 关胸和转运

每个胸腔中放置 3 个胸腔引流管，如果心包被打开应放置心包引流管。要保证止血完善。如果有明显的 PGD，大小不匹配或凝血障碍性出血，开胸切口可能主体关闭或敞开。如果有 DLT，则将其更改为单腔 ETT。显著的气道水肿可能使更换 ETT 复杂化，应该仔细评估。在去除 DLT 之前进行直接或视频检查。应考虑使用气道交换导管，以便于再插管，并在插管失败发生时提供紧急充氧的方法。进行纤维支气管镜检查，并在纤维支气管镜监视下插入鼻饲管，以避免营养管误入气道。患者在转运 ICU 途中应进行静脉镇静，持续监测和呼吸支持。如果在手术过程中使用，在运输期间应继续吸入 NO，因为突然停止 NO 可能会导致灾难性的反跳性肺动脉高压[50]。如果患者在完成手术后仍需要 ECMO 支持，则转运需一位灌注医生陪同。应备好紧急气道设备和药物，因为在转运和搬动患者过程中可能出现危急事件。

## 特殊情况

### 囊性纤维化

重要的是认识到囊性纤维化(cystic fibrosis, CF)是一种多系统疾病，采用联合了肺脏病学家，传染病学家，内分泌学家，胃肠病学家，肝脏学家，营养专家，危重病医师和呼吸治疗师的多学科方法对于获得最佳的围手术期结果至关重要。理解系统性受累对于提供最佳的术中照护非常重要[51]（表 9.5）。由 CF 引起的支气管扩张和纤毛清除功能受损使分泌物浓厚，黏稠且难以处理，特别是在使用 3.5mm 纤维支气管镜时。最初的单腔插管有助于通过使用标准的成人尺寸支气管镜进行彻底的经支气管分泌物灌洗。慢性呼吸道感染是常见的，可能涉及多重耐药生物体，需要与感染性疾病和肺部疾病专科医生协商后进行特定的抗菌药物覆盖。在 LTx 手术期间，在移除自身肺后，开放的支气管通过 DLT 灌注碘伏/无菌盐水溶液（表 9.6），并对手术野的胸膜腔施加脉冲式抗生素冲洗。

表 9.5 囊性纤维化受累系统

| 肺 | 鼻息肉和鼻窦炎<br>黏膜纤毛清除受损,分泌物黏稠,黏液堵塞和肺不张<br>呼吸道定植和感染,往往具有抗药性<br>(金黄色葡萄球菌,铜绿假单胞菌,流感嗜血杆菌,嗜麦芽窄食单胞菌,革兰氏阴性生物体,洋葱伯克霍尔德菌,烟曲霉)<br>肺泡阻塞性疾病和自发性气胸<br>慢性缺氧,肺动脉高压和肺心病 |
|---|---|
| 胰腺 | 外分泌系统需要酶补充剂<br>内分泌涉及糖尿病需要围手术期使用胰岛素 |
| 肝 | 肝硬化,肝功能检查异常可能会影响药物的代谢<br>低白蛋白血症改变药物的药代动力学,凝血问题<br>胆结石,胆囊炎 |
| 胃肠道 | 远端肠梗阻综合征(DIOS)——避免脱水,尽量减少损害胃肠动力的阿片类药物,围手术期继续营养支持和补充脂溶性维生素(A,D,E,K) |
| 骨疾病 | 骨质疏松——在搬动患者和摆放体位时要小心 |

表 9.6 肺移植术中化脓性肺病的肺灌洗程序

**范围**

本文件适用于匹兹堡大学医疗系统所有针对化脓性肺病的肺移植手术。它不适用于其他任何适应证的肺移植。

**程序**

1. 术前灌洗
   (a) 患者应插入单腔气管插管(SLETT)进行灌洗。开始灌洗前将所有分泌物吸出。麻醉医师应使用球囊注射器用温盐水进行灌洗,以灌注和吸入 SLETT 的液体。应注意确保患者不需忍受血氧饱和度的过度下降。应注意使用气道引导器从肺部吸除残余液体
   (b) 当返回的溶液中没有明显的化脓物质时,可以终止灌洗,然后给患者再次插入适当大小的双腔气管导管(DLETT)
2. 植入前灌洗
   (a) 当支气管分离后在外科医生指定的适当时间,用温盐水和抑菌消毒溶液 1∶1 混合冲洗受者的气管和支气管
   (b) 必须确定需要灌洗的 DLETT 的正确侧;与外科医生的闭环交流对于避免将溶液灌输到错误的一侧至关重要
   (c) 在开始灌洗前,确认 DLETT 的位置正确以及气管套囊充气
   (d) 这是在支气管与供体肺吻合之前气道开放的情况下发生的。溶液将被注入一个干净的球囊注射器。这些溶液将被外科医生在手术区域中吸引干净。必须注意与外科医生协调同步,以避免不必要的污染

## 结缔组织疾病和其他罕见疾病

全身性硬化症或硬皮病是一种自身免疫性疾病,其特征为胶原在包括皮肤、血管、黏膜、肺、心脏和肾脏的各种组织中产生和积聚。其呼吸机管理与其他限制性肺疾病类似。有关其他器官系统受累的麻醉考虑在参考文献[52]中有详细描述,并在表 9.7 中进行了总结。谨慎避免对有雷诺现象的患者进行桡动脉穿刺置管。由于张口度小以及纤维化引起的颈部伸展及体位受限,应该预测困难插管,特别是 DLT 插管。食管病变如增厚,溃疡和扩张并不罕见,可能导致肺部误吸。吞咽困难和反流的病史应提示麻醉医生在 TEE 插入之前确认术前胃镜检查结果。如果 TEE 风险被认为是可接受的,则可以考虑使用儿童探头并将食管内 TEE 探头的操纵最小化。除了与肺动脉高压有关的 RV 功能障碍之外,舒张功能障碍也可能使血流动力学管理复杂化。

表 9.7 硬皮病——系统表现和麻醉影响

| 硬皮病的表现 | 麻醉考虑 |
|---|---|
| 雷诺现象 | 避免过度的外周血管收缩<br>避免体温过低<br>注意高剂量血管收缩药<br>避免桡动脉置管<br>肱动脉置管 vs 股动脉置管 |
| 皮肤增厚<br>钙化<br>挛缩 | 外周静脉开放困难<br>神经卡压性神经病变<br>注意体外位放和填充 |
| 皮肤收紧,小口畸形,颈部活动受限 | 插管困难 |
| 毛细血管扩张 | 口腔和/或鼻腔出血 |
| 食管扩张,食管下段括约肌张力降低 | 误吸风险 |
| 肠吸收不良 | 依赖维生素 K 的因子降低<br>凝血障碍的风险 |
| 肾脏疾病 | 需要更高的 MAP 来进行自动调节<br>降低药物的肾脏清除率<br>硬皮病肾功能危象<br>少尿性 ARF,微血管性溶血性贫血,血小板减少症,肺水肿,HA,视力模糊,高血压脑病,全身性癫痫发作 |
| 免疫抑制 | 肾上腺功能不全<br>可能需要围手术期应激剂量糖皮质激素覆盖 |

续表

| 硬皮病的表现 | 麻醉考虑 |
|---|---|
| 肺高血压 | 避免进一步增加 PVR<br>右心衰的风险 |
| 心肌梗死 | 收缩功能障碍 |
| 心包积液 | 填塞生理上的风险取决于进展速度和液体容量 |
| 心肌纤维化<br>心肌炎<br>心包炎 | 传导阻滞<br>　需要回家继续服用抗心律失常药物<br>　原位起搏器/除颤器<br>　术中心律失常需要复律/除颤<br>冠脉血管痉挛<br>心室肥大<br>　心肌需氧量增加<br>舒张功能障碍<br>　依赖心房收缩对 CO 的贡献<br>　依赖慢心率<br>　有肺水肿的风险 |

结节病、系统性红斑狼疮、类风湿性关节炎、多肌炎、淋巴管平滑肌瘤病和间质性肺炎是与终末期肺病相关的其他全身性病症。这些疾病及其表现的详细描述不在本教材的范围内。麻醉医师应该意识到这些疾病的系统表现,并在管理 LTx 患者时采取适当的预防措施。

## 疼痛管理

许多中心采用胸部硬膜外镇痛(thoracic epidural analgesia,TEA)作为控制疼痛,优化肺功能和促进 LTx 术后拔管的多模态策略的基础。支持者认为其可以提供优良的镇痛作用,降低阿片类药物的需求量,一些关于 LTx 人群小型观察研究表明 TEA 作为早期拔管策略的一部分是可行的[53-56]。出于几种顾虑,我们没有在术前放置硬膜外导管。关于时机,如果手术取消,前期安置硬膜外导管可能使患者面临所有可能风险但没有益处;LTx 的时间通常要求一旦见到供体肺,患者就被麻醉并迅速进行手术准备。如果发生"血性腰椎穿刺",手术不能推迟。此外,我们无法预测哪些患者需要肝素化 ECMO 或 CPB,或哪些患者会发生明显的凝血功能障碍。在术后麻醉或镇静的患者中评估硬膜外血肿的体征和症状是不可能的。因此,如果需要,我们更喜欢在术后拔管前后放置硬膜外导管。许多患者仅使用阿片类和非阿片类镇痛药就可以感觉舒适,呼吸功能充足地拔管。在非 LTx 胸部手术中成功使用的连续

性胸椎旁神经镇痛[57]可能替代 TEA,可能具有低血压发生率低的优势,但是当需要双侧导管时,可能使患者面临更高的局部麻醉全身毒性反应风险;LTx 人群需要进一步的研究。

## 原发性移植物功能障碍

原发性移植物功能障碍(primary graft dysfunction,PGD)(肺缺血再灌注损伤的代名词)包括 LTX 后 72 小时发生的一系列 ALI,其特征为严重低氧血症和弥漫性肺泡浸润的影像学表现[58]。根据现有定义,PGD 是一种常见的并发症,会影响 10%~57%的患者,可以独立预测短期和长期死亡率,并可能与闭塞性细支气管炎综合征的发生有关[59]。PGD 与其他形式的 ALI 具有共同的临床和组织病理学特征。国际心肺移植学会 3 级 PGD 与 ARDS 共享一个临床定义[60]。PGD 的特征在于肺血管渗透性增加,导致非心源性肺水肿,肺顺应性降低和气道压力增加。在疾病谱的严重末端,国际社会心肺移植 3 级 PGD 和 ARDS 的临床定义相同[60]。PGD 的特征在于肺血管渗透性增加导致非心源性肺水肿,肺顺应性降低和气道压力增加。PGD 的管理是支持性的,并遵循 ARDS 中使用的保护性通气策略。在增加肺血管通透性的同时,必须避免给予过量的液体,但要保证终末器官和支气管吻合处的足够灌注[61]。iNO 在对 PGD 的治疗上引起了关注,它可能降低 PA 的压力,并在确定的 PGD 中改善氧合[62,63]。然而,没有随机试验显示任何对预后的益处。在再灌注时开始使用 iNO 的试验已经发现在预防 PGD 方面没有任何益处[64,65]。在严重的情况下,可能需要 VV ECMO;在我们的中心,当患者临床恶化到需要 FiO$_2$>70%时,为防止进一步的呼吸机相关肺损伤,我们提倡早期的 VV ECMO。

## 总结

LTx 患者的围手术期处理是复杂的,需要麻醉医生、外科医生、灌注医师和重症监护医师之间的密切配合。彻底的术前评估、仔细的麻醉诱导、密切的术中监测、麻醉和血管活性药物的细致滴定以及与手术和术后护理团队的明确沟通对于获得最佳疗效至关重要。LTx 一般可以在没有体外支持的情况下进行;决定实施体外支持是基于临床判断、术前信息和术中稳定性的考虑。术中 TEE 在血流动力学管理与监测及早期发现和处理并发症方面起着重要作用。PGD 是导致发病和死亡的常见原因,需要术中和术后团队的最佳支持治疗。使用硬膜外阻滞的术后疼痛管理可能促进 LTx 恢复。

# 参考文献

1. Valapour M, Skeans MA, Heubner BM, Smith JM, Schnitzler MA, Hertz MI, et al. OPTN/SRTR 2012 annual data report: lung. Am J Transplant. 2014;14 Suppl 1:139–65.
2. Singer J, Singer L. Quality of life in lung transplantation. Semin Respir Crit Care Med. 2013;34(03):421–30.
3. Wong JK, Smith TN, Pitcher HT, Hirose H, Cavarocchi NC. Cerebral and lower limb near-infrared spectroscopy in adults on extracorporeal membrane oxygenation. Artif Organs. 2012;36(8):659–67.
4. de Boer WJ, Waterbolk TW, Brügemann J, van der Bij W, Huyzen RJ. Extracorporeal membrane oxygenation before induction of anesthesia in critically ill thoracic transplant patients. Ann Thorac Surg. 2001;72(4):1407–8.
5. American Society of Anesthesiologists and Society of Cardiovascular Anesthesiologists Task Force on Transesophageal Echocardiography. Practice guidelines for perioperative transesophageal echocardiography. Anesthesiology. 2010;112(5):1–1096.
6. Gorcsan J, Edwards TD, Ziady GM, Katz WE, Griffith BP. Transesophageal echocardiography to evaluate patients with severe pulmonary hypertension for lung transplantation. Ann Thorac Surg. 1995;59(3):717–22.
7. Subramaniam K, Esper AS. Role of transesophageal echocardiography in perioperative patient management of lung transplantation surgery. JOPE. 2013;1:48–56.
8. Kinnaird TD, Uzun O, Munt BI, Thompson CR, Yeung-Lai-Wah JA. Transesophageal echocardiography to guide pulmonary vein mapping and ablation for atrial fibrillation. J Am Soc Echocardiogr. 2004;17(7):769–74.
9. Boasquevisque CHR, Yildirim E, Waddel TK, Keshavjee S. Surgical techniques: lung transplant and lung volume reduction. Proc Am Thorac Soc. 2009;6(1):66–78.
10. DellaRocca G, Coccia C, Pompei L, Ruberto F. Hemodynamic and oxygenation changes of combined therapy with inhaled nitric oxide and inhaled aerosolized prostacyclin. J Cardiothorac Vasc Anesth. 2001.
11. DellaRocca G, Coccia C, Costa MG, Pompei L, Di Marco P, Vizza CD, et al. Inhaled areosolized prostacyclin and pulmonary hypertension during anesthesia for lung transplantation. Transplant Proc. 2001;33(1-2):1634–6.
12. DellaRocca G, Passariello M, Coccia C, Costa MG, Di Marco P, Venuta F, et al. Inhaled nitric oxide administration during one-lung ventilation in patients undergoing thoracic surgery. J Cardiothorac Vasc Anesth. 2001;15(2):218–23.
13. Toyoda Y, Bhama JK, Shigemura N, Zaldonis D, Pilewski JM, Crespo M, et al. Efficacy of extracorporeal membrane oxygenation as a bridge to lung transplantation. J Thorac Cardiovasc Surg. 2013;145(4):1065–71.
14. Ius F, Kuehn C, Tudorache I, Sommer W, Avsar M, Boethig D, et al. Lung transplantation on cardiopulmonary support: venoarterial extracorporeal membrane oxygenation outperformed cardiopulmonary bypass. J Thorac Cardiovasc Surg. 2012;144(6):1510–6.
15. Machuca TN, Collaud S, Mercier O, Cheung M, Cunningham V, Kim SJ, et al. Outcomes of intraoperative extracorporeal membrane oxygenation versus cardiopulmonary bypass for lung transplantation. J Thorac Cardiovasc Surg. 2015;149(4):1152–7.
16. Evora PR, Pearson PJ, Schaff HV. Arginine vasopressin induces endothelium-dependent vasodilatation of the pulmonary artery. V1-receptor-mediated production of nitric oxide. Chest. 1993;103(4):1241–5.
17. Jeon Y, Ryu JH, Lim YJ, Kim CS, Bahk J-H, Yoon SZ, et al. Comparative hemodynamic effects of vasopressin and norepinephrine after milrinone-induced hypotension in off-pump coronary artery bypass surgical patients. Eur J Cardiothorac Surg. 2006;29(6):952–6.
18. Kaplan JD, Trulock EP, Cooper JD, Schuster DP. Pulmonary vascular permeability after lung transplantation. A positron emission tomographic study. Am Rev Respir Dis. 1992;145(4 Pt 1):954–7.
19. Parquin F, Marchal M, Mehiri S, Herve P, Lescot B. Postpneumonectomy pulmonary edema: analysis and risk factors. Eur J Cardiothorac Surg. 1996;10(11):929–32.
20. Licker M, de Perrot M, Spiliopoulos A, Robert J, Diaper J, Chevalley C, et al. Risk factors for acute lung injury after thoracic surgery for lung cancer. Anesth Analg. 2003;97(6):1558–65.
21. Alam N, Park BJ, Wilton A, Seshan VE, Bains MS, Downey RJ, et al. Incidence and risk factors for lung injury after lung cancer resection. Ann Thorac Surg. 2007;84(4):1085–91.
22. Chau EHL, Slinger P. Perioperative fluid management for pulmonary resection surgery and esophagectomy. Semin Cardiothorac Vasc Anesth. 2014;18(1):36–44.
23. McIlroy DR, Pilcher DV, Snell GI. Does anaesthetic management affect early outcomes after lung transplant? An exploratory analysis. Br J Anaesth. 2009;102(4):506–14.
24. Ducros L, Moutafis M, Castelain MH, Liu N, Fischler M. Pulmonary air trapping during two-lung and one-lung ventilation. J Cardiothorac Vasc Anesth. 1999;13(1):35–9.
25. Yokota K, Toriumi T, Sari A, Endou S, Mihira M. Auto-positive end-expiratory pressure during one-lung ventilation using a double-lumen endobronchial tube. Anesth Analg. 1996;82(5):1007–10.
26. Slinger PD, Kruger M, McRae K, Winton T. Relation of the static compliance curve and positive end-expiratory pressure to oxygenation during one-lung ventilation. Anesthesiology. 2001;95(5):1096–102.
27. Amato M. Acute respiratory failure in chronic obstructive pulmonary disease. In: Gabrielli A, Layon AJ, Yu M, editors. Civetta, Taylor and Kirby's Critical Care. Philadelphia, PA; 2009. pp. 2133–42.
28. Papiris SA, Manali ED, Kolilekas L, Kagouridis K, Triantafillidou C, Tsangaris I, et al. Clinical review: idiopathic pulmonary fibrosis acute exacerbations—unravelling Ariadne's thread. Crit Care. 2010;14(6):246.
29. Fernández-Pérez ER, Yilmaz M, Jenad H, Daniels CE, Ryu JH, Hubmayr RD, et al. Ventilator settings and outcome of respiratory failure in chronic interstitial lung disease. Chest. 2008;133(5):1113–9.
30. O'Croinin D, Ni Chonghaile M, Higgins B, Laffey JG. Bench-to-bedside review: permissive hypercapnia. Crit Care. 2005;9(1):51–9.
31. Weber T, Tschernich H, Sitzwohl C, Ullrich R, Germann P, Zimpfer M, et al. Tromethamine buffer modifies the depressant effect of permissive hypercapnia on myocardial contractility in patients with acute respiratory distress syndrome. Am J Respir Crit Care Med. 2000;162:1361–5.
32. Rogers SN, Benumof JL. Halothane and isoflurane do not decrease PaO2 during one-lung ventilation in intravenously anesthetized patients. Anesth Analg. 1985;64(10):946–54.
33. Reid CW, Slinger PD, Lenis S. A comparison of the effects of propofol-alfentanil versus isoflurane anesthesia on arterial oxygenation during one-lung ventilation. J Cardiothorac Vasc Anesth. 1996;10(7):860–3.
34. Schulte-Sasse U, Hess W, Tarnow J. Pulmonary vascular responses to nitrous oxide in patients with normal and high pulmonary vascular resistance. Anesthesiology. 1982;57(1):9–13.
35. Hayanga JWA, D'Cunha J. The surgical technique of bilateral sequential lung transplantation. J Thorac Dis. 2014;6(8):1063–9.
36. Le Guen M, Trebbia G, Sage E, Cerf C, Fischler M. Intraoperative cerebral air embolism during lung transplantation: treatment with early hyperbaric oxygen therapy. J Cardiothorac Vasc Anesth. 2012;26(6):1077–9.
37. Douzinas EE, Kollias S, Tiniakos D, Evangelou E, Papalois A, Rapidis AD, et al. Hypoxemic reperfusion after 120 mins of intestinal ischemia attenuates the histopathologic and inflammatory response. Crit Care Med. 2004;32(11).
38. Amato MB, Barbas CS, Medeiros DM, Magaldi RB, Schettino GP, Lorenzi-Filho G, et al. Effect of a protective-ventilation strategy on mortality in the acute respiratory distress syndrome. N Engl J Med. 1998;338(6):347–54.
39. No Authors Listed. Ventilation with lower tidal volumes as compared with traditional tidal volumes for acute lung injury and the acute respiratory distress syndrome. N Engl J Med. 2000;342(18):1301–8.
40. Futier E, Constantin JM, Paugam-Burtz C. A trial of intraoperative low-tidal-volume ventilation in abdominal surgery. N Engl J Med. 2013;369(5):428–37.
41. Schilling T, Kozian A, Huth C, Buhling F, Kretzschmar M, Welte T,

et al. The pulmonary immune effects of mechanical ventilation in patients undergoing thoracic surgery. Anesth Analg. 2005;101(4): 957–65.

42. Mascia L, Pasero D, Slutsky AS, Arguis MJ, Berardino M, Grasso S, et al. Effect of a lung protective strategy for organ donors on eligibility and availability of lungs for transplantation: a randomized controlled trial. JAMA. 2010;304(23):2620–7.

43. Cheitlin MD, Armstrong WF, Aurigemma GP, Beller GA, Bierman FZ, Davis JL, et al. ACC/AHA/ASE 2003 guideline update for the clinical application of echocardiography: summary article. A report of the American College of Cardiology/American Heart Association Task Force on Practice Guidelines (ACC/AHA/ASE Committee to Update the 1997 Guidelines for the Clinical Application of Echocardiography). J Am Soc Echocardiogr. 2003;16(10):1091–110.

44. Despotis GJ, Karanikolas M, Triantafillou AN, Pond CG, Kirvassilis GV, Patterson GA, et al. Pressure gradient across the pulmonary artery anastomosis during lung transplantation. Ann Thorac Surg. 1995;60(3):630–4.

45. Leibowitz DW, Smith CR, Michler RE, Ginsburg M, Schulman LL, McGregor CC, et al. Incidence of pulmonary vein complications after lung transplantation: a prospective transesophageal echocardiographic study. J Am Coll Cardiol. 1994;24(3):671–5.

46. Huang YC, Cheng YJ, Lin YH, Wang MJ, Tsai SK. Graft failure caused by pulmonary venous obstruction diagnosed by intraoperative transesophageal echocardiography during lung transplantation. Anesth Analg. 2000;91(3):558–60.

47. McIlroy DR, Sesto AC, Buckland MR. Pulmonary vein thrombosis, lung transplantation, and intraoperative transesophageal echocardiography. YJCAN. 2006;20(5):712–5.

48. Cartwright BL, Jackson A, Cooper J. Intraoperative pulmonary vein examination by transesophageal echocardiography: an anatomic update and review of utility. J Cardiothorac Vasc Anesth. 2013;27(1):111–20.

49. Felten ML, Michel-Cherqui M, Sage E, Fischler M. Transesophageal and contact ultrasound echographic assessments of pulmonary vessels in bilateral lung transplantation. Ann Thorac Surg. 2012;93(4): 1094–100.

50. Cueto E, Herce JL, Sanchez A. Life-threatening effects of discontinuing inhaled nitric oxide in children. Acta Paediatr. 1997;86(12): 1337–9.

51. Huffmyer JL, Littlewood KE, Nemergut EC. Perioperative management of the adult with cystic fibrosis. Anesth Analg. 2009; 109(6):1949–61.

52. Roberts JG, Sabar R, Gianoli JA, Kaye AD. Progressive systemic sclerosis: clinical manifestations and anesthetic considerations. J Clin Anesth. 2002;14(6):474–7.

53. Westerlind A, Nilsson F, Ricksten S-E. The use of continuous positive airway pressure by face mask and thoracic epidural analgesia after lung transplantation. YJCAN. 1999;13(3):249–52.

54. Hansen LN, Ravn JB, Yndgaard S. Early extubation after single-lung transplantation: analysis of the first 106 cases. J Cardiothorac Vasc Anesth. 2003;17(1):36–9.

55. DellaRocca G, Coccia C, Costa GM, Pompei L, Di Marco P, Pierconti F, et al. Is very early extubation after lung transplantation feasible? J Cardiothorac Vasc Anesth. 2003;17(1):29–35.

56. Augoustides JG, Watcha SM, Pochettino A, Jobes DR. Early tracheal extubation in adults undergoing single-lung transplantation for chronic obstructive pulmonary disease: pilot evaluation of perioperative outcome. Interact Cardiovasc Thorac Surg. 2008;7(5): 755–8.

57. Okajima H, Tanaka O, Ushio M, Higuchi Y, Nagai Y, Iijima K, et al. Ultrasound-guided continuous thoracic paravertebral block provides comparable analgesia and fewer episodes of hypotension than continuous epidural block after lung surgery. J Anesth. 2014;15.

58. Suzuki Y, Cantu E, Christie J. Primary graft dysfunction. Semin Respir Crit Care Med. 2013;34(03):305–19.

59. Lee JC, Christie JD. Primary graft dysfunction. Proc Am Thorac Soc. 2009;6(1):39–46.

60. Christie JD, Carby M, Bag R, Corris P, Hertz M, Weill D. Report of the ISHLT working group on primary lung graft dysfunction part II: definition. A consensus statement of the international society for heart and lung transplantation. J Heart Lung Transplant. 2005; 24(10):1454–9.

61. Shargall Y, Guenther G, Ahya VN, Ardehali A, Singhal A, Keshavjee S. Report of the ISHLT working group on primary lung graft dysfunction part VI: treatment. J Heart Lung Transplant. 2005;24(10):1489–500.

62. Date H, Triantafillou AN, Trulock EP, Pohl MS, Cooper JD, Patterson GA. Inhaled nitric oxide reduces human lung allograft dysfunction. J Thorac Cardiovasc Surg. 1996;111(5):913–9.

63. Adatia I, Lillehei C, Arnold JH, Thompson JE, Palazzo R, Fackler JC, et al. Inhaled nitric oxide in the treatment of postoperative. Ann Thorac Surg. 1994;57(5):1311–8.

64. Meade MO, Granton JT, Matte-Martyn A, McRae K, Weaver B, Cripps P, et al. A randomized trial of inhaled nitric oxide to prevent ischemia-reperfusion injury after lung transplantation. Am J Respir Crit Care Med. 2003;167(11):1483–9.

65. Botha P, Jeyakanthan M, Rao JN, Fisher AJ, Prabhu M, Dark JH, et al. Inhaled nitric oxide for modulation of ischemia-reperfusion injury in lung transplantation. J Heart Lung Transplant. 2007; 26(11):1199–205.

66. Rudski LG, Lai WW, Afilalo J, Hua L, Handschumacher MD, Chandrasekaran K, et al. Guidelines for the echocardiographic assessment of the right heart in adults: a report from the American Society of Echocardiography: endorsed by the European Association of Echocardiography, a registered branch of the European Society of Cardiology, and the Canadian Society of Echocardiography. J Am Soc Echocardiogr. 2010;23(7):685–713.

67. Zoghbi WA, Enriquez-Sarano M, Foster E, Grayburn PA, Kraft CD, Levine RA, et al. Recommendations for evaluation of the severity of native valvular regurgitation with two-dimensional and Doppler echocardiography. J Am Soc Echocardiogr. 2003;16(7): 777–802.

# 肺移植患者的术后监护

J. Mauricio Del Rio, Mani A. Daneshmand, and Matthew G. Hartwig

**10**

## 引言

肺移植是治疗终末期肺病的首选方式。在多伦多总医院首次成功进行肺移植手术后，近30年来，肺移植的应用发生了相当大的变化[1]。下面几方面的进展促进了肺移植的发展。这包括有效的免疫抑制药物的开发，捐献器官保存的进步，新的抗微生物药物方案的引入，以及外科技术的改进。更重要的是，人们对免疫的基因和分子机制的认识有所提高，对肺移植受者的病理生理学和并发症的认识也有所提高，这促进了围手术期照护的发展和方案的优化。

根据2013年出版的国际心肺移植协会（International Society for Heart and Lung Transplantation，ISHLT）登记的"第三十届成人肺及心肺移植报告"，接受肺移植的成年人的实际中位生存期为5.6年，未调整的生存率为3个月88%，1年79%，3年64%，5年53%，10年31%[2]。尽管短期和中期生存率明显改善，但长期生存率并不理想。另一个重要问题是供体器官供应有限。多学科重症监护团队的作用是预防并发症，及时提供诊断并加快治疗早期并发症，以尽量减少其对生存和长期结局的影响。因此，与肺移植受者相关的并发症和关键问题的全面认知对于当代重症监护专业人员来说特别重要。本章将重点讨论从器官系统角度出发的术后紧急监护问题，以及重症监护病房（intensive care unit，ICU）中需要监护的肺移植患者的并发症。

## 肺移植术后患者的重症监护问题

肺移植受者患有不断恶化的终末期肺病，即使接受最大限度的药物治疗，预期寿命依然有限。在大多数情况下，由于肺功能和气体交换受损的慢性影响以及其他器官系统中原发疾病过程的影响，移植候选者有多个器官系统受损。理想的是，在术前对器官功能的影响进行识别和控制，并优化患者的整体状况。然而，这个患者群体对器官功能的进一步恶化非常敏感。因此，其总体脆弱的基础状态与多次术中术后生理改变的联合作用可导致显著的多器官系统功

能障碍。危重肺移植受者在ICU术后面临的问题将在器官系统方法中讨论。

## 肺移植受者的神经并发症

肺移植受者由于终末期肺病而暴露于慢性缺氧中。慢性缺氧、高碳酸血症以及呼吸性酸中毒可能导致伴发神经损害的脑灌注不足，改变了脑血流自动调节机制并在随后并发脑水肿。这种损伤显著增加围手术期不良事件，如血流动力学不稳定、缺氧、高碳酸血症和血栓栓塞，进而导致神经系统并发症风险的增加。在最近一项对肺移植患者的大型队列研究中，早期主要神经系统并发症的发生率为9.2%。最常见的神经系统并发症是卒中（41%）、严重代谢性脑病（37%）和严重高氨血症（6%）。与早期主要神经系统并发症死亡风险增加相关的因素有高龄、体外循环（cardiopulmonary bypass，CPB）时间过长和严重的原发性移植物功能障碍（primary graft dysfunction，PGD）。肺移植术后神经系统并发症的存在显著增加了发病率和死亡率，降低了短期和长期存活率[3]。

卒中的主要机制是血栓栓塞。公认的脑栓塞机制是肺静脉吻合术的血栓形成，据报道发生率为15%。不幸的是，这并不总能通过术中经食管超声心动图（transesophageal echocardiography，TEE）诊断[4-6]。其他重要机制包括房颤和其他房性心律失常，以及使用CPB和静脉-动脉体外膜氧合器（extracorporeal membrane oxygenation，ECMO）。

其他并发症包括脑病和谵妄等的发生，部分是由于栓塞和围手术期炎症反应的叠加效应加剧了终末期肺病，使得这些患者更容易表现出栓塞性神经损伤。然而谵妄是一个多因素事件，也可能是由于使用药物而引起神经毒性所导致的如皮质类固醇和钙调神经磷酸酶抑制剂。所以一旦出现移植后的急性意识混乱状态，应考虑从FK-506转换为环孢素或从钙调磷酸酶抑制剂转换为其他替代免疫抑制剂。完整的神经系统评估应包括使用TEE（即肺静脉血栓，壁内血栓形成，卵圆孔未闭）和颈动脉多普勒超声评估心脏栓子来源。还应进行完整的代谢性脑病评估。怀疑术后即

刻出现新的神经功能缺陷应快速评估,以排除急性缺血性或出血性脑血管事件。通常应在24或48小时内获得脑部计算机断层扫描(CT)。

肺移植受者迟发的可逆性脑病综合征(posterior reversible encephalopathy syndrome,PRES)与钙调神经磷酸酶抑制剂治疗以及未控制的系统性高血压有关。它应该与伴精神状态改变的神经缺陷进行鉴别诊断。管理上应该关注更换免疫抑制剂治疗和血压控制。明确诊断需要行脑磁共振成像(magnetic resonance imaging,MRI)检查[7],然而许多患者有禁忌证,因为他们体内存在金属手术装置。另外,在MRI检查时患者的安全转运和监测对于ICU团队来说是一个挑战。

避免特定卒中后的神经系统事件和继发性损伤非常重要,以防止加重原发伤害,并改善功能结果。在这方面,稳定的血流动力学(优化脑灌注压和氧气输送),正常体温,正常血糖,疼痛控制和焦虑管理对于治疗具有神经损伤的肺移植患者十分必要。预防措施,尤其是精心的手术技巧,特别是左房袖套吻合的内膜-内膜对位良好可减少左房血栓形成。术中TEE也应该评估卵圆孔,未闭合的卵圆孔可能发生心内右向左分流,使体静脉血栓进入左心发生栓塞。

## 高血氨症综合征

据报道肺移植后高血氨症发生率为4.1%,是一种相对少见的并发症。这种并发症死亡率很高(据报道高达67%)[8]。这些患者的精神状态和脑病恶化迅速,可导致癫痫发作,癫痫持续状态,昏迷,脑水肿和死亡。临床表现与极度升高的血氨水平相关,肝功能正常或轻微升高。这种综合征的原因尚不清楚,据推测与分解代谢(如胃肠道出血,感染,癫痫发作,肾功能不全等)引起负氮平衡,从而触发高血氨症有关。其他因素包括通过肠内或肠外营养的高蛋白摄入,急性肾损伤和肺动脉高压的存在[8]。这种患者需多模态管理,主要是减少含氮废物的产生和促进清除(包括消除肠外氨基酸和维持阻止分解代谢状态的高卡路里摄入)。其他重要的干预措施是积极控制应激因素,制定肾脏替代疗法,肠内乳果糖,应用新霉素,输注氨控制剂(如苯甲酸钠,苯乙酸钠和精氨酸),并尽可能避免使用皮质类固醇和钙调磷酸酶抑制剂[9]。

---

## 肺移植受者的术后心血管并发症

肺移植期间会发生血流动力学的剧烈波动,这加剧了肺移植接受者心肺生理机能的脆弱性。心血管系统提供的补偿机制旨在减弱慢性缺氧和高碳酸血症的影响。术中特点是存在:显著的血流动力学改变,失血,体液转移,低血压,灌注压的急性变化,心律失常,血管舒张,急性左右心功

能不全,以及急性肺血管阻力改变。急性围手术期改变与心血管系统慢性缺陷的相互作用使患者在术中和术后容易发生急性血流动力学恶化。以下是术后ICU即刻血流动力学不稳定的几种潜在原因:低血容量,围手术期心律失常,术后血管扩张性休克,右心室功能障碍,肺心病的生理影响,心脏压塞,左心室功能障碍,以及胸内压升高。

## 低血容量

低血容量是肺移植后常见的现象。血容量不足可能由失血,显著的液体转移,间质积液和利尿剂的积极使用引起。使用硬膜外镇痛(加上额外的去交感神经作用),以及正压通气对静脉回流的负面影响,这些都加剧低血容量的程度。胸腔内也有可能出现明显的液体流失。

## 房颤

心脏心律失常,特别是房颤(atrial fibrillation,AF)在肺移植后很常见。据报道,肺移植患者术后早期AF的发生率在16%至39%之间[10-13]。与肺移植后房颤风险增加独立相关的因素有年龄、双侧肺移植以及移植存在房颤[13]。其他确定的危险因素包括冠状动脉疾病、右心房扩大和术后血管加压药的应用增加[11]。其中涉及炎症、水肿、缺血-再灌注损伤、交感神经活性增加、血流动力学改变,以及心房的机械变形。重要的是,出现房颤的肺移植受者的ICU留置时间和住院时间增加,增加了医疗费用和发病率。虽然有AF是导致总死亡率增加的独立危险因素存在矛盾的报道[11,13-15]。然而,合并AF确实与住院死亡率增加有关[11,13]。从发病的角度来看,由于血栓栓塞和卒中风险较高且预后较差,积极治疗房颤是非常重要的。因此,高达50%的合并AF肺移植患者接受胺碘酮治疗,28%需要复律[13]。由于右心室功能障碍和血流动力学不稳定,β-受体阻滞剂和钙通道阻滞剂的耐受性差。

## 右心室功能障碍

右心室(right ventricular,RV)衰竭或功能障碍是肺移植后常见的重要问题。特别是,肺移植患者容易暴露于慢性肺动脉高压(pulmonary hypertension,PHT)并且可以加剧进行性的RV功能障碍。重要的是,术前RV功能下降与术后不良结果之间存在直接联系。此外,术中低氧血症、高碳酸血症、单肺通气、气道压力的急剧增加和肺血管系统的手术操作导致急性术中肺血管阻力(pulmonary vascular resistance,PVR)改变,这使得术前存在的RV功能障碍更加复杂。这种相互作用极大地增加了围手术期急性右心衰竭的风险。其他潜在的恶化因素包括通过未闭卵圆孔的右向左分流导致的低氧血症,以及呼吸机不同步。已知肺移植术后PVR增加和出现的PHT也会是恶化因素[15]。

急性术后 RV 功能障碍/衰竭的处理要求通过控制导致 PVR 增加的因素来减少 RV 后负荷，并支持 RV 收缩功能。血管扩张剂(如硝普钠、硝酸甘油、前列腺素和前列环素)的治疗管理受全身低血压和肺内分流潜在增加的限制[16]。在肺移植患者中主张更多使用选择性的肺血管扩张剂，尤其是吸入一氧化氮(inhaled nitric oxide,iNO)，以降低升高的 PVR，改善 RV 功能，并有助于稳定肺功能[17,18]。使用 β-肾上腺素受体激动剂必须要考虑到其可能增加心律失常，特别是房颤的倾向。诸如米力农和多巴酚丁胺之类的药物可用于治疗伴有 PVR 增加的 RV 功能障碍。米力农的使用有产生系统性低血压以及合并肾功能障碍时容易蓄积的局限性。

## 左心室功能障碍

终末期肺病患者左心室(left ventricular,LV)功能障碍的发生率一般只有 6%。当 PHT 存在时，LV 功能障碍的发生率增加到 19.6%。肺动脉高压导致 RV 压力超负荷，室间隔向左偏移，从而损害 LV 充盈[17]。假设长期受损的 LV 充盈可导致 LV 收缩功能的丧失。肺移植后，PVR 急剧下降导致 RV 后负荷和性能的改善。因此，由于肺流量和 RV 功能的改善，室间隔向右偏移，LV 舒张充盈深切改善。长期充盈不足的 LV，其处理急剧舒张末期容积的能力下降可导致急性 LV 衰竭。而且，这种生理改变在收缩功能已受损的心室中更难以耐受[18]。在这种情况下，可能出现急性肺水肿。急性肺水肿(例如再灌注损伤)和 LV 恶化(例如心肌缺血)的其他原因需要使用心脏导管和超声心动图检查来评估。检测这种情况并建立使用儿茶酚胺(为了改善收缩性)和主动脉内球囊反搏(以减少后负荷)的快速管理是非常重要的。

## 心脏压塞

在肺移植期间，将心包剪开以进行肺静脉引流的血管吻合。剪开后，通常心包与胸膜腔保持畅通。因此，液体的张力积累是很少见的[19]。然而，心包中可能存在单向积液从而产生进行性心脏压塞的生理表现。这通常被认为是心包积血抑制 RV 充盈或流出的重要机制。其他可能的压塞生理机制是胸水压力增加、同种异体移植物过大、肺水肿和肺顺应性不良的情况下过高的 PEEP 和正压通气压力。胸腔内压增高可能会导致静脉回流障碍，同时右侧心腔受外力压缩减少 LV 前负荷，最终导致继发心脏压塞的心源性休克[20]。这种现象也可以出现在供体移植物和受体胸腔不匹配的情况下。继发于肺漏气，支气管吻合口裂开或瘘管形成，气压伤和感染的心包积气形成也可引起心脏压塞[21]，而适当放置胸管则很少见到这些情况。

心脏压塞的诊断依据是中心静脉压(central venous pressure,CVP)的持续增加，全身动脉压和肺动脉压的降低，以及随呼吸变化的动脉和肺动脉压力波形(奇脉)。TEE 检查将证实右心腔压缩和左心室舒张末期容积减少，以及多普勒评估肺静脉和肝静脉血流的周期性变化[20](图 10.1a,b)。如有必要可以采用手术引流积液，或者通过降低气道正压甚至拔除气管导管以降低胸腔内压力。供体同种异体移植物与受者胸腔不匹配的情况下有指征进行同种异体移植物的肺减容术。尽管及时准确的诊断和随后的心包引流仍然是治疗的首选，在某些情况下，为了提供血流动力学稳定性和降低胸腔内压力来缓解压塞，ECMO 的使用可能是必要的[21]。

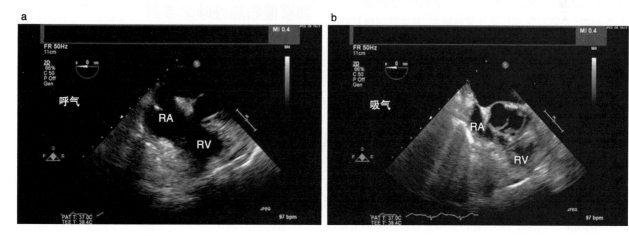

图 10.1 (a)同种异体肺移植受者的心脏压塞(在通气周期的呼气期)。食管中段经食管超声心动图(TEE)图像显示右心房(RA)和右心室(RV)腔。图像显示在舒张期 RA 和 RV 正常打开。该患者接受了气管插管和机械通气。为评估双侧肺移植术后即刻血流动力学不稳定的可能原因，进行了 TEE 检查。(b)同种异体肺移植受者的心脏压塞(在通气周期的吸气期)。食管中段经食管超声心动图(TEE)图像显示右心房(RA)和右心室(RV)腔。如图所示，在舒张过程中，RA 和 RV 由于外在压缩而完全塌陷

## 肺移植术后患者的急性呼吸道护理

术后呼吸管理的目标是提供充足的气体交换,以满足患者的代谢需求,同时控制围手术期肺损伤并降低呼吸机相关并发症。术后即刻进行最佳的呼吸管理也可以降低发生急性和长期并发症的可能性。主要干预措施是使用保护性通气策略、尽早拔管、优化呼吸力学和最佳的疼痛控制。

在术后一段时期,通过频繁的动脉血气测量来评估气体交换以确定肺功能的稳定性,安全地降低吸入氧浓度(最小化氧毒性),并帮助检测早期危及生命的并发症(例如超急性排斥反应,原发性移植物功能障碍等)。此外,混合静脉血氧饱和度的定期测定可以评估全身氧供需是否平衡;使用连续肺动脉导管血氧饱和度测量是一种有效的替代方法。全身灌注的其他间接指标可以帮助评估氧气输送是否充足(例如,pH,碱缺乏,碳酸氢盐水平,乳酸测定)。优化全身氧供需平衡需要适当的血红蛋白含量和足够的心脏指数。在这个患者群体中,由于术后急性右和/或左心室功能障碍,围手术期血管舒张性休克和血容量不足,很难实现正常的心输出量。改善携氧能力的好处应与输血的风险相平衡。从其他临床领域推断的关于输血阈值的数据对该患者群体可能是不够的或不适当的。然而,肺移植术后红细胞输血与生存率降低和感染增加有关[22];这些患者可能需要审慎的输血方法。

保护性通气策略的使用旨在预防或减少急性肺损伤(acute lung injury,ALI)的发生。这些干预措施包括呼吸机模式和操作的组合,旨在减少 ALI 的炎症和弥漫性肺泡损伤[23]。在这种环境下,保护性通气策略可以限制容积伤和气压伤,最大限度地减少肺内皮损伤,控制继发于细胞因子释放的所谓生物创伤以及所有与 ALI 发生有关的因素[24]。通过 ARDS 患者可使用低潮气量的证据,外推使用保护性通气策略作为肺切除术整个术中管理和胸外科手术患者围手术期管理的标准做法[25]。这些技术包括:采取低潮气量(6~8ml/Kg,双肺通气的理想体重),低吸气峰压(<20cmH$_2$O,高于 PEEP 水平),低平台气道压(<30cmH$_2$O),适宜的PEEP(8~10cmH$_2$O),最好使用压力控制通气,以及间歇性肺复张策略[23]。由于死亡风险较低,拔管较早,呼吸衰竭风险较低,降低 ALI 发生率,改善通气灌注匹配,现有证据支持使用肺保护策略(与传统方法相比),其在肺移植中的应用可能是有益的[26,27]。此外,最小化吸入氧浓度(inspired fraction of oxygen,FiO$_2$)可以减少氧自由基的产生和随后的 PGD。在肺移植患者中平衡肺复张策略对预防肺不张和改善氧合作用与潜在气压伤和血流动力学不稳定效应是很重要的。如果已经提供了充足的氧合和通气,进行频繁的肺复张操作就没有太大临床意义。

一旦患者血流动力学状态得到改善并且气体交换稳

定,就应该实施撤机策略。重要的是,FiO$_2$ 应尽快降低,以使氧毒性最小化。早期拔管的目标是最重要的,以避免医院获得性肺炎等并发症。完成早期拔管的最重要的干预措施是通过充分的镇痛来优化呼吸力学。与全身静脉镇痛相比,连续胸段硬膜外镇痛的早期实施安全有效,已证明其有助于早期拔管,减少疼痛和再插管率以及术后呼吸系统并发症[28]。对于预期早期拔管的患者,使用胸段硬膜外镇痛是实现最大限度减少长效镇静药物,避免全身应用阿片类药物,避免术后肌松药使用以早期恢复神经肌肉功能的多种方法之一。

在我们机构,为了避免术中抗凝的问题,当术后有明确凝血功能相关证据时,才开始硬膜外镇痛。我们使用低浓度丁哌卡因和低剂量氢吗啡酮的组合,其提供协同的神经效应且全身吸收最少。在开始硬膜外镇痛之前,等待术后休克和血流动力学不稳定的解决非常重要。根据我们的经验,当正性肌力药物和血管加压药物正在撤离时,以低输注速度开始是安全的。

呼吸力学和早期拔管的优化可以通过基于胸段硬膜外镇痛的急性开胸术后疼痛控制的多学科策略来实现,其允许若干额外的干预措施。这些干预措施包括周期性支气管扩张剂和体位引流的积极胸部物理治疗,早期动员起床和下床活动,最重要的是辅以强化的运动和物理治疗计划,即使患者仍然插管。疑似长期气管插管的患者应早期行气管切开,这将有利于肺分泌物的处理,增加早期活动,并增加患者的舒适度[9]。尽早和广泛地使用支气管镜检查不仅对于发现显著的早期并发症和评估支气管吻合的状态至关重要,而且对分泌物的充分清除也增加了成功拔管的概率。

## 肺移植后急性呼吸衰竭

急性呼吸衰竭是肺移植后最常见的并发症。其死亡率达 45%。术后早期急性呼吸衰竭最常见的原因包括:PGD、急性排斥反应和手术技术并发症;而 3 个月后,最常见的原因是感染、急性排斥反应和闭塞性细支气管炎[29]。下文将对导致术后即刻发生的急性呼吸衰竭的最重要的非感染性原因进行回顾。

### 原发性移植物功能障碍(PGD)/严重再灌注损伤

术后 PGD 描述了一个过去接受过不同命名的实体(如再灌注损伤、再灌注水肿、再植入反应、再植入水肿、原发性移植物失败和移植物功能障碍)[30]。这种并发症在肺移植受者中发生率高达 25%,并且是早期导致死亡和发病的主要原因[2]。此外,这种情况还有其他不良后果,包括 ICU 留置和住院时间增加、机械通气时间延长和运动能力下降[31]。

PGD 是导致急性肺同种异体移植失败的早期 ALI 的一种形式。产生这种形式 ALI 的主要机制之一是缺血再灌注损伤的发展。临床综合征包括急性进展的弥漫性肺泡浸润,伴有非心源性肺水肿和继发严重低氧血症。

ISHLT 的 PGD 工作组在 2005 年的共识声明中提供了一个标准化的定义。该定义包括在再灌注 72 小时内存在于 X 线下的"弥散性同种异体移植肺泡浸润"和基于氧分压($PaO_2$)与 $FiO_2$ 比率($PaO_2/FiO_2$)的低氧血症(表 10.1)。工作组建议了肺功能不全的纳入时间($T_0$ 指肺灌注 6 小时内,$T_{24}$、$T_{48}$ 和 $T_{72}$ 指第一次血气后 24、48 和 72 小时)[30]。他们还建议在定义 PGD 时提及描述中的某些子组:肺静脉闭塞、左心室功能障碍、超急性排斥反应和感染。重要的是,进展的 3 级 PGD 患者长期死亡率增加,慢性同种异体移植排斥反应(或闭塞性细支气管炎综合征)发生率增加,同种异体移植物功能降低[22,32]。PGD 的临床危险因素包括:移植供体吸烟史,同种异体再灌注时 $FiO_2$ 升高,术前结节病或肺动脉高压,使用 CPB,单肺移植,大剂量血液制品输注,术后肺动脉压升高,受者超重或肥胖[22]。其他相关因素包括缺血时间延长,供体肺挫伤或误吸,以及使用高钾保存液[33,34]。所涉及的机制是多方面的,其中包括内皮和上皮肺损伤的共同通路,如释放细胞因子、嗜中性粒细胞和淋巴细胞活化导致的细胞损伤、补体活化、多种炎症级联介质的上调、氧化应激和内源性 NO 产生的减少。最终的结果是细胞死亡和细胞凋亡增加[35-37]。

表 10.1 原发性移植物功能障碍严重程度分级建议

| 分级 | $PaO_2/FiO_2$ | 与肺水肿相关的放射线肺部浸润 |
|---|---|---|
| 0 | >300 | 不存在 |
| 1 | >300 | 存在 |
| 2 | 200~300 | 存在 |
| 3 | <200 | 存在 |

经许可引自 Christie 等[30]。

预防或减少 PGD 的发生率和严重程度的策略,特别强调在大型前瞻性研究中观察到的可改变的临床危险因素(例如,再灌注 $FiO_2$,避免使用 CPB 和移植前减轻受者体重)[22]。其他预防性干预措施包括:加强供体肺采集和保存的标准化,控制术中再灌注压力,以及输注去除白细胞的血液制品。有趣的是,有报道称会在采集供体肺时使用 NO 加入冲洗液中,以及早期使用 iNO 来减少 PGD 的发生率和严重程度[38-40]。吸入 NO 可以有效降低肺动脉压力,改善通气灌注匹配,优化 $PaO_2/FiO_2$ 比值,具有潜在的抗炎特性[9,29,40]。然而也有研究显示,iNO 和其他药物干预均不能有效预防肺移植术后 PGD[41-43]。故该方法是否能改善预

后尚值得进一步研究。

PGD 患者重症监护和治疗的支持是一种多系统方法,通过使用低压保护性通气策略、控制现有的肺水肿并使进一步肺水肿形成的风险最小化来最大限度地减少损伤。在严重 PGD 病例中使用静脉-静脉 ECMO 旨在避免使用有害的机械通气设定,从而避免额外的肺部损伤[44]。否则,治疗和预防肺水肿需要静脉使用利尿剂和避免肺血管充血的液体管理策略。在最近的一项研究中,中心静脉压(central venous pressure,CVP)>7mmHg 与机械通气时间延长相关,同时 ICU 和院内死亡率也增加[45]。尽管如此,有必要采取一种使用正性肌力药,肺血管扩张药和血管加压药的谨慎的血流动力学监测和管理策略;同时尽量减少血管内容量恢复,维持血流动力学稳定性和适当的全身灌注和氧气输送。通常需要肺动脉导管来提供相关血流动力学测量结果并帮助指导复苏。

## 急性排斥反应

超急性/体液介导排斥反应在文献中并不常见,但在具有高水平的抗人类白细胞抗体(human leukocytes antibodies,HLA)[例如群体反应性抗体(panel reactive antibody,PRA)]的患者中更可能发生[9]。急性排斥,感染和 PGD 的临床综合征难以区分。急性排斥反应患者出现炎症反应样综合征(包括低热)和呼吸困难,伴有低氧血症和肺外浸润。在许多情况下,患者在排除感染性病因后接受经验性治疗。在这方面,急性排斥反应的发现是非特异性的,诊断是回顾性的。急性排斥反应诊断的金标准是系列的经支气管活检的病理评估。然而,与开放式手术活检相比,使用支气管活检会低估急性排斥反应的发生率[46]。在选择的病例中,必须权衡开放手术活检的风险与诊断收益。急性排斥反应是肺移植术后第一年常见的并发症,约 40%~60% 的受者在第一年至少有一次急性排斥[2]。这种并发症的特征是以淋巴细胞性支气管炎/细支气管炎为病理学表现的以气道为中心的炎症。急性排斥反应发作的频率和严重程度与后来发展为以闭塞性细支气管炎为特征的慢性同种异体移植物功能障碍之间存在明确的关联。急性排斥反应的治疗旨在解决急性发作并减少进一步事件发生的可能性。主要治疗方法是使用甲基泼尼松龙 10~15mg/kg,持续 3~5 天,然后逐渐减量口服类固醇 2~3 周,这取决于类固醇的维持剂量。对临床上无法检测的需要通过支气管镜检查来诊断的 1 级急性排斥反应进行治疗存在争议。强调使用白细胞介素-2 受体阻断剂(例如巴利昔单抗)或用抗胸腺细胞球蛋白消除抗体的诱导方案预防急性排斥反应。

## 动态肺过度充气

这种并发症发生于接受单肺移植治疗肺气肿疾病的患

者。在术后时期,在高度顺应性、患病的自体肺中气体优先流动,伴随其严重情况下的自体肺进行性扩张和潜在的纵隔移位以及血流动力学不稳定。这一现象的病理生理学基础是同种异体移植物和剩余自体肺之间的顺应性差异,这导致正压通气时两肺有不同的气体流动。该过程由于同种异体移植物中PGD的发生而加剧。在这种情况下,供体肺的呼吸音减低,导致自体肺部一步膨胀。这样,自体肺PVR增加,导致血液分流至异常的同种异体移植肺,随后通气灌注不匹配恶化。处理这种情况需要使用避免空气滞留的呼吸机策略,包括减少潮气量,降低呼吸频率,降低PEEP和延长呼气时间;或者尽可能将患者转换为自主通气模式。患者还应该接受积极的支气管扩张剂治疗和移植侧在上的侧卧位通气,使流向同种异体移植物的气流最大化。这种方法可以引起轻微的低氧血症和高碳酸血症,伴有通常是短轴且耐受良好的呼吸性酸中毒。对于血流动力学不稳定或严重低氧血症和高碳酸血症的患者,在排除其他不稳定和过度膨胀因素,如张力性气胸和同种异体移植物黏液堵塞后,可以采用独立/差别机械通气治疗。通常在24~72小时后,当移植肺的顺应性增加时,动态过度充气改善。虽然没有足够的证据表明支持这种技术的常规使用可以改善结果,但有几例患者成功治疗的病例报道[47,48]。

## 非感染性气道并发症

肺移植后有多种可能的气道并发症,包括支气管吻合口裂开、支气管狭窄、阻塞性肉芽肿、支气管软化和支气管瘘[49]。肺移植术后中心性气道并发症发生率为9%~33%,死亡率为2%~4%。重要的是,在所有气道并发症中,9%~13%需要干预[50]。肺移植术后气道并发症的公认风险因素包括:供体支气管缺血,手术技术,供体支气管长度,供体或受体定植或感染的存在,供体/受体支气管大小的差异,术后感染,术后机械通气和使用免疫抑制剂[51,52]。手术技巧的改善以及供体和受体的管理已经大大降低了这些并发症的发生率。最常见的气道并发症是支气管狭窄。这种并发症最常发生在移植后2~9个月。这种狭窄发生在显著的坏死、开裂和感染后,特别是曲霉菌种[50,53,54]感染。另一个重要的并发症是由于黏膜坏死而发生的支气管吻合口开裂,这通常发生在移植后的第5周内。这种伴随高死亡率和高致病率的并发症很少见[55]。虽然大多数气道并发症并非致命的,但它们发病率高,需要复杂的多学科管理,包括支气管镜介入治疗和气道支架置入。最后,支气管软化和支气管狭窄可能是吻合口裂开和感染的长期结果[49]。

## 肺移植后急性肾损伤

急性肾损伤(acute kidney injury,AKI)是肺移植术后常见的并发症。来自2013年ISHLT登记报告的数据显示,23.3%的肺移植患者在1年内发生AKI,5年内发生率为55.4%。更重要的是,根据登记处资料,患者严重肾功能障碍的发生率很高,24%的患者在肺移植后5年内肌酐水平>2.5mg/dl,需要透析或移植。以类似的方式,41%的患者在10年内将经历这一相同的并发症。更具体地说,慢性透析需求在1年内为1.7%,在5年内增加到3.2%[2]。相反,最近两项关于早期AKI的研究表明,使用RIFLE标准AKI发病率更高(肺移植72小时和30天内分别为39%和54%)。这两项研究也得出结论:双侧肺移植后AKI更为常见。肺移植后发生AKI的另一个因素是大量输血。这些发现说明手术和围手术期因素的影响,以及肺移植术后AKI发生过程的复杂性[56]。这与传统观点相反,传统观点认为移植患者中AKI的主要病因是免疫抑制药物,特别是环孢素和他克莫司的肾毒性[56,57]。

值得注意的是,在当代研究中,血容量不足和血管升压素尚未被确定为危险因素[56]。肺移植术后AKI最重要的意义在于其与不良后果的联系,包括增加机械通气时间和住院时间[56]。长期来看,对肾功能不全的主要决定因素是移植前肾功能及早期术后AKI严重程度。因此,在评估阶段应建立最低的GFR要求(40~50ml/min)[58,59]。同样,移植后的肾功能需要密切监测,因为肺移植后AKI越严重,肾功能不全的进展越快[60]。与长期肾功能不全有关的其他风险因素是存在舒张压过高,以及使用环孢素而不是他克莫司。与慢性肾脏病发展相关的其他机制是使用钙调磷酸酶抑制剂以外的肾毒性药物,如两性霉素和氨基糖苷类药物。对有危险的患者进行识别,可以早期发现任何程度的AKI,避免继发性损伤,调整免疫抑制药物(例如较低剂量,替代疗法)以及积极治疗高血压和糖尿病,特别是进行最佳血糖控制。

## 肺移植后的血液学并发症

### 血栓性血小板减少性紫癜/溶血尿毒综合征

血栓性血小板减少性紫癜和溶血尿毒综合征都不是常见的实体器官移植后出现的并发症,但可能是致命性急性肾衰竭的原因。这些综合征以血小板活化和微血栓形成引起的血栓性微血管病为特征,随之伴有血小板减少症,溶血和肾衰竭。它们的出现与通过不明确的机制使用钙调磷酸酶抑制剂有关。这些综合征在肺移植后早期发生,最常在3个月内发生。治疗的主要手段是血浆置换治疗,可联合抗血小板药物和糖皮质激素[61]。它们的出现与使用钙调磷酸酶抑制剂有关,但机制尚不明确。

## 肝素诱导的血小板减少症/血栓形成

肺移植后血小板减少仍是一个常见现象。它常常是手术后前几天的一种自限性状态。仅在出现出血并发症时偶尔输注血小板。如用于 PGD 的 ECMO 等机械循环支持通常会引起血小板减少症。同样,抗菌药物如更昔洛韦和伏立康唑通常会导致血小板消耗。根据 PF-4 抗体的存在或血清素释放实验阳性所示,肝素诱导的血小板减少症在肺移植受者中高达 10% ~ 15%[62]。这有时会引起血栓形成,导致无处不在的并发症,包括深静脉血栓形成、肺栓塞、卒中和局部缺血。治疗这种严重的病症需要使用肝素替代药物,如比伐卢定或阿加曲班抗凝,以减少弥漫性血栓形成事件。

## 静脉血栓栓塞性疾病,包括深静脉血栓形成和肺栓塞(静脉血栓栓塞)

多达三分之一的肺移植受者出现静脉血栓栓塞,并可导致症状性四肢肿胀,中心静脉闭塞和肺栓塞。除了大手术和固定手术的常见危险因素之外,手术期间留置中心静脉导管,以及长期静脉通路,如经外周静脉穿刺中心静脉置管(peripherally inserted central catheters,PICC),都可能导致下肢或上肢深静脉血栓形成。在下肢常规使用顺序压迫装置,其效果不确切。然而,早期拔管,适当的镇痛和早期活动可能是防止静脉血栓形成的最好防御措施。在这些患者中,常规使用皮下普通或低分子量肝素(low molecular weight heparin,LMWH)预防深静脉血栓形成的作用尚未确定。双侧开胸的切口和广泛的肺门结构解剖提供了充足的软组织导致术后发生出血,另外移植后降低肾小球滤过率可能会降低低分子肝素清除率,从而增加出血的风险。虽然在这方面需要进一步的研究,但在我们的患者中实施常规的深静脉血栓形成预防并没有改变围手术期 VTE 并发

症的发生率,出血并发症却增加了[63]。

## 肺移植术后胃肠道并发症

肺移植后的胃肠道并发症很常见。大约有 51% 的患者在术后早期出现胃肠道并发症。大多数并发症(73%)出现在第一个月。然而,大多数胃肠道并发症仅需要保守治疗[64,65]。报道的胃肠道并发症包括食管炎、胰腺炎、胃弛缓,麻痹性结肠梗阻,胃食管反流、消化性溃疡、胃炎、消化道出血、巨细胞病毒结肠炎、巨细胞病毒性肝炎、憩室炎、胆囊炎和梭状芽孢杆菌性腹泻/结肠炎[9]。需要手术干预的主要胃肠道并发症发生率为 18%,死亡率高(68%)。由于许多掩蔽/混杂因素,如免疫抑制,这种手术并发症难以诊断。重要的是,延迟诊断与高死亡率有关。最常见的急腹症手术并发症是肠穿孔、阑尾炎、胆囊炎、结肠炎和肠壁积气[66]。有趣的是,一般良性和无症状的积气现象出现时仅仅需要暂时肠道休息和密切监测,很少需要手术干预。肺移植前后的另一常见胃肠道疾病是胃食管反流病(gastroesophageal reflux disease,GERD)。未改善的 GERD 确定和慢性同种异体移植物加速衰竭和 BOS 相关[67]。同样,积极识别口咽吞咽困难的患者以及实施防止误吸的保护性策略可以改善长期预后[68]。

## 围手术期感染问题

预防仍然是控制肺移植后感染并发症的关键。每位受者的围手术期抗生素治疗方案部分取决于患者的移植前微生物学数据。另外,从供体的培养结果中获得信息也很重要。这些包括来自供体医院的痰液和支气管灌洗样本,以及来自植入团队在植入手术时从供体气道获得的标本。表 10.2 列出了杜克肺移植计划使用的感染预防方案。

表 10.2 杜克大学感染预防

| 感染预防 |
| --- |
| 细菌 |
| 　标准方案 |
| 　　头孢他啶:每次麻醉诱导 2g IV,然后 1g IV q8h,持续 7~10 天或直至侵入性管道拔除(肾功能不全时调整剂量) |
| 　　万古霉素:每次麻醉诱导术前 1g IV,然后 1g IV q12h,持续 7~10 天或直至侵入性管道和胸引管拔除(肾功能不全时调整剂量) |
| 　标准方案应按照指示修改(与移植肺病专家和外科医生以及传染病主治顾问医生协商),包括: |
| 　　• 涵盖受者任何其他已知的术前病原体。这特别适用于囊性纤维化,支气管扩张和其他脓毒性肺部疾病患者 |
| 　　• 涵盖从供体培养物中发现的其他生物体 |

续表

| 感染预防 |
| --- |
| **注意** |
| 在移植手术时,将移除如乳房植入物、Hickman 导管、PIC 导线和植入式导管等异物。胃造口管通常会留在原位。手术前患者将被告知这一规定 |

卡氏肺孢子虫孢子菌

　复方新诺明 SS 1/d 术后 1 周开始,持续服用

　如果磺胺过敏:氨苯砜 50mg po QD 或雾化喷他脒 300mg 每月持续使用

真菌

- 制霉菌素混悬液 5cc 每日 4 次漱口并吞服,以预防口腔念珠菌。持续 6 个月
- 每天吸入两性霉素 B 脂质体复合物(Abelcet)100mg 连续 4 天,然后在移植后住院期间每周 50mg

　移植后巨细胞病毒预防

　D−/R−:

- 标准方案:阿昔洛韦(Zovirax)200mg TID 或伐昔洛韦(Valtrex)500mg BID×3 个月(除非肌酐清除率<10,否则不需要考虑肾功能给药剂量)

- 检查 EBV 状态→如果受者 EBV 血清学阴性,必须确认供者 EBV 状态

  - 如果供者是 EBV+,接受者 EBV−并且都是巨细胞病毒阴性,那么缬更昔洛韦 450mg 每天 1 次用一年。如果患者不能负担缬更昔洛韦,请咨询移植 ID。考虑预防结束后进行 EBV PCR 监测

- 只给予去除白细胞的血液制品

　D+/R+ and D−/R+:

- 标准方案:在医院时使用更昔洛韦诱导剂量,然后使用缬更昔洛韦 1 年

- 如果患者无法负担缬更昔洛韦:

  - 更昔洛韦的维持剂量为 6 个月

  - 更昔洛韦结束后开始下列严密监测协议

IV,静脉注射。

## 围手术期免疫抑制

　　虽然最佳的免疫抑制剂方案尚不清楚,但大多数方案使用钙调磷酸酶抑制剂(环孢菌素或他克莫司),抗增殖剂(硫唑嘌呤或麦考酚酸吗乙酯)和皮质类固醇的三联疗法。诱导治疗使用抗-CD25(巴利昔单抗或达克珠单抗),或免疫细胞消耗策略比如多克隆抗 T 细胞剂(胸腺球蛋白,ATGAM),或者最近在大约 50% 肺移植受者中使用 CD52(Alentuzumab)。急性排斥反应在肺移植术后发生,40%～60% 的患者在头 6 个月至少有一次排斥反应,这是导致早期死亡的一个不常见原因。肺移植后的早期死亡通常继发于原发性同种异体移植物功能障碍,感染和胃肠道并发症。

　　高度致敏的患者有特殊挑战,移植前存在的 Ⅱ 类 HLA 抗体与长期生存率降低有关[69]。我们对高度致敏的患者系统地使用静脉免疫球蛋白制剂(intravenous immunoglobulin preparation,IVIG)。以前使用的脱敏方案包括利妥昔单抗和血浆置换;然而,根据我们的经验,这并没有效果,而且现在不是常规使用[70]。

　　极少数情况下,基于供者预制的 HLA 抗体的存在,患者可能接受供者的同种异体移植,其虚拟交叉配型为阳性。类似地,可能观察到回顾性交叉配型阳性,可能来自非 HLA 抗体。在这些情况下,我们仍然继续治疗这些患者,方案包括使用利妥昔单抗,血浆置换和围手术期 IVIG。我们的常规免疫抑制方案见表 10.3。

表 10.3 杜克大学免疫抑制方案

| 杜克大学医学中心 | | |
|---|---|---|
| 肺移植协议 | | |
| 免疫抑制和临床管理 | | |
| **术前** | | |
| FK506:入院时舌下含 1mg。如果患者正在使用伏立康唑,泊沙康唑或氟康唑,术后给予 0.5mg 舌下含服 | | |
| 硫唑嘌呤:麻醉诱导时 2mg/kg IV | | |
| 如果麻醉诱导时使用马替普酶 1g IV | | |
| **术中** | | |
| 甲强龙 | | |
| 如果为双侧,每个移植肺再灌注时 500mg IV | | |
| 单个移植肺再灌注之前 500mg IV | | |
| 巴利昔单抗(Simulect):麻醉诱导后 20mg IV | | |
| **术后** | | |
| FK506:每 12 小时舌下 1mg。对于术后将接受伏立康唑,泊沙康唑或氟康唑的患者,将剂量减少至 0.5mg 舌下 q12h | | |
| 调整以达到 10~15ng/ml 的谷值水平。当胃肠动力恢复时切换到口服。* 如果肌酐>1.5,则 FK506 目标等级 8~12 | | |
| 硫唑嘌呤:2mg/kg IV 或口服以维持 WBC>3 000 | | |
| 如果麦考酚酸酯 1g IV 每 12 小时 | | |
| 类固醇:甲强龙 125mg IV q12h×48h,然后泼尼松 20mg po qd | | |
| 巴利昔单抗(Simulect):20mg,p. o. d. #4 | | |
| **维持** | | |
| FK506:每 12 小时调整一次剂量以维持 FK506 水平 | 0~6 月 | 10~15ng/ml FK506 |
| | 6 月后 | 8~12ng/ml FK506 |
| 如果患者发生显著肾功能不全可能需要较低的水平 | | |
| 硫唑嘌呤:2mg/(kg·d)口服以维持白细胞>3 000 | | |
| 强的松 | 0~3 个月 | 20mg/d |
| | 4~6 个月 | 15mg/d |
| | 7~9 个月 | 10mg/d |
| | >9 个月 | 5mg/d |

## 未来发展方向

肺移植已被确立为终末期肺病的治疗选择。手术技巧和围手术期照护的改进改善了高度复杂患者群体的生存率和生活质量。我们面临的挑战在于供体器官供应有限。在这一领域,利用老年捐赠者的同种异体移植物和心搏停跳者的捐赠,能够继续在扩大供体器官库方面取得进展。此外还可以进行创新的分配和制定优先级标准,旨在提高现有资源库的利用率,加快对最严重患者的干预。

特别重要的是,大有前景的技术发展有望允许边缘器官的使用,例如外肺灌注,以及改进的采购和保存技术。这些方法将作为肺移植的新领域,促进植入前的肺修复。

捐助者的年龄、合并症和整体复杂性的增加对于个体临床医生和整个医疗界来说是高度相关的。这些问题是人口老龄化和肺移植受者资格标准放宽的结果。重症监护多学科小组必须为这一不断变化的挑战做好准备。

另一个显著发展的领域是围手术期优化方案的实施以及生命支持技术(如 ECMO)的更广泛使用,这些技术给患者带来生机,否则这些患者的生存机会将会很小。

BOS 是肺移植最令人担忧的并发症之一,目前正在进行积极的研究,以阐明 BOS 的机制、潜在的预防措施和治疗干预措施。

## 总结

对于重症监护多学科团队,术后初期的肺移植受者是最重要的挑战。这是一个非常复杂的人群,要求重症治疗专业人员对其独特的临床问题提高相关知识水平和理解能力。重症监护的进展将继续推动当代肺移植的成功。

## 参考文献

1. Lung Transplantation Group T. Unilateral lung transplantation for pulmonary fibrosis. N Engl J Med. 1986;314:1140–5.
2. Yusen RD, Christie JD, Edwards LB, Kucheryavaya AY, Benden C, Dipchand AI, et al. The Registry of the International Society for Heart and Lung Transplantation: thirtieth adult lung and heart-lung transplant report – 2013; focus theme: age. J Heart Lung Transplant. 2013;32(10):965–78.
3. Shigemura N, Sclabassi RJ, Bhama JK, Gries CJ, Crespo MM, Johnson B, et al. Early major neurologic complications after lung transplantation: incidence, risk factors, and outcome. Transplantation. 2013;95(6):866–71.
4. McIlroy DR, Sesto AC, Buckland MR. Pulmonary vein thrombosis, lung transplantation, and intraoperative transesophageal echocardiography. J Cardiothorac Vasc Anesth. 2006;20(5):712–5.
5. Zander DS, Baz MA, Visner GA, Staples ED, Donnelly WH, Faro A, et al. Analysis of early deaths after isolated lung transplantation. Chest. 2001;120(1):225–32.
6. Schulman LL, Anandarangam T, Leibowitz DW, Ditullio MR, McGregor CC, Galantowicz ME, et al. Four-year prospective study of pulmonary venous thrombosis after lung transplantation. J Am Soc Echocardiogr. 2001;14(8):806–12.
7. Tsang BK, Kermeen FD, Hopkins PM, Chambers DC. Reversible posterior leukoencephalopathy syndrome: diagnosis and management in the setting of lung transplantation. Intern Med J. 2010;40(10):716–20.
8. Lichtenstein GR, Yang YX, Nunes FA, Lewis JD, Tuchman M, Tino G, et al. Fatal hyperammonemia after orthotopic lung transplantation. Ann Intern Med. 2000;132(4):283–7.
9. Lau CL, Patterson GA, Palmer SM. Critical care aspects of lung transplantation. J Intensive Care Med. 2004;19(2):83–104.
10. Dizon JM, Chen K, Bacchetta M, Argenziano M, Mancini D, Biviano A, et al. A comparison of atrial arrhythmias after heart or double-lung transplantation at a single center: insights into the mechanism of post-operative atrial fibrillation. J Am Coll Cardiol. 2009;54(22):2043–8.
11. Nielsen TD, Bahnson T, Davis RD, Palmer SM. Atrial fibrillation after pulmonary transplant. Chest. 2004;126(2):496–500.
12. Lee G, Wu H, Kalman JM, Esmore D, Williams T, Snell G, et al. Atrial fibrillation following lung transplantation: double but not single lung transplant is associated with long-term freedom from paroxysmal atrial fibrillation. Eur Heart J. 2010;31(22):2774–82.
13. Henri C, Giraldeau G, Dorais M, Cloutier AS, Girard F, Noiseux N, et al. Atrial fibrillation after pulmonary transplantation: incidence, impact on mortality, treatment effectiveness, and risk factors. Circ Arrhythm Electrophysiol. 2012;5(1):61–7.
14. Malik A, Hsu JC, Hoopes C, Itinarelli G, Marcus GM. Elevated pulmonary artery systolic pressures are associated with a lower risk of atrial fibrillation following lung transplantation. J Electrocardiol. 2013;46(1):38–42.
15. Kimblad PO, Sjoberg T, Steen S. Pulmonary vascular resistance related to endothelial function after lung transplantation. Ann Thorac Surg. 1994;58(2):416–20.
16. Griffith BP, Hardesty RL, Armitage JM, Hattler BG, Pham SM, Keenan RJ, et al. A decade of lung transplantation. Ann Surg. 1993;218(3):310–8. discussion 8-20.
17. Vizza CD, Lynch JP, Ochoa LL, Richardson G, Trulock EP. Right and left ventricular dysfunction in patients with severe pulmonary disease. Chest. 1998;113(3):576–83.
18. Kamler M, Herold U, Piotrowski J, Bartel T, Teschler H, Jakob H. Severe left ventricular failure after double lung transplantation: pathophysiology and management. J Heart Lung Transplant. 2004;23(1):139–42.
19. Navas B, Cobos MJ, Vaquero JM, Santos F, Cosano A. Cardiac tamponade secondary to pneumopericardium after lung transplantation: a case report. Transplant Proc. 2008;40(9):3123–5.
20. Denault A, Ferraro P, Couture P, Boudreault D, Babin D, Poirier C, et al. Transesophageal echocardiography monitoring in the intensive care department: the management of hemodynamic instability secondary to thoracic tamponade after single lung transplantation. J Am Soc Echocardiogr. 2003;16(6):688–92.
21. Lasocki S, Castier Y, Geffroy A, Mal H, Brugiere O, Leseche G, et al. Early cardiac tamponade due to tension pneumopericardium after bilateral lung transplantation. J Heart Lung Transplant. 2007;26(10):1069–71.
22. Diamond JM, Lee JC, Kawut SM, Shah RJ, Localio AR, Bellamy SL, et al. Clinical risk factors for primary graft dysfunction after lung transplantation. Am J Respir Crit Care Med. 2013;187(5):527–34.
23. Verbeek GL, Myles PS. Intraoperative protective ventilation strategies in lung transplantation. Transplant Rev (Orlando). 2013;27(1):30–5.
24. Slinger P. Perioperative lung injury. Best Pract Res Clin Anaesthesiol. 2008;22(1):177–91.
25. Kilpatrick B, Slinger P. Lung protective strategies in anaesthesia. Br J Anaesth. 2010;105 Suppl 1:i108–16.
26. Myles PS, Snell GI, Westall GP. Lung transplantation. Curr Opin Anaesthesiol. 2007;20(1):21–6.
27. Lucangelo U, Del Sorbo L, Boffini M, Ranieri VM. Protective ventilation for lung transplantation. Curr Opin Anaesthesiol. 2012;25(2):170–4.
28. Pottecher J, Falcoz PE, Massard G, Dupeyron JP. Does thoracic epidural analgesia improve outcome after lung transplantation? Interact Cardiovasc Thorac Surg. 2011;12(1):51–3.
29. Granton J. Update of early respiratory failure in the lung transplant recipient. Curr Opin Crit Care. 2006;12(1):19–24.
30. Christie JD, Carby M, Bag R, Corris P, Hertz M, Weill D. Report of the ISHLT Working Group on Primary Lung Graft Dysfunction part II: definition. A consensus statement of the International Society for Heart and Lung Transplantation. J Heart Lung Transplant. 2005;24(10):1454–9.
31. Christie JD, Sager JS, Kimmel SE, Ahya VN, Gaughan C, Blumenthal NP, et al. Impact of primary graft failure on outcomes following lung transplantation. Chest. 2005;127(1):161–5.
32. Whitson BA, Prekker ME, Herrington CS, Whelan TP, Radosevich DM, Hertz MI, et al. Primary graft dysfunction and long-term pulmonary function after lung transplantation. J Heart Lung Transplant. 2007;26(10):1004–11.
33. Meyer DM, Bennett LE, Novick RJ, Hosenpud JD. Effect of donor age and ischemic time on intermediate survival and morbidity after lung transplantation. Chest. 2000;118(5):1255–62.
34. Wittwer T, Franke UF, Fehrenbach A, Ochs M, Sandhaus T, Schuette A, et al. Experimental lung transplantation: impact of preservation solution and route of delivery. J Heart Lung Transplant. 2005;24(8):1081–90.
35. Steen S, Sjoberg T, Massa G, Ericsson L, Lindberg L. Safe pulmonary preservation for 12 hours with low-potassium-dextran solution. Ann Thorac Surg. 1993;55(2):434–40.
36. de Perrot M, Liu M, Waddell TK, Keshavjee S. Ischemia-reperfusion-induced lung injury. Am J Respir Crit Care Med. 2003;167(4):490–511.
37. Ng CS, Wan S, Yim AP. Pulmonary ischaemia-reperfusion injury: role of apoptosis. Eur Respir J. 2005;25(2):356–63.
38. Yerebakan C, Ugurlucan M, Bayraktar S, Bethea BT, Conte JV. Effects of inhaled nitric oxide following lung transplantation. J Card Surg. 2009;24(3):269–74.
39. Tavare AN, Tsakok T. Does prophylactic inhaled nitric oxide

reduce morbidity and mortality after lung transplantation? Interact Cardiovasc Thorac Surg. 2011;13(5):516–20.

40. Date H, Triantafillou AN, Trulock EP, Pohl MS, Cooper JD, Patterson GA. Inhaled nitric oxide reduces human lung allograft dysfunction. J Thorac Cardiovasc Surg. 1996;111(5):913–9.

41. Herrington CS, Prekker ME, Arrington AK, Susanto D, Baltzell JW, Studenski LL, et al. A randomized, placebo-controlled trial of aprotinin to reduce primary graft dysfunction following lung transplantation. Clin Transplant. 2011;25(1):90–6.

42. Keshavjee S, Davis RD, Zamora MR, de Perrot M, Patterson GA. A randomized, placebo-controlled trial of complement inhibition in ischemia-reperfusion injury after lung transplantation in human beings. J Thorac Cardiovasc Surg. 2005;129(2):423–8.

43. Moreno I, Vicente R, Mir A, Leon I, Ramos F, Vicente JL, et al. Effects of inhaled nitric oxide on primary graft dysfunction in lung transplantation. Transplant Proc. 2009;41(6):2210–2.

44. Hartwig MG, Walczak R, Lin SS, Davis RD. Improved survival but marginal allograft function in patients treated with extracorporeal membrane oxygenation after lung transplantation. Ann Thorac Surg. 2012;93(2):366–71.

45. Pilcher DV, Scheinkestel CD, Snell GI, Davey-Quinn A, Bailey MJ, Williams TJ. High central venous pressure is associated with prolonged mechanical ventilation and increased mortality after lung transplantation. J Thorac Cardiovasc Surg. 2005;129(4):912–8.

46. Burns KE, Johnson BA, Iacono AT. Diagnostic properties of transbronchial biopsy in lung transplant recipients who require mechanical ventilation. J Heart Lung Transplant. 2003;22(3):267–75.

47. Mitchell JB, Shaw AD, Donald S, Farrimond JG. Differential lung ventilation after single-lung transplantation for emphysema. J Cardiothorac Vasc Anesth. 2002;16(4):459–62.

48. Gavazzeni V, Iapichino G, Mascheroni D, Langer M, Bordone G, Zannini P, et al. Prolonged independent lung respiratory treatment after single lung transplantation in pulmonary emphysema. Chest. 1993;103(1):96–100.

49. Dutau H, Vandemoortele T, Laroumagne S, Gomez C, Boussaud V, Cavailles A, et al. A new endoscopic standardized grading system for macroscopic central airway complications following lung transplantation: the MDS classification. Eur J Cardiothorac Surg. 2014;45(2):e33–8.

50. Santacruz JF, Mehta AC. Airway complications and management after lung transplantation: ischemia, dehiscence, and stenosis. Proc Am Thorac Soc. 2009;6(1):79–93.

51. van Berkel V, Guthrie TJ, Puri V, Krupnick AS, Kreisel D, Patterson GA, et al. Impact of anastomotic techniques on airway complications after lung transplant. Ann Thorac Surg. 2011;92(1):316–20. discussion 20-1.

52. Van De Wauwer C, Van Raemdonck D, Verleden GM, Dupont L, De Leyn P, Coosemans W, et al. Risk factors for airway complications within the first year after lung transplantation. Eur J Cardiothorac Surg. 2007;31(4):703–10.

53. Hartwig MG, Snyder LD, Finlen-Copeland A, Lin SS, Zaas DW, Davis RD, et al. Lung transplantation at Duke University. Clin Transpl. 2009;197–210.

54. Shofer SL, Wahidi MM, Davis WA, Palmer SM, Hartwig MG, Lu Y, et al. Significance of and risk factors for the development of central airway stenosis after lung transplantation. Am J Transplant. 2013;13(2):383–9.

55. Murthy SC, Blackstone EH, Gildea TR, Gonzalez-Stawinski GV, Feng J, Budev M, et al. Impact of anastomotic airway complications after lung transplantation. Ann Thorac Surg. 2007;84(2):401–99 e1–4.

56. Jacques F, El-Hamamsy I, Fortier A, Maltais S, Perrault LP, Liberman M, et al. Acute renal failure following lung transplantation: risk factors, mortality, and long-term consequences. Eur J Cardiothorac Surg. 2012;41(1):193–9.

57. Ishikawa S, Griesdale D, Lohser J. Acute kidney injury within 72 hours after lung transplantation: incidence and perioperative risk factors. J Cardiothorac Vasc Anesth. 2013.

58. Osho AA, Castleberry AW, Snyder LD, Ganapathi AM, Speicher PJ, Hirji SA, Stafford-Smith M, Daneshmand MA, Duane Davis R, Hartwig MG. Determining elegibility for lung transplantation: a natiowide assessment of cutoff glomerular filtration rates. J Heart Lung Transplant. 2014;33(4):138.

59. Osho AA, Castleberry AW, Snyder LD, Ganapathi AM, Speicher PJ, Hirji SA, Stafford-Smith M, Daneshmand MA, Duane Davis R, Hartwig MG. Optimizing the estimation of renal function in lung transplant candidates. J Heart Lung Transplant. 2013;32(4):217.

60. Barraclough K, Menahem SA, Bailey M, Thomson NM. Predictors of decline in renal function after lung transplantation. J Heart Lung Transplant. 2006;25(12):1431–5.

61. Singh N, Gayowski T, Marino IR. Hemolytic uremic syndrome in solid-organ transplant recipients. Transpl Int. 1996;9(1):68–75.

62. Attaya AF, Tang A, Gomes M, Petterson G, McCurry K, Mason DP, Murthy S, Johnston D, Mehta A, Akindipe O, Lane C, Budev M. An analysis of the characteristics of lung transplant patients that develop heparin induced thrombocytopenia type II (HIT) after transplant. J Heart Lung Transplant. 2013;32 Suppl 4:268.

63. McGugan PLA, Albon D, Hartwig MG. Perioperative venous thromboembolism prophylaxis in lung transplant patients. J Heart Lung Transplant. 2014;33(4):S293.

64. Lubetkin EI, Lipson DA, Palevsky HI, Kotloff R, Morris J, Berry GT, et al. GI complications after orthotopic lung transplantation. Am J Gastroenterol. 1996;91(11):2382–90.

65. Gilljam M, Chaparro C, Tullis E, Chan C, Keshavjee S, Hutcheon M. GI complications after lung transplantation in patients with cystic fibrosis. Chest. 2003;123(1):37–41.

66. Hoekstra HJ, Hawkins K, de Boer WJ, Rottier K, van der Bij W. Gastrointestinal complications in lung transplant survivors that require surgical intervention. Br J Surg. 2001;88(3):433–8.

67. Atkins BZ, Trachtenberg MS, Prince-Petersen R, Vess G, Bush EL, Balsara KR, et al. Assessing oropharyngeal dysphagia after lung transplantation: altered swallowing mechanisms and increased morbidity. J Heart Lung Transplant. 2007;26(11):1144–8.

68. Atkins BZ, Petersen RP, Daneshmand MA, Turek JW, Lin SS, Davis Jr RD. Impact of oropharyngeal dysphagia on long-term outcomes of lung transplantation. Ann Thorac Surg. 2010;90(5):1622–8.

69. Snyder LD, Wang Z, Chen DF, Reinsmoen NL, Finlen-Copeland CA, Davis WA, et al. Implications for human leukocyte antigen antibodies after lung transplantation: a 10-year experience in 441 patients. Chest. 2013;144(1):226–33.

70. Snyder LD, Gray AL, Reynolds JM, Arepally GM, Bedoya A, Hartwig MG, et al. Antibody desensitization therapy in highly sensitized lung transplant candidates. Am J Transplant. 2014;14(4):849–56.

# 第三篇　心脏移植

# 心脏移植患者的选择和准备

11

## Brent C. Lampert and Ravi Ramani

## 引言

心力衰竭(heart failure,HF)是一种慢性进展性疾病,影响了超过 600 万美国人,预计到 2030 年这一数字还会增长 25%。终末期心力衰竭与生活质量差相关,在美国每年造成近 60 000 人死亡[1]。对于合适的终末期心力衰竭患者,心脏移植仍然是治疗的金标准。随着免疫抑制的发展,目前心脏移植术后 1 年生存率达到 90%,有接近一半的患者能活过 11 年[2]。遗憾的是,由于供者有限,这种治疗只能满足一小部分需要它的患者。在美国,过去的 20 多年里心脏移植的例数稳定在每年约 2 200 例。

由于这个关键的器官短缺,移植的风险分级和患者选择对于确保有限资源的最佳利用至关重要。另外,随着终末期心力衰竭患者的增加以及等待心脏移植(heart transplantation,HTX)名单中非常严重的患者比例的增加,要求机械循环支持的评估在移植中起到桥梁作用,并且是心脏移植评估的重要组成部分。

当患者准备心脏移植时,初步评估分为几个阶段。首先,必须评估患者心力衰竭状态的严重程度,以确定患者是否适合进行移植。应识别和治疗心力衰竭的任何潜在可逆性因素,如缺血、瓣膜疾病、心律失常或酒精滥用。目前的药物治疗应通过递加剂量调整 β 受体阻滞剂、血管扩张剂和利尿剂来进行评估和优化。如果有临床指征应进行双心室起搏。如果可能,应尝试几个月的最佳药物治疗来评估临床反应。如果确定没有可逆的原因,并已经优化了药物治疗,但严重的心力衰竭症状持续存在,这时应开始移植评估。心脏移植筛查涉及广泛的评估以排除禁忌证,评估围手术期风险,并预计有意义的长期生存机会。在心源性休克和/或药物依赖期间患者的治疗选择通常限于 HTX、机械循环支持(mechanical circulatory support,MCS)或姑息治疗,并且可能需要进行简要评估。

## 心脏移植适应证

HTX 的适应证包括以下一个或多个条件[3]:

1. 心源性休克需要连续静脉内药物支持,或主动脉内球囊反搏脉动装置的循环支持,或者机械循环支持。

2. 持续的纽约心脏协会(NYHA)心功能分级 4 级并且最大化药物治疗下有心力衰竭症状[左心室射血分数 <20%;最大 VO_2<12ml/(kg·min)]。

3. 不适用于经皮或者手术进行血运重建的、有顽固或严重心绞痛症状的冠心病患者,或者严重的移植冠脉疾病患者。

4. 对药物治疗、心导管消融、外科手术以及可植入式心律转复除颤器治疗无反应的顽固的威胁生命的室性心律失常。

5. NYHA3~4 级的先天性心脏病患者且心力衰竭症状经保守治疗和矫正性外科手术无效。复杂心内结构异常和可能需要心肺移植的显著肺血管阻塞性疾病患者。

缺血性或非缺血性心肌病是 2006 年至 2012 年 6 月间接受心脏移植的患者的主要病因(表 11.1)。患有浸润性疾病如淀粉样变性的患者仅在部分中心被认为适合移植。2013 年 ISHLT 的报告指出(1982 年至 2011 年 6 月期间的移植患者),缺血性或非缺血性心肌病患者的一年存活率高于其他病因的患者。先天性心脏病的长期生存条件与第一年生存率最高。再移植与其他病因组相比预后较差[4]。2013 年美国心脏病学会/美国心脏协会关于 HTX 适应证的心力衰竭建议见表 11.2[5]。

表 11.1 2006 年至 2012 年 6 月期间心脏移植受者的病因

| 非缺血性心肌病 | 54% |
|---|---|
| 缺血性心肌病 | 37% |
| 先天性异常 | 2.9% |
| 瓣膜性心肌病 | 2.8% |
| 再次移植 | 2.5% |
| 其他原因 | 0.9% |

数据来自 Lund 等[4]。

**表 11.2 ACC/AHA 心脏移植适应症指南**

| ACC/AHA 指南心脏移植指征 |
| --- |
| **绝对适应证:** |
| • 由于心力衰竭导致的血流动力学损害 |
|    − 难治性心源性休克 |
|    − 已证实的依赖静脉正性肌力药物支持才可以维持足够的器官灌注 |
|    − 峰值超过 10ml/(kg·min)出现无氧代谢 |
| • 严重缺血症状,常规活动受限,不适合进行冠状动脉搭桥手术或经皮冠状动脉介入治疗 |
| • 所有治疗方式均难以治愈的复发性室性心律失常 |
| **相对适应证:** |
| • $VO_2$ 峰值为 11~14ml/(kg·min)(或预计的 55%),并且限制患者的主要日常活动 |
| • 不适合其他干预的经常发作的不稳定性心肌缺血 |
| • 不是因为患者不遵医嘱而反复发作的体液失衡/肾功能不稳定 |
| **适应证不足:** |
| • 左心室射血分数低 |
| • 心功能不全,Ⅱ级或Ⅲ级的心力衰竭病史 |
| • $VO_2$ 峰值大于 15ml/kg/min(或大于预计的 55%),并无其他指征 |

数据来自 Mehra 等[28]。

## 心肺储备评估

寻找最佳的移植时机仍然是一个重大的挑战,当患者病得足够严重,但又不至于使移植过程相关并发症的发病率和死亡率风险过高。不幸的是,对移植候选者进行风险分级的工具数量有限。

通过测量峰值氧利用率(有氧能力)和改变通气反应(通气效率)来评估门诊患者的心肺储备。通常,峰值 $VO_2$($VO_2$max)提供了对晚期心力衰竭患者功能代偿能力的客观评估,也是何时将患者纳入心脏移植患者名单的最佳预测因素之一[6]。在广泛使用 β-受体阻滞剂之前,峰值 $VO_2$ 最初被评估为用于预测何时将患者纳入心脏移植名单的工具。

然而,几项研究已经证明了峰值 $VO_2$ 与 β 受体阻滞剂使用的持续有用性[7,8]。峰值 $VO_2$ 小于 14ml/(kg·min)是心脏移植的传统切入点,但是随着医疗和器械治疗水平的提高,对于晚期心力衰竭,峰值 $VO_2$ 小于 10~12ml/(kg·min)似乎是更好的阈值[9]。

通过分钟通气量与二氧化碳产生量($VE/VCO_2$)的斜率评估的通气反应[10,11]或者呼吸模式[运动振荡呼吸(exercise oscillatory breathing, EOB)][12]可以提高运动测试的可预测性及其在确定移植候选资格中的实用性[13]。评估通气效率对于不能够充分运动的患者特别有用,因为它可以在非充分运动下定义斜率。

虽然上述参数指导了心脏移植候选人的选择,特别是由第三方支付医疗费用的患者,但不能单独使用单一测试或结果来确定移植候选资格。相反,应评估患者的整个临床、社会和经济状况。

如果不能通过临床和客观实验室评估明确地确定候选人资格,则使用生存评估模型来定义高风险患者。已经开发了几种风险模型来指导心脏移植患者的选择,包括心力衰竭生存评分(Heart Failure Survival Score, HFSS)和西雅图心力衰竭模型(Seattle Heart Failure Model, SHFM)。HFSS 是 Aaronson 等在 20 世纪 90 年代开发的广泛使用的预测模型之一[14]。使用衍生队列的 80 个临床特征($n=286$)创建多变量比例存活模型,并在 199 个研究中验证。评分由 7 个最重要的预后因素计算:是否存在冠状动脉疾病,静息心率,左心室射血分数,平均动脉血压,是否存在 ECG 上心室传导延迟,血清钠和峰值 $VO_2$[14]。这样 HFSS 将患者分为低、中或高危险人群,这些患者的 1 年生存率分别为 89%、72% 和 60%。被认定为中度或高风险的不良结果的患者可以考虑进行心脏移植。尽管自 1997 年以来,心脏衰竭治疗取得了许多进展,但 HFSS 仍然可以鉴别不同的风险群体[13]。

SHFM 是一个有 21 个变量的风险模型,在近 10 000 名心力衰竭患者中得到前瞻性验证[15]。他的模型提供了 1 年、2 年和 3 年生存率的准确估计,并允许操作者在患者的预后中增加不同干预措施的估计效果。总体而言,SHFM 往往低估死亡风险,而 HFSS 往往会将其高估[3]。

## 心脏移植禁忌证

需要仔细的调查来确定那些合并系统性疾病的患者,这些患者不可能因为移植手术而改善甚至会恶化。移植的禁忌证不断发展,各个中心略有不同。心脏移植患者的主要血流动力学排除标准是不可逆的肺动脉高压(肺血管阻力>6WU,正常 PVR<1.5WU)。幸运的是,许多心力衰竭患者的肺动脉高压是由于神经-体液血管收缩,而在肺血管系统中没有不可逆转的结构变化,如钙化或内膜以及肌层增生。患有不可逆性肺动脉高压的患者术后右心室衰竭的风险增加,因为正常供体右心室突然面对急剧增加的后负荷。在移植评估期间,在所有候选人中进行右心导管检查,以确定肺动脉压升高患者。当肺动脉收缩压大于 50mmHg,或者经肺梯度大于 15mmHg 或肺血管阻力大于 3WU 时,应尝

试给予血管扩张剂。测试肺血管反应性的方案因机构而异。硝普钠、多巴酚丁胺、米力农、前列腺素 $E_1$、前列环素、磷酸二酯酶 3 型抑制剂和吸入一氧化氮是一些用于降低 PVR 的药物，用来检测升高的肺血管阻力的可逆性[16-20]。在对血管扩张剂具有阳性反应的患者中，已将米力农，多巴酚丁胺或前列腺素 $E_1$ 为一些患者连续输注数周，以此作为移植前的过渡[21,22]。机械循环支持也已显示可以有效为衰竭的心室减压并降低肺压。

当使用血管扩张剂无效时，应住院进行 24～48 小时血流动力学监测和利尿剂，正性肌力药物以及肺血管扩张剂治疗。如果肺动脉高压可以通过使用血管扩张剂而降低，则可以考虑移植候选人。应在临界肺动脉高压或对血管扩张剂治疗有反应的患者中进行连续右心导管检查，以确定其是否可以接受心脏移植。对于不可逆性肺动脉高压患者，有时可以在部分中心进行心肺联合移植。

来自皮肤以外的原发性恶性肿瘤是心脏移植的另一个绝对禁忌证。使用预防移植排斥反应的免疫抑制剂可能恶化恶性肿瘤。即使没有预先存在的癌症，移植后恶性肿瘤的发生率也会增加[23]。具有恶性肿瘤病史的患者，必须有足够的时间来确定恶性肿瘤是否已经治愈才可以考虑行移植手术。无肿瘤持续时间取决于先前恶性肿瘤的类型。Oliveira 等的 ISHLT 移植登记研究表明，心脏移植可以在具有恶性肿瘤病史和化疗诱发心肌病的选择性患者中安全地进行，结果不差于非缺血性心肌病后的移植[24]。因此，在将此类患者纳入名单前必须先去肿瘤科会诊。最后，患者合并有预期寿命低于 2 年的其他任何系统疾病不考虑心脏移植。

## 心脏移植相对禁忌证

心脏移植的绝对禁忌证很少，因此对预后有不良影响的合并症进行完全和仔细的风险评估很重要，以确保这一稀缺资源得到最佳配置。因此，移植评估侧重于筛查和鉴定潜在的相关禁忌证和那些可能增加围手术期和/或长期风险的合并症。我们将概述主要合并症以及它们如何成为移植评估的一部分（表 11.3）。

**表 11.3　心脏移植评估的推荐时间表**

| 评估项目 | 基线 | 3 个月 | 6 个月 | 9 个月 | 12 个月 |
|---|---|---|---|---|---|
| | | | 重复 | | |
| 完成 H 和 P | × | | | | |
| 随访评估 | | × | × | × | × |
| 体重/BMI | × | × | × | × | × |
| 免疫相容性 | | | | | |
| ABO 血型 | × | | | | |
| 重复 ABO 血型 | × | | | | |
| HLA 组织分型 | 仅在移植时 | | | | |
| PRA 与流式细胞术 | × | | | | |
| ● >10% | 每 1～2 月 | | | | |
| ● VAD | 每 1～2 月 | | | | |
| ● 输血 | 输注后 2 周然后 9 个月×6 个月 | | | | |
| 评估心力衰竭的严重程度 | | | | | |
| 用 RER 进行心肺运动试验 | × | | | | × |
| 超声心动图 | × | | | | × |
| 右心导管检查（当有指征时） | × | | × | | × |
| 心电图 | × | | | | × |
| 多器官功能评估 | | | | | |
| 常规实验室检查（BMP,CBC,LFT） | × | × | × | × | × |
| 如果 VAD 或使用香豆素则按照方案更频繁监测 PT/INR | × | × | × | × | × |
| 尿液分析 | × | × | × | × | × |
| GFR（MDRD 方程法） | × | × | × | × | × |

续表

| 评估项目 | 重复 | | | | |
|---|---|---|---|---|---|
| | 基线 | 3个月 | 6个月 | 9个月 | 12个月 |
| 全尿液样本用于测量蛋白质排泄 | × | × | × | × | × |
| 动脉血气评估肺功能 | × | | | | |
| 胸部平片(正位和侧位) | × | | | | × |
| 腹部超声 | × | | | | |
| 颈动脉多普勒(如果有指征或者>50岁) | × | | | | |
| 踝肱指数 ABI(如果有指征或者>50岁) | × | | | | |
| DEXA 扫描(如果有指征或者>50岁) | × | | | | |
| 牙科检查 | × | | | | × |
| 眼科检查(如果有糖尿病) | × | | | | × |
| 传染性疾病血清学检查和疫苗接种 | | | | | |
| 乙肝表面抗原 | × | | | | |
| 乙肝表面抗体 | × | | | | |
| 乙肝核心抗体 | × | | | | |
| 丙肝抗体 | × | | | | |
| HIV | × | | | | |
| RPR | × | | | | |
| HSV IgG | × | | | | |
| CMV IgG | × | | | | |
| 弓形虫 IgG | × | | | | |
| EBV IgG | × | | | | |
| 水痘 IgG | × | | | | |
| PPD | × | | | | |
| 流感疫苗(每年) | × | | | | |
| 肺炎疫苗(每5年) | × | | | | |
| 乙肝免疫:1____ 2____ 3____ | × | | | | |
| 乙肝表面抗体(免疫) | 第3次免疫后6周 | | | | |
| 恶性肿瘤预防 | | | | | |
| 大便潜血×3 | × | | | | × |
| 结肠镜检查(如果有指征或者>50岁) | × | | | | |
| 乳房 X 线检查(如果有指征或者>50岁) | × | | | | × |
| Gyn/Pap(如果有超过18年的活跃性生活史) | × | | | | × |
| PSA 和直肠指诊(男子>50岁) | × | | | | × |
| 问诊 | | | | | |
| 社会工作 | × | | | | |
| 精神疾病史 | × | | | | |
| 经济状况 | × | | | | |
| 神经/心理学评估(如果合适) | × | | | | |

经许可引自 Mehra 等[28]。

# 年龄

在心脏移植的相对禁忌证中,年龄一直是最有争议的因素。以前,老年患者一直被排除在移植考虑范围之外。然而,移植后监护的进步使老年人的生存率提高,与年轻移植患者相当[25-27]。目前,70岁被认为是年龄上限。然而,严格筛选的70岁以上患者也可以接受[28]。对于这些患者,常考虑使用替代供体方案(通常来自老年捐赠者的器官)。根据ISHLT报告,1996年中位受助人年龄增至56岁,自那以后保持不变。2006—2012年间和1982—1995年间相比,60~69岁年龄组的移植患者比例从14%增加到24%[4]。尽管全身性疾病和感染的发病率随着年龄增长而增加,但老年人对移植物的免疫耐受性已增加。

# 肥胖

与正常体重受者相比,移植前体重指数(body mass index,BMI)超过30kg/m²的受者较早出现较高程度排斥,年度高级别排斥反应频率增加,5年死亡率升高[29]。此外,肥胖患者围手术期出现并发症的风险更大,包括伤口愈合不良,以及感染、下肢血栓形成、肺部并发症风险的增加[26,30]。一般来说,大多数中心会考虑为BMI高达35kg/m²的患者进行移植。但对于严重肥胖的患者,在进行心脏移植手术前必须强制其减肥。对于仅靠控制饮食和运动无法减到理想体重的患者,可以采用机械循环支持来稳定心力衰竭综合征的策略,然后在移植前进行胃旁路手术。

# 肾功能不全

肾功能不全在严重心力衰竭患者中很常见。在许多患者中,肾功能将随着移植后心输出量的改善而改善,但是这种改善通常是有限的。然而,许多手术和移植后因素(长时间的体外循环,他克莫司治疗等)也可能使肾功能恶化。对所有考虑进行移植的患者应使用估测的肾小球滤过率(estimated glomerular filtration rate,eGFR)或肌酐清除率评估肾功能。尽管没有统一的肾功能标准,但美国大多数中心已经表明血清肌酐大于3mg/dl是移植的绝对禁忌证[31]。肾功能障碍的证据应进一步检查,包括肾超声、蛋白尿评估和肾动脉疾病评估,以排除内在和/或可能的可逆原因。在显著肾功能异常的患者中,应考虑心/肾移植联合。

# 糖尿病

糖尿病患者是否考虑HTX,取决于糖尿病相关并发症的程度。具有严重靶器官损伤和/或显著肾功能障碍证据的糖尿病患者是移植的相对禁忌证[28]。然而,严格筛选的胰岛素或药物治疗糖尿病患者可以接受心脏移植手术,并

具有与非糖尿病患者相似的发病率和死亡率[32]。Russo等对美国器官共享网络数据库的分析得出结论:不复杂的糖尿病并不会显著降低受者的生存率,但合并肾功能不全(SCr>2.5mg/dl)、病态肥胖、外周血管疾病或中风史的糖尿病患者除外[33]。了解患者的糖尿病状态十分重要,因为皮质类固醇作为术后免疫抑制方案的一部分,可能会使血糖控制恶化或诱发潜在的疾病。随着时间的推移,钙调神经磷酸酶抑制剂的肾脏效应在不复杂的糖尿病和非糖尿病患者之间是类似的[34]。如果临床有指征,用空腹血清葡萄糖和HgbA1C进行移植期间评估筛查糖尿病。建议对考虑移植的糖尿病患者进行内分泌学评估,以优化血糖控制。通过优化教育和医疗管理仍控制不良的糖尿病被认为是移植的相对禁忌证。

# 外周血管疾病

外周血管疾病如果严重到可以增加手术风险或限制移植后康复,则是移植的相对禁忌证。无法血管重建的有严重临床症状的脑血管病是移植的禁忌证[28]。在移植评估期间,使用上肢和下肢的外周动脉多普勒,颈动脉多普勒和踝肱指数(ankle-brachial index,ABI)进行筛查。

# 肺疾病

晚期阻塞性或限制性肺病与术后肺部并发症的风险相关,包括与免疫抑制治疗相关的感染。使用肺功能检查、胸部X线检查和胸部CT扫描来评估肺部疾病。普遍接受的排除标准是用力一秒呼气量(force one-second expiratory volume,FEV1)小于1.0升,用力肺活量小于预计值的50%或强制呼气体积对肺活量的容量比小于1.0。

# 烟草使用

吸烟的有害影响是众所周知的。心脏同种异体移植物特别容易受到烟草带来的冠状动脉同种异体移植血管病变,恶性肿瘤风险和移植后生存率降低等有害影响[35]。作为移植评估的一部分,应获得详细的烟草使用史。在移植前6个月,患者应完全戒烟。在高风险患者中,可以定期评估和监测尿液中的尼古丁和可替宁含量,以确保持续戒烟。尽管在手术前坚持戒烟6个月至1年,仍有约四分之一的心脏移植受者在移植后恢复吸烟[36,37]。

# 药物滥用

活性药物或酒精滥用应被视为移植的绝对禁忌证[28]。对于最近有药物滥用史的患者,在考虑移植之前可能需要结构化的康复计划。由于药物滥用,特别是酒精,会导致心肌病,因此对于已知的酒精或药物滥用诱发的心肌病患者,完全戒断酒精和药物使用至关重要。药物和酒精滥用评估

从详细的患者病史开始。定期的酒精和药物筛选可以作为移植评估的一部分,以确保戒酒的依从性。此外,许多移植中心使用书面行为合同来概述对患者改正其高风险行为的具体期望,并明确患者考虑移植前预期的状态。心脏移植后再次发作的风险是未知的。肝移植人群的一项小型研究显示,1 年时重新饮酒率为 11%,2 年时为 30%;移植前禁酒大于 6 个月大大降低了重新饮酒率[38]。

## 心理社会评估

不遵医嘱服药是导致急性移植排斥、移植血管病变和死亡的危险因素[39]。因此,一份完整的,旨在明确可导致移植困难的社会和行为因素的社会心理学评估是移植评估的关键部分。这应包括患者可以给出知情同意并遵守移植后药物治疗,改变生活方式和定期随访的能力的评估。此外,必须评估患者的家庭和其他支持系统,包括他们承诺长期支持的意愿。

像医学标准一样,心理社会评估被用于确定最有可能从捐赠机构获益并获得稀缺资源的患者。不幸的是,移植后预测结果的心理社会标准的可靠性和有效性数据有限。很难确保可能影响移植后结局的心理社会评估不与移植选择委员会对候选人社会价值的个人意见相混淆。试图客观预测移植的社会心理结果的工具最近已经问世,且很有前景,但尚未被广泛采用[40]。

## 免疫相容性测试

免疫相容性测试应包括 ABO 血型。美国器官共享网络(UNOS——一个私人组织,与联邦政府签订合同管理美国的器官移植系统)要求在两次不同的场合进行 ABO 测试,在准备进入动态 UNOS 等待列表时由另外一名人员准确验证血型。群体反应性抗体(panel-reactive antibody,PRA)试验可以用来筛选体液致敏。致敏可能是由怀孕,输血,先前移植或其他同种异体移植或放置心室辅助装置引起的。在等待移植时应避免输血导致的体液致敏。如果需要输血,PRA 检测应在输血 2 周后进行,然后每月一次持续6 个月。

## 血清和疫苗

应在初次移植评估期间获得传染性血清学,以鉴定可能影响移植候选资格的感染,如乙型肝炎、丙型肝炎、结核病和艾滋病毒。慢性病毒感染患者的心脏移植仍存在争议,各移植中心之间的做法各不相同。接受心脏移植的慢性乙型肝炎或丙型肝炎患者肝脏疾病发病率增加,但生存率不降低[41,42]。对这些患者的评估通常包括评估血液病毒水平以及考虑肝活检以确定是否存在肝硬化。

随着高效抗反转录病毒疗法(HAART)的出现,没有足够的理由拒绝艾滋病感染者进行移植。在一系列高度精选的具有较低或不可检测的病毒载量的 HIV 阳性患者中,也证实有良好的移植结果,且最近没有显著感染[43]。这些发现需要进一步确认和考虑接受移植的 HIV 阳性患者在移植中心之间的不同。在移植前推荐进行流行性感冒,肺炎球菌,甲型和乙型肝炎病毒免疫。

## 年龄因素

应根据年龄、性别和潜在风险因素推荐进行其他筛选。所有患者均应筛查隐匿性消化道出血,50 岁以上的患者也应接受结肠镜检查。40 岁以上的妇女应每年进行乳房 X 线照片和临床乳房检查。性活跃的妇女或 18 岁以上的妇女应每年进行一次阴道涂片(papanicolaou,Pap)测试。男性应每年接受前列腺癌筛查。包括基础代谢检查、血常规、肝功能检查、INR、尿液的常规实验室检查,做一个全面的基线检查,并作为周期随访的一部分。如果有特别的指征应考虑其他的评估,包括牙科检查和双能 X 线吸收法(dual-energy x-ray absorptiometry,DEXA)。

## 持续评估

当患者在移植名单时,应持续评估患者心力衰竭的稳定性和任何可能发生的合并症。至少每 6 个月进行一次右心导管检查,以评估灌注、肺压和心输出量。在临界肺血管阻力的患者应该更频繁进行右心导管检查,如果有需要更积极血流动力学支持的重大临床状况变化,应上调患者的名单顺序。常规进行肺功能检查和胸部 X 线检查,以监测肺和胸部异常。还应定期行血清学检查以评估肾功能。最后,随着年龄增长,年龄相关的预防性筛查应及时进行。

---

## 器官分配的最终决策

移植评估完成后,多学科移植小组将考虑患者的病情严重程度、临床合并症、支持系统和财务状况,以评估移植的适宜性。如果确定患者的候选人资格,他们将被添加到等待名单中准备接受一个新器官。为了确保捐助心脏的公平分配,UNOS 已经建立了一个器官分配系统[44]。在美国,胸部器官分配是根据接受者在美国器官分配网络(united network for organ sharing,UNOS)等候名单中的优先级(表11.4)以及与捐助者的距离来决定的。等待名单上的优先级由受者分配的代码和状态代码中累积的时间决定。具有最高医疗紧急度和最低预期短期生存率的患者通常被分配较高的状态代码。

一旦确定了捐助者,机构的适当分配取决于:

1. ABO 血型相容性。

2. 近似大小匹配——一般来说,供者应该在受者体重的±20%内;对于 PVR 升高的受者,供者应至少具有相同的体重,或者更大的体重。

3. 供者受者之间的距离。

4. 紧急程度——取决于患者的列表类别。

5. 同种致敏程度——随着高度敏感受体的出现,许多中心都考虑了负性前瞻性交叉匹配后的移植。

6. 在有许多具有相同特征的潜在受者的情况下,应优先考虑等待最长时间的患者。

在心力衰竭治疗进展继发的 2 例患者中,移植的生存效益可能无法实现[45,46]。这导致移植较高敏感度患者趋势增加,突出了围手术期监护在这些具有挑战性的患者人群中的重要性。

### 表 11.4　心脏移植的 UNOS 优先地位

| 心脏移植的 UNOS 优先地位 |
| --- |
| 状态 1A |
| • 已在移植名单中心,且至少具备以下一种情况: |
| － 机械通气 |
| － 主动脉球囊反搏,全人工心脏,或体外膜氧合 |
| － 单次大剂量静脉使用正性肌力药或多次静脉内正性肌力药的血流动力学监测[例如,多巴酚丁胺 $>7.5\mu g/(kg\cdot min)$ 加上米力农 $0.5\mu g/(kg\cdot min)$] |
| • 因为急性失代而使用左和/或右心室辅助装置植入后 30 天内(不需要进入名单中心) |
| • LVAD 发生与器械相关的并发症(如血栓栓塞,器械感染,机械故障或威胁生命的室性心律失常) |
| 状态 1B |
| • 静脉内输注正性肌力药物 |
| • 由植入的慢性(左和/或右)机械辅助装置支持 |
| 状态 2: |
| • 不符合 1A 或 1B 要求的所有候选人 |
| 状态 7: |
| • 暂时不适合接受胸腔器官移植。在不活动期间,累计时间没有变化 |

## 总结

终末期心力衰竭患者的适当风险分级对于移植患者选择和稀缺供体器官的分配至关重要。心脏移植候选人的选择是一个持续发展的多学科过程。基于患者的心力衰竭严重性,围手术期合并症和长期风险,社会支持系统和临床判断,由多学科团队最终决定是否将患者置于心脏移植候选名单上。

## 参考文献

1. Roger VL, Go AS, Lloyd-Jones DM. Executive summary: heart disease and stroke statistics—2012 update: a report from the American Heart Association. Circulation. 2012;125:188–97.
2. Stehlik J, Edwards LB, Kucheryavaya AY, et al. International Society of Heart and Lung Transplantation. The registry of the international society for heart and lung transplantation: 29th official adult heart transplant report—2012. J Heart Lung Transplant. 2012;31:1052–64.
3. Mancini D, Lietz K. Selection of cardiac transplantation candidates in 2010. Circulation. 2010;122(2):173–83.
4. Lund LH, Edwards LB, Kucheryavaya AY, et al. International Society for Heart and Lung Transplantation. The registry of the international society for heart and lung transplantation: thirtieth official adult heart transplant report—2013; focus theme: age. J Heart Lung Transplant. 2013;32(10):951–64.
5. Yancy CW, Jessup M, Bozkurt B, et al. American College of Cardiology Foundation; American Heart association task force on practice guidelines. 2013 ACCF/AHA guideline for the management of heart failure: a report of the American College of Cardiology Foundation/American Heart Association Task Force on practice guidelines. J Am Coll Cardiol. 2013;62(16):e147–239.
6. Mancini DM, Eisen H, Kussmaul W, et al. Value of peak exercise oxygen consumption for optimal timing of cardiac transplantation in ambulatory patients with heart failure. Circulation. 1991;83:778.
7. O'Neill JO, Young JB, Pothier CE, Lauer MS. Peak oxygen consumption as a predictor of death in patients with heart failure receiving beta-blockers. Circulation. 2005;111:2313.
8. Butler J, Khadim G, Paul KM, et al. Selection of patients for heart transplantation in the current era of heart failure therapy. J Am Coll Cardiol. 2004;43:787.
9. Goda A, Lund LH, Mancini D. The Heart Failure Survival Score outperforms the peak oxygen consumption for heart transplantation selection in the era of device therapy. J Heart Lung Transplant. 2011;30:315.
10. Ferreira AM, Tabet JY, Frankenstein L, et al. Ventilatory efficiency and the selection of patients for heart transplantation. Circ Heart Fail. 2010;3(3):378–86.
11. MacGowan GA, Janosko K, Cecchetti A, Murali S. Exercise-related ventilatory abnormalities and survival in congestive heart failure. Am J Cardiol. 1997;79(9):1264–6.
12. Guazzi M, Arena R, Ascione A, Piepoli M, Guazzi MD. Gruppo di Studio Fisiologia dell'Esercizio, Cardiologia dello Sport e Riabilitazione Cardiovascolare of the Italian Society of Cardiology. Exercise oscillatory breathing and increased ventilation to carbon dioxide production slope in heart failure: an unfavorable combination with high prognostic value. Am Heart J. 2007;153(5):859–67.
13. Arena R, Myers J, Guazzi M. The clinical and research applications of aerobic capacity and ventilatory efficiency in heart failure: an evidence-based review. Heart Fail Rev. 2008;13(2):245–69.
14. Aaronson KD, Schwartz JS, Chen TM, et al. Development and prospective validation of a clinical index to predict survival in ambulatory patients referred for cardiac transplant evaluation. Circulation. 1997;95:2660.
15. Levy WC, Mozaffarian D, Linker DT, et al. The Seattle Heart Failure Model: prediction of survival in heart failure. Circulation. 2006;113:1424.
16. Costard-Jäckle A, Fowler MB. Influence of preoperative pulmonary artery pressure on mortality after heart transplantation: testing of potential reversibility of pulmonary hypertension with nitroprusside is useful in defining a high risk group. J Am Coll Cardiol. 1992;19(1):48–54.
17. Givertz MM, Hare JM, Loh E, Gauthier DF, Colucci WS. Effect of bolus milrinone on hemodynamic variables and pulmonary vascular resistance in patients with severe left ventricular dysfunction: a rapid test for reversibility of pulmonary hypertension. J Am Coll Cardiol. 1996;28(7):1775–80.
18. Ichinose F, Roberts Jr JD, Zapol WM. Inhaled nitric oxide: a selective pulmonary vasodilator: current uses and therapeutic potential. Circulation. 2004;109(25):3106–11.
19. Loh E, Stamler JS, Hare JM, Loscalzo J, Colucci WS. Cardiovascular

effects of inhaled nitric oxide in patients with left ventricular dysfunction. Circulation. 1994;90(6):2780–5.

20. Murali S, Kormos RL, Uretsky BF, Schechter D, Reddy PS, Denys BG, Armitage JM, Hardesty RL, Griffith BP. Preoperative pulmonary hemodynamics and early mortality after orthotopic cardiac transplantation: the Pittsburgh experience. Am Heart J. 1993;126(4): 896–904.

21. Canver CC, Chanda J. Milrinone for long-term pharmacologic support of the status 1 heart transplant candidates. Ann Thorac Surg. 2000;69(6):1823–6.

22. Pacher R, Stanek B, Hülsmann M, Berger R, Siegel A, Daneschvar H, Rödler S, Frey B, Grimm M, Laufer G. Prostaglandin E1—bridge to cardiac transplantation technique, dosage, results. Eur Heart J. 1997;18(2):318–29.

23. Kellerman L, Neugut A, Burke B, Mancini D. Comparison of the incidence of de novo solid malignancies after heart transplantation to that in the general population. Am J Cardiol. 2009;103:562.

24. Oliveira GH, Hardaway BW, Kucheryavaya AY, Stehlik J, Edwards LB, Taylor DO. Characteristics and survival of patients with chemotherapy-induced cardiomyopathy undergoing heart transplantation. J Heart Lung Transplant. 2012;31(8):805–10.

25. Blanche C, Blanche DA, Kearney B, et al. Heart transplantation in patients seventy years of age and older: a comparative analysis of outcome. J Thorac Cardiovasc Surg. 2001;121:532–41.

26. Zuckermann A, Dunkler D, Deviatko E, et al. Longterm survival (10 years) of patients 60 years with induction therapy after cardiac transplantation. Eur J Cardiothorac Surg. 2003;24:283–91.

27. Demers P, Moffatt S, Oyer PE, Hunt SA, Reitz BA, Robbins RC. Long-term results of heart transplantation in patients older than 60 years. J Thorac Cardiovasc Surg. 2003;126:224–31.

28. Mehra MR, Kobashigawa J, Starling R, et al. Listing criteria for heart transplantation: International Society for Heart and Lung Transplantation guidelines for the care of cardiac transplant candidates—2006. J Heart Lung Transplant. 2006;25:1024.

29. Leitz K, John R, Burke EA, et al. Pretransplant cachexia and morbid obesity are predictors of increased mortality after heart transplantation. Transplantation. 2001;72:277–83.

30. Fasol R, Schindler M, Schumacher B, et al. The influence of obesity on perioperative morbidity: retrospective study of 502 aortocoronary bypass operations. Thorac Cardiovasc Surg. 1992;40:126–9.

31. Miller LW. Listing criteria for cardiac transplantation: results of an American Society of Transplant Physicians – National Institutes of Health Conference. Transplantation. 1998;66:947–51.

32. Lang CC, Beniaminovitz A, Edwards N, Mancini DM. Morbidity and mortality in diabetic patients following cardiac transplantation. J Heart Lung Transplant. 2003;22:244.

33. Russo MJ, Chen JM, Hong KN, et al. Columbia University Heart Transplant Outcomes Research Group. Survival after heart transplantation is not diminished among recipients with uncomplicated diabetes mellitus: an analysis of the United Network of Organ Sharing database. Circulation. 2006;114(21):2280–7.

34. Almuti K, Haythe J, Tsao L, Naka Y, Mancini D. Does renal function deteriorate more rapidly in diabetic cardiac transplant recipients? Transplantation. 2007;83(5):550–3.

35. Radovancevic B, Poindexter S, Birovljev S, et al. Risk factors for development of accelerated coronary artery disease in cardiac transplant recipients. Eur J Cardiothorac Surg. 1990;4:309–12.

36. Mehra MR, Uber PA, Prasad A, Scott RL, Park MH. Recrudescent tobacco exposure following heart transplantation: clinical profiles and relationship with athero-thrombosis risk markers. Am J Transplant. 2005;5:1137–40.

37. Basile A, Bernazzali S, Diciolla F, et al. Risk factors for smoking abuse after heart transplantation. Transplant Proc. 2004;36:641–2.

38. Miguet M, Monnet E, Vanlemmens C, et al. Predictive factors of alcohol relapse after orthotopic liver transplantation for alcoholic liver disease. Gastroenterol Clin Biol. 2004;28:845–51.

39. Dew MA, Kormos RL, Roth LH, Murali S, DiMartini A, Griffith BP. Early post-transplant medical compliance and mental health predict physical morbidity and mortality one to three years after heart transplantation. J Heart Lung Transplant. 1999;18:549–62.

40. Maldonado JR, Dubois HC, David EE, Sher Y, Lolak S, Dyal J, Witten D. The Stanford Integrated Psychosocial Assessment for Transplantation (SIPAT): a new tool for the psychosocial evaluation of pre-transplant candidates. Psychosomatics. 2012;53: 123–32.

41. Hosenpud JD, Pamidi SR, Fiol BS, et al. Outcomes in patients who are hepatitis B surface antigen-positive before transplantation: an analysis and study using the joint ISHLT/UNOS thoracic registry. J Heart Lung Transplant. 2000;19:781.

42. Lunel F, Cadranel JF, Rosenheim M, et al. Hepatitis virus infections in heart transplant recipients: epidemiology, natural history, characteristics, and impact on survival. Gastroenterology. 2000;119:1064.

43. Uriel N, Jorde UP, Cotarlan V, et al. Heart transplantation in human immunodeficiency virus-positive patients. J Heart Lung Transplant. 2009;28:667.

44. http://optn.transplant.hrsa.gov/policiesAndBylaws/policies.asp. Accessed 16 Aug 2013.

45. Yancy CW, et al. Improved outcomes in patients awaiting heart transplantation: making the case that status 2 patients should not undergo transplantation. The Journal of heart and lung transplantation. 2002;21(1):69.

46. Cohn JN, Archibald DG, Ziesche S, Franciosa JA, Harston WE, Tristani FE, Dunkman WB, Jacobs W, Francis GS, Flohr KH, et al. Effect of vasodilator therapy on mortality in chronic congestive heart failure. Results of a Veterans Administration Cooperative Study. N Engl J Med. 1986;314(24):1547–52.

# 心脏移植和心肺移植的外科技术

**12**

Arie Blitz

## 引言

> 莱特兄弟的第一次飞行比波音 747 的机翼还短。我们才刚刚开始心脏移植。
>
> C. Walton Lillehei 博士

　　心脏移植是一项令人振奋的工作,近几十年来手术成效显著。一些趋势已经变得很明显。首先,心脏移植的数量在美国已达到每年约 2 400 例;其次,在接受移植时,Ⅰ级患者的数量占比例越来越大。在过去 10 年中,Ⅰ级移植患者的比例从 73% 增加到 95%。实际上,目前Ⅱ级移植患者很少接受心脏移植。再次,在过去十年中,采用机械循环支持(mechanical circulatory support,MCS)的移植患者的比例已从 23% 增加到 41%,而且预计如果目前的分配制度不变,这一比例将继续增加。这些变化说明手术的对象病情更重,

移植手术操作更为复杂[1]。

　　心肺移植是一项罕见的手术。在美国,每年手术不到 30 例,其中由斯坦福大学和匹兹堡大学承担大部分,其余个例由其他一些医疗中心开展[2]。目前,该手术主要针对终末期心脏病和肺部疾病患者。此外,随着肺移植的发展,许多先前被列入心肺移植名单的患者,现在正在接受单独肺修复+心脏修复手术。

　　本章中,作者总结心脏移植和心肺移植手术。单独肺移植在本书其他章节进行讨论。图 12.1 概述了本章章节的基本原理和顺序。对于心脏移植和心肺移植的每一个主题,会分别对供体和受供体手术进行描述。最后,将这些情况进行细分,组成了本章的各个小节,如下图所示:

Ⅰ. 心脏移植

　A. 心脏移植的单独心脏供体移植

　B. 为特别受体提供心肺联合移植

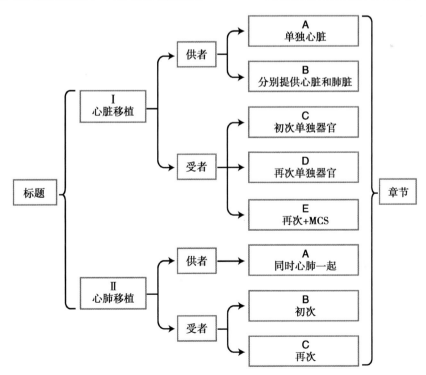

**图 12.1** 章节的基本原理和顺序。标题、副标题和小节按从左到右的顺序显示

C. 心脏植入术:首次手术

D. 心脏植入术:二次手术

E. 心脏植入术:桥接患者

Ⅱ. 心肺移植

　　A. 心肺移植的心肺联合移植

　　B. 心肺联合移植:首次手术

　　C. 心肺联合移植:二次手术或在具有潜在危险的胸腔手术

　　我们列举了关于这些手术的保障措施和注意事项。麻醉管理、术前和术后护理于本书的其他章节中有所讨论,因此此处将不再赘述。读者可参考这些章节以获取进一步信息。读者也可参考 Donald McRae 撰写的关于世界上第一例心脏移植的书,以进一步了解相关历史背景[3]。

## 心脏移植

　　本文将介绍对于不同受体采用的单独心脏移植手术及心肺联合的供体手术;对于受体心肺联合移植手术将在"心肺联合移植"部分介绍。心脏受体手术将于此标题下分 3 个不同的方面进行介绍:首次植入、二次植入及桥接左心室辅助装置(left ventricular assist device,LVAD)的植入术。

　　从以往历史上看,按照心房连接构造的类型,心脏移植技术被分为以下几类:经典双房植入、双腔静脉植入及整个心脏植入(图 12.2)。最后一种手术类型中[4],几乎切除所有的受体心房组织,该手术需要额外的缺血时间且无明显益处,因此,已基本上不被采用,故此处将不做进一步讨论。读者可于别处查阅有关此类型手术的技术细节[4]。

　　为尽量减少缺血时间,需要计划供体和受体手术的相对时间,这被定义为从供体实施动脉阻断至受体移除阻断的间隔时间。虽然根据临床情况,可接受更长的缺血时间,但为得到最佳预后,缺血时间应控制在 4~6 小时之内。图 12.3 说明了协调供体和受体手术的复杂性。我们还总结了供体和受体手术的一系列步骤,并描绘了两者之间所需的沟通。一般我们采用的沟通经验原则是"有疑问的时候,打电话给我。"但在现代,作者认为可改为:"有疑问的时候,发消息给我。"精确的时间十分重要,错误的沟通交流可对受体带来伤害。

　　理想情况下,供体心脏应正当受体组准备进行体外循环(cardiopulmonary bypass,CPB)时到达受体组所在手术室。因此,尽可能细致地计划时间至关重要。一般通过从实际心脏植入的计划时间到供体和受体所经历的首项步骤,创建时间表模板得以完成,如图 12.3 所示。在预计时间时,受者最重要的特征包括目前受者是否住院或在家中,是否需要交叉匹配,进行口服抗凝治疗情况,心脏外科手术史和/或是否处于机械循环支持(mechanical circulatory support,MCS)。由于不管移植的器官组织是否被接受,必须在最终决定前将组织从供者所在医院转运至受者所在医院,因此传统的交叉匹配通常需要最多时间。一些医疗中心已经开始采用 HLA 抗体的虚拟交叉配型,但目前该方法在胸部器官移植中的应用并不普遍[5,6]。在预测时间时,供者最重要的影响因素包括供者和受者所在医院之间的转运时间,以及供者是否有其他器官需要手术。确切的供者手术时间一般由供者所在医院决定,因此也决定了供者及受者的实际时间表。但是由于供者医院通常比较繁忙,需按

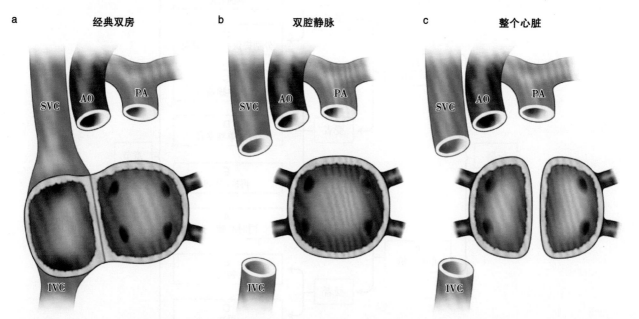

图 12.2　基于心房连接的 3 种不同类型的原位心脏植入。(a)经典双房植入。(b)双腔静脉植入。(c)整个心脏植入

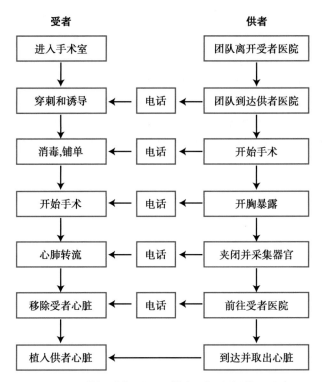

受者    供者

进入手术室 —— 团队离开受者医院

穿刺和诱导 ← 电话 ← 团队到达供者医院

消毒,铺单 ← 电话 ← 开始手术

开始手术 ← 电话 ← 开胸暴露

心肺转流 ← 电话 ← 夹闭并采集器官

移除受者心脏 ← 电话 ← 前往受者医院

植入供者心脏 ← 到达并取出心脏

**图 12.3** 协调受者(左)和供者(右)的操作。垂直箭头表示受者和供者的轨迹进程,短水平箭头表示顺序之间的交流时机,较长的水平箭头表示供者和受者轨迹融合

原定的手术列表进行手术,因此供者手术可能被推迟到夜间。

关于是否接受特别远距离的供体,不可仅从预计缺血时间这一单方面因素考虑。其他影响特定供体可接受缺血时间的重要因素还包括供体心脏功能、供体心肌变力支持程度、受体血流动力学稳定性以及受体在合理时间内获得另一心脏供应的可能性。例如,如果供体心脏功能良好,且供体在最小的肌力支持下,不稳定的受体可接受较长的供体缺血时间。因此,很少有硬性规则,决定需要个性化。

## 心脏移植-单独供体手术

### 手术操作

在前往供体所在医院之前,供体手术组应复查所有相关的材料。除了供体所有的背景资料,多次确保供体与受体 ABO 血型相容性至关重要。ABO 相容性至少需要在以下几个关键处确认并记录:

- 供体初始线上登记页面
- 实施供体手术的外科医生与器官获得机构的协调人员初始电话谈话
- 抵达供体所在手术操室时
- 供体心脏到达受体所在手术室时。

对受供者而言,ABO 相容性不匹配的后果十分严重,因此上述的多次确认必不可少。

在前往供体所在医院的途中,供体组与受体组间应不断沟通,如图 12.3 所示。由于很少能按照最初设定的时间表准确操作,因此应在整个转运过程中持续、反复进行沟通交流,以确保双方保持再同步。此时的目标依然是让供体心脏在受体组准备好进行体外循环时到达。有时会出现血流动力学不稳定的受体须实施体外循环,但供者团队还在途中的情况,但幸运的是,该类情况十分罕见。

在到达供体所在医院时,供体组再次复查数据、确认 ABO 血型相容性,如果可以的话,直接查看最新的心脏超声和冠状动脉造影检查。如果供体组此时认为心脏是可以接受的,确认信息将传达给受体组。此外,修订的时间由供体/受体组商定(见图 12.3)。

鉴于外科医生对许多供体心脏切除所在的医院并不熟悉,因此需要心外科医生与麻醉团队就手术中相关的参数和关键点进行沟通。例如,如何维持平均动脉压和中心静脉压,如有必要需使用何种强心剂或升压剂,中央静脉通路应何时撤出,以及何时脱离呼吸机是合适的。

通常情况下,供者手术过程可分为两个阶段。首先,最初的胸骨切开术、评估,以及准备分离。其次,一旦其他器官手术组准备好,停止心脏跳动、移植取出,并准备运输。

当开始第一阶段手术时,需暂停一段时间,供体做好手术准备。用于准备运输心脏的备用桌上需配备几个脸盆、3 个无菌袋和 1 个合适的容器(作者采用大多数装置中都有的壁抽吸容器)。各个供体团队采用各自的切口(通常是一个连续的胸骨切开术和开腹手术切口)。实施胸骨切开术后,立即插入牵引器。如果可以的话,使用带有胸骨钉的拉钩,因为术中可常常出现不带钉的拉钩下滑至腹部的情况。将钉突压入骨膜,防止牵引器沿胸骨长轴方向滑动。使用骨蜡可有助于骨髓止血。由于手术可能需要持续几个小时,直到动脉阻断为止,因此应严格控制出血。如果操作不当,此段时间内可造成大量血液和体液流失。

打开心包,将缝线圆周样环绕放置。然后对心脏进行视诊和触诊。观察重点主要是心功能及是否存在瘢痕或挫伤。对各心腔及大血管进行触诊,有无震颤。目前如果在术前超声心动图上无明显异常发现,一般很少有意外发生。但是,如果发现任何异常情况,术中应进行经食管超声心动图进一步检查,并将检查结果告知植入组。接下来,触诊冠状动脉以明确是否存在明显的斑块或钙化,特别是在患者手术前未行左心导管术的情况下。当完成心脏视诊和触诊后,立即联系受供者组,以通知其心脏已可接受移植。

值得一提的是,在供体手术初期需要对手术权衡利弊。一般来说,心脏完成初始剥离后,至少需要比其他器官移植组提前 1 个小时准备好动脉阻断,有时甚至要提早更多时间。因此,应注意在解剖初始阶段,由于心肌功能不全或意外损伤引起的血流动力学不稳定,可能会导致动脉过早阻断。

因此,分离的初始阶段仅限于相对安全的操作,并很大程度上取决于手术医生的经验。主动脉和肺动脉(pulmonary artery,PA)从心包附着处分离出来。主动脉应被分离至主动脉弓水平。上腔静脉(superior vena cava,SVC)和下腔静脉(inferior vena cava,IVC)分别从各自的心包附着处分离,应注意由于奇静脉从后方进入上腔静脉,因此应避免损伤奇静脉。当心脏处于饱满状态时,将心脏结构从心包和心脏内结构相互分离,较心脏处于空虚状态时更有助于移植,这是因为当心脏处于空虚松弛状态时,较难找到切面。在奇静脉入口上方上腔静脉周围放置两条丝线。如操作方便,在奇静脉周围再放置一条丝线。棉带穿过主动脉和下腔静脉。在此关键此刻,供体心脏小组需暂停手术,以便腹部器官组进行已准备好的分离手术,准备动脉阻闭。需估计腹部组手术剩余时间,并将这些信息和调整后的时间表通知受体组。

在第一阶段进行结束时,手术医生在离开手术台前,需确保已选择即将进行动脉阻闭,并将第二阶段的缝合和其他需要传达给了洗手护士或技术员。

图12.4显示了获取心脏的第二阶段的手术步骤。

当腹部组准备进行动脉阻断时,即第二阶段启动。麻醉团队给予30 000U肝素,并进行再循环3分钟。在此期间,需准备好心脏停搏液袋(1~2L)和输液通路。此通路需无气体且被夹闭。于升主动脉中段位置进行荷包缝合,并将心脏停搏套管插入荷包内。然后将荷包放下,去除套管内气体,并将其连接到先前已除去气体的输液通路。如果需要,可以连接一条压力通路,但在心脏停搏液输液过程中触摸主动脉通常就足够了。心脏停搏通路应保持被夹闭状态,以防止在动脉阻断前意外地过早输注心脏停搏液。

在心包的右侧边缘近横膈膜水平切开,以接近下腔静脉侧面。该切口将下腔静脉和冠状窦流出的血液向下引至右侧胸膜腔,以防止心脏复温。如果正在进行右肺手术,则不可进行此操作。

当腹部组准备好阻断动脉后,心脏外科医生则需要求麻醉医师去除所有穿过上腔静脉的中央通路。需准备好两根吸引管,置于纵隔内。以上这些操作需由第一个手术助手来执行管理。此时的目标是清除术区的血液,以清楚观察心脏,防止心脏复温。因此,将一个吸引器置于下腔静脉一端,另一个则置于左下肺静脉(pulmonary vein,PV)——即最初通气切口所在处。然后,将上腔静脉结扎一次,并在输注心脏停搏液后固定。有关下腔静脉半横断的定位,有时需与肝脏组协商;但是,须确保避免因切口位置过高而损

伤冠状窦。手术医生可通过左手食指与中指跨上腔静脉心房(cavoatrial)交界处使其轻轻向头侧回缩,以保护冠状窦。当完成此半切后,对左下肺静脉行第二个半切操作。此时右心室和左心室都处于被通气状态中。心脏在多次搏动后得到减压,对心脏停搏通路升主动脉远端进行阻断,心脏停搏液由灌注组注射。应检查主动脉根部以确保其充分扩张。同样,如果需要,还可以使用压力传感器。关于心肌保护的更多细节将在下一节进行讨论(见后文)。

在动脉阻断期间,应再次联系移植中心以相互同步时间(见图12.2)。

当输注心脏停搏液时,将冰块反复置于心脏各表面上,血液和心脏停搏液从心脏间隙排出。如上所述,在下腔静脉切口处放置一根吸引套管,另一根放于左下肺静脉切口处。外科医生除了确保所有液体流出心脏外,还须密切注意确保心脏体积无增大。如果下腔静脉切口过小,会引起右心体积增大;如果因主动脉根部压力过大引起主动脉瓣关闭不全,或左下肺静脉切口过小,则会导致左心体积增大。当心脏停搏液输注完成后,移除停搏液缝合荷包和套管。

由于心脏切除手术可有多种步骤顺序,因此确定一标准顺序至关重要。此时心脏处于缺血状态,必须尽可能保持低温并快速切除。作者手术操作流程如下:当切除心脏时,血液会不断流出,充满手术视野,从而影响手术,需要手术助手负责操作吸引管抽吸血液。另外,助手还负责间歇性给心脏敷以冰泥,以助保存。常规尽可能切除主动脉和上腔静脉,特别是如果受者有先天性心脏病或为二次手术者,这是一个很好的经验性原则。

首先,将上腔静脉和奇静脉残留的结系紧。完成后,上腔静脉被两个结分段,于连接至上腔静脉处分离奇静脉。系紧上腔静脉上残余的结,以尽量进一步避免血液回流到心包间隙(若上腔静脉于手术起始阶段已被完全切除,则有助于此时操作)。接下来,外科医生左手放一块铺着冰屑的纱垫,并轻轻地将心脏的外缘抬向患者的左肩。然后,由于下腔静脉及其后面的肺静脉被横断,可将心脏向头侧回缩(见图12.4a)。在单独心脏手术中—双肺未手术—肺静脉横断面应位于心包边缘,以最大限度附着于左心房。当分离所有肺静脉后,心脏就会露出。手术医生将左手食指和中指张开置于主动脉和肺动脉根部周围,并轻轻地向患者足侧回缩心脏(见图12.4b)。肺动脉分支在心包折返处被分开。接下来,横切主动脉于主动脉弓的无名动脉远端。最后,外科医生将左手包裹在心脏和大血管的底部,并向上轻收缩。此时切断心包和纵隔残留的附着处。请参见图12.4。

为便于读者阅读,表12.1列出了心脏移植和心肺移植手术有关插管、保存要求、通气要求和切口的基本区别。

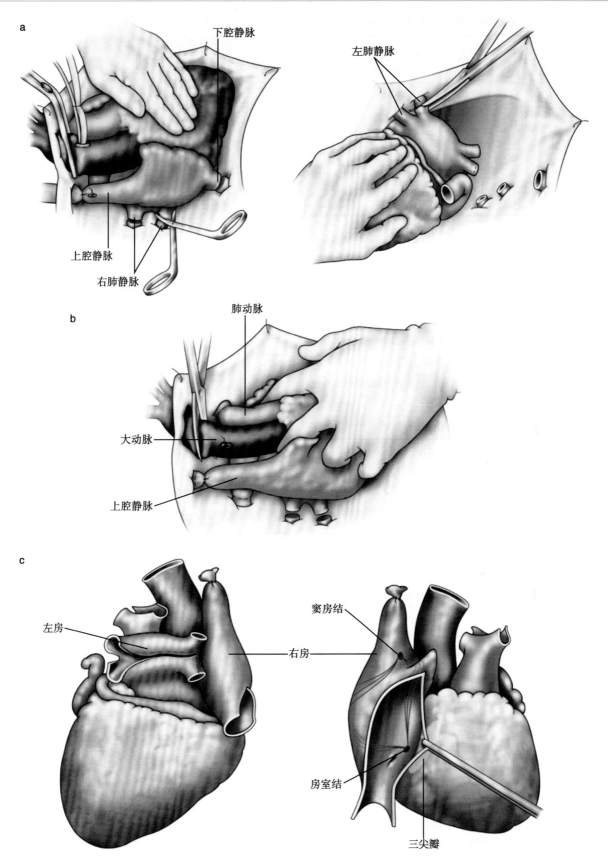

**图 12.4** 实施获取心脏的手术步骤。(a) 心脏已被暴露并施用心脏停搏液。结扎 SVC，切开 IVC，在心包反折处分离右侧肺静脉。随着心脏向头侧回缩并由外科医生的左手向右移动，左侧肺静脉被分离。(b) 当外科医生的左手将患者的心脏拉向患者脚的方向时，分支肺动脉在心包反折处被分离，并且主动脉被分离到阻断钳附近。(c) 在后台，左心房的后壁和肺动脉一样被打开。另外，若计划行右心房吻合术，则从 IVC 的孔向右心耳形成切口，避开窦房结

表 12.1　心脏与心肺联合的获取步骤对比

| 步骤 | 单独心脏 | 心肺联合 |
|---|---|---|
| 插管 | 仅主动脉 | 肺动脉和主动脉 |
| 保存 | 仅心脏 | 心和肺 |
| 排气 | 右心房 | 右心房和左心房 |
| 左心房切口 | 心包处的肺静脉 | 沟和肺静脉之间的左心房 |
| 肺动脉切口 | 心包处的肺动脉分支 | 分叉处的主要肺动脉 |

### 心脏保存、准备和运输

如前所述,心脏切除前输注心脏停搏液的 1~2L。如果存在有关任何影响心脏保存的因素,例如、心脏中度肥大、心脏停搏延迟,或诱发主动脉瓣关闭不全,则由手术医生酌情再给予 1L 心脏停搏液。有多种心脏停搏液可供选择;作者对威斯康星大学(University of Wisconsin,UW)溶液(Belzer)比较熟悉。大多数移植中心,如本人所在的中心,对心脏使用细胞内溶液,即相对较高的钾浓度引起心脏停止舒张。UW 液的组成部分列于表 12.2 中。

表 12.2　威斯康星大学的心脏停搏液组成

| 成分 | 浓度 |
|---|---|
| 钠 | 35mM |
| 钾 | 125mM |
| 镁 | 5mM |
| 硫酸盐 | 5mM |
| 磷酸盐 | 25mM |
| 碳酸氢盐 | 100mM |
| 糖 | 30mM |
| 谷胱甘肽 | 3mM |
| 腺苷 | 5mM |
| 别嘌呤醇 | 1mM |
| 羟乙基淀粉 | 50g/L |
| 地塞米松 | 16mg/L |
| 胰岛素 | 40U/L |
| 青霉素 | 200 000U/L |

心肌保护液的作用是保持心脏的微血管、细胞和功能的完整性。心脏停搏液中具有保护性作用的主要组成包括①低温;②高钾引发心脏停搏;③渗透物质预防细胞肿胀(如乳糖、棉子糖);④镁防止在内质网钙的积聚;⑤自由基清除剂防止自由基损伤。实验室和临床使用的 UW 液,是一种含有上述成分的细胞内(高钾)溶液,可提供至少 6 小时的缺血时间,为心肌保存提供了良好的预期支持[7]。

当完成心脏停搏液输注并切除心脏后,心脏就被转移到先前配备的备用桌上。外科医生将心脏置于一块浸在装满冰盐水盆中的垫上,并按照正常血流途径检查心脏:右心房、三尖瓣、肺动脉瓣、左心房、二尖瓣和主动脉瓣。

为了便于对心脏的检查和植入,术中可采取以下步骤。通过下腔静脉观察房间隔。如果计划实施心房吻合(见后),则可从下腔静脉口朝向右心耳(right atrial appendage,RAA)处打开右心房,然后转向前方的界沟,以避免损伤窦房结末端。然后可检查三尖瓣形态。当冠状窦进入右心房时,可对其进行观察,以确保在横断下腔静脉时,此结构未被损伤(见图 12.4c)。

左心房毗邻肺动脉,通过切断两者间的连接部分,可将左心房与肺动脉分离。然后通过连接肺动脉分支的切口打开肺动脉,并检查肺动脉瓣。通过切开肺静脉开口打开左心房切口。对主动脉、左心房和肺动脉进一步的修整,则留在之后植入时进行。再观察主动脉瓣和二尖瓣的形态。如前所述,一般心脏瓣膜不太可能有任何合并症出现。

在检查房间隔时,如果出现卵圆孔未闭(patent foramen ovale,PFO),在对供体手术中可采用 5.0 缝合线关闭;并绑于右心房侧。不管多小,所有未闭卵圆孔均需关闭,否则由于术后频繁出现右心室功能不全,可导致因右至左分流而引起严重的低氧血症。然后将心脏浸泡于一个装有冷 UW 液的无菌袋内。并将解开的袋子放置在一个坚固的装有冰泥的容器内(例如,一面可吸引容器)。去除第一个袋子内的空气并绑好,冰泥填满容器至边缘部。封闭容器,然后依次包裹在另外两个装有冰的无菌袋中。每个袋子都需被密封。心脏连同其封袋和容器一起置于冷却箱中,然后运回植入中心。

在运输过程中,各团队之间应适时不断进行沟通,以不断同步时间表(见图 12.2)。

近年来,一些移植中心已经参与了温热灌注通路的试验,此研究在移植物取出和运输过程中,采用温热灌注以保持冠状循环的血流。Ⅱ期临床试验评估了 Transmedics® 器官护理系统心脏技术,并已向 FDA 提交了进一步的市场应用。目前预测持续温热灌注在供心保存中的作用还为时尚早[8]。虽然复苏和重新评估温热灌注的心脏的可能性很小,但已引起了相关方面的关注。

## 为特别受供体提供心肺联合移植

对特别受体,若需同时进行肺切除,则需要修改上述步骤。本节将重点介绍针对不同受体进行肺手术对心脏手术产生的影响。详情请看第 8 章。在为患者备皮和消毒铺巾前,需通过支气管镜评估气管支气管树,并活检取得革兰氏染色和培养标本。进入胸腔后,首先打开胸膜,检查肺脏。

按前文描述的对心脏进行评估和准备。

在第二阶段,主动脉和肺动脉分别被插入导管以灌输心脏和肺部保护液。肺脏保护液有多种选择,但不在本文的讨论范围。当腹腔组准备动脉阻断时,将 $500\mu g$ 的前列腺素 E 注入肺动脉以扩张肺血管。一旦发生低血压(确认前列腺素 E 全身循环),系紧上腔静脉,切断下腔静脉。虽然不切开上肺静脉,但是需抓起及切断左心耳以供左侧通气。对于肺手术组来说,此操作保留了左肺静脉的完整性。然后进行主动脉夹闭,输注心脏停搏液和肺脏保护液。后者输液通常需要更长时间。心肺均需伴低温液的冰屑覆盖。

当心脏停搏液和肺脏保护液输注完毕后,去除主动脉和肺动脉插管并缝合荷包。固定剩下的上腔静脉和奇静脉,上腔静脉上结与结之间横切上腔静脉,切开下腔静脉。如前所述,将心脏向头侧抬起,但此时并不切割肺静脉,而是在冠状窦和左肺静脉的中距处用 11 号刀片切开左心房。请参考图 12.5。切口用剪刀逆时针方向继续切开,将肺静脉留予患者。注意为肺手术组提供一足够大的静脉袖套,同时确保有足够的左心房组织边缘以供心脏移植。一般来说,心脏标本只需要 1cm 的袖带。在右侧,房间隔形成 Waterston 沟(见图 12.5),并在右侧沟内行切口。观察左心房内部结构,并联合切口为左心房后方留置袖套,以供肺手术组之后分离。最后,将主肺动脉于分叉近端分为两部分,心脏转移至备桌进行如前所述的进一步准备(图 12.6b)。

## 心脏植入术:首次手术

### 在供体心脏到达之前

在适当的时间,对受供者进行全身麻醉和气管插管(见图 12.3)。如果患者先前没有静脉置管,则此时需开通静脉通路。如果患者装有心脏除颤器,在任何手术切开前,必须关闭;并且如果是心脏起搏器依赖患者,内置起搏器应调至内部模式,如果是非起搏器依赖的患者,则需关闭。需将除颤器垫置于患者躯干上,特别是对于二次手术的病例。胸部、腹部、下肢的备皮和消毒铺巾则采用常规无菌操作方式进行。

采用常规胸骨切开术,悬吊心包。缝合荷包置于升主动脉远端或主动脉弓处,上腔静脉上方及腔房交界处的 IVC 上。

当供体心脏到达约 5 分钟后,受体开始肝素化并插管。静脉带围绕上、下腔静脉放置。一条二氧化碳通路连接在皮肤切口的最表面处,通入二氧化碳至手术区,以减少不溶性空气进入心血管系统。

### 供体心脏到达后

当供体心脏抵达手术室后,启动体外循环(cardiopulmonary bypass,CPB),全身降温至 28℃。然后供体组在无菌条件下取出被包裹的供体心脏,将心脏小心地转移到备有一盆冰泥的备用桌上。完成在供体医院尚未完成的解剖。肺动脉从左心房和主动脉完全分离出来。修整多余的

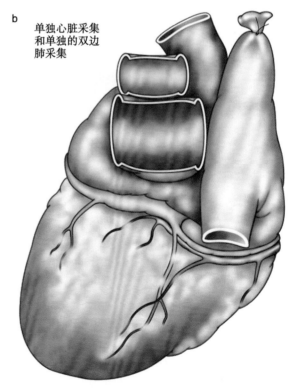

a 单独心脏采集而没有肺采集

b 单独心脏采集和单独的双边肺采集

图 12.5 单独心脏采集时(a)和心脏与肺同时采集时(b)的左心房和肺动脉切口的对比

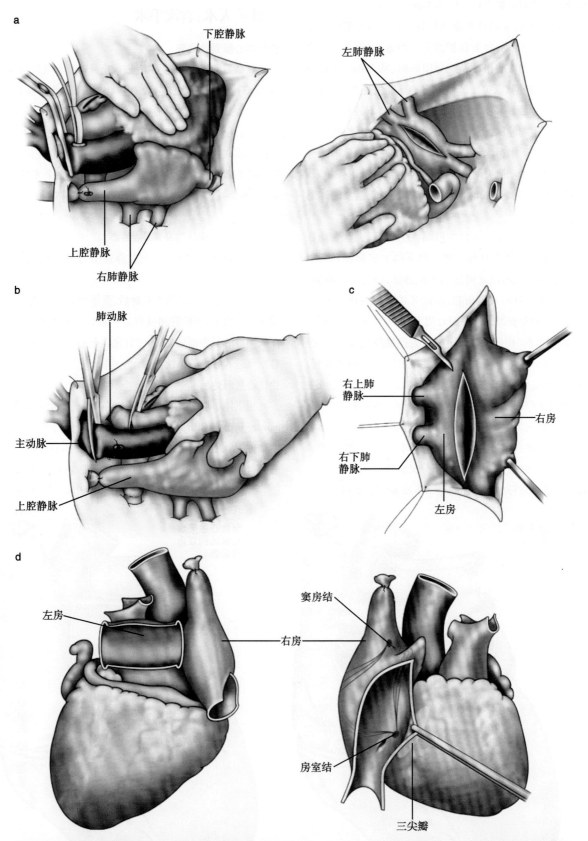

图 12.6　心脏与肺联合采集的步骤。(a)输注心脏停搏液后心脏停搏。SVC 已被结扎。注意 IVC 已被分离,但肺静脉完好无损。(b)当外科医生的左手将患者的心脏向患者脚的方向牵拉时,在尽量靠近分叉的近端切断中央肺动脉,尽可能在靠近阻断钳的近端切断主动脉。(c)用刀片分离房间沟以尽可能多地保留左心房组织。(d)切除心脏的最终外观,从 IVC 到右心耳的切口

淋巴组织。如果之前未处理卵圆孔未闭,则此时封闭卵圆孔。

决定植入技术。3 种方法可供选择:①经典的双房法;②双腔法;③全心脏植入法(见图 12.2)。如前所述,由于需花费额外的时间及两个肺静脉吻合术的复杂性,目前很少有移植中心进行全心脏植入。

大多数移植中心采用双房或双腔法,近年来的趋势显示更多采用双腔法。双房法的优点在于,由于仅涉及 4 处较大吻合,因此手术完成速度更快。双腔法涉及 5 处吻合——即上腔静脉与上腔静脉间、下腔静脉与下腔静脉间吻合,而不仅仅是右心房与右心房的吻合,因此虽然所需时间稍长,但围手术期发生窦房结功能障碍的概率较低,较少需要安装永久性心脏起搏器,还可改善三尖瓣功能[9]。对于这两种方法,唯一的区别在于受者与供者间右心房连接的方式。所有其余的吻合均相同。除非纵隔异常深,右心房周围结构粘连较严重,或者缺血时间成为一重要问题时,作者一般计划采用双腔移植手术。

当选定移植术类型后,对受者实施心脏切除术,如图

12.7 所示。在圈套上、下腔静脉前,麻醉团队撤回 Swan-Ganz 导管。然后圈套上、下腔静脉,阻闭主动脉,并于瓣膜联合上方横断主动脉及肺动脉。于右心耳处进入右心房,且切口向下朝向下腔静脉,停止于腔房交界处约 2cm 处,转向房室沟前方。如果此时手术医生对手术有任何疑问,应在受者处保留更多的组织,于之后继续修整。右心房的切口位于与左心房顶交界处上方,进入左心房。如果患者有任何起搏电极穿过上腔静脉,则放置时应给予一些张力,并于尽可能高的位置剪断(导线残余部分以及起搏器将在心脏植入完成后被去除,通过左锁骨下切口逆转肝素)。左心房切口向下方延伸穿过卵圆窝和冠状静脉窦。邻近下腔静脉的切口现在与内侧切口连接,完成右心房横断。从最初的左心房切口观察肺静脉,切口向外上方延长朝向左心耳(切除),然后向下朝向二尖瓣环,肺静脉的入口前方。此下壁间切口此时加入左心房下后方以满足其他左心房切口。心脏切除术得以完成,移除供者心脏。注意需对后纵隔进行止血(图 12.7)。

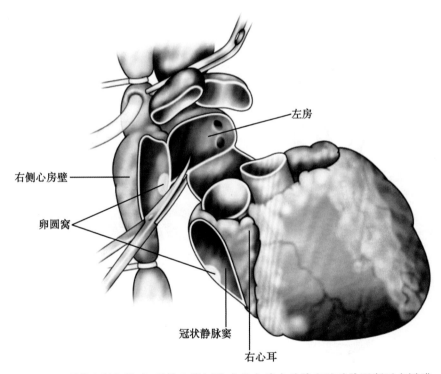

左房

右侧心房壁

卵圆窝

冠状静脉窦

右心耳

图 12.7　受体心脏切除术:受体心脏切除术是在跨主动脉和肺动脉阻断后在瓣膜水平于前文所示位置横断心房。这里显示的是移除即将完成时的心脏

如果将进行双房吻合术,需将心房切口修整成圆形(图 12.8a)。如果进行双腔吻合术,后壁的一部分可以留于原位或切除(图 12.8b)。前者的优点是后壁残留部分可防止上、下腔静脉回缩,从而促进吻合。

在开始左心房吻合术之前,在心包后方放置一个绝缘垫,涵盖左膈神经区域。在每次吻合后,在心脏的后部和前部均需放置冰泥。

一般双房吻合手术的顺序如下:左心房、右心房、肺动

在植入前,将缝合荷包置于受供者的右上肺静脉(right superior pulmonary vein, RSPV),插入通气插管。并连接一冰冷盐水通路,当左心房吻合术完成后立即开启此通路。这将有助于移植期间局部冷却左心内膜。该输液通路将在主动脉吻合术前被转换为通气通路,以去除心脏内气体及防止心脏扩张。

一般双房吻合手术的顺序如下:左心房、右心房、肺动

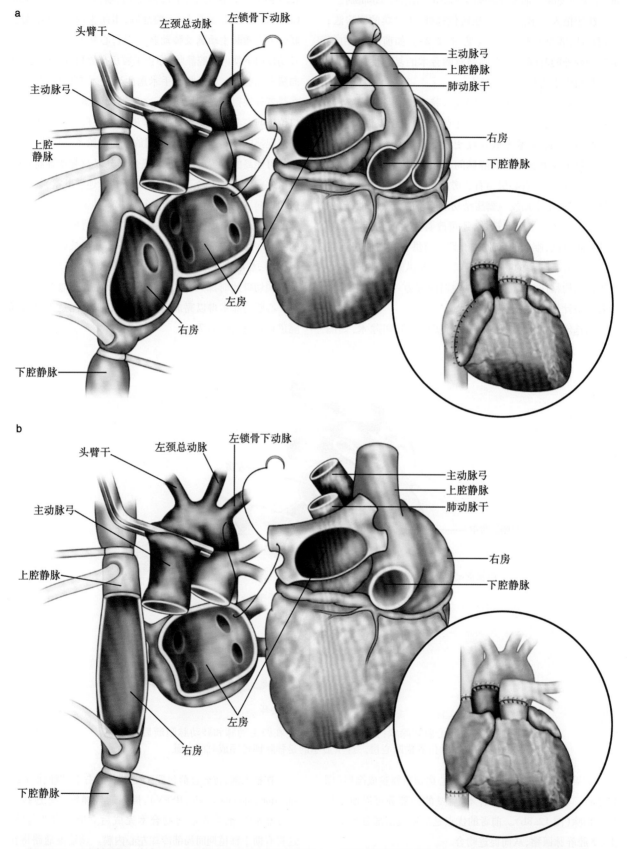

图 12.8   不同的植入技术。( a ) 使用双房入路进行心脏植入。插图显示已完成的植入。( b ) 使用双腔入路进行心脏植入。插图显示已完成的植入

脉,然后主动脉。有些手术医生喜欢将肺动脉和主动脉吻合的顺序交换,以便在进行肺动脉吻合术时即可提前进行心脏再灌注。作者认为先缝合肺动脉更容易。虽然采用该顺序通常需要花费额外 5~10 分钟缺血时间,但可避免暴露肺动脉,且主动脉不受影响。在心房吻合前,通过血管外膜用闭合的丝线将受体主动脉和肺动脉缝合固定到上纵隔,将有助于大血管回缩,以便心房吻合。

心房吻合采用 54-in. 3.0 聚丙烯缝线和一粗针(图12.9a)。左心房吻合术通常开始于供体和受体心脏左心耳附着区。然而,需要移除供、受体双方心耳,以降低术后血栓形成的风险。最初的缝合应远离搁在左半胸骨冰圈垫上的心脏。对供体和受体左心房 3 处缝合后,心脏得以归位。

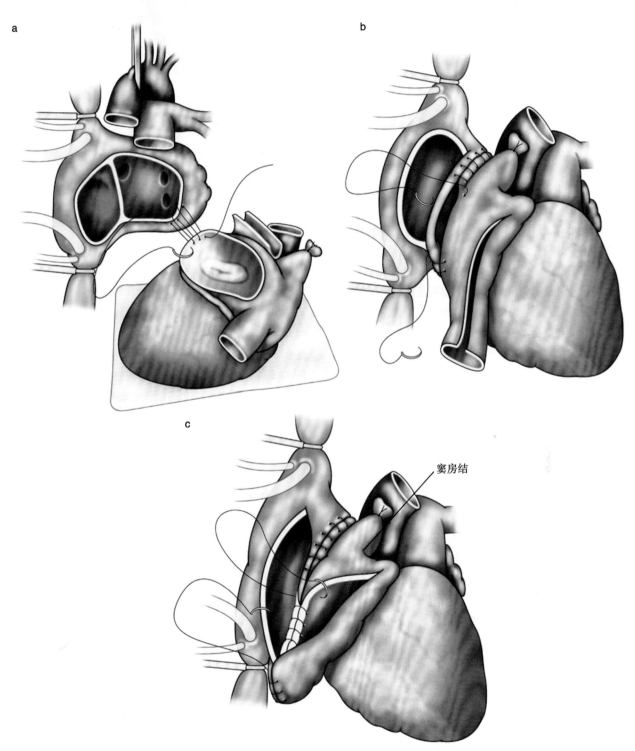

图 12.9 使用双房入路进行心脏植入的初始阶段。(a)开始左心房吻合术。(b)左心房吻合完成。(c)正在进行右心房吻合术

由于左心房组织边缘外翻,因此缝线必须收紧。最好是保持组织外翻,因为如果边缘是内翻的—左心房内可能会形成血栓块。此外,如果内部缝合线比较突出,在经食管超声心动图检查中可能被误认为三房心。手术医生先进行顺时针缝合,以完成后面(即侧方和下方的)部分的缝合,然后将缝线的另一端以逆时针的方式缝合前面部分(图12.9b)。在完成前方的缝合之前,放置右上肺动脉导管于左心室尖处。用一支大号注射器将左侧心脏灌满冰盐水,并系紧左心房缝合线。冰盐水通过导管以 50ml/min 的速度进行灌注,以局部降低左心室内部温度。通常手术过程中会注入 2L 冰盐水。

如果进行的是右侧心房吻合术,供体心脏则从下腔静脉朝向右心耳处打开,切口近似所需缝合线的长度(见图12.9b)。将此切口旋至界沟中部至关重要,这是因为窦房结一下级分支位于此处,并且和一些优先于心房通向房室结的通路位于更后方位置。然后用 5.0 缝合线对供体上腔静脉双层缝合,注意需与窦房结保持一定距离。从房间隔中部开始缝合,并向下沿间隔朝向下腔静脉。这些沿着间隔的咬合口将与先前左心房缝合线合并,并沿房间隔走行。缝合线的另一端向前方走行,并逆时针朝向下腔静脉(见图12.9c)。应注意避免抓握供体窦房结附近的组织。最好的方法就是在缝合心脏前层上方组织时,时刻观察上腔静脉。

如果双腔吻合术于右侧进行,则供体下腔静脉可得到完好保留。在完成左心房吻合术后,连接下腔静脉(图12.10)。由于考虑到肝脏供体组的需求,因此供体下腔静脉保留长度通常较短,故受体应提供足够的袖套以供吻合。如果下腔静脉瓣组织较宽大,为避免其妨碍吻合手术的正常进行,作者主张切除。吻合手术采用 4.0 聚丙烯缝合线,从上腔静脉末端开始。先缝合后壁,注意不要损伤或合并冠状窦。其次缝合前壁。组织应外翻缝合,以避免在腔房交界处形成阻塞块。当下腔静脉吻合完成后,采用 5.0 聚丙烯缝合线对上腔静脉以类似的方式进行吻合(见图12.10)。缝合时需注意避免损伤邻近窦房结。供体和受体上腔静脉上咬合口都一般较小,如果咬合口过大可引起上腔静脉梗阻。上腔静脉吻合术是最有可能在双腔手术中导致血管狭窄的手术。

接下来进行大血管吻合(图12.11)。按俗话所言,"供体肺动脉不能太长,供体主动脉不能过短"。供体肺动脉过长可能导致吻合术中出现扭曲打结及流出道梗阻,特别当心脏体积较大时。如果不加以避免,后果将十分严重,因为右心室流出道梗阻可导致右心室衰竭。为保持一定张力,肺动脉也需保留一定长度。因此,作者于肺动脉瓣连合顶部,将肺动脉保留约 1cm 的长度。相反,主动脉的长度一般较长,因为额外的长度不会引起主动脉扭曲打结,且在体外循环停止后,有助于观察主动脉缝合线后方出血情况。

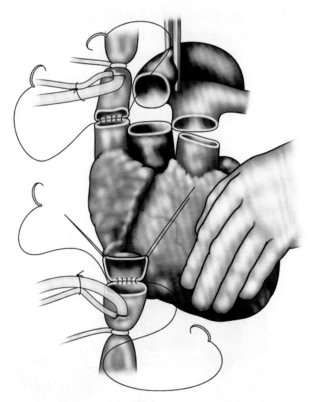

**图 12.10**　使用双腔入路进行心脏植入的初始阶段

在进行肺动脉吻合术前,需对肺动脉进行适当排列。吻合采用 4.0 聚丙烯缝合线。从外科医生对面开始,首先缝合后方,然后缝合前方。作者认为可适当使用自体心包条,以支持肺动脉或主动脉缝线,特别当受体大血管组织表现出易碎或有病变时。当肺动脉完成缝合后,先不打结,而是让其处于被圈套且松散状态(见图12.11)。在体外循环停止初期,此操作有助于右心室通气,并充当一额外的保护层防止右心室扩张(一旦患者停止体外循环大约 15 分钟,右心室无异常情况发生时,可打结缝合线)。

在进行主动脉吻合手术前,将左心室输液通路转换为通气通路,并开始复温。主动脉吻合术的方式与肺动脉吻合术相同(见图12.11)。完成缝合后,将主动脉根部通气口置于吻合远端,以便停止动脉阻闭后去除气体。如果先前供体主动脉上的导管位置可用,该部位则可用于通气。于阻断去除前,静脉注射 1g 甲强龙。复温后,给予适当的正性肌力药及升压药。检查缝合线以确保止血。所有心脏移植受体均被安置心房和心室临时起搏导线。通常,手术后早期作者采用 AAI 模式,速度为 110,以优化心输出量。当在停止体外循环期间,出现右室功能不全或肺动脉高压时,应配备好可吸入一氧化氮或肺动脉血管扩张剂。如果作者预期右心可能出现问题,则开始给予可吸入肺动脉血管扩张剂,然后对患者小心地停止体外循环,仔细观察右心室功能,重新使用 Swan-Ganz 导管。采用经食管超声心动图检查评估心脏和瓣膜功能,以及气体去除是否充分。与

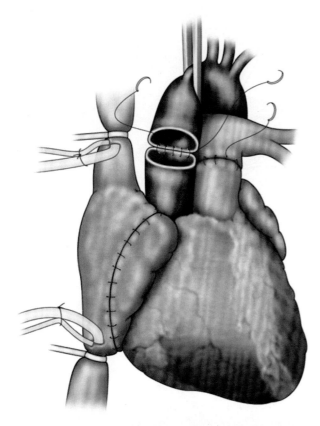

**图 12.11** 植入的最后阶段。显示正在执行 PA 和主动脉吻合。将 PA 缝线解开以允许心脏右侧排气并保持右心的减压

其他心脏手术相比,应逐渐停止体外循环,及注意对右心室功能的观察。手术的其余部分按常规心脏手术进行。关闭胸腔后,通过起搏器袋上的切口移除起搏器组件。

## 心脏植入技术:二次手术

对于任何二次心脏手术的病例,最好术前行胸部 CT 检查以评估纵隔结构以及心脏至胸骨下表面的距离。此外,对于既往行心脏搭桥手术的患者,左心导管插入术有助于确保再次切开胸骨的安全。由于时间的重要性,应避免任何可能导致过早启动体外循环的情况。

作者推荐在进行心脏移植时,对二次手术患者进行远程插管。除非对心脏再次插管十分有信心,作者一般行右腋动脉插管,及经皮股静脉插管,导管延伸到右心房(图12.12)。首先切开腋动脉,适时给予 5 000U 肝素,即完成腋动脉插管。作者通常直接插入一 18 或 20French 动脉导管,但如果血管难以发现或过细,则采用一 8mm 的连接物。然后去除导管和动脉通路内的气体,即连接完成。腋下套管及腋管沿胸壁多处由 0 丝线固定。

放置一个 Y 形套管于静脉回路中,当手术进入胸腔后,可增加一个上腔静脉套管。通过 Seldinger 技术连续扩张导管,以及按患者不同体型尺寸选择适当大小的导管,来完成

股静脉经皮插管。套管的尖端在经食管超声内镜引导下置于右心房(当上腔静脉导管位后,将导管撤回至下腔静脉)。Y 形套管的一肢则连接到该套管,且将该套管固定在腹股沟和大腿多个位置。直到体外循环开始后,才将双静脉肢开放。

由于早期采用体外循环意味着较长的旁路时间,因此除非患者在二次手术中发生血流动力学不稳定情况,通常不在供体心脏到达之前进行体外循环。

然后完成胸骨切开再入。作者通过前胸部切口二次进入胸腔,用电刀切开胸骨,然后去除所有的胸骨缝线。如果右心室和主动脉与胸骨下表面粘连,则切断缝线并留置于该处以保护心脏,还需使用摆动锯切开胸骨。手术助手和外科医生用肋骨下耙形牵引器抬起各自所持的一半胸骨,摆动锯用于切割胸骨的浅层和深部结构。胸骨被分割后,将局部止血剂用于骨髓表面。然后当完成切开后,采用 Table-mounted Rultract® Skyhook 牵引器来提高胸骨。当双侧胸骨完成清理后,于胸腔内放置胸骨牵开器。切开过程从心脏下方的膈面开始,按逆时针方向进行,以分离右心房、下腔静脉、上腔静脉和主动脉。于上腔静脉上方放置一荷包,插入第二个套管并连接到体外循环的其他静脉支。此外,在经食管超声心动图引导下,去除先前放置的股动脉插管,将其尖端位于正下方腔房交界处。

其余步骤按首次心脏移植手术操作进行。当供体心脏到达后,即开始体外循环,并阻闭主动脉。当受体心脏切除后,须注意心包内充分止血。缝合仍旧位于主动脉上的专利旁路移植。或者,如果移植起点位于主动脉较低位置,则可与主动脉一起切除。左乳内动脉移植也需缝合。

## 心脏植入技术:桥接患者

目前,约 40% 的患者接受心脏移植时安装有左心室辅助装置[1]。装有该辅助装置的患者与无该装置的患者相比,其手术的复杂程度明显升高。术前,患者应尽早静脉注射维生素 K 以逆转华法林的疗效。如果移植手术延迟,使用普通肝素可保护患者,避免左心室辅助装置过早形成血栓。除了其他血液制品,手术室内还应配备新鲜冷冻血浆。

以下步骤适用于®HeartMate II 左心室辅助装置患者(见图 12.12)。对于其他左心室辅助装置,需做出一些小调整。

如上所述,手术步骤一般与其他二次手术相似,但下列情况除外。虽然对传动系统进行无菌消毒是一个挑战,但可通过助手举起传动系统,并于空中通过操作器传至患者身体的侧面,对患者进行备皮等操作。传动系统可进行消毒,将其包裹于一含 ioban(含碘)的无菌消毒巾内,然后将被包裹的传动装置置于患者腹部上方,其余与控制器无关的装置可置于手术视野外区域。控制器与系统监视器和电

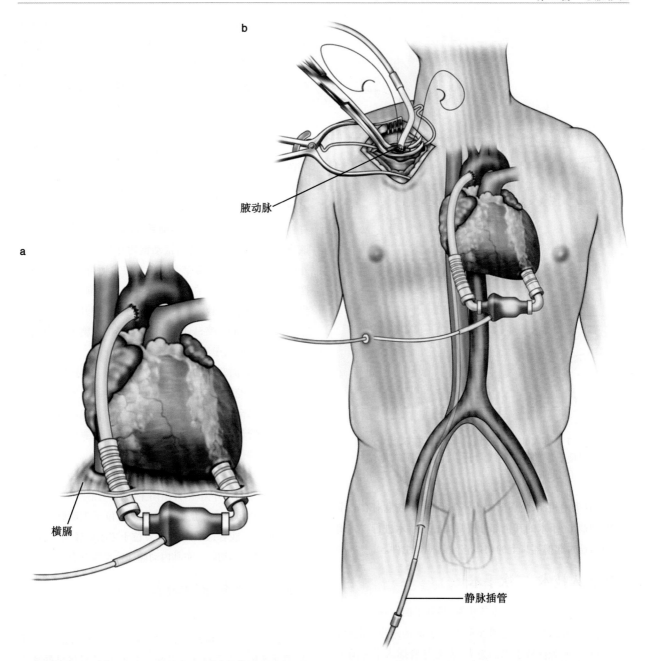

**图 12.12**  再次手术心脏手术和/或既往左室舒张功能不全的设置。(a)描述 LVAD 相关的心脏解剖结构。(b)通过右腋动脉插管和股静脉插管建立远程通路以进行再次手术

源模块连接。

当完成备皮和铺巾后,二次手术的准备步骤与胸骨切开术相同,详见"心脏植入技术:二次手术"。作者对桥接移植的患者行常规右腋动脉、右股静脉插管。当完成胸骨再入,且胸部拉钩在位,通常会采用一合成膜,如 Gore Tex®,以保护心脏和心室辅助装置(图 12.13a)。一些移植中心已经开始使用一种®CorMatrix ECM 补丁以减少心脏周围粘连,但在这一点上没有足够的数据支持使用。如果有 Gore-Tex®膜,切除其与心包边缘的连接。一般很容易从心外膜剥离。如果心脏的膈面易于接近,则可于此处切开。有时因泵体覆盖于心脏和隔膜之间的交界处,则很难接近

(图 12.13b)。在这种情况下,沿心脏右侧表面切开,并注意确定和保留通常位于右心房的流出道的移植物。移植物用棉带环绕,以便之后将移植物撤回,有助于沿着上腔静脉和主动脉进一步分离。暴露上腔静脉并插管,导管连接到静脉回路中的 Y 形装置。完成心脏剥离的其余部分。棉带套放在上腔静脉和下腔静脉周围。然后从周围的纵隔组织中分离出心脏的左侧。最初,心脏和左室后壁导管保持连续性,并作为一个整体解剖。理想的情况是,流出移植物在主动脉上的位置足够低,则可被切除。如果不是,它可以保留于原位且被缝合。

当供体心脏已到达,且开始体外循环后,关闭左心室辅

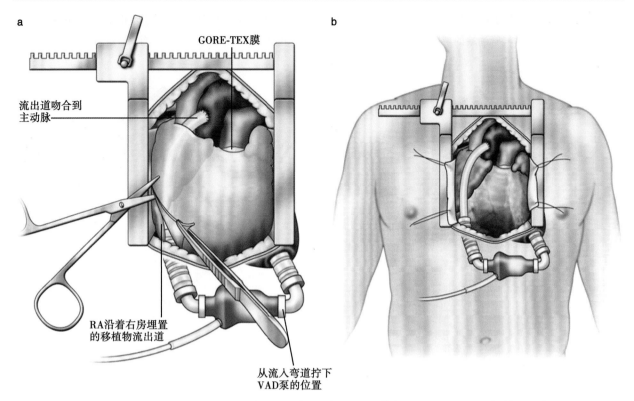

**图 12. 13**　预置 LVAD 的受者手术。(a)行胸骨切开术后,将 Gore-Tex® 片从心脏切开。(b)解剖出心脏和 LVAD 后的相关解剖结构

助装置并夹闭流出道移植物。对超越移植物外的主动脉进行夹闭,将心脏左心室辅助装置从纵隔和腹壁分离切除。当心脏和左心室辅助装置启用后,将左心室辅助装置流入弯头处拧开(见图 12. 13b)。然后,在进水弯管内放置一个贮槽,以便左心室通气。于邻近主动脉和阻闭夹近端处横切移植物。如果没有足够的残余主动脉取出移植,则将移植物夹断,并留于之后缝合。然后将移植物的近端从左心室辅助装置泵体部分离,并去除移植物。心脏,与连同的流入套管一起被移出。再次,移植过程如"心脏植入技术:二次手术"中描述。当完成心脏切除后,心脏与流入套管一起被移出手术区域。左心室辅助器和传动系统主体留于原处,一直到植入结束后。心室辅助装置被抗生素浸泡的棉垫覆盖。

剩余植入过程正如前文所讨论的,行双腔或心房吻合。当患者停止体外循环后,停止肝素,并拔管。左心室辅助装置和传动系统得到完全运作。切断传动系统,传动系统的尖端套上手套并系紧以减少污染(传动系统的内部为非无菌)。左心室辅助装置主体及连接的传动部分从手术区域移除。然后用电刀将剩下的传动系统从周围组织直至其位于皮肤的出口处切除。传动系统一般镶嵌于患者腹壁。在接近手术结束时打开传动系统的伤口,敷以干湿敷料。

# 心肺移植手术

1981 年[10]在斯坦福医院由 Bruce Reitz 博士首次成功地

进行了心肺移植手术,但一直以来仍鲜少有人涉足。在美国,过去 4 年中,每年进行的心肺移植手术不到 30 例[1]。其中,斯坦福和匹兹堡大学是进行该手术最多的地方[11,12]。

与单独的心脏移植不同,当肺被切时,与肺连接的心脏部分未被切断,而是被完整移植。供体和受体内唯一切断的血管连接为主动脉和右心房连接。

值得注意的是,由于心肺移植技术的复杂性,这些手术没有"边缘"供体或边缘受体。而且,除了一些特殊情况,二次手术常会出现严重出血,因此很少见于心-肺移植手术中。

## 心肺移植采用心肺联合手术

### 手术操作

手术室内采用支气管镜检查以评估支气管树,以及收集吸出液以进行革兰氏染色和培养。关于肺保护策略和其他肺手术细节,读者请参见"肺移植"的章节。备皮和消毒铺巾的准备类似于心脏手术。当经胸骨正中切口进入胸部后,胸腔间隙均被打开,并通过视诊和触诊检查肺部。肺不张部分可进行局部处理。通过电刀,将下肺韧带分为双侧。如果肺部通过检查符合要求,则下一步将注意力集中在纵隔。

打开心包后,按前文所描述的对心脏进行评估和准备。当完成心脏剥离后,主动脉和上腔静脉之间的心包后部被纵向分割,并向气管方向一直延续至气管隆突上方几厘米

处。棉带绕过气管,注意避免损伤后部的膜性部分(图 12.14a)。尽量减少对气管远端的切除,以保留气管侧支。

整个手术过程持续通气直到接近手术结束。心包沿膈面前方至膈面切除,以便于之后的移除(图 12.14b)。

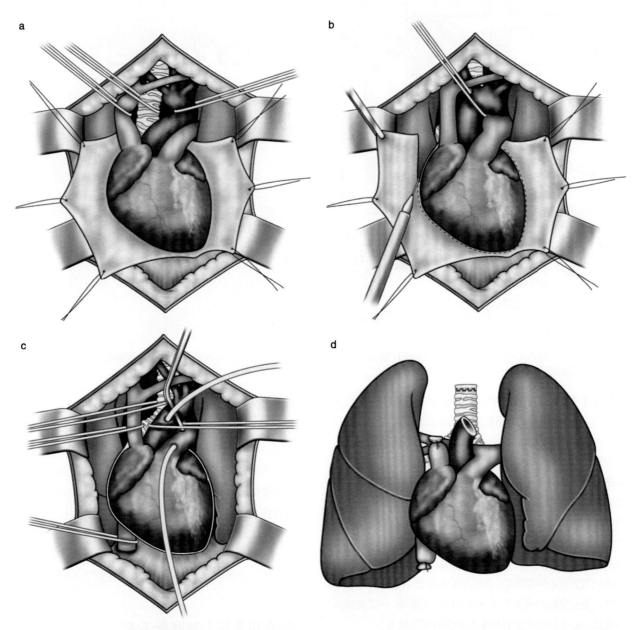

图 12.14  心肺移植的供体手术:(a)打开心包并完成心脏评估后,解剖主动脉与 SVC 之间的气管。(b)将心包从膈神经切除到另一边的膈神经。(c)主动脉和 PA 分别插管用于心麻痹液和肺麻痹液的输注。(d)从供者身上移除心脏和肺部

当腹部供体团队准备就绪后,立即准备采集心脏和肺。输注肝素 30 000U,并保持再循环 3 分钟。在主动脉和肺动脉上放置缝合荷包,并分别插入心脏停搏液和肺脏保护液输液导管(图 12.14c)。将保存液袋挂起来,去除输液通路中气体。作者对心脏采用 UW® 溶液,对于肺脏采用 Perfadex®,但也可用其他保护液。当各手术组均准备好阻断后,将肺血管扩张剂前列腺素 E₁ 500μg 直接注入肺动脉,允许出现低血压以确保在心脏右侧回流前,前列腺素充分的循环。正如在本节中描述的心肺手术一样。"对于特别受体

采用心肺联合供体手术",打结上腔静脉,横切下腔静脉,并切除左心耳。再次,第一助手的主要作用是双重的:第一,通过使用两根吸引套管保持手术视野清楚;第二,通过敷冰泥保持胸部器官处于低温环境。心脏是允许跳动的,并采用主动脉阻断。开启使用心脏停搏液和肺脏保护液。如前所述,心脏停搏液共 1~2L 和肺脏保护液 6L。必须确保左、右心室处于空虚状态,来自下腔静脉和左心耳的液体是自由流动的。有时于开放的左心耳小心插入吸引器是有用的。对心和双肺均敷以冰泥。对肺以半正常潮气量进行持

续通气。整个手术过程中，心脏和肺部都需要通过冰泥保持低温。检查肺部确保其是否因为肺脏保护液而得到实质变白。一种用于确保保护液分布均匀的较好方法是压缩一肺动脉分叉处的分支，使液体一段时间内优先流向对侧的低灌注侧肺。

当完成心脏停搏液和肺脏保护液灌输后，心脏和肺按如下步骤一起移植：打结上腔静脉和奇静脉，横断上腔静脉、下腔静脉和主动脉。如之前未完成，切开双侧下肺韧带直至下肺静脉水平。心包后方于隔膜上方水平横断，以到达食管前平面。随着心包后方被夹住，当切口到达气管隆突水平时，心包向天花板和头侧收缩。切除过程仍需尽可能靠近食道，以避免无意中进入膜性气管。通过电灼将肺门后部解剖结构与周围组织分离。需注意气管的上纵隔部分，并将 TA-55 吻合器（美国外科，Norwalk，CT）置于最高处，以易于操作。同样，需注意在气管后方周围使用吻合器时，避免进入膜性部分。气管插管尽可能向近端放置以使其尖端位于理想的横断位置之上。使用约正常潮气量的一半对肺进行充气。该策略可防止肺脏转移过程中过度膨胀，特别是在常压环境下的转移。然后缝合、横断气管。将远端气管残端轻轻地向天花板方向回缩，用电刀分离其余心—肺附件连接于纵隔的部分，去除支气管树相连的淋巴和血管组织（图 12.14d）。

整个心脏和肺部都被转移至备用桌，对心脏的准备同先前所描述的对右心房、房间隔和主动脉的准备。对于右侧心脏，可采用双腔或心房吻合。心肺联合移植不涉及肺动脉、左心室和二尖瓣，并且如果不扩大左心耳开口，则不能完成肺的逆行冲洗。心脏和肺以类似于上述心脏准备的方式进行保存和包裹。

**心肺保存、准备和运输**

心脏如先前描述的那样受到保护。根据移植组的经验，可以通过多种方法保护肺部。肺灌洗液应按重力灌输，通过对肺动脉分支轻柔按压，以确保双肺得到均匀灌注。当肺实质均匀、弥漫性变白则表明灌注完成。读者请参考肺移植章节，进一步了解肺保存的细节。

## 心肺联合移植：基本操作

为优化时间，独立胸部器官移植术需要供体和受体团队之间进行广泛的沟通。在这种情况下，受体的存活率取决于术后经历缺血功能的两个重要器官，因此，心肺联合移植术的预期效果不如单独移植的器官。

在备皮和铺巾受者后，通常通过胸骨正中切口进入胸部。如果是二次手术或预计出现粘连情况时，受者需要相当多额外的时间进行分离，尤其是在曾经胸腔间隙受到侵入的情况下。如果预期胸膜间隙有严重粘连，应考虑进行蛤壳切口[13]。这种方法可以更好地暴露胸膜腔，以便更容易地处理棘手的出血情况。然而，如果胸膜腔粘连过于严重，患者术后出血的风险较大，应考虑停止手术。请参阅对于心肺移植二次手术章节了解更多细节。"心肺联合移植：再次手术或具有潜在危险的胸腔间隙手术。"至于其他胸部移植，于术野中固定二氧化碳通路。

此时打开心包，但并不切除，便于分离和插管。心脏准备过程按照先前所讨论的进行。将棉带从主动脉、上腔静脉和下腔静脉后方穿过。在适当的时候给予肝素并再循环，在主动脉、上腔静脉和下腔静脉内放置荷包，并于这些大血管内进行插管。一般在体外循环开始后开始分离。当进行体外循环时，阻断主动脉，并收紧上、下腔静脉周围的圈套。首先按之前讨论的行供体心脏切除术，并根据植入技术（双腔对比右心房吻合）定制切除右心房组织。至此移除心脏。心包与覆盖的胸腺组织一起从前方去除，止于两侧膈神经前方约 2 厘米处。在手术剩余过程中，要注意保护双侧膈神经功能。由于对邻近的心包有很多操作，所以在处理该区域时必须小心。虽然避免切断神经不难，但需注意会引起牵引或热损伤。

然后将下肺韧带分离，并切开、分离脏层胸膜和肺门血管。肺门血管从周围组织（包括心包）被调动起来。心包内有一宽大的切口，之后可通过该切口使供体肺组织从纵隔进入胸膜腔（图 12.15）。心包紧贴肺门前被切开，与膈神经保持一定距离。此切口沿肺门周围扩大。最简单的切除双肺的方法是采用缝合器将双侧肺门处的肺动脉和肺静脉分支分别缝合。切除支气管直至与气管的交界处，须注意不要切到气管以上水平，以最大限度地保留气管的血液供应。然后，采用 TA 30 缝合器将支气管与其远端器官分离。现在肺完全可活动并被切除。肺动脉和肺静脉的残余可以被移除或保留在原位。如果去除，则保留一较长的左肺动脉段与肺动脉韧带相连，以保护喉返神经。此刻对纵隔和胸膜间隙进行仔细的评估，以确定是否有出血的迹象，因为一旦心脏和肺部移植就位后，就很难进入这些区域。这是手术中的关键步骤，应加以强调。氩激光可用于大量出血，应充分使用于缝合和嵌夹中。手术中的这一步骤是控制后纵隔和胸膜出血不可逆转的关键点。

须特别注意手术中可能受损伤的五种神经：双侧膈神经、双侧迷走神经、左喉返神经。如此前所述，当开始双侧剥除，及当肺植于其后方时，膈神经易受损伤。由于左侧膈神经更接近肺门，故更易受损[14]。如果在移植过程中未仔细解剖，可伤及肺门后部的迷走神经。最后，注意在左肺动脉连接主动脉处保留切口袖套，以保护喉返神经于该间隙内不受侵犯。

植入过程如下：在植入前将心脏和肺组织于备用桌上准备。在供体所在医院尚未完成的手术于此时得以继续进行。如前所述，将主动脉从上方与肺动脉、上腔

a                                                                                              b

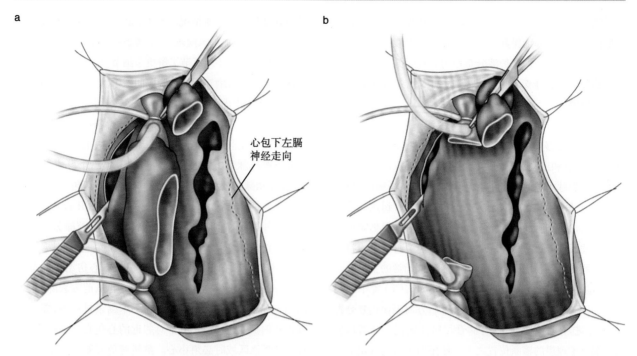

心包下左膈
神经走向

**图 12.15**　心包后外侧双侧切口去除原生心脏和肺,并允许供体肺从纵隔进入胸膜腔。(a)计划双房入路的纵隔解剖图。(b)计划双腔入路的纵隔解剖图

静脉和下腔静脉分离。使用 4.0 缝线关闭之前切开的左心耳上的孔。

　　此时受体气管于隆突上方被分离成一个环状空间,并保留气管周围组织。由于气管易回缩且此处缝合线应无张力,因此对于后方膜性气管保留一定空间。

　　在心包后间隙放置一绝缘垫。心脏和肺被转移到纵隔,并对其反复敷以冰泥。由于心肺组织植入需要更长时间,因此此处实施局部低温非常重要。将每侧肺缓慢移入各自膈神经后方的间隙,以穿过纵隔进入胸膜(图 12.16a)。如果受供者切除手术过程中发生胸膜腔大量出血,可考虑将肺门置于膈神经前方,如 Copeland 的团队[15]描述(图 12.16b)。由于肺脏内旋不受膈肌的限制,因此如果出现植入后较难处理的出血情况,以上操作将有助于进入后纵隔和胸膜。此外,由于膈神经附近涉及的手术操作少,因此受伤的可能性较小。不管怎样,如果计划实施心房心脏吻合手术,右肺必须从右心房后方通过。而如果计划进行双腔吻合术,则可去除右心房,这将有助于右肺从心包至右侧胸膜腔时的摆位。

　　于气管隆突上方一软骨环距离处横切气管,然后去除远端气管和支气管残余部分。注意避免破坏原本气管近端周围的组织,以保留源于此组织的血管供应。气管吻合术使用 4.0 缝合线,注意缝合线保持紧绷但非绞窄状态。在膜性气管和软骨性气管交界处的每侧缝合处中断缝线,以便避免荷包效应。缝合线始于患者左侧气管软骨部与膜部交界处。缝合线沿着气管膜部后方直至右侧交界处。一条新缝合线置于手术医生对面,相邻于前一条缝合线。然后

手术医生沿着气管软骨把缝合线靠近自己,用缝合线将上面的一个软骨环和下方的一个软骨环缝合在一起。缝合线虽然处于紧绷状态,但注意避免过导致组织缺血,然后打结该缝合线。虽然作者不把气管包裹在纵隔组织中,但有些作者主张这样做。

　　心脏连接按先前描述的单独心脏手术进行。对于右心房-右心房连接手术,顺序是首先为右心房吻合,其次为主动脉(图 12.17)。对于双腔连接手术,顺序是下腔静脉吻合、上腔静脉吻合,最后为主动脉吻合。在进行上腔静脉吻合前,可考虑行主动脉吻合术,以进行早期再灌注,但是作者发现,这样操作节省的少量时间,远远不及血液回流入冠状窦干扰手术视野所带来的障碍。

　　如前所述,如果肺动脉插管区域未被切除,则对该区域进行缝合修补,并对主动脉插管、排气。此外,放置主动脉和右上肺静脉排气孔以去除空气。通过打开排气孔,将患者置于 Trendelenburg 位,去除主动脉阻断后,心肺开始再灌注。此处,动脉体外循环中白细胞耗竭可能是一个有用的辅助因素。

　　在考虑停止体外循环前,需进行至少 30 分钟长的时间复苏。通过用盐水浸泡气管并对肺进行充气来检验气管吻合术。当停止体外循环后,可能需要花费一些时间进行止血,特别是对于胸膜间隙存在严重粘连的患者。

## 心肺联合移植:二次手术或在具有潜在危险的胸膜腔中手术

　　所有的二次手术中,心肺联合移植最为艰巨[14]。如前

a

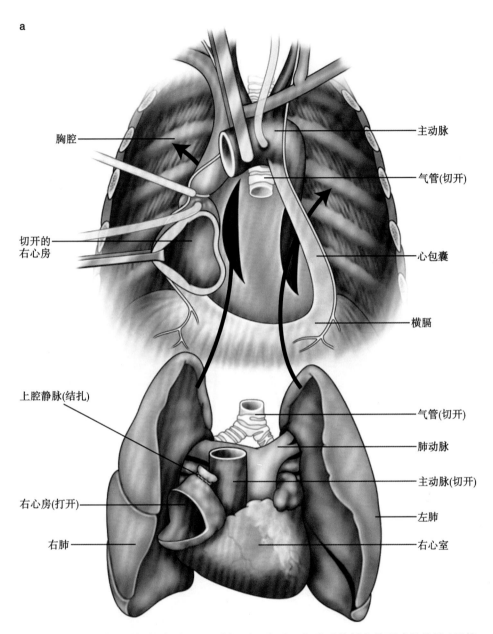

图 12.16 用于植入肺门的选项。(a)肺门可以穿过心包膜后外侧先前形成的狭缝(见箭头)。(b)肺门可以穿过膈神经的前面(见箭头)

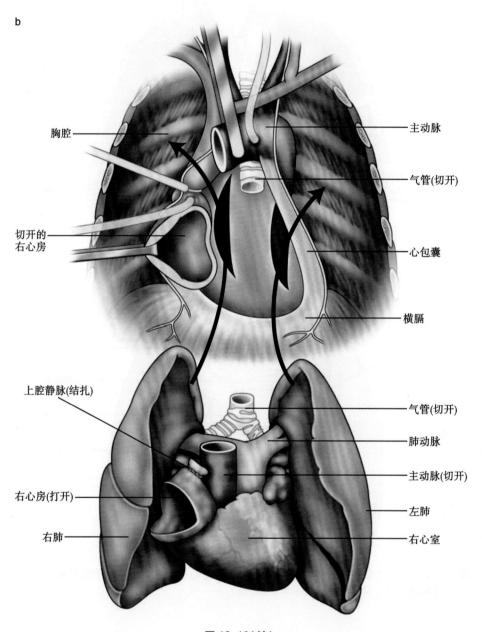

b

胸腔

切开的
右心房

主动脉

气管(切开)

心包囊

横膈

上腔静脉(结扎)

气管(切开)

肺动脉

主动脉(切开)

右心房(打开)

左肺

右肺

右心室

图 12.16(续)

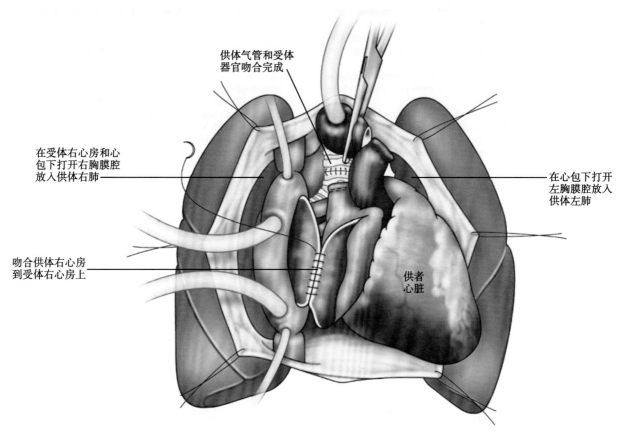

供体气管和受体器官吻合完成

在受体右心房和心包下打开右胸膜腔放入供体右肺

吻合供体右心房到受体右心房上

在心包下打开左胸膜腔放入供体左肺

供者心脏

图 12.17 近乎完成的心肺移植手术。显示气管吻合，正在进行右心房吻合。主动脉吻合最后进行

所述，如果胸膜腔比较完整，而心包腔已经被破坏，应注意在手术进入胸部前对患者插管。但是，如果胸膜腔已被破坏或预计再次手术进入具有危险，则切除腋动脉并于股静脉内放置导丝，以便于紧急情况下开启体外循环，而不需要在开胸之前给予肝素。当进入胸腔后，如果胸腔间隙完全消除，由于必须避免围手术期出血的风险，此时必须慎重考虑放弃手术。

基于上述原因，应对心-肺移植[16]中的二次手术有较高的门槛要求。虽然目前这些手术的开展较以往常见的多，但仍然是一项高风险工作。

## 总结

本章描述了心脏移植和心肺联合移植手术中必要的外科操作技术，列举了保障措施和注意事项。很难相信，50 多年前 Christiaan Barnard 医生就开展了首例心脏移植手术。虽然多年来手术过程已经有所改进，但预计今后技术方面不会发生重大改变。心脏移植和心肺移植未来发展前景可能是对机械循环支持的持续改进，以及随着免疫抑制不断发展，使异种移植成为可能。

尽管如此，自 Barnard 医生早期进行开创性手术以来，心脏移植手术之路任重而道远。患者时常面临进退两难的选择，用 Barnard 医生自己的话来说：

对于一个垂死的人来说，同意接受世界上第一例心脏移植手术并不是一个艰难的决定……因为他知道自己已经处于死亡边缘。如果一只狮子追逐你至一片充满鳄鱼的岸边，你会跳进水里，坚信有机会游到对岸。但如果没有狮子，你是不会接受这种机会的。

Christiaan Barnard

## 参考文献

1. Colvin-Adams M, Smithy JM, Heubner BM, Skeans MA, Edwards LB, Waller C, et al. OPTN/SRTR 2012 annual data report: heart. Am J Transplant. 2014;14(S1):113–38.
2. Griffith BP. Heart-lung transplantation. Tex Heart Inst J. 1987;14(4):364–8.
3. McRae D. Every second counts: the race to transplant the first human heart. New York: The Berkley Publishing Group; 2006.
4. Dreyfus G, Jebara V, Mihaileanu S, Carpentier AF. Total orthotopic heart transplantation: an alternative to the standard technique. Ann Thorac Surg. 1991;52(5):1181–4.
5. Chang D, Kobashigawa J. The use of the calculated panel-reactive antibody and virtual crossmatch in heart transplantation. Curr Opin Organ Transplant. 2012;17(4):423–6.
6. Stehlik J, Islam N, Hurst D, Kfoury AG, Movsesian MA, Fuller A, et al. Utility of virtual crossmatch in sensitized patients awaiting heart transplantation. J Heart Lung Transplant. 2009;28(11):1129–34.
7. Costanzo MR, Dipchand A, Starling R, Anderson A, Chan M, Desai S, et al. The International Society of Heart and Lung

Transplantation Guidelines for the care of heart transplant recipients. J Heart Lung Transplant. 2010;29(8):914–56.

8. Messer S, Ardehali A, Tsui S. Normothermic donor heart perfusion: current clinical experience and the future. Transpl Int. 2014;28(6):634–42.

9. Jacob S, Sellke F. Is bacaval orthotopic transplantation superior to the biatrial technique? Interact Cardiovasc Thorac Surg. 2009;9(2):334–42.

10. Reitz BA. The first successful combined heart-lung transplantation. J Thorac Cardiovasc Surg. 2011;141(4):867–9.

11. Deuse T, Sista R, Weill D, Tyan D, Haddad F, Dhillon G, et al. Review of heart-lung transplantation at Stanford. Ann Thorac Surg. 2010;90(1):329–37.

12. Reitz BA, Pennock JL, Shumway NE. Simplified operative method for heart and lung transplantation. J Surg Res. 1981;31(1):1–5.

13. Dürrleman N, Massard G. Clamshell and hemiclamshell incisions. Multimed Man Cardiothorac Surg. 2006;2006(0810).

14. Griffith BP, Hardesty RL, Trento A, Paradis IL, Duquesnoy RJ, Zeevi A, et al. Heart-lung transplantation: lessons learned and future hopes. Ann Thorac Surg. 1987;43(1):6–16.

15. Lick SD, Copeland JG, Rosado LJ, Arabia FA, Sethi GK. Simplified technique of heart-lung transplantation. Ann Thorac Surg. 1995;59(6):1592–3.

16. Reitz BA. Heart-lung transplantation: consensus, experience, or both? Ann Thorac Surg. 1993;56(2):208.

# 心脏移植的麻醉管理

**13**

Shiva Sale and Anand Lakshminarasimhachar

## 引言

心脏移植已经成为许多功能严重受损的终末期心力衰竭患者的常规治疗方式。这些患者生活质量差且/或药物治疗下预期寿命短于 18 个月。了解心力衰竭（heart failure, HF）的病理生理学，以及这些患者的药物和手术治疗和围手术期管理对于优化此救命手术的结果至关重要。根据 2013 年美国心脏协会（American Heart Association, AHA）HF 的更新，美国约有 510 万 HF 患者，全球约 2 300 万例[1]。许多患者进展为难治性进行性心衰，对常规药物和手术治疗无反应。不超过 40% 的患者在首次住院 1 年内死亡[2]。心脏移植可以提高特定严重心衰患者的生存率并改善生活质量。不幸的是，进行的心脏移植的数量受到现有捐助机构的限制，并且在美国已达到每年大约 2 000 例的上限。其中一些患者在等待移植时需要机械循环支持（mechanical circulatory support, MCS）的协助。HF 和 MCS 治疗的改善导致死亡人数减少，而候补名单的增加导致可用资源的压力越来越大。

国际心肺移植学会（International Society for Heart and Lung Transplantation, ISHLT）2013 年的一份统计 66% 的全球心脏移植病例的报告指出，2006 年至 2011 年 6 月期间接受移植的患者调整前的 1 年生存率为 84%，以 1 年生存率计算的 5 年生存率估计为 85%[3]。虽然长期生存的障碍仍然存在，但仔细的患者选择和围手术期管理的进步可改善心脏移植受者的结果，尤其是过去的 10 年。死亡率的总体降低主要与移植后第一年的生存改善有关[4]。第一年后，50% 的患者可以存活 13 年。HF 的潜在病因似乎影响存活率，其中冠状动脉疾病（coronary artery disease, CAD）和心肌病患者通常具有最高的 1 年生存率，而先天性心脏病患者长期存活率最高。不幸的是，接受重做心脏移植（heart transplantation, HT）的患者与其他具有原发性 HT 的组相比，继续存活率降低。

## 心脏移植的历史

斯坦福大学成功地进行动物实验后，Christian Bernard 于 1967 年在南非开普敦进行了第一次人体心脏移植手术[5,6]。Shumway 领导的斯坦福大学在美国进行了首例成功的心脏移植手术，并取得了首个成功的病例系列[7]。HT 的这种初步成功是有限的，许多移植中心在 20 世纪 70 年代初期由于免疫介导的移植物衰竭和手术缺乏经验而停止了心脏移植手术。将环孢菌素和单克隆抗体引入免疫抑制方案，并通过心内膜活检对排斥进行监测，改善了移植物衰竭的管理，从而显著改善了 HT 作为终末期心脏病广泛接受的治疗方法的存活率。到 20 世纪 90 年代，许多三级保健和学术中心已经建立了 HT[8] 计划，目前，全球范围每年有超过 5 000 例心脏移植，这一水平受制于捐赠者数量。

### 心脏移植患者的评估和入列

为了改善 HT 的临床结果，专家们达成一致意见，建议 HT 选择重度 HF 患者，衰弱性顽固性心绞痛，或尽管采用药物，器械或替代手术治疗方法仍不能控制的室性心律失常[9-12]。众所周知，重要的是平衡 HT 的风险与不移植的死亡风险[13]。在目前改善 HF 的手术和非手术治疗尤其如此，以降低等候名单死亡率，克服供体器官短缺。因此，已经提出了几个临床风险评估模型[14-16]和指示生理储备的参数，用于预测可以从 HT 中获益的高风险患者，鉴别安全推迟 HT 手术的相对低风险患者中。机构辅助设备机构间注册（Interagency Registry for Mechanical Assist Devices, INTERMACS）对进展 HF 的分类越来越多地被许多机构采用，以定义患者代偿失调的严重程度，并协助决策。现在，移植中心通过间隔重新评估心力衰竭严重程度来进行动态列表，以确定候选人的紧急程度保持列表的公平性。依据疾病进程的严重性，而不是等待名单上的持续时间，来决定候选人的移植顺序。心脏移植受者的术前评估和准备在另一章中有详细的描述。

## 终末期心力衰竭的病理生理

终末期心力衰竭是一种由功能性和结构性心肌衰竭引

起的最终临床综合征。初始事件导致一些神经激素的改变造成心衰的临床症状。这种慢性低心输出量状态有一系列特征,由于肾素和醛固酮产生增加、内脏和肾脏灌注受损以及儿茶酚胺水平升高导致水钠潴留,同时产生明显的β受体下调和心肌儿茶酚胺储备减少[17]。当进展至失代偿,导致终末期疾病与末端器官功能逐渐恶化时,心输出量不再能满足身体的最低代谢需求。在过去二十年里,临床诊疗有相当大的进展,其重点是预防措施和神经激素拮抗作用。但是心脏衰竭也在进展,全世界范围内结果仍然令人沮丧。根据心衰的阶段(表13.1),患者将进行各种药物治疗或非药物治疗。了解这些疗法及其在围手术期的影响对麻醉医师照护心衰患者至关重要。如果没有禁忌证,功能限制的D期心衰患者可以考虑心脏移植。

**表13.1　美国心脏病学会/美国心脏协会对晚期心力衰竭的分类**

| 阶段 | 描述 |
| --- | --- |
| 阶段A | HF的高风险因素,但没有器质性心脏病的证据 |
| 阶段B | 有器质性心脏病的证据,但没有HF的体征或症状 |
| 阶段C | 现在或既往的HF临床症状或体征 |
| 阶段D | 难治性HF需要专门的干预措施 |

## 药物治疗及意义

　　进入动态心脏移植列表的心衰患者使用神经激素拮抗剂和利尿剂,合用或不合用正性肌力药物。血管紧张素转换酶抑制剂(angiotensin converting enzyme inhibitors,ACEI)、血管紧张素受体阻断剂(angiotensin receptor blockers,ARBs)和醛固酮拮抗剂等神经激素阻滞剂有助于控制心衰的适应性神经激素变化,减缓疾病进展。已知这些药物可逆转心肌不良重塑并预防左心室肥大。它们还具有显著的血流动力学效应,例如降低后负荷,改善心肌性能。麻醉诱导后,其中一些患者会出现严重的低血压,并可能需要高剂量的血管加压剂来维持可接受的灌注压力。这种现象可能的原因是,在麻醉介导的交感神经被抑制条件下,血管紧张素是维持血压的重要途径之一。这些药物可能通过干扰该途径导致低血压。

　　将利尿剂引入治疗方案以治疗继发于器官灌注减少的液体潴留。它们在肾小管上的不同部位起作用,以防止钠的重吸收,从而导致利尿(表13.2)。特别是当合并血管内体积变化时,利尿剂可引起明显的电解质紊乱。推荐使用血管扩张剂治疗心衰症状,特别适用于非洲裔心衰患者,也可作为一些不能耐受神经激素拮抗剂患者的辅助治疗。肼屈嗪和硝酸盐是目前临床常用的血管扩张剂。

**表13.2　晚期心力衰竭常用的利尿剂**

| 利尿剂种类 | 常用药物 | 作用位点 |
| --- | --- | --- |
| 袢利尿剂 | 呋塞米,布美他尼,托拉塞米 | 远端上升袢作用 |
| 噻嗪类利尿剂 | 氢氯噻嗪,美托拉宗 | 远曲小管 |
| 保钾利尿剂 | 螺内酯,氨苯蝶啶,依普利酮 | 在皮质集合管拮抗醛固酮的作用 |

　　地高辛是一种正性肌力药物,用于治疗对其他药物疗效不佳的症状性进展性心衰。它具有较窄的治疗窗和血浆水平,需要监测以防止毒性。这些患者常合并相关的肾功能不全和电解质异常,可进一步减少治疗窗。毒性反应的常见特征是胃肠道紊乱(恶心,呕吐)、神经症状(混乱,黄色视力)和心律失常(传导异常和可重入心律失常)。

　　心衰综合征失代偿且不断进展,是老年患者入院的主要原因[18]。在医院的所有入院治疗中,急性失代偿性心脏病的再入院率仍然最高。急性失代偿通常是由于压倒性补偿的潜在心肌病理学进展而导致的,或者可能来自急性心肌损伤(心内膜炎,心肌炎,心肌梗死)。在针对诱发原因进行治疗后(表13.3),如果有需要,可以通过治疗改变负荷条件和增强收缩性或机械支持来改善心脏的表现。这些患者可根据呈现的体征和症状分为不同的临床特征(图13.1)。这些特征来自根据急性心梗患者表现的心衰的Forrester分类[19],并且显示合并冷和湿患者6个月死亡率高达40%的预后意义[20]。

**表13.3　急性加重慢性心力衰竭的常见诱因**

| 1. 对心力衰竭治疗依从性差 |
| --- |
| 2. 心律失常 |
| 3. 贫血 |
| 4. 全身感染 |

　　这些具有显著围手术期合并症的患者(表13.4)在监测中进行治疗,临床恶化时常常在重症监护室(intensive care units,ICU)中进行早期诊断,并将治疗方案逐渐调整至有临床效果。吸氧以维持足够的外周血氧饱和度,如果需要,使用无创通气来减少呼吸做功。改变右心衰患者的胸腔内压力时需要谨慎。如果患者处于呼吸窘迫或气道处于继发于神经系统恶化的无法保护的状态,则需要进行正压通气和气管插管。只有当有证据表明尽管有足够的利尿和降低后负荷但心衰状态仍然恶化时才进行有创监测。肺动脉导管(pulmonary artery catheter,PAC)用于通过测量充盈

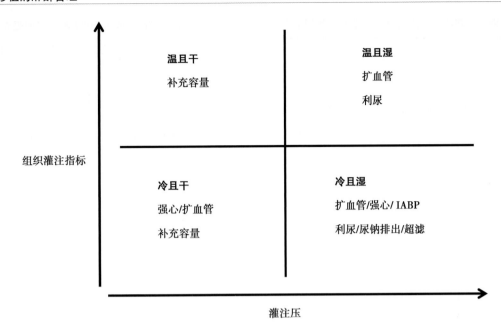

图 13.1　失代偿性心力衰竭的临床特征和治疗方案。IABP，主动脉内球囊泵

压和混合静脉血氧饱和度来引导正性肌力支持。在衰竭的心脏中，心室正处在 Frank Starling 曲线的平坦部分；前负荷的增加可能并没有增加心输出量。许多患者在入院时容量超负荷，需要肠胃外高剂量利尿剂。在耐药情况下，超滤是必要的，以达到对前负荷的期望效果。如果血压正常，继续静脉注射血管扩张剂降低后负荷，以改善心输出量。使用的普通血管扩张剂是硝普钠和硝酸甘油（表 13.5）。硝普钠容易滴定，没有快速耐受性，但有与器官功能不全和总剂量较高相关的毒性代谢产物积累。硝酸甘油可以在较高剂量下诱导动脉血管扩张，其使用受限于 24 小时内耐受性的发展。奈西立肽，一种人 B 型利钠肽的重组产物，是一种强效的血管扩张剂，同时具有利尿钠特性，可以减少失代偿性心衰患者的充盈压，改善充血症状。但鉴于其成本较高且与其他血管扩张剂相比没有任何明显的临床益处，因此其在心衰管理中的使用受到限制[21]。血管扩张剂可在低血容量和麻醉诱导时导致显著的低血压。鉴于心衰状态可能因停用后负荷减轻剂和使用有效血浆半衰期短的静脉注射血管扩张剂而恶化，这些药物应持续应用至麻醉诱导。

表 13.4　急性失代偿性心力衰竭的术前影响

| |
| --- |
| 1. 肺水肿和呼吸支持 |
| 2. 大剂量利尿剂和肾功能 |
| 3. 电解质不平衡 |
| 4. 正性肌力支持和充分的全身灌注 |
| 5. 植入的 IABP |
| 6. 终末器官功能和药代动力学改变 |

　　IABP，主动脉内球囊泵。

表 13.5　失代偿性心力衰竭中静脉内血管扩张剂的剂量

| 硝酸甘油 | 从 5~25µg/min 开始滴定至 200µg/min | 低血压，耐受 |
| --- | --- | --- |
| 硝普钠 | 从 0.2~0.4µg/（kg·min）开始滴定至 5µg/（kg·min） | 低血压，氰毒性 |
| 奈西立肽 | 负荷量 2µg/kg持续输注 0.015~0.03µg/（kg·min） | 低血压 |

　　如果经过充分利尿和降低后负荷，充血状态没有改善或低心输出量状态继续恶化，则应考虑正性肌力药物（表 13.6）。使用正性肌力药物之前应该有证据表明器官低灌注和测量到的低心输出量[22,23]。正性肌力药物应视为将危重病患者转移到更明确治疗方案的过渡治疗。临床情况稳定后需尽早停止使用，因为证据表明短期和长期死亡率随着其使用而增加[24]。有创血压和灌注压监测对于调整最佳血管扩张剂和正性肌力药物至避免血流动力学副作用的理想效果至关重要。肾上腺素仅用于心搏骤停或即将发生的血流动力学恶化，不推荐用于治疗心衰。理论上，作为钙敏化剂和 KATP 抑制剂的左西孟旦通过不下调肾上腺素能受体的肾上腺素能激动作用而对患者有益。尽管缺乏确凿的临床证据，但最近来自 45 个随机临床试验的荟萃分析显示在心脏手术患者中使用左西孟旦可以降低死亡率[25]。联邦药物管理局（Federal Drug Administration，FDA）尚未批准左西孟旦用于治疗心衰。血管升压素（非肾上腺素）仅在当正性肌力药物支持和液体冲击不能使收缩压升高至 90mmHg 以上并改善器官灌注时的顽固心力衰竭状态下使用。

表 13.6　用于治疗心力衰竭急性失代偿的常用强心剂

| 多巴酚丁胺 | 2~20μg/kg/min | 剂量依赖性肾上腺素能激动剂 |
|---|---|---|
| 米力农 | 负荷量 50μg/kg 超过 20min 输完<br>输注速度 0.25~0.75μg/（kg·min） | 磷酸二酯酶Ⅲ抑制剂 |
| 左西孟旦 | 负荷量 12μg/kg 超过 10min 输完<br>输注速度 0.05~0.2μg/（kg·min） | 钙增敏剂结合到肌钙蛋白-C |

注:如果收缩压低于 100mmHg,不建议使用负荷量推注。

## 术前机械循环支持

在慢性心衰急性加重的耐药情况下,插入主动脉内球囊泵(intra-aortic balloon pump,IABP)可有效降低后负荷并增加舒张压,改善冠状动脉灌注。它用于避免即将发生的血流动力学恶化,并随后将患者桥接到下一步治疗。心脏移植的心衰患者进行体外循环支持的情况非常罕见(表 13.7)。随着 MCS 的最新发展,在等待合适的供体器官时临床恶化的患者可以安全地使用左心室辅助装置(left ventricular assist device,LVAD)。改善循环不仅可以改善生理状态,还能增强末梢器官的功能。辅助装置用作移植桥接的患者数量正在上升,根据 2013 年 ISHLT 报告,接受心脏移植的患者中有 37%患有 LVAD[1]。使用辅助装置患者具有不同的麻醉考虑因素(表 13.8),并且可能需要在诱导前进行有创监测。应与外科医生一起讨论再次劈开胸骨的计划,特别是在出血移植物接近胸骨时。这些患者继发于致密纵隔粘连剖开和术前抗凝治疗的术中出血风险增加。凝血检查结果在入室时就应出来,华法林诱导的抗凝可以用新鲜冷冻血浆(FFP,10~15ml/kg)或凝血酶原复合物浓缩物(pro-thrombin complex concentrates,PCC)安全地逆转。一旦决定逆转抗凝,常规静脉滴注维生素 K 10mg。FFP 与这些脆弱患者的输血相关风险和容量过载相关。PCC 可以快速可靠地逆转维生素 K 拮抗剂的抗凝效果[26,27]。PCC 的给药取决于国际标准化比值(International Normalized Ratio,INR),根据剂量反应的变化,INR 可以降低到 1.5 或更低,总剂量为 10~30U/kg。在 15 分钟内可以预期适当的反应,如果 INR 高于 1.5 则可以考虑再次给药。右心衰竭是 LVAD 植入后的一个众所周知的并发症;虽然新一代泵的发生率较低,但仍会产生严重后果[28,29]。衰竭的右心脏对负荷情况的变化敏感,这些变化应在体外循环之前最小化。设备相关感染是移植的重要指标,围手术期应持续使用适当的抗生素。

表 13.7　2006 年至 2011 年 6 月间受者的移植前机械循环支持

| 左心室辅助装置(LVAD) | 27.3% |
|---|---|
| 右心室辅助装置(RVAD) | 3.8% |
| 人工心脏(TAH) | 0.9% |
| 主动脉内球囊反搏(IABP) | 6.2% |
| 体外膜氧合器(ECMO) | 1% |

改编自 Stehlik 等[4]。

表 13.8　LVAD 患者围手术期的影响因素

1. 确保设备功能正确
2. 抗凝状态
3. 获得性血管性血友病
4. 麻醉诱导前适当的血容量
5. 右心功能以及正压通气
6. 相关感染以及连续抗菌

## 心脏植入式电子设备

大量心力衰竭患者会在接受或不使用心律转复除颤器(inplanted cardioverter defibrillator,ICD)的情况下进行心脏再同步治疗(cardiac resynchronization therapy,CRT)。CRT 通过优化室间和心室内传导来降低个体的发病率和死亡率(左室射血分数[LVEF]≤35%,QRS 持续时间>120ms)[30-32]。ICD 通常用于心力衰竭个体的一级和二级预防[33]。对于 ICD 一级预防的临床实用性证据在缺血性心衰强于非缺血性心衰。这些心脏植入式电子装置(cardiac implantable electronic devices,CIED)需要在手术前询问清楚。ICD 治疗功能应关闭,并使用经皮除颤器贴。所有的频率响应功能和 CIED 的任何增强都应停止。单极电刀在手术过程中,应短暂爆发使用以防止起搏器抑制。该装置不应在电刀和电极片的电流通路之间。如果电磁干扰导致血流动力学障碍并且患者依赖起搏器,CIED 可编程异步模式。当这些患者有留置导线和静脉硬化时放置中心静脉管道是一个挑战。

## 右心功能和术前肺血流动力学

成人右心室壁厚不超过 5mm,将血液泵入低压肺循环,对后负荷变化相对敏感。它通过增加壁厚降低壁应力来适应慢性肺动脉高压(pulmonary arterial hypertension,PHT)的增加。但右室对急剧增加的肺动脉压(pulmonary arterial pressure,PAP)耐受性差[35],特别是在移植时暴露于缺血再灌注时。Chen 等[36]设计了一个实验动物模型来研究在药理学诱导的慢性肺动脉高压中移植心脏右室的表现。他们发现右室可以在增加能量消耗降低效率消耗的情况下维持血流量。脑死亡也被证明在面对后负荷急剧增加时可减少右室功能储备[37,38]。目前尚不清楚供者管理是否可以改善或逆转这种不利影响。

终末期心衰的肺循环暴露于持续增加的左房压力，导致被动性静脉充血以及肺血管的继发性改变。从而产生肺血管树的解剖重构与内皮功能障碍，从而导致继发性肺动脉高压[39]。随着心衰状态的恶化，肺动脉高压也逐步进展，增加的肺动脉压反过来加重心衰。从 46 名受者的早期经验中，Kirklin 等[40]确定肺血管阻力（pulmonary vascular resistance，PVR）和肺血管阻力指数（pulmonary vascular resistance index，PVRI）是心衰后早期和晚期结局的重要预测因子。他们发现 PVR 对死亡风险的影响随着 PVR 的增加而增加。斯坦福大学在 1980 年至 1988 年的 301 例移植中的经验[41]发现术前 PVR 超过 2.5Woods 单位（WU）在 90 天内死亡率增加了两倍多（17.9% vs 6.9%）。在他们的系列研究中，以 15mmHg 的跨肺动脉梯度（transpulmonary gradient，TPG）区分高风险和低风险受者，高风险受者比低风险受者术后早期死亡率（90 天）高。他们检查了肺动脉收缩压（pulmonary artery systolic pressures，PASP）超过 40mmHg 患者的肺血管系统对硝普钠的反应性。对硝普钠的反应良好也就是使用硝普钠后 PVR 降低至低于 2.5WU 而未诱发系统性低血压（收缩动脉压低于 85mmHg）的患者，其死亡率比高危组低 5 至 6 倍（6% vs 33.3%）。Murali 等[42]回顾性分析他们在 1980 年至 1991 年的心脏移植队列，以确定术前 TPG 超过 15mmHg（非 PVR），接受者年龄，女性身份，移植时期作为早期移植后死亡率的独立预测因子。他们假设 TPG 是一个独立于流量的变量，可能更能预测心脏移植后的结局。如果 PASP 超过 60mmHg 以及合并其他上述变量的改变，右室心衰的风险将会增加。对于这些患者，应努力通过控制左心室衰竭来直接降低肺动脉压。在考虑诸如 IABP 或 LVAD 等 MCS 之前，应通过系列右心导管检查来证实包括正性肌力药物支持在内的优化药物治疗失败[43]。多年来，尽管 ISHLT 已经提出了纳入标准，但是很难确定一个 PAP 的临界高值作为心脏移植的绝对禁忌。这可能是因为对右心室生理和衰竭的理解和治疗有所改善。

$$跨肺压力梯度（TPG）= 平均肺动脉压（MPAP）$$
$$- 肺毛细血管楔压（PCWP）$$

$$PVR = TPG\ mmHg / 心输出量（L/min）$$

心衰治疗优化后血管扩张剂的反应，以确定肺血管的反应性，可以帮助确定心脏病患者移植后的高并发症风险。

如果肺动脉高压无反应或无变化，则可能预示心脏移植后预后更差[41]。如果 PVR 可以降低到<2.5WU 而没有全身低血压，HT 后的结果与没有 PHT 的患者相当[41,44]。目前临床常用的血管扩张剂是一氧化氮、前列腺素、硝普钠和西地那非。临床决策的协议和血流动力学目标因机构而异。基于辅助装置技术和患者管理的进步，使用辅助设备的患者获得了和心脏移植手术相媲美的长期预后。如果在使用 MCS 之后 PAP 有明显降低，这将为因 PHT 而接受心脏移植的患者开辟另一个治疗途径。

## 麻醉管理

HT 几乎总是作为紧急程序执行，因为供体器官获得后需立刻植入。虽然这些患者经过了充分的评估和准备，但评估和实际手术之间通常有一段时间间隔。因此，如果禁食状态不理想，那么仔细的术前检查对于管理这些患者是必不可少的，并且采用饱胃预防措施。这些患者根据心力衰竭的严重程度可以表现为不同的血流动力学水平。门诊患者将使用多种药物来改变负荷条件和收缩力，有利于缓解充血状态。较高循环支持水平的患者可能正在进行正性肌力药物持续输注，也可能正在使用机械辅助装置，如 IABP 或体外膜氧合器（extracorporeal membrane oxygenation，ECMO）。历史上，LVAD 接受者在最初的围植期后获得 30 天的 1A 状态选择期。这种做法近来一直受到质疑，因为随着技术和这些患者的临床结果多年来已经得到的巨大改善，1A 状态患者的严重程度悬殊很大[45]。

移植协调员、采集供体心脏的队伍和准备受体的队伍之间的密切沟通仍然是至关重要的，以减少供体器官的缺血时间。当供体心脏到达时接受者应进行体外循环（cardiopulmonary bypass，CPB）并进行受体心脏的解剖；直到采集团队在手术室内并且有机会实际检查供体心脏以确定是否合适，才能进行接受者的麻醉诱导和切皮。

### 麻醉诱导

现在人们很好地认识到，心脏衰竭就是前负荷依赖、后负荷敏感，而且这些患者甚至不能耐受心率、节律和收缩力等参数最微不足道的干扰。没有证据表明在 HF 患者中何种特定的麻醉药物是更好的。认识到这些药物引起的生理变化并通过敏感的监测来识别这些变化是很重要的。有创监测，如直接动脉测压和 PAC 在诱导前放置，以便在血流动力学恶化期间作出正确的处理决定。如果在术前进行有创监测以优化心衰状态，应考虑在胸骨劈开前更换这些侵袭性管道，以减少免疫抑制患者导管获得性感染的可能性。麻醉医师和外科医生应为在麻醉诱导的血流动力学损害事件中升级循环支持做好准备。自主呼吸吸入诱导具有尽可能减少前负荷的快速下降的优点,前负荷的快速下降在 HF 患者尤其是具有右心室功能障碍的患者中是不能容忍的。在紧急情况下,如果患者有肺误吸危险,则进行快速顺序诱导。随着终末期 HF 心肺储备功能减少,应该努力保护这些补偿机制。除非存在阿片类药物耐受,否则避免使用高剂量阿片类药物以免发生交感抑制。调整插管后呼吸机参数以防止高碳酸血症并优化氧合,以使对肺血管阻力的影响最小化。对于术前使用正性肌力药物的患者,在麻醉诱导阶段继续输注这些药物很重要。也许有必要开始输注血管加压药,通常是去甲肾上腺素,以抵消全身麻醉和所有诱导药物的影响。

HT 对选定的肌营养不良症患者有益[46],但这些患者可能有恶性高热的风险。应该进行仔细的术前评估,并应考虑在这些患者中使用非触发技术[47]。

## 围手术期免疫抑制

最佳免疫抑制的目标是保持天然的宿主免疫反应

抑制,以防止移植排斥,并平衡包括免疫抑制过度引起机会性感染风险增加的副作用(表 13.9)。这可以通过密切监测不利影响和测量免疫抑制药物的血药水平来实现。如果耐受皮质类固醇(corticosteroids,CS),则逐渐减少其用量,观察到使用 CS 下降但使用增殖信号抑制剂(proliferation signal inhibitors,PSI)在 HT 后 1~5 年要翻倍[1]。根据现有证据,尚不能对心脏移植后的免疫抑制药物的首选组合进行推荐。药物选择主要取决于特定患者和器官功能的副作用。术后早期急性排斥反应发生率较高,导致在围手术期早期需诱导强烈的免疫抑制(表 13.10)。根据 2013 年 ISHLT 报告,这种经验性诱导治疗的做法在 2012 年有所减少,2012 年前 6 个月总体为 47%[3]。通常通过单克隆或多克隆抗体来进行免疫抑制诱导。诱导疗法的决定在本质上取决于机构制度,因为没有确凿的证据证明其实用性(表 13.11)[48]。它们与感染、长期白细胞减少和恶性肿瘤等不良反应有关[49]。在抗体诱导治疗之前,患者常规预先使用皮质类固醇、抗组胺药和退热药。

表 13.9 心脏移植围手术期常用免疫抑制剂的临床药理学

| 分类 | 药物 | 作用机制 | 不良反应 |
|---|---|---|---|
| 皮质类固醇(CS) | 甲基强的松<br>强的松 | 改变基因转录调控,抑制白细胞的炎症和免疫反应 | 精神作用,伤口愈合不良,高血压,肾上腺功能受抑 |
| 钙调磷酸酶抑制剂(CNI) | 环孢素<br>他克莫司 | 抑制参与免疫应答的细胞因子(IL-2)的转录 | 高血压,肾功能不全,神经毒性,血脂异常,高血糖 |
| 抗代谢药物 | 硫唑嘌呤<br>霉酚酸酯 | 干扰细胞周期调控 | 骨髓抑制,恶心/呕吐,腹泻 |
| 增殖信号抑制剂(PSI) | 西罗莫司(FDA 批准用于 OHT) | 抑制控制淋巴细胞增殖的激酶(TOR) | 肾功能不全,伤口愈合受损,腹泻,骨髓抑制 |

IL,白细胞介素;TOR,雷帕霉素靶点。

表 13.10 心脏移植前的免疫抑制诱导剂

**单克隆抗体**-28%的心脏移植

| CD25 拮抗剂<br>(T 淋巴细胞上的 IL-2 受体) | 巴利昔单抗(舒莱)<br>达克珠单抗 |
|---|---|
| CD25 拮抗剂<br>(T 淋巴细胞上的 IL-2 受体) | 阿仑单抗 |

**多克隆抗体**-11%的心脏移植
兔抗胸腺细胞球蛋白(RATG)
马抗胸腺细胞球蛋白(HATG)

来自 Roger 等的数据[2]。

表 13.11 诱导治疗的建议适应证

1. 降低同种异体移植物受者急性排斥反应的风险

2. 发生排斥反应中快速免疫抑制诱导

3. 肾功能不全患者推迟使用钙调磷酸酶抑制剂

4. 允许延迟引入钙调磷酸酶抑制剂

5. 小剂量类固醇的促进方案

6. 提供灵活的皮质类固醇戒断

# 围手术期的同种致敏并发症

同种致敏定义为继发于敏化事件的人白细胞抗原(human leukocytic antigen, HLA)分子抗体的发展。这些抗体最初被认为是造成 1969 年肾移植功能不良和排斥反应的原因[50]。HF 患者在疾病过程中经常会因为暴露而产生抗体。常见的致敏事件见表 13.12。重要的是要认识到,去白红细胞(red blood cell, RBC)悬液输注也可导致致敏,红细胞在其细胞膜上也呈现主要组织相容性复合体(major histocompatibility complex, MHC)I 类抗原,尽管其浓度低于淋巴细胞[51]。同种致敏是重要的,因为它与器官移植后的不良结果相关。以小鼠反应性抗体(panel reactive antibodies, PRA)测量的免疫敏化的患者在 HT 后的结局往往比没有致敏的患者更差[52,53]。在目前的实践中,常规检查潜在接受者的连续 PRA 以识别敏化的发展。在最初的触发事件之后,如果没有进一步暴露,抗体倾向于消失。触发后 5~11 个月,输血后形成的抗体消失。多重触发事件可通过敏感的细胞毒性方法诱导更广泛的敏化[54]。更广泛的敏化将减少可用的供体选择范围,导致 HT 的等待时间更长。

**表 13.12 变态反应的危险因素**

| |
|---|
| 1. 输入血液和血液制品 |
| 2. 以前的同种异体移植 |
| 3. 妊娠 |
| 4. 既往同种异体心脏移植手术史 |
| 5. 心脏辅助装置 |
| 6. 血液恶性肿瘤 |

MCS 特别是 LVAD 越来越多地用于移植等待名单上的终末期 HF 患者[3]。现在众所周知,这些装置可以独立诱导免疫敏化。尽管现代旋转泵在其设计中没有生物假体材料,但有证据显示其同种致敏程度要低于老的脉动泵[55]。植入手术后头 3 个月致敏的风险似乎更高[56]。预先致敏的患者在植入脉动流装置后可能有更广泛的致敏风险。回顾性分析 2004—2009 年器官共享联合网络(United Network for Organ Sharing, UNOS)数据库的使用辅助装置的移植患者显示,PRA>10%[205 天(四分位范围,81~344)vs 124 天(四分位范围,51~270)][57]。值得注意的是,辅助装置后的同种免疫并没有显示出导致生存率低下或 HT 后的高排斥率[55,57,58]。这带来了装置植入后这些抗体的功能相关性的问题。有关这些装置的免疫学检测和临床经验的进展应该对这个问题有所启发。

通过筛选受者针对随机供体抗原的一组抗 HLA 抗体来鉴定该免疫学致敏作用(例如 PRA)。定义明确过敏的阈值仍有争议,PRA 水平从 10% 到 25% 不等[53,59]。UNOS 在线计算器可以用来定义计算出的 PRA(calculated PRA, cPRA),它表示一般供体库对抗受者抗体的百分比。一旦通过 PRA 水平鉴定了同种致敏,通过鉴定针对特定人类 HLA 分子的抗体进一步提高了这些抗体的特异性。现代固相分析可以鉴定针对这两类 MHC 抗原及其结合强度的抗体。这将使移植团队能够通过与捐献者组织分型所确定的抗原进行匹配来确认捐献者特异性抗体(donor specific antibodies, DSA)。这个过程被称为虚拟交叉匹配(virtual cross-matching, VxM),被广泛用于确认供体器官的免疫相容性[60]。Stehlik 及其同事研究了 VxM 在 HT 中的效用,并将其与前瞻性交叉匹配进行比较,在他们的 14 例患者中,VxM 的阴性预测值为 92%,阳性预测值为 79%[61]。它有助于确定需要识别的抗体与接受供体的功能相关性,而不需要进行前瞻性交叉匹配[62]。这应该有助于从更广泛的地理区域接受的器官[63]。在所有致敏受者中进行回顾性交叉配型以指导免疫抑制的管理。回顾性交叉配型阳性结果的患者可能需要密切监测排斥反应,并进行积极的免疫抑制治疗。

一些受者的敏感性非常高,考虑到平衡移植失败与等待的死亡风险,这些患者的术前管理具有挑战性。血浆置换、IV 免疫球蛋白(IV immunoglobulin, IVIG)、单克隆抗体或蛋白酶体抑制剂等脱敏技术已经被某些移植中心所提倡,采用这些脱敏技术来减轻这种免疫学不利状态的治疗性免疫调节策略[64,65]。尚未证实这些策略可有预见的成功。而且,这些策略的有效性受到与这些药物相关的严重并发症如感染和发病的负面影响。根据在多个移植中心进行的调查,有 8% 的移植患者在 HT 之前进行了脱敏治疗[66]。在这个脆弱的患者群中缺乏证据支持脱敏治疗,注意避免使用现代免疫学方法错配供体。

# 术中经食管超声心动图

经食管超声心动图(transesophageal echocardiography, TEE)是术中必不可少的监测项目,在插入食管探头前应排除相关禁忌证的病史。术中 TEE 非常适用于识别心脏移植过程中的急性并发症,并且特别是在移植后滴定心脏功能的血流动力学支持中[67,68](表 13.13)。

**表 13.13 TEE 在原位心脏移植中的应用**

| 术前 |
|---|
| 1. 心室功能 |
| 2. 排除心内血栓 |
| 3. 显著的主动脉粥样硬化性疾病 |
| 4. 协助放置 CPB 的插管 |

续表

| CPB 后 |
| --- |
| 1. 心室和瓣膜功能 |
| 2. 移植心脏排气 |
| 3. 排除心内分流 |
| 4. 吻合口并发症 |
| 5. 辅助放置套管进行机械循环支持 |
| 6. 确认 IABP 位置 |
| 7. 排除拔管后主动脉夹层 |

CPB,体外循环;IABP,主动脉内球囊泵。

## 体外循环的实施和外科技术

随着超过 99 000 成年 HT 在全球范围内进行,移植手术技术已经完善,逐渐采用双腔技术植入移植物[69]。原来的 Lower 和 Shumway 技术涉及双心房吻合,保留一些原来的心房[70]。20 世纪 90 年代初,双腔技术被描述为两个不同的临床系列,完全切除自体心房和直接吻合上腔静脉和下腔静脉[71,72]。保留正常的心房解剖和功能是这项技术的目标。双腔技术的潜在优点包括减少:

1. 心房功能障碍
2. 窦房结功能障碍
3. 瓣膜功能不全
4. 血栓形成

手术时间更长可能是双腔技术的缺点,可能延长移植物缺血时间。尽管许多单中心研究已经描述了双腔静脉移植可减少术后即刻并发症(房性心律失常,三尖瓣反流,窦房结功能障碍)[73-76],但长期生存获益的证据还不清楚[77]。对 1999 年至 2005 年 11 931 例初次 HT 的回顾性 UNOS 数据分析发现,匹配组的双房与双腔技术的生存率无差异[78]。尽管如此,双腔技术与较低的永久起搏器(PPM)植入和较短的住院时间有关。UNOS 数据库的另一项超过 10 年(1997—2007 年)的多变量分析[79]显示,双腔技术有微弱但明显的生存率优势,同时提高了不使用 PPM 的时间。作者将这种差异归因于较长时间的分析,双腔技术的增加以及统计方法的差异。

体外循环(cardiopulmonary bypass,CPB)的抗凝是通过 350~450 单位/kg 的普通肝素实现的,除非有禁忌,否则在 CPB 之前可达到 480 秒以上的活化凝血时间(activated clotting time,ACT)。尽管 ACT 与肝素水平之间缺乏相关性,ACT 仍然是一种可靠和安全的监测技术,用于管理基于肝素的 CPB 抗凝。某些生理变化(血液稀释,体温过低)和病理状态(炎性介质释放,S 蛋白抵抗状态)会使 ACT 监测不太可靠。如果怀疑这些临床情况,可以使用肝素剂量反应(heparin dose response,HDR)的监测方法来维持一定的血浆肝素浓度。

如果患者被诊断为肝素诱导的血小板减少症(heparin induced thrombocytopenia,HIT)并且抗 PF4 抗体滴度在 100 天内升高,则通常使用直接凝血酶抑制剂如比伐卢定(表 13.14)来实现抗凝。比伐卢定的出血风险随着抗凝不可逆地增加。肾功能不全患者尤其如此。肝素仅可用于有久远 HIT 病史者的 CPB,3 个月内未接触抗 PF4 抗体就会下降到临床上不明显的水平。所有参与患者照护的人员都应该了解,该患者在 CPB 后不能再次接受肝素治疗,并应采取一切预防措施以防止再次接触(表 13.15)。

**表 13.14　推荐的用于体外循环心脏手术的比伐卢定给药和管理计划**

| | CPB 前的剂量 | CPB 期间的剂量 | CPB 后的剂量 |
| --- | --- | --- | --- |
| 患者 | 静脉推注 1.0mg/kg,然后静脉输注 2.5mg/(kg·h) ACT>4 倍基线 | • 2.5mg/(kg·h)静脉滴注<br>• 在预期 CPB 中断前 15 分钟停止输注<br>• 如果不能顺利脱离 CPB,在 20 分钟内推注 0.5mg/kg,并以 2.5mg/(kg·h)重新开始输注 | 无 |
| 冲洗溶液 | 0.1mg/ml 比伐卢定 | 与 CPB 前的剂量相同 | 与 CPB 前的剂量相同 |
| CBP 泵 | 50mg 启动剂量(适用于所有启动量) | 与 CPB 前的剂量相同 | 50mg 启动剂量 f/b 50mg/h |
| 移植物储存 | 血液为基础<br>• CPD 或 ACD 与血液量之比 1∶12<br>晶体液为基础<br>• 晶体液中 0.1mg/ml 比伐卢定 | 与 CPB 前的剂量相同 | 无 |
| 血液回收机 | CPD 或 ACD 与血液量之比:1∶12 | 与 CPB 前的剂量相同 | 无 |

续表

| | CPB 前的剂量 | CPB 期间的剂量 | CPB 后的剂量 |
|---|---|---|---|
| 心脏麻痹液 | 晶体液<br>• 不需要抗凝剂<br>血液<br>• 直接从没有储血器 CPB 回路中获得 | 与 CPB 前的剂量相同 | N/A |

• 如果储血器中存在超过 1L 的血液,CPB 静脉储血器中不流动的血可能凝结:建议将过量血液以 1:12 的比例存储在 CPD 或 ACD 袋中(CPD 或 ACD:血液量)
• 由于循环中的血液残留量很低,导致比伐卢定浓度高,因此应在血液回收机中处理,然后再输送给患者

#### 表 13.15 避免 HIT 患者术中肝素再暴露的预防措施

| 1. 停止分级肝素和普通肝素 |
|---|
| 2. 传感器冲洗液应该不含肝素 |
| 3. 植入身体的管线应该是非肝素涂层 |
| 4. CPB 回路是非肝素涂层 |
| 5. 手术准备台上不应使用任何形式的肝素 |
| 6. 柠檬酸盐磷酸葡萄糖-A 或柠檬酸葡萄糖溶液用于血液回收机的抗凝 |

初次 HT 使用标准的动脉和双腔插管技术。在配有辅助装置的胸廓切开术中,尤其是在流出套管接近胸骨的情况下,在股动静脉插管的 CPB 下打开胸骨也并不罕见。血液中的电解质浓度应密切监测,因为血液稀释可进一步扩大 HF 及其治疗所引起的紊乱(低钠血症,高钾血症)。通常采用改进的 CPB 超滤来降低 HF 患者的体内水分。当右心室处于衰竭风险中时,这种策略是特别有用的,没有扩张的情况下不能适应过量的血管内容量。

一旦在后台检查完毕,移植物(左心房,大血管继之以 IVC,然后 SVC)在冷心麻痹和局部冷却的缺血保护下准备植入。左心房排气以防止膨胀和复温。通常 SVC 吻合在植入物再灌注的部分 CPB 下进行。

## 止血和输血

由于术前危险因素和 CPB 相关的止血紊乱,显著比例的心脏移植受者 CPB 后出血风险增加(表 13.16)[80-82]。抗纤溶药如氨甲环酸(tranexamic acid,TA)和 6-氨基己酸(epsilon aminocaproic acid,EACA)可用于降低这些患者的围手术期出血。Butterworth[83]对给药方案的修改有助于保持 CPB 心脏手术中稳定可预测的血浆 EACA 浓度。在开始 CPB 之前 20 分钟使用 EACA 50mg/kg 的首剂量,然后输注[25mg/(kg·h)]持续至皮肤闭合。TA 是 EACA 的 10 倍,有不同的给药方案[84]。有报道术后癫痫发作的患者使用

了高剂量的 TA[85]。TA 是否超过 EACA 的临床优势和成本效益尚未被证实。

#### 表 13.16 CPB 术后出血的危险因素

| 术前危险因素 |
|---|
| 1. 既往存在凝血障碍 |
| 2. 术前抗血小板药物和抗凝剂使用史 |
| 3. 肾功能不全 |
| 4. 既往存在右心衰竭伴肝淤血和肝功能不全者 |
| 5. 二次胸骨切开术 |
| 6. 术前机械循环支持 |
| 与 CPB 相关的风险因素 |
| 1. 血液稀释 |
| 2. 低温 |
| 3. 炎症级联和血小板激活的凝血酶生成 |
| 4. 血小板消耗和血小板减少症 |
| 5. 纤维蛋白溶解 |

显著的凝血障碍往往不是由于手术止血不足导致的,可能需要输血制品以便迅速控制非手术出血并保持血液携氧能力。绝对或严格的输血指征没有明确定义,但输血需要考虑用综合的方法来检查患者当前的红细胞压积、容积状态、凝血功能状态(即出血不是由于手术止血不足)、正在进行器官局部缺血的证据、终末器官疾病、心输出量和混合静脉血氧饱和度。血液制品的需求可以通过凝血研究和即时检验如血栓弹力图(thromboelastogram,TEG)和旋转血栓弹性测定(rotational thromboelastometry,ROTEM)来确定。凝血指标应在正常范围并在围手术期维持正常体温。除血小板浓缩液和冷沉淀物以外的所有液体都应该通过加热回路进行给药,并且快速输注系统应该可以很方便地获得。预先存在肝肾功能障碍的患者可考虑使用去氨加压素(0.3~0.4μg/kg)。考虑到血栓形成并发症的高风险,活化的重组因子 7 被用作包括危及生命的出血的最后手段[86]。

上一章描述了使用 PCC 纠正手术前凝血疾病。与 FFP 相比,PCC 可以用较少量的输注来纠正凝血疾病,这有利于 HT 受者避免右心室超载和移植失败。

# 脱离 CPB

通过血流动力学(通过 TEE)和视觉评估在各种负荷条件下不断评估新移植物,停止体外循环应该是渐进的。大多数中心在脱离 CPB 之前使用 50~70mmHg 的平均全身压力进行移植物的再灌注。根据移植物功能,在去除主动脉夹闭之后开始低剂量的正性药物输注。保持所有影响 PVR 的生理变量不变以防止负载敏感的右心室的后负荷不匹配。应在 TEE 和充盈压力的指导下增加血管内容量。容量超负荷导致心室扩张和心室功能障碍。在移植功能不足的情况下,应及时对患者再次进行体外循环。进一步试图脱离 CPB 应遵循再灌注和药物支持升级,如前所示。窦性心律是再灌注后最常见的节律,由于完全去除了副交感神经的支配,心率通常超过 100 次/min。窦房结功能障碍或传导异常在双腔手术中较少见。

## 围手术期移植物衰竭

早期移植物功能障碍是心脏移植后 3 年内死亡率最高的主要原因之一[3],并将在移植物灌注的 24 小时内在临床上表现出来。由于这与早期和晚期生存率下降有关[87],及时诊断和治疗移植物功能障碍非常重要。移植失败可能是由于原发性器官功能障碍或继发于新器官不能在宿主环境中起作用。ISHLT 关于原发性移植物功能障碍的共识会议报告已经提出了定义和临床参数,以便更好地管理这种病态并发症[88]。

## 原发性移植物功能障碍

### 发病率和诊断

自 1994 年以来,原发性移植物功能障碍(primary graft dysfunction,PGD)相关死亡的发生率没有变化,根据 2013 年 ISHLT 官方报告,在 2002 年至 2012 年,在原位心脏移植(orthotopic heart transplantation,OHT)后第一个月死亡人数占所有死亡人数的 36%。Russo 等[89]在 1999 年至 2007 年的 UNOS 数据的研究中发现 16 716 例移植中原发性移植失败的发生率为 2.5%。原发性移植失败定义为 90 天内死亡或再移植。因此,考虑到定义所需的硬性终点,报告的事件往往被低估。在同一队列中,原发性移植失败在占 90 天内死亡总数的 23.4%。目前还没有普遍接受的 PGD 定义,不同机构和移植时期的诊断所需的前提条件不同,导致不同移植中心之间诊断的明显不同。根据用于确定 PGD 和供体-受体特征的标准,PGD 的发生率在 2.5% 到 26% 之间不等[90-93]。

### PGD 的病因和病理生理学

PGD 往往是一个或多个危险因素的结果(表 13.17),并可导致不同严重程度的单心室或双心室功能障碍。在诊断 PGD 之前识别和治疗继发性因素是非常重要的。RADIAL 评分是目前临床实践中描述和验证 PGD 唯一预测评分标准[94](表 13.18)。这是由 1984 年至 2006 年在西班牙的 OHT 单一中心经验中得出的。作者通过多变量分析确定了 PGD 的独立危险因素,建立了一个预测模型,并在 2006 年至 2010 年的队列研究中进行了验证。RADIAL 评分被同一组研究者应用于当代队列研究中并显示评分的预测能力[95]。

**表 13.17　原发性移植物功能障碍的危险因素**

| 供体因素 | 受者因素 | 手术过程因素 |
|---|---|---|
| - 心脏功能障碍与高正性肌力药物支持<br>- 冠状动脉疾病<br>- 年龄<br>- 同时进行肺采集<br>- 来自同一供体的其他器官的 PGD | - 之前的机械循环支持<br>- 年龄<br>- 机械通气<br>- 心力衰竭的病因 | - 低温<br>- 缺血时间<br>- 再灌注损伤<br>- 大小不合适 |

**表 13.18　径向风险评分——原发性移植物功能障碍的预测**

| |
|---|
| 1. 右心房压力≥10mmHg |
| 2. 年龄(受体)≥60 岁 |
| 3. 糖尿病 |
| 4. 正性肌力药物依赖 |
| 5. 年龄(供体)≥30 岁 |
| 6. 缺血时间≥240 分钟 |

### 风险因素

为了保持足够的适应新宿主环境的移植物功能,建议使用标准保存方法将冷缺血时间限制在 5 小时以内。在这个强制缺血期间,器官的代谢需求由于低温而降低,并且保存液为关键的能量需求提供基质,从而减轻缺血性损伤。只有当不存在诸如供体高龄,高度正性肌力支持和显著心室功能不全等导致移植物功能障碍的其他因素时,才可以接受缺血时间超过 5 小时。在 1987 年到 2004 年的 33 640 例心脏移植的回顾性分析中,Russo 等[96]得出的结论是移植后存活率所限定的缺血耐受性受 0~19 岁、20~33 岁和 33 岁以上的供体年龄分层的影响:当两个高龄组的供体器官缺血时间超过 3.5 小时时,随着间隔时间的增加,死亡率呈上升趋势,表明供体缺血时间与年龄的关系。

假定脑死亡后的血流动力学和神经激素紊乱导致供体器官功能障碍。脑死亡后的儿茶酚胺风暴可导致肌原纤维变性，移植物功能差，以及心输出量不足。脑死亡也导致器官的免疫活化，增加的 MHC Ⅰ 和 Ⅱ 类分子的表达。这种上调的机制尚不明确。

移植物应该明确所有的挫伤和可见的 CAD。优化前负荷是由血流动力学和有创监测指导的，容量复苏目标在不同移植团队之间是不同的。供体管理是任何移植过程中的重要组成部分，由于供体器官功能差，尸体供体中获得的大约 60% 的心和肺无法使用[97]。超过四分之一的供体器官无法使用是由于供体管理不善造成的[98]。2001 年在弗吉尼亚州水晶城"最大限度地利用从尸体捐献者身上采集的器官"会议上发表的关于器官高效管理的建议已被纳入联合国器官共享网络。它提供了一个系统的方法来根据血管加压治疗和神经激素替代治疗的适应证进行血流动力学监测。

**低温保存**

低温降低代谢需求并延长缺血耐受期。低温会诱发不良的超微结构改变，导致移植物功能受损。静态低温保存的危害[98-100]包括以下内容。

1. 无氧代谢导致的细胞内酸中毒：无氧糖酵解导致乳酸积聚。

2. 细胞内钙超载：酸中毒可导致钠-氢交换体（$Na^+$-$H^+$）的激活，并伴随细胞内钠的升高。随后导致 Na-Ca 反向转运蛋白激活，增加细胞内钙。

3. 细胞水肿：细胞内钠和氯化物浓度随着亚低温对 $NA^+$-$K^+$ ATP 酶的抑制而增加，故水遵循离子梯度而转移到细胞内。

这种损伤程度是可变的、时间依赖性的。保存液旨在防止或减少这些变化的影响，以维持结构的完整性和功能。保存液通过改变跨膜钾梯度实现供体心脏停搏。保存液根据离子组成可分为细胞内或细胞外溶液。细胞外液的钠浓度超过 70mmol/L，细胞内低于 70mmol/L[98]（表 13.19）。供体心脏可以有效地保存 4~6 小时，超过这一时间点，两种溶液冷缺血停搏的不良反应可能无临床意义[101]。添加胶体和改变溶液的渗透压可以减少细胞间质水肿和细胞渗出。几乎没有关于使用细胞内保存液降低 1 个月死亡率的报道[102,103]。然而，目前没有足够的证据推荐一种优于另一种的临床实践证据[104]。

器官保存的进展不仅要提高同种异体移植物的功能，而且要延长安全性缺血期以提高器官利用率。动物研究[105]显示，在连续灌注保存液后功能得到改善。Garbade 等[106]比较了传统的停搏做法与对照组常温停搏灌注。对照常温灌注组比传统做法在长达 12 小时的灌注后可以保存超微结构和更好的功能恢复。初步的人体研究提示连续

**表 13.19　常用保护液**

| 细胞内保护液 | 细胞外保护液 |
| --- | --- |
| UW-standard | Celsior |
| Collins | St. Thomas |
| Euro-Collins | Krebs |
| Bretschneider | UW-modified |
| Collins-Sachs | Stanford |
| Roe | Plegisol |

UW，University of Wisconsin，威斯康星大学。

灌注可以减少缺血性损伤，功能保存更好[104,107]。PRO-CEED 2（心脏使用的器官护理系统设备的前瞻性多中心安全性和有效性评估）是一项多中心试验，用于研究使用器官护理系统的体外温血灌注对同种异体移植物的 30 天临床结果和移植物功能的影响。初步结果显示标准护理保存方法在 HT 的非劣效性[108]。除了需要持续监测之外，现在使用这个系统还需要相当多的成本和人员。

以冬眠的表型模型为线索，Dobson 及其同事正在研究维持静息膜极化状态的心脏停搏技术[109]。他们在龄齿动物模型中表明，与标准的心脏痹溶液相比，含有腺苷和利多卡因的 Krebs-Henseleit 溶液提供了更好的心肌保存[110-112]。在他们的实验中，在停搏期间静息膜电位保持接近 -85mmHg，再灌注时具有更好的心肌恢复。他们推测下调心肌和内皮代谢需要下调，同时维持极化或超极化状态下的细胞内离子环境，是抵抗缺血和再灌注保护作用的原因。

**再灌注**

缺血后的再灌注可导致细胞内和细胞外水平的许多恶性变化，导致在主动脉夹钳释放后立即在手术室内观察到的功能反常降低（图 13.2）[113]。病理-机制网络过程[114]被描述为导致继发于缺氧损伤后的组织突然再灌注之后的多种复杂损伤途径。已经证明，继发于细胞应激的称为线粒体通透性转换孔（mitochondrial permeability transition pore，MPTP）的线粒体膜上的非特异性孔开放导致坏死和凋亡途径的激活，并且是定义治疗靶点的正在进行研究的领域[115,116]。心肌和内皮功能障碍通过细胞激活和释放炎症介质来放大。细胞内钙的处理功能进一步受损，导致细胞内钙浓度持续升高，继而导致由于肌动蛋白-肌球蛋白分解丧失而引起的挛缩。急性冠脉综合征后再灌注引起弥漫性微血管损伤并伴有明显的收缩功能障碍，常被认为是"无复流"现象[117]。最初由 Cooley 等[118]报道了在缺血性损伤后未加控制的再灌注会导致的极端形式心肌功能障碍（Stone heart，石心）。缺氧的内皮暴露于充氧的灌注液导致产生有害的氧自由基，并产生氧化应激。临床表现根据基底上缺血损伤的程度而有所不同，随后的灌注对于围手术期医师

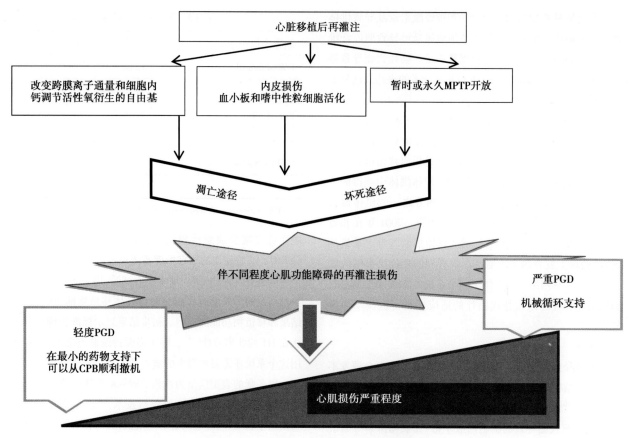

**图 13.2　心脏移植后再灌注损伤的病理机制**

突出了保存和再灌注的重要性[119]。

很明显,任何单一干预都不可能防止由多种机制介导的功能障碍。迄今为止,已经尝试了多种方法来解决在运输和植入阶段所发现的缺血性损伤机制,但在防止 IR 损伤方面没有取得任何确切的成功。

Buckberg 等在猪模型上的开创性工作[120]之后,控制再灌注以改善移植物功能已经引起移植届的关注。除了药物干预以限制损伤之外,学界对改变再灌注以防止损伤的兴趣也越来越大。控制感兴趣的生理变量,如再灌注压力和再灌注的氧气含量,以减少内皮功能障碍和随后的氧化应激[121,122]。

基于间充质基质细胞的细胞疗法具有免疫调节作用,和通过影响先天性和适应性免疫过程来减少各种非人类器官中 IR 损伤的作用[123]。对细胞分化具有调节作用的微小RNA,通过特定的负性调节相关基因表达来变性和免疫调节,从而降低器官移植中的 IR 损伤。

### PGD 的诊断和治疗

当移植心脏在移植后早期无明显药理学支持时不能产生需要的心输出量时被诊断为 PGD。急性排斥反应,手术原因如填塞或错误吻合,肺动脉高压和血管麻痹可导致继发性移植物功能障碍,需要在诊断前排除这些原因。在脱离体外循环之前注意充分排气的重要性。系统的方法对迅速诊断以促进滴定治疗至关重要(表 13.20 和表 13.21)。

在孤立性原发性右心衰竭中,PAP 降低而右心房压增高。如果右心室衰竭继发于后负荷不匹配,则及时治疗PHT 是有必要的。一氧化氮和依前列醇等吸入性肺血管扩张剂不像静脉注射药物(米力农,硝普钠),不会显著影响全身血压。但是,他们需要特殊的设备和专门的呼吸机改装来输送这些吸入药物。吸入一氧化氮停用时应严密监测,逐步进行以免 PHT 反弹。

**表 13.20　诊断 PGD 的临床、血流动力学和影像学参数**

| 血流动力学 |
| --- |
| 心脏指数(CI)低且充盈压高(右房压>15mmHg,PCWP> 20mmHg 和 CI<2L/(min・m²) |
| 全身性低血压 |
| 影像学 |
| 超声心动图——LVEF<40%,右心室扩张伴收缩功能不全 |
| 胸部 X 线——肺水肿 |
| 临床 |
| 心输出量减少 |
| 尿量减少,乳酸升高,混合静脉血氧饱和度降低 |
| 高剂量正性肌力药物支持以维持全身灌注 |

**表 13.21　原位心脏移植术后三尖瓣反流**

| 早期原因 |
| --- |
| 1. 肺动脉高压 |
| 2. 手术-双房技术 |
| 3. 右心室扩张 |
| 4. 器官大小不匹配 |
| 迟发原因 |
| 1. 移植物排斥 |
| 2. 继发于心内膜心肌活检的三尖瓣损伤 |

### MCS 和移植失败的再移植

　　早期的心脏移植后移植物功能障碍的经验表明，功能障碍可以有不同的严重程度和潜在的可逆性。因此，当出现威胁生命的移植物衰竭时，提倡及时和充分地支持循环[125]。移植后 30 天存活的 PGD 患者，与没有 PGD 的患者生存率相似[125]。在一个单一中心的回顾性研究中，Mihaljevic 等报道在 1990 年至 2010 年进行的 1 417 例心脏移植手术中，MCS 治疗 PGD（发生率为 3.7%）[126]。在成功撤掉循环支持的 PGD 患者中观察到与群组整体存活相当的优秀长期存活率。

　　MCS 的设备类型取决于术者和机构的偏好。IABP 侵袭性小于体外装置，首先尝试以减少后负荷促进心室功能。

　　动静脉 ECMO 已经成为临时性机械支持的常用和可靠方式，因为可以相对容易和迅速地获得足够的支持[126,127]。如果血管系统适宜，外周 ECMO 可以用于促进胸腔闭合，撤机可以在 ICU 中完成[128]。肢体缺血是外周插管中的重要问题，应严密监测远端灌注是否充分。存在显著动脉粥样硬化性疾病是逆行股动脉灌注的相对禁忌证。许多中心常规使用腋动脉插管，提供顺行灌注，而不是使用股动脉。在 ECMO 支持期间，血液暴露于非内皮表面导致炎症过程、血小板和凝血级联反应的激活。为了对抗这种促血栓形成的活性，在接受外科手术后，一旦纵隔和胸导管引流量达到最小，就开始进行抗凝治疗。除非有禁忌证，否则肝素是最常用的抗凝剂，持续滴定以维持活化的凝血活酶时间在 45～65 秒。纤维蛋白溶解系统被上调的凝血过程激活，导致体外支持之后纤维蛋白溶解延长，这使患者处于 DIC 和出血的风险中。每天测量 D-二聚体以检测超纤维蛋白溶解。

　　一旦 MCS 建立，伴随移植物的排血 ECMO 辅助循环 48 小时，然后试图停止辅助。移植物的功能通过连续调低血流动力学支持和超声心动图监测指导逐渐撤离机械支持来恢复。

## 继发移植物衰竭

　　在围手术期移植的心脏可能继发于不利的病理生理状况而发生衰竭（图 13.3）。在诊断 PGD 之前应排除这些情况。

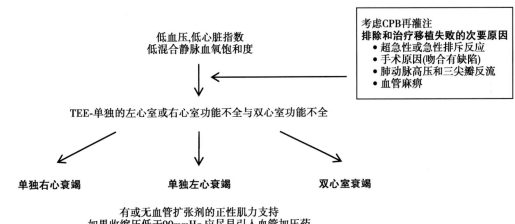

图 13.3　系统方法诊断和管理原发性移植物功能障碍

血管麻痹被定义为血管舒张状态,导致耐药性低血压、代谢性酸中毒和低全身血管阻力。Patarroyo 等在 311 名患者队列中发现,OHT 后血管麻痹发生率为 11%,发现体重指数高、CPB 时间长、重复胸骨切开术、机械循环支持、术前应用阿司匹林和甲状腺疾病是发生血管麻痹的可能危险因素[129]。在 PHT 背景下的血管麻痹是一个具有挑战性的临床情况。用于治疗血管舒张的血管加压药剂可能对肺血管系统有不同的作用,并可能随后导致或加重右心衰竭。如果抵抗性血管麻痹与严重的移植物功能障碍相关,则有使用 MCS 的指征,因为在这种情况下移植物功能立即恢复的可能性很小。

HT 后早期发生三尖瓣反流( tricuspid regurgitation,TR)较为常见[130],TR 相关危险因素见表 13. 21。据报道 HT 后即刻发生超过轻度 TR 的受者其长期生存率下降[131]。一些作者提倡三尖瓣瓣膜成形术[132],但其效用应依赖于具体病因、TR 导致的血流动力学恶化程度和 TR 潜在的功能可逆性。在围手术期应采取避免衰竭的 RV 容量超负荷和 PHT 治疗等措施来降低 TR 的严重程度。TEE 在做出这个决定时,通过识别显著的 TR 以及继发于右心衰竭的心脏形态的变化,起着至关重要的作用。通过有限心内膜心肌活检(endomyocardial biopsy,EMB)和开发有效的非侵入性方法来鉴别排斥反应,可以预防 TR 的后期发展。

超急性排斥是由于受者有高滴度的供体特异抗体在供体器官即刻植入受者体内再灌注时发生的一种抗体介导的严重免疫反应。这一过程最初在异种移植后的快速移植物破坏中被描述过[133]。尽管再灌注 24 小时内的任意时间已被用于诊断超急性排斥反应,但在围手术期应特别谨慎地使用诱导治疗来延迟反应[134]。预先形成的高滴度抗体可以固定补体对与移植物的内皮抗原的结合,并导致炎症改变伴弥漫性血栓形成和组织坏死。超急性排斥反应与高死亡率有关,幸运的是在现代移植时代罕见。目前的移植实践依赖于通过接受具有阴性前瞻性交叉匹配的或者具有确定可接受抗原的供体,来鉴别同种异体敏感的受者并预防超急性排斥反应。

急性排斥反应可能是在术后发生的抗体或细胞介导的抗移植物免疫反应。急性细胞排斥比抗体介导的排斥更常见,可以通过组织病理学表现来区分。排斥反应的临床表现是模糊和不明确的,并具有不同的血流动力学表现。此外,许多患者的早期排斥反应无症状,导致临床决策困难。在前 6 个月内,排斥风险最高,因此在此期间监测 EMB 最频繁。如果原发性移植物功能障碍在 2~3 天的支持治疗中没有显示出缓解的迹象或者术后早期出现无法解释的血流动力学损伤,则应怀疑发生排斥反应。对于严重血流动力学损害的患者,多学科团队的协调至关重要,以便在进行生命维持治疗的同时,做出诊断并对免疫抑制治疗方案进行调整。如果

抗排斥治疗不能改善移植物功能,则在严重威胁生命的排斥反应中制定 MCS,并做出使用持久辅助装置的决定。在这些情况下的再移植死亡率非常高,一般不列入选择。

# 参考文献

1. Yancy CW, Jessup M, Bozkurt B, et al. 2013 ACCF/AHA Guideline for the Management of Heart Failure: a report of the American College of Cardiology Foundation/American Heart Association Task Force on Practice Guidelines. J Am Coll Cardiol. 2013;62(16):e147–239.
2. Roger VL, et al. Executive summary: heart disease and stroke statistics—2012 update: a report from the American Heart Association. Circulation. 2012;125(1):188–97.
3. Lund LH, et al. The Registry of the International Society for Heart and Lung Transplantation: thirtieth official adult heart transplant report—2013; focus theme: age. J Heart Lung Transplant. 2013;32(10):951–64.
4. Stehlik J, et al. The Registry of the International Society for Heart and Lung Transplantation: 29th official adult heart transplant report—2012. J Heart Lung Transplant. 2012;31(10):1052–64.
5. Barnard CN. The operation. A human cardiac transplant: an interim report of a successful operation performed at Groote Schuur Hospital, Cape Town. S Afr Med J. 1967;41(48):1271–4.
6. Willman VL, et al. Auto-transplantation of the canine heart. Surg Gynecol Obstet. 1962;115:299–302.
7. Hunt SA, et al. Does cardiac transplantation prolong life and improve its quality? An updated report. Circulation. 1976;54(6 Suppl):III56–60.
8. DiBardino DJ. The history and development of cardiac transplantation. Tex Heart Inst J. 1999;26(3):198–205.
9. Arnold JM, et al. Canadian Cardiovascular Society consensus conference recommendations on heart failure 2006: diagnosis and management. Can J Cardiol. 2006;22(1):23–45.
10. Hunt SA, et al. 2009 focused update incorporated into the ACC/AHA 2005 guidelines for the diagnosis and management of heart failure in adults: a report of the American College of Cardiology Foundation/American Heart Association Task Force on Practice Guidelines: developed in collaboration with the International Society for Heart and Lung Transplantation. Circulation. 2009;119(14):e391–479.
11. Lindenfeld J, et al. HFSA 2010 comprehensive heart failure practice guideline. J Card Fail. 2010;16(6):e1–194.
12. McMurray JJ, et al. ESC Guidelines for the diagnosis and treatment of acute and chronic heart failure 2012: the task force for the diagnosis and treatment of acute and chronic heart failure 2012 of the European Society of Cardiology. Developed in collaboration with the Heart Failure Association (HFA) of the ESC. Eur Heart J. 2012;33(14):1787–847.
13. Deng MC. Orthotopic heart transplantation: highlights and limitations. Surg Clin North Am. 2004;84(1):243–55.
14. Aaronson KD, et al. Development and prospective validation of a clinical index to predict survival in ambulatory patients referred for cardiac transplant evaluation. Circulation. 1997;95(12):2660–7.
15. Levy WC, et al. The Seattle Heart Failure Model: prediction of survival in heart failure. Circulation. 2006;113(11):1424–33.
16. Smits JM, et al. A prognostic model for predicting waiting-list mortality for a total national cohort of adult heart-transplant candidates. Transplantation. 2003;76(8):1185–9.
17. Cohn JN, et al. Effect of vasodilator therapy on mortality in chronic congestive heart failure. Results of a Veterans Administration Cooperative Study. N Engl J Med. 1986;314(24):1547–52.
18. Dec GW. Management of acute decompensated heart failure. Curr Probl Cardiol. 2007;32(6):321–66.
19. Forrester JS, Diamond GA, Swan HJ. Correlative classification of clinical and hemodynamic function after acute myocardial infarction. Am J Cardiol. 1977;39(2):137–45.
20. Nohria A, et al. Clinical assessment identifies hemodynamic profiles that predict outcomes in patients admitted with heart failure.

J Am Coll Cardiol. 2003;41(10):1797–804.

21. O'Connor CM, et al. Effect of nesiritide in patients with acute decompensated heart failure. N Engl J Med. 2011;365(1):32–43.

22. Dickstein K, et al. ESC guidelines for the diagnosis and treatment of acute and chronic heart failure 2008: the Task Force for the diagnosis and treatment of acute and chronic heart failure 2008 of the European Society of Cardiology. Developed in collaboration with the Heart Failure Association of the ESC (HFA) and endorsed by the European Society of Intensive Care Medicine (ESICM). Eur J Heart Fail. 2008;10(10):933–89.

23. Felker GM, et al. Heart failure etiology and response to milrinone in decompensated heart failure: results from the OPTIME-CHF study. J Am Coll Cardiol. 2003;41(6):997–1003.

24. Cuffe MS, et al. Short-term intravenous milrinone for acute exacerbation of chronic heart failure: a randomized controlled trial. JAMA. 2002;287(12):1541–7.

25. Landoni G, et al. Effects of levosimendan on mortality and hospitalization. A meta-analysis of randomized controlled studies. Crit Care Med. 2012;40(2):634–46.

26. Hickey M, et al. Outcomes of urgent warfarin reversal with frozen plasma versus prothrombin complex concentrate in the emergency department. Circulation. 2013;128(4):360–4.

27. Riess HB, et al. Prothrombin complex concentrate (Octaplex) in patients requiring immediate reversal of oral anticoagulation. Thromb Res. 2007;121(1):9–16.

28. Craig ML. Management of right ventricular failure in the era of ventricular assist device therapy. Curr Heart Fail Rep. 2011;8(1):65–71.

29. Lee S, et al. Effects of the HeartMate II continuous-flow left ventricular assist device on right ventricular function. J Heart Lung Transplant. 2010;29(2):209–15.

30. Cleland JG, et al. The effect of cardiac resynchronization on morbidity and mortality in heart failure. N Engl J Med. 2005;352(15):1539–49.

31. Rivero-Ayerza M, et al. Effects of cardiac resynchronization therapy on overall mortality and mode of death: a meta-analysis of randomized controlled trials. Eur Heart J. 2006;27(22):2682–8.

32. Wilcox JE, et al. Clinical effectiveness of cardiac resynchronization and implantable cardioverter-defibrillator therapy in men and women with heart failure: findings from IMPROVE HF. Circ Heart Fail. 2014;7(1):146–53.

33. Hohnloser SH, et al. Prophylactic use of an implantable cardioverter-defibrillator after acute myocardial infarction. N Engl J Med. 2004;351(24):2481–8.

34. Moss AJ, et al. Prophylactic implantation of a defibrillator in patients with myocardial infarction and reduced ejection fraction. N Engl J Med. 2002;346(12):877–83.

35. Guyton AC, Lindsey AW, Gilluly JJ. The limits of right ventricular compensation following acute increase in pulmonary circulatory resistance. Circ Res. 1954;2(4):326–32.

36. Chen EP, et al. Pulmonary vascular impedance and recipient chronic pulmonary hypertension following cardiac transplantation. Chest. 1997;112(6):1622–9.

37. Bittner HB, et al. Right ventricular dysfunction after cardiac transplantation: primarily related to status of donor heart. Ann Thorac Surg. 1999;68(5):1605–11.

38. Bittner HB, et al. Brain death alters cardiopulmonary hemodynamics and impairs right ventricular power reserve against an elevation of pulmonary vascular resistance. Chest. 1997;111(3):706–11.

39. Voelkel NF, et al. Right ventricular function and failure: report of a National Heart, Lung, and Blood Institute working group on cellular and molecular mechanisms of right heart failure. Circulation. 2006;114(17):1883–91.

40. Kirklin JK, et al. Pulmonary vascular resistance and the risk of heart transplantation. J Heart Transplant. 1988;7(5):331–6.

41. Costard-Jäckle A, Fowler MB. Influence of preoperative pulmonary artery pressure on mortality after heart transplantation: testing of potential reversibility of pulmonary hypertension with nitroprusside is useful in defining a high risk group. J Am Coll Cardiol. 1992;19:48–54.

42. Murali S, Uretsky BF, Armitage JM, et al. Utility of prostaglandin E1 in the pretransplantation evaluation of heart failure patients with significant pulmonary hypertension. J Heart Lung Transplant. 1992;11:716–23.

43. Mehra MR, et al. Listing criteria for heart transplantation: International Society for Heart and Lung Transplantation guidelines for the care of cardiac transplant candidates—2006. J Heart Lung Transplant. 2006;25(9):1024–42.

44. Drakos SG, et al. Effect of reversible pulmonary hypertension on outcomes after heart transplantation. J Heart Lung Transplant. 2007;26(4):319–23.

45. Dardas T, et al. Transplant registrants with implanted left ventricular assist devices have insufficient risk to justify elective organ procurement and transplantation network status 1A time. J Am Coll Cardiol. 2012;60(1):36–43.

46. Wu RS, Gupta S, Brown RN, et al. Clinical outcomes after cardiac transplantation in muscular dystrophy patients. J Heart Lung Transplant. 2010;29(4):432–8.

47. Komanapalli CB, et al. Becker's muscular dystrophy and orthotopic heart transplantation: perioperative considerations. Heart Surg Forum. 2006;9(2):E604–6.

48. Baran DA. Induction therapy in cardiac transplantation: when and why? Heart Fail Clin. 2007;3(1):31–41.

49. Costanzo MR, et al. The International Society of Heart and Lung Transplantation Guidelines for the care of heart transplant recipients. J Heart Lung Transplant. 2010;29(8):914–56.

50. Patel R, Terasaki PI. Significance of the positive crossmatch test in kidney transplantation. N Engl J Med. 1969;280(14):735–9.

51. Scornik JC, Meier-Kriesche HU. Blood transfusions in organ transplant patients: mechanisms of sensitization and implications for prevention. Am J Transplant. 2011;11(9):1785–91.

52. Bishay ES, et al. The impact of HLA sensitization and donor cause of death in heart transplantation. Transplantation. 2000;70(1):220–2.

53. Lavee J, et al. Influence of panel-reactive antibody and lymphocytotoxic crossmatch on survival after heart transplantation. J Heart Lung Transplant. 1991;10(6):921–9. discussion 929–30.

54. Rebibou JM, et al. Flow cytometric evaluation of pregnancy-induced anti-HLA immunization and blood transfusion-induced reactivation. Transplantation. 2002;74(4):537–40.

55. Askar M, et al. HLA and MICA allosensitization patterns among patients supported by ventricular assist devices. J Heart Lung Transplant. 2013;32(12):1241–8.

56. Drakos SG, et al. Prevalence and risks of allosensitization in HeartMate left ventricular assist device recipients: the impact of leukofiltered cellular blood product transfusions. J Thorac Cardiovasc Surg. 2007;133(6):1612–9.

57. Arnaoutakis GJ, et al. Effect of sensitization in US heart transplant recipients bridged with a ventricular assist device: update in a modern cohort. J Thorac Cardiovasc Surg. 2011;142(5):1236–45. 1245 e1.

58. Pamboukian SV, et al. Relationship between bridging with ventricular assist device on rejection after heart transplantation. J Heart Lung Transplant. 2005;24(3):310–5.

59. Loh E, et al. Role of panel-reactive antibody cross-reactivity in predicting survival after orthotopic heart transplantation. J Heart Lung Transplant. 1994;13(2):194–201.

60. Bray RA, et al. Transplanting the highly sensitized patient: the Emory algorithm. Am J Transplant. 2006;6(10):2307–15.

61. Stehlik J, et al. Utility of virtual crossmatch in sensitized patients awaiting heart transplantation. J Heart Lung Transplant. 2009;28(11):1129–34.

62. Chang D, Kobashigawa J. The use of the calculated panel-reactive antibody and virtual crossmatch in heart transplantation. Curr Opin Organ Transplant. 2012;17(4):423–6.

63. Cecka JM. Calculated PRA (CPRA): the new measure of sensitization for transplant candidates. Am J Transplant. 2010;10(1):26–9.

64. Eckman PM, et al. Management of the sensitized adult heart transplant candidate. Clin Transplant. 2010;24(6):726–34.

65. Velez M, Johnson MR. Management of allosensitized cardiac transplant candidates. Transplant Rev (Orlando). 2009;23(4):235–47.

66. Kobashigawa J, et al. Report from a consensus conference on the sensitized patient awaiting heart transplantation. J Heart Lung Transplant. 2009;28(3):213–25.

67. Wells CM, Rangasetty U, Subramaniam K. Imaging in heart failure: role of preoperative imaging and intraoperative transesopha-

geal echocardiography for heart failure surgery. Int Anesthesiol Clin. 2012;50(3):55–82.

68. Romano P, Mangion JR. The role of intraoperative transesophageal echocardiography in heart transplantation. Echocardiography. 2002;19:599–604.

69. Aziz TM, et al. Orthotopic cardiac transplantation technique: a survey of current practice. Ann Thorac Surg. 1999;68(4):1242–6.

70. Lower RR, Stofer RC, Shumway NE. Homovital transplantation of the heart. J Thorac Cardiovasc Surg. 1961;41:196–204.

71. Sarsam MA, et al. An alternative surgical technique in orthotopic cardiac transplantation. J Card Surg. 1993;8(3):344–9.

72. Sievers HH, et al. An alternative technique for orthotopic cardiac transplantation, with preservation of the normal anatomy of the right atrium. Thorac Cardiovasc Surg. 1991;39(2):70–2.

73. el Gamel A, et al. Orthotopic cardiac transplantation: a comparison of standard and bicaval Wythenshawe techniques. J Thorac Cardiovasc Surg. 1995;109(4):721–9. discussion 729–30.

74. Jeevanandam V, et al. Donor tricuspid annuloplasty during orthotopic heart transplantation: long-term results of a prospective controlled study. Ann Thorac Surg. 2006;82(6):2089–95. discussion 2095.

75. Meyer SR, et al. Declining need for permanent pacemaker insertion with the bicaval technique of orthotopic heart transplantation. Can J Cardiol. 2005;21(2):159–63.

76. Traversi E, et al. The bicaval anastomosis technique for orthotopic heart transplantation yields better atrial function than the standard technique: an echocardiographic automatic boundary detection study. J Heart Lung Transplant. 1998;17(11):1065–74.

77. Jacob S, Sellke F. Is bicaval orthotopic heart transplantation superior to the biatrial technique? Interact Cardiovasc Thorac Surg. 2009;9(2):333–42.

78. Weiss ES, et al. Outcomes in bicaval versus biatrial techniques in heart transplantation: an analysis of the UNOS database. J Heart Lung Transplant. 2008;27(2):178–83.

79. Davies RR, et al. Standard versus bicaval techniques for orthotopic heart transplantation: an analysis of the United Network for Organ Sharing database. J Thorac Cardiovasc Surg. 2010;140(3):700–8. 708 e1–2.

80. Despotis GJ, et al. Factors associated with excessive postoperative blood loss and hemostatic transfusion requirements: a multivariate analysis in cardiac surgical patients. Anesth Analg. 1996;82(1):13–21.

81. Hyde JA, Chinn JA, Graham TR. Platelets and cardiopulmonary bypass. Perfusion. 1998;13(6):389–407.

82. Tanaka K, et al. Alterations in coagulation and fibrinolysis associated with cardiopulmonary bypass during open heart surgery. J Cardiothorac Anesth. 1989;3(2):181–8.

83. Butterworth J, et al. Pharmacokinetics of epsilon-aminocaproic acid in patients undergoing aortocoronary bypass surgery. Anesthesiology. 1999;90(6):1624–35.

84. Dowd NP, et al. Pharmacokinetics of tranexamic acid during cardiopulmonary bypass. Anesthesiology. 2002;97(2):390–9.

85. Sharma V, et al. The association between tranexamic acid and convulsive seizures after cardiac surgery: a multivariate analysis in 11,529 patients. Anaesthesia. 2014;69(2):124–30.

86. Dietrich W, Spannagl M. Caveat against the use of activated recombinant factor VII for intractable bleeding in cardiac surgery. Anesth Analg. 2002;94(5):1369–70. author reply 1370–1.

87. Kwon MH, et al. Primary graft dysfunction does not lead to increased cardiac allograft vasculopathy in surviving patients. J Thorac Cardiovasc Surg. 2013;145(3):869–73.

88. Kobashigawa J, Zuckerman A, Macdonald P, et al. ISHLT CONSENSUS: Report from a consensus conference on primary graft dysfunction after cardiac transplantation. J Heart Lung Transplant. 2014;33(4):327–40.

89. Russo MJ, et al. Factors associated with primary graft failure after heart transplantation. Transplantation. 2010;90(4):444–50. doi:10.1097/TP.0b013e3181e6f1eb.

90. Amarelli C, et al. Early graft failure after heart transplant: risk factors and implications for improved donor-recipient matching. Interact Cardiovasc Thorac Surg. 2012;15(1):57–62.

91. D'Ancona G, et al. Primary graft failure after heart transplantation: the importance of donor pharmacological management. Transplant Proc. 2010;42(3):710–2.

92. Lima B, et al. Marginal cardiac allografts do not have increased primary graft dysfunction in alternate list transplantation. Circulation. 2006;114(1 Suppl):I27–32.

93. Segovia J, Cosio DG, Barcelo JM, et al. RADIAL: a novel primary graft failure risk score in heart transplantation. J Heart Lung Transplant. 2011;30:644–51.

94. Cosío Carmena MDG, et al. Primary graft failure after heart transplantation: characteristics in a contemporary cohort and performance of the RADIAL risk score. J Heart Lung Transplant. 2013;32(12):1187–95.

95. Russo MJ, et al. The effect of ischemic time on survival after heart transplantation varies by donor age: an analysis of the United Network for Organ Sharing database. J Thorac Cardiovasc Surg. 2007;133(2):554–9.

96. Zaroff JG, et al. Consensus conference report: maximizing use of organs recovered from the cadaver donor: cardiac recommendations, March 28–29, 2001, Crystal City, VA. Circulation. 2002;106(7):836–41.

97. Valero R. Donor management: one step forward. Am J Transplant. 2002;2(8):693–4.

98. Hicks M, et al. Organ preservation. Methods Mol Biol. 2006;333:331–74.

99. Karmazyn M. The role of the myocardial sodium-hydrogen exchanger in mediating ischemic and reperfusion injury. From amiloride to cariporide. Ann N Y Acad Sci. 1999;874:326–34.

100. Lazdunski M, Frelin C, Vigne P. The sodium/hydrogen exchange system in cardiac cells: its biochemical and pharmacological properties and its role in regulating internal concentrations of sodium and internal pH. J Mol Cell Cardiol. 1985;17(11):1029–42.

101. Jahania MS, et al. Heart preservation for transplantation: principles and strategies. Ann Thorac Surg. 1999;68(5):1983–7.

102. Demmy TL, et al. Organ preservation solutions in heart transplantation—patterns of usage and related survival. Transplantation. 1997;63(2):262–9.

103. Stein DG, et al. Cardiac preservation in patients undergoing transplantation. A clinical trial comparing University of Wisconsin solution and Stanford solution. J Thorac Cardiovasc Surg. 1991;102(5):657–65.

104. Rosenbaum DH, et al. Perfusion preservation versus static preservation for cardiac transplantation: effects on myocardial function and metabolism. J Heart Lung Transplant. 2008;27(1):93–9.

105. Jacobs S, Rega F, Meyns B. Current preservation technology and future prospects of thoracic organs. Part 2: Heart. Curr Opin Organ Transplant. 2010;15(2):156–9.

106. Garbade J, et al. Functional, metabolic, and morphological aspects of continuous, normothermic heart preservation: effects of different preparation and perfusion techniques. Tissue Eng Part C Methods. 2009;15(2):275–83.

107. McCurry K, et al. 294: Prospective multi-center safety and effectiveness evaluation of the organ care system device for cardiac use (PROCEED). J Heart Lung Transplant. 2008;27(2):S166.

108. http://www.ishlt.org/ContentDocuments/ProceedIITrialResultsPressReleaseFINAL.pdf. Accessed 04 Jun 2015.

109. Dobson GP. Organ arrest, protection and preservation: natural hibernation to cardiac surgery. Comp Biochem Physiol B Biochem Mol Biol. 2004;139(3):469–85.

110. Dobson GP, Jones MW. Adenosine and lidocaine: a new concept in nondepolarizing surgical myocardial arrest, protection, and preservation. J Thorac Cardiovasc Surg. 2004;127(3):794–805.

111. Rudd DM, Dobson GP. Toward a new cold and warm nondepolarizing, normokalemic arrest paradigm for orthotopic heart transplantation. J Thorac Cardiovasc Surg. 2009;137(1):198–207.

112. Rudd DM, Dobson GP. Eight hours of cold static storage with adenosine and lidocaine (Adenocaine) heart preservation solutions: toward therapeutic suspended animation. J Thorac Cardiovasc Surg. 2011;142(6):1552–61.

113. Yellon DM, Hausenloy DJ. Myocardial reperfusion injury. N Engl J Med. 2007;357(11):1121–35.

114. de Groot H, Rauen U. Ischemia-reperfusion injury: processes in pathogenetic networks: a review. Transplant Proc. 2007;39(2):481–4.

115. Halestrap AP, Clarke SJ, Javadov SA. Mitochondrial permeability transition pore opening during myocardial reperfusion—a target

for cardioprotection. Cardiovasc Res. 2004;61(3):372–85.

116. Wong R, Steenbergen C, Murphy E. Mitochondrial permeability transition pore and calcium handling. Methods Mol Biol. 2012;810:235–42.

117. Rezkalla SH, Kloner RA. No-reflow phenomenon. Circulation. 2002;105(5):656–62.

118. Cooley DA, Reul GJ, Wukasch DC. Ischemic contracture of the heart: "stone heart". Am J Cardiol. 1972;29(4):575–7.

119. Verma S, et al. Fundamentals of reperfusion injury for the clinical cardiologist. Circulation. 2002;105(20):2332–6.

120. Buckberg GD. Studies of hypoxemic/reoxygenation injury: I. Linkage between cardiac function and oxidant damage. J Thorac Cardiovasc Surg. 1995;110(4 Pt 2):1164–70.

121. Ihnken K, et al. Normoxic cardiopulmonary bypass reduces oxidative myocardial damage and nitric oxide during cardiac operations in the adult. J Thorac Cardiovasc Surg. 1998;116(2):327–34.

122. Thomas NJ, et al. Controlled cardiac reoxygenation in adults with ischemic heart disease. J Thorac Cardiovasc Surg. 1999;117(3):630–2.

123. Souidi N, Stolk M, Seifert M. Ischemia-reperfusion injury: beneficial effects of mesenchymal stromal cells. Curr Opin Organ Transplant. 2013;18(1):34–43.

124. Kukreja RC, Yin C, Salloum FN. MicroRNAs: new players in cardiac injury and protection. Mol Pharmacol. 2011;80(4):558–64.

125. Marasco SF, et al. Early institution of mechanical support improves outcomes in primary cardiac allograft failure. J Heart Lung Transplant. 2005;24(12):2037–42.

126. Mihaljevic T, et al. Mechanical circulatory support after heart transplantation. Eur J Cardiothorac Surg. 2012;41(1):200–6. discussion 206.

127. D'Alessandro C, et al. Predictive risk factors for primary graft failure requiring temporary extra-corporeal membrane oxygenation support after cardiac transplantation in adults. Eur J Cardiothorac Surg. 2011;40(4):962–9.

128. Leprince P, et al. Peripheral extracorporeal membrane oxygenation (ECMO) in patients with posttransplant cardiac graft failure. Transplant Proc. 2005;37(6):2879–80.

129. Patarroyo M, et al. Pre-operative risk factors and clinical outcomes associated with vasoplegia in recipients of orthotopic heart transplantation in the contemporary era. J Heart Lung Transplant. 2012;31(3):282–7.

130. Wong RC, et al. Tricuspid regurgitation after cardiac transplantation: an old problem revisited. J Heart Lung Transplant. 2008;27(3):247–52.

131. Anderson CA, et al. Severity of intraoperative tricuspid regurgitation predicts poor late survival following cardiac transplantation. Ann Thorac Surg. 2004;78(5):1635–42.

132. Brown NE, et al. Tricuspid annuloplasty significantly reduces early tricuspid regurgitation after biatrial heart transplantation. J Heart Lung Transplant. 2004;23(10):1160–2.

133. Kissmeyer-Nielsen F, Olsen S, Peterson VP, Fjeldborg O. Hyperacute rejection of kidney allografts associated with pre-existing humoral antibodies against donor cells. Lancet. 1966;2:662–5.

134. Rose AG. Understanding the pathogenesis and the pathology of hyperacute cardiac rejection. Cardiovasc Pathol. 2002;11:171–6.

# 14 心脏移植患者的术后监护

Sara Jane Allen and David Sidebotham

## 心脏移植术后早期监护

2010 年,国际心脏和肺移植学会(International Society for Heart and Lung Transplantation,ISHLT)发表了有关心脏移植受者术后监护的循证指南[1]。指南中的大多数建议虽然全面,但大多基于专家共识,而不是大型的随机对照试验,各中心之间的常规方案和术后管理仍存在显著差异。

## 日常监护

心脏移植受者的术后早期监护在重症监护病房(intensive care unit,ICU)中进行,持续有创监测,维持器官功能稳定,优化移植物支持,及时识别和治疗并发症。

在从手术室到 ICU 时,手术团队向 ICU 团队进行有条理的交接。这包括受者病史和合并症、相关供体和器官病史、手术过程、供体器官缺血的持续时间,以及目前正性肌力药物和免疫抑制治疗的所有细节。理想情况下,患者会被分配到一个单人病房,但这并不总是可行的,也不是必需的。工作人员和来访者必须遵守严格的无菌技术和卫生管理。患者到达时通常处于镇静状态,机械通气,身上有很多侵入性导线和监护仪,以及临时心外膜起搏和多种药物持续输注。在有条理交接后,将患者的从监护转运监护人员转移到 ICU 监护人员。

### 监测

常规监测包括:心电图(electrocardiography,ECG),有创动脉血压、右心房压(right atrial pressure,RAP)或中

心静脉压(central venous pressure,CVP)的监测,以及间歇或连续的左心房压(left atrial pressure,LAP)或肺毛细血管楔压(pulmonary capillary wedge pressure,PCWP),心输出量(cardiac output,CO)和心脏指数(cardiac index,CI)监测;使用脉氧仪连续监测动脉血氧饱和度,间歇使用动脉血气(arterial blood gas,ABG)分析确认动脉血氧饱和度;通过导尿管连续测量尿量。在到达 ICU 时,进行 12 导联心电图和胸部 X 射线(chest X-ray,CXR)检查,以确认心率和节律,并正确定位气管导管、胸腔引流管和有创监测线。传导异常常见于心脏移植术后。一项研究报道,73% 的心脏移植患者初始心电图异常[2]。ECG 还可以显示两个 p 波——一个来自新的移植物,另一个来自残余的天然心房组织。这是使用心房吻合技术进行原位心脏移植的正常表现。

经食管超声心动图(transesophageal echocardiography,TEE)推荐用于评估血流动力学不稳定,并能快速诊断常见术后问题,如低血容量、血管麻痹、左心室功能不全或心脏压塞。TEE 也用于评估对后续治疗的反应。重要的是要注意由于与大多数受者的大心包相比,新的供体心脏尺寸相对较小,所以可能存在适量的心包积液但却没有心脏压塞,因此对中到大体积的心包积液,心脏的压缩相对较小。然而,移植心脏对压缩耐受性较差,所以一旦足够的血液汇集在心包中引起压缩,就会迅速引起临床心脏压塞。表 14.1 总结了导致术后早期血流动力学不稳定的 TEE 发现。

表 14.1 导致术后早期血流动力学不稳定的 TEE 发现

| 原因 | 舒张末面积 | 收缩末面积 | 收缩 | 其他发现 |
|---|---|---|---|---|
| 低血容量 | ↓↓ | ↓ | 正常 | |
| 血管麻痹 | 正常 | ↓↓ | 正常 | |
| 左心室(LV)功能障碍 | 正常或↑ | ↑ | ↓↓ | 如果严重,LV 腔自发回声对比 |
| 右心室(RV)功能障碍 | 正常或↑ | 与 CPB 前的剂量相同 | ↓↓ | 三尖瓣反流<br>异常的室间隔运动 |

续表

| 原因 | 舒张末面积 | 收缩末面积 | 收缩 | 其他发现 |
|------|-----------|-----------|------|----------|
| 心脏压塞 | ↓ | ↓↓ | 正常或高动力状态 | 心包积液<br>扩张的腔静脉<br>假性肥大<br>RV 舒张期塌陷<br>右心房(RA)或左心房(LA)收缩期塌陷<br>脉冲多普勒(PW)下限制性二尖瓣和肺静脉图像<br>二尖瓣血流速度的呼吸变异(>25%) |

**实验室检查**

在抵达 ICU 时进行的常规实验室检查包括:ABG、混合静脉血氧饱和度(venous oxygen saturation,SvO₂)、全血计数(full blood count,FBC)、血清电解质、肌酐和肝功能测试,以及凝血检查,包括活化部分凝血活酶时间(activated partial thromboplastin time,aPTT)、凝血酶原时间(prothrombin time,PT)、纤维蛋白原、血小板计数、活化凝血时间(activated clotting time,ACT)和血栓弹力图(thromboelastography,TEG)。肌钙蛋白水平在术后第一天开始测量。对这些参数进行持续监测的频率是不同的,对于稳定的患者,ABG 和 SvO₂ 至少每 6 小时监测一次,其他参数每天至少检测一次;器官功能障碍或出血患者需要更频繁的测量。免疫抑制药物,如环孢菌素和他克莫司,每天测量血药水平,并相应地调整药物剂量。

**血流动力学管理**

最佳血流动力学参数包括平均动脉压(mean arterial blood pressure,MAP)≥65mmHg,CVP≤12mmHg,PCWP 或 LAP≤12~14mmHg,CI≥2.5L/(min·m²),SvO₂≥65%。然而,在术后早期,由于移植物功能障碍,可能需要增加心房压力(CVP 12~15mmHg 和 PCWP 14~18mmHg)[3]。

通常需要血管活性药物来达到并维持术后早期的最佳血流动力学状态(表 14.2)。理想情况下,使用具有变时和变力效应的药物剂连续输注维持 CI(例如肾上腺素、多巴酚丁胺、多巴胺、异丙肾上腺素和米力农),同时使用具有血管收缩作用的药物(例如去甲肾上腺素、肾上腺素、去氧肾上腺素和升压素)维持目标 MAP。推荐使用最低有效剂量[1]。具有肺血管扩张作用的药物(例如米力农、硝普钠、硝酸甘油、前列环素、前列腺素 E₁、西地那非和吸入一氧化氮)可用于治疗右心室(right ventricular,RV)功能障碍和肺动脉高压[4-6]。然而,静脉药物往往与全身低血压相关。吸入一氧化氮一直被证实可以降低肺血管阻力(pulmonary vascular resistance,PVR)、肺动脉压力和经肺梯度,并在心脏移植后增加 CO,而没有显著的全身性低血压[4,7]。升压素和亚甲蓝在治疗体外循环(cardiopulmonary bypass,CPB)后儿茶酚胺耐受性血管麻痹时都是有效的[8,9]。低剂量(0.03~0.1U/min)的升压素不显著降低变力或 CO,但可显著增加全身血管阻力(即 MAP)。升压素可能特别适用于肺动脉高压和 RV 功能障碍患者,因为与其他血管收缩药不同,它在低剂量时会导致选择性肺血管扩张[10]。

表 14.2　心脏移植后血管活性药物的应用

| 药物 | 外周血管收缩 | 外周血管舒张 | 变时效应 | 变力效应 | 心律失常效应 |
|------|------------|------------|---------|---------|-------------|
| 肾上腺素 | +++ | + | ++ | ++++ | +++ |
| 多巴酚丁胺 | – | ++ | ++ | +++ | + |
| 多巴胺 | ++ | + | ++ | +++ | ++ |
| 异丙肾上腺素 | – | +++ | ++++ | ++++ | ++++ |
| 米力农 | – | ++ | + | +++ | ++ |
| 去甲肾上腺素 | ++++ | – | + | +++ | + |
| 升压素 | ++++ | – | – | – | – |

重要的是,每种血管活性药物都有不同的潜在副作用,并且没有某一药物被证明可以改善心脏移植后的死亡率,因此,血管活性药物治疗通常根据血流动力学参数调整或因为发生不可接受的副作用,如心律失常或代谢紊乱而改变。血管活性支持的撤离通常在术后 3~5 天,即使在稳定的患者中也是如此,由血流动力学参数和终末器官功能决定。

患者通过临时心外膜导线进行外部起搏,速度为 90~110 次/min。适当的心动过速是有益的,因为移植物缺血和随后的再灌注在术后即刻引起显著的舒张功能障碍,移植物随前负荷增加而增加心搏量的能力有限。因此,心率变律性对维持足够的心输出量是必不可少的。如果房室传导正常,则优先使用心房起搏,但在房室传导异常的情况下,应使用顺序起搏。

在严重移植物功能障碍的情况下,也就是对高浓度正性肌力药物和血管收缩药不耐受时,可以考虑使用主动脉内球囊反搏(intra-aortic balloon pump,IABP)或机械循环支持(mechanical circulatory support,MCS)。ISHLT 指南推荐将药物治疗升级到 IABP 或 MCS[1]。MCS 的适应证和使用方法在第 18 章讨论。

液体治疗是维持目标 CVP 在 5~12mmHg 以保证心脏充盈和输出足够,同时应避免左心室(left ventricle,LV)或 RV 过度膨胀。通常需要血液和血液成分治疗维持目标血红蛋白(通常>80g/L)和凝血参数正常。ISHLT 指南推荐血液和血液成分是白细胞减少型,如果供体和受体均为巨细胞病毒 CMV 阴性,则使用 CMV 阴性血液[1]。血液制品必须适当配对,在非 ABO 相容的移植患者中,血液和血液制品必须兼容供体和受体。其他使用的液体包括作为胶体替代物的白蛋白溶液(例如 4%白蛋白)或晶体液(例如勃脉力®)。有证据表明使用合成淀粉胶体液增加肾损伤及死亡率,应避免使用[11,12]。围手术期使用 0.9%氯化钠溶液与肾、胃肠和代谢功能障碍有关[13-15],因此,平衡电解质溶液是最合适的晶体液。

**呼吸管理**

机械通气可以控制动脉氧和二氧化碳水平,目标正常 $PaO_2$(>80mmHg)和正常略低 $PaCO_2$(35~40mmHg)可以避免 PVR 增加。常用的通气模式是压力控制或容量控制。不管使用哪种模式,推荐使用肺保护策略。肺保护策略包括:

1. 低潮气量通气(4~8mL/kg 预计体重)。
2. 使用呼气末正压(PEEP)(通常为 5~10cmH_2O)。
3. 气道平台压≤30cmH_2O。
4. 间歇肺复张策略。

肺复张策略减少了通气灌注不匹配,有助于通过优化气体交换来最大限度地减少 PVR 的增加,同时也优化了肺的机械功能。使用肺保护性通气可减少呼吸机相关性肺损伤(ventilator-associated lung injury,VALI),并降低术后和危重病患者的发病率和死亡率[16,17]。关键是要注意,高水平的 PEEP 可能显著提高胸腔内压,增加 PVR 和 RV 后负荷。应仔细调整 PEEP 水平以避免对 CO 产生有害影响。

一旦患者病情稳定且仅接受较低水平的正性肌力药物和呼吸支持,并且没有额外出血,则可以考虑准备拔管。由于存在血流动力学、呼吸、代谢或神经功能障碍,少数患者将不能进行常规脱离呼吸循环支持和拔管。在接受机械通气的患者中,呼吸机相关性肺炎(ventilator-associated pneumonia,VAP)是一种主要的发病风险。VAP 预防策略包括:[18]

1. 定期监测 VAP(胸部平片,痰和呼吸道分泌物的微生物学检查)。
2. 严格遵守手部卫生规范。
3. 半卧位护理患者(30°~45°)。
4. 常规杀菌剂(如氯己定)漱口水。
5. 气管插管内或声门下吸痰。
6. 保持气管套囊压力>20cmH_2O。
7. 没有溃疡或胃炎高风险的患者中避免使用质子泵抑制剂。
8. 每日复查镇静,及时减轻或中止镇静。
9. 注意呼吸设备和护理操作的无菌。

**肾和代谢管理**

在心脏手术中,20%~30%的患者发生急性肾损伤(acute kidney injury,AKI)[19,20],1%~2%的患者需要肾脏移植治疗(renal replacement therapy,RRT)[21]。心脏移植后 AKI 的相关研究尚不多见,报道的比率在 5%到 30%之间[22-24],5%~15%的患者需要行 RRT[22,24,25]。心脏移植后 AKI 的危险因素包括既往心脏手术史、缺血时间、输血以及肌钙蛋白释放的程度[22]。AKI 与死亡率增加独立相关[22,25,26]。

预防 AKI 的策略包括:

1. 术中避免贫血和输血(例如血液回收、细致的手术技术、考虑小的 CPB 预冲量)。
2. 术后仔细监测尿量和肌酐水平。
3. 优化血流动力学和呼吸参数——特别关注容量状态和灌注压力。
4. 避免肾毒性药物。
5. 如存在术前肾功能不全,早期少尿或肌酐增加时,调整免疫抑制剂(例如,钙调磷酸酶抑制剂的延迟启用)。

作为预防 AKI 的药物,包括多巴胺、呋塞米、奈西立肽(B 型利钠肽)、非诺多泮、地尔硫䓬、N-乙酰半胱氨酸、心房钠尿肽和皮质类固醇。非诺多泮、心房钠尿肽和奈西立肽可能具有一定的疗效;然而目前相关研究很少,还没有大型随机对照试验来支持其使用[27]。

心脏移植患者通常在移植后出现血管内液体超负荷，这是由于液体给药、皮质类固醇作用、手术应激反应以及肾功能障碍导致的。增加的血管内液体可导致 RV 功能障碍和三尖瓣反流（tricuspid regurgitation，TR）恶化。祥利尿剂可用于启动利尿并改善体液平衡，可以推注或输注，并可与噻嗪类利尿剂或醛固酮受体拮抗剂联合应用。对于早期少尿、无尿或其他适应证（如高钾血症、酸血症）的患者，RRT 可能是必要的，应尽早开始以避免 RV 功能障碍恶化。

血电解质异常，特别是钠、钾和镁的异常是常见的。如利尿剂使用、液体治疗或营养缺乏导致的低钾血症、低钠血症和低镁血症，肾功能不全导致的高钾血症，大量输血会发生低钙血症。定期监测血清电解质并根据需要进行补充是必需的。术后即刻的最佳血钾水平通常是正常偏高的（例如，$4.5 \sim 5.0 \text{mmol/L}$）。

### 控制感染

心脏移植患者由于经历大手术、侵入性导管和有创监测、免疫抑制剂的使用以及通常术前处于虚弱状态，其医院内感染和机会感染的风险增加。理想情况下，患者应在单人病房内进行护理，医务人员和访客需遵守严格的手部卫生规范。在植入侵入性导管和使用这些导管时必须保持无菌状态。尽早去除气管插管、有创管道、引流管和导尿管，可将感染风险降至最低。血糖水平应控制在正常范围内。预防性抗生素移植前开始使用，根据常见的皮肤菌群（特别是葡萄球菌属）和敏感性进行抗生素选择[1]。头孢菌素类是最常用的预防性抗生素。对于慢性感染且正在使用心脏起搏器或心室辅助装置的患者，或供体中存在细菌感染的患者，抗生素治疗应基于微生物培养和药敏实验。建议使用预防性抗病毒（针对 CMV）治疗，根据供体和受体 CMV 状态采用治疗方法（CMV 免疫球蛋白，更昔洛韦）[28,29]。拔管后开始使用预防性口服抗真菌药物（制霉菌素滴剂或克霉唑锭剂）。预防性抗原虫（肺孢子虫和弓形虫）治疗也应在术后早期开始。最常用的是甲氧苄啶/磺胺甲噁唑。在第 4 章进一步讨论感染控制的问题。

### 免疫抑制

免疫抑制通常由三联疗法组成：

1. 钙调磷酸酶抑制剂（calcineurin inhibitor，CNI）（例如他克莫司，环孢菌素）。

2. 皮质类固醇（例如甲基泼尼松龙，泼尼松）。

3. 抗增殖剂（例如硫唑嘌呤，麦考酚酸吗乙酯，西罗莫司，依维莫司）。

CNI 为基础的治疗，仍然是成人心脏移植免疫抑制方案的基石。他克莫司现在是全世界首选的 CNI，2012 年在 81% 的心脏移植中使用[30]。大多数受者使用皮质类固醇，在无近期排斥反应的患者中，皮质类固醇撤离或中止也许导致明显的副作用[31]。抗增殖剂可减少心脏同种异体移

植血管病变（cardiac allograft vasculopathy，CAV）的发生和发展，因此建议使用[1,32]。

用白细胞介素-2 受体（IL-2R）拮抗剂，抗胸腺细胞球蛋白，有排斥或肾功能障碍高危的患者可使用多克隆或单克隆抗体制剂，并可用于延缓或避免使用 CNI 或皮质类固醇[33]。ISHLT 第三十届成人心脏移植官方报告指出，诱导治疗的使用正在减少，2012 年前 6 个月的总体使用率为 47%[30]。

长期免疫抑制与包括感染、肾功能障碍和恶性肿瘤等副作用有关。这些在本章后面进一步讨论。

他汀类药物可缓解排斥反应和恶性肿瘤，降低死亡率，建议在移植后 1 ~ 2 周开始使用，而不管胆固醇水平如何[1,34,35]。由于与 CNI 潜在的相互作用和随之而来的毒性，最初使用的他汀类药物剂量较低。

### 营养

优化营养很重要，因为患者在移植前常常很虚弱，在移植后又处在分解代谢状态。热量摄入的目标通常是 $25 \sim 30 \text{kcal/（kg·d）}$，在术后早期开始通过鼻胃管进行肠内营养。如果肠内营养不可行，则开始胃肠外营养。同时给予必要的维生素和矿物质。由于手术应激反应和皮质类固醇的使用，高血糖在心脏移植后很常见。输注胰岛素以使血糖处在正常水平。

## 早期并发症

在术后早期，最重要的并发症是：出血和凝血功能障碍、原发性移植物功能障碍和超急性排斥反应、三尖瓣关闭不全、感染，以及心律失常。

### 出血和凝血功能异常

心脏出血和凝血功能异常在心脏移植后即刻很常见。影响因素包括术前使用华法林抗凝、CPB 对凝血系统的影响、手术过程中的低温、由于 RV 衰竭而导致的既往肝功能异常、既往心脏手术史或使用心室辅助装置。恒流式心室辅助装置的患者，其获得性血管性血友病发生率高（接近 100%，1 个月后）[36]，并增加与此相关的出血。术前，华法林抗凝作用通过低剂量维生素 K、新鲜冰冻血浆（fresh frozen plasma，FFP）和凝血因子浓缩剂的组合来逆转，目标 PT $<15$[1]。在到达重症监护室时立刻进行凝血检查，包括 aPTT、PT、纤维蛋白原、血小板计数、ACT 和血栓弹力图（thromboelastography，TEG）。靶向输注血液制品（例如 FFP、血小板、冷沉淀）纠正凝血异常至凝血结果参数接近正常。重组因子Ⅶa 在持续性过度出血时可考虑使用，但其在心脏移植中的应用尚未得到很好的研究。残留的肝素效应用鱼精蛋白纠正。如果存在过量的纤维蛋白溶解，可以使用氨甲环酸。低体温可导致凝血功能障碍，应注意恢复正常体温。输注血制品后或存在持续出血的情况下，重

复进行凝血检查。

过量出血后可能出现心脏压塞，典型表现是进行性低血压、持续升高的 CVP 和低 CO。由于供体移植物的去神经支配，可能不存在心动过速。过量出血和心脏压塞的发生率并没有被充分报道，但在一项 88 例心脏移植患者的研究中，术后即刻心包积液有 31 例（35%），发生需要立即处理的心脏压塞有 3 例（3.4%）[37]。

**原发性移植物衰竭**

原发性移植物衰竭（primary graft failure，PGF）是导致心脏移植早期死亡的主要原因，占 ISHLT 登记处 2002—2012 年移植后前 30 天死亡的 36%[30]。PGF 表现为严重的心室功能障碍（通常主要是 RV 功能障碍，然而主要的 LV 功能障碍或双心室衰竭也会发生）。PGF 的病因是多因素的。缺血时间延长、心肌保护不够以及运输和手术过程中的操作使移植物经常遭受损害。由于再灌注损伤而发生进一步的损害。移植物从具有正常 PVR 的供体中移出，常常移植到具有长期升高 PVR 的受体中。此外，在手术和麻醉期间由于机械通气引起胸内压升高，存在肺不张，通气灌注不匹配，酸血症或低氧血症，PVR 的急性升高也是常见的。受者的全身性炎症反应可能对移植物造成进一步的损害。脑死亡的过程也是原因之一——称作脑死亡导致的心肌收缩力受损[38]。最后，供体和受体之间的大小不匹配可能导致供体移植物的工作负荷急剧增加。许多因素使心室功能障碍恶化，由于 RV 相对不能代偿后负荷增加且 RV 是前负荷依赖性的，所以 RV 功能障碍特别常见。表 14.3 总结了 PGF 的危险因素。

**表 14.3　原发性移植物衰竭的危险因素**

| 供体因素 | 手术因素 | 受者因素 |
| --- | --- | --- |
| 年龄 | 缺血时间 | 年龄 |
| 超声上显示的心室功能障碍 | 供者受者体重不匹配 | 术前正性肌力药物支持 |
| 高剂量正性肌力药物支持 | 女性供者对男性受者 | 术前机械通气 |
| 脑死亡原因 | 同时进行肺捐献采集 | 术前心脏机械支持 |
| | | 肺动脉高压 |
| | | 肥胖 |
| | | 糖尿病 |

改编自 Iyer 等[38]。

急性右心衰竭的症状是低血压伴 CVP 升高和 PAP 降低。RV 衰竭可能难以与血流动力学不稳定的其他原因（例如填塞）相区分，因此建议使用 TEE 来诊断和评估对治疗的反应。LV 衰竭类似地表现为低血压或低心输出量伴 LA 压正常或升高。

PGF 的治疗仍然充满挑战，在最大限度地支持治疗下 PGF 的死亡率仍然很高（2011 年一项单中心回顾性研究中，接受 MCS 的心脏移植患者接近 20%）[39]。正如前面讨论的那样，处理手段是使用正性肌力药物和肺血管扩张剂以尽量减少 PVR。在这种情况下左西孟旦也被使用，据报道取得成功[40]。如果药物治疗不够，推荐使用 MCS。MCS 在第 18 章中将进一步讨论。

超急性排斥反应是导致早期严重原发性移植物功能障碍的罕见原因，它是针对同种异体移植物的抗体介导的免疫应答。抗体最初产生在先前暴露于同种异体抗原的受者中——最常见的是 HLA 或 ABO 抗原——称为同种致敏。同种致敏的风险因素是既往输血史、机械循环支持、怀孕史和移植史。在心脏移植中发生再次抗原暴露，触发免疫反应以心肌中的严重炎症反应为代表，伴有补体、巨噬细胞和免疫球蛋白在毛细血管中的沉积和内皮肿胀。临床症状和体征是原发性移植物衰竭。通过临床表现支持术中心内膜心肌活检进行诊断。治疗是支持性的，包括机械支持（如果有指征的话），以及高剂量皮质类固醇、血浆置换、静脉注射免疫球蛋白（intravenous immunoglobulin，IVIG）或细胞毒性免疫抑制治疗[1]。可以考虑再移植但死亡率高。相关治疗应立即开始。

伴有缺血的冠状动脉疾病也可能导致 PGF，心电图或 TEE 检查结果显示缺血时，则应尽早行冠状动脉造影检查。当存在移植物冠状动脉疾病时，应考虑进行经皮或手术血运重建。

**三尖瓣反流**

心脏移植术后 TR 发生率高达 84%，与发病率和死亡率增加有关[41]。TR 可能是功能性或解剖性的。功能性 TR 是由于 RV 和三尖瓣环的扩张或变形，导致小叶接合不良而发生中心 TR 反流；而解剖性 TR 是由于小叶或腱索的病理学原因例如破裂或连枷（例如，由于心内膜心肌活检过程中的创伤），并且经常产生偏心 TR 反流。功能性 TR 的管理包括：正性肌力支持、治疗 RV 功能障碍和采取降低 PVR 的措施，以及利尿剂治疗以优化血管内容量。如果术中出现显著的 TR（轻度以上），可考虑采用三尖瓣环成形术进行手术治疗[1,42]。显著的解剖性 TR 也可能需要手术干预。

**心律失常**

最常见的心律失常是交界性心动过缓、窦性心动过缓、心房扑动、心房颤动和其他室上性心动过速。心律失常在心脏移植后很常见，发生率为 50%~70%[2,43]。室性心律失常并不常见。多种因素导致心律失常的发生。

手术过程会引起心脏去神经支配、心脏缺血和组织创伤（特别是心房），所有这些都会影响传导系统，特别是窦房结(sinoatrial,SA)。心脏移植手术可能采用两种不同的技术——心房吻合法或双腔吻合法。心房吻合法将原生的左右心房残余袖口与移植心脏的心房吻合(伴随着双房的扩大)。双腔法吻合原生腔静脉与移植物腔静脉,然后将左心房吻合到较小的左心房组织的残余袖口上,其中包含肺静脉插入物。双腔法因此提供了更好的移植物解剖结构。双腔法降低术后房性心律失常的发生率,也降低左心房和全身血栓形成的发生率[44,45]。

心脏的去自主神经支配导致窦房结的副交感神经支配缺失,导致 SA 节点自律性增加,静息心率增加(通常为 90~110 次/min),并且不能快速调节心率。缺少交感神经支配的窦房结对压力和运动的反应降低,导致最大心率下降。随着时间的推移,发生部分交感神经再支配,这可能会通过引起冠状动脉血流和随之而来的局部缺血,从而进一步促发心律失常。

急性排斥反应或心脏移植物血管病变(cardiac allograft vasculopathy,CAV)引起移植物衰竭,伴随着顺应性降低、房室扩大和心肌斑片状弥漫性紊乱,可能引起快速或缓慢心律失常[46]。在一项 729 例心脏移植患者的研究中,术后即刻发生的心房颤动始终与排斥反应或 CAV 有关[47]。在另一项 85 例患者的研究中,心房颤动的迟发与排斥反应和死亡率增加有关[43]。临床症状或体征与排斥反应或移植物衰竭相一致,或移植手术两周后发生心房颤动,或任何持续性快速心律失常,可作为筛查排斥反应和 CAV 的指征,并考虑增加免疫抑制剂[1,47]。心律失常不常见的原因包括全身性败血症、心内膜心肌活检引起的创伤或药物作用[46]。

快速型心律失常可以用抗心律失常药物治疗(旨在控制血流速度)和电复律来控制,如果耐药或心律失常持续存在,则可以用导管消融来控制。值得注意的是,由于心脏去神经支配,在心脏移植后心律失常控制方面,阿托品和地高辛作用减弱,而胺碘酮作用增强。缓慢性心律失常(最常见的交界性心动过缓)常随着时间的推移而消退,可以通过变时性药物和临时心外膜起搏进行治疗,但如果持续(>移植后 3 周)或迟发,可能需要植入永久起搏器(4%~17%)[1,46]。

### 感染

最常见的早期感染是细菌性的,具有高发病率的革兰氏阴性菌导致医院内败血症(例如假单胞菌属),常见部位包括肺、切口和血液。仔细审查定期培养标本和临床评估对及早发现感染至关重要。由于严重疾病、免疫抑制和其他疗法(例如肾替代疗法)的存在,可能不会产生感染的常见症状(例如发热、白细胞升高)。病毒和真菌(曲霉菌)感染通常在数周至数月后发生。

### 胃肠道并发症

由于免疫抑制剂的使用,胃肠道(gastrointestinal,GI)副作用相对较常见,包括恶心、呕吐和腹泻。然而,这些症状可能预示着更严重的并发症,如巨细胞病毒感染、全身性败血症,或罕见胃肠道并发症,如出血、胰腺炎、胆囊炎或肠系膜缺血。胃肠道并发症往往难以检测和诊断,当有高度怀疑的指标,需早期调查非特异性症状和体征,以确定重大病变。

## 心脏移植患者的长期护理

### 常规恢复

#### 多学科护理和康复

建议采用多学科的方法,使心脏移植受者照护的各个方面都得到优化。心脏移植团队定期举行会议,以便在患者列入移植名单前,对移植手术期间和术后长期的各个阶段进行规划。多学科小组包括心脏移植医生、心脏外科医生、重症监护治疗专家、药剂师、营养师、社会工作者和精神病专家[1]。日常多学科小组查房会缩短住院时间,并降低随后的再住院率[48]。

#### 功能状态

心脏移植显著改善患者的功能状态、生活质量及生存率。ISHLT 登记资料显示,在移植 3 年后,将近 90% 的存活患者具有能够正常活动的功能状态[30]。

### 并发症

#### 急性排斥

急性排斥是指受体对被认为是非自身供体心脏的正常免疫反应。急性排斥通常由细胞介导,主要由 T 淋巴细胞介导,但也可能由抗体介导,类似于超急性排斥[49]。急性排斥反应难以检测和诊断,可能无临床症状和体征,或出现非特异性发热、体重增加或不适。然而,急性排斥反应可能会导致心电图异常、心律失常、低血压或心力衰竭[3]。排斥反应的严重程度与临床表现的相关性并不可靠。急性排斥反应占心脏移植后 1~3 年内死亡的 11%[30]。急性排斥的风险因素包括移植物来自女性和年轻供体。

监测排斥反应是在移植后 6~12 个月内定期进行心内膜心肌活检。推荐的活检频率是第 1~5 次每周一次,第 6~8 次每两周一次,第 9~10 次每 3 周一次,第 11~13 次每月一次,然后每 6 周一次直到移植后 1 年[1]。建议高排斥风险受者行中期监测(如移植后 2~5 年)[1]。对特定的受者推荐两种非侵入性技术用于监测急性排斥反应:低风险患者使用基因表达谱可以排除急性排斥反应,有经验的中心使用心肌内心电图监测心室诱发电位(ventricular evoked potentials,VERs)监测排斥反应[1]。

其他几项非侵入性筛查技术包括监测 b 型利钠肽(b-type natriuretic peptide,BNP)、肌钙蛋白 I 或 T 和 C-反应蛋白(C-reactive protein,CRP)的水平,以及全身炎症标志物水平监测、磁共振成像(magnetic resonance imaging,MRI)、超声心动图和心电参数监测。目前这些技术都不具备高特异性和敏感性,因此不推荐用于常规的急性排斥反应监测[1]。

严重急性排斥反应的治疗包括使用大剂量皮质类固醇(如甲泼尼龙或泼尼松)、预防性抗生素和有指征时的支持治疗。细胞毒性免疫抑制治疗可用于血流动力学不稳定的患者[1]。心内膜心肌活检推荐在完成抗排斥反应治疗后重复进行[1]。超声心动图适用于连续评估心脏功能,并用于评估对抗排斥疗法的反应。如果排斥反应轻微且无症状,可单独监测[49]。

### 心脏移植物血管病变

CAV 是一种涉及心脏同种异体移植物冠状动脉的加速纤维增殖过程。根据诊断方式,CAV 发生率在心脏移植后 5 年约为 30%,10 年后达到 50%[50]。CAV 是移植 1 年以后死亡的主要原因之一,并影响受者的一生[51,52]。

CAV 主要涉及 T 淋巴细胞的免疫介导过程,导致慢性血管炎症和内皮功能障碍。出现平滑肌细胞增生,脂质泡沫细胞积聚和血管纤维化[50,53]。与动脉粥样硬化性冠状动脉疾病(典型的为局灶性和偏心性)相比,CAV 倾向于引起弥散性环状血管内膜增厚。CAV 可与动脉粥样硬化性冠状动脉疾病共存,因此清晰的区分两者是很困难的。CAV 的危险因素包括:HLA-DR 错配的数量、供体年龄较大、男性供体、供体合并症(高血压,糖尿病)和受者年龄较小[52]。

同种异体移植物去神经支配后,心肌缺血的症状不典型或不存在,因此临床难以诊断 CAV。在一项研究中,22 例移植受者共发生 25 次心肌梗死,仅 5 次有胸痛或手臂痛,仅有 7 次梗死心电图出现典型的 Q 波。然而,有 10 次梗死发生心力衰竭或心源性休克,7 位患者死于梗死急性期。频繁出现下列表现表示存在 CAV:同种异体移植物功能障碍(心力衰竭)、无症状心肌梗死、新出现迟发性心律失常和猝死。因此,通过监测早期诊断 CAV 是很重要的。诊断 CAV 的有用方法是多巴酚丁胺负荷超声心动图、应激放射性核素心肌灌注显像、冠状动脉造影和血管内超声(intravascular ultrasound,IVUS)[50]。这些试验中,IVUS 是最敏感的[50],但并非所有心脏移植中心都可以做。IHSLT 推荐每年或每两年进行一次冠脉造影,伴或不伴 IVUS,以评估 CAV 的进展[1]。

推荐的预防策略包括对所有患者严格控制冠状动脉疾病危险因素(高血压,血脂异常,血糖,戒烟,肥胖)和他汀类药物治疗,不需考虑血脂水平[1]。一旦确诊,改变免疫抑制方案可以减缓甚至可能逆转 CAV 的进展[54,55],特别是使用增殖信号抑制剂药物,如依维莫司或西罗莫司替代 MMF 或硫唑嘌呤[1]。对于出现受限病变血流不连续的患者,可

应用药物洗脱支架进行经皮冠状动脉介入治疗[1]。

### 慢性肾病

慢性肾脏疾病(chronic kidney disease,CKD)在心脏移植后常见,是不良结局的有力预测指标。ISHLT 登记数据显示,2001—2008 年移植后 5 年有 18% 患者发生严重 CKD[肌酐 > 2.5mg/dl(> 220μmol/L),透析或肾移植],低于 1994—2000 年报告的 27%[52]。这一发现表明,虽然 CKD 仍然是严重的术后问题,但可能会随着时间的推移而减少。

CKD 的病因通常是多因素的,包括术前肾功能不全、围手术期 AKI、全身动脉粥样硬化,最重要的是药物性肾病[56]。需特别指出的是,肾功能障碍是 CNI(环孢素和他克莫司)的严重副作用,CNI 被认为是移植后免疫抑制必须使用的药物。尽管增殖信号抑制剂药物(依维莫司或西罗莫司)本身并不具有肾毒性,但是与标准剂量的 CNI 一起使用时,它们确实会增强 CNI 的肾毒性作用[56]。

减缓 CKD 进展的干预措施包括在有效免疫的前提下,将 CNI 暴露降至最低剂量,严格控制血糖和使用血管紧张素转换酶抑制剂(angiotensinconverting enzyme inhibitor,ACEI)或血管紧张素受体阻断剂(angiotensin receptor blocker,ARB)有效治疗高血压[1]。

### 高血压、糖尿病和血脂异常

高血压、葡萄糖耐量降低和血脂异常在心脏移植受者中都是常见的。ISHLT 登记数据显示,移植后 5 年高血压发生率为 90%,糖尿病为 39%,血脂异常为 91%[52]。这些病症可能是预先存在的,或者是由免疫抑制药物引起或加重的。例如,葡萄糖耐量降低与皮质类固醇、MMF 和西罗莫司有关。血脂异常与 MMF、西罗莫司、依维莫司和 CNI 有关。高血压与皮质类固醇和 CNI 发生有关。

由于这些疾病加重了 CAV 和 CKD,血压、血糖和血脂的严格药物控制是必不可少的。虽然没有关于移植患者治疗这些疾病的具体指南,如上所述,他汀类药物适用于所有患者,而 ACEI 或 ARBs 对于治疗高血压和减缓 CKD 进展都有效。

### 恶性肿瘤

与其他实体器官移植一样,由于长期免疫抑制,心脏移植受者发生恶性肿瘤的风险增加。在移植后的第一年,恶性肿瘤是罕见的,但之后比较常见,大约占所有死亡病例的 20%~25%[52]。皮肤癌是最常见的恶性肿瘤形式,占移植后癌症的 50%[57]。心脏移植后皮肤癌的累计发病率在 5 年内约为 10%,在 10 年内约为 20%[52]。大多数皮肤癌通过适当的监测和治疗是可治愈的。并列第二常见的恶性肿瘤是淋巴瘤和肺癌,它们都占移植后癌症的 10% 左右[57]。其他癌症包括前列腺癌、肝癌、膀胱癌、结肠癌和胃癌,它们分别占移植后恶性肿瘤的 2% 到 5%。

恶性肿瘤的危险因素包括先前移植史、首次出院前的

治疗排斥事件、受者年龄增加，以及同种异体移植物缺血时间延长[52]。移植后恶性肿瘤的发病率似乎在下降，移植后 5 年的发病率在 2001 年至 2010 年间下降了 5%[52]。发生率下降的可能原因是用于诱导免疫抑制的 OKT3 的减少使用，并且增加了预防性抗病毒药物更昔洛韦，其除了保护免于 CMV 感染之外还可以帮助预防病毒介导的癌症，如淋巴瘤（与 EB 病毒相关）和鳞状细胞癌（与人类乳头瘤病毒有关）[57]。

密切监测皮肤癌，同时应该遵循标准指南筛查乳腺癌、结肠癌和前列腺癌[1]。

## 骨疾病

骨质疏松是长期皮质类固醇治疗的一个副作用。心脏移植受者在移植前和移植后应该补充钙和维生素 D。除钙和维生素 D 外，推荐使用磷酸盐以进一步减少骨吸收。在术后应尽早开始定期的肌肉强化和负重运动，以保持骨密度，减少跌倒和骨折的发生[1]。

## 生殖健康

心脏移植后不排除可以妊娠；然而，在妊娠前，建议考虑当前的移植物功能、免疫抑制以及急性排斥和感染的风险[1]。在妊娠期间，应继续使用糖皮质激素和 CNI，并密切监测 CNI 血药水平，因为妊娠的正常生理变化可能会改变 CNI 的药代动力学[1]。MMF 应该在怀孕期间终止，因为它与妊娠早期流产和先天性畸形有关。由于免疫抑制疗法的改变和妊娠期变化，推荐经常监测排斥反应[1]。

## 参考文献

1. Costanzo MR, Dipchand A, Starling R, et al. The International Society of Heart and Lung Transplantation Guidelines for the care of heart transplant recipients. J Heart Lung Transplant. 2010;29(8):914–56.
2. Leonelli FM, Pacifico A, Young JB. Frequency and significance of conduction defects early after orthotopic heart transplantation. Am J Cardiol. 1994;73(2):175–9.
3. Ruygrok P, McKee A. Heart transplantation. In: Sidebotham D, editor. Cardiothoracic critical care. Philadelphia, PA: Butterworth Heinemann Elsevier; 2007.
4. Kieler-Jensen N, Lundin S, Ricksten SE. Vasodilator therapy after heart transplantation: effects of inhaled nitric oxide and intravenous prostacyclin, prostaglandin E1, and sodium nitroprusside. J Heart Lung Transplant. 1995;14(3):436–43.
5. Chen EP, Bittner HB, Davis RD, Van Trigt P. Hemodynamic and inotropic effects of milrinone after heart transplantation in the setting of recipient pulmonary hypertension. J Heart Lung Transplant. 1998;17(7):669–78.
6. Khan TA, Schnickel G, Ross D, et al. A prospective, randomized, crossover pilot study of inhaled nitric oxide versus inhaled prostacyclin in heart transplant and lung transplant recipients. J Thorac Cardiovasc Surg. 2009;138(6):1417–24.
7. Ardehali A, Hughes K, Sadeghi A, et al. Inhaled nitric oxide for pulmonary hypertension after heart transplantation. Transplantation. 2001;72(4):638–41.
8. Leyh RG, Kofidis T, Struber M, et al. Methylene blue: the drug of choice for catecholamine-refractory vasoplegia after cardiopulmonary bypass? J Thorac Cardiovasc Surg. 2003;125(6):1426–31.
9. Morales DL, Garrido MJ, Madigan JD, et al. A double-blind randomized trial: prophylactic vasopressin reduces hypotension after cardiopulmonary bypass. Ann Thorac Surg. 2003;75(3):926–30.
10. Holmes CL, Patel BM, Russell JA, Walley KR. Physiology of vasopressin relevant to management of septic shock. Chest. 2001;120(3):989–1002.
11. Myburgh JA, Finfer S, Bellomo R, et al. Hydroxyethyl starch or saline for fluid resuscitation in intensive care. N Engl J Med. 2012;367(20):1901–11.
12. Perner A, Haase N, Guttormsen AB, et al. Hydroxyethyl starch 130/0.42 versus Ringer's acetate in severe sepsis. N Engl J Med. 2012;367(2):124–34.
13. Chowdhury AH, Cox EF, Francis ST, Lobo DN. A randomized, controlled, double-blind crossover study on the effects of 2-L infusions of 0.9% saline and plasma-lyte(R) 148 on renal blood flow velocity and renal cortical tissue perfusion in healthy volunteers. Ann Surg. 2012;256(1):18–24.
14. Quilley CP, Lin YS, McGiff JC. Chloride anion concentration as a determinant of renal vascular responsiveness to vasoconstrictor agents. Br J Pharmacol. 1993;108(1):106–10.
15. Yunos NM, et al. Association between a chloride-liberal vs. chloride-restrictive intravenous fluid administration strategy and kidney injury in critically ill adults. JAMA. 2012;308(15):1566–72.
16. Serpa-Neto A. Association between use of lung-protective ventilation with lower tidal volumes and clinical outcomes among patients without acute respiratory distress syndrome. JAMA. 2012;308(16):1651–9.
17. Futier E, Constantin JM, Paugam-Burtz C, et al. A trial of intraoperative low-tidal-volume ventilation in abdominal surgery. N Engl J Med. 2013;369(5):428–37.
18. Coffin SE, Klompas M, Classen D, et al. Strategies to prevent ventilator-associated pneumonia in acute care hospitals. Infect Control Hosp Epidemiol. 2008;29 Suppl 1:S31–40.
19. Robert AM, Kramer RS, Dacey LJ, et al. Cardiac surgery-associated acute kidney injury: a comparison of two consensus criteria. Ann Thorac Surg. 2010;90(6):1939–43.
20. Englberger L, Suri RM, Li Z, et al. Clinical accuracy of RIFLE and Acute Kidney Injury Network (AKIN) criteria for acute kidney injury in patients undergoing cardiac surgery. Crit Care. 2011;15(1):R16.
21. Wijeysundera DN, Karkouti K, Dupuis JY, et al. Derivation and validation of a simplified predictive index for renal replacement therapy after cardiac surgery. JAMA. 2007;297(16):1801–9.
22. De Santo LS, Romano G, Amarelli C, et al. Implications of acute kidney injury after heart transplantation: what a surgeon should know. Eur J Cardiothorac Surg. 2011;40(6):1355–61.
23. Martinelli SM, Patel UD, Phillips-Bute BG, et al. Trends in cardiac surgery-associated acute renal failure in the United States: a disproportionate increase after heart transplantation. Ren Fail. 2009;31(8):633–40.
24. Pham PT, Slavov C, Pham PC. Acute kidney injury after liver, heart, and lung transplants: dialysis modality, predictors of renal function recovery, and impact on survival. Adv Chronic Kidney Dis. 2009;16(4):256–67.
25. Boyle JM, Moualla S, Arrigain S, et al. Risks and outcomes of acute kidney injury requiring dialysis after cardiac transplantation. Am J Kidney Dis. 2006;48(5):787–96.
26. Kilic A, Allen JG, Weiss ES. Validation of the United States-derived Index for Mortality Prediction After Cardiac Transplantation (IMPACT) using international registry data. J Heart Lung Transplant. 2013;32(5):492–8.
27. Patel NN, Rogers CA, Angelini GD, Murphy GJ. Pharmacological therapies for the prevention of acute kidney injury following cardiac surgery: a systematic review. Heart Fail Rev. 2011;16(6):553–67.
28. Snydman DR, Kistler KD, Ulsh P, Bergman GE, Vensak J, Morris J. The impact of CMV prevention on long-term recipient and graft survival in heart transplant recipients: analysis of the Scientific Registry of Transplant Recipients (SRTR) database. Clin Transplant. 2011;25(4):E455–62.
29. Snydman DR, Limaye AP, Potena L, Zamora MR. Update and review: state-of-the-art management of cytomegalovirus infection and disease following thoracic organ transplantation. Transplant Proc. 2011;43(3 Suppl):S1–17.
30. Lund LH, Edwards LB, Kucheryavaya AY, et al. The Registry of the International Society for Heart and Lung Transplantation:

thirtieth official adult heart transplant report—2013; focus theme: age. J Heart Lung Transplant. 2013;32(10):951–64.

31. Teuteberg JJ, Shullo M, Zomak R, McNamara D, McCurry K, Kormos RL. Aggressive steroid weaning after cardiac transplantation is possible without the additional risk of significant rejection. Clin Transplant. 2008;22(6):730–7.

32. Keogh A, Richardson M, Ruygrok P, et al. Sirolimus in de novo heart transplant recipients reduces acute rejection and prevents coronary artery disease at 2 years: a randomized clinical trial. Circulation. 2004;110(17):2694–700.

33. Aliabadi A, Grommer M, Zuckermann A. Is induction therapy still needed in heart transplantation? Curr Opin Organ Transplant. 2011;16(5):536–42.

34. Wu AH, Ballantyne CM, Short BC, et al. Statin use and risks of death or fatal rejection in the Heart Transplant Lipid Registry. Am J Cardiol. 2005;95(3):367–72.

35. Frohlich GM, Rufibach K, Enseleit F, et al. Statins and the risk of cancer after heart transplantation. Circulation. 2012;126(4):440–7.

36. Crow S, Chen D, Milano C, et al. Acquired von Willebrand syndrome in continuous-flow ventricular assist device recipients. Ann Thorac Surg. 2010;90(4):1263–9.

37. Al-Dadah AS, Guthrie TJ, Pasque MK, Moon MR, Ewald GA, Moazami N. Clinical course and predictors of pericardial effusion following cardiac transplantation. Transplant Proc. 2007;39(5): 1589–92.

38. Iyer A, Kumarasinghe G, Hicks M, et al. Primary graft failure after heart transplantation. J Transplant. 2011;2011:175768.

39. Listijono DR, Watson A, Pye R, et al. Usefulness of extracorporeal membrane oxygenation for early cardiac allograft dysfunction. J Heart Lung Transplant. 2011;30(7):783–9.

40. Weis F, Beiras-Fernandez A, Kaczmarek I, et al. Levosimendan: a new therapeutic option in the treatment of primary graft dysfunction after heart transplantation. J Heart Lung Transplant. 2009;28(5):501–4.

41. Anderson CA, Shernan SK, Leacche M, et al. Severity of intraoperative tricuspid regurgitation predicts poor late survival following cardiac transplantation. Ann Thorac Surg. 2004;78(5):1635–42.

42. Jeevanandam V, Russell H, Mather P, Furukawa S, Anderson A, Raman J. Donor tricuspid annuloplasty during orthotopic heart transplantation: long-term results of a prospective controlled study. Ann Thorac Surg. 2006;82(6):2089–95.

43. Pavri BB, O'Nunain SS, Newell JB, Ruskin JN, William G. Prevalence and prognostic significance of atrial arrhythmias after orthotopic cardiac transplantation. J Am Coll Cardiol. 1995; 25(7):1673–80.

44. Grant SC, Khan MA, Faragher EB, Yonan N, Brooks NH. Atrial arrhythmias and pacing after orthotopic heart transplantation: bicaval versus standard atrial anastomosis. Br Heart J. 1995;74(2):149–53.

45. Bouchart F, Derumeaux G, Mouton-Schleifer D, Bessou JP, Redonnet M, Soyer R. Conventional and total orthotopic cardiac transplantation: a comparative clinical and echocardiographical study. Eur J Cardiothorac Surg. 1997;12(4):555–9.

46. Stecker EC, Strelich KR, Chugh SS, Crispell K, McAnulty JH. Arrhythmias after orthotopic heart transplantation. J Card Fail. 2005;11(6):464–72.

47. Vaseghi M, Boyle NG, Kedia R, et al. Supraventricular tachycardia after orthotopic cardiac transplantation. J Am Coll Cardiol. 2008;51(23):2241–9.

48. Roussel MG, Gorham N, Wilson L, Mangi AA. Improving recovery time following heart transplantation: the role of the multidisciplinary health care team. J Multidiscip Healthc. 2013;22(6): 293–302.

49. Toyoda Y, Guy TS, Kashem A. Present status and future perspectives of heart transplantation. Circ J. 2013;77(5):1097–110.

50. Pollack A, Nazif T, Mancini D, Weisz G. Detection and imaging of cardiac allograft vasculopathy. JACC Cardiovasc Imaging. 2013;6(5):613–23.

51. Taylor DO, Edwards LB, Boucek MM, et al. Registry of the International Society for Heart and Lung Transplantation: twenty-third official adult heart transplantation report—2006. J Heart Lung Transplant. 2006;25(8):869–79.

52. Stehlik J, Edwards LB, Kucheryavaya AY, et al. The Registry of the International Society for Heart and Lung Transplantation: twenty-seventh official adult heart transplant report—2010. J Heart Lung Transplant. 2010;29(10):1089–103.

53. Zimmer RJ, Lee MS. Transplant coronary artery disease. JACC Cardiovasc Interv. 2010;3(4):367–77.

54. Ruygrok PN, Webber B, Faddy S, Muller DW, Keogh A. Angiographic regression of cardiac allograft vasculopathy after introducing sirolimus immunosuppression. J Heart Lung Transplant. 2003;22(11):1276–9.

55. Mancini D, Pinney S, Burkhoff D, et al. Use of rapamycin slows progression of cardiac transplantation vasculopathy. Circulation. 2003;108(1):48–53.

56. Ojo AO. Renal disease in recipients of nonrenal solid organ transplantation. Semin Nephrol. 2007;27(4):498–507.

57. Crespo-Leiro MG, Alonso-Pulpon L, Vazquez de Prada JA, et al. Malignancy after heart transplantation: incidence, prognosis and risk factors. Am J Transplant. 2008;8(5):1031–9.

# 第四篇　胸部器官移植

# 肺动脉高压的围手术期管理

## Soheyla Nazarnia

15

## 引言

肺动脉高压(pulmonary hypertension,PH)是需要进行心脏移植(heart transplant,HTX)和肺移植(lung transplant,LTX)患者的常见合并症。围手术期对高肺动脉压力(pulmonary artery pressure,PAP)进行适当的管理对于胸腔器官移植患者获得良好的预后具有非常重要的意义。包括肺动脉高压专家、心脏病专家、心脏外科医生、麻醉科医生和重症医学科医生在内的多学科治疗是极其重要的,尤其是麻醉科医生在这项重要的工作中应该起到主导作用[1-3]。本章主要回顾了肺动脉高压的分类,右心与肺相互作用的生理基础,合并肺动脉高压外科患者的特殊治疗措施,以及准备进行心脏移植和肺移植手术的危重患者的围手术期管理。不同类别的肺动脉高压患者可表现出不同的药理干预反应,有时其至出现相反的反应;因此,必须要强调的是,对于肺动脉高压患者,应在考虑引起每个手术患者肺血管阻力(pulmonary vascular resistance,PVR)增加的特殊病理生理机制后,对其进行个体化的围手术期管理和治疗,这点非常重要。

## 肺动脉高压的定义

肺动脉血管床是一个低阻力的低压高流系统,肺血管阻力正常值是 $40\sim120dyn\cdot s/cm^5$ 或者 $0.9\sim1.4WU$,PVR可以通过以下参数计算得到:肺血管阻力=[平均肺动脉压(mean pulmonary arterial pressure,MPAP)-肺毛细血管楔压(pulmonary capillary wedge pressure,PCWP)]/心输出量(cardiacOutput,CO),即 PVR=(MPAP-PCWP)/CO。肺动脉高压被定义为休息时经右心导管插入术(right heart catheterization,RHC)测得的肺动脉压持续升高,具体表现为 MPAP≥25mmHg,合并 PCWP≤15mmHg 以及 PVR>240dyn·s/cm⁵ 或是 PVR>3WU[4-8]。合并左心疾病或者 PCWP 经常出现大于15mmHg情况的肺动脉高压患者不包括在内[9]。肺动脉高压严重程度基于 3 个参数[(MPAP、PCWP 及 TPG

(TPG=MPAP-PCWP)]可以分为轻中重三级,分级依据见表 15.1。Vakil 等基于器官共享联合网络(United Network for Organ Sharing,UNOS)数据库的数据进行的一项大型队列研究的结果表明,PVR 与 TPG 之间具有很好的相关关系(r=0.85),但是 MPAP 与 PVR 和 TPG 之间并没有太大相关性。重要的是,在判断血管阻力的程度时,相比于MPAP,PVR 和 TPG 被证明能够提供更加准确的信息[4]。RHC 被认为是诊断 PH 的金标准[5,6]。除了肺动脉收缩压(pulmonary artery systolic pressure,PASP)之外,RHC 还能够测得左房压、PCWP、左心室舒张末期压力、TPG 及 PVR。

**表 15.1 基于不同定义的肺动脉高压严重程度分类**

| 定义 | 无 | 轻度 | 中度 | 重度 |
|---|---|---|---|---|
| 肺血管阻力/WU | <2.5 | 2.5~3.4 | 3.5~4.9 | ≥5.0 |
| 跨肺压/mmHg | <13 | 13~16 | 17~19 | ≥20 |
| 平均肺动脉压/mmHg | <25 | 25~34 | 35~44 | ≥45 |

经胸超声心动图(transthoracic echocardiography,TTE)已被证实为一些筛查和随访研究中配合 RHC 用于评估肺动脉高压患者的重要工具[7]。但是值得注意的是,TTE 并不能取代 RHC 成为诊断肺动脉高压的金标准[5]。右心室收缩压(right ventricular systolic pressure,RVSP)可以使用多普勒超声测得的三尖瓣反流(tricuspid regurgitation,TR)峰值流速计算得到,如图 15.1 所示。一个简化的伯努利方程可以用三尖瓣反流血流速度来计算 RVSP:

$$RVSP=4V^2+RAP$$

V 指反射血流通过三尖瓣的峰值速度,RAP 指右心房压力。

需要特别说明的是超声估计 RVSP 的准确性依赖于操作者的熟练程度以及获得重复的 TR 反射血流的可行性。在不存在肺动脉瓣狭窄和右心室流出道狭窄的情况下,PASP 近似等于 RVSP。此外,TEE 在评估心室大小与功能、

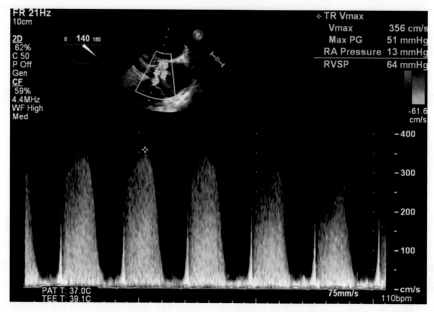

图 15.1　利用三尖瓣反流喷射血流计算右心室收缩压

瓣膜异常情况以及是否存在心内分流时是一个非常有用的无创检查工具。

　　右心房压力和右心室舒张末期压力可以通过 RHC 定量测得，无创方法可以使用超声测量下腔静脉的直径或者计算下腔静脉的塌陷指数[8]。

## 肺动脉高压的病理生理和分类

　　慢性低氧血症、炎症、血管介质以及由于心输出量或静脉血压病理性增加而引起的剪切力增加，可导致血管内皮一氧化氮（nitric oxide，NO）合酶和环氧合酶活性受损。内皮源性的 NO 和前列环素（$PGI_2$）的有效性降低及血栓素 $A_2$、内皮素-1（ET-1）、血管紧张素 2（Ang-2）和超氧化物自由基的产生增加导致肺血管收缩、血管平滑肌增生以及血小板的聚集。内皮损伤伴随血小板聚集导致原位血栓的形成，最终会形成丛状病变以及肺小动脉不可逆地闭塞[9-15]。

　　世界卫生组织对于肺动脉高压分类中第 1、3、4 及 5 类患者尽管病因不同，但是都是由于肺血管系统的内皮功能障碍引起的（表 15.2）。随之而来的就是血管重构和组织病理学异常，包括内膜和外膜增生、平滑肌肥大、纤维瘤及远端肺动脉的丛状病变和血栓病变[16,17]。PVR 的增加以及 PAP 的升高而不伴有 PCWP 的增加是 1、3、4 及 5 类患者的特异性诊断标准。按照 WHO 肺动脉高压分类的第 2 类患者（继发于肺静脉高压的肺动脉高压）构成了肺动脉高压患者的大多数。在第二类肺动脉高压中，长时间未经治疗的左室舒张末期压力升高会导致肺静脉被迫受压，最终导致肺动脉压力升高。随着时间的推移，血管收缩最终导致肺小动脉血管重构。和其他几类肺动脉高压相比，第

2 类肺动脉高压或许不会出现明显的病理生理改变，RHC 检查也表明这类患者会出现 PCWP 大于 15mmHg。很显然，第 2 类肺动脉高压的患者在临床上有一系列表现，PVR 从<240dyn·s/cm⁵ 到>240dyn·s/cm⁵ 变化很明显。这种现象和该类肺动脉高压患者的可逆转程度相关。高心输出量状态是肺动脉高压患者的另一个重要类型，因为 PAP = LAP+（CO＊PVR）/80。与之相反的是，在心肌收缩力或血容量增加引起的心脏输出量增加的临床情况中，肺循环中有更多的血管开放，这将会降低 PVR[18]。因为彼此之间的病理生理基础不同，针对第 2 类肺动脉高压患者的临床医疗管理和围手术期治疗与其他几组之间也有根本的区别。

表 15.2　WHO 更新的肺动脉高压的临床分类[8]

| 分类 |
| --- |
| 1．动脉型肺动脉高压（PAH） |
| 　1.1　特发性 PAH |
| 　1.2　遗传性 PAH |
| 　　1.2.1　骨形成蛋白受体 II 基因（BMPR2） |
| 　　1.2.2　活化素受体样激酶 1（ALK-1）、转化生长因子-β 受体 III（endoglin）、SMAD9※、CAV1※、kcnk3※ |
| 　　1.2.3　未知基因 |
| 　1.3　药物和毒素引起的※ |
| 　1.4　相关因素引起的 |
| 　　1.4.1　结缔组织病 |
| 　　1.4.2　人类免疫缺陷病毒感染 |

续表

| | | |
|---|---|---|
| | 1.4.3 | 门脉高压 |
| | 1.4.4 | 先天性心脏病※ |
| | 1.4.5 | 血吸虫病 |
| 1′肺静脉闭塞性疾病和(或)肺毛细血管瘤病 | | |
| 1″对新生儿持续肺动脉高压(PPHN)※ | | |
| 2. 左心疾病相关性 PH | | |
| | 2.1 | 左心室收缩功能障碍 |
| | 2.2 | 左心室舒张功能障碍 |
| | 2.3 | 心瓣膜病 |
| | 2.4 | 先天和(或)后天左心流入和(或)流出道梗阻和心肌病※ |
| 3. 与呼吸系统疾病或缺氧相关的 PH | | |
| | 3.1 | 慢性阻塞性肺疾病 |
| | 3.2 | 间质性肺疾病 |
| | 3.3 | 其他同时存在限制性和阻塞性通气功能障碍的肺疾病 |
| | 3.4 | 睡眠呼吸紊乱 |
| | 3.5 | 肺泡低通气综合征 |
| | 3.6 | 慢性高原病 |
| | 3.7 | 发育相关肺部疾病 |
| 4. 慢性血栓栓塞性 PH | | |
| 5. 机制不明或多种因素所致 PH | | |
| | 5.1 | 血液系统疾病:慢性溶血性贫血※,骨髓增生性疾病,脾切除 |
| | 5.2 | 全身性疾病:结节病,肺朗格汉斯组织细胞增多症肺组织细胞增生症,淋巴管平滑肌瘤 |
| | 5.3 | 代谢紊乱:糖原贮积病,戈谢病,甲状腺疾病 |
| | 5.4 | 其他:肿瘤阻塞,纤维性纵隔炎,慢性肾衰竭,节段性 PH※ |

## 心脏和非心脏手术中肺动脉高压及其临床结局的研究

关于合并肺动脉高压外科患者的对照研究还鲜有报道,病例报告和病例系列的研究中关于肺动脉高压的定义差异较大,评估肺动脉高压采用的方法不同(包括 RHC 及超声),以及在这些研究中纳入的患者具有不同病理生理学特点,这些都让临床医生和科学家难以发表可靠的共识[19]。

虽然文献报道的结果有一些差异,但肺动脉高压显然

是围手术期发病率和死亡率增加的重要危险因素。大多数关于肺动脉高压患者接受非心脏手术的研究表明,肺动脉高压会增加诸如术后呼吸衰竭、气管拔管延迟、血流动力学不稳定、心律失常、心力衰竭、败血症、肾功能不全以及重症监护病房(ICU)停留时间延长[1,20-23]等不良事件的发生率。非心脏手术的回顾性研究结果虽然不能很好地用作预测 HTX 和肺 LTX 临床结局指导,但它指出了在这种复杂的外科手术人群中制定适当的围手术期管理策略的重要性。在回顾有关接受心脏手术的 PH 患者的文献时,现有数据表明 PH 会使这类患者发病率和死亡率增加。先前存在的右心衰竭的恶化已被确定为该组患者发病和死亡的主要原因[24-28]。1999 年发表的一项相对较大的队列研究包含了 2 149 名接受冠状动脉旁路移植术的患者,该研究将 PH 确定为死亡率增加的独立预测因子($OR\ 2.1, P = 0.029$)[25]。

## 肺动脉高压和胸腔器官移植

对于既往接受过心肺移植治疗的肺动脉高压患者,其主要关注点是右心室的功能。一般而言,ICU 患者的右心衰竭预示着更高的发病率和死亡率。体循环低血压、低钠血症和脑钠肽、C 反应蛋白以及血清肌酐水平升高是造成肺动脉高压患者急性右心衰竭预后不良的一些因素[29,30]。内毒素血症引起的心肌缺血、内皮功能障碍和肿瘤坏死因子 α 等促炎细胞因子与右心室功能障碍的发病机制相关[31-33]。对孤立性右心室衰竭治疗方法的研究很少,而且大部分研究都没有进行随机化。值得注意的是,Haddad 等详细地回顾了右心室衰竭的相关文献[34,35]。

### 心脏移植后的肺动脉高压及其结局

尽管临床医生和科学家一致认为心脏移植之前存在的 PH 预示着发病率和死亡率的增加,但研究结果与此并不一致,有时甚至是矛盾的[36-46]。Tenderich 等进行了一项包含 400 例原位心脏移植(orthotopic HTX,OHTX)PH 患者的长期生存率的回顾性研究,随访超过 3.5 年。作者得出结论,与对照组相比,肺动脉高压组的患者(PVR ≥ 5WU,TPG > 15mmHg)心脏移植术后 30 天死亡率和累积 1 年和 5 年生存率没有受到影响[47]。

Chang 等对 172 名 HTX 受试者进行了一项单中心队列研究(其中 41.3% 被确定为患有 PH),入组患者随访时间长达 15.1 年。该研究认为术前轻度至中度的 PH 与移植后早期而不是晚期的 PH 进展有关。尽管未发现移植后的 PH 与死亡率增加相关,但预计可能会出现更差的预后。然而,这项研究得出的另一个结论表明,移植后第一年超过 50% 的死亡可归因于细胞排斥而不是 PH 导致的移植失败[28]。

Klotz 等 10 年来进行了一项包含 217 名 OHTX 受者（168 名受者肺动脉压正常，49 名有可逆性的 PH）的前瞻性研究。所有 PH 患者在接受 HTX 之前使用 PGI2 或 PGE1 都成功似将 PVR 降低至 ≤2.5HU，TPG 降低至 ≤12。在他们的研究中，与没有 PH 的受者相比，具有可逆 PH 的 HTX 受者移植后 PAP 更高。而这些患者右心衰竭的发生率也明显较高[48]。

为了评估移植前 PH 的影响，Vakil 等利用 1987 年至 2012 年间 26 649 名 HTX 受者的数据进行了一项大型多中心队列研究（UNOS 数据库）。结果表明，移植前 PH 的存在是移植后早期而不是晚期死亡率的一个微小但有意义的预测因素。该研究还得出结论，无论根据 PVR、TPG 和 MPAP 评估的严重程度如何，移植前已存在 PH 的患者，移植后都会增加不良事件的发生。此外，该研究还认为机械循环支持作为移植的桥梁能够减少移植前 PH 的发生率和严重度[4]。

## OHTX 前肺动脉高压的处理

移植中心已采用 PVR 和 TPG 的可变临界值，将患有终末期心衰的 PH 患者列于移植名单上，并且该过程中涉及的策略似乎非常灵活。根据国际心肺移植学会发布的指南，严重的移植前高血压（定义为 PVR > 5WU 或 TPG > 16mmHg）与早期移植物功能障碍、30 天死亡率增加有关，被认为是 HTX 的一个相对禁忌证[42,49]。话虽如此，但文献中并没有报道 PAP、TPG 或 PVR 的绝对临界值来定义患者为不适合进行 OHTX[45,50,51]。

RHC 与肺血管扩张反应测试相结合被认为是进行 OHTX 和肺移植（LTX）者术前评估的一个组成部分。显然，不到 10% 的 PH 患者对 RHC 期间进行的急性肺血管扩张试验有反应。因此在临床和围手术期不建议在"无反应者"中使用肺血管扩张剂[52]。值得注意的是，血管反应尚未被量化，移植中心已经提出了不同的阳性反应值。一些专家认为在注射肺血管扩张剂而心输出量不减少的情况下，PVR 下降 20% 就可以认为急性血管舒张反应试验为阳性[53,54]。

植入左心室辅助装置（left ventricular assist device，LVAD）用于降低 HTX 之前的 PVR。只有当将进行 OHTX 的患者中 PVR 升高表明对米力农连续输注及肺血管扩张剂治疗的剂量增加呈阳性反应时，才进行植入。许多具有 WHO 定义的严重 2 级 PH 的 HTX 候选者已经从先前植入的搏动性或轴向心室辅助装置中获益，他们因此成功地接受了 OHTX，同时降低了右心衰竭的发生率并获得了令人满意的术后 PVR 值[55]。相反，右心室缺血和功能障碍是 LVAD 植入后经常遇到的问题。这种现象出现在体外循环（cardiopulmonary bypass，CPB）分离后，可能需要放置右心

室辅助装置（right ventricular assist device，RVAD）[56,57]。据推测，搏动性 RVAD 的高 dP/dT 比率可能会导致肺微循环损伤，从而导致 PVR 的进一步增加和 PAP 的升高。但理论上来讲，连续流动的微泵模拟 RVAD 可以在不影响 PVR 的情况下改善全身血流动力学[58]。

## 肺动脉高压患者的肺和心-肺移植

目前，大多数接受肺移植的肺动脉高压患者均是接受双肺移植[59]。相比于同期接受双肺移植的患者，单肺移植的患者会出现更多的术后并发症，这是因为单肺移植手术本身存在通气血流比值失调的问题[60]。相对于接受单肺移植的肺动脉高压患者，接受双肺移植被证明术后死亡率更低[61]，生存率更高[59]。

无论是单肺移植还是双肺移植，PVR 术后 24 小时之内可以下降到正常范围之内，但是右心室功能的恢复却需要几周的时间。尽管 PVR 在正常范围内，右心室低收缩力仍然是导致术后即刻血流动力学不稳定以及死亡率增加的重要危险因素[62]。针对合并严重右心室功能不全的终末期肺部疾病的患者，一些移植中心提倡心肺联合移植的方法。然而除了伴有室间隔缺损的艾森门格综合征的患者，对于肺动脉高压患者来说心肺联合移植并不优于双肺移植[63]。此外，心肺供体非常少见，而且这个手术技术更加复杂，体外循环时间也更长。除去已经讲过的这些之外，心肺联合移植的受体术后可能会出现心脏移植功能障碍，使原本困难的术后过程变得更加复杂。

右心室收缩功能是前负荷、收缩力、后负荷和心室相互依赖性的产物。心室相互依赖是一种生理现象，解释了一个心室的大小、形状和机械特性如何直接影响另一个心室。收缩期心室依赖性主要是由室间隔功能引起的，而对于舒张期心室依赖性，心包也起着至关重要的作用[64]。心室相互依赖在急性右心衰竭的病理生理学中起着重要作用，右心衰竭的心室依赖性表现为左室腔大小减小和左室充盈受损（图 15.2）。肺移植术后，在对右心室输出阻抗进行解析后，左心室的大小和功能最终将正常化。但在术后即刻，左心室舒张功能不全将继续限制心输出量，并可能导致供体同种异体肺静脉充盈，进而导致肺水肿，使术后过程更加复杂。

### 麻醉注意事项

具有肺动脉高压的肺移植受体被认为病情严重，需要特殊的麻醉管理计划以确保其围手期的安全（表 15.3）[65]。一旦确定了供体-受体配对的适用性，为了减少同种异体移植的缺血时间，应在合理的时间范围内进行有创监测和麻醉诱导。熟练的麻醉师参与了有创血流动力学

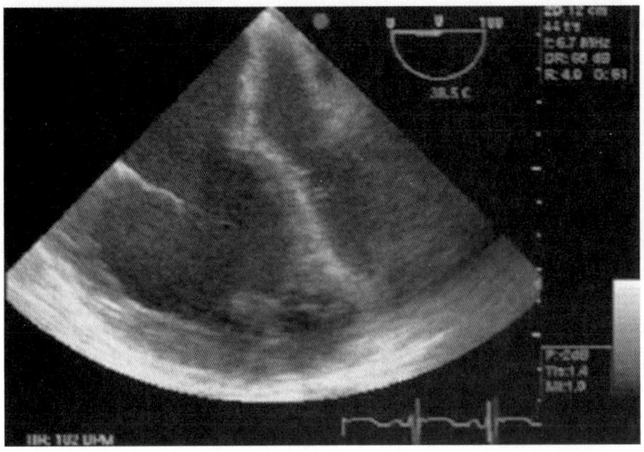

图 15.2 右心室扩张，左心室（left ventricle，LV）填充不足，室间隔和房间隔向左移位，表明肺移植患者出现急性肺动脉高压危象

监测和气道仪器的研究，他们对于肺动脉高压病理生理学相关知识的全面了解对于接受心脏移植和肺移植治疗的肺动脉高压患者至关重要。

表 15.3 麻醉诱导过程中预防肺动脉高压危象和循环衰竭的安全措施

| |
|---|
| • 术前继续使用肺血管扩张剂和正性肌力药物（米力农、前列腺素） |
| • 有选择地使用抗焦虑药作为术前用药 |
| • 将患者置于头高位，以便呼吸舒畅 |
| • 诱导前放置动脉测压导管和诱导期间的持续血压监测 |
| • 在诱导前考虑中心静脉导管和 Swan-Ganz 导管的放置 |
| • 诱导时外科医生和灌注小组成员都在手术室 |
| • 考虑在严重受损的全身性肺动脉高压患者中的应用预诱导腹股沟暴露和 ECMO 插管 |
| • 诱导过程继续使用肺血管扩张剂和米力农，并考虑在麻醉诱导前开始使用肾上腺素 |
| • 肌松后的预充氧和过度换气可避免低氧血症和高碳酸血症 |
| • 维持体循环血压，避免低血压（避免使用异丙酚） |
| • 由经验丰富的团队成员轻柔快速插管，必要时可使用单腔管，以避免低氧血症/高碳酸血症 |
| • 避免 Trendelenberg 位置放置中心线（静脉压力高，因此该位置通常没有优势） |
| • 插管后立即放置 TEE 探头，以评估右心并优化血流动力学（前负荷、后负荷和收缩力） |
| • 手术室可获得一氧化氮，插管后立即开始使用 |

## 术前注意事项

术前应继续服用治疗肺动脉高压的特殊药物，因为停药会引起肺动脉高压的反弹，从而引发肺动脉高压危象。需要格外小心以避免因焦虑和疼痛引起的交感神经刺激导致的肺动脉高压恶化。在放置胸段硬膜外导管和有创监测装置期间如合理使用抗焦虑药和镇静剂（苯二氮䓬类和麻醉药），对全身血管阻力（systemic vascular resistance，SVR）和肺血管阻力的影响最小。移植团队面临的另一个难题是如何将接受高通气支持的移植候选人送往手术室。运输呼吸机和双水平气道正压装置往往不足以提供必要的支持。这些患者可能无法承受缺氧和高碳酸引起的 PVR 升高，并且容易因急性右心失代偿而发生循环衰竭。通常，严重右心衰竭和接近全身性肺动脉高压的患者可能需要在 ICU 中建立体外膜氧合（extracorporeal membrane oxygenation，ECMO），然后再转运至手术室或在手术室进行麻醉诱导。

## 麻醉诱导

诱导过程中应尽可能减轻血流动力学波动，避免肺动脉高压危象和全身性低血压是肺动脉高压患者麻醉管理的两个主要目标。肺动脉压（PAP）最好保持在术前值的 15% 范围内，以避免急性右心失代偿[66]。在麻醉诱导前插入肺动脉导管（pulmonary artery catheter，PAC）来监测 PAP 和心脏指数（cardiac index，CI）是有用的，诱导前建立中心静脉通路还可确保在需要时可靠地输注正性肌力药和血管加压剂。然而，对于由于其心肺状态不佳而不能仰卧的患者，插入 PAC 和建立中心静脉通路可能是一个挑战。在手术过程中使用镇静剂会进一步加剧肺换气不足。

大多数诱导剂量的麻醉药都具有迅速降低心脏收缩力和 SVR 的作用。长期肺动脉高压患者面对麻醉诱导引起的交感神经松弛，容易出现循环衰竭[67,68]。维持体循环血压和 SVR 在右心室功能障碍的预防和治疗中起着重要作用，肺动脉高压患者的右心衰竭分期如图 15.3 所示。长期肺动脉高压患者肺血管阻力缓慢升高会使右心室适应和肥大；因此，理论上肺动脉高压患者更能耐受肺血管阻力的突然增加。随着右心室肥厚和右心室收缩压接近主动脉根部收缩压，收缩期右心室灌注减少或完全停止。因此，维持适当的右心室灌注需要较高的体循环压。随着肺动脉高压的进展和右心衰竭，右心室舒张末期压的升高进一步损害（减低）了仅限于舒张期的右心室灌注。任何应激引起的耗氧量增加都会导致右心室缺血和衰竭[69]。因此，全身性低血压需要在诱导和维持期间采取一切可能的方法加以预防和治疗[31,70]。为了防止麻醉诱导后循环衰竭和进行紧急心肺转流，一些作者主张在麻醉诱导前建立 ECMO[71]。

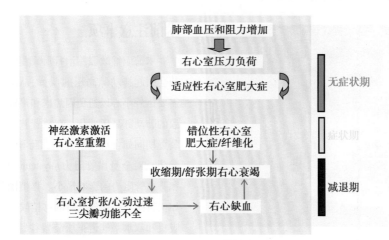

**图 15.3　肺动脉高压右心室功能障碍的病理生理学**

## 气道管理

由于移植准备的时间限制,接受器官移植的患者可能不禁食。如果由于术前禁食时间不足或因胃轻瘫导致胃排空减少而判定移植候选患者处于饱胃状态,则在使用 100% 氧气充分预充氧后,进行改良的快速序列诱导(环腹压通气)。否则,在插入插管器械前,需要有效的面罩通气以避免缺氧和高碳酸血症。在避免缺氧和高碳酸血症的同时,顺利的诱导和气管插管是必要的。此外,随着正压通气的开始,应密切监测胸内压力,以防止胸内压力意外增加。对于插管困难的患者,麻醉诱导后的气道插管和清醒光纤插管必须由最熟练的麻醉师进行,以防止过度的交感神经刺激、缺氧和高碳酸血症。右美托咪定是进行清醒光纤插管的合适药物。作为一种能提供镇静和镇痛作用而不抑制自主性呼吸的药物,右美托咪定已成功用于缓解过度焦虑和疼痛。

## 麻醉药物与肺动脉高压

依托咪酯已被推荐为准备进行原位心脏移植或原位肺移植患者的首选诱导药物[72]。依托咪酯可以平稳地进行麻醉诱导,因为它对心肌收缩力和全身血管阻力的影响最小[73,74]。其他常用的诱导药比如异丙酚被认为不是肺动脉高压患者的合适选择[73]。异丙酚用于诱导剂量时,可导致继发于体循环血管阻力急剧下降的右心室灌注不足,硫喷妥钠可降低 SVR 和右心室收缩力,而不影响 PVR,使其不适合于肺动脉高压患者的麻醉诱导。尽管氯胺酮已被发现在成人中增加肺血管床阻力[75],但与肺血管舒张药联合使用时似乎没有增加肺血管床阻力[18]。Morray 等研究氯胺酮对先天性心脏病患儿心导管术后血流动力学的影响,并得出结论:氯胺酮既不会改变患者的临床状况也不会影响心导管术获得的信息。Williams 等的研究提示氯胺酮可作为肺动脉高压儿童先天性心脏缺损修补术的诱导药物。

氯胺酮不能增加接受保留自主呼吸的七氟醚麻醉的肺动脉高压儿童的肺血管床阻力[78]。

作为平衡麻醉技术的一部分,如果谨慎使用静脉麻醉药和吸入麻醉药(≤1 MAC),并不会显著影响血流动力学状态。芬太尼和舒芬太尼对 PVR 的影响也很小[79]。吸入麻醉药(异氟烷、七氟烷)会抑制缺氧性肺血管收缩,从而进一步加重低氧血症。它们还导致 SVR 和心肌收缩力呈药物剂量依赖性降低,并损害右心室-肺动脉耦合,这在右心室功能不全的情况下是有害的[80,81]。

## 术中监测

除了标准的美国麻醉医师协会(American society of anesthesiologists,ASA)监测仪器(主要包括:心电图、脉氧饱和度、温度、呼气末二氧化碳浓度)之外,在肺移植手术和心脏移植手术过程中还需要留置动脉导管(包括桡动脉和股动脉),PAC 以及 TEE 等监测仪器(如图 15.4 所示)。PAC 除了能够直接测量 PAP 和 PCWP 之外,还能够监测和计算 PVR、右心室每博功输出指数、CI、射血分数及混合静脉氧饱和度[82,83]。

另外,能进行连续心输出量(continuous cardiac output,CCO)/混合静脉血氧饱和度(venous oxygen saturation,SVO_2)监测的 PAC 可代替常规 PAC 为临床医生提供即时信息,使他们可及时进行药物、液体和通气干预。SVO_2 除了可以作为一个氧运输能力的预测指标之外还可以用于指导输注红细胞(图 15.5)。如果不能保证组织灌注或凝血功能良好,输注血液制品已被证明会增加发病率,而没有额外的好处。具体来说,在心脏手术的环境中,红细胞输注与感染、缺血以及早期和晚期死亡率增加有关[84]。也就是说,尽管尚未确定心力衰竭患者的最佳血红蛋白浓度,但伴有贫血表现的收缩期和舒张期心力衰竭患者死亡率更高[85]。

当遇到显著的 TR、解剖分流和快速性心律失常时,使

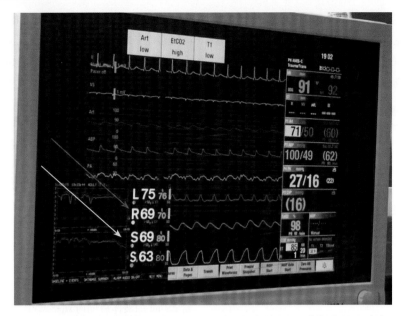

图15.4 肺移植患者监测的典型标准[心电图、有创血压(紫色表示股动脉、红色表示桡动脉)、肺动脉压(黄色)、中心静脉压(蓝色)、脉搏血氧饱和度、二氧化碳图、温度和大脑(红色箭头)/腿(黄色箭头)近红外光谱血氧测定]

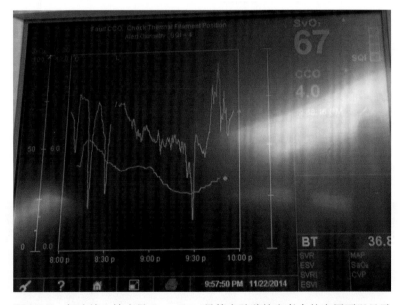

图15.5 氧连续心输出量Swan-Ganz导管在肺移植患者中的应用可以显示如连续心输出量(CCO)和混合静脉血氧饱和度(SVO₂)等有用的信息

用肺动脉导管热稀释法测量的心输出量被认为是不准确的[83]。因此,患者具有显著的TR以及解剖分流的症状时,相比于PAC,TEE可以提供一个更加准确的心输出量数值。尽管没有发现PAC会影响结果[86],尤其是和TEE联合使用时,PAC是评估治疗效果一个有用的工具。它也有助于将血管活性药滴定到理想的剂量。

与TEE不同的是,PAC也可继续用于ICU中进行移植后的血流动力学评价和术后管理。TEE应用于研究术后PAP或中心静脉压力(central venous pressure,CVP)持续升高与CI下降相关的情况,以进行特殊诊断(心包压塞、右心室功能障碍)。

## 血流动力学、通气与液体管理的维持

接受心脏移植和肺移植的患者在手术期间会经历剧烈的血液转移,导致血流动力学和通气的变化。避免所有可能的加重因素,减轻手术引起的压力、疼痛、交感刺激和炎症的影响,是避免肺动脉高压危象的关键。肺动脉高压危象被认为是由于肺血管阻力突然增加引起的急性右心衰竭(如表15.4所示)[2,87,88]。急性右心功能障碍患者对心房颤动或Ⅲ度房室传导阻滞的耐受性较差,其结果是充盈压增加,心输出量减少[89]。这些心律异常在基础状态和代谢异常的患者中是很常见的,也可能通过对心脏操作来诱发此状态。因此,在急性右心功能障碍的情况下,必须根据需要采用同步心脏复律或起搏积极治疗窦性心律失常。

表 15.4　影响肺血管张力和高血压的因素

| 麻醉深度不足 |
| --- |
| 镇痛不足 |
| 血管活性药物的使用 |
| 液体负荷过重(使用过多的液体) |
| 肺容量(过度 PEEP,肺不张通气不足) |
| 气道压力增加 |
| 低氧血症 |
| 高碳酸血症和呼吸性酸中毒 |
| 代谢性酸中毒(多种原因导致的组织供氧不足;低血容量、血管升压素、低氧血症、低血压、心脏操作、心输出量减少) |
| 心律失常(心房颤动、室上性心动过速) |
| 体温过低 |

由于心脏移植和肺移植手术中存在大量的液体转移,因此应密切监测右心室的前负荷,并准确地进行静脉推注和输注,以防止急性右心室扩张。一个衰竭、肥大的右心室既不能耐受高血容量,也不能耐受低血容量;因此,目标导向的液体疗法在移植中具有重要意义。每种情况都需要一个精心定制的液体管理策略,最好由实时的 TEE 结果决

定。除右心室扩张外,三尖瓣反流的严重程度增加和左室间隔移位应为麻醉医师提供有关血流状态的重要线索。另一个重要的经食管超声心动图衍生指标——三尖瓣环平面收缩偏移(tricuspid annular plane systolic excursion,TAPSE)是急性右心室功能障碍的重要诊断工具[90-92]。TAPSE 在四腔或经胃视图中使用 M 型超声心动图定量,反映了三尖瓣环向心尖的纵向收缩偏移,并用于定量评估右心室收缩功能(如图 15.6 所示)[93]。此外,卵圆孔未闭时右心房压力升高会加重低氧血症,使已经不稳定的情况进一步恶化。

在术后即刻,当实时 TEE 评估右心室收缩性和充盈状态不再可用时,术中的 PAC 信息(与 TEE 结果相对应,表明右心室充盈充分)可能成为液体疗法的良好指南。最终目标是在不引起过度扩张和/或室间隔移位的情况下提供足够的右心室前负荷。另一个可以在 ICU 中使用的策略是在给 250ml 的液体后同时观察 CVP、PCWP 和全身动脉压的变化。CVP 的升高与 PCWP 和平均动脉压的升高相关,这表明事情正在朝着正确的方向发展。相反,如果 CVP 的升高不伴随 PCWP 的升高,则应停止进一步的液体输注。直观地讲,应尽一切可能防止由于 CVP 升高而导致的心输出量减少和全身静脉压升高,这最终会导致多器官衰竭。衰竭的右心室不能在肺动脉系统中产生高压。因此,值得注意的是,与 CVP 升高相关的 PAP 下降是右心室功能恶化的一个指标,而不是 PVR 下降的指标。这可以通过实时超声心动图显示一个扩张的低收缩的右心室来证实。

肺动脉高压患者的最佳呼吸管理将需要一个确保充分的氧合和通气而不会过度增加胸内压力的策略[94,95],麻醉诱导和机械通气本身会导致胸内压升高,导致右心室前负

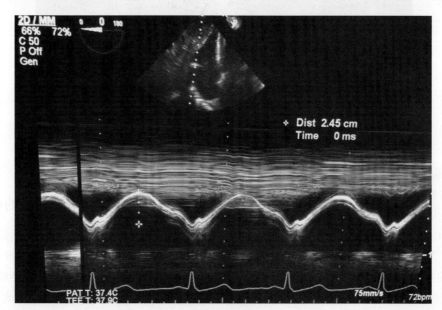

图 15.6　用 M 型经食管超声心动图测量三尖瓣环平面收缩偏移(TAPSE)评价右心室功能 TAPSE 24.5mm 表示右心室功能良好;TAPSE 小于 10mm 表示严重的右心室功能障碍

荷和心输出量降低[66]。一旦建立了机械通气,肺容量和肺血管阻力之间的 U 形关系就可以被理解,肺容量接近功能残气量,提供了最有利的肺和血流动力学参数[18]。直观地讲,潮气量增加和呼气末正压(positive end expiratory pressures,PEEP)升高引起的胸膜腔内压升高可能对右心室负荷后产生不利影响,增加三尖瓣反流和右心房压力,使右心室功能进一步恶化。此外,较高的 PEEP 值可能会导致肺通气良好区域的肺血管系统受压,并将血液转移到通气不良区域,导致肺内分流和低氧血症。有时,在肺顺应性差、需要复杂的 ICU 呼吸机和特殊的呼吸机策略的患者中,平衡充分的氧合和通气以及避免气道高压可能是一个巨大的挑战。

通常采用小潮气量(6~8ml/kg,理想体重)和较高呼吸频率(16~20 次/min)的通气策略,以达到可接受的 pH

(7.25~7.4)[18,66,96]。尽管随着呼吸频率的增加引起的换气过度可通过减弱酸中毒引起的肺血管收缩而潜在地降低肺静脉阻力,但应谨慎实施以避免动态过度通气。肺保护性呼吸管理策略(使用低潮气量 6~8ml/kg 和维持气道压力<30cmH$_2$O)作为急性肺损伤患者术后护理的一个组成部分,在重症监护室得到广泛应用。此外,低潮气量策略已被证明通过减少细胞因子的产生来改善内皮功能障碍[97]。肺移植后,建议采用机械通气和肺部保护策略,避免肺泡充血。最佳的 PEEP 和最低的 FIO$_2$ 可预防氧中毒,同时确保 SAO$_2$>90% 是通气过程所需要考虑的重要因素,因为这可以预防同种异体移植功能障碍(如图 15.7 所示)。适当的术后通气管理对于保护肺移植患者的供体移植物以及防止心脏移植和肺移植受者的肺静脉阻力过度增加起着至关重要的作用。

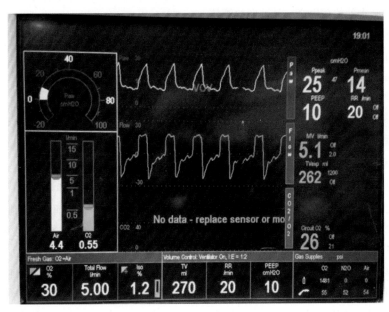

图 15.7  肺移植后的肺保护性呼吸机设置(低 FIO$_2$、低潮气量、高呼吸率、中等 PEEP、气道压力低于 30mmHg)

## 移植循环支持

心脏移植通常需要使用心肺转流术,而在进行一些肺动脉高压患者的肺移植手术时,则无需循环支持。通过术前休息时的氧需求(L/min)、MPAP 升高、右心室扩张、严重的三尖瓣反流和右心室功能严重降低可预测体外循环的需要(未发表的观察)。在我们的肺动脉高压患者队列中,避免心肺转流减少了术后通气天数和气管切开术的需要。因此,在轻中度肺动脉高压患者中尽量避免心肺转流术,而重度肺动脉高压患者通常需要心肺转流术。

在双侧连续性单肺移植中,单肺通气过程中的氧合和通气可能进一步恶化,最终导致肺血管阻力的急性升高,导

致右心室失代偿和循环衰竭。这种可怕的并发症可以通过先切除较差通气-血流比值(V-Q 比值)的肺来部分缓解。此外,吸入的肺血管扩张剂和促血管舒张支持可使肺切除而无须体外循环。如果通气和药物干预无效,体外循环(CPB 或 ECMO)将是必要的。如果同种异体移植功能障碍导致顽固性低氧血症,ECMO 可以很好地延长到术后时期[68,71,98-100]。

肺动脉夹闭被认为是需要特殊准备的肺移植手术的危险阶段。在肺动脉夹闭过程中,急性肺动脉压升高可能导致致命的右心室扩张,需要紧急建立 CPB[101]。尽管如此,避免 CPB 可明显减轻凝血障碍和同种异体移植物功能障碍等有害的炎症效应。为了避免 CPB,麻醉医生需要先发

制人地实施心肌张力、血管收缩和肺血管扩张支持。此外，在摘除结扎前临时夹闭各自的肺动脉可使外科医生和麻醉医生在不使用 CPB 的情况下评估移植的可行性，避免危险的紧急插管和紧急转流。

有时一些手术操作如左肺心房吻合术暴露所需的操作，可能导致严重的血流动力学损害，这时应召集 CPB 相关人员，建议及时建立 CPB，避免因 CPB 需要紧急插管而引起的手术并发症。

另外，第二次肺移植可能不需要 CPB，因此终止 CPB 可缩短"泵上"时间。肺移植手术的另一个关键阶段是松开夹闭的肺血管。同种异体移植物吻合完成和肺血管系统再通后的严重全身性低血压必须提前处理，并用正性肌力药和血管收缩剂进行积极治疗。此外，应密切监测液体治疗，以提供足够的右心室前负荷，同时避免右心室过度扩张。供体移植物移植后肺水肿的病因之一是过度的液体治疗。

肺移植手术最可怕的并发症之一是原发性移植物功能障碍（primary graft dysfunction，PGD），这是一种缺血再灌注损伤，表现为肺水肿和严重低氧血症，不归因于肺静脉阻塞或左心功能衰竭[102]。受体肺动脉高压的诊断被认为是 PGD 最重要的危险因素。我们可以假设肺动脉高压患者更容易出现严重的右心室衰竭，需要 CPB 来完成肺移植手术，而 PGD 是 CPB 引起的全身性炎症反应的直接结果[101,103]。

实施所有可能的预防措施以确保预防 PGD 至关重要。保证供体动脉血气报告 $PaO_2/FiO_2 > 300$，供体同种异体移植物无挫伤和感染以及供体吸烟状况是降低 PGD 风险的重要考虑因素[60,103,104]。另外，同种异体移植物缺血时间小于 4 小时已被证实可降低 PGD 的发生率。此外，与细胞内溶液相比，细胞外溶液保存同种异体移植物在减轻 PGD 方面更为优越[119]。当前列腺素 D 与严重难治性低氧血症相关时，静脉-静脉 ECMO 结构是有保证的[105,106]。

## 硬膜外阻滞与肺动脉高压

在许多肺移植中心，持续性胸段硬膜外镇痛（continuous thoracic epidural pain，CTE）治疗已被用作术后护理的一个组成部分。这是为了在不影响呼吸运动的情况下提供足够的镇痛。肺动脉高压移植患者术中应用 CTE 及其对肺血管系统和右心功能的影响尚未有研究报道。动物研究提供了一些见解，但很难直接据此推断对人类的影响。异常自身调节允许右心室承受肺血管收缩引起的肺血管阻力的急性增加，并增加其搏出量（即 Frank-Starling 机制）。有人担心神经轴阻滞支配心脏的胸交感神经纤维可能损害右心室对肺血管阻力急性增加的正性肌力反应[107]。此外，已经证明高胸段硬膜外对已经受损的右心室功能的负性变力作用是有害的[108]。因此，建议谨慎使用胸椎硬膜外镇痛法[109-111]。

硬膜外麻醉与镇痛已成功应用于肺动脉高压产妇的剖宫产中[112-116]。CTE 在肺动脉高压患者的其他非心脏手术中的成功应用仅限于少数病例报告[117,118]。已报道肺血管阻力和肺动脉压的降低与前负荷、后负荷和右心室收缩力的降低有关[119]。然而，也有人发表了一位接受腹腔镜肾上腺切除术的患者在硬膜外给药后术中心搏骤停的病例报告[120]。硬膜外麻醉剂量增加引起的全身性低血压及其对右心室灌注的影响可能导致突然的心血管衰竭。虽然 CTE 诱导的交感神经松弛对 SVR 和平均动脉血压的影响是众所周知的，但肺血管系统的交感神经支配及其阻断对 PVR 的影响仍备受争议[121,122]。

## 肺动脉高压的治疗方法

在接受肺移植和原位心脏移植的患者中，由于肺血管阻力的增加，中心静脉压力的轻微升高都意味着严重右心室衰竭引起的循环衰竭即将来临。在急性右心室失代偿的情况下，必须迅速采取降低肺血管阻力的基本策略，如尽可能给予最高浓度的氧气、充分通气、纠正代谢性酸中毒和降低体温[123]。通过维持主动脉和右心室之间适当的压力梯度，使用正性肌力药物确保右心室收缩力，并进行适当的右心室灌注是至关重要的。这将需要谨慎地使用正性肌力药和血管收缩剂，应准备好输注剂量，并在手术过程中随时准备使用（如图 15.8 所示）。值得注意的是，正性肌力药物诱导的高收缩力在低血容量和肥厚性右心室情况下可导致严重的右心室流出道梗阻（right ventricular outflow tract obstruction，RVOTO），从而反常地降低右心室输出[124]。TEE 可以很容易地诊断出 RVOTO。

## 米力农

在所有的正性肌力药中，磷酸二酯酶-3 抑制剂（米力农、依诺西酮）比肾上腺素和多巴酚丁胺更适用于肺动脉高压症患者[125]。磷酸二酯酶-3 抑制剂在降低 PVR 和 SVR 方面表现出良好的特征；因此，如果与血管收缩剂（去甲肾上腺素、血管升压素[126]）一起谨慎使用，可以在急性右心室衰竭的情况下维持右心室灌注压并改善右心室收缩性。Price 等在他们对肺动脉高压和右心衰治疗方法的回顾中，

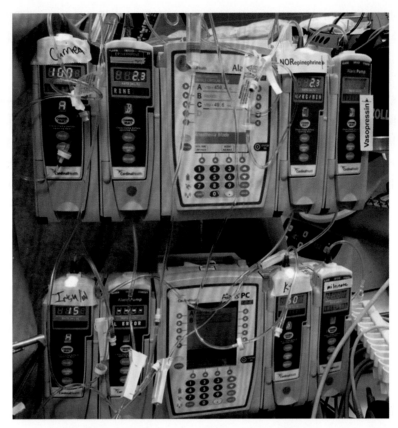

**图 15.8** 在严重肺动脉高压患者肺移植手术过程中准备好正性肌力药（肾上腺素、米力农）和血管活性药物（血管升压素、去甲肾上腺素），并做好随时进行泵注的准备

强烈建议使用磷酸二酯酶-3 抑制剂，但低剂量多巴酚丁胺、左西孟旦、去甲肾上腺素和血管升压素的使用在系统综述中仅得到微弱的推荐[127]。因此，米力农［先给 25～50μg/(kg·min) 负荷量，随后是 0.25～0.75μg/(kg·min) 连续输注］是右心室功能衰竭时选择的正性肌力药，然而米力农的效用可能受到其血管舒张作用的限制[128-131]。研究还表明，吸入米力农而非静脉注射米力农可以改善由 CPB 引起的内皮功能障碍[132]。在一项回顾性研究中，Laflamme 等[133] 在 40 例接受心脏手术的肺动脉高压患者中证实了心肺转流术前米力农和前列环素联合吸入的益处。他们在研究中使用了超声雾化技术，而他们的结果表明体外循环失败的发生率降低以及术后对血管活性药物的需求减少。这些发现是有意义的，但在将其应用于肺移植和心脏移植的肺动脉高压患者的围手术期治疗之前，还需要更多的研究支持。低剂量多巴酚丁胺输注［2～5μg/(kg·min)］也能改善右心室收缩性；相反，高剂量多巴酚丁胺［5～10μg/(kg·min)］可能诱发心动过速，导致心内膜下缺血[12,134]。

## 左西孟旦

在这种情况下，另一种可能有用的正性肌力药物是左西孟旦。左西孟旦是一种变力扩血管药，可增加心输出量，降低 PVR，改善局部灌注和全身供氧。左西孟旦通过改变心肌肌钙蛋白 C 对细胞内钙的敏感性发挥其药理作用[135]。它也能抑制黏附分子的表达，可能改善内皮功能[136]。与多巴酚丁胺相比，左西孟旦具有更特异的肺血管舒张特性，在恢复右心室-肺动脉耦合方面更有效[137]。另外，左西孟旦产生的心肌收缩力增强似乎与心肌耗氧量增加无关。但在临床上，左西孟旦的应用受到其引起 SVR 过度下降的倾向的限制[138]。通过激活平滑肌细胞线粒体中的 ATP 敏感性钾通道[139]和抑制内皮素-1 受体，可以诱导左西孟旦的血管舒张作用[140]。

## 血管升压素

在急性右心室衰竭的情况下，维持主动脉根部压力是最重要的，除了对右心室的正性肌力强心支持外，联合输注低剂量去甲肾上腺素或加压素是治疗急性右心室失代偿的主要方法。去甲肾上腺素对输注多巴酚丁胺时出现低血压和心动过速的患者尤其有效[134]。值得注意的是，只使用低剂量的血管升压素而不用去甲肾上腺素能够降低心脏外科患者的 PVR/SVR 比率[141]。血管升压素对肺血管系统的保护作用可以通过其对肺血管中 $V_2$ 受体的作用或 NO 介导的肺血管扩张来解释。

## 奈西立肽

另一种治疗右心室失代偿的药物是奈西立肽,一种重组的脑钠肽。奈西立肽通过增加 cGMP 的有效性来降低 PVR。与奈西立肽使用相关的 SVR 过度下降可能是急性右心室衰竭相关的血管舒张性休克的一个抑制因素[142]。奈西立肽的另一个副作用是孤立性右心室衰竭和肺动脉高压患者的肾功能恶化[143]。

## 西地那非

临床上,磷酸二酯酶-5 抑制剂(西地那非、他达拉非)已被用作肺动脉高压患者拟议治疗方案的一部分[144,145]。西地那非通过抑制 cGMP 的分解而发挥其血管舒张作用,从而提高其有效性。西地那非已被发现可增加患者对 NO 和利钠肽的反应[146,147]。Lepore 等证实,联合使用西地那非和 NO 可产生相加效应[148]。围手术期口服西地那非可替代静脉注射西地那非,以预防 PAP 的急性升高[149]。此外,西地那非已成功地用于预防吸入 NO 治疗肺动脉高压患者的肺动脉压反弹[150,151]。作为移植后管理策略的一部分,西地那非可能在围手术期很有效[152],在其他可能导致急性右心室衰竭的临床情况中也可能有效[153]。

## 氧化亚氮

在围手术期和危重患者中,由于其引起全身性低血压的能力,静脉注射肺血管扩张剂的最大耐受剂量是有限的。此外,全身使用的肺血管扩张剂可通过抑制缺氧性肺血管收缩而潜在地加重低氧血症。为避免静脉注射肺血管扩张剂引起的不良全身性低血压,吸入性药物已成为围手术期肺动脉高压的主要治疗手段。

在右心室梗死和心源性休克以及围手术期的情形下,吸入一氧化氮(inhaled NO,iNO)(5~40ppm)对缓解与肺静脉阻力增加相关的右心室衰竭特别有效[154-156]。iNO 通过增加 cGMP 的产生发挥其肺血管舒张作用,由于 iNO 与血红蛋白结合而立即失活,因此没有全身血管舒张作用[157]。

在急性和慢性右心室衰竭中,联合应用 iNO 和多巴酚丁胺治疗已证明可以增加心输出量,改善氧合,降低 PVR[158,159]。

与心脏手术或低氧血症患者相比,接受原位心脏移植和肺移植的肺动脉高压患者使用 iNO 与死亡率显著降低相关[160]。值得注意的是,在稳定的严重心力衰竭患者中,iNO 可导致肺水肿。先前血管收缩的肺循环中血容量的重新分布被认定可导致肺水肿。此外,在左心力衰竭患者中,在没有降低左心前负荷的情况下,使用 iNO 和其他选择性肺血管扩张剂,可改善右心室的功能,从而改善左心室前负荷,可因过大的跨肺压引起肺水肿[157-159,161,162]。因此,对于失代偿性左心衰患者,不建议使用选择性肺血管扩张剂。

虽然 iNO 是一种相当有效的肺血管扩张剂,但它并不是完全无害的,可能具有潜在的毒性。iNO 能够诱导高铁血红蛋白血症并产生活性氮。这个问题的解决方式相当昂贵,需要复杂的机器进行传输和监测(如图 15.9 所示)。此外,突然中断 iNO 给药与肺动脉高压反弹有关[163]。另一个有争议的使用领域是急性肺损伤(acute lung injury,ALI)和急性呼吸窘迫综合征(acute respiratory distress syndrome,

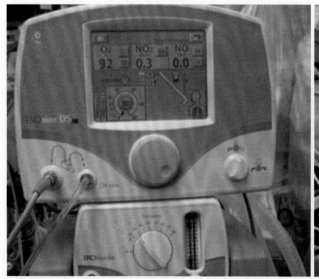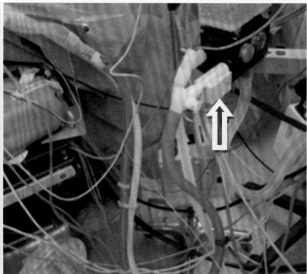

图 15.9　吸入式一氧化氮输送系统左图:吸入式一氧化氮输送系统控制面板;右图:吸入一氧化氮输送回路,箭头表示吸气肢体。(经许可引自 Liu 等[174])

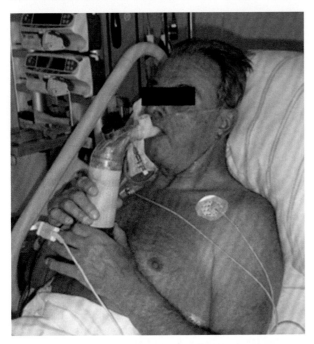

图 15.10 自主呼吸的患者术前超声雾化吸入伊洛前列素(转载自 Gille 等的研究[173])

ARDS)的临床应用。Adhikari 等证明在急性肺损伤和急性呼吸窘迫综合征患者中使用 iNO 后高铁血红蛋白血症和升高的二氧化氮并不常见,除非在高剂量下使用 iNO 数天,这或许在临床上很重要,更重要的是,他们发现 iNO 与氧合改善有限有关[164]。

另外,前列环素和前列腺素可能提供一种价格较低的

替代品,没有已知的明显毒性作用。在药理学上,平滑肌细胞中 cGMP 的形成可导致 NO 诱导的肺血管扩张,而前列环素和前列腺素则通过增加 cAMP 的有效性而引起血管扩张 NO 与吸入前列环素的主要区别如下。前列腺素(伊洛前列素,前列环素,曲前列环素)被认为是肺动脉高压患者治疗方案的一个组成部分[165,166]。伊洛前列素可用于口服、静脉注射和气雾剂给药。雾化前列环素(吸入的伊洛前列素,前列环素和曲前列环素)已在围手术期成功地用于治疗 PVR 升高。吸入伊洛前列素(大于 10 分钟雾化吸入 5~10μg)可在术前通过超声雾化给具有自主呼吸的患者使用(如图 15.10 所示)或者在手术室通过麻醉回路吸入(如图 15.11 所示)。与伊洛前列素(20 分钟)相比,依前列醇的半衰期较短(2~3 分钟),因此,通过连续输注(30~40ng/(kg·min))进入附在呼吸回路上的雾化器来给药(如图 15.12 所示)。超声雾化器比喷射雾化器更有效地将雾化颗粒输送到肺泡。对于心脏移植和肺移植的患者,iNO 和吸入前列环素均能有效降低 PVR 和 CVP,改善 CI 和 SVO$_2$[167,168]。与其他前列腺素相比,另一种吸入的前列腺素曲前列环素的作用时间更长,但其效力与伊洛前列素相似[169,170]。曲前列环素在围手术期有潜在的应用价值,此外,文献中还报道了米力农和前列环素同时吸入[171]。

另一类抗肺动脉高压药物内皮素受体拮抗剂(波生坦、安倍生坦和马西坦)的围手术期应用尚待研究[172]。

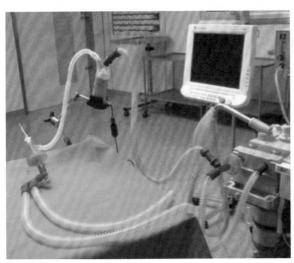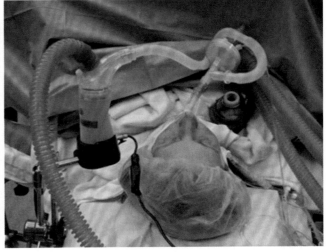

图 15.11 超声雾化器(多声速)在通风回路中的集成装配说明,吸入伊洛前列素术中选择性肺血管扩张(转载自 Gille 等的研究)[173]

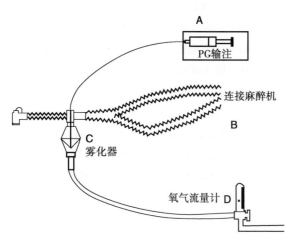

**图 15.12　持续输注术中雾化吸入环氧前列素**

## 总结

对接受心脏移植和肺移植的肺动脉高压患者进行围手术期管理是一项具有挑战性的工作。随着越来越多接近完全肺功能衰竭的患者接受供体肺和进行心脏移植患者的肺动脉压临界值变得越来越灵活，围手术期医生将需要照顾越来越多的危重患者。麻醉医生、重症医学科医生、肺动脉高压专家和心脏外科医生参与的多学科诊疗是这项艰巨任务取得良好结果的关键。

## 参考文献

1. Ramakrishna G, Sprung J, Ravi BS, et al. Impact of pulmonary hypertension on the outcomes of non cardiac surgery: predictors of perioperative morbidity and mortality. J Am Coll Cardiol. 2005;45:1691–9.
2. Subramaniam K, Yared JP. Management of pulmonary hypertension in the operation room. Semin Cardiothorac Vasc Anesth. 2007;11:119–36.
3. Hosseinian L. Pulmonary hypertension and noncardiac surgery: implications for the anesthesiologists. J Cardiothorac Vasc Anesth. 2014;28:1076–86.
4. Vakil K, Duval S, Sharma A, et al. Impact of pre-transplant pulmonary hypertension on survival after heart transplantation: a UNOS registry analysis. Int J Cardiol. 2014;176:595–9.
5. Galiè N, Hoeper MM, Humbert M, et al. ESC/ERS. Guidelines for the diagnosis and treatment of pulmonary hypertension. Eur Heart J. 2009;30:2493–537.
6. Champion HC, Michelakis ED, Hassoun PM. Comprehensive invasive and noninvasive approach to the right ventricle-pulmonary circulation unit. State of the art and clinical and research implications. Circulation. 2009;120:992–1007.
7. Bossone E, Duong-Wagner TH, Paciocco G, et al. Echocardiographic features of primary pulmonary hypertension. J Am Soc Echocardiogr. 1999;12:655–62.
8. Lang RM, Bierig M, Devereux RB, et al. Recommendations for chamber quantification: a report from the American Society of Echocardiography Guidelines and Standards Committee and the Chamber Quantification Writing Group, developed in conjunction with the European Association of Echocardiography, a branch of European Society of Cardiology. J Am Soc Echocardiogr. 2005;18:1440–63.
9. Giaid A, Saleh D. Reduced expression of endothelial nitric oxide synthase in the lungs of patients with pulmonary hypertension. N Engl J Med. 1995;333:214–21.
10. Tuder RM, Cool CD, Geraci MW, et al. Prostacyclin synthase expression is decreased in lungs from patients with severe pulmonary hypertension. Am J Respir Crit Care Med. 1999;159:1925–32.
11. Gaine S. Pulmonary hypertension. JAMA. 2000;284:3160–8.
12. Zamanian R, Haddad F, Doyle RL, et al. Management strategies for patients with pulmonary hypertension in the intensive care unit. Crit Care Med. 2007;35:2037–50.
13. Mac Knight B, Martinez EA, Simon BA. Anesthetic management of patients with pulmonary hypertension. Semin Cardiothorac Vasc Anesth. 2008;12:91–6.
14. Giaid A, Yanagisawa M, Langleben D, et al. Expression of endothelin-1 in the lungs of patients with pulmonary hypertension. N Engl J Med. 1993;328:1732–9.
15. Archer SL, Weir EK, Wilkins MR. Basic science of pulmonary arterial hypertension for clinicians: new concepts and experimental therapies. Circulation. 2010;121:2045–66.
16. Pietra GG, Capron F, Stewart S, et al. Pathologic assessment of vasculopathies in pulmonary hypertension. J Am Coll Cardiol. 2004;43:25S–32.
17. Shah SJ. Pulmonary hypertension. JAMA. 2012;308:1366–74.
18. Fischer LG, Aken HV, Bürkle H. Management of pulmonary hypertension: physiological and pharmacological considerations for anesthesiologists. Anesth Analg. 2003;96:1603–16.
19. Minai OA, Yared JP, Kaw R, et al. Perioperative risk and management in patients with pulmonary hypertension. Chest. 2013;144:329–40.
20. Lai HC, Wang KY, Lee WL, et al. Severe pulmonary hypertension complicates postoperative outcome of non-cardiac surgery. Br J Anaesth. 2007;99:184–90.
21. Price LC, Montani D, Jaïs X, et al. Noncardiothoracic non obstetric surgery in mild-to-moderate pulmonary hypertension. Eur Respir J. 2010;35:1294–302.
22. Kaw R, Pasupuleti V, Deshpande A, et al. Pulmonary hypertension: an important predictor of outcomes in patients undergoing non-cardiac surgery. Respir Med. 2011;105:619–24.
23. Minai OA, Venkateshiah SB, Arroliga AC. Surgical intervention in patients with moderate to severe pulmonary arterial hypertension. Conn Med. 2006;70:239–43.
24. Cesnjevar RA, Feyrer R, Walther F, et al. High-risk mitral valve replacement in severe pulmonary hypertension-30 years experience. Eur J Cardiothorac Surg. 1998;13:344–52.
25. Reich DL, Bodian CA, Krol M, et al. Intraoperative hemodynamic predictors of mortality, stroke, and myocardial infarction after coronary artery bypass surgery. Anesth Analg. 1999;89:814–22.
26. Melby SJ, Moon MR, Lindman BR, et al. Impact of pulmonary hypertension on outcomes after aortic valve replacement for aortic valve stenosis. J Thorac Cardiovasc Surg. 2011;141:1424–30.
27. Stobierska-Dzierzek B, Awad H, Michler RE. The evolving management of acute right-sided heart failure in cardiac transplant recipients. J Am Coll Cardiol. 2001;38:923–31.
28. Chang PP, Longenecker JC, Wang NY, et al. Mild vs severe pulmonary hypertension before heart transplantation: different effects on posttransplantation pulmonary hypertension and mortality. J Heart Lung Transplant. 2005;24:998–1007.
29. Sztrymf B, Souza R, Bertoletti L, et al. Prognostic factors of acute heart failure in patients with pulmonary arterial hypertension. Eur Respir J. 2010;35:1286–93.
30. Forfia PR, Mathai SC, Fisher MR, et al. Hyponatremia predicts right heart failure and poor survival in pulmonary arterial hypertension. Am J Respir Crit Care Med. 2008;177:1364–9.
31. Voelkel NF, Quaife RA, Leinwand LA. Right ventricular function and failure: report of a National Heart, Lung and Blood Institute working group on cellular and molecular mechanisms of right heart failure. Circulation. 2006;114:1883–91.
32. Bogaard HJ, Abe K, Vonk Noordegraaf A, et al. The right ventricle under pressure; cellular and molecular mechanisms of right-heart failure in pulmonary hypertension. Chest. 2009;135:794–804.
33. Meldrum DR. Tumor necrosis factor in the heart. Am J Physiol. 1998;274:R577–95.
34. Haddad F, Hunt SA, Rosenthal DN, et al. Right ventricular function in cardiovascular disease, Part I: Anatomy, physiology, aging,

and functional assessment of the right ventricle. Circulation. 2008;117:1436–48.

35. Haddad F, Doyle R, Murphy DJ, et al. Right ventricular function in cardiovascular disease, Part II: Pathophysiology, clinical importance, and management of right ventricular failure. Circulation. 2008;117:717–1731.

36. Addonizio LJ, Gersony WM, Robbins RC, et al. Elevated pulmonary vascular resistance and cardiac transplantation. Circulation. 1987;76:V52–5.

37. Kirklin JK, Naftel DC, Kirklin JW, et al. Pulmonary vascular resistance and the risk of heart transplantation. J Heart Transplant. 1988;7:331–6.

38. Erickson KW, Costanzo-Nordin MR, O'Sullivan EJ, et al. Influence of preoperative transpulmonary gradient on late mortality after orthotopic heart transplantation. J Heart Lung Transplant. 1990;9:526–37.

39. Chen JM, Levin HR, Michler RE, et al. Reevaluating the significance of pulmonary hypertension before cardiac transplantation: determination of optimal thresholds and quantification of the effect of reversibility on perioperative mortality. J Thorac Cardiovasc Surg. 1997;114:627–34.

40. Tenderich G, Koerner MM, Stuettgen B, et al. Does preexisting elevated pulmonary vascular resistance (transpulmonary gradient >15 mmHg or >5 wood) predict early and long-term results after orthotopic heart transplantation? Transplant Proc. 1998;30: 1130–1.

41. Espinoza NC, Manito N, Roca J, et al. Reversibility of pulmonary hypertension in patients evaluated for orthotopic heart transplantation: importance in the postoperative morbidity and mortality. Transplant Proc. 1999;31:2503–4.

42. Lindelow B, Andersson B, Waagstein F, et al. High and low pulmonary vascular resistance in heart transplant candidates. A 5-year follow-up after heart transplantation shows continuous reduction in resistance and no difference in complication rate. Eur Heart J. 1999;20:148–56.

43. Delgado JF, Gomez-Sanchez MA, Saenz C, et al. Impact of mild pulmonary hypertension on mortality and pulmonary artery pulse pressure profile after heart transplantation. J Heart Lung Transplant. 2001;20:942–8.

44. Cimato TR, Jessup M. Recipient selection in cardiac transplantation: contraindications and risk factors for mortality. J Heart Lung Transplant. 2002;21:1161–73.

45. Tsai FC, Marelli D, Bresson J, et al. Recent trends in early outcome of adult patients after heart transplantation: a single-institution review of 251 transplants using standard donor organs. Am J Transplant. 2002;2:539–45.

46. Goland S, Czer LS, Kass RM, et al. Pre-existing pulmonary hypertension in patients with end-stage heart failure: impact on clinical outcome and hemodynamic follow-up after orthotopic heart transplantation. J Heart Lung Transplant. 2007;26:312–8.

47. Tenderich G, Koerner MM, Stuettgen B, et al. Pre-existing elevated pulmonary vascular resistance: long-term hemodynamic follow-up and outcome of recipients after orthotopic heart transplantation. J Cardiovasc Surg. 2000;41:215–9.

48. Klotz S, Wenzelburger F, Stypmann J, et al. Reversible pulmonary hypertension in heart transplant candidates: to transplant or not transplant. Ann Thorac Surg. 2006;82:1770–3.

49. Mehra MR, Kobashigawa J, Starling R, et al. Listing criteria for heart transplantation: International Society for Heart and Lung Transplantation guidelines for the care of cardiac transplant candidates—2006. J Heart Lung Transplant. 2006;25:1024–42.

50. Mancini D, Lietz K. Selection of cardiac trans-plantation candidates in 2010. Circulation. 2010;122(2):173–83.

51. Hosenpud JD, Bennett LE, Keck BM, et al. The Registry of the International Society for Heart and Lung Transplantion: seventeenth official report—2000. J Heart Lung Transplant. 2000;19:909–31.

52. Sitbon O, Humbert M, Jais X, et al. Long-term response to calcium channel blockers in idiopathic pulmonary arterial hypertension. Circulation. 2005;111:3105–11.

53. Balzer DT, Kort HW, Day RW, et al. Inhaled nitric oxide as a preoperative test (INOP test I): the INOP Test Study Group. Circulation. 2002;106(12 suppl 1):176–81.

54. Berger S, Konduri GG. Pulmonary hypertension in children: the twenty first-century. Pediatr Clin North Am. 2006;53:961–87.

55. Kettner J, Dorazilova Z, Netuka I, et al. Is severe pulmonary hypertension a contraindication for orthotopic heart transplantation? Not any more. Physiol Res. 2011;60:769–75.

56. Zimpfer D, Zrunek P, Sandner S, et al. Post-transplant survival after lowering fixed pulmonary hypertension using left ventricular assist devices. Eur J Cardiothorac Surg. 2007;31:698–702.

57. Etz C, Welp H, Tjan T, et al. Medically refractory pulmonary hypertension: treatment with non pulsatile left ventricular assist devices. Ann Thorac Surg. 2007;83:1697–706.

58. Punnoose L, Burkhoff D, Rich S, et al. Right ventricular assist device in end-stage pulmonary arterial hypertension: insights from a computational model of the cardiovascular system. Prog Cardiovasc Dis. 2012;55:234–43.

59. Trulock EP, Edwards LB, Taylor DO, et al. Registry of the International Society for Heart and Lung Transplantation: twenty-third official adult lung and heart-lung transplantation report—2006. J Heart Lung Transplant. 2006;25:880–92.

60. Girgis RE, Theodore J. Physiology and function of the transplant lung allograft. In: Baumgartner WA, Reitz BA, Kasper E, et al., editors. Heart and lung transplantation. Philadelphia, PA: WB Saunders; 2002. p. 467–88.

61. Conte JV, Borja MJ, Patel CB, et al. Lung transplantation for primary and secondary pulmonary hypertension. Ann Thorac Surg. 2001;72:1673–9.

62. Kasimir MT, Seebacher G, Jaksch P, et al. Reverse cardiac remodeling in patients with primary pulmonary hypertension after isolated lung transplantation. Eur J Cardiothorac Surg. 2004;26: 776–81.

63. Waddell TK, Bennett L, Kennedy R, et al. Heart-lung or lung transplantation for Eisenmenger syndrome. J Heart Lung Transplant. 2002;21:731–7.

64. Santamore WP, Dell'Italia LJ. Ventricular interdependence: significant left ventricular contribution to right ventricular systolic function. Prog Cardiovasc Dis. 1998;40:289–308.

65. Lau CL, Patterson GA, Palmer SM. Critical care aspects of lung transplantation. J Intensive Care Med. 2004;19:83–104.

66. Blaise G, Langleben D, Hubert B. Pulmonary arterial hypertension: pathophysiology and anesthetic approach. Anesthesiology. 2003;99:1415–32.

67. Gayes JM, Giron L, Nissen MD, et al. Anesthetic considerations for patients undergoing double-lung transplantation. J Cardiothorac Anesth. 1990;4:486–98.

68. Hohn L, Schweizer A, Morel DR, et al. Circulatory failure after anesthesia induction in a patient with severe primary pulmonary hypertension. Anesthesiology. 1999;91:1943–5.

69. Piazza G, Goldhaber SZ. The acutely decompensated right ventricle: pathways for diagnosis and management. Chest. 2005;128: 1836–52.

70. van Wolferen SA, Marcus JT, Westerhof N, et al. Right coronary artery flow impairment in patients with pulmonary hypertension. Eur Heart J. 2008;29:120–7.

71. de Boer W, Waterbolk TW, Brugemann J, et al. Extracorporeal membrane oxygenation before induction of anesthesia in critically ill thoracic transplant patients. Ann Thorac Surg. 2001;72:1407–8.

72. Cannesson M, Earing MG, Collange V, et al. Anesthesia for non cardiac surgery in adults with congenital heart disease. Anesthesiology. 2009;111:432–40.

73. Ebert TJ, Muzi M, Berens R, et al. Sympathetic responses to induction of anesthesia in humans with propofol or etomidate. Anesthesiology. 1992;76:725–33.

74. Sarkar M, Laussen PC, Zurakowski D, et al. Hemodynamic responses to etomidate on induction of anesthesia in pediatric patients. Anesth Analg. 2005;101:645–50.

75. Todd MM, Drummond JC, U HS. The hemodynamic consequences of high-dose thiopental anesthesia. Anesth Analg. 1985; 64:681–7.

76. Strumpher J, Jacobsohn E. Pulmonary hypertension and right ventricular dysfunction: physiology and perioperative management. J Cardiothorac Vasc Anesth. 2011;25:687–704.

77. Morray JP, Lynn AM, Stamm SJ, et al. Hemodynamic effects of ketamine in children with congenital heart disease. Anesth Analg.

1984;63:895–9.

78. Williams GD, Philip BM, Chu LF, et al. Ketamine does not increase pulmonary vascular resistance in children with pulmonary hypertension undergoing sevoflurane anesthesia and spontaneous ventilation. Anesth Analg. 2007;105:1578–84.

79. Kaye AD, Hoover JM, Kaye AJ, et al. Morphine, opioids, and the feline pulmonary vascular bed. Acta Anaesthesiol Scand. 2008;52:931–7.

80. Kerbaul F, Rondelet B, Motte S, et al. Isoflurane and desflurane impair right ventricular-pulmonary arterial coupling in dogs. Anesthesiology. 2004;101:1357–62.

81. Kerbaul F, Bellezza M, Mekkaoui C, et al. Sevoflurane alters right ventricular performance but not pulmonary vascular resistance in acutely instrumented anesthetized pigs. J Cardiothorac Vasc Anesth. 2006;20:209–16.

82. Keogh AM, Mayer E, Benza RL, et al. Interventional and surgical modalities of treatment in pulmonary hypertension. J Am Coll Cardiol. 2009;54:S67–77.

83. Nishikawa T, Dohi S. Errors in the measurement of cardiac output by thermodilution. Can J Anaesth. 1993;40:142–53.

84. Murphy GJ, Reeves BC, Rogers CA, et al. Increased mortality, postoperative morbidity, and cost after red blood cell transfusion in patients having cardiac surgery. Circulation. 2007;116:2544–52.

85. Groenveld HF, Januzzi JL, Damman K, et al. Anemia and mortality in heart failure patients a systematic review and meta-analysis. J Am Coll Cardiol. 2008;52:818–27.

86. Wheeler AP, Bernard GR, Thompson BT, et al. Pulmonary-artery versus central venous catheter to guide treatment of acute lung injury. N Engl J Med. 2006;354:2213–24.

87. Rudolph AM, Yuan S. Response of the pulmonary vasculature to hypoxia and H+ ion concentration changes. J Clin Invest. 1966;45:399–411.

88. McIntyre KM, Sasahara AA. Determinants of right ventricular function and hemodynamics after pulmonary embolism. Chest. 1974;65:534–43.

89. Goldstein JA, Barzilai B, Rosamond TL, et al. Determinants of hemodynamic compromise with severe right ventricular infarction. Circulation. 1990;82:359–68.

90. Meluzin J, Spiranova L, Bakala J. Pulsed Doppler. Tissue imaging of the velocity of tricuspid annular systolic motion; a new, rapid and non-invasive method of evaluating right ventricular systolic function. Eur Heart J. 2001;22:340–8.

91. Forfia PR, Fisher MR, Mathai SC, et al. Tricuspid annular displacement predicts survival in pulmonary hypertension. Am J Respir Crit Care Med. 2006;174:1034–41.

92. Fisher MR, Forfia PR, Chamera E, et al. Accuracy of Doppler echocardiography in hemodynamic assessment of pulmonary hypertension. Am J Respir Crit Care Med. 2009;179:615–21.

93. Hammarstrom E, Wranne B, Pinto FJ, et al. Tricuspid annular motion. J Am Soc Echocardiogr. 1991;4:131–9.

94. Jardin F, Vieillard-Baron A. Right ventricular function and positive pressure ventilation in clinical practice: from hemodynamic subsets to respirator settings. Intensive Care Med. 2003;29:1426–34.

95. Vieillard-Baron A, Jardin F. Why protect the right ventricle in patients with acute respiratory distress syndrome? Curr Opin Crit Care. 2003;9:15–21.

96. Pritts CD, Pearl RG. Anesthesia for patients with pulmonary hypertension. Curr Opin Anaesthesiol. 2010;23:411–6.

97. The Acute Respiratory Distress Syndrome Network. Ventilation with lower tidal volumes as compared with traditional tidal volumes for acute lung injury and the acute respiratory distress syndrome. N Engl J Med. 2000;342:1301–8.

98. Ko WJ, Chen YS, Lee YC. Replacing cardiopulmonary bypass with extracorporeal membrane oxygenation in lung transplantation operations. Artif Organs. 2001;25:607–12.

99. Raffin L, Michel-Cherqui M, Sperandio M, et al. Anesthesia for bilateral lung transplantation without cardiopulmonary bypass: initial experience and review of intraoperative problems. J Cardiothorac Vasc Anesth. 1992;6:409–17.

100. Aeba R, Griffith BP, Kormos RL, et al. Effect of cardiopulmonary bypass on early graft dysfunction in clinical lung transplantation.

Ann Thorac Surg. 1994;57:715–22.

101. Barr ML, Kawut SM, Whelan TP, et al. Report of the ISHLT Working Group on Primary Lung Graft Dysfunction Part IV: Recipient-related risk factors and markers. J Heart Lung Transplant. 2005;24:1468–82.

102. Christie JD, Carby M, Bag R, et al. Report of the ISHLT Working Group on Primary Lung Graft Dysfunction: part II. Definition. A consensus statement of the International Society for Heart and Lung Transplantation. J Heart Lung Transplant. 2005;24:1454–9.

103. Whitson BA, Nath DS, Johnson AC, et al. Risk factors for primary graft dysfunction after lung transplantation. J Thorac Cardiovasc Surg. 2006;131:73–80.

104. de Perrot M, Bonser RS, Dark J, et al. Report of the ISHLT Working Group on Primary Lung Graft Dysfunction Part III: Donor-related risk factors and markers. J Heart Lung Transplant. 2005;24:1460–7.

105. Hartwig MG, Appel III JZ, Cantu III E, et al. Improved results treating lung allograft failure with venovenous extracorporeal membrane oxygenation. Ann Thorac Surg. 2005;80:1872–9.

106. Aigner C, Wisser W, Taghavi S, et al. Institutional experience with extracorporeal membrane oxygenation in lung transplantation. Eur J Cardiothorac Surg. 2007;31:468–73.

107. Missant C, Rex S, Claus P, et al. Thoracic epidural anesthesia disrupts the protective mechanism of homeometric autoregulation during right ventricular pressure overload by cardiac sympathetic blockade: a randomized controlled animal study. Eur J Anaesthesiol. 2011;28:535–43.

108. Nygård E, Kofoed KF, Freiberg J, et al. Effects of high thoracic epidural analgesia on myocardial blood flow in patients with ischemic heart disease. Circulation. 2005;111:2165–70.

109. Veering BT, Cousins MJ. Cardiovascular and pulmonary effects of epidural anaesthesia. Anaesth Intensive Care. 2000;28:620–35.

110. Von Dossow V, Welte M, Zaune U, et al. Thoracic epidural anesthesia combined with general anesthesia: the preferred anesthetic technique for thoracic surgery. Anesth Analg. 2001;92:848–54.

111. Pollard JB. Common mechanisms and strategies for prevention and treatment of cardiac arrest during epidural anesthesia. J Clin Anesth. 2002;14:52–6.

112. Mishra L, Pani N, Samantaray R, Nayak K. Eisenmenger's syndrome in pregnancy: use of epidural anesthesia and analgesia for elective cesarean section. J Anaesthesiol Clin Pharmacol. 2014;30(3):425–6.

113. Hasegawa A, Azuma Y, Ohashi Y, Yamashina M, Moriyama K, Iijima T, Yorozu T. [Anesthetic management of a patient with pulmonary arterial hypertension undergoing caesarean section]. Masui. 2013;62(2):183–5.

114. Bonnin M, Mercier FJ, Sitbon O, Roger-Christoph S, Jaïs X, Humbert M, Audibert F, Frydman R, Simonneau G, Benhamou D. Severe pulmonary hypertension during pregnancy: mode of delivery and anesthetic management of 15 consecutive cases. Anesthesiology. 2005;102(6):1133–7. discussion 5A–6A.

115. Khan MJ, Bhatt SB, Kryc JJ. Anesthetic considerations for parturients with primary pulmonary hypertension: review of the literature and clinical presentation. Int J Obstet Anesth. 1996;5(1):36–42.

116. Atanassoff P, Alon E, Schmid ER, Pasch T. Epidural anesthesia for cesarean section in a patient with severe pulmonary hypertension. Acta Anaesthesiol Scand. 1990;34(1):75–7.

117. Davies MJ, Beavis RE. Epidural anaesthesia for vascular surgery in a patient with primary pulmonary hypertension. Anaesth Intensive Care. 1984;12(2):165–7.

118. Armstrong P. Thoracic epidural anaesthesia and primary pulmonary hypertension. Anaesthesia. 1992;47(6):496–9.

119. Chakravarthy M, Jawali V, Patil T, Krishnamoorthy J. Decrease in pulmonary artery pressure after administration of thoracic epidural anesthesia in a patient with Marfan syndrome awaiting aortic valve replacement procedure. J Clin Monit Comput. 2011;25(4):265–8.

120. Subash G, Mohammed S. Perioperative cardiac arrest after thoracic epidural analgesia in a patient with increased pulmonary artery pressure. Br J Anaesth. 2011;107(1):108–9.

121. Mallampati SR. Low thoracic epidural anaesthesia for elective cholecystectomy in a patient with congenital heart disease and pulmonary hypertension. Can Anaesth Soc J. 1983;30(1):72–6.

122. Burrows FA. Epidural anaesthesia and pulmonary hypertension.

Can Anaesth Soc J. 1983;30(4):445–6.

123. Friesen RH, Williams GD. Anesthetic management of children with pulmonary arterial hypertension. Pediatr Anaesth. 2008;18:208–16.

124. Lang G, Klepetko W. Lung transplantation for end-stage primary pulmonary hypertension. Ann Transplant. 2004;9:25–32.

125. Kwak YL, Lee CS, Park YH, et al. The effect of phenylephrine and norepinephrine in patients with chronic pulmonary hypertension. Anaesthesia. 2002;57:9–14.

126. Leather HA, Segers P, Berends N, et al. Effects of vasopressin on right ventricular function in an experimental model of acute pulmonary hypertension. Crit Care Med. 2002;30:2548–52.

127. Price LC, Wort SJ, Finney SJ, et al. Pulmonary vascular and right ventricular dysfunction in adult critical care: current and emerging options for management: a systematic literature review. Crit Care. 2010;14:R169.

128. Chen EP, Bittner HB, Davis Jr RD, et al. Milrinone improves pulmonary hemodynamics and right ventricular function in chronic pulmonary hypertension. Ann Thorac Surg. 1997;63:814–21.

129. Wang H, Gong M, Zhou B, et al. Comparison of inhaled and intravenous milrinone in patients with pulmonary hypertension undergoing mitral valve surgery. Adv Ther. 2009;26:462–8.

130. Sablotzki A, Startzmann W, Scheubel R, et al. Selective pulmonary vasodilation with inhaled aerosolized milrinone in heart transplant candidates. Can J Anaesth. 2005;52:1076–82.

131. Lamarche Y, Perrault LP, Maltais S, et al. Preliminary experience with inhaled milrinone in cardiac surgery. Eur J Cardiothorac Surg. 2007;31:1081–7.

132. Lamarche Y, Malo M, Thorin E, et al. Inhaled but not intravenous milrinone prevents pulmonary endothelial dysfunction after cardiopulmonary bypass. J Thorac Cardiovasc Surg. 2005;130:83–92.

133. Laflamme M, Perrault LP, Carrier M, Elmi-Sarabi M, Fortier A, Denault AY. Preliminary experience with combined inhaled milrinone and prostacyclin in cardiac surgical patients with pulmonary hypertension. J Cardiothorac Vasc Anesth. 2015;29(1):38–45.

134. Kerbaul F, Rondelet B, Motte S. Effects of norepinephrine and Dobutamine on pressure-load induced right ventricular failure. Crit Care Med. 2004;32:1035–40.

135. Kota B, Prasad AS, Economides C, et al. Levosimendan and calcium sensitization of the contractile proteins in cardiac muscle: impact on heart failure. J Cardiovasc Pharmacol Ther. 2008;13:269–78.

136. Parissis JT, Karavidas A, Bistola V. Effects of levosimendan on flow-mediated vasodilation and soluble adhesion molecules in patients with advanced chronic heart failure. Atherosclerosis. 2008;197:278–82.

137. Kerbaul F, Rondelet B, Demester JP, et al. Effects of levosimendan versus dobutamine on pressure load-induced right ventricular failure. Crit Care Med. 2006;34:2814–9.

138. Morelli A, Teboul JL, Maggiore SM. Effects of levosimendan on right ventricular afterload in patients with acute respiratory distress syndrome: a pilot study. Crit Care Med. 2006;34:2287–93.

139. Kopustinskiene DM, Pollesello P, Saris NE. Levosimendan is a mitochondrial K(ATP) channel opener. Eur J Pharmacol. 2001;428:311–4.

140. Gruhn N, Nielsen-Kudsk JE, Theilgarrd S, et al. Coronary vasorelaxant effect of levosimendan, a new inodilator with calcium-sensitizing properties. J Cardiovasc Pharmacol. 1998;31:741–9.

141. Jeon Y, Ryu JH, Lim YJ, et al. Comparative hemodynamic effects of vasopressin and norepinephrine after milrinone-induced hypotension in off-pump coronary artery bypass surgical patients. Eur J Cardiothorac Surg. 2006;29:952–6.

142. Salzberg SP, Filsoufi F, Anyanwu A, et al. High-risk mitral valve surgery: perioperative hemodynamic optimization with nesiritide (BNP). Ann Thorac Surg. 2005;80:502–6.

143. Kelesidis I, Mazurek JA, Saeed W, et al. Effect of nesiritide in isolated right ventricular failure secondary to pulmonary hypertension. Congest Heart Fail. 2012;18:8–24.

144. Galiè N, Ghofrani HA, Torbicki A, et al. Sildenafil citrate therapy for pulmonary arterial hypertension. N Engl J Med. 2005;353:2148–57.

145. Galiè N, Brundage BH, Ghofrani HA, et al. Tadalafil therapy for pulmonary arterial hypertension. Circulation. 2009;119:2894–903.

146. Bigatello LM, Hess D, Dennehy KC, et al. Sildenafil can increase the response to nitric oxide. Anesthesiology. 2000;92:1827–9.

147. Steiner MK, Preston IR, Klinger JR, et al. Pulmonary hypertension: inhaled nitric oxide, Sildenafil and natriuretic peptides. Curr Opin Pharmacol. 2005;5:245–50.

148. Lepore JJ, Maroo A, Bigatello LM, et al. Hemodynamic effects of Sildenafil in patients with congestive heart failure and pulmonary hypertension: combined administration with inhaled nitric oxide. Chest. 2005;127:1647–53.

149. Vachiery JL, Huez S, Gillies H, et al. Safety, tolerability and pharmacokinetics of an intravenous bolus of sildenafil in patients with pulmonary arterial hypertension. Br J Clin Pharmacol. 2011;71:289–92.

150. Atz AM, Wessel DL. Sildenafil ameliorates effect of inhaled nitric oxide withdrawal. Anesthesiology. 1999;91:307–10.

151. Lee JE, Hillier SC, Knoderer CA. Use of sildenafil to facilitate weaning from inhaled nitric oxide in children with pulmonary hypertension following surgery for congenital heart disease. J Intensive Care Med. 2008;23:329–34.

152. De Santo LS, Mastroianni C, Romano G, et al. Role of sildenafil in acute posttransplant right ventricular dysfunction: successful experience in 13 consecutive patients. Transplant Proc. 2008;40:2015–8.

153. Lahm T, McCaslin CA, Wozniak TC, et al. Medical and surgical treatment of acute right ventricular failure. J Am Coll Cardiol. 2010;56:1435–46.

154. Inglessis I, Shin JT, Lepore JJ, et al. Hemodynamic effects of inhaled nitric oxide in right ventricular infarction and cardiogenic shock. J Am Coll Cardiol. 2004;44:793–8.

155. Fujita Y, Nishida O, Sobue K, et al. Nitric oxide inhalation is useful in the management of right ventricular failure caused by myocardial infarction. Crit Care Med. 2002;30:1379–81.

156. Oz MC, Ardehali A. Collective review: perioperative uses of inhaled nitric oxide in adults. Heart Surg Forum. 2004;7:E584–9.

157. Rimar S, Gillis CN. Selective pulmonary vasodilation by inhaled nitric oxide is due to hemoglobin inactivation. Circulation. 1993;88:2884–7.

158. Vizza CD, Rocca GD, Roma AD, et al. Acute hemodynamic effects of inhaled nitric oxide, dobutamine and a combination of the two in patients with mild to moderate secondary pulmonary hypertension. Crit Care. 2001;5:355–61.

159. Bradford KK, Deb B, Pearl RG. Combination therapy with inhaled nitric oxide and intravenous dobutamine during pulmonary hypertension in the rabbit. J Cardiovasc Pharmacol. 2000;36:146–51.

160. George I, Xydas S, Topkara VK, et al. Clinical indication for use and outcomes after inhaled nitric oxide therapy. Ann Thorac Surg. 2006;82:2161–9.

161. Bocchi EA, Bacal F, Costa Auler Junior JO, et al. Inhaled nitric oxide leading to pulmonary edema in stable severe heart failure. Am J Cardiol. 1994;74:70–2.

162. Semigran MJ, Cockrill BA, Kacmarek R, et al. Hemodynamic effects of inhaled nitric oxide in heart failure. J Am Coll Cardiol. 1994;24:982–8.

163. Christenson J, Lavoie A, O'Conner M, et al. The incidence and pathogenesis of cardiopulmonary deterioration after abrupt withdrawal of inhaled nitric oxide. Am J Respir Crit Care Med. 2000;161:1443–9.

164. Adhikari NK, Burns KE, Friedrich JO, et al. Effect of nitric oxide on oxygenation and mortality in acute lung injury: systematic review and meta-analysis. BMJ. 2007;334:779.

165. Barst RJ, Rubin LJ, Long WA, et al. A comparison of continuous intravenous epoprostenol (prostacyclin) with conventional therapy for primary pulmonary hypertension. The Primary Pulmonary Hypertension Study Group. N Engl J Med. 1996;334:296–302.

166. Olschewski H, Simonneau G, Galiè N, et al. Inhaled iloprost in severe pulmonary hypertension. N Engl J Med. 2002;347:322–9.

167. Haraldsson A, Kieler-Jensen N, Nathorst-Westfelt U, et al. Comparison of inhaled nitric oxide and inhaled aerosolized prostacyclin in the evaluation of heart transplant candidates with elevated pulmonary vascular resistance. Chest. 1998;114:780–6.

168. Khan TA, Schnickel G, Ross D, et al. A prospective, randomized, crossover pilot study of inhaled nitric oxide versus inhaled prostacyclin in heart transplant and lung transplant recipients. J Thorac Cardiovasc Surg. 2009;138:1417–24.

169. Voswinckle R, Enke B, Reichenberger F, et al. Favorable effects

of inhaled treprostinil in severe pulmonary hypertension: results from randomized controlled pilot studies. J Am Coll Cardiol. 2006;48:1672–81.

170. Le Varge BL, Channick RN. Inhaled treprostinil for the treatment of pulmonary arterial hypertension. Expert Rev Respir Med. 2012;6:255–65.

171. Huang J, Bouvette MJ, Zhou J. Simultaneous delivery of inhaled prostacyclin and milrinone through a double nebulizer system. J Cardiothorac Vasc Anesth. 2011;25:590–1.

172. Galiè N, Olschewski H, Oudiz RJ, et al. Ambrisentan for the treatment of pulmonary arterial hypertension: results of the ambrisentan in pulmonary arterial hypertension, randomized, double blind, placebo controlled, multicenter, efficacy (ARIES) study 1 and 2. Circulation. 2008;117:3010–9.

173. Gille J, Seyfarth HJ, Gerlach S, Malcharek M, Czeslick E, Sablotzki A. Perioperative anesthesiological management of patients with pulmonary hypertension. Anesthesiol Res Pract. 2012;2012:356982.

174. Liu H, Kalarickal PL, Tong Y, et al. Perioperative considerations of patients with pulmonary hypertension. In: Elwing JM, Panos RJ, editors. Pulmonary hypertension [Internet]. Rijeka, Croatia: InTech; 2013 [cited 2015 Jul 22]. Available from: http://www.intechopen.com/books/pulmonary-hypertension/perioperative-considerations-of-patients-with-pulmonary-hypertension. doi:10.5772/56056

# 胸部器官移植后的体外生命支持 16

David Sidebotham

## 引言

体外生命支持(extracorporeal life support,ECLS)是指用于支持心脏和肺的装置,包括体外膜氧合(extracorporeal membrane oxygenation,ECMO)和心室辅助装置(ventricular assist devices,VAD)。这些装置可作为移植的过渡或移植后的心肺支持。本章的主要重点是胸部移植后 ECLS 的使用。

## 移植的桥接

VAD 是治疗晚期心力衰竭的有效方法,可以作为心脏移植的过渡,也可以作为最终治疗[1]。VAD 作为心脏移植的过渡使用正在增加。2011 年,美国 42% 的心脏移植受者通过心脏辅助装置进行移植,而 2001 年这一比例为 27%[2]。在大多数情况下,患者从长期左心室辅助装置(left ventricular assist device,LVAD)移植,如 HeartMate Ⅱ(Thoratec,Pleasanton,CA)或 HVAD(Heartware,Miami Lakes,FL)。这些装置都是体内连续流动泵。较少见的是,短期 VAD 或 ECMO 用于治疗急性心力衰竭(例如暴发性心肌炎、心肺转流失败)作为决策的过渡。在这种情况下,可能是为了恢复、直接到心脏移植或退出强化治疗(例如,由于严重的神经损伤)。作为决策过渡的短期途径通常是体外离心泵,如下所述。在一系列 1 467 名未经选择的医疗保险受益人中,他们在心脏手术后接受了紧急 VAD,其中 56.2% 死于医院,33.6% 带着 VAD 出院,1.4% 接受了住院心脏移植[3]。因此,在大多数情况下,决定的过渡途径包括放置长期的 VAD 或退出强化治疗。

与心脏移植相反,ECLS 作为肺移植的过渡还不太成熟。然而,在过去的 5 年中,越来越多的报告称为此目的可以使用 ECMO,并强调是清醒的静脉-静脉(VV)ECMO[4-7]。对 ECMO 作为肺移植的过渡越来越感兴趣的部分原因是机械通气肺移植患者存活率低。来自联合器官共享网络的数据表明,从 1987 年 10 月到 2008 年 1 月的 15 934 例肺移植中,586 例患者接受了机械通气。机械通气患者在 1 个月和 12 个月的未校正生存率分别为 83% 和 62%,而非机械通气患者分别为 93% 和 79%[8]。

从 ECMO 桥接到肺移植的结果是在变化的,在前 1~2 年[4-7]的生存率为 60%~90%,这低于没有进行 ECMO 的患者,但并不显著。此外,在至少一份报告中,与机械通气(6 个月时为 80% 对 50%)相比,清醒 ECMO 移植的患者存活率更高[4]。然而,虽然这项技术是有效的,但有一个重要的值得警醒的地方。在这些系列中,ECMO 支持的中位持续时间少于 3 周,在一份报告中仅为 3.5 天[6]。因此,只有在等待时间短的大型项目中,ECMO 过渡到肺移植才是可行的。

## 移植后体外生命支持

心肺移植术后 ECLS 的主要指征是原发性移植物功能障碍(primary graft dysfunction,PGD)。ECLS 用于治疗急性排斥反应或感染则相对少见。PGD 是胸部移植后 6 周内死亡的主要原因,死亡率约为 5%[2,9]。然而,由于术后早期几乎所有患者都发生了一定程度的移植物功能障碍,故 PGD 的定义变得复杂。对于肺移植手术,国际心肺移植学会(International Society for Heart and Lung Transplantation,ISHLT)根据 $PaO_2$ 和胸片上是否存在肺浸润对 PGD 进行了分类(如表 16.1 所示)[10]。根据这一定义,最差形式的 PGD(3 级)的发病率为 10%~12%,相关死亡率为 40%~65%[11,12]。心脏移植术后 PGD 的严格定义尚未使用。然

表 16.1　肺移植后原发性移植物功能障碍的分级

| 等级 | $PaO_2/FiO_2$ | 与肺水肿一致的影像学浸润 |
| --- | --- | --- |
| 0 | >300mmHg | 不存在 |
| 1 | >300mmHg | 存在 |
| 2 | 200~300mmHg | 存在 |
| 3 | <200mmHg | 存在 |

而,如果上述这种情况被定义为需要大剂量正性肌力药治疗或 ECLS 治疗,则已报告的发病率为 20%～25%,相关死亡率为 20%～40%[13-15]。

## 肺移植

肺移植术后首选的体外生命支持模式是静脉-静脉体外膜氧合(VV-ECMO)。VV-ECMO 直接支持气体交换,促进肺部休息,同时间接支持心脏功能。虽然 PGD 的直接后果是气体交换受损和肺顺应性降低,但右心室(right ven-tricular,RV)功能障碍可能是患者心肺状态的重要因素。许多接受肺移植的患者由于肺血管阻力(pulmonary vascular resistance,PVR)的慢性升高而存在右心室功能障碍。PGD 引起的缺氧、高碳酸血症和酸血症导致术后 PVR 进一步升高。继发于高峰值充气压(peak inflation pressure,PIP)和高呼气末正压通气(positive end-expiratory pressure,PEEP)的胸腔内压升高可增加右心室后负荷,从而导致右心室功能障碍。最后,体外循环(cardiopulmonary bypass,CPB)如果用于外科手术,会大大增加肺循环对高碳酸血症的敏感性[16,17]。虽然 VV-ECMO 不能直接支持心脏功能,但改善的气体交换和应用呼吸机设置通常会改善右心室功能。VA-ECMO 在肺移植后很少需要,但偶尔对严重右心室功能障碍的患者使用是必要的。

### 肺移植术后 ECMO 适应证

PGD 可在移植物再灌注后立即出现,或在最初几个小时内缓慢发展,这可能涉及一个或两个移植肺。在手术室中,PGD 表现为移植物再灌注后气管导管内出现肺水肿液。双边 PGD 可能导致无法进行气体交换,并需要立即启动 ECLS。在重症监护室(intensive care unit,ICU),PGD 通常在几个小时内进展缓慢,表现为气体交换逐渐恶化、肺顺应性降低及胸部 X 线片上出现肺部阴影。

在诊断 PGD 之前,必须排除肺静脉阻塞或气道内阻塞。应使用经食管超声心动图(transesophageal echocardio-graphy,TEE)检查肺静脉,寻找扭结或阻塞的迹象(如图16.1所示)。肺静脉阻塞应立即进行手术治疗。气道内阻塞可由黏液栓或血块引起。应进行纤维支气管镜检查,在直视下清除所有黏液栓或血块。

PGD 的常规治疗包括肺保护性通气策略如增加 PEEP(5～15cmH$_2$O)、吸入肺血管扩张剂(一氧化氮、前列环素)、使用血管加压剂和正性肌力药以支持右心室功能、限制液体摄入和通过肾脏替代疗法纠正代谢性酸中毒。肺保护性通气包括将气道平台压力限制在 30cmH$_2$O 或更低(或 PIP ≤35cmH$_2$O),使用低潮气量(tidal volume,VT)呼吸(≤6ml/kg),接受一定程度的高碳酸血症和呼吸酸血症。这种

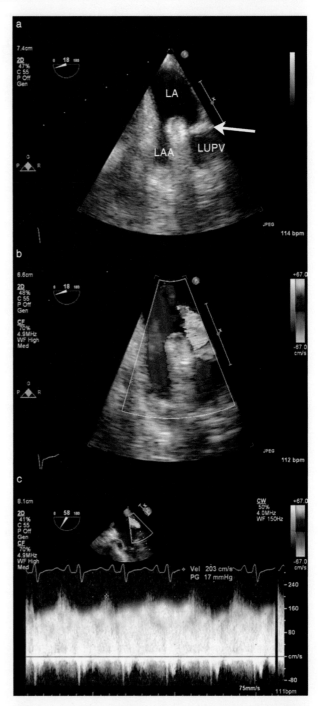

图 16.1　肺静脉阻塞。(a)左上肺静脉和左心耳的 TEE 成像显示肺静脉内阻塞(箭头)。(b)彩色多普勒成像,显示阻塞处的湍流。肺静脉的血流通常是层状的(类似于邻近的心房附属物的血流)。(c)脉冲波多普勒成像显示肺静脉内流速增加(203cm/s)和正常相流模式消失。肺静脉血流正常峰值速度<1m/s。LA,左心房;LAA,左心耳;LUPA,左上肺静脉

方法提高了急性呼吸窘迫综合征(ARDS)患者的生存率[18]。虽然没有被证实的益处,但肺移植后还应采取肺保护性通气,以期最大限度地减少原发性移植物功能障碍,从而潜在地提高存活率和长期改善移植物功能。尽管可接受的高碳酸血症(pH 7.1～7.2,PaCO$_2$ 50～70mmHg)在

ARDS 患者中通常是耐受良好的,但在肺移植受者中,由于对 PVR 的不利影响,这种策略可能导致急性右心衰竭。

如果最大程度的肺保护通气[PIP 35cmH$_2$O,PEEP 15cmH$_2$O,呼吸频率(RR)25 次/min,FiO$_2$>0.6]应用后仍无法维持足够的气体交换(PaO$_2$/FiO$_2$>80mmHg,PaCO$_2$<60~70mmHg,pH >7.2)或血流动力学状态恶化[平均动脉压(map)<60mmHg,中心静脉压(CVP)>15mmHg,心脏指数(CI)<2.0L/(min·m$^2$)],则应启动 ECMO。

## 肺移植术后 VV-ECMO 的技术特点

### VV-ECMO 的环路和插管

VV-ECMO 的管路连接有很多种方式(如图 16.2 所示),优选的方式是股静脉-右心房之间的连接(如图 16.2a 所示)。为了引流,一个长的 25~29Fr 的多回路管道放置在

股静脉的位置,并向前推进,使尖端位于肝静脉正下方的下腔静脉中,距离下腔静脉和右心房的交叉口 5~10cm 的位置(如图 16.3 所示)。为了回流,一根短的约 19F 插管插入右颈内静脉并向前推进,使尖端刚好位于右颈内静脉和上腔静脉交界处附近。这种布置通常允许超过 6L/min 的回路流量。一种常用的替代股静脉-心房插管的方法是在右颈内静脉内插入一个特制的双腔 ECMO 插管(Avalon Elite Bi Caval Dual Lumen Catheter, MAQUET, Rastatt, Germany)(如图 16.2c 所示)。引流腔的尖端位于肝静脉的水平面,而回流腔则通向右心房。对于成人,一个 27 或 31F 插管通常允许流量高达 5L/min。

ECMO 套管可通过外科切开或 Seldinger 技术插入。Seldinger 技术的一个特别优点是避免了因手术切开而常发生的插管部位出血。通过颈静脉和股静脉进行的外周插管

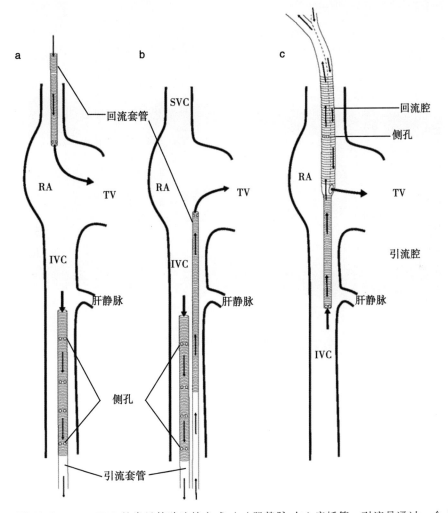

图 16.2　VV-ECMO 的常见管路连接方式:(a)股静脉-右心房插管。引流是通过一个大的多端口插管进入股静脉,然后进入中下腔静脉;回流是通过一个短插管进入右颈内静脉,然后进入上腔静脉近端。(b)股静脉-股静脉插管。引流是通过一个大的多端口插管进入股静脉,然后进入中下腔静脉;回流是通过一个长的插管进入对侧股静脉,然后进入右心房。(c)双腔插管。引流和回流通过双腔套管引入右颈内静脉。插管向前推进,直到尖端位于中下腔静脉,就在肝静脉的远端,引流来自下腔静脉和上腔静脉,回到右心房。RA,右心房;TV,三尖瓣;IVC,下腔静脉。(摘自 Sidebotham 等[20];经许可)

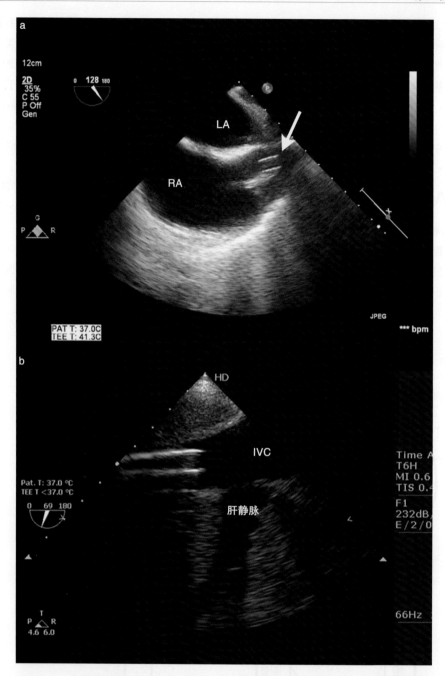

图 16.3　采用股静脉-右心房排列的 VV-ECMO 的正常插管位置（见图 16.1a）。（a）TEE 图示食管中部双腔图像显示上腔静脉回流套管（箭头）尖端；（b）下腔静脉和肝静脉的 TEE 成像。引流套管的尖端位于肝静脉起源的远端的下腔静脉。与图 16.6 所示的 VA-ECMO 布置进行比较。LA，左心房；RA，右心房；IVC，下腔静脉

优于通过切口进行的中心插管,因为这种方法可以闭合胸部伤口,减少手术部位出血和降低纵隔感染的风险。导丝和套管的位置应通过 TEE 进行确认。一旦 ECMO 开始,应使用彩色多普勒成像检查回流套管中的流量,以确保其通过三尖瓣（见下文）（如图 16.4 所示）。

现代 ECMO 回路由聚甲基戊烯（polymethylpentene,PMP）氧合器、离心泵、肝素涂层管、泵控制器、加热器、气体搅拌器和取样口组成（如图 16.5 所示）。与包含滚筒泵和中空纤维或硅氧合器的老式环路相比,现代环路更耐用,对血液成分造成的损害更小,气体交换效率更高[19,20]。

**VV-ECMO 期间的气体交换**

在 VV-ECMO 期间,乏氧血从下腔静脉中排出,氧合血返回右心房。理想情况下,所有来自回流套管的血液都通过三尖瓣进入肺循环。由于回流导管中的含氧血与患者全身静脉回流的乏氧血混合,用 VV-ECMO 无法达到正常的 $SaO_2$。然而,如果 ECMO 回路流量达到心脏输出量的 70%,并且大部分 ECMO 回流血液进入肺循环,即使肺不参与气体交换,也可以达到 88%~92% 的 $SaO_2$[20]。

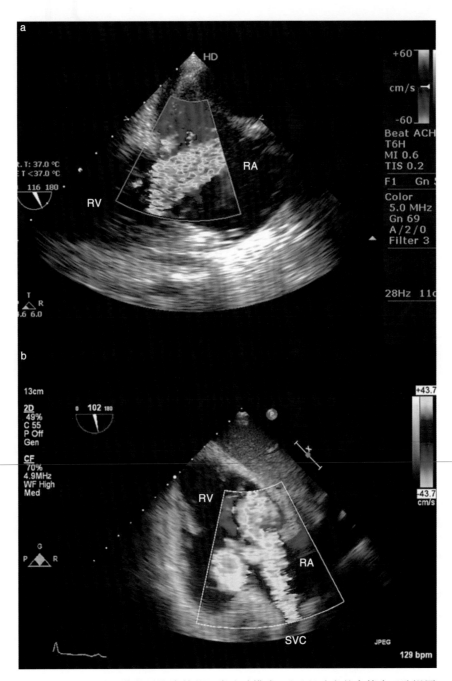

图 16.4 VV-ECMO 期间回流套管的正常流动模式。(a)经改良的食管中双腔视图的 TEE 成像显示高速喷射的血流从右心房通过三尖瓣进入右心室；(b)右心室经胃视图的 TEE 成像。一股高速喷射的血流从上腔静脉流出，进入右心房和右心室。在这两幅图像中，含氧血的射流都通过三尖瓣。RA，右心房；RV，右心室；SVC，上腔静脉

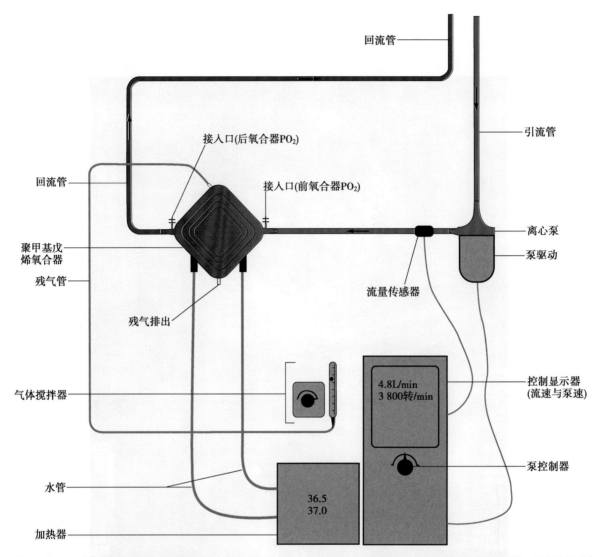

回流管

接入口(后氧合器PO₂)

接入口(前氧合器PO₂)

引流管

回流管

聚甲基戊
烯氧合器

残气管

残气排出

流量传感器

离心泵

泵驱动

气体搅拌器

4.8L/min
3 800转/min

控制显示器
(流速与泵速)

水管

36.5
37.0

泵控制器

加热器

**图 16.5**　ECMO 环路示意图,包括聚甲基戊烯氧合器、离心泵、泵驱动、泵控制器、加热器和气体搅拌器。(经许可引自 SideBotham 等[20])

　　VV-ECMO 期间 $SaO_2$ 的主要决定因素是环路中的流量。如果有足够的环路流量(4~6L/min),此时低 $SaO_2$(<88%)可能是由再循环、异常高的心输出量(例如败血症)或氧合器故障引起的。当回流导管中的含氧血液直接进入引流导管时,就会发生再循环。测量环路中的预加氧器 $SO_2$ 有助于区分再循环和高心输出量哪个是导致低氧血症的原因。高预加氧器 $SO_2$(>75%)表示再循环,而低预加氧器 $SO_2$(<60%)表示高心输出量。

　　再循环的危重性受血管内容积和 ECMO 流量的影响,最重要的是受引流管和回流管的相对位置的影响。如果怀疑存在再循环,应进行 TEE 检查,以评估 ECMO 套管的位置和流动模式(图 16.6)。如果确认再循环,应在 TEE 指导下调整套管位置。$PaCO_2$ 不受回路流量的影响,而是受气流量和患者代谢状态(即二氧化碳产生)之间的平衡的影响。正常二氧化碳通常可以通

过 1~2 倍于回路血流量的气流量来实现。表 16.2 列出了 ECMO 支持过程中的常见问题及其潜在解决方案。

**ECMO 支持期间的辅助治疗**[19-21]

　　一旦 ECMO 启动,呼吸机应设置为休息模式以尽量减少呼吸机引起的肺损伤。典型的休息设置是 $FIO_2$0.4、PIP 20cmH₂O、PEEP 10cmH₂O 和 RR 10 次/min。

　　在 ECMO 期间,常规情况下使用普通肝素进行全身抗凝,以防止回路中形成血栓。然而,在术后早期,当手术部位出血是一个值得关注的问题时,可适当去肝素化运行回路。ECMO 通常可以在几天内不使用肝素而不会产生不良后果。术后出血稳定后,患者应完全肝素化。传统上,通过测量活化部分凝血活酶时间(activated partial thromboplastin time,APTT)来监测 ECMO 期间的肝素抗凝作用。然而,由于不同实验室之间的 APTT 读数差异很大,而且 APTT 水平

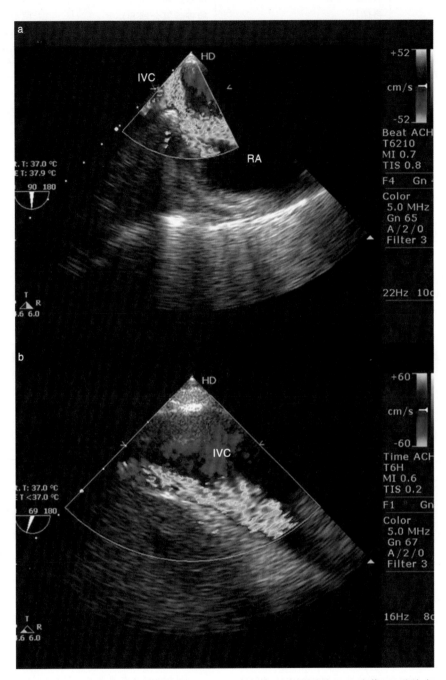

图 16.6　VV-ECMO 期间的再循环。(a)经改良的双腔视图的 TEE 成像,显示从右心房到下腔静脉的回流导管的血液喷射;(b)同一患者的 TEE 成像显示下腔静脉从回流导管流出。在这名患者中,回流导管中的含氧血很可能被带入引流导管(未看到),导致血液循环。RA,右心房;IVC,下腔静脉

表 16.2　体外膜氧合过程中存在的问题及解决办法

| 问题 | 可能原因 | 诊断结果 | 处理方式 |
|---|---|---|---|
| 动脉低氧血症(VV) | 低回路流量<br>再循环<br>高心输出量/代谢率增加<br>氧合器故障 | 检查预加氧器 $SO_2$<br>检查后氧合器 $SO_2$<br>TEE 检查 | 增加回路流量<br>调整套管位置<br>更换氧合器<br>主动冷却 |
| 动脉低氧血症(VA) | 患者左室射血过多<br>肺功能不全<br>氧合器故障 | 比较手臂/腿部的血氧饱和度<br>检查后氧合器 $SO_2$ | 上半身低氧血症<br>治疗见正文<br>更更换氧合器 |
| 高碳酸血症(VV,VA) | 吹扫气流量不足<br>代谢率升高<br>氧合器故障 | 检查后氧合器 $PaCO_2$ | 增加吹扫气<br>冷静的患者<br>更换氧合器 |
| 低血压(VV) | 心力衰竭<br>血管麻痹 | TEE 检查 | 正性肌力药或血管加压药<br>转换为 VA-ECMO |
| 低血压(VA) | 血管麻痹<br>压塞(心脏) | TEE 检查 | 升压药<br>手术探查 |
| 抽吸事件(VA,VV) | 低血容量<br>错位套管<br>填塞(VA) | TEE 检查 | 输液<br>调整套管<br>手术探查 |
| 低泵流量/高泵速(VA、VV) | 低血容量<br>环路阻塞(氧合器/泵)<br>错位套管<br>填塞 | 检查血凝块回路<br>检查氧合器的压降<br>TEE 检查 | 输液<br>更换环路部件<br>手术探查 |
| 心室扩张或心内血栓(VA) | 左心室射血不足<br>肝素化不足 | 肺水肿的临床表现<br>TEE 检查 | 增加正性肌力药<br>增加回路流量<br>创建 ASD |
| 肝素抵抗(VA、VV) | 抗凝血酶泵或氧合器中的血栓<br>Ⅲ缺乏 | 高肝素剂量要求[ >20IU/(kg·h)] | 给予新鲜血浆或重组抗凝血酶Ⅲ。 |
| 高血浆血红蛋白(VA、VV) | 泵或氧合器中的血栓 | 检查回路<br>测量氧合器的压降 | 更换环路部件 |

受肝素抗凝以外因素的影响,许多中心已开始将肝素剂量滴定至抗 X a 水平,目标值为 0.3~0.7U/ml[22]。明显的肝素抵抗[肝素剂量要求>20IU/(kg·h)]提示抗凝血酶Ⅲ(AT Ⅲ)水平较低。在有高肝素需求的情况下,低于正常值 50%的 AT Ⅲ水平应使用新鲜冷冻血浆或重组的 AT Ⅲ进行治疗。当患者应用 ECMO 时进行抗凝,出血是一个永远存在的风险。如有可能,有创操作(如气管切开术、单纯性气胸的肋间引流)应推迟至 ECMO 停止。

为了促进移植物恢复,限制性的液体疗法和常规利尿剂疗法是合适的。早期的肾脏替代疗法可用于控制代谢性酸中毒和急性肾损伤。严格注意无菌是必要的,因为免疫抑制、危重病和侵入性插管的结合都会增加医院感染的风险。两种已证实的特别适用于 ECMO 支持的患者的益处策略是:每天用氯己定浸渍过的毛巾洗澡[23]和使用氯己定敷料覆盖血管(包括 ECMO)导管[24]。注意手部卫生、早期肠内营养的建立和每日进行环路的微生物培养也很重要。

**依赖和撤离 ECOM**

肺功能恢复表现为可以维持血氧饱和度的 ECMO 流量减少、胸片改善和潮气量增加。当维持 92%以上的 $SaO_2$ 所需的回路流量减少到小于 3~4L/min,辅助呼吸机设置的潮气量增加到大于 200ml 时,建议在体外支持下进行标准通气试验(FIO_2 0.4,PIP 25~30cm $H_2O$,PEEP 5~10,RR 15次/min)。将回路流量保持在 3~4L/min 并关闭通气可在保持导管回路的同时尝试性关闭 ECMO。如果在 2~4 小时后,潮气量和气体交换充分(即 VT>4~5ml/kg,$PaO_2$>80mmHg,$PaCO_2$<60mmHg),则可停止 ECMO 并使患者脱

管。如果使用未经修改的 Seldinger 技术插入,可以移除套管,并在插入位置压迫 10~15 分钟。如果插管是通过切开技术插入的,则需要手术移除并修复静脉。

## 肺移植术后 ECMO 的临床结局

3%~6%的患者在肺移植后接受 ECMO 治疗[25-29]。早期存活率为 50%~80%[25,26,30],相比之下,肺移植受者的总存活率超过 90%[9]。需要 ECMO 的患者的长期预后也更差。一项研究发现,ECMO 支持的患者 3 年移植存活率为49%,而非 ECMO 支持的患者为 74%[25]。ECMO 组中患者随访 1s 内最大用力呼气量为预测值的 58%,而非 ECMO 组为 88%。

然而,关于这些结果,有几点值得一提。首先,大多数报告包含了在当前时代之前接受肺移植的患者,即在广泛使用 VV-ECMO 以及现代环路之前。以前 ECMO 被用作常规治疗极有可能死亡的患者的最后手段。在许多情况下使用的是静脉-动脉(VA)ECMO,与肺移植后的静脉-静脉(VV)ECMO 相比,其预后更差,并发症更多[27]。其次,与ECMO 相关的生存率下降主要与 PGD[11,12]有关,而不是使用 ECMO。尽管尚未证实,ECMO 可能通过使肺部休息和避免加重 PGD 来改善 PGD 的结果。最后,上述讨论涉及使用 ECMO 治疗 PGD。术后第一周后发生的急性呼吸衰竭通常是由于急性排斥反应或肺炎。这组患者的 ECMO 结局通常很差,尤其是发生肺炎/败血症时[28,29,31]。

## 心脏移植

心脏移植后严重的 PGD 可能会因为未能从 CPB 中脱离而很早出现,或在 ICU 的最初几个小时内逐渐发展。这可能涉及一个或两个心室。在诊断 PGD 之前,有必要排除引起心肺损害的其他原因,特别是心脏压塞。TEE 对于评估心室功能和排除心脏压塞及其他心脏异常,如严重瓣膜功能障碍或心内血栓至关重要。

ISHLT 制定了心脏移植受者护理指南,其中包括对围手术期使用血管活性药物和 ECLS 的建议。对于未能从CPB 中脱离或出现严重同种异体移植物功能障碍的迹象,应及早启动 ECLS,这一点可以通过要求高剂量的正性肌力药支持以及血流动力学不稳定或恶化来证实。心脏支持应该从药物治疗升级到 IAPB,再到 ECLS。

ISHLT 倡导在成人心脏移植术后使用 VAD 作为 ECLS 的一线模式[32]。虽然一些研究者证明了与 VA-ECMO 相比,使用 VAD 的结果相似[33],但另一些人发现 VA-ECMO 的结果更好,特别是对于右心室或双心室功能障碍的患者[34,35]。与 VA-ECMO 相比,VAD 的优点包括更完全地降低移植的心室的负荷,并且可能由于 VAD 较小的"外来"表

面积而减少炎症反应。而 VA-ECMO 的优点包括控制气体交换的能力和通过单回路提供双心室支持的能力。与 VAD 适用于支持单一衰竭心室不同,VA-ECMO 可能更适用于双心室支持以及伴有呼吸功能不全的情况。

在决定选用 VAD 还是 ECMO 时,其他 3 个因素很重要。首先,对于 VA EMCO 而言,即使是轻微的主动脉瓣反流也会导致严重的左心室(left ventricular,LV)扩张[36]。因此,轻微的主动脉瓣反流也可以认为是 VA-ECMO 的禁忌症。相比之下,使用 LVAD 的患者对轻度(但不严重)主动脉瓣反流耐受性良好。其次,在没有任何左心室射血的情况下,VA-ECMO 与显著的左心室扩张有关,这是由于血液通过心最小静脉、支气管动脉和任何流经肺循环的血流回流到左心[19]。在没有左心室射血的情况下,经 TEE 检查显示主动脉瓣关闭,急性左心室扩张可导致心脏损害和急性肺水肿。因此,如果左心室完全不收缩,则最好采用由变流量装置提供的改进的卸载。最后,在卵圆孔未闭(patent foramen ovale,PFO)的情况下,LVAD 能导致左心室减压,从而降低左心房(left atrial,LA)压力,进而导致明显的从右向左分流和严重的低氧血症。在开始 LVAD 支持之前,必须使用 TEE 将 PFO 排除在外,或在确定后进行手术关闭。

## 心脏移植术后体外生命支持的适应证

如果在高剂量正性肌力药物支持(如肾上腺素>0.2μg/(kg·min)或等效物)和心外膜起搏(HR≥90 次/min)的情况下仍不能维持的血流动力学[MAP>60mmHg,CVP<15mmHg,CI>2.0l/(min·m²),混合静脉血氧饱和度(SVO₂)>50%],应启动 ECLS。此外,若不断增强的正性肌力药支持治疗下血流动力学状态仍恶化,也应考虑 ECLS。严重代谢紊乱(pH<7.2,基础缺陷<-8,乳酸>5mmol/L)应采用肾脏替代疗法治疗。如果存在右心室功能障碍或严重低氧血症,在考虑 ECLS 之前,应使用选择性肺血管扩张剂,如吸入一氧化氮(百万分之 10~20)或雾化伊洛普斯特(每 4 小时 10~20μg)。

## 心室辅助装置

### 体外离心泵

心脏移植术后提供临时 VAD 支持的最简单方法是体外离心泵。最广泛使用的系统是 Centrimag(Thoratec Corporation,Pleasanton,CA)[37,38],尽管也可以使用其他泵,如 Rotaflow(Maquet,Rastatt,Germany)或生物医用生物泵(Medtronic Inc.,Eden Prairie,MN)。这些装置可以作为左心室辅助装置或右心室辅助装置(right ventricular assist device,RVAD)植入。对于左心室辅助套管,通常放置在左心室(通过右上肺静脉)和升主动脉中;对于右心室辅助套管,放置在右心室和主肺动脉中。套管通过胸骨切开切口

进行手术放置和取出,或通过邻近的皮下组织和皮肤取出,使胸骨伤口部分闭合。与 ECMO 一样,患者需抗凝。

TEE 引导对于确保血液自由流入心房导管、对受支持心室有效减压以及充分发挥不受支持心室的功能至关重要。低血容量、过多的 VAD 流量或不受支持的心室功能不足会导致抽吸事件和低回路流量。抽吸事件是指突然失去 VAD 流量,需要将泵速降至零(以减少引流套管的吸力),然后缓慢增加泵速以重新建立 VAD 流量。从 TEE 上看,抽吸事件被视为受支持心室的塌陷。最初的治疗是减少 VAD 流量、静脉输液及增加正性肌力药物支持以改善不支持心室的功能。持续性抽吸事件可能表明需要重新定位引流套管或提供双心室支持。

**经皮心室辅助装置**

作为体外离心泵的替代方案,可使用经皮 VAD。目前有两种设备可用:TandemHeart(心脏辅助公司,宾夕法尼亚州匹兹堡)和 Impella(Abiomed,Danvers,MA)。两种装置均采用全身肝素化。TandemHeart 主要用于短期 LVAD 支持,但也可以作为 RVAD 插入。作为 LVAD,将 21Fr 的跨隔引流套管插入股静脉,进入右心房(right atrium,RA),穿过房间隔进入左心房(left atrium,LA)。一个 15 或 17Fr 的回流导管被放置在股动脉,并通过一个小型的体外离心泵来实现流动。15Fr 回流套管的流量可达 5L/min,17Fr 回流套管的流量可达 8L/min。作为一个 RVAD,引流来自右心房,回流到肺动脉。TandemHeart 可在导管室或手术室以手术形式经皮插入。

Impella 系统仅用于支持 LVAD。该装置被放置在股动脉,并通过主动脉推进,因此尖端位于左心室。套管内装有一个小型的心内轴流泵。血液从左心室吸入,并从近端回流到升主动脉。Impella2.5 提供高达 2.5L/min 的流量,可通过 Seldinger 技术放置在股动脉中。Impella5.0 提供高达 5.0L/min 的流量,并通过外科切口插入股动脉或腋动脉。

TandemHeart 和 Impella 泵主要用于治疗非手术性心源性休克;然而,在心脏移植受者中使用经验有限。在一份报告中,TandemHeart 装置被用作急性排斥反应患者的 LVAD[39]。在另一份报告中,Impella(作为 LVAD)和 Tandemheart(作为 RVAD)的组合用于双心室支持,也用于急性排斥反应[40]。

## 静脉-动脉体外膜氧合

在 VA-ECMO 支持期间,患者支持治疗的许多方面如上面 VV-ECMO 部分所述。

### 中央与外周 VA-ECMO

心脏移植后,两种插管方式可用于 VA-ECMO:中央插管和外周插管。中央插管将回流套管置入升主动脉,引流套管直接置入右心房或腔静脉。在手术室设置 VA-ECMO 时,可使用中央插管。与用于 CPB 的套管相同的套管可以连接到 ECMO 环路中。在外周插管的情况下,回流套管和引流套管插入股动脉或股静脉。为了回流,在股动脉中放置一个短的 17~21Fr 套管。为了进行引流,将一个 27~29Fr 多端口导管置入(对侧)股静脉并向前推进,使尖端位于右心房(如图 16.7 所示)。

尽管心脏移植后中心和周围 VA EMCO 的结果相似[34],但这两种技术之间存在重要差异。首先,当存在明显的左心室射血和严重的肺功能受损时,外周(动脉)插管可导致上半身低氧血症(如图 16.8 所示)。由于心功能通常在肺功能恢复之前恢复,当使用外周动脉插管用于治

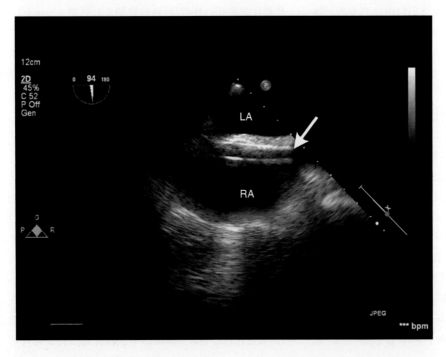

图 16.7　VA-ECMO 期间引流管的正常位置食管中双腔视图的 TEE 成像显示引流管已经从下腔静脉(扇形扫描的左侧)进入右心房。右上心房靠近上腔静脉起源处可见引流管(箭头所示)。将其与图 16.3 所示的 VV-ECMO 期间引流套管的位置进行比较。LA,左心房;RA,右心房

疗心肺衰竭时,这个问题很常见。通过确定右上肢的血氧饱和度高于下肢的血氧饱和度来确认诊断。而上半身低氧血症不会在中央主动脉插管时出现(如图16.8所示)。因此,如果使用VA-ECMO治疗心肺衰竭,则应进行中央主动脉插管。外周动脉插管的另一个问题是股动脉插管部位远端的肢体缺血。因此,置入股骨远端灌注套管是必要的。外周插管的优点是可以关闭胸腔,这有助于减少术

后出血,并将纵隔感染的风险降至最低。外周插管可以通过皮穿刺使用Seldinger技术,因此可以在重症监护室进行。此外,患者可以在不需要返回手术室的情况下拔除导管。

由于肺功能不全、出血和感染是ECMO支持移植患者的常见问题,我们的首选做法是将动脉插管放在升主动脉的中央,并将引流插管放在下腔静脉中,其尖端位于右心房

中央 外周

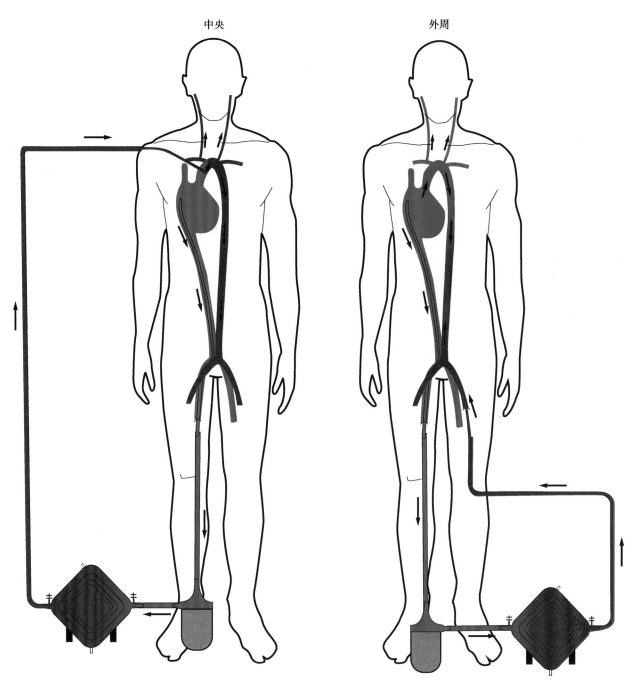

**图16.8** 示意图显示肺功能受损患者外周VA-ECMO期间上半身低氧血症的可能性。在左图中,回流(动脉)插管(含氧血)位于升主动脉。升主动脉中血液的血氧饱和度取决于从左心室和ECMO回路中排出的血液的体积和氧饱和度。如果循环流量足够,即使在肺功能严重受损和左心室射血良好的情况下,也能达到令人满意的动脉血氧饱和度。在右图中,回流插管位于股动脉周围。在这种情况下,如果有明显的左心室射血,升主动脉氧血饱和度主要由肺功能决定。如果肺功能严重受损,上半身(心脏、大脑、上肢)将接受脱氧血液

（如图 16.8 所示）。这项技术仍然允许部分关闭胸部（如图 16.9 所示），但避免了上半身低氧血症的潜在问题。

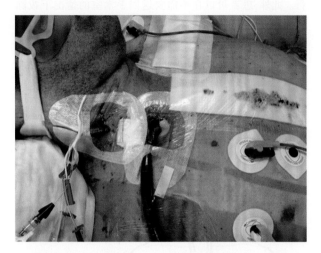

**图 16.9**　心脏移植后 VA-ECMO 期间的中心动脉插管。回流（动脉）插管（如图所示）位于升主动脉，通过胸骨切口从胸骨出口，穿过皮肤，刚好在中线外侧。胸骨切口开切口已闭合，但胸骨未开。动脉插管穿过皮肤的隧道是在体外循环分离后，但在开始 ECMO 之前进行的。引流（静脉）插管（未显示）放置在股静脉周围，进入右心房

### VA-ECMO 期间的气体交换和血流动力学

　　VA-ECMO 和 VV-ECMO 使用相同的环路（见图 16.5）。使用 VA-ECMO、ECMO 环路和左心室的相对输出决定患者的 $SaO_2$。如果没有左心室射血，则血氧饱和度取决于 ECMO 回流插管中血液的氧饱和度，通常为 100%。因此，使用 VA-ECMO，通常可以获得正常的 $SaO_2$（即大于 97%），并且供气的 $FiO_2$ 不需要为 1.0，而是逐步调整到 $SaO_2$。如果左心室射血存在，肺部工作正常，则血氧饱和度也正常。然而，如上所述，出现明显的左心室射血和严重的肺受损则导致上半身低氧血症。

　　假设心脏功能严重受损，4~6L 的 ECMO 流量对大多数成年人来说是足够的。预加氧器 $SO_2$ 是 $SVO_2$ 的合理替代物，应逐步调整 ECMO 流量以保持大于 60% 的值。VA-ECMO 支持期间的低血压（MAP<60mmHg）意味着血管停搏，应使用去甲肾上腺素等血管加压剂进行治疗。高血压（MAP>90mmHg）意味着血管收缩，应使用镇静剂、镇痛剂和血管扩张剂（如硝普钠）进行治疗。由于离心泵依赖于后负荷，动脉高压会在给定的泵速下降低泵流量。

### 问题及解决方法

　　表 16.2 列出了 ECMO 期间的常见问题及其潜在解决方案。VA-ECMO 支持过程中遇到的三个问题需要紧急关注：①严重的左心室扩张；②心脏填塞；③上半身低氧血症。

　　动脉波形无搏动以及临床和影像学上出现肺水肿进展可提示严重的左心室扩张。应进行 TEE 检查以评估该问题的严重性。提示需要紧急干预的 TEE 特征是严重扩张的不运动心室、主动脉瓣未打开、严重的二尖瓣反流、房间隔明显向右弯曲以及左心室自发回声对比。通过增加 ECMO 流量（减少肺血流量）和增加正性肌力药物支持（促进左心室射血），可以改善左心室扩张。然而，最终的治疗包括建立一个房间隔缺损（atrial septal defect, ASD），以减轻左心压力和维持心内血流。ASD 可以在导管室中使用球囊或刀片导管，更常见的是心脏移植后在手术室通过外科手术创建[41,42]。

　　心脏压塞是胸部手术后 ECMO 支持过程中一直存在的风险。心脏压塞的症状包括泵流量下降（尽管泵速增加）、低血压、CVP 升高和抽吸事件增加。抽吸事件可能提示低血容量，但也可能提示心脏压塞。TEE 可以确诊，需进行紧急手术减压。

　　心脏压塞和急性左心室扩张都会导致心脏内的血液瘀滞，即使有足够的抗凝治疗，这也是心内血栓形成的一个潜在危险因素。在 TEE 检查中，发现心脏腔内自发的回声对比需要紧急干预以促进心内血流。这些干预措施包括减轻心脏压塞、增加正性肌力药物支持以及创建一个 ASD。

　　首先，上半身低氧血症应通过增加 ECMO 流量来治疗，以减少通过肺部的血流。应停用正性肌力药物，以尽量减少左心室射血。在紧急情况下（如 $SaO_2$<80%）静脉注射 β 受体阻滞剂可能会有所帮助。然而，这些干预措施可能是暂时的。最终治疗取决于肺损伤的严重程度和心脏恢复的程度，包括：①退出 ECMO 支持；②转换为中心 VA-ECMO；③转换为 VV-ECMO；④转换为静脉-动脉-静脉（VAV）ECMO。VAV ECMO 包括在右侧颈静脉中放置第二个回流插管，从而将含氧血液输送到肺动脉。为避免再循环，引流套管必须从右心房中取出，放入下腔静脉中，如 VV-ECMO 所述。

### VA-ECMO 的撤离

　　与 VV-ECMO 不同，关闭氧合气体不能用作试验关闭 ECLS，因为这一操作会造成脱氧血液出现明显的右-左分流。因此，通过使用标准的呼吸机设置，在适度的正性肌力药物支持下[例如，肾上腺素 0.05μg/（kg·min）]，缓慢地将流量减少到 1~2L/min，从而使 VA-ECMO 逐渐撤离。在增加呼吸机设置之前，应仔细地进行气管冲洗。撤离 ECOM 应在 TEE 指导下进行，评估血流减少对心室功能的影响。ECMO 流量不应持续低于 2L/min，因为回路中可能形成血块。如果患者在回路流量 1~2L/min 下维持 30 分钟保持循环稳定（MAP>65mmHg，CVP<14mmHg），可制定脱管计划。除非使用了外周插管，否则应在手术室进行拔管。

## 心脏移植术后体外生命支持的影响和结果

　　10%~25% 的患者在心脏移植后需要 ECLS[13,34,35,43]。

早期存活率在 40%~75% 之间[13,34,35,43,44]。长期来看，对 ECLS 的需求增加与更坏的结局有关。在一项研究中，心脏移植后需要 ECMO 的 1 年和 5 年生存率分别为 39% 和 34%；非 ECMO 心脏移植受者的生存率分别为 78% 和 71%[13]。然而，与肺移植一样，不良结果可能与 PGD 的存在有关，而不是使用 ECLS。

心脏移植后 ECLS 的持续时间通常较短，大多数幸存者在一周内撤离[35,43]。与肺移植相反，ECLS 在术后早期也可成功用于治疗急性排斥反应[39,40]。

## 结论

心肺移植术后 PGD 患者行 ECLS 可挽救其生命。如有指征，应尽早进行 ECLS，以防止移植物进一步受损，并将多器官衰竭的风险降至最低。尽管 ECLS 的选择在一定程度上取决于医疗机构经验以及器官衰竭的性质和严重程度，但可以提出一些建议。首先，VV-ECMO 应作为肺移植术后的主要支持方式。其次，心脏移植后应使用 VA-ECMO 或离心式 VAD（我们赞成 ECMO 用于双心室或心肺支持）。最后，如果有明显的肺功能不全，应在心脏移植后使用中央动脉插管的 VA-ECMO。

## 参考文献

1. Clegg AJ, Scott DA, Loveman E, Colquitt JL, Royle P, Bryant J. Clinical and cost-effectiveness of left ventricular assist devices as a bridge to heart transplantation for people with end-stage heart failure: a systematic review and economic evaluation. Eur Heart J. 2006;27:2929–38.
2. Colvin-Adams M, Smith JM, Heubner BM, Skeans MA, Edwards LB, Waller C, et al. OPTN/SRTR 2011 annual data report: heart. Am J Transplant. 2013;13 Suppl 1:119–48.
3. Hernandez AF, Shea AM, Milano CA, Rogers JG, Hammill BG, O'Connor CM, et al. Long-term outcomes and costs of ventricular assist devices among Medicare beneficiaries. JAMA. 2008; 300:2398–406.
4. Fuehner T, Kuehn C, Hadem J, Wiesner O, Gottlieb J, Tudorache I, et al. Extracorporeal membrane oxygenation in awake patients as bridge to lung transplantation. Am J Respir Crit Care Med. 2012;185:763–8.
5. Hoopes CW, Kukreja J, Golden J, Davenport DL, Diaz-Guzman E, Zwischenberger JB. Extracorporeal membrane oxygenation as a bridge to pulmonary transplantation. J Thorac Cardiovasc Surg. 2013;145:862–7.
6. Lafarge M, Mordant P, Thabut G, Brouchet L, Falcoz PE, Haloun A, et al. Experience of extracorporeal membrane oxygenation as a bridge to lung transplantation in France. J Heart Lung Transplant. 2013;32:905–13.
7. Anile M, Diso D, Russo E, Patella M, Carillo C, Pecoraro Y, et al. Extracorporeal membrane oxygenation as bridge to lung transplantation. Transplant Proc. 2013;45:2621–3.
8. Mason DP, Thuita L, Nowicki ER, Murthy SC, Pettersson GB, Blackstone EH. Should lung transplantation be performed for patients on mechanical respiratory support? The US experience. J Thorac Cardiovasc Surg. 2010;139:765–73.
9. Valapour M, Paulson K, Smith JM, Hertz MI, Skeans MA, Heubner BM, et al. OPTN/SRTR 2011 annual data report: lung. Am J Transplant. 2013;13 Suppl 1:149–77.
10. Christie JD, Carby M, Bag R, Corris P, Hertz M, Weill D. Report of the ISHLT Working Group on Primary Lung Graft Dysfunction part II: definition. A consensus statement of the International Society for Heart and Lung Transplantation. J Heart Lung Transplant. 2005;24:1454–9.
11. Christie JD, Sager JS, Kimmel SE, Ahya VN, Gaughan C, Blumenthal NP, et al. Impact of primary graft failure on outcomes following lung transplantation. Chest. 2005;127:161–5.
12. Christie JD, Kotloff RM, Ahya VN, Tino G, Pochettino A, Gaughan C, et al. The effect of primary graft dysfunction on survival after lung transplantation. Am J Respir Crit Care Med. 2005;171:1312–6.
13. D'Alessandro C, Golmard JL, Barreda E, Laali M, Makris R, Luyt CE, et al. Predictive risk factors for primary graft failure requiring temporary extra-corporeal membrane oxygenation support after cardiac transplantation in adults. Eur J Cardiothorac Surg. 2011;40:962–9.
14. Lima B, Rajagopal K, Petersen RP, Shah AS, Soule B, Felker GM, et al. Marginal cardiac allografts do not have increased primary graft dysfunction in alternate list transplantation. Circulation. 2006;114:I27–32.
15. Marasco SF, Esmore DS, Negri J, Rowland M, Newcomb A, Rosenfeldt FL, et al. Early institution of mechanical support improves outcomes in primary cardiac allograft failure. J Heart Lung Transplant. 2005;24:2037–42.
16. Viitanen A, Salmenpera M, Heinonen J, Hynynen M. Pulmonary vascular resistance before and after cardiopulmonary bypass. The effect of PaCO2. Chest. 1989;95:773–8.
17. Salmenpera M, Heinonen J. Pulmonary vascular responses to moderate changes in PaCO2 after cardiopulmonary bypass. Anesthesiology. 1986;64:311–5.
18. Network TARDS. Ventilation with lower tidal volumes as compared with traditional tidal volumes for acute lung injury and the acute respiratory distress syndrome. The Acute Respiratory Distress Syndrome Network. N Engl J Med. 2000;342:1301–8.
19. Sidebotham D, McGeorge A, McGuinness S, Edwards M, Willcox T, Beca J. Extracorporeal membrane oxygenation for treating severe cardiac and respiratory failure in adults: part 2-technical considerations. J Cardiothorac Vasc Anesth. 2010;24:164–72.
20. Sidebotham D, Allen SJ, McGeorge A, Ibbott N, Willcox T. Venovenous extracorporeal membrane oxygenation in adults: practical aspects of circuits, cannulae, and procedures. J Cardiothorac Vasc Anaesth. 2012;26:893–909.
21. Castleberry AW, Hartwig MG, Whitson BA. Extracorporeal membrane oxygenation post lung transplantation. Curr Opin Organ Transplant. 2013;18(5):524–30.
22. Vandiver JW, Vondracek TG. Antifactor Xa levels versus activated partial thromboplastin time for monitoring unfractionated heparin. Pharmacotherapy. 2012;32:546–58.
23. Climo MW, Yokoe DS, Warren DK, Perl TM, Bolon M, Herwaldt LA, et al. Effect of daily chlorhexidine bathing on hospital-acquired infection. N Engl J Med. 2013;368:533–42.
24. Timsit JF, Mimoz O, Mourvillier B, Souweine B, Garrouste-Orgeas M, Alfandari S, et al. Randomized controlled trial of chlorhexidine dressing and highly adhesive dressing for preventing catheter-related infections in critically ill adults. Am J Respir Crit Care Med. 2012;186:1272–8.
25. Hartwig MG, Walczak R, Lin SS, Davis RD. Improved survival but marginal allograft function in patients treated with extracorporeal membrane oxygenation after lung transplantation. Ann Thorac Surg. 2012;93:366–71.
26. Meyers BF, Sundt III TM, Henry S, Trulock EP, Guthrie T, Cooper JD, et al. Selective use of extracorporeal membrane oxygenation is warranted after lung transplantation. J Thorac Cardiovasc Surg. 2000;120:20–6.
27. Hartwig MG, Appel III JZ, Cantu III E, Simsir S, Lin SS, Hsieh CC, et al. Improved results treating lung allograft failure with veno-venous extracorporeal membrane oxygenation. Ann Thorac Surg. 2005;80:1872–9.
28. Marasco SF, Vale M, Preovolos A, Pellegrino V, Lee G, Snell G, et al. Institution of extracorporeal membrane oxygenation late after lung transplantation—a futile exercise? Clin Transplant. 2012;26:E71–7.
29. Mason DP, Boffa DJ, Murthy SC, Gildea TR, Budev MM, Mehta AC, et al. Extended use of extracorporeal membrane oxygenation after lung transplantation. J Thorac Cardiovasc Surg. 2006;132:954–60.

30. Bermudez CA, Adusumilli PS, McCurry KR, Zaldonis D, Crespo MM, Pilewski JM, et al. Extracorporeal membrane oxygenation for primary graft dysfunction after lung transplantation: long-term survival. Ann Thorac Surg. 2009;87:854–60.

31. Glassman LR, Keenan RJ, Fabrizio MC, Sonett JR, Bierman MI, Pham SM, et al. Extracorporeal membrane oxygenation as an adjunct treatment for primary graft failure in adult lung transplant recipients. J Thorac Cardiovasc Surg. 1995;110:723–6.

32. Costanzo MR, Dipchand A, Starling R, Anderson A, Chan M, Desai S, et al. The International Society of Heart and Lung Transplantation Guidelines for the care of heart transplant recipients. J Heart Lung Transplant. 2010;29:914–56.

33. Mihaljevic T, Jarrett CM, Gonzalez-Stawinski G, Smedira NG, Nowicki ER, Thuita L, et al. Mechanical circulatory support after heart transplantation. Eur J Cardiothorac Surg. 2012;41:200–6.

34. Marasco SF, Vale M, Pellegrino V, Preovolos A, Leet A, Kras A, et al. Extracorporeal membrane oxygenation in primary graft failure after heart transplantation. Ann Thorac Surg. 2010;90:1541–6.

35. D'Alessandro C, Aubert S, Golmard JL, Praschker BL, Luyt CE, Pavie A, et al. Extra-corporeal membrane oxygenation temporary support for early graft failure after cardiac transplantation. Eur J Cardiothorac Surg. 2010;37:343–9.

36. Sidebotham D, Allen S, McGeorge A, Beca J. Catastrophic left heart distension following initiation of venoarterial extracorporeal membrane oxygenation in a patient with mild aortic regurgitation. Anaesth Intensive Care. 2012;40:568–9.

37. Thomas HL, Dronavalli VB, Parameshwar J, Bonser RS, Banner NR. Incidence and outcome of Levitronix CentriMag support as rescue therapy for early cardiac allograft failure: a United Kingdom national study. Eur J Cardiothorac Surg. 2011;40:1348–54.

38. Shuhaiber JH, Jenkins D, Berman M, Parameshwar J, Dhital K, Tsui S, et al. The Papworth experience with the Levitronix CentriMag ventricular assist device. J Heart Lung Transplant. 2008;27:158–64.

39. Velez-Martinez M, Rao K, Warner J, Dimaio J, Ewing G, Mishkin JD, et al. Successful use of the TandemHeart percutaneous ventricular assist device as a bridge to recovery for acute cellular rejection in a cardiac transplant patient. Transplant Proc. 2011;43:3882–4.

40. Rajagopal V, Steahr G, Wilmer CI, Raval NY. A novel percutaneous mechanical biventricular bridge to recovery in severe cardiac allograft rejection. J Heart Lung Transplant. 2010;29:93–5.

41. Koenig PR, Ralston MA, Kimball TR, Meyer RA, Daniels SR, Schwartz DC. Balloon atrial septostomy for left ventricular decompression in patients receiving extracorporeal membrane oxygenation for myocardial failure. J Pediatr. 1993;122:S95–9.

42. Seib PM, Faulkner SC, Erickson CC, Van Devanter SH, Harrell JE, Fasules JW, et al. Blade and balloon atrial septostomy for left heart decompression in patients with severe ventricular dysfunction on extracorporeal membrane oxygenation. Catheter Cardiovasc Interv. 1999;46:179–86.

43. Chou NK, Chi NH, Ko WJ, Yu HY, Huang SC, Wang SS, et al. Extracorporeal membrane oxygenation for perioperative cardiac allograft failure. ASAIO J. 2006;52:100–3.

44. Taghavi S, Zuckermann A, Ankersmit J, Wieselthaler G, Rajek A, Laufer G, et al. Extracorporeal membrane oxygenation is superior to right ventricular assist device for acute right ventricular failure after heart transplantation. Ann Thorac Surg. 2004;78:1644–9.

# 胸部器官移植术中的循环灌注管理

**17**

Justin N. Tawil, Sarah Zygmuncik, and Kathirvel Subramaniam

## 引言

灌注师在胸部器官移植围手术期管理中扮演重要角色。在这一章节,我们简要讨论灌注历史、设备、适应证、灌注目标以及不同类型循环支持器械的机制,包括心脏移植和肺移植中完整的心肺旁路(cardiopulmonary bypass,CPB)和静脉-静脉(veno-venous,VV)和静脉-动脉(veno-arterial,VA)体外膜氧合(extracorporeal membrane oxygenation,ECMO)。我们还探究了一些较新的体外器官保护的方法。整个过程,我们都注意强调相关注意事项、术中风险和并发症。灌注技术和操作的技术性很强,其范围远远超过任何一本书的单一章节。本章旨在通过在匹兹堡大学实施的成人心肺移植术为麻醉医生提供广泛体外生命支持技术的使用介绍。最后,描述了在心脏和肺移植中使用体外生命支持的影响和结果。

## 胸部器官移植术中机械循环支持的适应证

CPB 的第一次成功实施应追溯到 John Gibbon 于 1953 年 5 月开展的房间隔缺损的修复[1]。这项具有里程碑意义的手术建立在 20 年的动物实验基础之上,前一年在人体实验上曾发生了致命的失败。在过去的 60 年中,初始系统在安全性、可靠性和生物相容性方面有了明显的改进。虽然所有心脏和心肺联合移植都需要完整的 CPB,但许多单肺和双肺移植可以在不使用体外循环(extracorporeal circuit,ECC)的情况下完成。虽然一些医疗机构可能更愿意使用ECC 实行所有肺移植术(lung transplantation,LTX),但大多数其他医疗机构会根据患者术前因素或术中血流动力学和呼吸机参数选择性地进行体外循环支持。对于患有严重威胁生命的呼吸系统疾病(严重肺动脉高压、严重肺纤维化和囊性纤维化)的患者应该术前开始 VV-ECMO 或 VA-ECMO 的机械支持。对于此类患者实施肺移植手术必须在 ECC 支持下进行。VV-ECMO 对肺动脉(pulmonary artery,PA)夹闭和手术操作不能提供足够的血流动力学支持,因此在此过程中应该将 VV-ECMO 转换为 VA-ECMO 或采用完全CPB 技术。

对于肺移植术中是否需要 ECC 存在各种评估模型,如双肺移植、6 分钟步行实验、右心室功能评估、基线氧饱和、是否存在限制性肺疾病、去饱和作用和其他评价方式[2]。其他相关研究尚未发现其他术前相关信息可以作为连续双肺移植的预测标准[3]。存在严重肺动脉高压、右心室功能障碍和严重的三尖瓣反流的患者,在其肺移植过程中均需要实施 ECC,甚至在麻醉诱导之前就需要进行 ECC。预期或非预期存在困难气道的患者麻醉诱导之前可能也需要实施 ECC。

此外,术中的心肺的外科操作决定了是否需要机械支持。当单侧肺动脉夹闭时,可能导致右心室辅助设备无法满足临床需求,增加的肺动脉高压需要建立心肺旁路。一些肺移植患者单肺通气时无法满足氧和需求,此时需要ECC 支持。未行 ECC 的患者,其单肺通气常常无法满足生理功能需求而需要行二次肺切除或二次移植。

在我们的医疗机构中,是否应用 ECC 取决于外科医生、麻醉医生和灌注团队的共同评估结果。对于行肺移植手术患者,即使行非体外循环或存在中心支持,麻醉方面仍要行股动-静脉旁路循环。外科操作任何阶段发生危象可以快速通过导丝引导在外周建立通路。对于行胸部器官移植手术的整个过程——从麻醉诱导至患者离开手术室,灌注团队应该随时准备好行 ECC。

## 灌注目标

灌注团队的主要目标是为细胞生存提供基本所需(氧气、电解质、葡萄糖等)并清除代谢产物(乳酸、$CO_2$ 等)。当先天的心肺系统不能维持正常所需时,CPB 和 VA-ECMO 技术均可以通过中心或者外周管道实现并为外科医生的操作提供清晰术野。

组织灌注通过大口径管道给予,灌注所需的流量和压力主要取决于体表面积、温度、代谢因素、脑组织活动度、血红蛋白浓度等。一般情况下心指数维持在 2~2.3L/(min·m²) 时,术中可确保循环稳定。心指数在 1.7~2.5L/(min·m²)时属于正常范围,低于 2L/(min·m²)时属于低流量灌注。低体温可以显著降低代谢率,满足麻醉和低流量的需求。灌注压力的目标是伴随着泵流量的增加,维持患者的血压于基线±20%左右,通常保持 50~80mmHg 的平均动脉压。该范围对于其他健康的移植人群是足够的,但对于患有未控制的高血压、肾功能障碍和已知的心脏血管疾病的患者不适用。

由于受到灌注管道、位置、外科操作和患者自身容量状态的限制,回路循环流量也随之改变。除了靶向监测压力和流量,我们还使用近红外光谱(near-infrared spectroscopy, NIRS)监测脑氧饱和度、连续监测动脉血气(pH、乳酸水平)、动脉和混合静脉血的氧饱和度以及尿量。NIRS 在基线的±20%,混合静脉饱和度>60% 或最小程度代谢性酸中毒且尿量充足的患者均可以达到适宜的灌注目标。

## 旁路转流

基本层面上,血液通过上腔静脉(superior vena cava, SVC)、下腔静脉(inferior vena cava,IVC)和右心房(right atrium,RA)中的插管排出到 CPB 机器的静脉储液器,然后将血液(用滚轮或离心泵头)泵送至氧合器,并通过升主动脉中的动脉插管泵回到患者的体循环中。ECMO 回路缺乏静脉储液器,无法补偿静脉回流的持续血液损失(图 17.1)。

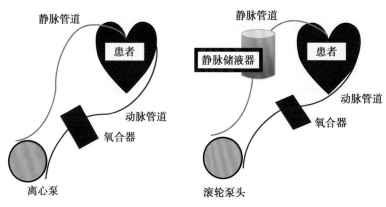

图 17.1　心肺转流和 ECMO 连接环路示意图

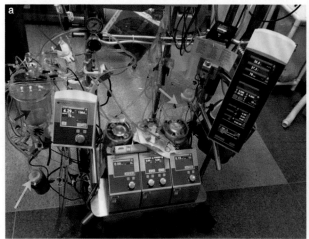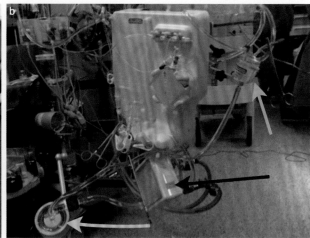

图 17.2　(a)CPB 环路。蓝色箭头——静脉储液罐,黄色箭头——离心泵,红色箭头——氧合器热交换器,绿色箭头——动脉线过滤器,粉色箭头——肺麻痹递送组件。(b)带氧合器的 ECMO 环路(红色箭头)和泵(黄色箭头)

在手术开始时,可能不清楚需要使用 CPB 还是 ECMO 进行支持。过去,我们将在手术室中分别准备 ECMO 和 CPB(图 17.2a、b)。在静脉回流不良无法维持足够容量时,可能需要从 ECMO 转换为完全 CPB,这可能是由于失血、引流不充分和管道扭结导致。麻醉团队可以通过血管活性药物来维持血流动力学稳定,但这是不充足且不能满足临床需要的。转换为完全 CPB 的另一个原因是空气进入 ECMO 系统。在 LTX 的 ECMO 使用期间,靠近引流插管端的任何血管损伤或穿孔可导致空气进入 ECMO 回路从而引起空气栓塞。在这些关键事件期间将 ECMO 转换为 CPB 可能存可实现流量管理并清除大量气泡(图17.3)。

## 管路

插管部位在移植过程中是可以调整的,取决于麻醉诱导的预期耐受性、胸腔中可用的空间、外周血管大小以及预期的解剖困难和手术持续时间。插管可以从中心或外周进行(图17.4)。中心插管允许放置大口径的导管,并且可在经皮进入中心静脉时避免外周血管损伤。为了增加循环容量,经中心途径插管通常优先考虑,但此途径需要考虑解剖位置并作更多准备,因此并不是随时可行。在进行二次手术或解剖位置不是很清晰时,经中心途径置管需要重新考虑。

静脉插管口径范围很大,大小从10F到40F不等。一般来说,平均体型的患者使用单个带有开口的套管从中央引流来自下腔静脉和右心房的血液。单级管可以引流上腔静脉或下腔静脉的血液。三级插管具有分别通向上腔静脉、下腔静脉和右心房的开口来引流血液。

SVC/RA交界处的外周静脉引流通常通过右股静脉插入的长导管实现。如果患者已经有用于VV-ECMO的颈内静脉插管,外科医生将使用Y形件连接股静脉和颈部静脉通路以进行有效引流。外周静脉置管可以通过切口或经皮置入。我们更喜欢采用改良的Seldinger技术经皮置入,这种方法可通过导丝置入扩张器和套管(图17.5),从而减少失血和感染性并发症。

静脉引流取决于导管和血管口径、血容量、泵和患者的高度差异以及是否使用真空辅助引流。具有较高BSA和流量要求的肥胖患者并不存在与之匹配的较粗的血管,因此很难通过外周置管来实现流量管理。

CPB和ECMO的动脉通路可以从任何主要动脉实现,但通常放置在升主动脉(中央)或股动脉(外周)中。临床上存在各种形状和尺寸的套管。理想情况下,血流应平行

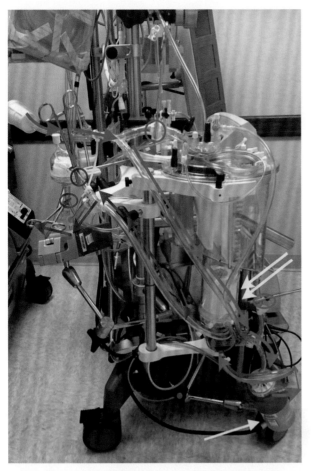

图17.3 混合心肺分流。蓝色和红色线条表示ECMO循环经过静脉储液器(蓝色圆圈表示静脉储液器钳夹位置)和动脉过滤器(红色圆圈表示动脉血管过滤器的钳夹处)。血流动力来自于离心泵,通过ECMO回路泵入膜式氧合器回到患者体内。可以开放图中所示的钳夹处,可以在肺移植任何时期将ECMO循环转变为完全CPB。转换之前,钳夹置于ECMO循环管路上

在一定危险性。我们使用了混合旁路机器允许储液器与ECMO同时存在,仅在钳夹位置转换为完全的CPB。该系统可以很便捷地合并一个储液器,无需更换系统或管道便

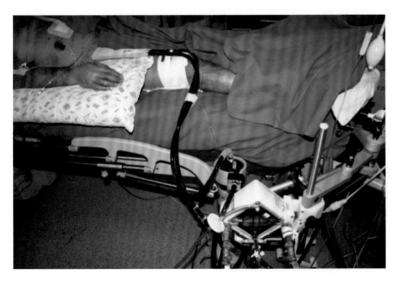

图17.4 股外周静脉至股动脉ECMO。[© 2013 Formica F,Paolini G. Published in(Formica F,Paolini G. Venoarterial extracorporeal membrane oxygenation for refractory cardiogenic shock and cardiac arrest. In:Firstenberg MS,editor. Principles and Practice of Cardiothoracic Surgery. Rijeka: InTech; 2013. p. 273-292. DOI:10.5772/54719)under CC BY 3.0 license]

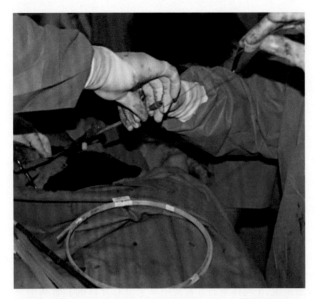

图 17.5 Seldinger 技术在 ECC 中用于经皮外周动脉和静脉插管。[© 2013 Formica F, Paolini G. Published in (Formica F, Paolini G. Venoarterial extracorporeal membrane oxygenation for refractory cardiogenic shock and cardiac arrest. In: Firstenberg MS, editor. Principles and Practice of Cardiothoracic Surgery. Rijeka: InTech; 2013. p. 273-292. DOI:10.5772/54719) under CC BY 3.0 license]

于主动脉管壁,以避免对动脉壁的剪切损伤。套管可直接放置或通过 Seldinger 技术经导丝引导放置(图 17.5)。与静脉插管一样,我们更喜欢经皮穿刺技术。动脉套管的形状是可变的,以匹配所需的流动方向。较新的套管具有较薄的壁和多个开口,以改善流动特性并减少主动脉上的血管剪切力。如果血流冲击弓形血管壁,可导致过度灌注综合征或者动脉栓塞。出于这个原因,我们使用经食道超声心动图(TEE)指导来确保导管正确放置(图 17.6a、b)。对于外周插管,当主动脉血流逆转时,斑块可能更容易脱落。由于导管引起的动脉阻塞可导致远端肢体缺血。在我们的医疗机构中,若通过体格检查或肢体的 NIRS 监测发现肢体缺血,我们放置一个远端灌注插管(5~8F),将血液转移到受影响的肢体上(图 17.7)。在插管之前,一些医疗机构倾向于使用移植物材料进行股动脉或腋动脉端侧吻合术,这一方法创伤更大,但可避免肢体远端缺血。

手术室内的导管位置可以通过 TEE 实时确认。TEE 程序可以实现实时精确的插管定位而无需重复操作。解剖或其他血管损伤是血管通路的严重并发症,我们可以通过 TEE 在插管时和插管后进行监测。

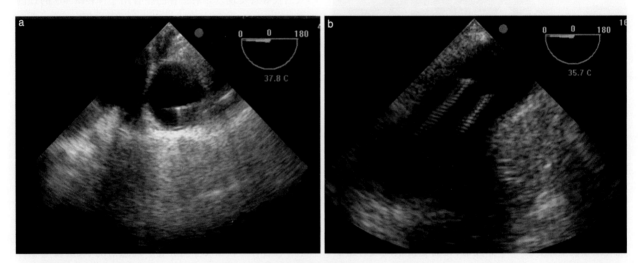

图 17.6 (a)在股动脉插管(经外周插管)期间,在下行胸主动脉中确认导线;(b)中心主动脉插管由主动脉近端弓形管的尖端位置确认

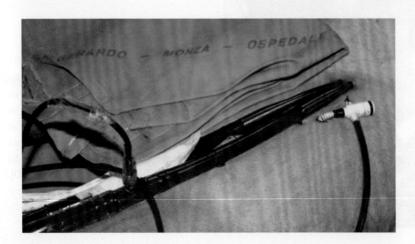

图 17.7 远端灌注套管减少外周 ECC 时肢体缺血。[© 2013 Formica F, Paolini G. Published in (Formica F, Paolini G. Venoarterial extracorporeal membrane oxygenation for refractory cardiogenic shock and cardiac arrest. In: Firstenberg MS, editor. Principles and Practice of Cardiothoracic Surgery. Rijeka: InTech; 2013. p. 273-292. DOI:10.5772/54719) under CC BY 3.0 license]

尽管如下所述压力和流量由泵产生,但是对静脉引流和动脉血流的阻力主要由套管和管道直径决定。每个插管的流量特性在制造商的说明书中有所描述,但通常低于列出的基准值。套管尺寸过小会显著降低 ECC 容量,超大型号的套管可能导致血管损伤或阻塞。当套管占据大部分或全部静脉结构时,外周血流将受到静脉负压的影响,这可导致 SVC 综合征或脑缺血。由于 IVC 阻塞,可能存在肝、肾、肠或肢体充血。

## 管道

用肝素和其他先进的生物相容涂层黏合的透明聚氯乙烯(polyvinyl chlorid,PVC)管将旁路分流组件连接在一起。增强的生物相容性涂层可减少表面接触活化和炎症反应,并改善效果,如拔管时间缩短[4]。这些管道不受长度和直径限制,但是大多数医疗机构将 3/8 或 1/2 直径的管径用于 CPB 期间的静脉引流,而 3/8 管径用于 ECMO 的引流。较小的 3/8 径管可减少灌注量及其稀释效果,并可减少输血和炎症反应[5,6]。

使用较小的管径可导致外科术野出血引流不完全,并且还需要使用真空吸引来实现足够的静脉引流。我们的微循环使用 3/8 静脉管径、升高的储液器、真空辅助静脉引流(vacuum-assisted venous drainage,VAVD)和集成的动脉过滤器以减少患者的稀释效应。1/2 泵使用 1/2 静脉管线,储液器位于患者水平以下,以利用重力辅助引流。静脉管线必须被液体填满,否则可能发生空气栓塞。

在 VAVD 期间,对静脉储液器施加负压(最大 -40mmHg)以促进静脉引流。干燥的静脉管道实施 CPB 可以防止进一步稀释,这种形式的增加血流量并非没有风险。如果负压太低,VAVD 还可令空气从溶液中排出,进而导致患者体内产生空气微栓塞的可能。真空调节器上的安全装置包括一个将吸力限制在 -100mmHg 内的负压安全阀和防止调节器压力过高的正压安全阀。该泵还采用了自身减压系统。空气进入容易形成气体栓塞,从而阻止有效的循环支持。虽然气体栓塞可以通过机械方法进行补救,但空气栓塞具有破坏性,导致发病率增加和明显的脑死亡[7]。辅助引流的使用也会增加溶血[8]。ECMO 中的引流不是被动的,ECMO 是一个闭合环路,血液被离心产生的负压主动引入系统(取决于预加载)。

管段之间连接不正确或松散是气体栓塞的原因,因此要保证连接固定性。管道在任何节点都有可能连接错误。这通常发生在手术视野中,通常将静脉插管与 ECC 流出道连接或将主动脉插管错误连接到静脉引流部。我们应在多个层面上预防错误的发生。透明塑料管内衬颜色编码:蓝色,黄色和红色。此外,由于较大的管道有助于静脉血流

出,从而可减小动脉管的直径。动脉回路上的压力监测线应确定脉搏压力在开始心肺支持之前与患者的动脉压密切相关。随着 ECC 的开始,动脉脉压应该变窄,中心静脉和 PA 压力应该降至零。

## 储液器

静脉储液器容纳来自患者心脏和肺部的过量血液。储液器仅用于 CPB,并且由于血液在该容器中停滞,因此需要深度的抗凝。这些储液器的容量通常为 3~4L,可为泵提供更连续持久的血液来源,并且在旁路分流时无需进行血管内给药。储液器中的液体变化可能是由于手术区域的出血、心脏或主要血管的手术操作、血管张力变化(收缩或扩张)以及尿液排出导致。

储液器有两种类型:软质和硬质。我们仅使用由聚碳酸酯制成的硬质储液器。硬质储液器的好处有两个:更准确的体积测量和自动排气。这有助于估计需要的额外液体量和估计储液器耗尽所需的时间。所有 CPB 系统都有液位检测器,如果液位过低将会触发警报并关闭泵,以防止空气进入泵的动脉侧。硬质容器自动排出空气,并允许心脏切开术引流管,通气孔和插管引流混合。气血界面是炎症反应的重要来源。我们使用 47μm 筛网过滤器过滤回流的静脉血,筛网过滤器还包括聚氨酯消泡剂。储液器的吸入侧具有深度过滤器,来过滤凝块和可能从通气孔及从手术区域抽吸入系统的任何颗粒。

软质型储液器本质上是一个随着静脉回流而膨胀的塑料状储液器。随着储液器塌陷,体积测量变得不准确,而且其中的空气必须手动消除。此外,由于软质储液器充满了流体或空气,它可以产生压力,减少静脉流量。软质储液器的好处是具有较小的灌注量和较少的稀释。

## 泵

有两种基本的泵结构:离心式叶轮泵和滚动泵。在我们医院,CPB 和 ECMO 均使用离心式叶轮泵。这些泵通过氧合器和过滤器并产生向前流动的灌注压力。

滚动泵机制较简单。与管道接触的滚轮头端部分压缩一段长度的管道,而另一个滚轮头部在其后一段距离重复该动作。这迫使血液向前推进到滚轮前方并在后面产生负压,从而使静脉回流向前。滚筒的每次滚动产生一个容量空间,总流量等于该容积乘以每分钟转数(rotation per minute,RPM)的乘积。为减少溶血,滚轮是非完全闭塞的,闭塞程度由灌注者设定。细胞本身可因过度闭塞或闭塞不足而受损。过度闭塞会导致血液成分受挤压伤,而闭塞不足则使血液高速回流,导致血液成分受剪切伤。如果安全监

测系统未被激活,则滚泵远端的任何部分发生闭塞、夹紧或扭结都可能导致管道压力过高。这种过度升高的压力会导致管道与连接器分离,并导致静脉储液器出现裂缝。安全报警装置帮助灌注师监测管路高压(通常为 325～350mmHg),如果压力达到一定水平(>375mmHg),泵将关闭。当监测到高压时,安全系统将禁用泵送,但这种反馈机制可能无法预防部件的损坏。另一方面,闭塞的静脉回流管线可能导致滚轮后面的气穴现象。在这种情况下,若没有额外的前负荷来填充抽空的管道,则会产生负压并将可溶性气体蒸发成气泡,然后气泡会进入患者体内。

离心泵头由锥形塑料外壳组成,外壳包含一个磁性叶轮。泵头安装在驱动控制台中,驱动控制台具有旋转的磁性轴承,可使锥形壳体内的叶轮旋转。这会产生一个涡流,通过在入口处产生负压来吸入血液,然后,涡旋的旋转力向外推动血液,向锥形外壳的出口产生正压,将血液输送到氧合器和患者体内。如果泵进入少量空气,气泡将保留在涡流中。但若大量气体进入则会破坏涡流形成并停止泵的运行,而不是被大量输送进入患者体内。

离心泵对前负荷的需求和对细胞的损伤与滚动泵有着本质上的不同。离心泵依赖于前负荷和后负荷。除非有足够的负压将血液吸入系统,否则泵不会流动。如果负压太低将会导致产生气穴现象,这可能与管道的口径与患者本身的容量状态有关。若负压过高,管道容易发生堵塞,泵会降低流量或停止流动。过高的负压也会引起溶血。当血液流速增加而每分钟转数(RPM)没有变化时,由于患者的全身血管阻力降低,可观察到后负荷依赖性现象。增加对泵出口的阻力会导致流量减少而不会改变 RPM。

两个泵系统都需要电力支持,大多数设备都有内置备用电池。如果在循环期间备用电池失效,则可以手动维持机器运行。任何一种类型设备都相对安全可靠。

滚动泵和离心泵输出的血流基本都是无搏动的层流。搏动血流可以改善微血管灌注的论点尚未得到证实。台式设备和心室辅助技术将继续探究搏动血流带来的益处。目前,术中提供这种流动的唯一方法是使用球囊反搏。

## 氧合/热交换器

血液在进入氧合器之前进入热交换器。患者体温的改变进而影响气体的溶解度;因此,应在氧合之前发生热交换。通常,热交换器由不锈钢、铝或聚丙烯制成,它们都具有良好的导热性。热交换器具有水和血液侧,血液侧具有表面涂层,以最大程度减少血液活化并最大化进行加热和冷却。血液和水的通路以相反方向流动,这也减少了由于温度快速变化而排出的气体。水温和患者血液温度之间的温度梯度应保持在 10℃ 以内。由于快速升温可导致溶解气体逸出并增加微栓塞可能,所以相对于快速升温,人体更能耐受快速降温。

血液在回输到患者体内之前先流向氧合器。历史上,鼓泡式氧合早于膜式氧合器。鉴于气体栓塞的风险要高得多,此法已被取代。膜式氧合器是微孔中空纤维膜构成,具有半透性屏障将流体与气相分离。通过依赖于医用气体的分压差异,氧合器膜的扩散性质允许 $O_2$ 和 $CO_2$ 在气相之间交换。氧合器通过混合压缩空气和 $O_2$ 来工作,以最大化 $O_2$ 扩散的驱动压力差。输送的新鲜气体流量称为扫描速率,可确定二氧化碳的清除量。

在加热和氧合后,血液通过过滤器,然后回输到患者体内。如果过滤器被血凝块饱和,应该快速更换过滤器。监测这些过滤器非常重要,因为它们可能是抗凝无效的早期预警。

## 附加安全功能

ECC 上安装了许多安全设备,包括压力监测基线、气泡检测装置、储液器耗尽报警装置、紧急关闭机制和许多防止逆流的单向阀。这些设备提高了操作系统的安全性。

与麻醉管理类似,虽然技术和监测水平有了很大的提高,人为操作仍不可避免地对安全操作产生最显著的影响。我们应认识在旁路循环中沟通和合作的重要性。检查表提高了这些复杂机器的装配和操作的可靠性。移植是一项团队操作,所有参与者都需要良好的沟通,相互尊重和保持警惕才能获得最佳效果。所有各方都有责任实时报告有关的异常值。

除了前面提到的那些功能之外,ECC 还具有各种内置功能。有药物管理和血气采样的端口。经典麻醉机允许在肺旁路施用挥发性麻醉剂。小管路允许再循环以减少停滞和凝结。此外,可合并使用称为排空阀和泵吸盘的额外装置以回收更多血液。

## "泵吸盘"/排空阀

手术操作可能会导致严重的失血,失血程度取决于组织粘连程度、凝血状态和既往手术情况。在 CPB 期间,从手术区域回收的血液可以通过真空泵吸引返回到静脉储液器。手术期间的左心室扩张可由主动脉瓣关闭不全 Thebesian 引流和支气管血管引流引起。通常 1% 的心输出量直接指向支气管血管。在晚期肺病(支气管扩张)的情况下,这可能会增加到 9.3%[9]。左心室由这些原因引起的扩张增加了心肌的需氧量。左心室排空阀用于减压,保证血液返回到回路。当计划使用 ECMO 时,排空阀和泵吸引无法进行。来自术野的血液可以通过细胞挽救来回收,尽管是延迟的。CPB 的优点是血液可立即引流并且凝血因子也不会从血液中清除。但这种从手术区域中提取的血液具有较高的炎性细胞因子含量,可能导致全身性炎症和损伤[10]。通过排空阀和泵吸盘吸入的空气、脂肪和非血液成分也可能引起溶血或微栓塞并引发全身性炎症反应[10]。

## 改良的超滤/血液浓缩

有时,患者出现容量超负荷,特别是在肾衰竭的情况下。通过将一部分全身血流或返回的静脉血转移到类似于 CPB 氧合器的具有微孔膜的专用中空纤维网络可减少血浆体积。这些装置可以有效地去除血容量而不会破坏电解质的平衡或对血液成分造成伤害。它们还可用于在从旁路分离之前减少稀释效应。

## 启动装置

泵用 1~1.5L 等渗液体启动灌注。我们医院使用 PlasmalyteA®、肝素和甘露醇的组合。如果预期稀释将导致较低的血红蛋白水平,则该初始容量也可以与血液一起使用。逆行自体启动(retrograde autologous priming,RAP)可能有助于计划的 CPB。灌注的主要目的是去除回路中的气泡,这可以在液体灌注之前通过气态 $CO_2$ 促进。即便引起栓塞,残留的 $CO_2$ 气泡是可溶的并且危害较小。在初始阶段,通过氧合器扫描清除气体。液体灌注允许在将泵头连接到患者之前对其进行测试。在灌注之后,流动循环并且循环被加压以确保 ECC 完整性,由此可检验密封性、单向活瓣和确保整个系统的完好。在成功灌注之后,将管的无菌部分放置到外科手术区域,最终连接到套管上。

### 心脏停搏液

心脏停搏液的使用是为了使心脏停搏,从而减小代谢需求并改善手术视野。心脏停搏液不用于肺移植术,除非同时进行心脏手术(主动脉瓣置换术、二尖瓣修复术)。顺行心脏停搏液被送到主动脉钳夹近端的主动脉根部,这会关闭主动脉瓣并对根施加压力,迫使冠状动脉灌注。在移植期间应避免通过右心房放置冠状窦导管逆行使心脏停搏。

## 器官保护

器官获取和移植伴随着供体器官缺血。在重症监护室(intensive care unit,ICU)实施有效的器官保护之前,应尽量减少器官损伤风险,最大限度地减少损伤和采取保护性通气。供体死亡和器官获取后存在热缺血风险期。传统上,冷灌注和冷包装与冰用于保存等待移植的器官。当供体器

官温度降至 4℃,新陈代谢减少 12 倍[11]。然而,无氧代谢持续存在,因此需要额外的保护措施,以避免自由基、补体及白细胞激活、内皮损伤、细胞因子释放和钙超载引起组织损伤[12]。各种灌注溶液与低温一起使用以提供额外的器官保护。UW 溶液是一种用于保存心脏的细胞内溶液,而 Perfadex(PER)是一种细胞外溶液,用于我们医院的肺保护(表 17.1)。UW 方案在心脏移植中显示出轻微的生存优势,而 PER 已被证明可以提高 $PaO_2/FIO_2$ 比例并缩短 LTX 患者的通气持续时间[13]。

表 17.1 胸部器官移植器官运输过程中的保存溶液

|  | UW 溶液 | PER 溶液 |
|---|---|---|
| 细胞内/细胞外 | 细胞内 | 细胞外 |
| $Na^+$ | 25mmol | 138mmol |
| $K^+$ | 120mmol | 6mmol |
| 非渗透/胶体 | 乳糖 B、棉子糖、羟乙基淀粉 | 右旋糖苷 |
| 缓冲液 | 磷酸盐 | 磷酸盐 |
| 抗氧化剂 | 别嘌醇/谷胱甘肽 | |
| 渗透压 | 330mOsmol/L | 292mOsmol/L |
| 镁 | 2.5mmol | 0.4mmol |
| 氯化物 | 20mmol | 142mmol |
| 钙 | 无 | 无 |
| 葡萄糖 | 无 | 5mg |

器官的常规冷保存目的是使细胞代谢减少和对营养物需求减少。用冰局部冷却会导致热损伤。这种离体时期的环境与生理条件大不同。相反,最近使用的常温离体灌注方法使细胞代谢保持活跃,并允许在接受移植之前重新评估器官。对于具有器官护理系统(organ care systems,OCS)的肺和心脏移植,器官的常温和生理保存成为可能。然而,尚未明确这些装置的使用是否会提供更好的器官保护、延长缺血时间和增加器官的利用。

OCS 为供体心脏提供热量、氧和营养丰富的供血,使心脏保持跳动并具有代谢活性(图 17.8)。将供体血液灌注到主动脉中以通过冠状动脉提供营养,并且通过肺动脉收集返回的血液。通过标准静脉泵将心脏溶液注入供体血液中以补充基质。测量静脉乳酸盐浓度以监测灌注的充分性。在一项多中心、开放的前瞻性研究中,Ardehali 等表明标准冷冻保存方法(PROCEED Ⅱ 临床试验)对心脏移植后 30 天的死亡率并未有明显的改变[14]。考虑到 OCS 具有在植入受者之前评估和改变心脏功能的能力,OCS 应用前景很广。这些装置的作用也应该用边缘供体心脏来评估。

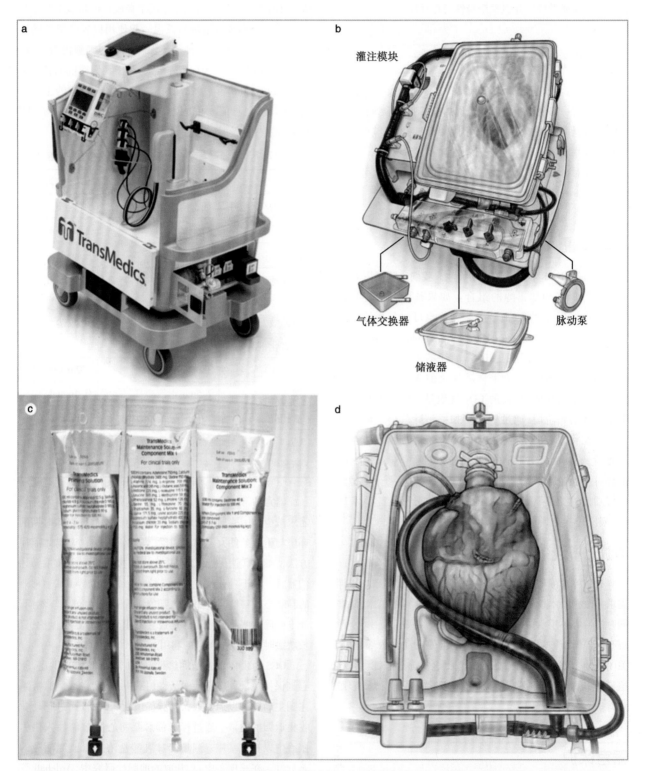

图 17.8 心脏器官保护系统:器官护理系统由便携式控制台和心脏控制台(a)、心脏灌注装置(b)和心脏溶液组(c)组成。该系统设计用于体外心脏灌注、维持温热、供氧及营养丰富的供体血液(d)。心脏正在搏动且代谢旺盛。以上数据获得 Transmedics 许可。(Andover,MA)(引自 Ardehali 等[14];已获许可)

对于 LTX,脏器的冷保存对于供体肺的通气,萎陷甚至再扩张并非是有益的。离体系统已被用于支持移植肺[15]。一种类似的装置 XVIVO 通过插入气管的气管导管提供通气,以防止肺不张(潮气量 5~7ml/kg,呼吸频率 7~20 次/min,PEEP 5mmHg)。该装置还通过类似于 CPB 的泵、膜、热交换器和白细胞过滤器提供灌注(图 17.9 和图 17.10)。灌注通过插入肺动脉的流入插管完成,肺动脉压力保持在 15~20mmHg 之间。使用的灌注溶液是常温(32℃),具有最佳胶体渗透压(加入葡聚糖 40 和白蛋白)的无细胞缓冲细胞外溶液(STEEN 溶液)。在我们中心,XVIVO 灌注是在

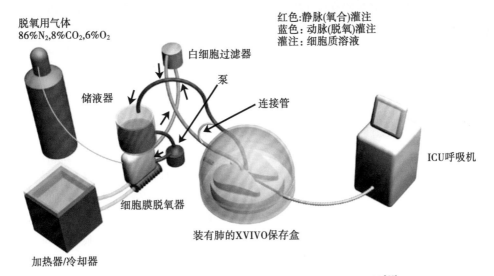

图 17.9 体外肺灌注连接环路图。(经许可引自 Yeung 等[55])

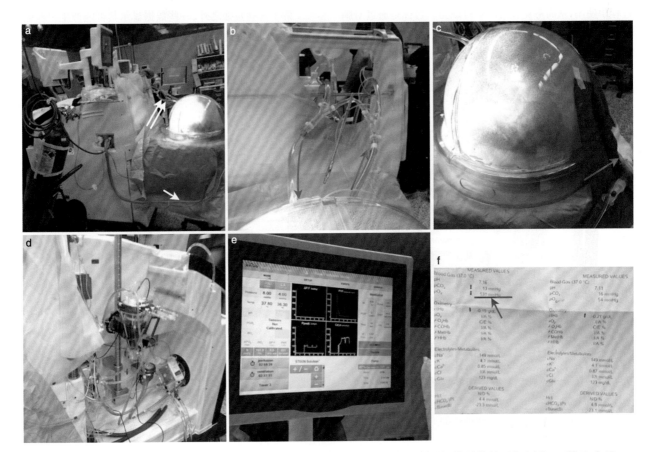

图 17.10 离体灌注回路的组成部分。(a)离体组件,单个白色箭头是连接到气管导管的通气回路,双箭头表示 STEEN 溶液的灌注线;(b)灌注回路,红色箭头表示 STEEN 从左心房流出的氧和液体,蓝色箭头表示去氧的 STEEN 溶液流入肺动脉;(c)将肺置于该腔室中以进行通气和灌注;(d)离体肺灌注系统的侧视图,显示储液器、泵、氧合器和动脉管线过滤器;(e)EVLP 监测仪显示通气灌注参数和肺功能;(f)来自左心房和肺动脉的灌注溶液的血气。红色箭头表示来自左心房的 $PaO_2$ 值,100%氧饱和度表明肺适合移植

器官到达受者医院后开始的。使用 $PAO_2$（来自 LA）：$FIO_2$ 比率评估灌注肺用于移植的适用性。在 XVIVO 灌注 4～6 小时后，超过 400 的比率被认为是最重要的接受标准。用于决策的其他参数包括稳定的肺动脉压力，稳定的气道压力和肺顺应性。

有 3 种流行的方案可以恢复供体肺的灌注和通气：Toronto、Lund 和 Transmedics[16]。这些方案描述了如何管理肺动脉压力和流量恢复，通气和温度。目标是尽量减少对血管的再灌注损伤和剪切损伤，并防止呼吸机引起的损伤，目前尚缺乏相关的数据比较。这些方案在血液与无细胞灌注液的使用方面也有所不同。使用 Toronto 方案的 Cypel 等报道了他们在 23 例患者中使用 XVIVO 肺灌注治疗原发性移植功能障碍（primary graft dysfunction，PGD）的经验。在 XVIVO 灌注后发现 20 个肺是适于移植的，并且使用 XVIVO 灌注 4 小时 PGD 的发生率为 15%，而使用标准冷保存方法（$n=112$）PGD 发生率为 30%[17]。

目前有几种市售的 XVIVO 肺保存设备可供使用。我们使用 XPS™（XVIVO Perfusion AB）。OCS™ 肺是另一种 CE 标记的便携式设备，也可以在从供体到受体医院的运输过程中使用，从而避免长时间的冷缺血。目标是通过对肺进行通气和温血灌注，使肺保持其自然生理状态（图 17.11）。INSPIRE 随机多中心临床试验目前正在评估 OCS 技术温热生理性肺保存中的作用，并将其与常规冷保存移植肺时发生的 PGD 进行比较。XVIVO 技术还可用于评估心脏死亡（cardiac death，DCD）和边缘供体的肺功能。目前正在进行一些临床试验，以评估使用 XVIVO 技术（NOVEL，EXPAND 临床试验）修复扩展标准中的供体肺对移植物及移植后患者存活率的影响。

离体肺灌注（ex vivo lung perfusion，EVLP）除了作为过渡决策治疗之外，还有一些令人欣喜的应用。XVIVO 也正在测试供体肺修复和免疫移植调节。修复的概念是一种逻辑延伸，这些装置允许提供治疗。除了允许诊断/治疗性支气管镜检查外，灌注液还可用于提供其他干预措施。高渗液用于使水肿肺脱水，长时间灌注允许稀释和去除供体血液成分和白细胞。抗生素可以是预防性或治疗性的，有关在成功移植前用尿激酶治疗肺栓塞的报道也存在[18]。

EVLP 已被证明可以用来减少热损伤和抑制感染性生物，并且已经证明在动物模型中可成功用于抗炎治疗[19,20]。免疫隐藏是指可以修改供体内皮基因表达以减少或消除宿主对新器官反应[21]。

除了这些益处之外，一些数据显示其可能产生一些副作用，如增加肺部血管阻力和引起肺水肿，尤其是在需要更

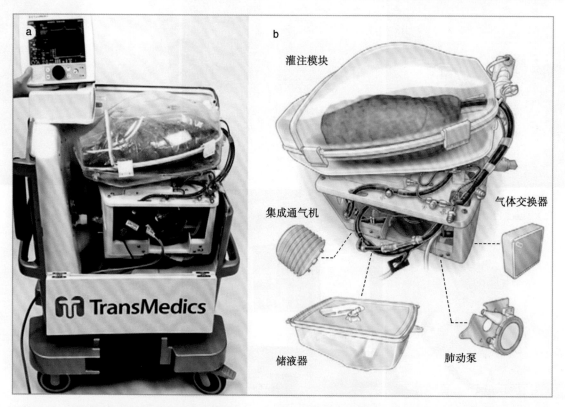

图 17.11 便携式器官保护系统（肺部）的照片（a）和灌注模块的示意图（b）照片显示了装置（控制台上有灌注模块，供体肺在循环管路上），其盖子被移除并具有手持式控制和监测单元，通过蓝牙连接到设备。一次性灌注模块集成了低阻聚甲基戊烯膜气体交换器、脉动泵、储液器和管道、集成通气机和电灌注加热器。用于驱动泵和呼吸机的马达安装在控制台中。（经许可引自 Warnecke et al.[56]）

长时间的 EVLP。

器官保存过程也延伸到器官植入过程。匹兹堡大学器官移植和灌注团队制定的方案见表 17.2。不同机构之间以及同一机构内不同外科医生之间的方案也各不相同。植入前用冷保存液灌注和用温溶液再灌注是常见的做法。

**表 17.2　胸腔供体器官移植术中使用的器官保存液**

| | 心脏 | | | 肺 | |
|---|---|---|---|---|---|
| | 初始液 | 维持 | 热处理 | 初始液 | 热处理 |
| 附加 | | | | | |
| 泵血/ml | 800 | 1 000 | 1 000 | | |
| 电解质输注液/ml | 200 | | | 100~400 | 100~400 |
| PRBCs 如果脱离体外循环 | | | | 1U | 1U |
| 葡萄糖/g | 5 | 2.5 | 5 | 5 | 5 |
| 胰岛素/U | 20 | 10 | 20 | 20 | 20 |
| 谷氨酸/ml | 20 | | 20 | 20 | 20 |
| 碳酸氢盐/mol | 25 | 25 | 20 | 25 | 20 |
| 利多卡因/mlg | 100 | | 100 | 100 | 100 |
| 氯化钾/mol | 20 | 10 | | | |
| Isolyte S/ml | 18 | 18 | 18 | 18 | 18 |
| 腺苷/mg | 9 | | 3 | 3 | 3 |
| 维生素 C/mg | 250 | 250 | | 250 | |
| 硝酸甘油/mg | 1 | 1 | 1 | 2.5 | 2.5 |
| 甲磺酸去甲氧胺/mg | 125 | | 125 | 125 | 125 |
| 维拉帕米/mg | | | | 2.5 | 2.5 |
| 肝素/U | | | | 1 000 | 1 000 |
| 氨基丁三醇 E 液 | | | | 滴定至 pH 7.4 | 滴定至 pH 7.4 |
| 温度/℃ | 4 | 4 | 37 | 4 | 37 |
| 血细胞比容/% | 18~22 | 18~22 | 21~25 | 15~25 | 15~25 |
| 补液 | 约 1 000ml | 约 500ml | 约 500ml | 约 500ml/肺 | 约 500ml/肺 |

## 温度管理

在旁路分流期间,对于具有轻度低温的人群,温度管理在很大程度上倾向于使用 α-stat 技术而不是 pH stat。我们通过胸腔移植过程中的主动升温来减少受体冷却,以避免凝血效应。通过颈静脉测量,膀胱和鼻咽温度通常低于大脑温度[22]。缺血组织热疗会增加新陈代谢,并在损伤情况下使神经功能恶化[23-25]。

## LTX 中泵的使用与否

LTX 术中的机械支持是否有利,尚缺乏适当的随机对照临床试验进行进一步探索。Nagendran 等在他们的最佳研究论文中发现 14 项回顾性研究解决了这个问题[26]。一些研究指出,使用 CPB 可增加弥漫性肺泡损伤发生率,导致气体交换变差,胸腔通气评分变大,机械通气时间延长,ICU 停留时间和住院时间延长[27-29]。一些研究也注意到接受机械支持的患者短期和长期死亡率较高[27,29,30]。

回顾性研究存在几个问题。许多研究没有区分移植期间计划和非计划使用 CPB[31]。虽然在一些研究中计划内和计划外 CPB 之间没有显著差异,但其他研究表明,非计划使用 CPB 死亡率升高显著[32]。紧急建立旁路循环可能是术中发生不可预见的事件或危重患者病情加重的标志,不能认为 ECMO 或 CPB 是这些患者死亡的原因。如果不使用旁路循环,那么这些紧急情况的死亡率预计可达 100%。

同样,术前和术后 ECMO 的使用已被证明与死亡率相关[33]。这可能仅仅代表了一个病情加重的患者群体,因为这些患者如果不使用机械支持,就无法进行移植。同样,在 LTX 期间需要机械支持时,通常会选择 CPB。需要进行房间隔缺损闭合或其他手术的患者需要更长的 CPB 时间并且需要进行更复杂的操作,这带来了额外的风险。

鉴别和控制移植适应证非常重要,因为 LTX 期间对体外支持的需求因移植适应证和疾病严重程度而异。当对 COPD 患者行特殊检查时,通气持续时间、ICU 停留时间和存活率没有差异[34]。de Boer 等发现 CPB 组肺气肿患者 1 年生存率有所改善[35]。在这项研究中,他们进一步证明了当 HLA 不匹配时存活率增加,这意味着 CPB 的免疫抑制作用可能是有益的。其他研究表明 CPB 对类固醇具有增强作用[36]。

使用 CPB 的益处是提供更清晰的术野、保持血流动力学稳定和控制再灌注[26]。在未使用 CPB 的情况下接受 LTX 的患者,植入的肺在再灌注后接受患者的整个心输出量,这可能使它们易于在长时间缺血后再灌注时发生肺水肿和缺血再灌注损伤。CPB 提供两肺的同时受控再灌注,这将保护第一个植入肺免于承受再灌注时的高压力。在这种情况下,很少有外科医生选择在短时间的机械支撑下植入第二肺,即使第一个植入肺过程中未使用机械支持。

有充分证据表明凝血和免疫/炎症反应有关[37,38]。暴露血液和血浆于体外系统将导致激活凝血和免疫介导的炎症反应[39,40]。可以预期这种相对侵入性的支持形式将会产生一些不利影响。虽然暴露于人工支持系统存在损伤的生理基础,但临床相关程度尚不清楚。异常的炎症反应可能代表对缺血-再灌注损伤的反应,而不是 CPB 本身的作用。心脏手术后与 CPB 相关的严重急性肺损伤或急性呼吸窘迫综合征并不常见。在使用或不使用 CPB 进行冠状动脉搭桥手术后,肺部气体交换和氧合作用相似。

与使用 CPB 有关的其他需考虑的因素包括输血和神经功能障碍。CPB 对失血的影响较少受到质疑。使用体外支持会增加估计的失血量和红细胞输血量。纤维蛋白溶解、血小板功能障碍和凝血因子的稀释都可能导致机械循环支持后出血。CPB 还需要广泛的肝素化。根据现有证据,ECMO 的使用可能与较低的肝素化和输血需求有关(见下节)。有趣的是,在最近的一项研究中,LTX 期间输血量并未影响肺功能(最多 6 个月)或 1 年死亡率[41]。在血液制品中,血小板输注与较高的院内死亡率和 1 年死亡率相关[41,42]。围手术期输血对短期和长期预后的影响值得进一步研究。

CPB 与动脉粥样硬化斑块的栓塞相关,可导致神经损伤[43,44]。在患有严重肺病的患者中,基础高碳酸血症很常见,肺保护策略经常加剧这种情况。这种可耐受的高碳酸血症会增加脑血流量,从而增加插管时和开始旁路分流时形成血栓的风险。除了明显卒中的风险之外,越来越多的

证据表明心脏手术和 LTX 后会出现细微的神经认知功能障碍[45-47]。

总之,在接受 LTX 治疗的某些患者中,CPB 是不可避免的,应在具备临床指征时使用。对于适用于任何一种方法(体外或非体外循环)的患者,尚无高水平证据可以证明特定方式具有明确的优势或劣势。临床经验,对一种方法的熟练掌握、患者因素、术中血流动力学状况和技术问题应该共同决定方法的选择。

## 肺移植术中 ECMO 与 CPB 的比较

虽然 Marczin N 等[48]和 McRae K. Con[49]对于经验性使用 CPB 持相反态度,但是离泵 LTX 方法和 ECMO 支持都在不停发展。回顾性研究表明,术中 ECMO 支持是 CPB 安全有效的替代方法[29]。CPB 通常会导致炎症反应、凝血功能障碍和相关的输血增加。这导致一些医院拒绝使用 CPB,转而采用 ECMO 进行常规术中支持。

Machuca 等进行的一项高质量的回顾性病例对照研究[50]值得特别提及和进一步讨论。他们回顾了 2007 年至 2013 年期间进行的 LTX 数据。他们排除了先前存在 EC-MO 的患者、移植期间需要紧急插管的患者或需要多次手术的患者。根据年龄、移植适应证和移植类型(单次与双次 LTX),他们将 33 例接受 ECMO 移植的患者与 66 名 CPB 患者相匹配。供体特征、ECC 支持持续时间、"泵时间"和热缺血时间在两组之间没有差异。他们证明接受 ECMO 支持移植的患者的结果显著改善。ECMO 患者的机械通气持续时间、ICU 住院时间和住院时间均较短。较少的 ECMO 患者需要透析。ECMO 组的血液和血液制品输注较少,死亡率较低(ECMO 患者为 6%,CPB 患者为 15%)。这项研究本质上是回顾性的,来自数据库的 ECMO 患者为最近接受治疗的,这可能只是反映了技能和经验的提高。

Biscotti 等[51]比较 2008 年至 2013 年期间使用 ECMO(n=47)和 CPB(n=55)进行的 LTX 手术。CPB 组需要更多的术中和术后输血(细胞保护、新鲜冰冻血浆、血小板和冷沉淀),再次手术率高,术后 24 小时和 72 小时 PGD 发生率较高。但 30 天和 1 年死亡率没有差异。

Bermudez 等[52]还比较了 LTX 中 ECMO 支持与 CPB 支持的结果。他们表明了两组患者具有类似的人口统计学参数和手术概况。CPB 患者的再插管、气管切开和需要透析的肾衰竭的发生率较高。ECMO 和 CPB 患者围手术期红细胞输注,PGD 发生率或 30 天/6 个月死亡率无差异。Ius 等[53]将再移植[OR(95%CI)7(1~43)]和 CPB 支持移植[OR(95%CI)4.9(1.2~20)]作为院内死亡率的独立因素作多变量分析。与 CPB 组相比,他们的 ECMO 组在 3 个月、9 个月和 12 个月时的生存率更高。

Aigner 等报告了他们对机械循环支持的经验, ECMO 患者的生存率优于 CPB 患者[29]。Bittner 等指出与 CPB 支持相比, 接受 ECMO 支持的患者的输血, 死亡率和感染率增加[54]。小样本量、未控制的研究设计和在 ECMO 使用的最初几天相对缺乏经验可能导致他们研究中的并发症增加。

在上述研究中, 分配到 CPB 组的患者总是比 ECMO 组中的患者病情更重, 这使得解释复杂化。一项精心设计、多中心, 前瞻性和随机化的研究将提供一个明确的答案, 但这可能不可行并且成本较高。目前的趋势是, 根据大量中心现有证据表明推荐用 ECMO 进行更多肺移植。

## 结论

60 年来, 体外循环已经从简单的手工操作系统发展到复杂的机械系统, 作为每天与其打交道的相关医疗工作人员更应该熟练掌握。本章仅概述了在胸部器官移植人群中使用 ECC 的一般原则。灌注师需要获取更深的知识并接受长时间的培训, 从而更好管理接受 ECC 手术的患者。经验丰富的灌注团队可以保证接受 ECC 的患者在手术操作期间相对安全。了解这些机器的设计和缺陷可以更好确保手术安全平稳进行。技术的不断进步提高了安全性, 并扩大了手术室外机械支持的应用。ECMO 和 EVLP 技术的使用将持续革新患有心力衰竭或肺部衰竭的患者的治疗与护理。这些新技术在患者接受器官移植的围手术期中的最佳作用仍然有待不断研究。

## 参考文献

1. Cohn LH. Fifty years in open-heart surgery. Circulation. 2003;107:2168–70.
2. De Hovos A, Demajo W, et al. Preoperative prediction for the use of cardiopulmonary bypass in lung transplantation. J Thorac Cardiovasc Surg. 1993;106:787–96.
3. Triantafillou AN, Pasque MK, et al. Predictors, frequency, and indications for cardiopulmonary bypass during lung transplantation in adults. Ann Thorac Surg. 1994;57:1248.
4. Schreurs HH, Wijers MJ, et al. Heparin-coated bypass circuits: effects on inflammatory response in pediatric cardiac operations. Ann Thorac Surg. 1998;66:166–71.
5. Formica F, Broccolo F, et al. Myocardial revascularization with miniaturized extracorporeal circulation versus off pump: evaluation of systemic and myocardial inflammatory response in a prospective randomized study. J Thorac Cardiovasc Surg. 2009;137:1206–12.
6. Zangrillo A, Garozzo FA, et al. Miniaturized cardiopulmonary bypass improves short-term outcome in cardiac surgery: a meta-analysis of randomized controlled studies. J Thorac Cardiovasc Surg. 2010;139:1162–9.
7. Willcox TW, Mitchell SJ, Gorman DF. Venous air in the bypass circuit: a source of arterial line emboli exacerbated by vacuum-assisted drainage. Ann Thorac Surg. 1999;68:1285–9.
8. Cirri S, Negri L, et al. Haemolysis due to active venous drainage during cardiopulmonary bypass: comparison of two different techniques. Perfusion. 2001;16:313–8.
9. Fritts HW, Harris P, et al. Estimation of flow through bronchial-pulmonary vascular anastomoses with use of T-1824 dye. Circulation. 1961;23:390–8.
10. Aldea GS, Soltow LO, et al. Limitation of thrombin generation, platelet activation, and inflammation by elimination of cardiotomy suction in patients undergoing coronary artery bypass grafting treated with heparin-coated circuits. J Thorac Cardiovasc Surg. 2002;123:742–55.
11. Wagner FM. Donor heart preservation and perfusion. Appl Cardiopulm Pathophysiol. 2011;15:198–206.
12. Costanzo MR, Dipchand A, Starling R, et al. International Society of Heart and Lung Transplantation Guidelines. The International Society of Heart and Lung Transplantation Guidelines for the care of heart transplant recipients. J Heart Lung Transplant. 2010;29:914–56.
13. Latchana N, Peck JR, Whitson B, Black SM. Preservation solutions for cardiac and pulmonary donor grafts: a review of the current literature. J Thorac Dis. 2014;6:1143–9. Erratum in: J Thorac Dis. 2014;6: E207–8.
14. Ardehali A, Esmailian F, Deng M, Soltesz E, Hsich E, Naka Y, Mancini D, Camacho M, Zucker M, Leprince P, Padera R, Kobashigawa J, PROCEED II trial investigators. Ex-vivo perfusion of donor hearts for human heart transplantation (PROCEED II): a prospective, open-label, multicentre, randomised non-inferiority trial. Lancet. 2015;385:2577–84.
15. Machuca TN, Cypel M. Ex vivo lung perfusion. J Thorac Dis. 2014;6:1054–62.
16. Cypel M, Keshavjee S. Strategies for safe donor expansion: donor management, donations after cardiac death, ex-vivo lung perfusion. Curr Opin Organ Transplant. 2013;18:513–7.
17. Cypel M, Yeung JC, Liu M, et al. Normothermic ex vivo lung perfusion in clinical lung transplantation. N Engl J Med. 2011;364:1431–40.
18. Inci I, et al. Successful lung transplantation after donor lung reconditioning with urokinase in ex vivo lung perfusion system. Ann Surg. 2014;98:1837–8.
19. Cypel M, Liu M, Rubacha M, et al. Functional repair of human donor lungs by IL-10 gene therapy. Sci Transl Med. 2009;1:4ra9.
20. Cypel M, Keshavjee S. Extending the donor pool: rehabilitation of poor organs. Thorac Surg Clin. 2015;25:27–33.
21. Pareta R, Sanders B, Babbar P, et al. Immunoisolation: where regenerative medicine meets solid organ transplantation. Expert Rev Clin Immunol. 2012;8:685–92.
22. Johnson RI, Fox MA, Grayson A, Jackson M, Fabri BM. Should we rely on nasopharyngeal temperature during cardiopulmonary bypass? Perfusion. 2002;17:145–51.
23. Castillo J, Dávalos A, Noya M. Aggravation of acute ischemic stroke by hyperthermia is related to an excitotoxic mechanism. Cerebrovasc Dis. 1999;9:22–7.
24. Madl JE, Allen DL. Hyperthermia depletes adenosine triphosphate and decreases glutamate uptake in rat hippocampal slices. Neuroscience. 1995;69:395–405.
25. Reith J, et al. Body temperature in acute stroke: relation to stroke severity, infarct size, mortality, and outcome. Lancet. 1996;347:422–5.
26. Nagendran M, Maruthappu M, Sugand K. Should double lung transplant be performed with or without cardiopulmonary bypass? Interact Cardiovasc Thorac Surg. 2011;12:799–804.
27. Aeba R, Griffith BP, Kormos RL, Armitage JM, Gasior TA, Fuhrman CR, Yousem SA, Hardesty RL. Effect of cardiopulmonary bypass on early graft dysfunction in clinical lung transplantation. Ann Thorac Surg. 1994;57:715–22.
28. Gammie JS, Cheul Lee J, et al. Cardiopulmonary bypass is associated with early allograft dysfunction but not death after double-lung transplantation. J Thorac Cardiovasc Surg. 1998;115(5):990–7.
29. Aigner C, et al. Institutional experience with extracorporeal membrane oxygenation in lung transplantation. Eur J Cardiothorac Surg. 2007;31(3):468–74.
30. Dalibon N, Geffroy A, Moutafis M, Vinatier I, Bonnette P, Stern M, Loirat P, Bisson A, Fischler M. Use of cardiopulmonary bypass for lung transplantation: a 10-year experience. J Cardiothorac Vasc Anesth. 2006;20:668–72.
31. Myles PS, Weeks AM, Buckland MR, Silvers A, Bujor M, Langley M. Anesthesia for bilateral sequential lung transplantation: experience of 64 cases. J Cardiothorac Vasc Anesth. 1997;11:177–83.
32. Sabashnikova A, Weymanna A, Mohite PN, et al. Risk factors predictive of one-year mortality after lung transplantation. Eur J Cardiothorac Surg. 2014;46:e82–8.

33. Russo MJ, Davies RR, et al. Who is the high-risk recipient? Predicting mortality after lung transplantation using pretransplant risk factors. J Thorac Cardiovasc Surg. 2009;138:1234–8.

34. Szeto WY, Kreisel D, Karakousis GC, Pochettino A, Sterman DH, Kotloff RM, Arcasoy SM, Zisman DA, Blumenthal NP, Gallop RJ, Kaiser LR, Bavaria JE, Rosengard BR. Cardiopulmonary bypass for bilateral sequential lung transplantation in patients with chronic obstructive pulmonary disease without adverse effect on lung function or clinical outcome. J Thorac Cardiovasc Surg. 2002;124:241–9.

35. deBoer WJ, Hepkema BG, Loef BG, et al. Survival benefit of cardiopulmonary bypass support in bilateral lung transplantation for emphysema patients. Transplantation. 2002;73:1621–7.

36. Mayumi H, et al. Synergistic immunosuppression cause by high-dose methylprednisolone and cardiopulmonary bypass. Ann Thorac Surg. 1997;63:129–37.

37. Dietrich W. Cardiac surgery and the coagulation system. Curr Opin Anesthesiol. 2000;13:27–34.

38. Wan S, LeClerc JL, Vincent JL. Cytokine responses to cardiopulmonary bypass: lessons learned from cardiac transplantation. Ann Thorac Surg. 1997;63:269.

39. Edmunds LH. Inflammatory response to cardiopulmonary bypass. Ann Thorac Surg. 1998;66:S12–6.

40. Verrier ED, Morgan EN. Endothelial response to cardiopulmonary bypass. Ann Thorac Surg. 1998;66:S17–9.

41. Ong LP, Thompson E, Sachdeva A, Ramesh BC, Muse H, Wallace K, Parry G, Clark SC. Allogeneic blood transfusion in bilateral lung transplantation: impact on early function and mortality. Eur J Cardiothorac Surg. 2015;49(2):668–74.

42. Zalunardo MP, Thalmann C, Seifert B, D'Cunja J, Weder W, Boehler A, Spahn DR. Impact of preoperative right-ventricular function and platelet transfusion on outcome after lung transplantation. Eur J Cardiothorac Surg. 2011;39:538–42.

43. Kurusz M, Butler BD. Embolic events and cardiopulmonary bypass. In: Gravlee GP, Davis RF, Utley JR, editors. Cardiopulmonary bypass: principles and practice. Baltimore, MD: Williams & Wilkins; 1993. p. 267–90.

44. Taylor KM. Central nervous system effects of cardiopulmonary bypass. Ann Thorac Surg. 1998;66(5 Suppl):S20–4. discussion S25–8.

45. Mahanna EP, Blumenthal JA, et al. Defining neuropsychological dysfunction after coronary artery bypass grafting. Ann Thorac Surg. 1996;61:1342–7.

46. Slogoff S, Girgis KZ, Keats AS. Etiologic factors in neuropsychiatric complications associated with cardiopulmonary bypass. Anesth Analg. 1982;61:903–11.

47. Sotaniemi KA. Cerebral outcome after extracorporeal circulation. Comparison between prospective and retro-spective evaluations. Arch Neurol. 1983;40:75–7.

48. Marczin N, et al. Pro: lung transplantation should be routinely performed with cardiopulmonary bypass. J Cardiothorac Vasc Anesth. 2000;14:739–45.

49. McRae K. Con: Lung transplantation should not be routinely performed with cardiopulmonary bypass. J Cardiothorac Vasc Anesth. 2000;14(6):746–50.

50. Machuca TN, et al. Outcomes of intraoperative extracorporeal membrane oxygenation versus cardiopulmonary bypass for lung transplantation. J Thorac Cardiovasc Surg. 2015;149:1152–7.

51. Biscotti M, et al. Comparison of extracorporeal membrane oxygenation versus cardiopulmonary bypass for lung transplantation. J Thorac Cardiovasc Surg. 2014;148:2410–6.

52. Bermudez C, et al. Outcomes of intraoperative venoarterial extracorporeal membrane oxygenation versus cardiopulmonary bypass during lung transplantation. Ann Thorac Surg. 2014;98:1936–43.

53. Ius F, et al. Lung transplantation on cardiopulmonary support: venoarterial extracorporeal membrane oxygenation outperformed cardiopulmonary bypass. J Thorac Cardiovasc Surg. 2012;144:1510–6.

54. Bittner HB, Binner C, Lehmann S, Kuntze T, Rastan A, Mohr FW. Replacing cardiopulmonary bypass with extracorporeal membrane oxygenation in lung transplantation operations. Eur J Cardiothorac Surg. 2007;31:462–7.

55. Yeung JC, Cypel M, Massad E, Keshavjee S. Ex vivo lung perfusion and reconditioning. Multimed Man Cardiothorac Surg. 2011;2011(418):mmcts.2009.004242. doi:10.1510/mmcts.2009.004242)

56. Warnecke G, Moradiellos J, Tudorache I, Kühn C, Avsar M, Wiegmann B, Sommer W, Ius F, Kunze C, Gottlieb J, Varela A, Haverich A. Normothermic perfusion of donor lungs for preservation and assessment with the Organ Care System Lung before bilateral transplantation: a pilot study of 12 patients. Lancet. 2012;380(9856):1851–8.

# 胸部器官移植后的非心脏手术麻醉

Joshua S. Baisden

## 引言

在美国,每年约有 30 000 名患者接受器官移植[1]。随着移植手术量的增加,生存率也在不断提高。美国器官获取与移植网络统计显示,心脏移植后 1 年和 5 年生存率目前分别为 87% 和 73%[1]。随着手术技术、免疫抑制方案和麻醉管理的提升,肺移植后的存活率也显著提高。目前 1 年和 5 年生存率较以往都有提升,分别为 82% 和 46%[1]。

随着胸部器官移植术后存活率的提高,麻醉医生越来越有可能看到移植后患者行非心脏手术。9%~34% 原位心脏移植的患者会需要全麻手术,不论是择期手术,还是急诊手术[2-5]。因此,麻醉医生和外科医生需要掌握胸部器官移植术后即刻和术后几年发生的基本生理变化。如果在术前时间允许的情况下,与给予患者行器官移植的团队讨论患者具体情况对患者而言是有益的。然而,并不是所有情况都可以这样做。因此,麻醉医生必须时刻准备好如何更好地管理移植后患者的全身麻醉[6]。

麻醉医生必须始终考虑到与移植器官有关的生理变化、免疫抑制的副作用、器官排斥的可能性以及与感染有关的风险[7]。本章的目的是提供一个全面的概述,从而指导已接受胸部器官移植患者行非心脏手术的麻醉管理。

## 心脏移植后的非心脏手术

### 介绍

心脏移植通常被认为是患有终末期心脏病患者的最佳选择。2013 年,在美国进行了超过 2 500 次心脏移植手术,这一数字每年都在增加[1]。许多患者在成功移植后生活质量有了显著改善,并且经常能够达到纽约心脏病协会心功能 I 级[7]。如前所述,心脏移植受者的存活率也在提高,因此这些患者越来越可能在移植后进入手术室接受非心脏手术。麻醉医生迫切需要了解移植后移植器官的生理状况以

及常见的合并症。

### 移植心脏的生理学

如表 18.1 所示,固有心脏和移植心脏之间存在一些差异。众所周知,获取心脏所需的外科操作会导致供体器官的完全自主神经去神经支配。然而,移植的器官实际上保持了其固有的特性和自我调节功能,并完全负责移植后的电机械活动。传统的做法是,移除患病心脏并保留部分左心房组织以允许供体器官的正确植入。受体的心房保留内在神经支配,但其电活动不能穿过缝合线,导致心电图上出现两个不同的 P 波。在移植的去神经化心脏中,受体的心房保留内在的神经支配。在移植的去神经支配的心脏中似乎保留下来的机制包括:正常的 Frank-Starling 压力-容量关系,完整的 α 和 β 肾上腺素受体以及正常的冲动形成和传导[3]。

表 18.1 固有心脏与移植心脏的差异

|  | 固有心脏 | 移植心脏 |
|---|---|---|
| 神经支配 | 自主神经和感觉神经支配完整 | 存在初始-部分神经再支配恢复过程。具体恢复时间不清楚 |
| 静息心率 | 60~80 次/min | 90~110 次/min |
| 心电图结果 | 正常 | 通常为两个 p 波 |
| 心律失常 | 不常见 | 很常见 |
| 压力感受性反射 | 反射通路完整 | 压力感受器反射丧失,低血压/低血容量不能增加心率 |

已知移植心脏的静息心率约升高至 90~110 次/min[3,7,8]。与未移植的心脏相比,年龄和性别匹配的移植心脏组的静息心房率一般高 14~25 次/min[9]。移植受者心率的升高是由于迷走神经张力的缺失,使心率依赖于供体窦房结节点的固有去极化速率[3]。

移植心脏与正常心脏之间的另一个显著差异是对生理应激的反应,如低血容量和低血压。正常心脏有适当的神经机制,允许心率和心输出量随压力增加而增加,但移植的心脏被去神经支配而缺乏这种能力[3,8]。在应激反应的早期,移植心脏的心率和心输出量相对稳定。移植心脏的 Frank-Starling 机制仍然完整;因此,心输出量的增加取决于静脉回流的增加,导致左室舒张末期容积增加。出于这个原因,移植的心脏通常被称为"依赖预负荷"[3,8]。在应激反应后期,循环儿茶酚胺增加,但这个过程需要 5~6 分钟。移植的心脏有完整的 α和 β-肾上腺素受体,循环中儿茶酚胺增加会导致心脏正性变时和正性变力[3]。

移植心脏的神经再支配仍然是一个有争议的话题。最近的研究表明,33%~41%的患者在第一年中表现出对刺激的部分正常化反应[10,11]。这意味着部分神经再支配可能发生在移植后的早期。神经再支配似乎是一个连续的过程,在性质上是非常不均匀的[12]。一些患者会表现出完全的神经再支配并具有正常的心脏反射通路,但这通常要到移植后至少 15 年才会发生[6,12]。

心脏去神经支配改变了围手术期使用的许多药物的药理学作用,这是意料之中的,这一点必须加以考虑。据报道,移植心脏中儿茶酚胺受体的密度与固有心脏相比没有变化。因此,直接作用药物如肾上腺素和去甲肾上腺素将继续有效地增加原位移植心脏受者的心率和收缩力[7]。长期以来,人们一直假设抗胆碱能药物(格隆溴铵和阿托品)、肌肉松弛剂(泮库溴铵)和乙酰胆碱酯酶抑制剂(新斯的明、依酚氯铵、吡斯的明和毒扁豆碱)对去神经化心脏的影响为零,但这个话题应该谨慎对待[13,14]。已有明确的研究表明,大多数心脏移植术后患者存在交感神经和副交感神经支配的某些成分,导致这些患者对间接作用药物产生不可预测的反应[15]。鉴于这一事实,有许多关于新斯的明用于逆转移植受者神经肌肉阻滞后心搏停止的报道[15-18]。在这个患者群体中必须仔细考虑药物治疗,如果可能的话,避免使用神经肌肉阻滞药物可能是最好的。

## 心脏移植/移植后并发症

心脏移植术后并发症可分为术后即刻出现的和长期存在的问题。手术后不久发生的潜在灾难性问题包括右心室功能障碍、急性肾衰竭(acute renal failure, ARF)和急性移植物排斥反应。移植后的数年也常出现诸如冠状血管病变、高血压、慢性肾功能不全和恶性肿瘤等疾病。麻醉医生必须意识到这些常见的疾病过程,以提供最佳的患者管理。表 18.2 显示了许多移植后并发症的详细发生率[19]。

表 18.2　移植后发病率:心脏移植术后 10 年常见问题的发生率

| 疾病过程 | 10 年发生率/% |
| --- | --- |
| 肾功能不全(肌酐>2.5mg/dl) | 14 |
| 高血压 | 97 |
| 糖尿病 | 39 |
| 冠状动脉血管病变[a] | 52 |
| 恶性肿瘤 | 34 |

[a] 符合图形证明。

经许可引自 Taylor 等[19]。

### 右心室功能障碍

预先存在的肺动脉高压可导致心脏移植后急性右心室衰竭的风险增加。鉴于这种担忧,大多数移植中心将肺血管阻力升高视为心脏移植的禁忌证[20]。右心室功能障碍也可能继发于移植前移植物保存不良[21]。无论右心室功能障碍的病因如何,管理都与固有心脏中发生的这一问题时相似。首先,应该快速评估氧合和通气。其次,根据临床情况,药物治疗可能是非常有益的,包括吸入一氧化氮、吸入和静脉注射前列腺素 E1、米力农、多巴酚丁胺和肾上腺素等药物。

### 急性肾衰竭

心脏移植手术后的少尿和急性肾衰竭通常由于体外循环、低流量状态和环孢菌素诱导治疗而发展[21]。在 Gude 及其同事 2010 年的一项研究之前,几乎没有关于移植后即刻肾功能不全的发病率数据。该研究回顾性评估了 585 例心脏移植受者,发现急性肾衰竭发生率为 25%。与急性肾衰竭发展相关的主要风险因素包括静脉注射环孢素、供体年龄增加和受体年龄增加。虽然进展为慢性肾功能不全的患者的死亡率有所增加,但术后即刻急性肾衰竭的发展似乎并不能预测该群体随后是否需要进行透析或肾移植[22]。

### 供体移植排异

预防移植物排斥反应需要免疫抑制方案的微妙平衡,免疫抑制过多会增加感染风险,而免疫抑制过少则导致器官排异的风险[21]。排斥反应最常发生在心脏移植术后 3 个月内,在移植后 6 周左右达到高峰[3]。根据国际心肺移植协会(Society for Heart and Lung Transplantation, ISHLT),急性同种异体移植排斥反应的发生率为 21%~30%,具体取决于随后的免疫抑制方案[19]。事实上,第一年后发生急性排斥反应极不可能,但必须考虑未按照指示采取免疫抑制方案的患者[6]。

诊断排斥反应的金标准与心肌内膜活检息息相关[21]。排异期常见的患者症状包括心律失常、发热、疲劳、体重增加、周围水肿、呼吸急促和心动过缓。由于已经证明,排异时间可能致命,所以必须始终保持轻度怀疑,以处理潜在的排异事件。急性排斥反应的治疗通常需要针对急性排异增加免疫抑制方案,静脉注射免疫球蛋白和血浆置换用于抗体介导的排斥反应,并且可能需要临时机械支持,这取决于表现的严重程度[6]。

### 冠状动脉血管病变

根据国际心肺移植协会,冠状动脉血管病变(coronary artery vasculopathy,CAV)是原位心脏移植术后死亡的主要原因之一[23,24]。冠状动脉血管病变目前占移植后 1 年以上死亡人数的 10% ~ 14%[23]。近年来,医疗管理和免疫抑制的进展大大提高了原位心脏移植后的存活率,但冠状动脉血管病变发病率保持不变。目前估计心脏移植受者在移植后 3、5 和 8 年冠状动脉血管病变分别为 20%、30% 和 45%[23]。

可能有一些冠状动脉疾病是伴随供体器官存在的,但是冠状动脉血管病变更常发生在没有任何冠状动脉疾病的受者器官中。冠状动脉血管病变发展的某些危险因素已明确,包括受者年龄、既往存在缺血性心脏病、使用环孢素免疫抑制而不是他克莫司,甚至使用移植前心室辅助装置治疗心力衰竭[23]。目前用于降低冠状动脉血管病变发病率和死亡率的治疗方案包括地尔硫草和普伐他汀或辛伐他汀。这些已经被证明可以减少,但不能预防冠状动脉血管病变的发展[25]。目前正在积极开展研究,试图找到针对冠状动脉血管病变的治愈方法或更有效的治疗方法。目前,mTOR 抑制剂是最有希望减少冠状动脉血管病变的药物,但是迄今为止还没有证据显示其对生存的益处,而且可能带来难以处置的副作用[24]。

### 高血压

原位心脏移植后高血压非常常见,主要是由于环孢素治疗所致[3,21,26,27]。在使用环孢素作为免疫抑制方案的一部分之前,原位心脏移植术后高血压仅在约 20% 的患者中可见[28]。最近,有文献报道移植后高血压的发病率超过90%,其中一项研究指出 10 年内的发生率为 97%[19,28,29]。移植后早期高血压风险增加的患者包括高龄患者和有高血压病史的患者。药物治疗通常能够达到足够的血压控制,许多患者可以通过单一药物治疗来控制[30]。

### 慢性肾功能不全

在接受原位心脏移植的患者中,与慢性肾功能不全发生有关的常见因素包括:晚期心力衰竭导致肾动脉血流受损的慢性低流量状态、体外循环暴露以及移植后数年的免疫抑制方案。免疫抑制疗法被认为可以显著改善器官移植后的存活率,但这些药物并非没有代价。特别是钙调神经磷酸酶抑制剂,如环孢素,众所周知会引起肾毒性和肾衰竭[31-33]。严重肾功能不全定义为血清肌酐大于 2.5mg/dl,在心脏移植后极为常见,10 年内发病率接近 15%[19]。最近的研究试图确定在原位心脏移植术后几年中导致严重肾功

能不全的危险因素。常见的危险因素包括高龄、受者糖尿病和术前血清肌酐升高[19,34,35]。由于原位心脏移植与肾衰竭的已知关联,在这一患者群体中,避免联合使用其他肾毒性药物是极其重要的。

### 心律失常

心脏移植受者由于去神经支配、排斥反应和内源性儿茶酚胺浓度升高而发生心律失常是常见的。原位心脏移植术后植入永久起搏器(permanent pacemaker,PPM)最常见的指征仍然是明显的心动过缓,通常继发于窦房结功能障碍[3,36,37]。最近的研究表明,手术技术是 PPM 需求的强有力预测因子,双心房技术显著增加风险[37,38]。在过去,人们认为 PPM 在原位心脏移植后并不常使用,但最近的文献显示,10% ~ 20% 的患者最终需要植入心脏起搏器[38,39]。在移植后的围手术期放置起搏器的患者的长期死亡率似乎有所下降,这一问题还有待进一步研究[38]。

### 恶性肿瘤

众所周知,接受实体器官移植和免疫抑制的患者比一般人群具有更大的恶性肿瘤风险。原位心脏移植后最常见的癌症类型是皮肤癌,超过 15% 的受者最终受到影响[19,40,41]。国际心肺移植学会最大的数据库报告说,移植后 10 年,只有 66% 的患者没有任何恶性肿瘤[19]。淋巴增殖性疾病等更严重的疾病在这一患者人群中并不少见,1% ~ 2% 的患者在手术后的前 5 年内受到影响[42]。

## 心脏原位移植后常见手术

在原位心脏移植术后,将有相当数量的患者出现在手术室进行普通外科手术[2,5,43]。这部分患者的普通外科手术率较高,往往是由于术前低流量状态、术中体外循环、术后免疫抑制所致[2]。由于免疫抑制药物可能会掩盖心脏移植受者的典型症状并加速疾病的进展,因此诊断心脏移植受者的一般手术情况可能具有挑战性。

移植后的这段时间是原位心脏移植患者最可能需要进行普通外科手术的时间。这一时期的手术有时是由于手术并发症,但也可能包括剖腹探查和肠切除术[44]。原位心脏移植术后 30 天内进行普通外科手术将导致死亡率大幅上升,部分原因是该时期诊断困难,且免疫抑制使恢复具有挑战性[2,44]。随着移植手术时间的推移,最常见的普通外科情况是患者寻求腹腔内病变治疗,如胆囊切除术、疝修补术和阑尾切除术[2,5]。

## 术前评估

任何移植受者的术前评估必须包括对移植体功能、感染、排斥反应以及其他可能因慢性免疫抑制治疗而受损的器官功能的全面评估[7]。一个专业的移植团队会密切监测移植受者,在进行选择性非心脏手术之前,应谨慎地与该团

队讨论患者的治疗方案。移植小组能够提供关于免疫抑制方案、排斥反应、移植器官的状况以及自移植以来出现的并发症的重要信息。在更多紧急手术的情况下,麻醉医师必须根据患者的病史和实验室检查或其他可用数据来更好地管理原位心脏移植受者。

必要的术前检查包括心电图、超声心动图和实验室评估[6]。最好能够将当前的心电图与以前的心电图进行比较,以评估是否有任何新的发现。术前超声心动图是一种快速评估心室功能的有效方法。超声心动图也可能揭示移植后出现的任何新的瓣膜病。在实验室评价方面,考虑到心脏移植术后肾功能不全的高发生率,应特别注意感染标志物和肾脏指标。心脏原位移植受者与任何其他患者之间的术前检查其余部分无差异。

## 麻醉管理及注意事项

合适的麻醉管理需要详细了解移植心脏的生理状况以及与原位心脏移植相关的合并症。全面术前检查后,应像非心脏移植患者一样给予标准的术前用药[7]。在大多数情况下,所使用的麻醉类型取决于手术要求。全身麻醉、椎管内麻醉和局部麻醉以及监测麻醉护理均已在这一患者群体中安全使用[7]。使用椎管内麻醉的一个实际问题是,预负荷的急剧下降可能会导致"预负荷依赖性"患者出现严重的低血压。在椎管阻滞之前的血管内给药可能增加低血压的严重程度,但是由于血流动力学的反应不可预测,一些人建议避免心脏原位移植受者施行椎管阻滞。

对于心脏原位移植术后的患者,可能只需要使用标准 ASA 监测器进行术中监测[45]。如果是在预测将有大量液体转移的情况下进行有创性监测,那么必须权衡感染的风险和有创性监测技术的益处。由于采用免疫抑制方案的患者感染风险增加,在插入侵入性监测仪时必须采取严格的无菌技术[7,46]。与肺动脉导管不同,经食管超声心动图在减少感染风险的情况下,可能是一种更有助于评估容积状态和心脏收缩力的监测手段[7]。

麻醉医师给药也必须仔细考虑。如前所述,间接作用的药物,如抗胆碱能药物,可能不能增加心率和收缩力。移植器官内肾上腺素能受体的密度维持在正常水平,而肾上腺素和去甲肾上腺素等直接作用药物往往是治疗低血压最有效的药物。在低血压的早期处理中也应考虑静脉输液。用于维持麻醉平衡的肌肉松弛剂也应谨慎选择;顺式阿曲库铵通常是一个很好的选择,因为它的消除不受肾脏或肝脏功能障碍的影响。逆转肌肉松弛的选择也必须被认真对待,因为有许多关于心脏原位移植后新斯的明导致的心搏停止的报道。一些麻醉医师完全避免使用神经肌肉阻滞药物来避免上述并发症。

# 肺移植后的非心脏手术

## 介绍

由阻塞性、限制性和肺血管疾病引起的终末期肺疾病通常采用单肺移植或双肺移植进行治疗。肺移植正在变得越来越普遍,以提高患者的生活质量以及延长生存期。移植的存活和患者的预后可能会受到肺移植手术后的长期和短期并发症的影响。感染或移植物排斥反应等近期问题以及闭塞性细支气管炎、癌症和全身性疾病等长期问题都可能影响最终结果[47]。

与大多数器官移植一样,肺移植手术后的存活率继续提高。器官获取和移植网络发布的最新统计数据显示,1年和 5 年生存率分别为 82% 和近 50%[1]。ISHLT 公布的数据显示,生存率受到需要移植的疾病类型和患者的移植类型的影响,双肺移植受者的存活时间比单肺移植受者更长[48]。随着存活率的提高,器官移植的数量也在增加,在美国每年发生近 1 800 例肺移植手术。随着预期寿命的延长和移植器官数量的增加,接受肺移植手术的患者比以往任何时候都多。

## 移植肺的生理学

在肺的获取和植入期间,移植肺发生的主要生理变化多继发于神经支配、淋巴管和支气管循环破坏。生理变化的程度取决于移植的类型(单肺和双肺移植)、手术技术和移植的适应证。对于麻醉医生来说,熟悉移植后的生理学是非常重要的,以便在术后和移植后的几年中最佳地管理肺移植受者。

支气管吻合口远端咳嗽反射的丧失可能是去神经化最严重的并发症[49]。发生这种情况的原因是手术过程涉及迷走神经的横断,从而导致气道吻合部位远端感觉和自主气道去神经支配[50]。目前的外科技术试图不惜一切代价保护隆突,以维持近端气道的正常反射通路。数据表明,失去咳嗽反射、由于感染性并发症导致过早死亡的风险增加,这是移植后发病率和死亡率的主要原因[51]。虽然之前认为吻合口远端咳嗽反射的丧失是一个永久性的问题,但新的文献表明可能并不是这样,术后 6～12 个月内反射通路可能会恢复[49,50,52]。

去神经化的其他生理后果包括黏膜纤毛运输受损和压力感受器从髓质传入肺的丧失[53-55]。尽管有这些变化,双肺移植后呼吸频率和节律似乎没有变化。同时,主要由副交感神经系统(parasympathetic nervous system,PNS)调节的气道张力也没有受到不利影响,这是由于移植的肺上的毒蕈碱受体保持完整,并可对副交感神经系统发出的传出信号作出反应。气道应对 $\beta_2$ 激动剂如沙丁胺醇的作用保持敏感[47]。

肺移植术后肺血流量取决于患者接受单肺移植或双肺移植治疗。双肺移植受者肺血流量正常，但单肺移植患者有60%~70%的灌注和通气流向移植肺[56]。无论进行何种类型的移植，肺移植受者似乎都能维持低氧性肺血管收缩[57]。肺移植受者的另一个需要注意的问题是，这些患者可能对液体转移和液体超负荷极其敏感。淋巴中断是一种已知的手术副作用，小范围的中断就可能导致肺移植患者的肺水肿[58]。淋巴管最终恢复，但重建的时间和范围尚不清楚[59,60]。

## 肺移植/移植后并发症

接受肺移植的患者面临许多与需要移植的疾病、外科手术和术后免疫抑制方案相关的不良事件的风险。术后即刻的主要问题包括移植物衰竭、出血和感染。随着移植时间的推移，常见并发症发病率通常由所选择的免疫抑制方案引起或加重，表18.3强调了这些情况。值得在肺移植术后进一步讨论的两个话题是闭塞性细支气管炎和感染。

表18.3　移植后发病率：肺移植术后1年和5年常见问题的发生率

| 疾病 | 1年发生率/% | 5年发生率/% |
|---|---|---|
| 闭塞性细支气管炎 | 9.5 | 38.9 |
| 高血压 | 52 | 82.9 |
| 肌酐<2.5mg/dl | 16.5 | 36.7 |
| 依赖透析 | 1.7 | 3.2 |
| 糖尿病 | 25.5 | 40.5 |
| 高脂血症 | 25 | 57.9 |

国际心肺移植学会2012年的数据报告。经许可转载自 Christie 等[48]。

### 闭塞性细支气管炎

虽然肺移植术后短期生存率持续提高，但闭塞性细支气管炎仍是长期生存率提高的主要威胁[61,62]。2012年ISHLT发布的最新报告显示，移植后5年闭塞性细支气管炎发生率为48%，移植后10年闭塞性细支气管炎发生率为76%，具体见图18.1。确诊闭塞性细支气管炎死亡率很高，5年的生存率仅为30%~40%[63]。

1984年斯坦福大学首次在心肺移植受者中描述了闭塞性细支气管炎，这些患者的1秒内用力呼气量（forced expiratory volume in 1 second，FEV1）逐渐下降[64]。尽管在诊断和药物治疗方面取得了进展，但这种疾病仍然困扰着移植后的受者。该疾病最常发生在移植后1~4年，移植后头6个月内确诊的可能性极小[65]。闭塞性细支气管炎病程早期临床症状可能较轻且无特异性。随着病情进展，湿咳越来越常见，下呼吸道感染也很常见[61]。下呼吸道感染的易感性最可能是由于免疫系统受损患者的支气管扩张和黏膜纤毛功能受损[61]。疾病的进展极为复杂，但大多数患者的肺功能迅速下降，最终导致呼吸衰竭和死亡。

目前，在没有其他原因引起肺功能障碍的情况下，闭塞性细支气管炎综合征的诊断需要FEV1持续下降3周以上[66]。传统的闭塞性细支气管炎检测依赖于经支气管直视下活检，许多中心仍将该技术作为诊断标准[67]。近期文献显示，支气管镜活检检出闭塞性细支气管炎的阳性率为15%~45%，这对无症状患者进行常规支气管活检的必要性提出质疑[68]。支气管镜活检可能不是闭塞性细支气管炎的最佳筛查方法，尤其是在术后第1年之后，因为它需要一个侵入性的、昂贵的程序[61]。其他有助于闭塞性细支气管炎诊断的技术包括肺功能检查、胸片、支气管肺泡灌洗和呼出一氧化氮水平。每种检测的敏感性和特异性差异很大，但其目的是在疾病的早期阶段提供早期诊断并开始治疗。

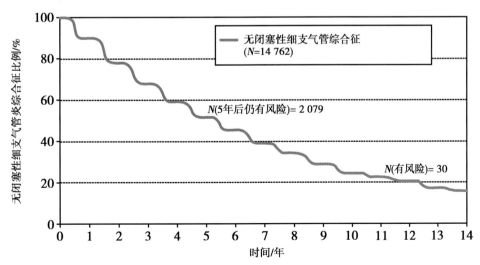

图18.1　1994年4月至2011年6月无闭塞性细支气管炎综合征的成年肺移植患者，条件为存活14天。（经许可转载自 Christie 等）

疑似闭塞性细支气管炎或急性排斥反应的治疗通常从试图提高免疫抑制水平开始。在大多数情况下,一线治疗是额外的激素治疗,并确保适当的其他免疫抑制药物的血药水平[68]。作为最后的手段,可能会考虑再次移植。

### 感染

肺移植术后感染率明显高于其他形式移植手术后的感染并发症[69]。使患者恢复甚至长期存活复杂化的典型感染是涉及下呼吸道的细菌感染[70]。可能增加该患者群体中肺部感染风险的因素包括积极的免疫抑制,咳嗽反射减弱,黏膜纤毛清除受损,甚至来自供体器官的病原被动转移[70,71]。在早期和晚期感染中观察到的典型病原是革兰氏阴性菌,特别是铜绿假单胞菌[69,72]。肺移植后患者感染的其他常见微生物包括巨细胞病毒、社区获得性病毒和曲霉菌[71]。大多数中心使用预防性抗生素方案,试图降低肺移植术后感染和死亡率,但此类方案的有效性仍存在疑问[71]。

## 肺移植后常见手术

肺移植术后手术非常常见,某些手术在移植后的不同时期更为常见。这些周期通常分为术后即刻期、监测期和一般期[47]。在肺移植术后的几天中,患者最有可能由于肺移植手术本身的并发症,如出血、心脏压塞、伤口或吻合口裂开而需要进行手术。移植麻醉和手术小组通常在这一时期进行手术。肺移植后常见的监测手段包括经支气管活检和支气管镜检查,这些监测的频率由实施肺移植的机构决定。最后,一般期是指间隔移植手术较远的时期,此时进行择期和急诊手术的患者与一般人群相同[47]。肺移植术后的胃肠道手术需要特别提及。

由于未知的原因,肺移植手术后患者的胃肠道并发症风险增加,这是肺移植患者发病的主要原因[73-76]。术后多达50%的患者可能出现胃肠道并发症,如阑尾炎、胆囊炎、消化性溃疡病和肠梗阻[73-76]。肺移植后需要手术的最常见病症可能是胆囊炎,最终导致胆囊切除术。肠蠕动问题是大多数病例中第二常见的胃肠道并发症[73-76]。受者风险因素如囊性纤维化和术前COPD可能导致术后胃肠道并发症的发生并显著增加移植后死亡率[73]。

## 术前评估

如前所述,除了少数例外,移植受者术前评估与普通人群的评估并无显著差异。麻醉医师必须特别注意移植肺的功能、免疫抑制引起的并发症,以及是否存在感染和器官排斥反应[7,47,55]。与任何移植受者一样,与定期监测患者的移植小组讨论围手术期管理是极其重要的。移植小组会讨论最近的经支气管活检结果、其他排斥反应指标的结果以及可能需要特殊抗生素预防的感染并发症。显然,在急诊手术的情况下可能无法进行讨论,但麻醉实施者应该根据

患者的病史了解目前的移植物功能。

在对肺移植受者进行术前评估时需要考虑的其他因素包括需要移植的病理、接受单肺移植患者的天然肺的状态、全面的实验室检查以及当前的药物方案。患者必须继续其家庭用药和免疫抑制方案直到其手术,如果预期术后禁食时间延长,则应通过静脉输注这些药物。最后,麻醉医师必须考虑手术过程的要求,以充分满足患者和家属的预期术后过程。在这几条规定下,这些患者的术前评估与非移植患者的评估非常相似。

## 麻醉管理及注意事项

上一节列出了术前评估的概要,而最佳的术中管理正始于这样的术前评估。在管理肺移植受者时必须考虑到一些因素,麻醉医师的工作是预测由于肺去神经化、免疫抑制、不同的通气和手术过程可能导致的并发症。移植受者成功地进行了全身麻醉、局部麻醉和椎管内麻醉以及监测麻醉护理,但几乎没有数据支持一种类型的麻醉优于另一种类型的麻醉。麻醉方案和术中监护策略通常由患者的手术方案和术前状态决定。如果麻醉组决定使用侵入式监护仪,无菌技术对于降低感染风险至关重要[47]。在麻醉计划的其他几个方面注意细节可能会改善肺移植接受者的患者预后。

如果选择使用气管插管(endotracheal tube, ETT)全身麻醉,必须注意气道管理、感染和术中通气。由于慢性类固醇治疗导致糖尿病,实体器官移植患者具有未预料的困难气道风险更高的形态学特征[77]。所有患者都应进行彻底的气道检查,但在已知气道困难和胃弛缓症风险增加的患者群体中尤为重要[73]。正确放置气管导管对于避免可能的气道创伤或支气管吻合损伤至关重要[47,55,78]。通常建议使用纤维支气管镜来协助肺移植后患者的气管导管放置[47]。就插管途径而言,经口气管插管优于经鼻插管以避免局部微生物可能的污染[47]。应该尽一切努力允许早期拔管以降低肺移植后呼吸道感染的风险[47]。

双肺移植术后患者术中通气与非移植患者无明显差异,但单肺移植术后患者需特别考虑。单肺移植后,固有肺的顺应性可能与移植肺的顺应性存在显著差异,这是由导致移植的病理改变决定的。例如,在固有肺存在严重肺气肿的患者中,大部分通气将流向顺应性更好的固有肺。而60%~70%的灌注将直接灌注到移植肺,正压通气可能导致分流和氧合受损[56,78]。在由于限制性肺疾病而接受单肺移植的患者中,移植肺应该比固有肺具有更好的顺应性,并且氧合/通气不太可能受到影响。麻醉实施者应该意识到,在一些罕见的情况下,固有肺和移植肺之间的顺应性差异严重到需要肺隔离和使用两个呼吸机来避免肺损伤并优化氧合和通气[47,79]。

麻醉医生为接受肺移植的患者提供仔细的液体管理至

关重要。过量输液的主要问题是肺水肿。众所周知,在肺移植手术中发生了淋巴系统的中断[58]。随着时间的推移,淋巴管将恢复,但恢复的时间和完整性尚不清楚[59,60]。如果认为需要大量晶体液/胶体液,术中增加 PEEP 通气可预防间质性肺水肿并允许及时拔管[47]。

## 心肺移植后免疫抑制的影响

免疫抑制方面的进展大大提高了生存率,但众所周知,这些药物会增加感染的易感性,并产生广泛的副作用,如表18.4 所示。试图找到"正确"的免疫抑制量是移植术后患者面临的真正挑战。过多的免疫抑制会削弱免疫系统,可能导致危及生命的感染,但过少的免疫抑制会增加排斥反应和移植物功能障碍的风险[55,80]。在管理接受慢性免疫抑制治疗的患者时,麻醉医师必须考虑免疫抑制剂的全身作用,了解术中及术后可能发生的药物相互作用。

**表 18.4 心肺移植术后常用免疫抑制药物的副作用**

| 药物 | 副作用 |
| --- | --- |
| 环孢素 A | 肾毒性<br>高血压<br>震颤<br>头痛<br>甘油三酯升高<br>感染风险增加 |
| 他克莫司 | 肾毒性<br>高血压<br>外周水肿<br>震颤<br>头痛/失眠<br>葡萄糖耐受不良/糖尿病 |
| 硫唑嘌呤 | 肝毒性<br>白细胞减少症<br>感染风险增加<br>不适<br>恶心/呕吐 |
| 皮质类固醇 | 体重增加<br>葡萄糖耐受不良/糖尿病<br>高血压<br>高脂血症<br>肾上腺皮质对应激无反应<br>情绪不稳定 |
| 吗替麦考酚酯 | 肾毒性<br>肝功能指标升高<br>高血压<br>外周水肿<br>葡萄糖耐受不良<br>电解质异常<br>白细胞减少症/贫血 |

移植后免疫抑制通常分为 3 个不同的阶段。首先,诱导期是免疫抑制方案开始的时候。这个阶段会大量使用药物,以防止排斥反应的发生。诱导阶段之后是维持阶段。维持心肺移植患者的免疫抑制通常使用包括至少 1 种皮质类固醇的 3 种药物方案。在维持阶段,希望提供足够的免疫抑制以防止排斥反应,但使用足够低的药物剂量以避免副作用。最后一个阶段是急性排斥期。这一阶段的目标是迅速提高药物水平和减少免疫反应,以便在排异期间保护移植器官。这通常是通过大剂量的皮质类固醇来完成的[55]。

目前心脏原位移植受体者免疫抑制方案在各机构中各不相同,但最常见的方案似乎是他克莫司、吗替麦考酚酯(mycophenolate mofetil, MMF)和皮质类固醇的联合用药。以前,环孢素比他克莫司更多地得到使用,但由于肾功能不全、高血压和高脂血症的发病率增加,环孢素的使用减少[81]。肺移植受者还接受维持免疫抑制的三联疗法,最常见的方案与心脏移植受体相同。几种不同的治疗方案都经过了测试和使用,并取得了不同程度的成功。但重要的一点是要注意,所有用于抑制免疫系统的药物都有其相应的副作用,所以必须对每一个移植受者进行权衡。

## 参考文献

1. Organ Procurement and Transplantation Network [Internet]. [Place unknown]: [Publisher unknown]; Date first published [updated 2014 November 21, cited 2014 November 24]. Available from: http://optn.transplant.hrsa.gov/latestData/view-DataReports.asp
2. Fazel S, Everson EA, Stitt LW, Smith C, Quantz M, McKenzie FN, et al. Predictors of general surgical complications after heart transplantation. J Am Coll Surg. 2001;193(1):52–9.
3. Cheng DCH, Ong DD. Anaesthesia for non-cardiac surgery in heart-transplanted patients. Can J Anaesth. 1993;40(10):981–6.
4. Melendez JA, Delphin E, Lamb J, Rose E. Noncardiac surgery in heart transplant recipients in the cyclosporine era. J Cardiothorac Vasc Anesth. 1991;5(3):218–20.
5. Bhatia DS, Bowen JC, Money SR, Van Meter Jr CH, McFadden PM, Kot JB, et al. The incidence, morbidity, and mortality of surgical procedures after orthotopic heart transplantation. Ann Surg. 1997;225(6):686–93.
6. Blasco LM, Parameshwar J, Vuylsteke A. Anaesthesia for noncardiac surgery in the heart transplant recipient. Curr Opin Anaesthesiol. 2009;22(1):109–13.
7. Kostopanagiotou G, Smyrniotis V, Arkadopoulos N, Theodoraki K, Papdimitriou L, Papadimitriou J. Anesthetic and perioperative management of adult transplant recipients in non-transplant surgery. Anesth Analg. 1999;89(3):613–22.
8. Stover EP, Siegel LC. Physiology of the transplanted heart. Int Anesthesiol Clin. 1995;33(2):11–20.
9. Gaer J. Physiological consequences of complete cardiac denervation. Br J Hosp Med. 1992;48(5):220–5.
10. Squires RW, Leung TC, Cyr NS, Allison TG, Johnson BD, Ballman KV, et al. Partial normalization of the heart rate response to exercise after cardiac transplantation: frequency and relationship to exercise capacity. Mayo Clin Proc. 2002;77:1295–300.
11. Fuentes FB, Martinez-Dolz L, Bonet LA, Sanchez-Lazaro L, Manchon JN, Sanchez-Gomez JM, et al. Normalization of the heart rate response to exercise 6 months after cardiac transplantation. Transplant Proc. 2010;42:3186–8.

12. Bengel FM, Ueberfuhr P, Ziegler SI, Nekolla S, Reichart B, Schwaiger M. Serial assessment of sympathetic reinnervation after orthotopic heart transplantation: a longitudinal study using PET and C-11 hydroxyephedrine. Circulation. 1999;99:1866–71.

13. Swami AC, Kumar A, Rupal S, Lata S. Anaesthesia for non-cardiac surgery in a cardiac transplant recipient. Indian J Anaesth. 2011;55(4):405–7.

14. Gomez-Rios MA. Anaesthesia for non-cardiac surgery in a cardiac transplant recipient. Indian J Anaesth. 2012;56(1):88–9.

15. Bjerke RJ, Mangione MP. Asystole after intravenous neostigmine in a heart transplant recipient. Can J Anaesth. 2001;48(3):305–7.

16. Beebe DS, Shumway SJ, Maddock R. Sinus arrest after intravenous neostigmine in two heart transplant recipients. Anesth Analg. 1994;78(4):779–82.

17. Sawasdiwipachai P, Laussen PC, McGowan FX, Smoot L, Casta A. Cardiac arrest after neuromuscular blockade reversal in a heart transplant infant. Anesthesiology. 2007;107(4):663–5.

18. Backman SB, Ralley FE, Fox GS. Neostigmine produces bradycardia in a heart transplant patient. Anesthesiology. 1993; 78(4):777–9.

19. Taylor DO, Stehlik J, Edwards LB, Aurora P, Christie JD, Dobbels F, et al. Registry of the International Society for Heart and Lung Transplantation: Twenty-sixth Official Adult Heart Transplant Report—2009. J Heart Lung Transplant. 2009;28(10):1007–22.

20. O'Connell JB, Bourge RC, Costanzo-Nordin MR, Driscoll DJ, Morgan JP, Rose EA, et al. Cardiac transplantation: recipient selection, donor procurement, and medical follow-up. A statement for health professionals from the Committee on Cardiac Transplantation of the Council on Clinical Cardiology, American Heart Association. Circulation. 1992;86(3):1061–79.

21. Kobashigawa JA. Postoperative management following heart transplantation. Transplant Proc. 1999;31:2038–46.

22. Gude E, Andreassen AK, Arora S, Gullestad L, Grov I, Hartmann A, et al. Acute renal failure early after heart transplantation: risk factors and clinical consequences. Clin Transplant. 2010;24(6):207–13.

23. Stehlik J, Edwards LB, Kucheryavaya AY, Benden C, Christie JD, Dipchand AL. The Registry of the International Society for Heart and Lung Transplantation: 29th official adult heart transplant report—2012. J Heart Lung Transplant. 2012;31(10):1052–64.

24. Crespo-Leiro MG, Marzoa-Rivas R, Barge-Caballero E, Paniagua-Martin MJ. Prevention and treatment of coronary artery vasculopathy. Curr Opin Organ Transplant. 2012;17(5):546–50.

25. Kobashigawa JA. What is the optimal prophylaxis for treatment of cardiac allograft vasculopathy? Curr Control Trials Cardiovasc Med. 2000;1:166–71.

26. Bellet M, Cabrol C, Sassano P, Leger P, Corvol P, Menard J. Systemic hypertension after cardiac transplantation: effect of cyclosporine on the rennin-angiotensin-aldosterone system. Am J Cardiol. 1985;56(15):927–31.

27. Olivari MT, Antolick A, Ring WS. Arterial hypertension in heart transplant recipients treated with triple-drug immunosuppressive therapy. J Heart Transplant. 1989;8:34–9.

28. Scherrer U, Vissing SF, Morgan BJ, Rollins JA, Tindall RSA, Ring S, et al. Cyclosporine-induced sympathetic activation and hypertension after heart transplantation. N Engl J Med. 1990;323(11):693–9.

29. Starling RC, Cody RJ. Cardiac transplantation hypertension. Am J Cardiol. 1990;65:106–11.

30. Sanchez Lazaro IJ, Bonet LA, Martinez-Dolz L, Lopez JM, Ramon-Llin JA, Perez OC, et al. Hypertension after heart transplantation: predictive factors and number and classes of drugs for its management. Transplant Proc. 2008;40(9):3051–2.

31. Myers BD, Sibley R, Newton L, Tomlanovich SJ, Boshkos C, Stinson E, et al. The long-term course of cyclosporine-associated chronic nephropathy. Kidney Int. 1988;33(2):590–600.

32. Myers BD, Ross J, Newton L, Luetscher J, Perlroth M. Cyclosporine-associated chronic nephropathy. N Engl J Med. 1984;311(11):699–705.

33. Harmour IM, Omar F, Lyster HS, Palmer A, Banner NR. Chronic kidney disease after heart transplantation. Nephrol Dial Transplant. 2009;24:1655–62.

34. Thomas HL, Banner NR, Murphy CL, Steenkamp R, Birch R, Fogarty DG, et al. Incidence, determinants, and outcome of chronic kidney disease after adult heart transplantation in the United Kingdom. Transplantation. 2012;93(11):1151–7.

35. Delgado JF, Crespo-Leiro MG, Gomez-Sanchez MA, Paniagua MJ, Gonzalez-Vilchez F, Vazquez de Prada JA, et al. Risk factors associated with moderate-to-severe renal dysfunction among heart transplant patients: results from the CAPRI study. Clin Transplant. 2010;24(5):194–200.

36. Holt ND, McComb JM. Cardiac transplantation and pacemakers: when and what to implant. Card Electrophysiol Rev. 2002;6:140–51.

37. Cantillon DJ, Gorodeski EZ, Caccamo M, Smedira NG, Wilkoff BL, Starling RC, et al. Long-term outcomes and clinical predictors for pacing after cardiac transplantation. J Heart Lung Transplant. 2009;28(8):791–8.

38. Cantillon DJ, Tarakji KG, Hu T, Hsu A, Smedira NG, Starling RC, et al. Long-term outcomes and clinical predictors for pacemaker-requiring bradyarrhythmias after cardiac transplantation: analysis of the UNOS/OPTN cardiac transplant database. Heart Rhythm. 2010;7(11):1567–71.

39. Zieroth S, Ross H, Rao V, Delgado DH, Cusimano RJ, Thevarajah M, et al. Permanant pacing after cardiac transplantation in the era of extended donors. J Heart Lung Transplant. 2006;25(9):1142–7.

40. Espana A, Redondo P, Fernandez AL, Zabala M, Herreros J, Llorens R, et al. Skin cancer in heart transplant recipients. J Am Acad Dermatol. 1995;32(3):458–65.

41. Lampros TD, Cobanoglu A, Parker F, Ratkovec R, Norman DJ, Hershberger R. Squamous and basal cell carcinoma in heart transplant recipients. J Heart Lung Transplant. 1998;17(6):586–91.

42. Organ Procurement and Transplantation Network (OPTN) and Scientific Registry of Transplant Recipients (SRTR). OPTN/SRTR 2011 Annual Data Report. Rockville, MD: Department of Health and Human Services, Health Resources and Services Administration, Healthcare Systems Bureau, Division of Transplantation; 2012.

43. Kanter SF, Samuels SI. Anesthesia for major operations on patients who have transplanted hearts, a review of 29 cases. Anesthesiology. 1977;46(1):65–8.

44. Watson CJ, Jamieson NV, Johnston PS, Wreghitt T, Large S, Wallwork J, et al. Early abdominal complications following heart and heart-lung transplantation. Br J Surg. 1991;78(6):699–704.

45. Shaw IH, Kirk AJB, Conacher ID. Anaesthesia for patients with transplanted hearts and lungs undergoing non-cardiac surgery. Br J Anaesth. 1991;67:772–8.

46. Johnston TD, Katz SM. Special considerations in the transplant patient requiring other surgery. Surg Clin North Am. 1994; 74(5):1211–21.

47. Feltracco P, Falasco G, Barbieri S, Milevoj M, Serra E, Ori C. Anesthetic considerations for non-transplant procedures in lung transplant patients. J Clin Anesth. 2011;23:508–16.

48. Christie JD, Edwards LB, Kucheryavaya AY, Benden C, Dipchand AI, Dobbels F, et al. The Registry of the International Society for Heart and Lung Transplantation: 29th adult lung and heart-lung transplant report—2012. J Heart Lung Transplant. 2012;31(10):1073–86.

49. Higenbottam T, Jackson M, Woolman P, Lowry R, Wallwork J. The cough response to ultrasonically nebulized distilled water in heart-lung transplantation patients. Am Rev Respir Dis. 1989; 140(1):58–61.

50. Duarte AG, Myers AC. Cough reflex in lung transplant recipients. Lung. 2012;190(1):23–7.

51. Bradley GW, Hale T, Pimble J, Rowlandson R, Noble MIM. Effect of vagotomy on the breathing pattern and exercise ability in emphysematous patients. Clin Sci. 1982;62(3):311–9.

52. Duarte AG, Terminella L, Smith JT, Myers AC, Campbell G, Lick S. Restoration of cough reflex in lung transplant recipients. Chest. 2008;134(2):310–6.

53. Herve P, Silbert D, Cerrina J, Simonneau G, Dartevelle P. Impairment of bronchial mucociliary clearance in long-term survivors of heart/lung and double-lung transplantation. The Paris-Sud Lung Transplant Group. Chest. 1993;103(1):59–63.

54. Paul A, Marelli D, Shennib H, King M, Wang NS, Wilson JA, et al. Mucociliary function in autotransplanted, allotransplanted, and sleeve resected lungs. J Thorac Cardiovasc Surg. 1989;98(4):523–8.

55. Haddow GR. Anaesthesia for patients after lung transplantation. Can J Anaesth. 1997;44(2):182–97.

56. The Toronto Lung Transplant Group. Experience with single-lung transplantation for pulmonary fibrosis. JAMA. 1988;259(15):

2258–62.

57. Robin ED, Theodore J, Burke CM, Oesterle SN, Fowler MB, Jamieson SW, et al. Hypoxic pulmonary vasoconstriction persists in the human transplanted lung. Clin Sci. 1987;72(3):283–7.

58. Sugita M, Ferraro P, Dagenais A, Clermont ME, Barbry P, Michel RP, et al. Alveolar liquid clearance and sodium channel expression are decreased in transplanted canine lungs. Am J Respir Crit Care Med. 2003;167(10):1440–50.

59. Ruggiero R, Muz J, Fietsam Jr R, Thomas GA, Welsh RJ, Miller JE, et al. Reestablishment of lymphatic drainage after canine lung transplantation. J Thorac Cardiovasc Surg. 1993;106(1):167–71.

60. Egan TM, Cooper JD. The lung following transplantation. In: Crystal RG, West JB, et al., editors. The lung: Scientific foundations. New York: Raven Press Ltd.; 1991. p. 2205–15.

61. Boehler A, Estenne M. Obliterative bronchiolitis after lung transplantation. Curr Opin Pulm Med. 2000;6(2):133–9.

62. Todd JL, Palmer SM. Bronchiolitis obliterans syndrome: the final frontier for lung transplantation. Chest. 2011;140(2):502–8.

63. Valentine VG, Robbins RC, Berry GJ, Patel HR, Reichenspurner H, Reitz BA, et al. Actuarial survival of heart-lung and bilateral sequential lung transplant recipients with obliterative bronchiolitis. J Heart Lung Transplant. 1996;15(4):371–83.

64. Burke CM, Theodore J, Dawkins KD, Yousem SA, Blank N, Billingham ME, et al. Post-transplant obliterative bronchiolitis and other late lung sequelae in human heart-lung transplantation. Chest. 1984;86(6):824–9.

65. Finlen Copeland CA, Snyder LD, Zaas DW, Turbyfill WJ, Davis WA, Palmer SM. Survival after bronchiolitis obliterans syndrome among bilateral lung transplant recipients. Am J Respir Crit Care Med. 2010;182(6):784–9.

66. Estenne M, Maurer JR, Boehler A, Egan JJ, Frost A, Hertz M, et al. Bronchiolitis obliterans syndrome 2001: an update to the diagnostic criteria. J Heart Lung Transplant. 2002;21(3):297–310.

67. Kukafka DS, O'Brien GM, Furukawa S, Criner GJ. Surveillance bronchoscopy in lung transplant recipients. Chest. 1997; 111(2):377–81.

68. Belperio JA, Lake K, Tazelaar H, Keane MP, Strieter RM, Lynch JP. Bronchiolitis obliterans syndrome complicating lung or heart-lung transplantation. Semin Respir Crit Care Med. 2003;24(5): 499–530.

69. Kramer MR, Marshall SE, Starnes VA, Gamberg P, Amitai Z, Theodore J. Infectious complications in heart-lung transplantation. Analysis of 200 episodes. Arch Intern Med. 1993;153(17):2010–6.

70. Arcasoy SM, Kotloff RM. Lung transplantation. N Engl J Med. 1999;340(14):1081–91.

71. Remund KF, Best M, Egan JJ. Infections relevant to lung transplantation. Proc Am Thorac Soc. 2009;6(1):94–100.

72. Maurer JR, Tullis DE, Grossman RF, Vellend H, Winton TL, Patterson GA. Infectious complications following isolated lung transplantation. Chest. 1992;101(4):1056–9.

73. Paul S, Escareno CE, Clancy K, Jaklitsch MT, Bueno R, Lautz DB. Gastrointestinal complications after lung transplantation. J Heart Lung Transplant. 2009;28(5):475–9.

74. Hoekstra HJ, Hawkins K, de Boer WJ, Rottier K, van der Bij W. Gastrointestinal complications in lung transplant survivors that require surgical intervention. Br J Surg. 2001;88(3):433–8.

75. Gilljam M, Chaparro C, Tullis E, Chan C, Keshavjee S, Hutcheon M. GI complications after lung transplantation in patients with cystic fibrosis. Chest. 2003;123:37–41.

76. Smith PC, Slaughter MS, Petty MG, Shumway SJ, Kshettry VR, Bolman RM. Abdominal complications after lung transplantation. J Heart Lung Transplant. 1995;14(1):44–51.

77. Hogan K, Rusy D, Springman SR. Difficult laryngoscopy and diabetes mellitus. Anesth Analg. 1988;67(12):1162–5.

78. Haddow GR, Brock-Utne JG. A non-thoracic operation for a patient with a single lung transplantation. Acta Anaesth Scand. 1999;43:960–3.

79. Mitchell JB, Shaw ADS, Donald S, Farrimond JG. Differential lung ventilation after single-lung transplantation for emphysema. J Cardiothorac Vasc Anesth. 2002;16(4):459–62.

80. Aliabadi A, Cochrane AB, Zuckermann AO. Current strategies and future trends in immunosuppression after heart transplantation. Curr Opin Organ Transplant. 2012;17(5):540–5.

81. Uptodate.com. Accessed 11 Nov 2014.

# 第五篇　肾移植和胰腺移植

# 肾移植:概述

Ebube Bakosi,Emily Bakosi,and Ron Shapiro

**19**

## 引言

60 年前,终末期肾脏疾病(end-stage renal disease,ESRD)几乎是一种致命的疾病。随着第一例肾移植的成功(表 19.1)和透析的发展,终末期肾脏疾病转变为一种严重的但可控的慢性疾病。肾移植仍然是提高患者生存率和生活质量的最优选择。但是,大约 75% 的成年患者因为年龄太大和并发症的原因没有接受肾移植的评估。另外,等待患者身体条件符合移植要求的时间也很长,可能要 8~10 年,而且死于等待肾源的患者要比死于等待肝源、心脏和肺加起来的患者还要多。这一章节对肾脏移植进行了简要的概述。

尽管透析并非是肾移植的重要指征,但是大多数患者在肾移植前都在接受透析治疗。透析时间延长对肾移植的结果产生了负面的影响,而早期的肾移植与患者的预后和移植后的生存率改善相关。一旦患者的肾小球滤过率(glomerular filtration rate,GFR)小于 $20ml/(min \cdot 1.73m^2)$ 和/或能找到配对的肾源,就接受肾移植。移植前的评估也许会需要一些时间,这可能会延迟患者进入移植等待名单的时间。因此,慢性肾脏疾病建议优先评估,尤其是糖尿病和临床进展迅速的晚期肾脏疾病[1,2]。有些机构认为 GFR 低于 $30ml/(min \cdot 1.73m^2)$ 就可以进行评估[2]。移植前进行彻底的评估可以优化患者的状况,并最大限度地提高患者的生存率和生活质量。

**表 19.1　肾移植的历史**

| 1902 | 奥地利维也纳医学院:动物的肾脏移植 |
| --- | --- |
| | • Emerich Ullman 博士:在狗身上进行了从正常位置到颈部血管的身体移植 |
| | • Alfred von Decastello 博士:狗到狗的肾脏移植 |
| | • Ullman 博士:从狗到山羊肾移植 |
| 1906 | 法国里昂:异种移植 |
| | • Mathieu Jaboulay:两次异种肾移植(猪和山羊作为供体,供人类受者使用) |
| | • 运转了 1 小时 |
| 1909 | 法国里昂:动物/人类肾脏移植试验 |
| | • Ernst Unger 博士: |
| | － 猎狐犬到拳击手:肾脏运转了 14 天 |
| | － 从人类死胎到狒狒:肾脏无功能 |
| | － 猿到人类:肾脏无功能 |
| | • 使人们认识到阻碍成功移植的"生化障碍" |
| 1933 | 苏联乌克兰:第一次人类-人类肾脏移植 |
| | • Yu Yu Voronoy 博士:B 型血至 O 型血人类肾脏移植:肾脏无功能 |
| | • (至 1949 年)在受试者中有 6 例此类无肾功能的移植 |
| 20 世纪 40 年代 | 伦敦大学:基于器官移植和免疫抑制的免疫学基础的早期实验(Peter Medawar 爵士) |
| 1946 | 波士顿 Peter Bent Brigham 医院 |
| | • Hufnagel、Hume 和 Landsteiner 博士:在局部麻醉下将同种异体肾移植到手臂血管上;短时间内肾脏有功能 |
| | • 重新引起了对移植的关注 |

| 20 世纪 50 年代早期 | 实验和临床肾脏移植的增加<br>认识到免疫学和移植失败/排斥的作用<br>• Simonsen 博士报告了肾脏排斥的机制<br>• Dempster 博士发现放射线可延迟排斥<br>• Hume 博士观察到移植物和供体的血型匹配可能是必要的<br>早期免疫抑制尝试<br>• 全身照射和同种异体骨髓保存<br>　– 难以管理<br>　– 存在移植物抗宿主病<br>• 大剂量类固醇 |
| --- | --- |
| 1954 | 波士顿:将肾脏从双胞胎中的一个移植到另一个,这是有史以来第一次成功的肾脏移植手术 |
| 20 世纪 60 年代早期 | 引入了硫唑嘌呤、6-巯基嘌呤和甲氨蝶呤 |
| 20 世纪 60 年代中期 | 供体器官冷藏被接受<br>低剂量类固醇与高剂量类固醇一样有效 |
| 20 世纪 60 年代晚期<br>到 70 年代 | 人白细胞抗原交叉匹配的发展和改进 |
| 20 世纪 80 年代到<br>现在 | 正在进行的改进和进步<br>• 环孢菌素、他克莫司、吗替麦考酚酯和其他免疫抑制剂<br>• 器官获取和保存技术的改进 |

## 移植患者的评估

　　准备接受肾移植的患者从多方面接受评估,以明确医疗和社会心理因素是否会带来严重的后果。终末期肾脏疾病患者通常伴有并发症,如贫血、血小板功能不良、骨关节疾病、胃炎、消化道出血、肠梗阻、肺水肿、胸膜腔积液、肝功能紊乱和心血管异常。尤其重要的是 ESRD 对心血管系统的影响。血液透析患者死于心血管疾病的概率是非尿毒症患者的 30 倍[1]。这一风险的增加与动脉粥样硬化、心肌梗死、充血性心力衰竭、心律失常、心包积液和心肌病相关。在这一人群中,高血压、高脂血症和糖尿病也十分常见。这些问题的存在,可能增加患者在接受移植后的发病率和死亡率,而移植前评估的目的就是为了发现并治疗这些问题。同时也确定可能对结果产生负面影响的社会心理因素。这些因素包括经济困难、不可控的心理因素、缺乏社会支持以及医疗不合规史。

　　评估过程始于对患者肾脏全部病史的了解。ESRD 的病因学和病理学有助于了解复发的风险和确定需要进一步研究的相关合并症。其他相关的信息包括透析状态和透析方式、尿量、与透析相关的并发症、血栓事件、输血和感染。此外,确定患者之前是否有过移植病史、是否发生过移植排斥反应、移植感染和不合也很重要。了解之前移植的结果有利于对接下来的移植结果进行预测。

　　受体评估完之后紧接着的是对患者病史的充分回顾。这是为了进一步了解可能增加发病率和死亡率的因素以及是否有移植的禁忌证。其中最重要的是心肺症状,例如心绞痛、心肌梗死、心包炎、心包积液、心瓣膜疾病和充血性心力衰竭病史。这些风险因素的确认能够确定对心脏检查的程度。对心脏的检查包括心电图、超声心动过图、负荷试验以及可能的冠状动脉造影。存在 1 型糖尿病的患者同样需要加大心脏检查的力度,因为这增加了隐匿性冠状动脉疾病的风险。除此之外,评估还包括对肺、神经、心理和泌尿系统症状的评估。这些信息能指导我们进行进一步的检查,如肺功能的检查、膀胱尿路造影、颈动脉超声和神经血管成像。对恶性肿瘤的筛查和询问恶性肿瘤病史也是这个过程的一部分。感染性疾病的检查报告可以了解是否有感染结核、HIV、乙肝和丙肝的风险。手术史、用药史、过敏史和个人史同样也不可或缺。总之,这一过程就是为了找出需要进一步检查的情况。

　　体格检查强调了需要进一步检查的临床体征。重要的指征可以表现为以下症状,如难以控制的高血压和直立性低血压。颈动脉杂音是颈动脉狭窄的一个重要标志。心肺检查也许能够发现患者病史中没有的潜在疾病。腹部检查可以显示之前腹部手术的瘢痕以及腹部内过程的迹象。股动脉或外周脉搏减弱提示可能需要进一步检查来评估可能存在的血管疾病。最后,对感染指标进行筛查评估。

进一步的实验室检查和影像学检查用来筛查可能对移植产生不利影响的因素。并不是每一个患者都需要所有的程序和检查。检查是由患者的年龄、病史、体格检查和内在风险因素所决定。如果患者有重要的病史、阳性的系统回顾、1 型糖尿病或者高血压肾病，就应该做一个完整的心脏检查，包括冠状动脉造影。发现严重的冠状动脉疾病后，心脏病专家通过放置支架行冠脉成形术或行冠脉搭桥术来完成血管再通，并进行评估。

免疫评估用来确认与抗体介导的超急性排斥反应相关的高危因素。包括 ABO 血型测定、人白细胞抗原(human leucocyte antigen,HLA)类型、组反应同种抗体(panel reactive antibody,PRA)百分比以及供体和受体的交叉配对。ABO 血型抗原是移植受体表达的细胞毒性抗 ABO 抗体的潜在靶点。这可能引起 ABO 血型不匹配的受体和供体组发生抗体介导的超急性排斥反应。所有的移植受体和供体都要测定 HLA 类型来确定 HLA Ⅰ类和 HLA Ⅱ类六号位点上主要的和其他次要的 HLA 抗原相匹配，不相容的程度由

每个位点不匹配的抗原数目所决定，没有抗原不相匹配时可获得更好的结果。PRA 是用来评估移植受体对所给的 HLA 表型的敏感性。移植受体可能因为之前的输血或妊娠而被致敏。交叉配对用于判断移植受体对即将进行移植的肾脏是否有特异的抗 HLA 抗体。免疫学概况对器官的分配也至关重要。不匹配的程度将会影响遗体捐献肾的分配。器官分配还要考虑 PRA 较高(>95%)，且与某一特定供者交叉匹配呈阴性的个体。

评估的过程可以通过对 5 个基本问题的回答进行概括
1. 肾衰竭的原因是什么？
2. 是否有肾移植适应证？
3. 移植是否有医疗上的阻碍？
4. 移植是否存在心理或社会人文阻碍？
5. 是否存在影响移植的免疫学不利因素？

这一详细的评估过程系统性地回答了这些问题并且明确了哪些患者可以列入肾移植名单(表 19.2)。同时进一步明确了哪些人有移植的禁忌证(表 19.3)。这一过程可让我们注意到患者是否能在决定移植前从额外的检查和干预中获益。

表 19.2 移植前评估[3]

| 1. 肾移植病史 | (e) 免疫学检查:血型,PRA,HLA 类型 |
|---|---|
| （a）病因学 | 8. 胸片,腹部超声,腹部和骨盆 CT(如果需要的话) |
| （b）透析状态 | 9. 胃肠道检查 |
| （c）尿量 | （a）胃镜(如果需要的话) |
| （d）移植病史及并发症 | （b）肠镜(如果需要的话) |
| （e）系统回顾 | 10. 心脏检查 |
| 2. 既往史和手术史 | （a）心电图 |
| （a）输血史 | （b）超声心动图 |
| （b）并发症 | （c）负荷试验(如果需要的话) |
| 3. 体格检查 | （d）冠脉血管造影(如果需要的话) |
| 4. 妇科检查 | 11. 血管检查(如果需要的话) |
| （a）宫颈涂片检查 | （a）下肢血管超声 |
| 5. 乳房 X 线摄影 | （b）颈动脉超声 |
| 6. 口腔科评估 | （c）脑显像 |
| 7. 实验室检查 | 12. 肺部检查(如果需要的话) |
| （a）血常规,生化,肝功能,凝血功能,甲状腺激素水平 | （a）肺功能检查 |
| （b）恶性肿瘤筛查:前列腺特异性抗原(PSA) | （b）右心导管检查 |
| （c）血清学检查:巨细胞病毒,EB 病毒,水痘-带状疱疹病毒,HIV,RPR,PPD,乙肝和丙肝 | 13. 心理评估 |
| （d）尿常规和尿培养 | |

**表 19.3　肾移植的禁忌证**[3]

| 1. 可逆性肾脏疾病 |
| --- |
| 2. 感染活动期 |
| 3. 慢性不可治愈的感染 |
| 4. 肾小球肾炎活动期 |
| 5. 进展性的或不可治愈的冠脉或肺脏疾病 |
| 6. 预期寿命小于 1 年 |
| 7. 新发的或不可治愈的恶性肿瘤 |
| 8. 供体与受体不匹配 |
| 9. 药物滥用 |
| 10. 不可控的精神紊乱 |
| 11. 缺乏充分的社会支持 |

## 活体肾捐献

　　肾移植的一项主要限制为供体肾的来源;有些患者很幸运,能够有活体供者。最主要的问题是要让一个健康人接受肾脏切除的风险。然而,与此过程相关的发病率小于 1%,而死亡率只有 0.03%。捐献者的预期寿命并没有受到不利的影响,并且显示要比正常人群还长[3,4]。

　　对活体供者的评估过程是为了确定潜在的供体足够健康。因此,有必要确定任何提示潜在的肾脏功能障碍的病史,这类疾病也许会导致捐献后缺失一个肾而产生不好的结果(表 19.4、表 19.5 和表 19.6)。高血压和糖尿病等疾病状态也会影响肾功能。妊娠糖尿病病史是患 2 型糖尿病的一个潜在风险因素。除此之外,这项评估对反复的尿路感染、肾结石或者之前的肾外伤史进行了评估。凝血功能障碍史、深静脉血栓、心脏疾病、肺部疾病或病态肥胖对捐献者来说也是增加发病率和死亡率的危险因素。

**表 19.4　潜在活体肾捐献者的评估**[5]

| | |
| --- | --- |
| 1. 识别潜在活体供者 | • 空腹血脂 |
| 2. 病史和体格检查 | 7. 尿液检查 |
| 　• 个人/家族肾脏病史 | 　• 尿常规,24 小时尿蛋白及肌酐定量,GFR |
| 　• 高血压 | 　• 差异肾功能肾扫描 |
| 　• 糖尿病/妊娠糖尿病 | 8. 感染指标检查 |
| 　• 尿路感染 | 　• 甲、乙、丙型肝炎血清学检查 |
| 　• 肾结石 | 　• 巨细胞病毒/EB 病毒血清学检查 |
| 　• 深静脉血栓或凝血功能障碍史 | 　• HIV/HTLV/RPR |
| 　• 心/肺疾病 | 　• 尿培养 |
| 　• 癌症史 | 　• PPD 检查 |
| 　• 肾创伤史 | 9. 癌症筛查 |
| 　• 非甾体抗炎药使用史 | 　• 前列腺特异性抗原(大于 50 岁的男性) |
| 　• BMI/病态肥胖 | 　• 乳腺癌(女性) |
| 3. 免疫学检查 | 　• 乳房钼靶 X 线(大于 40 岁的女性,家族史) |
| 　• ABO 血型检查 | 　• 肠镜检查(年龄大于 50 岁,有家族史) |
| 　• HLA 类型 | 10. 其他 |
| 　• 交叉配型 | 　• 妊娠测试 |
| 4. 心理学检查 | 　• 心电图 |
| 5. 实验室检查 | 　• 超声心动图/负荷试验/冠状动脉造影 |
| 　• 血常规,生化,肝功能,凝血功能 | 11. 放射学检查 |
| 6. 代谢功能检查 | 　• 胸片/胸部 CT |
| 　• 空腹血糖 | 　• 肾脏超声 |
| 　• 甲状腺功能 | 　• 肾部 CT 3D 血管造影 |
| 　• 尿酸水平 | |

表 19.5　活体肾捐献的绝对禁忌证[5]

| | |
|---|---|
| 1. 年龄小于 18 岁 | 9. 有症状的心脏瓣膜疾病 |
| 2. 高血压(BP>130/90) | 10. 氧合和通气功能受损的慢性肺部疾病 |
|   • 小于 50 岁的供者 | 11. 新发的恶性肿瘤或复发时间较长的癌症 |
|   • 终末期器官损伤 |   • 乳腺癌 |
|   • 两种及以上抗高血压用药 | 12. 供者肾脏泌尿系统异常 |
| 3. 糖尿病(根据糖尿病诊断) | 13. 肌酐清除率(GFR)<80ml/(min·1.73m$^2$)或者预计移除一个肾后 80 岁时 GFR<40ml/(min·1.73m$^2$) |
| 4. 糖耐量试验异常 2 小时 OGTT>140 | 14. 外周血管疾病 |
| 5. 血栓或栓塞史 | 15. 蛋白尿>300mg/24h |
| 6. 精神病禁忌 | 16. HIV 感染(除非受体也是 HIV 阳性) |
| 7. 病态肥胖:BMI>35kg/m$^2$ | 17. 丙肝感染 |
| 8. 冠状动脉疾病 | 18. 乙肝感染 |

表 19.6　活体肾移植相对禁忌证[5]

| |
|---|
| 1. 病态肥胖(BMI 30~35) |
| 2. 肾结石 |
| 3. 早期的癌症病史 |
| 4. 过往精神紊乱史 |

体格检查的目的是发现高血压,评估病态肥胖,确定心、肺、肝脏和外周血管疾病。心理评估的重要性不仅在于确保精神健康和支持,也是为了确保捐献的动机是利他的。还评估了 ABO 血型已确定相容性。一旦匹配成功,其余评估内容就可以继续进行。如表 19.4 所列,评估过程包括一般的实验室血液检查、免疫学检查、代谢功能检查以及感染和癌症筛查。肾脏评估不仅对功能进行评估,同样也要评估解剖结构。这有助于选择合适的组织进行移植。

目前供体肾切除通常在腹腔镜下进行。手术死亡的主要原因是肺栓塞、出血和感染。大多数患者在术后 1~3 天内出院。

供体肾切除后肾功能立即下降约 50%,随后 6 周内肾脏进行代偿,从而产生新的基础肾功能,大约是肾切除之前的 75%~80%。没有资料表明手术会长期增加肾功能受损、高血压或者心血管疾病的风险因素[4,5]。

## 遗体肾捐献

遗体肾捐献与活体肾捐献有着本着的区别。当潜在的供体合适的时候,器官劝募组织便迅速开始筛查合适的供体(表 19.7 和表 19.8)。

评估首先要确定脑死亡的死因以及时间,心脏停搏时间以及正性肌力支持的需要。既往病史对评估捐献器官的合适性至关重要。如果有肾功能不全、不可控的高血压或者糖尿病病史,在进行同种异体肾移植之前需要做更详细的检查。高危行为史提示 HIV、乙肝或丙肝等传染性疾病的风险增加。体格检查用来评估血流动力学稳定性、身高、体重、BMI 以及任何可提示肾脏损伤的腹腔内创伤的体征。尿量以及血尿的筛查也是评估一个重要的方面。

实验室血液检查包括 ABO 血型检查、HLA 类型、血常规、生化检查、凝血检查以及尿常规。另外,必须进行感染性疾病评估,包括病毒血清学检查、血培养和痰培养,还要提取血液做交叉配型。并存影响肾脏疾病的患者可能需要在获取器官时进行活检。

遗体肾移植切除术通过腹中线切口完成;这通常在心、肺、肝、胰腺和小肠复苏后进行。然后分离整个肾脏并将其具体的解剖结构标注在表格中。这包括确定肾脏大小、输尿管长度、动静脉的数目和是否存在解剖结构上的缺陷。如果需要的话,此时可进行肾活检。然后把肾脏置于冷保存溶液中,无菌包装后转运到器官采购组织或接受肾脏的移植中心。某些特殊情况下,已尝试使用搏动灌注来降低移植肾功能延迟恢复的风险。虽然移植肾在冷缺血 48h 后仍能发挥功能,一旦冷缺血时间超过 24 小时,移植物功能延迟恢复的发生率显著增加。冷缺血时间应该尽可能最短化[3,6]。

表 19.7 遗体肾捐献的评估[3]

| | |
|---|---|
| 1. 确定脑死亡以及相关的证明文件 | • ABO 血型 |
| 2. 病史 | • HLA 分型 |
| • 脑死亡的病因和病程 | 6. 感染相关检查 |
| • 心搏骤停史 | • 血培养 |
| • 先前存在的疾病 | • 尿培养 |
| • 高危行为 | • 痰培养 |
| 3. 体格检查 | • 病毒血清学:CMV,EBV,乙肝,丙肝 |
| • 创伤迹象,手术史,感染史 | • HIV 检查 |
| • 血流动力学稳定性 | • RPR |
| • 升压需要 | • 弓形虫检查(心脏移植的患者) |
| • 尿量 | 7. 解剖学评估 |
| 4. 一般实验室检查 | • 术中解剖学评估 |
| • 血常规,血清生化检查,凝血功能检查,尿常规 | • 肾组织活检 |
| 5. 免疫学检查 | |

表 19.8 UNOS 遗体肾脏分配系统[3]

| | |
|---|---|
| 1. 血型匹配 | • 捐献肾脏组织学异常 |
| 2. 肾脏零抗原错配 | 5. 肾脏分配的扩展标准 |
| 3. 地理分配顺序 | • 年龄大于 60 岁 |
| • 地方 | • 或者年龄在 50~60 岁并且有以下两种情况: |
| • 区域 | • 死于心血管意外 |
| • 国家 | • 高血压 |
| 4. 双肾分配(至少满足以下两个条件) | • 尿肌酐>1.5mg/dl |
| • 捐献者年龄大于 60 岁 | 6. 积分系统分配 |
| • 预计肌酐清除率<65ml/min | 以等待时间、匹配程度、群体反应性抗体、儿童患者、有捐献史和医疗紧迫性为基础 |
| • 血清肌酐>2.5mg/dl | |

除了以上所说的,还开发了一种新的方法来帮助预估移植肾衰竭的风险。肾脏捐献风险指数(Kidney Donor Risk Index,KDRI),通过遗体捐献者的特点进行计算而得到,可将指定的捐献者与前一年肾捐献者的平均值相比较来预测移植肾衰竭的风险。决定 KDRI 的捐献者特征包括:年龄、种族、肌酐、高血压史、糖尿病史、死因、身高、体重、捐献类型(心脏停搏后的器官移植或脑死亡后的器官移植)以及丙肝情况。肾脏移植情况指数(Kidney Donor Profile Index,KDPI)由 KDRI 发展而来并被纳入分配标准。由于不是所有的 ECD 标准都相同,所以它比 ECD 标准更加有用[7]。

## 肾移植手术

一旦选中移植受体,患者将被收入院并在移植前进行重新评估。重点是发现是可能阻碍移植进行的感染性疾病和其他医疗状况。患者是否需要在手术前接受透析也需要评估。$K^+>5.5mmol/L$ 的高钾血症需要及时治疗。

在患者进入手术室之前,必须最后审查肾源和表格是否准备好,以确认没有可能影响移植肾相配性的未发现的损伤。小心地从腹膜后脂肪中分离肾动脉和肾静脉。分辨两端血管并在主动脉上重建。注意不要剪断输尿管,这可能导致尿道缺血。

这一过程需要全身麻醉,中心静脉穿刺和动脉持续监测。术前常规给予抗生素。在麻醉诱导后,尿道插入大号导尿管。切皮前,免疫抑制诱导药物开始作用。特异性诱导药物根据移植中心的喜好而有所不同,但是总包括皮质激素和抗体诱导剂。

从耻骨上腹中线到髂前上棘做弧形切口到达移植位点。分离腹斜肌,保留腹直肌完整。识别下腹壁血管并进行分离。然后推开腹膜暴露髂血管。女性的子宫圆韧带通常也被分离,而男性的精锁韧带则收缩并将其保护。髂外动脉和静脉从周围的软组织中分离出来,同时结扎上覆的淋巴系统。一旦血管充分游离,就给予系统化的肝素,准备血管吻合。

接着将肾血管与髂外血管吻合。一旦吻合结束,将肾血管夹闭使血流流向大腿(注:不是每个外科医生都进行这一步操作)。这是为了检查是否存在吻合口痿,可以在不中断再灌注而影响肾脏循环的情况下进行修补和改善。一旦确认吻合满意,就进行肾脏再灌注。足够的肾脏再灌注由轻度的高血容量和高血压介导。目标收缩压是 120 ~ 140mmHg,这也许需要多巴胺和大量的液体来达到这个理想值。常规应用呋塞米和甘露醇来促进尿液生成。

在血管吻合结束后,需要确认止血充分。然后准备输尿管移植。通常,输尿管是铲状的并直接缝合在膀胱黏膜上。紧接着在膀胱肌肉壁上形成一个近似的通道,从而与输尿管末端连接。输尿管支架通常被认为可以减少尿漏或输尿管狭窄。尽管不是必要的,腹膜后还是会放一个引流管。再一次确认止血情况。仔细地逐层缝合伤口。患者通常在手术室内拔管然后转入恢复室或 ICU。

## 术后早期处理

除了气道管理和保护,在术后的短期内,一些重要的体征也应被监测。实验室血液检查常在恢复室中进行,同时要每小时观察和记录尿量。液体管理非常重要,尿量可以从几滴到大于 1L/h 不等。需要注意液体更换和管理。移植术后,复苏时要注意避免低容量或容量负荷过重。可能会发生电解质紊乱,应该注意监测和纠正。

任何突然的无尿都要即时评估。可能的原因是导尿管中形成了血块,这可以通过简单的冲洗来缓解。但是,对急性肾动脉和肾静脉血栓的评估非常重要,这也可能导致无尿。如果早期发现,可以清除血栓(极少数情况下)保住肾。如果怀疑这一并发症,应立即进行手术重新探查。

术后可因低血压、心动过速、少尿或血红蛋白低于预期值而出现出血。引流管可以提示大量的出血。致命性的出血很少但是也会发生。这种出血可能是因为下腹部血管或者肾血管分支的缝合处松动,也可能因为动脉缝合处感染

性假动脉瘤的破裂。腹膜后间隙通常能够压迫出血;但是腹膜后间隙周边还有很大的解剖结构,这可能导致大出血和血流动力学不稳定。另外,大血肿会增加伤口继发感染和开裂的风险。在这种情况下,回手术室探查的目的不仅是止血,也是为了清除已经形成的血肿。

最初的疼痛管理常常通过患者自控静脉注射双氢吗啡酮实现,然后在接下来的几天过渡到口服镇静剂。一旦患者稳定且情况良好后,就可以转入普通病房继续护理。不需要常规进入 ICU,除非提示有特殊的并发症或者有制度规定。

## 术后并发症

少尿患者在普通超声下如果没有机械性梗阻迹象,也许是移植肾功能延迟恢复的表现。在术后早期,对低尿量的监测非常重要。移植肾功能延迟恢复定义为在肾移植后第一周内需要进行透析。这种并发症在活体肾捐献的情况下很少,发生率约为 0~5%。在遗体肾捐献中,这种概率在 10%~50% 之间。在捐献者死于心搏骤停的情况下,发生概率可以达到 50%~80%[3,8]。大多数患者的肾功能可恢复,但可能需要数周时间。某些供体和受体的风险因素与表 19.9 中列出的移植肾功能延迟恢复相关。术后管理需要仔细关注液体平衡,避免额外的肾脏损伤,尤其是药物毒性。有些作者提倡在术后 5 天进行组织活检,并且每 7~10 天重复一次直至移植肾功能开始恢复以确保没有潜在的排斥反应。移植肾功能延迟恢复的长期影响会增加一年内急性排斥反应的风险并导致血肌酐升高。这也会影响移植肾的长期存活[8]。其他术后的并发症在表 19.10 中列出。

**表 19.9 移植肾功能延迟恢复的风险因素[8]**

| 供体 | 受体 |
| --- | --- |
| 1. 年龄>60 岁 | 1. 病态肥胖 |
| 2. 高血压 | 2. HLA 敏化 |
| 3. 需要正性肌力支持 | 3. 术前 24 小时进行透析 |
| 4. 心脏停搏后的器官移植 | 4. 长时间的二次热缺血 |
| 5. 冷缺血时间较长 | |

**表 19.10 外科手术后并发症概括**

| 极早期 | 早期 | 晚期 |
| --- | --- | --- |
| 1. 移植肾功能延迟恢复 | 1. 伤口并发症 | 尿路狭窄 |
| 2. 出血 | 2. 尿漏 | |
| 3. 急性血管血栓 | 3. 淋巴囊肿 | |

伤口并发症,尤其是深部伤口感染,会造成较高的发病率。这常常导致脓肿形成,而且可以发展成筋膜坏死与开

裂。伤口并发症常以引流液的方式呈现。一旦发现,应开放伤口并且进行评估,排除深部的伤口感染。浅表的伤口感染通过局部护理来处理。伤口开裂和深部伤口感染要手术室干预和外科处理,同时如果有败血症征象,要静脉给予抗生素。

急性动脉血栓只发生在小于1%的肾移植中,且大多发生在术后24小时内。常常是技术原因或者是小栓塞导致,可使动脉血流进入移植肾受阻。当起初多尿突然转为无尿时,在术后的即刻评估中就应该怀疑有动脉血栓。移植的肾脏可以通过及时发现和再次手术而挽救(极少数情况下)[3,8]。

静脉血栓发生在2%~4%的肾移植中。这种肾脏通常无法挽救。血栓可以到达外周(少数情况下),髂静脉血管并导致深静脉血栓甚至肺栓塞。常表现为突然的血尿和同侧下肢水肿。尽管这可以用多普勒超声诊断,显示为静脉血流消失和舒张期动脉反流,但怀疑静脉血栓应立即返回手术室抢救移植肾。发生这一情况时应告知患者切除移植肾的可能性[3,8]。

尿漏可能发生在肾移植后的几天或几周。常发生在输尿管连接点原因是输尿管顶端坏死。也可因输尿管急性梗阻而发生在破裂的肾盂。通常表现为少尿、肌酐水平增高、下腹部疼痛或耻骨上不适。可以通过超声或 CT 下见到液体来诊断。经皮采集液体标本,检测尿素氮和肌酐浓度并与血浆浓度比较。可以放置 Foley 导管和经皮肾造口并放置支架引流来处理。保守治疗无效的尿漏需要手术干预,对移植肾同侧行输尿管再植或输尿管输尿管端端吻合[3,8]。

输尿管狭窄是移植后晚期并发症,常发生在移植后几个月到几年内。这与输尿管缺血或输尿管膀胱吻合过紧相关。尿路狭窄表现为肌酐值升高和肾盂积水,有时和肾盂肾炎相关。如果出现肌酐值升高和中重度的肾盂积水则提示输尿管狭窄。经皮肾造口是诊断的金标准,同时可以通过放置外引流管和内部支架进行治疗。这也是扩张狭窄和解决问题的方法,但是对于持续存在或者复发的狭窄有时需要外科治疗。手术治疗包括移植肾输尿管再植,输尿管输尿管端端吻合或者肾盂输尿管吻合术。

淋巴囊肿发生在移植后几周到几个月内。在术中损伤受体淋巴系统发生淋巴漏后形成。淋巴囊肿可以导致髂血管压迫性症状,表现为腿部肿胀和不适,以及移植输尿管受压,导致肾积水和肾功能障碍。超声评估将提示肾周液体积聚。经皮穿刺后进行液体分析以及白细胞分类记数,尿素氮,肌酐值测定可以帮助确定淋巴液性质。可以通过腹膜内淋巴囊引流或腹腔镜开放进行处理。要避免损伤移植肾的收集系统和输尿管。经皮引流也是一种方法但是成功率低并且有感染的高危因素[3,8]。

# 免疫系统并发症

由于移植前进行的交叉配对,超急性排斥反应的可能性很低。它在循环中存在抗供体 ABO 血型抗原或 HLA Ⅰ类抗原的细胞毒性抗体时出现。抗体与供体内皮细胞上的抗原相结合,导致补体系统激活,血小板聚集和微血管阻塞。病理检查可以发现间质出血,中性粒细胞浸润和内皮细胞上的抗体沉积。这会引起急性的移植肾损伤,可能发生在移植后的几分钟或几小时内。一旦发生,移植肾将可能无法挽救。

急性排斥反应是快速发展和迅速恶化的反应,主要发生在移植后第一周。病理学检查可以发现大量淋巴细胞、巨噬细胞和浆细胞浸润。此外,肾小管和间质毛细血管也有明显的损伤,伴有血管内皮细胞肿胀的较大血管的损伤也可见到。应立即使用抗 T 细胞抗体以及脉冲式的皮质激素进行治疗。有50%的病例可以挽救,但是移植肾的长期功能将受到影响。

抗体介导的排斥反应与抗供体 HLA 特异性抗体相关,占到了移植后早期排斥反应的10%。供体的特异性抗体与移植肾的内皮细胞相结合,激活补体系统并形成损伤。根据急性组织损伤的组织学发现、供体特异性抗体和细胞内皮上 CD4 阳性染色可以确诊。治疗方法主要是清除供体的特异性抗体以降低进一步的损伤和减少血管炎性反应。通过血浆置换,静脉注射大剂量免疫球蛋白,使用利妥昔单抗和硼替佐米可以达到目的[8]。

急性 T 细胞介导的排斥反应是最常见的排斥反应,在移植术后一年发生的概率为10%~30%,是 T 细胞介导的肾小管损伤。组织病理学检查显示 T 细胞浸润在肾小管和肾小管间隙中导致肾小管损伤。通过移植肾活检可以确诊,并可根据 Banff 分类系统对观察到的组织病理学改变严重程度进行分类。轻微的排斥反应通过皮质激素可以治疗。中重度的排斥反应常常需要抗 T 细胞抗体。95%的病例可以逆转。但是晚期发生和反复发作的排斥反应与慢性的移植肾损伤相关[3,8]。

# 维持免疫移植

一些免疫抑制药物可以维持免疫疗法,包括皮质激素、环孢素、他克莫司、硫唑嘌呤、霉酚酸酯/霉酚酸、西罗莫司和依维莫司。现在的趋势是多模态疗法,联合2种或3种药物治疗,将疗效最大化同时将毒性最小化。避免使用激素类药物的趋势在增长,以避免长期使用类固醇的副作用。大多数肾移植手术的受者在快速停用皮质激素时都联合使用钙调磷酸酶抑制剂和抗代谢药物。贝拉西普作为一种新的药物已经被美国食品药品管理局批准,可用于替代 CNI 类药物。它与更好的肾功能相关,但是也与早期的排斥反应和血清 EBV 阴性患者患淋巴瘤的高风险相关。

除了增加了与长期免疫抑制相关的恶性肿瘤和感染的风险外,钙调磷酸酶抑制剂还带来另外一个挑战,因为它具有肾毒性。认为其导致肾小球前小动脉收缩,引起血流减少,肾小球滤过率下降。这一作用与循环血流量水平有关。如果钙调磷酸酶抑制剂的浓度降低,则肾脏的功能障碍是可逆的。长期慢性的 CNI 损伤包括肾小球纤维化,导致缓慢进展的功能障碍。尽管药物毒性和急性排斥反应很难区分,组织病理学检查可以显示肾小管空泡形成。如果有急性排斥反应,病理检查则可以发现肾小管淋巴细胞浸润。

## 其他注意点

患者肾衰竭的复发可能导致肾移植失败。疾病复发所致的肾移植后失败占 2%。原发性疾病如膜增生性肾小球肾炎和局灶性节段性肾小球硬化与复发和肾移植失败的高风险相关。尽管有一些膜性肾小球肾炎、IgA 肾病和抗肾小球基底膜疾病会复发,但是移植肾衰竭的可能性很小。在肾衰竭的系统性原因中,草酸盐沉着症、溶血性尿毒症综合征和混合性冷球蛋白血症提示高复发率和移植肾衰竭。因此,了解导致肾衰的病因对移植后监测复发具有指导作用。最终的目标都是在移植肾衰竭前给予适当的干预[3]。

BK 肾病是移植肾功能障碍的原因之一,占到了 1%~10%。这是由一种多瘤病毒(BK 病毒)介导的。在强力的免疫抑制下这种病毒可再激活,导致肾小管损伤而引起肾功能障碍。当血肌酐值升高时应怀疑 BK 肾病。血浆和尿液的 PCR 实验可以测定 BK 病毒是否存在及并对其定量,诊断需通过组织活检。光镜下可见间质浸润和肾小管损伤。电镜下可见病毒颗粒。治疗方法包括减少免疫抑制;但是直接用抗病毒药物治疗有时也会成功,例如来氟米特、小剂量的西多福韦、静脉注射免疫球蛋白和使用氟诺喹酮类药物[3]。

慢性移植肾功能障碍是移植后数月至数年肾功能进展性损伤的结果。移植肾损伤通常是多因素的,肾移植前后的风险因素都有影响。移植前的风险因素包括供体之前存在的疾病、移植过程中的肾损伤、局部缺血再灌注损伤、长时间的冷缺血、年龄相关的肾小球滤过率下降、高血压和血管疾病。移植后的风险因素可分为与免疫相关与与免疫无关的。免疫相关因素有急性排斥反应、复发性肾小球肾炎、间质纤维化和肾小管萎缩以及移植肾肾小球疾病。免疫无关的因素有高血压、糖尿病、肾血管疾病、钙调磷酸酶抑制剂毒性、尿路梗阻、泌尿系统败血症、CMV 肾病和 BK 肾病。移植肾损伤的持续存在与这些机制相关,并导致进行性的移植肾功能障碍,最终形成移植肾衰竭[9]。

慢性移植肾损伤是一种以无病因的以间质纤维化和肾小管萎缩为特点的慢性移植肾功能障碍。它是移植肾衰竭的常见原因,一年发病率为 25%,10 年发病率约为 90%。其临床特点为进行性的肾功能障碍、高血压和不同程度的蛋白尿。这种临床情况不可预知,目前还没有有效的解决方法[3,9]。

抗体介导的慢性排斥反应是一种以循环中存在供体特异性抗体为特点的慢性移植肾肾功能障碍。移植肾组织活检可见补体 C4 沉积以及慢性组织损伤的形态学表现。特异性表现包括移植肾肾小球病变、肾小管周围毛细血管基底膜增厚、间质纤维化、肾小管萎缩、小动脉纤维化及内膜增厚。危险因素包括已经存在的致敏状态、供体特异性抗体和 HLA 不配对。这与移植结果不理想和最终的移植肾衰竭相关,目前没有有效的处理方法[9]。

## 结果

尽管肾移植有许多潜在的并发症和挑战,但是短期结果已有了小而稳定的改善。在 2011 年 OPTN/SRTR 关于肾移植的年度报告中,我们发现移植肾衰竭和重新透析的比例有所下降。表 19.11 显示肾移植 90 天内移植肾衰竭的比例相比之前有所下降。表 19.12 记录了在 6 个月、1 年、3 年、5 年和 10 年时肾衰、重新透析和死亡的人数,同样这些结果也有改善。但是 5 年和 10 年的改善很小,提示长期生活质量得不到明显改善。这项报告在 2011 年 6 月 30 日进一步提出,约 164 200 名患者在肾移植后存活,与前 10 年相比增加了 1 倍。

表 19.11　成人肾移植后 90 天内肾衰竭发生率(%)

| | 所有死亡捐献者 | 活体捐献者 | 心源性猝死捐献者 | 废弃肾脏捐献者 | 心脏死亡捐献者 |
|---|---|---|---|---|---|
| 2000 | 5 | 2.4 | 7.6 | 4.5 | 4.9 |
| 2001 | 4.5 | 2.4 | 7.6 | 3.9 | 4.5 |
| 2002 | 4.5 | 2.2 | 8.8 | 3.7 | 5.6 |
| 2003 | 4.4 | 2.3 | 6.5 | 3.9 | 6.5 |

续表

| | 所有死亡捐献者 | 活体捐献者 | 心源性猝死捐献者 | 废弃肾脏捐献者 | 心脏死亡捐献者 |
|---|---|---|---|---|---|
| 2004 | 4.1 | 1.9 | 6.4 | 3.6 | 6.0 |
| 2005 | 3.7 | 2.1 | 5.3 | 3.3 | 4.8 |
| 2006 | 3.4 | 1.5 | 5.0 | 3.0 | 4.2 |
| 2007 | 3.1 | 1.5 | 5.6 | 2.5 | 3.3 |
| 2008 | 3.2 | 1.4 | 4.6 | 2.8 | 4.6 |
| 2009 | 2.7 | 1.4 | 4.7 | 2.2 | 3.6 |
| 2010 | 3.1 | 1.1 | 5.1 | 2.6 | 3.8 |
| 2011 | 1.9 | 0.9 | 2.9 | 1.7 | 2.7 |

来源：OPTN/SRTR 2011 Annual Data Report for Kidney Transplantation。

表 19.12　遗体供者肾脏移植预后[10]

| | 6 个月 | | | 1 年 | | | 3 年 | | | 5 年 | | | 10 年 | | |
|---|---|---|---|---|---|---|---|---|---|---|---|---|---|---|---|
| | 移植肾衰或死亡 | 重新透析 | 肾功能正常死亡 | 移植肾衰或死亡 | 重新透析 | 肾功能正常死亡 | 移植肾衰或死亡 | 重新透析 | 肾功能正常死亡 | 移植肾衰或死亡 | 重新透析 | 肾功能正常死亡 | 移植肾衰或死亡 | 重新透析 | 肾功能正常死亡 |
| 2000 | 0.092 | 0.056 | 0.036 | 0.126 | 0.074 | 0.053 | 0.232 | 0.138 | 0.094 | 0.342 | 0.198 | 0.144 | 0.575 | 0.314 | 0.260 |
| 2001 | 0.084 | 0.051 | 0.032 | 0.114 | 0.068 | 0.046 | 0.219 | 0.123 | 0.096 | 0.330 | 0.181 | 0.149 | 0.559 | 0.296 | 0.264 |
| 2002 | 0.084 | 0.053 | 0.031 | 0.114 | 0.069 | 0.044 | 0.220 | 0.130 | 0.089 | 0.325 | 0.188 | 0.137 | | | |
| 2003 | 0.082 | 0.049 | 0.033 | 0.114 | 0.065 | 0.049 | 0.218 | 0.123 | 0.095 | 0.316 | 0.174 | 0.142 | | | |
| 2004 | 0.079 | 0.049 | 0.030 | 0.108 | 0.064 | 0.044 | 0.216 | 0.126 | 0.090 | 0.309 | 0.176 | 0.133 | | | |
| 2005 | 0.075 | 0.044 | 0.031 | 0.107 | 0.060 | 0.047 | 0.203 | 0.113 | 0.091 | 0.296 | 0.161 | 0.135 | | | |
| 2006 | 0.070 | 0.031 | 0.029 | 0.099 | 0.057 | 0.042 | 0.191 | 0.108 | 0.083 | 0.291 | 0.160 | 0.131 | | | |
| 2007 | 0.065 | 0.039 | 0.026 | 0.092 | 0.052 | 0.040 | 0.179 | 0.101 | 0.078 | | | | | | |
| 2008 | 0.063 | 0.038 | 0.024 | 0.086 | 0.051 | 0.035 | 0.170 | 0.094 | 0.076 | | | | | | |
| 2009 | 0.061 | 0.035 | 0.026 | 0.088 | 0.047 | 0.040 | | | | | | | | | |
| 2010 | 0.062 | 0.037 | 0.025 | 0.084 | 0.048 | 0.036 | | | | | | | | | |
| 2011 | 0.049 | 0.029 | 0.020 | | | | | | | | | | | | |

# 结论

　　肾移植仍然有发展的空间。每年在治疗和免疫抑制途径上都有显著的进步。更多特异性的和潜在毒性小的免疫抑制剂以及治疗方案正在研发(尽管这些年没有那么多)。在诱导耐受上也不断有新的想法。患者等待移植的时间增加,同样等待移植的患者的死亡率也增加。但是,随着扩展标准供者和活体供者增加,更多终末期肾脏疾病的患者将有机会接受治疗来挽救生命。

# 参考文献

1. Hamiton D. Chapter 1, Kidney transplantation: a history. In: Morris P, Knechtle S, editors. Kidney transplantation principles and practice. 6th ed. Philadelphia: Saunders; 2008.
2. Mandel EI, Tolkoff-Rubin NE. Recipient selection. In: Lewis C, Madsen J, Klein A, editors. Organ transplantation. A clinical guide. Cambridge, UK: Cambridge University Press; 2011.
3. Kaufman DB. Chapter 6, Kidney transplantation. In: Stuart FP, editor. Organ transplantation. 2nd ed. Austin, TX: Landes Bioscience; 2003. p. 107–53.
4. Matas AJ, Ibrahim HN. Live donor kidney donation. In: Lewis C, Madsen J, Klein A, editors. Organ transplantation. A clinical guide.

Cambridge, UK: Cambridge University Press; 2011.

5. Guidelines for the Medical Evaluation of Living Kidney Donors OPTN/UNOS Living Donor Committee [Internet] 2014 Jan 20. Available from: http://optn.transplant.hrsa.gov/PublicComment/pubcommentPropSub_208.pdf

6. Gibbs P. Surgical procedure. In: Lewis C, Madsen J, Klein A, editors. Organ transplantation. A clinical guide. Cambridge, UK: Cambridge University Press; 2011.

7. Policy for Allocation of Kidneys OPTN/UNOS Living Donor Committee [Internet] 2014 Jan 20. Available from: http://optn.transplant.hrsa.gov/PoliciesandBylaws2/policies/pdfs/Policy_7.pdf

8. Marson L, Forsythe J. Peri-operative care and early complications. In: Lewis C, Madsen J, Klein A, editors. Organ transplantation. A clinical guide. Cambridge, UK: Cambridge University Press; 2011.

9. Mulroy S, Firth J. Long-term management and outcomes. In: Lewis C, Madsen J, Klein A, editors. Organ transplantation. A clinical guide. Cambridge, UK: Cambridge University Press; 2011.

10. 2011 Annual Report of the U.S. Organ procurement and Transplantation Network and the Scientific Registry of Transplant Recipients: Transplant Data 1998–2011. Department of Health and Human Services, Health Resources and Services Administration, Healthcare Systems, Division of Transplantation, Rockville, MD; United Network for Organ Sharing, Richmond, VA; University Renal Research and Education Association, Ann Arbor, MI.

# 20 术前受者评估和准备（肾）

Elif Cingi, David S. Beebe, James Vail Harmon Jr, and Kumar Belani

## 引言

引起慢性肾脏病（chronic kidney disease, CKD）的原因多种多样，而这类疾病在得不到治疗时，会影响生活质量和寿命。肾移植手术对这类患者来说，既可以改善生活质量也可以延长寿命。不幸的是，CKD常常会引发其他合并症。所以术前评估以优化术前健康状况十分重要。这可以帮助我们决定术中的监测类型和制订出最好的麻醉计划[1]。

术前评估是为了了解肾移植的危险因素，改善可能影响移植结果的患者的身心条件。移植过程需要早早计划安排，以评估患者是否需要进行抢先移植（在维持透析开始之前）。肾移植申请者的评估包括内科、外科、免疫和心理状态的评估。需要对患者的个体风险和移植受益进行讨论，并告知患者，让患者决定是否继续接受移植。在患者被列入遗体或配型成功的活体捐赠名单中后，仍然有必要定期评估，以发现可能影响移植的新问题[2]。

## 心脏评估

术前对心源性风险评估最主要的目的是降低与心血管疾病相关的死亡率与发病率。CKD患者的高冠心病发生率，让拟接受肾移植手术患者的诊疗成为一项很大的挑战。事实上，50%的终末期肾脏疾病患者死于冠心病，36%的患者虽然移植成功却死于心脏病[3-5]。

根据器官获取和移植网络（Organ Procurement and Transplant Network, OPTN）的记录，截至2014年1月14号，等待肾移植患者的人数达到了90 000名。2011年的数据显示，在等待肾移植的84 000名患者中，有5 000名患者在接受移植手术前死亡。与1991年相比，2011年肾移植候选的患者中大于50岁的患者达到了62%，而1991年是28.7%。之前对不能接受移植的患者年龄并没有限制，虽然80岁可以认为在身体条件上已经不能耐受移植手术[6]。

随着移植候选患者年龄的增长，麻醉医生需要考虑更多更复杂的生理条件。

除了评估系统性高血压，还要检查肾移植患者是否有冠心病。这常常通过非侵入性检查进行，如心肌核素实验和多巴酚丁胺负荷超声心动图。这些检查对评估患者的死亡率有一定价值，但是在诊断终末期肾脏疾病患者的冠心病上，相比血管造影缺乏特异性和敏感性。冠心病与随后的生存率之间的关系并不一致，可能是因为不稳定的斑块与血管狭窄相比，更易造成心肌梗死[7]。

2005年，在一项对68个移植中心的调查中，51%的项目代表表示评估取决于最初的心脏评估和心脏病史，7%的人用ACC/AHA对于正常人群非心脏手术的标准来进行心脏的再评估，32%的人联合ACC/AHA标准及起始的心脏评估和心脏病史进行评估[8]。

由于许多心血管筛查和移植过程的操作之间的差异很大且与已发布的指南不一致，ACC/AHA与ASTS（American Society of Transplant Surgeons）、AST（American Society of Transplant）和NKF（National Kidney Foundation）合作，在2012年发布了关于"肾脏或肝脏移植患者心脏病评估与处理"的共识[9]。心脏评估指南流程图详见图20.1。

所有的肾移植接受者必须在术前进行心电图检查。如果结果异常则需要进行额外的心功能评估。选择何种非侵入性的心功能实验（多巴酚丁胺负荷实验和心肌灌注显像）由围手术期评估者自行决定。2012年ACC/AHA/AST/AKF的共识报告中，没有证据支持或反对在患者纳入移植名单后需要反复监测左心室功能[9]。

怀疑有瓣膜疾病或者充血性心力衰竭的患者必须做超声心动图[2]。Lentine建议对有中度主动脉瓣狭窄的终末期肾脏疾病患者进行更频繁的超声心动图监测，因为这些患者的病情通常进展得很快。那些超声心动图显示肺动脉高压的患者需要进行右心导管检查。如果心导管所示肺动脉高压与其他原因无关（如睡眠呼吸暂停综合征和左心疾病），那么建议咨询专家关于肺动脉高压的处理并指导进一步的血管扩张剂的应用。

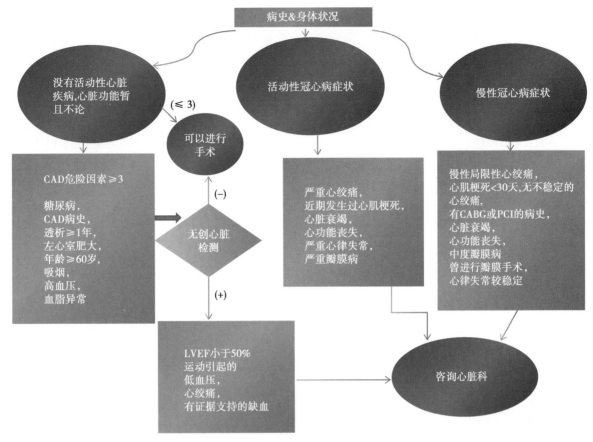

**图 20.1** 肾脏受者移植前心脏准备工作的详细流程图

尽管存在最佳的药物治疗,对那些严重左主支狭窄(>50%)或 3 个主支狭窄(≥70%)或左前降支近端狭窄伴有一根主支狭窄的终末期肾脏疾病患者,无论是否存在左室收缩功能障碍,冠脉旁路移植术都是能够缓解这些患者的心绞痛并改善生存率的合理选择。冠脉旁路移植术在改善糖尿病人以及累及多血管的冠心病患者的生存率上优于经皮冠状动脉介入术[9]。

## 禁食和术前用药

所有择期手术患者必须禁饮禁食 6 小时。糖尿病患者以及胃排空延迟的患者需至少禁食 8 小时。胃排空主要取决于迷走神经的功能,糖尿病患者的这一功能受到了影响。糖尿病胃轻瘫的主要临床症状有早期的饱腹感、厌食、恶心、呕吐、上腹不适和腹胀[10]。

患者可以用一小口水或果汁服用日常的药物。通常,患者需要服除血管紧张素抑制剂和口服降糖药物的其他所有日常药物。术前使用血管紧张素抑制剂与全麻诱导后的出现低血压相关[11]。对于半衰期较短的降糖药物,手术当天不适用口服;而对于长效药物(如氯丙酰胺),术前 48小时内不应使用。这么做是为了防止反应性的低血糖以及相关的药物诱导的毒性和相互作用,尤其是使用磺酰脲类

化合物时[10]。

对于那些在肾移植前已经使用了 β 受体阻滞剂的患者,术前建议继续使用,以防止反跳性高血压和心动过速。在之前没有使用过 β 受体阻滞剂的患者不推荐手术前一天晚上和手术当天早上使用 β 受体阻滞剂[9]。

## 高血压和糖尿病

慢性肾脏病患者很多都有高血压和糖尿病。据报道,85%~95% 的慢性肾脏病患者有高血压[12]。高血压可以是慢性肾脏病的原因也可以是其结果。2014 年国际慢性肾脏病概况显示近三分之一的糖尿病患者同时患有慢性肾脏病[13]。

在 2 型糖尿病患者中适度的血压控制也许比慢性的血糖控制更加重要[14]。现在的建议是将高血压合并糖尿病的患者的血压控制在 130/80mmHg 以下。对于所有终末期肾病的糖尿病患者,必须了解其糖尿病类型(1 或 2 型)、家中的监测方法以及平常的代谢控制。了解其抗糖尿病治疗方案很重要,例如饮食控制、降糖药物以及胰岛素治疗。血糖和糖化血红蛋白对评估糖尿病控制是否有效非常重要。糖化血红蛋白不受血糖水平短期变化的影响,而是反映长期的血

糖水平。糖化血红蛋白升高提示糖尿病相关的微血管和大血管病变[10]。

糖尿病的慢性影响可分为微血管(包括糖尿病视网膜病变和肾脏病变)、神经(自主神经和周围神经)和大血管并发症(动脉粥样硬化)。围手术期心血管事件发生率和死亡率在糖尿病患者中增加2~3倍[15]。

麻醉科医生对肾移植患者的关注点有以下几个。糖尿病患者除了终末期肾病以外还有许多其他并存疾病。这些并存疾病可能因为胃轻瘫、自主神经病变、周围神经病变、心血管疾病和周围血管疾病而影响麻醉方法的选择[16]。糖尿病患者自主神经功能改变的主要表现为静息时心动过速、运动不耐受、直立性低血压、便秘、胃轻瘫、假性运动功能障碍、神经血管功能受损和血糖过低的自主调节受损。糖尿病自主神经受损主要依据自主功能测试来确定,包括心电图RR间隔改变、Valsalva试验、体位性血压测量,这可以帮助诊断心血管自主功能受损。

*体液和电解质*

手术前即刻评估包括确定有无水电解质及酸碱平衡紊乱,这些指标在肾移植患者中有着很大的差异。患者血容量的水平可以通过透析频率和最后一次透析时间来估计。尽管需要进一步的试验,术前常规行透析是不推荐的,但是高钾血症患者由于移植再灌注会引起血钾升高,所以可以考虑透析[17,18]。

大多数患者都设有透析用的动静脉瘘,在手术定位时需要特殊的护理。仅在绝对紧急情况下才对其进行置管,如需要进行复苏,但是没有其他的血管通道可用。代谢性酸中毒在终末期肾病患者中很常见。在手术过程中,建议仔细纠正酸中毒,主要有两个原因。第一,用碳酸氢盐调节酸碱平衡有助于降低血钾升高的水平。第二,移植肾脏的功能也得到了支持,尤其是在维持酸碱平衡上[19]。其他与慢性肾脏病相关的并发症包括低钙血症、低磷血症和甲状旁腺功能亢进[20]。

*凝血功能检查*

在等待肾移植的患者中血栓形成的可能性增加,有血栓形成倾向的患者早期移植失败的可能性增加。所有准备接受肾移植的患者应该常规检测凝血功能。有血栓形成史的患者,包括动静脉移植物和瘘反复形成血栓者,应该进一步的检查凝血功能,包括APC抗性、V因子和凝血酶原基因变化、抗心磷脂抗体、狼疮抗凝物、蛋白C和蛋白S、抗凝血酶Ⅲ和高胱氨酸水平。约6%的白种人有APC抗性,主要是杂合性V因

子发生了Leiden突变。这些人更容易发生血栓和移植失败。所有患有系统性红斑狼疮的等待肾移植的患者必须监测心磷脂抗体,这有助于了解疾病的严重程度。

尽管需要早期预防,但是血栓形成倾向很少成为肾移植的禁忌证。长期的抗凝治疗在药物选择和治疗时间上应该个体化。对于反复发生血栓但是没有潜在凝血疾病的透析患者的长期抗血栓治疗通常是无效的,而且应该避免。长期使用华法林与血管钙化的增加相关。

## 气道评估

对于合并糖尿病的肾移植患者,气道评估特别重要。这些患者可能需要先进的气道设备来应对困难气道的管理[21]。

导致糖尿病患者气管插管困难增加的原因尚不清楚。其中一个原因可能是由于长期高血糖导致的非酶糖基化胶原蛋白异常交联[22]。长期糖尿病的患者由于其血糖水平升高导致其结缔组织的糖基化,从而出现关节僵硬,而肾功能不全进一步促进了这种胶原蛋白的交联[23]。因此糖尿病患者经常会出现皮肤苍白、挛缩和关节僵硬(关节僵硬综合征)。关节僵硬综合征通常涉及患者头部和颈部的关节,特别是寰枕关节,这可能会限制喉镜检查时气管的可视化。糖尿病患者中,无法对掌可能是存在结缔组织僵硬的一种征兆[22]。

## 贫血

避免输血对于需要肾移植的患者来说非常重要,因为存在致敏的风险,同时伴随着等待时间的延长,不适合特定的活体供体,最终在等待过程中死亡或者移植后结局不良[24]。另外,Costa等发现移植前期对促红细胞生成素低反应性的患者,肾同种异体移植失败和死亡率将会增加[25]。

## 肺部疾病

术前伴有肺部疾病的患者可能需要进行肺功能检查,包括具有活动性肺疾病或反应性气道疾病症状和体征的患者以及睡眠呼吸暂停的患者。伴有慢性阻塞性肺疾病和限制性肺病的受者,移植后的感染并发症和死亡率将会增加。因此,伴有慢性肺部疾病的患者,移植前务必戒烟并制订戒烟计划[26]。

## 肥胖

肥胖是心血管疾病的危险因素,在移植前后常见。虽然移植前肥胖的影响仍不确定,但移植后肥胖会增加移植失败和死亡的风险。营养干预对减轻移植后体重有效,但对长期结局的影响尚未确定[26]。

## 结论

肾移植受体的术前检查必须彻底且有意义。常见的相关疾病如糖尿病、高血压和其他疾病需要适当评估。这将有助于制订肾移植或其他手术期间的麻醉计划。

## 参考文献

1. Ricaurte L, Vargas J, Lozano E, Diaz L. Anesthesia and kidney transplantation. Transplant Proc. 2013;45:1386–91.
2. Bunnapradist S, Danovitch GM. Evaluation of adult kidney transplant candidates. Am J Kidney Dis. 2007;50:890–8.
3. Ojo AO, Hanson JA, Wolfe RA, Leichtman AB, Agodoa LY, Port FK. Long-term survival in renal transplant recipients with graft function. Kidney Int. 2000;57:307–13.
4. Marwick TH, Steinmuller DR, Underwood DA, Hobbs RE, Go RT, Swift C, Braun WE. Ineffectiveness of dipyridamole SPECT thallium imaging as a screening technique for coronary artery disease in patients with end-stage renal failure. Transplantation. 1990;49:100–3.
5. Kahn MR, Fallahi A, Kim MC, Esquitin R, Robbins MJ. Coronary artery disease in a large renal transplant population: implications for management. Am J Transplant. 2011;11(12):2665–74.
6. http://optn.transplant.hrsa.gov/. Accessed 14 Jan 2014.
7. Lentine KL, Hurst FP, Jindal RM, Villines TC, Kunz JS, Yuan CM, Hauptman PJ, Abbott KC. Cardiovascular risk assessment among potential kidney transplant candidates: approaches and controversies. Am J Kidney Dis. 2010;55:152–67.
8. Zarifian A, O'Rourke M. Managing the kidney waiting list. Prog Transplant. 2006;16:242–6.
9. Lentine KL, Costa SP, Weir MR, Robb JF, Fleisher LA, Kasiske BL, Carithers RL, Ragosta M, Bolton K, Auerbach AD, Eagle KA. Cardiac disease evaluation and management among kidney and liver transplantation candidates: a scientific statement from the American Heart Association and the American College of Cardiology Foundation. J Am Coll Cardiol. 2012;60:434–80.
10. Kadoi Y. Anesthetic considerations in diabetic patients. Part I: Preoperative considerations of patients with diabetes mellitus. J Anesth. 2010;24:739–47.
11. Comfere T, Sprung J, Kumar MM, Draper M, Wilson DP, Williams BA, Danielson DR, Liedl L, Warner DO. Angiotensin system inhibitors in a general surgical population. Anesth Analg. 2005;100:636–44.
12. Rao MV, Qiu Y, Wang C, Bakris G. Hypertension and CKD: Kidney Early Evaluation Program (KEEP) and National Health and Nutrition Examination Survey (NHANES), 1999–2004. Am J Kidney Dis. 2008;51(4 Suppl 2):S30–7.
13. http://www.cdc.gov/diabetes/pubs/factsheets/kidney.htm
14. Boyer JK, Thanigaraj S, Schechtman KB, Perez JE. Prevalence of ventricular diastolic dysfunction in asymptomatic, normotensive patients with diabetes mellitus. Am J Cardiol. 2004;93:870–5.
15. Gu W, Pagel PS, Warltier DC, Kersten JR. Modifying cardiovascular risk in diabetes mellitus. Anesthesiology. 2003;98:774–9.
16. Grussner R, Benedetti B, editors. Living organ transplantation. New York: The McGraw-Hill Companies; 2008;15:224–27.
17. Snyder JJ, Kasiske BL, Gilbertson DT, Collins AJ. A comparison of transplant outcomes in peritoneal and hemodialysis patients. Kidney Int. 2002;62:1423–30.
18. Kikić Z, Lorenz M, Sunder-Plassmann G, Schillinger M, Regele H, Györi G, Mühlbacher F, Winkelmayer WC, Böhmig GA. Effect of hemodialysis before transplant surgery on renal allograft function—a pair of randomized controlled trials. Transplantation. 2009;88:1377–85.
19. Tejchman K, Domanski L, Sienko J, Sulikowski T, Kaminski M, Romanowski M, Pabisiak K, Ostrowoski M, Ciechanowski K. Influence of perioperational acid-base balance disorders on early graft function in kidney transplantation. Transplant Proc. 2007;39:848–51.
20. Stevens LA, Li S, Wang C, Huang C, Becker BN, Bomback AS, Brown WW, Burrows NR, Jurkovitz CT, McFarlane SI, Norris KC, Shlipak M, Whaley-Connell AT, Chen SC, Bakris GL, McCullough PA. Prevalence of CKD and comorbid illness in elderly patients in the United States: results from the Kidney Early Evaluation Program (KEEP). Am J Kidney Dis. 2010;55(3 Suppl 2):S23–33.
21. Nadal JL, Fernandez BG, Escobar IC, Black M, Rosenblatt WH. The palm print as a sensitive predictor of difficult laryngoscopy in diabetics. Acta Anaesthesiol Scand. 1998;42:199–203.
22. Hogan K, Rusy D, Springman SR. Difficult laryngoscopy and diabetes mellitus. Anesth Analg. 1988;67:1162–5.
23. Makita Z, Bucala R, Rayfield EJ, Friedman EA, Kaufman AM, Korbet SM, et al. Reactive glycosylation endproducts in diabetic uraemia and treatment of renal failure. Lancet. 1994;343:1519–22.
24. Scornik JC, Bromberg JS, Norman DJ, Bhanderi M, Gitlin M, Petersen J. An update on the impact of pre-transplant transfusions and allosensitization on time to renal transplant and on allograft survival. BMC Nephrol. 2013;14:217.
25. Costa NA, Kshirsagar AV, Wang L, Detwiler RK, Brookhart MA. Pretransplantation erythropoiesis-stimulating agent hyporesponsiveness is associated with increased kidney allograft failure and mortality. Transplantation. 2013;96:807–13.
26. Chan W, Bosch JA, Jones D, McTernan PG, Phillips AC, Borrows R. Obesity in kidney transplantation. J Ren Nutr. 2014;24:1–12.

# 21 肾移植和胰腺移植的解剖和外科手术

Vikas Satyananda and Amit D. Tevar

## 肾移植

### 介绍

1950 年 6 月 17 日,在美国伊利诺伊州 Evergreen Park 的 Little Company of Mary 医院进行了第一例肾移植。由于没有使用免疫抑制剂,移植在 10 个月后失败。其他几次尝试均取得了手术层面的成功,但由于缺乏免疫抑制而导致移植失败[1]。Murray 于 1954 年在同卵双胞胎之间进行了首次成功的且具有长期功能的人体肾移植[2]。Murray 于 1962 年肾移植后使用硫唑嘌呤,这是第一例成功的在不同患者间进行的且患者长期存活的肾移植手术,从此对免疫抑制的理解和免疫抑制剂的使用从根本上改变了这个领域[3]。

该领域在器官选择、器官保存、器官分配、患者选择以及短期和长期免疫抑制治疗方面均取得重大进展。2012 年在美国,遗体供体 6 个月时移植失败率为 1.8%,1 年为 2.7%。目前在美国有 96 000 名患者在等待肾移植,其中 2012 年在美国进行了 16 526 例活体和遗体供体移植[4]。尽管该领域取得了巨大进展,但在过去的 40 年中,同种异体肾移植手术过程仍然没有太多变化[5]。

### 解剖

几种不同类型的同种异体移植肾在成人患者中用于移植,包括儿童、尸体捐献者和活体捐献者的肾。每种移植物在植入过程中都要考虑到其自身的解剖因素。

人体肾脏位于 $T_{12}$ 和 $L_3$ 之间的腹膜后间隙,其长轴平行于身体。肾脏本身被包裹在肾周脂肪中,其质量依据人体体重指数和性别而有所不同。每个肾形状均为卵形,内缘凹陷,呈锯齿状形成肾盂和肾门,形成豆状外观。右侧肾和左侧肾的大小没有显著差异,根据患者身高、宽度或体重不能预测移植物的大小。

肾脏被纤维性肾囊包裹,这层纤维性膜组织被称为肾筋膜,周围是肾周脂肪。肾脏位于左右两侧的腰肌上。右

肾毗邻肝的右叶上方。十二指肠穿过肾门,右侧结肠肝曲常抵靠右肾下极的内侧边界。左肾毗邻肾门、胃前缘、脾脏、胰腺和结肠的脾曲。

每个肾的动脉供应直接来自 $L_1 \sim L_2$ 间的主动脉。右肾动脉在下腔静脉下方走行时通常较长。主动脉发出左肾脉的位置较右肾动脉稍低。肾动脉通常在靠近肾门处分成的 5 个节段动脉。每个肾脏的静脉系统差异很大。肾静脉直接流向体循环系统。右肾通常具有非常短的肾静脉,因为它靠近下腔静脉。左肾静脉接受肾上腺静脉(上缘)、性腺静脉(下缘)和腰静脉(后面)的回流后经过主动脉前方回流到下腔静脉。与右肾静脉相比,左肾静脉的长度通常更长,并且左肾通常是用于移植的优选器官,因为在更长的静脉上更容易进行肾静脉的移植和吻合。

每个肾脏的肾门发出一个输尿管,这是一个厚壁的肌肉导管,将尿液从肾盂输送到膀胱后部。每个输尿管长约 13cm,宽约 5mm,具有频繁蠕动的肌层。输尿管的走行通常位于腰大肌前面然后横越髂外动脉。输尿管的动脉来自近端的肾动脉和性腺动脉。这种近端血液供应的保留至关重要,因为中间和远端动脉血供在获取器官时被分离。

本文其他地方将详细介绍尸体捐助者的器官获取情况。简短讲,将保存液通过放置在腹主动脉中的套管对器官冲洗后,用血管钳在耻骨上动脉水平夹闭血管。液体通过远端腔静脉或右心的切口排出,直至完全排空所有腹部器官的血液。之后,肾脏通常是肝脏和胰腺去除后的最后一个实体器官。肾脏通常在远离髂外动脉水平连同主动脉,腔静脉段和输尿管被整块切除。一旦从身体中取出,肾脏会被分割。切除肾上腺或部分肾上腺。右肾血管完全被切除,包括带有主动脉袖口的肾动脉、肾静脉以及全腔静脉段。如果需要,可以通过手工缝合或吻合器将这部分腔静脉用于延长肾静脉。另一方面,左肾包括带有主动脉袖口的肾动脉和不带有腔静脉的肾静脉。通过腹腔镜与开放手术获取活体供体的器官过程是不同的,肾静脉和肾动脉不包含腔静脉或主动脉的袖口,并且肾上腺通常完全保存在供体中而不是与器官一起取出。另外,活体捐献者的输尿

管长度通常较短。

## 术前注意事项

根据血型,抗体,年龄和地区,等待遗体肾移植的时间常需要 3~7 年,因此患者的心脏和围手术期风险因素可能会与最初的评估存在显著改变。患者抵达医院后,移植团队包括外科,内科和麻醉科需立即对患者进行详细检查与评估。匹兹堡大学 KP 团队拥有一个独立的诊所来管理等待名单上的患者,并每年一次进行心脏检查以优化围手术期风险。检查和就诊的频率取决于患者的年龄、病情复杂程度和功能状态。移植项目的候补名单管理因中心而异。

UNOS 为遗体肾移植制订了一个标准,其规定患者的 eGFR<20ml/min。结果,一部分患者已开始透析,部分没有透析,这就导致患者的容量和电解质波动范围很大。进行血液透析的终末期肾病患者通常隔天进行一次透析,周一接受遗体肾移植的患者可能自上周五以来就没有进行过血液透析。除了术前检查外,应快速评估患者的容量状态,电解质和是否需要术前透析,必须在患者到达医院后立即完成,以确保术前血液透析不影响器官的冷缺血时间。

终末期肾病患者有多种血液透析方法和入口点选择,包括通过血液透析导管、动静脉造瘘以及上肢或下肢动静脉移植。经常看到许多患者会有多个瘘管、导管和中心静脉的狭窄。由于所有患者在手术前都要接受中心静脉导管和动脉导管的放置,因此,所有团队成员必须获得患者功能和非功能通路的详细病史和体格检查。

## 麻醉注意事项

确定围手术期检查和充分透析后,可将患者带进手术室进行气管插管、中心静脉导管置入以及动脉导管置入。应使用改良的 Seldinger 技术在超声引导下放置中心静脉导管。在此之前,必须有之前的导管及中心静脉狭窄的影像,AVF 或 AVG 失败的证据以及浅表胸部和颈部中心静脉曲张的证据。如果导丝不容易进入右心房,考虑直接透视下注射少量稀释的对比剂,以确定中心静脉狭窄或血栓形成。

动脉导管通常放置在腕部或上臂,但要避免使用伴有功能性或非功能性放射状瘘管的腕部的尺动脉,因为这可能是手部唯一的动脉供应。

## 肾移植物的准备

肾移植物的后台准备工作是在切皮之前或在手术开始后完成,取决于所有的人员、移植物和手术室。该过程包括解剖肾周脂肪和分离肾动静脉。此外,应识别输尿管并采取极其谨慎的措施进行解剖以避免阻断血供和切除肾下极和输尿管。准备肾动脉和静脉的吻合时,要仔细检查肾静脉。由于右肾供体的静脉较短,可以选择多种方式与髂外静脉进行安全且无张力的吻合。一种选择是完全分离出髂外静脉,或在某些情况下分离髂内静脉,以便进行无张力吻合。另外一种选择是右肾静脉的插入点的上方和下方被分离后,通过缝合遗体腔静脉的两端形成腔静脉导管来延伸肾静脉,然后打开腔静脉的另一侧进行吻合。

## 肾移植手术

手术开始前先予全身吸入麻醉,中心静脉导管和有创动脉导管置入。切皮之前要进行手术核对,包括核对患者、手术及遗体或活体供体器官的 UNOS ID 号和其位于哪一侧。

由于异位移植在腹膜后进行,皮肤切口呈曲线形,从耻骨联合上方 2cm 延伸至髂前上棘内侧 2cm 处。如果同时进行肾脏和胰腺移植或者患者先前曾在左侧和右侧髂窝进行移植,则可以使用较低的中线切口。外科医生通常更喜欢右侧髂窝,因为那里的动脉和静脉更表浅。依次打开腹壁各层以暴露腹膜后空间并避免侵犯腹膜。逐层分离皮下组织,斯卡帕筋膜,腹外斜肌腱膜,腹内斜肌和腹横筋膜。暴露过程中应识别腹壁动脉和静脉,其可能是供应下极的辅助血管而应先作保留。如果它不是供应下极的血管或动脉钙化,则可以结扎并分离,以免产生影响。精索也应识别和保留。在极少数情况下,由于妨碍手术,可能会将其结扎和分离,这是例外而非常规情况。在女性患者中,圆韧带被结扎并分离。

此时,根据手术需要或可用性,牵开器系统被放置到位。然后解剖髂外动脉和静脉,结扎所有淋巴结构以避免移植后形成淋巴囊肿(图 21.1)。根据动脉疾病或供体移植物解剖结构,可以在靠近髂总动脉的水平解剖髂动脉。如果需要,静脉解剖也可在远端腔静脉进行。

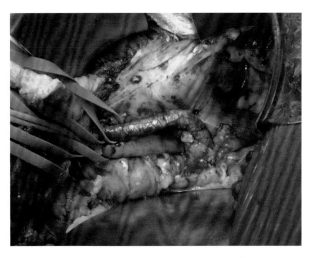

**图 21.1** 右髂窝暴露肾移植血管。可见髂外动脉和髂外静脉

应该注意的是,肾移植物应该在供体动脉阻断至受体再灌注之间保持冷却。肾脏在运输过程中被包装在冰冻的保存液中,同样在修补过程中应该保存在冷却的溶液中。在整个血管吻合时期,将肾脏包裹在冰块中并包裹在冷却的吻合海绵里。

在血管吻合和再灌注开始前,必须确保患者血流动力学稳定。通常在髂动脉和静脉钳夹前约3分钟进行全身肝素化,随后外科医生才完全阻断髂外动脉和静脉。静脉吻合通常先完成。使用11#刀片进行静脉切开术,然后使用Potts剪刀延长切口。接着用5-0或6-0合成的永久性单丝缝合线(Prolene)将供体肾静脉与受体髂外静脉吻合。注意避免吻合狭窄和/或后壁狭窄。如果移植段需要延长,但没有供体腔静脉连接(所有左肾都是如此),则可以使用储存的遗体静脉。由于血栓形成率非常高,因此不推荐使用合成的移植材料。

接下来进行动脉吻合。使用血管钳阻断髂外动脉近端和远端。随后将动脉切开一个小切口并使用Potts剪刀或4或6mm心脏打洞器延长切口。采用5-0或6-0合成永久性单丝缝线(Prolene)以连续或间断缝合方式完成吻合。动脉移植有几种不同的选择,包括将移植前截取的血管单独移植到髂外动脉上。

动脉和静脉吻合的时间为30~50分钟,具体取决于吻合的复杂程度。在松开血管钳进行移植物再灌注之前,通常给予患者利尿剂(呋塞米和/或甘露醇)并评估患者合适的容量状态和血压。然后小心地松开阻断钳,先松开动脉再松开静脉。可以看到肾脏移植物将很快膨胀并变为粉红色。此时有意识地快速对肾吻合口和肾门评估,观察缝合线或肾门开放血管是否存在出血和血栓形成。这时外科医生最可能遇到活动性出血。如果出现血栓形成或不能控制的出血,可以选择将血管再次阻断并移除移植物,在后台上不断冲洗。

在肾脏灌注良好、观察到不再出血且患者血流动力学稳定后,注意力可集中于输尿管与膀胱吻合。在切开皮肤之前,将三通导管插入膀胱中。此时将Foley导尿管夹闭,然后用抗生素灌注液冲洗膀胱直到其充分膨胀。记住,根据患者产生的尿量不同,膀胱充分膨胀需要的灌注液量亦不同。过度膨胀会导致腹腔外或腹腔内膀胱破裂。充分膨胀后腹膜与膀胱分离,浆膜和逼尿肌分开3cm的长度。然后用11#刀片或Potts剪刀切开膀胱2cm。吸出膀胱中灌注液并松开Foley导管(图21.2)。将输尿管剪至合适的长度并且可与膀胱切口大小相匹配。然后用6-0可吸收缝线将输尿管与膀胱黏膜吻合(图21.3)。在完成吻合之前,可在骨盆和膀胱水平将6Fr×12cm双J闭合尖端支架置于输尿管中。在吻合口处用4-0可吸收线轻柔地再次间断吻合逼尿肌,需要非常小心避免压迫吻合口。

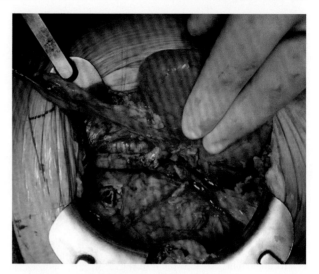

**图21.2**　再灌注移植肾的静脉吻合。膀胱已被打开准备植入输尿管

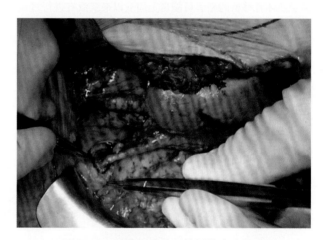

**图21.3**　再灌注移植肾输尿管完全吻合

此时对手术区域进行彻底检查以确保肾移植物没有出血且位置合适,避免肾移植物有张力,扭转或压迫肾动静脉。如果需要,可以放置引流管。然后连续缝合腹外斜肌和腹直肌前鞘,皮下用可吸收缝线缝合,皮肤用夹子闭合。

## 胰腺移植

遗体器官胰腺移植分为胰肾同时移植,即肾脏移植后接着进行胰腺移植(在先前成功的遗体或活体肾脏移植后进行胰腺移植)或单独的胰腺移植。移植最常通过中线切口完成。1966年12月16日,由William Kelly和Richard Lillehei在明尼苏达大学进行了第一次成功的全器官胰腺移植[6]。

遗体胰腺移植物的术前准备仍然是移植最关键的方面之一。要彻底检查器官是否有创伤、脂肪浸润或纤维化迹象。如果发现其中任何一种,应该放弃移植物。移植物通常附着十二指肠和脾脏(图21.4)。

　　首先将脾脏小心地从胰尾切下,然后结扎脾动脉和静脉及其分支。接下来,将十二指肠近端和远端袖口反向间断永久缝合。肠系膜的根部以连续锁边缝合进行永久缝合。随后准备进行肠系膜上动脉(superior mesenteric artery,SMA)和脾动脉吻合。由供体的髂总动脉、髂外动

脉和髂内动脉制成 Y 形移植物。将 Y 形移植物的髂外动脉和髂内动脉分别与脾动脉和肠系膜上动脉进行端端吻合。这构成了一个单向流入通道来灌注整个胰腺和十二指肠。然后用冰冻肝素保存液检测移植物并结扎所有小静脉或动脉分支(图21.5)。胰腺现在已准备好植入。

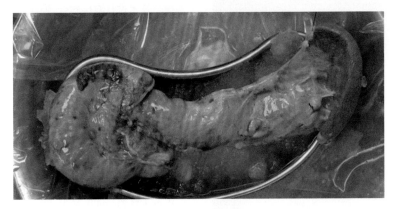

图21.4　遗体胰腺移植物术前准备。注意到主线在十二指肠和肠系膜边界处

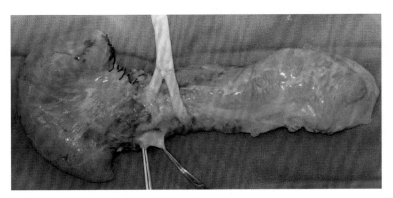

图21.5　遗体胰腺移植物准备工作完成。血管钳钳夹在门静脉上。十二指肠的末端被切除,并且延伸的 Y 形移植物已经被制成脾动脉和肠系膜上动脉。脾脏也被移除且脾血管已被缝合结扎

　　充分的术前准备后,手术开始于长中线切口。通过筋膜并小心地进入腹腔。如果在胰腺上放置极少的冷缺血时间,首先在胰肾同时移植中实施肾脏移植。游离乙状结肠并暴露髂总静脉和动脉。然后用永久性单丝缝合线将肾移植物吻合至左侧髂总动脉和静脉。然后以类似于单独肾移植的方式将输尿管与膀胱吻合。

　　胰腺移植始于游离盲肠和右侧结肠。对远端腔静脉和右侧髂总静脉、髂外静脉进行识别并切除周围组织(图21.6)。右侧髂内静脉常被结扎和分离,以使右侧髂总和髂外静脉进一步移动(图21.7)。然后解剖远端髂动脉。胰腺植入的优选部位是通过移植门静脉到达髂外静脉或远端腔静脉并将 Y 型管道移植到髂总动脉或髂外动脉。血管钳放置在植入部位的近端和远端,最常见的是首先用6-0永久性单丝线完成静脉吻合(图21.8)。在使用远端腔静脉

的情况下,血管钳部分阻断以允许足够的静脉回流。然后放置动脉血管钳,实施动脉切开术,并用6-0单丝永久性缝

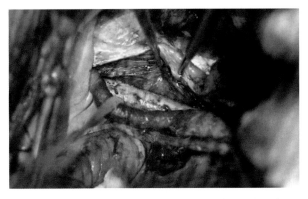

图21.6　可见右侧髂总静脉和髂外静脉,在结扎髂内静脉之前

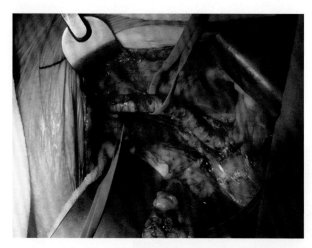

**图 21.7**　右髂内静脉所有分支结扎后右侧髂总静脉和髂外静脉的制备

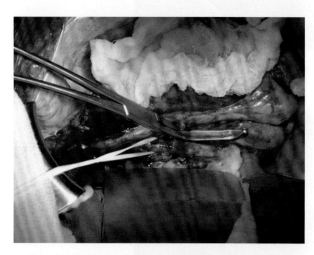

**图 21.8**　血管钳部分阻断髂总静脉，使用 6-0 Prolene 近端和远端角缝合制备门静脉至髂总静脉吻合口内层

合线将 Y-移植物与右侧髂动脉吻合。然后去除血管钳，先开放静脉，后开放动脉。然后仔细检查吻合口和整个胰腺。缝合线出血及胰体和尾部出血者缝合结扎。如果有出血，最常发生在这些地方。

通过移植物的十二指肠与受体小肠的连接将移植物的外分泌物排出。肠吻合可以用手工缝合或吻合器。采用手工缝合技术进行双层吻合，使用不可吸收的缝合线缝合外层，使用可吸收的缝合线缝合内层。这两层都可以通过简单的连续缝合技术进行缝合。

由于患者可能将开始抗凝治疗，在仔细检查患者止血后，将引流管放置在胰腺和肾脏旁边。随后连续缝合筋膜。皮肤用皮肤吻合器封闭。

## 参考文献

1. Hume DM, Merrill JP, Miller BF, Thorn GW. Experiences with renal homotransplantation in the human: report of nine cases. J Clin Invest. 1955;34:327–82.
2. Merrill JP, Murray JE, Harrison JH, Guild WR. Successful homotransplantation of the human kidney between identical twins. JAMA. 1956;160:277–82.
3. Murray JE, Merrill JP, Harrison JH, Wilson RE, Dammin GJ. Prolonged survival of human-kidney homografts by immunosuppressive drug therapy. N Engl J Med. 1963;268:1315–23.
4. Matas AJ, Smith JM, Skeans MA, Lamb KE, Gustafson SK, Samana CJ, et al. OPTN/SRTR 2011 annual data report: kidney. Am J Transplant. 2013;13 Suppl 1:11–46.
5. Cinqualbre J, Kahan BD. Rene Kuss: fifty years of retroperitoneal placement of renal transplants. Transplant Proc. 2002;34:3019–25.
6. Kelly WD, Lillehei RC, Merkel FK, Idezuki Y, Goetz FC. Allotransplantation of the pancreas and duodenum along with the kidney in diabetic nephropathy. Surgery. 1967;61:827–37.

# 肾移植的麻醉与术中管理

Hendrikus J. M. Lemmens and Jerry Ingrande

## 引言

全球糖尿病和高血压流行已导致慢性肾脏病急剧增加。目前,全世界不同人群中慢性肾脏病的患病率在8%至16%之间[1]。对于终末期肾病(end-stage renal disease,ESRD)患者,移植比透析更能提高其生存率,其生活更健康更高质[2-4]。另外,与透析相比,移植更节约资源,更具成本效益[5,6]。

肾移植是世界上最常进行的器官移植。仅在美国,每年就进行约18 000例肾脏移植手术。不幸的是,由于器官短缺,移植的数量没有显著增加。然而,等候移植的患者人数持续增长,每年约增长4%,于2011年12月31日仍在等待的患者达到55 371名。移植的等待中位时间已增加至4年以上。因此,大多数患者没有机会进行肾移植手术。

为了缓解器官短缺,扩大了捐献者标准,心源性死亡后捐献(donation after cardiac death,DCD)被作为增加尸体供体库的替代策略。只要在移植物植入前进行组织学评估,60岁以上拓展标准捐献者的单肾或双肾移植物的长期存活率非常高[7]。对于DCD肾脏,最初的研究显示较高的原发性无功能率。然而,最近一项回顾性研究显示,DCD肾脏和脑死亡捐赠的肾脏相比移植后的肾功能没有差异[8]。

理想的情况应该是在长期透析之前进行肾移植,因为移植前长时间透析可降低肾移植的成功率[9]。然而,早期移植只能通过活体供体移植来实现。配对的肾脏交换增加,无偿捐献及无偿捐献机构的直接提供大大增加了活体捐献的数量。尽管供体与受体的相容仍是移植优选,但在成熟的移植中心,HLA-和ABO-不匹配的活体供体移植已成为终末期肾病患者的合理替代方案。

## 术中管理相关的术前注意事项

### 冠状动脉疾病

慢性肾脏病是冠状动脉疾病的独立危险因素。心血管疾病是肾移植围手术期死亡的最常见原因。因此,筛查冠状动脉疾病是肾移植候选人术前评估的重要部分。了解心脏疾病的严重程度将决定围手术期管理方案。最近,美国移植外科医师学会、美国移植学会和美国肾脏基金会[10]批准并发布了肾移植候选者心脏疾病评估和管理指南。指南建议对每位患者进行全面的病史和体格检查来评估其活动性心脏病。建议对没有已知心血管疾病的候选者进行静息12导联心电图检查,随后每年进行心电图检测。对于没有活动性心脏病但有多种冠状动脉疾病危险因素的患者,不论心功能如何都应考虑无创负荷测试。危险因素包括糖尿病、既往心血管疾病、透析1年以上、左心室肥厚、年龄大于60岁、吸烟、高血压和血脂异常。提示需要进行负荷测试的风险因素的具体数量还有待确定,但3个或更多被认为是合理的。在这些患者中,推荐术前超声心动图评估左心室功能。

依据美国心脏病学(American College of Cardiology,ACC)/美国心脏协会(American Heart Association,AHA)指南,对于活动性心脏病患者如左心室射血分数小于50%、左心室扩张、运动诱发低血压、存在心绞痛或心肌缺血症状者,需要心脏病专家进行评估和长期管理。

对于需要进行冠状动脉旁路移植术(coronary artery bypass grafting,CABG)的患者,由于CABG手术风险可能超过移植风险,因此多学科小组应根据具体情况对肾移植前CABG的风险进行权衡。对于多支冠状动脉疾病(coronary artery disease,CAD)和糖尿病患者,指南指出CABG优于经皮冠状动脉介入治疗(percutaneous coronary intervention,PCI)。对于左主干狭窄>50%或3个主要血管狭窄≥70%或左前降支近端加另一种主要血管狭窄≥70%的患者,推荐CABG改善生存和/或缓解心绞痛。

对于适合用PCI进行冠状动脉血运重建且预期12个月内接受移植的患者,应用球囊血管成形术或裸金属支架(bare-metal stent,BMS)置入,然后进行4~12周的双重抗血小板治疗可能是最好的选择。在接受药物洗脱支架(drug-eluting stent,DES)的患者中,如果出血风险较低,可以在不中断氯吡格雷治疗的情况下进行肾移植手术。不建议在放置 BMS 的 3 个月内和放置 DES 的 12 个月内进行移植手术,特别是如果预期的支架植入后双重抗血小板治疗时间缩短情况下。球囊成形术进行冠状动脉血运重建后 4 周内不推荐移植手术。

对于考虑有心脏风险(糖尿病、先前已知的冠心病、既往心力衰竭、心脏外动脉粥样硬化)和术前负荷测试明确有心肌缺血的肾移植患者,推荐术前使用 β 受体阻滞剂并在术后继续使用,但需要仔细调整剂量以避免心动过缓和低血压。

如果在监测下慢慢调整剂量,那么对于有明确冠心病或有两种及以上心血管风险的肾移植候选者,可在术前开始使用 β 受体阻滞剂预防围手术期间心血管事件的发生。然而,不建议在手术前一晚和/或手术清晨开始 β 受体阻滞剂治疗。

## 高血压

高血压既是慢性肾脏病的原因,也是其结果。在终末期肾病患者中,高血压患病率接近 100%。由于心血管疾病和卒中的风险增加,围手术期适当的血压控制尤为重要。对于在肾移植前服用 β-肾上腺素能受体阻滞剂的患者,推荐在围手术期和术后继续使用药物以防止反跳性高血压和心动过速。

## 心房颤动

ESRD 患者心房颤动(atrial fibrillation, AF)的患病率高于一般人群,并增加卒中和死亡的风险[11]。既往存在心房颤动与移植后预后不良相关[12]。大多数研究不支持华法林对有心房颤动的 ESRD 患者有保护作用。

## 肺动脉高压

在透析患者中,肺动脉高压的患病率为 30%~60%[13]。发病机制尚不清楚,可能是多因素的。肺动脉高压与肾移植后移植物衰竭和死亡率增加相关[13]。没有证据证实心功能不全可导致肾移植成功率降低。超声心动图确诊有显著的肺动脉高压的肾移植候选者应该确定其潜在病因(如阻塞性睡眠呼吸暂停、左心疾病)。超声心动图诊断肺动脉高压的证据为右心室收缩压超过 45mmHg 或右心室压力超负荷。右心导管检查可确诊显著的肺动脉高压(如平均肺动脉压≥25mmHg,肺毛细血管楔压≤15mmHg,肺血管阻力 >3Wood 单位),在无法识别次要病因(如阻塞性睡眠呼吸暂停,左心脏疾病)时需要进行肺动脉高压管理和血管扩张剂治疗,以在移植前优化这些患者。使用肺动脉导管监测肺动脉压和术中经食管超声心动图(transesophageal echo-cardiography, TEE)监测右心室功能,可使肺动脉高压患者

从中受益。肾移植后肺动脉压力可显著下降[14-16]。

## 心力衰竭

在接受透析治疗的 ESRD 患者中,心力衰竭是一个相对常见的问题。尚未有共识指出何种程度的心脏收缩功能障碍是肾移植手术可以接受的风险。在有关移植后结局的回顾性研究中,与对照组患者相比,既往存在左心室功能障碍的患者有更多的慢性心力衰竭相关住院治疗,但在总体生存率、移植物功能及移植失败方面两者相似[17]。绝大多数(87%)左室功能不全患者在 12 个月内左心室射血分数(left ventricular ejection fraction, LVEF)恢复正常。另一项研究发现,103 例接受肾移植的 LVEF ≤40% 的患者中有 69.9% 的患者在一年内 LVEF 恢复正常[18]。终末期肾病合并心功能明显下降并不是肾移植的禁忌证,但可能增加麻醉管理难度。术中 TEE 可使射血分数明显下降的患者受益。

## 糖尿病

糖尿病不仅是 ERSD 发生的最重要的危险因素,而且与移植失败和移植后死亡率显著升高有关[19]。心血管疾病是 60% 以上患者死亡的原因。合并糖尿病的肾移植患者术后感染风险增加。与无糖尿病的肾移植患者相比,感染相关的死亡率增加[20]。由于中性粒细胞和单核细胞功能受损,终末期肾病合并糖尿病的患者免疫系统常受损[21],移植后的免疫抑制进一步降低了免疫反应。一项回顾性研究显示,糖尿病患者和非糖尿病患者的围手术期高血糖与增加的移植物功能延迟恢复相关[22,23]。在接受肾移植的糖尿病患者中,严格控制围手术期血糖浓度的有效性仍不确定。与标准皮下注射胰岛素治疗相比,围手术期静脉注射胰岛素控制血糖并未降低糖尿病患者移植肾功能延迟恢复的发生率[24]。

## 贫血

促红细胞生成素的使用本质上消除了 ESRD 患者的贫血问题。输血次数已显著减少,生活质量、认知功能、运动耐量、心脏功能以及最重要的生存率都明显增加[25]。在糖尿病患者中,维持血细胞比容大于 30% 可使移植后 6 个月内心脏疾病减少 24%[26]。

## 凝血异常

慢性肾脏病与疾病早期的血栓形成倾向相关。进展到 ESRD 后,通过抑制血小板黏附到受损血管而增加了出血可能[27]。血管性血友病因子(von Willebrand factor, vWF)的功能障碍、一氧化氮(血管扩张剂和血小板功能抑制剂)的产生增加以及贫血可导致血小板黏附损伤血管壁的功能受

损。纠正 ESRD 中的贫血可减少出血倾向。纠正贫血可增强血小板与血管壁的接触而起治疗作用。红细胞数量的增加还可使更多的血小板从血管中心向周围分布,从而增加血小板与受伤血管壁的接触和黏附。另外,红细胞释放 ADP(血小板聚集诱导剂)和血红蛋白对一氧化氮的清除作用发挥了治疗作用[28]。

去氨加压素(desmopressin,DDAVP)可通过增加血浆 vWF 和因子Ⅷ水平来促进血小板聚集。DDAVP 可以以 0.3mg/kg 的剂量单次静脉或皮下给药。含有Ⅷ因子和 vWF 的冷沉淀物也具有快速的作用,其作用时间较短(4~12 小时)。

应用雌激素可以使更长时间地纠正出血倾向。雌激素可以每天 0.6mg/kg 的剂量静脉内给药 5 天,或者可以以雌二醇的形式经皮给药,每次 50~100mg,每周两次。

## 高龄

老年人是慢性肾脏病患者增长最快的人群。肾移植可以改善老年人的预期寿命和生活质量。年龄不是移植的绝对禁忌。在精心挑选的老年患者中移植后的总体结果非常好[29]。

## 肥胖

肾移植受者在移植时存在肥胖(BMI ≥ 30kg/m²)的情况持续增加。尽管存在争议,但肥胖被认为是肾移植后发生急性排斥反应和其他不良后果的预测指标[30]。不同移植中心会设定不同的 BMI 临界值,超过设定的 BMI 值的患者将不能接受肾移植。

糖尿病和 BMI>30 的患者移植后的感染风险增加,并且其存活率有下降趋势[31]。对于肥胖患者,给予实际体重的静脉麻醉药剂量将导致过量,而给予理想体重的剂量将导致剂量不足。瘦体重是肥胖人群中大多数静脉麻醉药的首选剂量标准。

## 人类免疫缺陷病毒

人类免疫缺陷病毒(human immunodeficiency virus,HIV)感染者的肾脏移植正在部分中心进行和调查。已经观察到移植后早期并发症如急性排斥反应的发生率较高。高排斥率需要我们密切关注[32]。

## 麻醉管理

应该建立充足的静脉通路,因为可能会出现快速失血。在麻醉诱导之前,需要评估进行肾移植手术的患者的容量状态。容量状态范围可以从显著的低血容量到容量超负荷不等。患者的容量状态可以通过透析的频率和最后一次透析的时间来估计。

高钾血症是慢性肾功能不全的一个特征,可能是机体一种适应性反应,使钾的产生和排泄在新的设定点维持平衡[33]。我们应该认识到轻度至中度高钾血症是一种适应性反应,可以耐受的稳态血钾水平为 5.0~5.5mmol/L。因此,5.0~5.5mmol/L 范围内的血钾水平不应成为延误手术的理由。更高水平或急剧增加血钾务必要治疗。

胃瘫是 ERSD 的另一个常见特征。胃瘫不限于患有 ESRD 的糖尿病患者。据报道,ESRD 患者的患病率在 36% 到 62% 之间[34,35]。因此,谨慎起见,我们应将 ESRD 患者视作饱胃。

## 监测

所有肾移植患者都需要美国麻醉医师协会推荐的标准术中监测。此外,监测应反映自上次透析以来随时间变化的相关合并症和容量状态的变化。中心静脉导管(central venous catheter,CVC)有助于评估容量状态,并可用于快速中心静脉输液和给药。中心静脉压力是评估静态前负荷最常用的指标[36]。然而,中心静脉压监测对心功能障碍和左心衰竭患者的监测效果减弱。尽管很少需要,但对于严重左心功能障碍、瓣膜异常或肺动脉高压的患者可能需要进行经食管超声心动图(transesophageal echocardiography,TEE)和置入肺动脉导管。

有创动脉血压监测是血压测量的金标准,并发症发生率较低。对于有明显心血管或肺部疾病的患者尤其适用。新设备通过动脉波形的数字换算可以监测连续的心输出量和每搏输出量变化。在没有 TEE 或肺动脉导管监测情况下,这些指标已被证实能够准确反映手术患者的容量反应性[37]。

## 药代动力学和药效学

慢性肾脏病不仅影响经过肾脏排泄的药物。与慢性肾脏病相关的血浆蛋白结合的变化可以极大地影响肝脏代谢和分布。血浆蛋白结合减少会增加游离药物的比例。例如,如果考虑总血药浓度(游离的药物加与蛋白结合的药物),许多亲脂性药物如地西泮、咪达唑仑和硫喷妥钠的药物分布和清除率似乎有所增加;但如果药代动力学以游离的未结合药物计算,则分布和清除率保持不变[38-40],最终的结果是分布和消除率与正常患者大致相同。

心输出量影响给药后第一分钟的有关药物分布和稀释的早期药代动力学(前端动力学)。心输出量降低会增加药物分配到大脑的比例,降低再分配率,并导致血药浓度升高,剂量需求降低。

心输出量增加会减少分配给大脑的药物比例并增加再分配速率,这将导致血药浓度降低,剂量需求增高。与肾衰竭相关的贫血可能导致心输出量增高因此导致剂量需求增加。

在一项评估丙泊酚对肾衰竭患者诱导剂量的研究中，丙泊酚剂量与术前血红蛋白浓度呈显著负相关[41]。与正常肾功能者相比，ESRD 患者需要更高的丙泊酚剂量以诱导［1.42（0.24）mg/kg vs 0.89（0.2）mg/kg］。ESRD 患者 BIS 达到 50 所需的丙泊酚剂量较正常肾功能者更高［2.03（0.4）mg/kg vs 1.39（0.43）mg/kg］[41]。引起意识消失的丙泊酚浓度在健康受试者和肾衰竭患者中相似[42]。在低血容量患者或左心功能降低的患者中应减少丙泊酚的诱导剂量并仔细滴定。健康受试者和肾衰竭患者持续输注丙泊酚的药代动力学没有差异[42,43]。丙泊酚是一种弱酸，与血浆蛋白（主要是白蛋白）高度结合（98%~99%），其在肾脏疾病患者中的蛋白结合与普通患者并无差异[44]。

依托咪酯对于心脏功能严重受损患者是有益的诱导药。然而，在一项回顾性研究中发现，使用依托咪酯麻醉诱导与非心脏手术后 30 天的死亡率和心血管疾病发病率增加有关[45]。肾衰竭患者未结合（游离）血浆依托咪酯的百分比增加（肾衰竭患者为 43%，健康受试者为 25%）[46]。

目前硫喷妥钠在美国尚未投入市场。在慢性肾衰竭患者中，硫喷妥钠的游离百分比几乎是健康受试者的 2 倍[40]。肾衰竭导致的硫喷妥钠与血浆蛋白结合减少部分与低白蛋白血症有关，部分与尿毒症患者血浆中存在物质与硫喷妥钠竞争结合蛋白位点有关。一项研究显示，肾衰竭患者的硫喷妥钠诱导剂量与正常人相似[47]。

美国食品药品管理局推荐，使用七氟醚麻醉时，新鲜气体流量不能低于 1L/min，而新鲜气体流量在 1~2L/min 时，七氟醚不能超过 2MAC。对于大于 2MAC 的七氟醚浓度，需要 2L/min 的新鲜气体流量。由于仍然担心化合物 A 和无机氟化物引起的肾毒性，尚未确定七氟醚在慢性肾脏病患者中的安全性。七氟醚［氟甲基-2,2-二氟-1-（三氟甲基）乙烯基醚］通过与麻醉器呼吸回路的二氧化碳吸收剂中的强碱如氢氧化钡石灰或较少程度的碱石灰发生反应降解为化合物 A。低新鲜气体流量和较高的呼吸回路温度会增加化合物 A 的浓度。研究显示，化合物 A 在大鼠中可引起肾损伤，并且对人肾来源的 HD-2 细胞具有细胞毒性[48-50]。化合物 A 肾毒性的机制尚不清楚，但可能与化合物 A 生物转化中的肾半胱氨酸缀合物 β-裂解酶途径有关。在化合物 A 暴露高达 428ppm/h 的人类研究中，没有发现肾毒性的证据[51-56]。然而，其他研究表明，暴露量高于 160ppm/h 可导致肾功能不全，表现为蛋白尿、葡萄糖尿和酶尿[57-59]。通过肝脏中细胞色素 P450 系统对七氟醚进行氧化脱氟而产生氟离子。血清无机氟浓度峰值高于 50mmol/L 后，24 小时血清尿素氮和肌酐水平升高证明了肾功能恶化[60]。无机氟化物以将近一半的肾小球滤过率在尿液中排出。在肾衰

竭患者中，氟化物的半衰期延长[61]，从而增加了肾毒性的风险。研究表明，少数肾功能不全患者在七氟烷麻醉后肾功能没有进一步恶化[61-63]。七氟醚用于慢性肾脏病患者的安全数据有限，需要慎用于肾移植患者。

异氟烷没有肾毒性。同样，地氟烷生物降解不会增加氟浓度，并且在伴有或不伴肾脏疾病的患者使用地氟醚均未发现肾功能恶化[55,57,64,65]。

如果钾浓度低于 5.5mmol/L，琥珀酰胆碱可以安全用于慢性肾衰竭患者[66]。琥珀胆碱给药后的高钾血症反应是存在的，正如在健康者中观察到的一样，瞬时钾增加约 0.5~1.0mmol/L。存在增加高钾血症反应风险的情况下（例如烧伤、创伤、组织缺血、感染和包括神经病在内的神经肌肉障碍），应避免使用琥珀胆碱。肾衰竭可能与血浆胆碱酯酶活性降低相关，使用琥珀胆碱可导致神经肌肉阻滞时间延长[67]。

慢性肾衰竭患者需要减少米库氯铵的剂量。米库氯铵导致的神经肌肉阻滞恢复较慢并且与血浆胆碱酯酶活性降低相关[68]。顺式-顺式异构体，一种对神经肌肉阻滞作用最小的异构体，其清除率明显降低。

对肾衰竭患者，罗库溴铵的药效学和药代动力学参数在患者之间存在较大的差异[69]。罗库溴铵消除的主要途径是直接肝脏摄取和胆汁排泄。肝脏代谢少部分罗库溴铵，另一部分通过肾脏排泄。在肾衰竭患者中，罗库溴铵的清除率减少 33%~39%，平均停留时间增加 66%~84%。肾清除率降低或缺失很好地解释了平均滞留时间及作用效果的延长。当需要短时间气管内插管和神经肌肉阻滞时，0.3mg/kg 的罗库溴铵可以在给药后 4~5 分钟提供适当的插管条件。在患有和未患有肾衰竭的患者中，该剂量下的平均恢复时间相同。然而，阻滞总时长的可变性存在显著差异。对于肾衰竭组的患者，TOF 自发恢复至 70% 的时间为 11~95min[70]。1.2mg/kg 罗库溴铵可用于快速序贯诱导气管插管，但预期需要长时间的神经肌肉阻滞恢复。

维库溴铵大部分通过胆汁排泄。在一项包含 8 个研究的荟萃分析中显示，维库溴铵的作用持续时间在肾衰竭患者中更长[71]，血浆清除率和消除半衰期明显下降。这些发现可以通过以下事实来解释：健康受试者中 20%~30% 的维库溴铵由肾脏排泄。维库溴铵的药代动力学和药效学在肾衰竭患者中也差异很大。

肾脏排泄大部分泮库溴铵及其活性代谢物。这种长效肌肉松弛剂的清除率在接受肾移植的患者中显著降低，因此，首选较短作用的肌肉松弛剂[72]。

在慢性肾脏病患者中，由于所有肌肉松弛剂恢复时间差异较大，因此提倡监测神经肌肉阻滞的程度。

肾衰竭患者的新斯的明清除率降低，半衰期延长。当肾移植手术结束时使用新斯的明的药代动力学与肾功能正

常者没有区别[73]。

Sugammadex 正被引进用于罗库溴铵或维库溴铵诱导的神经肌肉阻滞的逆转。逆转后，sugammadex/罗库溴铵或 sugammadex/维库溴铵复合物由肾脏排泄。还需要进行进一步的研究以证明 sugammadex 可应用于肾衰竭和肾移植患者。

瑞芬太尼的药代动力学和药效学在肾脏疾病患者中并未改变，但其主要代谢物 GR90291 的消除明显减少[74]。然而，常规临床使用瑞芬太尼后产生的 GR90291 不可能产生明显的阿片样作用[74]。另一项研究显示，与对照组相比，瑞芬太尼在终末期肾衰竭患者中的血药浓度较高，且其消除半衰期延长[75]。虽然具有统计学意义，但这些差异的临床意义不大。

在进行肾移植的患者中，芬太尼的药代动力学存在较大的变异性[76]。在 BUN 浓度高于 60mg/dl 的患者中，芬太尼清除率降低。据报道，在一个 4 小时 30 分钟的肾移植手术期间给予芬太尼 450μg 导致了拔管后的呼吸抑制[77]。

Bower 和 Sear 确定了 10 名接受肾移植的患者和 8 名相匹配的对照患者的阿芬太尼的药代动力学，发现其消除半衰期，平均停留时间和表观稳态分布容量没有差异[78]。

如同阿芬太尼，舒芬太尼的药代动力学在接受下腹部手术的对照患者和接受肾移植的慢性肾衰竭患者之间没有差异[79,80]。然而，肾移植受试者间个体差异的程度较大。这种大的个体差异会导致无法预料的高舒芬太尼浓度和长时间的呼吸抑制[81]。因此，舒芬太尼和所有其他阿片类药物应根据每个患者的需要仔细滴定。

慢性肾脏病患者服用吗啡会出现过量和延长的阿片类效应。ESRD 患者的吗啡清除率及其活性代谢产物的排泄量下降。当吗啡的活性代谢产物，吗啡-6-葡萄糖醛酸苷（morphine-6-glucuronide，M6G）和效力较弱的吗啡-3-葡萄糖醛酸苷（morphine-3-glucuronide，M3G）在肾衰竭患者的血浆中积累时，可以发挥重要的临床作用。M6G 是一种强效的阿片类激动剂，比吗啡效力强 10 倍，而 M3G 是一种温和的阿片类拮抗剂。肾衰竭患者对两种代谢产物排出减少。由于从血液到效应室的转运半衰期很长，这些代谢物的作用只在明显延迟时出现。肾衰竭患者发生 M6G 诱发的延迟性呼吸抑制的风险增加。因此，应考虑使用其他阿片类药物[82]。肾移植使吗啡清除正常化并逆转其代谢物的积累[83]。

氢吗啡酮的效力比吗啡强 5~10 倍，并且不会形成活性代谢物 6-葡萄糖醛酸。对于急性疼痛的治疗，氢吗啡酮的镇痛效果明显优于吗啡[84]。氢吗啡酮-3-葡糖苷酸（hydromorphone-3-glucuronide，H3G）是氢吗啡酮的代谢产物，可引起神经兴奋症状。H3G 在透析间期累积，但在血液透析过程中可被有效去除[85]。氢吗啡酮在肾衰竭和肾移

植患者中的安全性需要进一步研究证实。

哌替啶的活性代谢物去甲哌替啶通过肾排泄。在肾衰竭患者中代谢物会积累，并可能导致癫痫发作[86]。

## 静脉输液治疗

肾移植受者的围手术期液体管理必须优化，因为这些患者的容量范围可能从严重高血容量到严重低血容量不等。了解患者的术前容量状况，尤其是上次透析的时间，对于指导液体需求非常重要。术中容量补充可增加肾血流量并改善即刻移植物的功能[87-92]。即刻的移植物功能良好可以提高移植物的存活率并降低患者死亡率[92]。在这方面中心静脉压监测是有意义的，中心静脉压通常维持在 10~15mmHg 的范围内，但是对于患者液体的需求量，外科医生和麻醉医师之间需要密切沟通。

利尿剂（呋塞米）和渗透剂（甘露醇）可在再灌注后即刻促进利尿，有时也会使用多巴胺受体激动剂（多巴胺、非诺多泮），但只有甘露醇联合容量扩充被认为可减少移植后急性肾小管坏死的发生率[93,94]。给予肾移植受者多巴胺对同种异体移植物的功能无益处，并且可能有害[95]。低血压导致移植物灌注减少。保持足够的血管内容量并仔细滴定药物很重要。需要牢记血管加压药，尤其是 α 激动剂，可能会干扰肾灌注。

通常等张晶体溶液用于维持治疗，必要时给予胶体溶液补充容量。羟乙基淀粉（hydroxyethyl starch，HES）溶液在肾移植受者中的安全性存在争议。一项囊括 42 项关于 HES 溶液对肾功能影响的研究的荟萃分析显示，HES 的使用增加了急性肾损伤风险和肾脏替代治疗需求[96]。此外，HES 已被证实会增加重症监护人群的肾损伤和死亡率[97,98]。最近一项比较重症患者 HES 与晶体溶液使用的研究表明，虽然 HES 增加了肾脏替代治疗的概率，但其会减少心血管器官衰竭的发生。各组间 90 天死亡率无差异[99]。在肾移植病例中，比较白蛋白与晶体溶液用于围手术期扩容的临床研究很少。一项随机双盲交叉研究比较了 5% 白蛋白与晶体溶液治疗在透析中发生低血压的概率，研究表明白蛋白组并不优于晶体溶液组[100]。因此得出结论，晶体溶液应被视为首选治疗方案。

由于胶体液对于容量扩充的安全性或有效性的模棱两可，晶体液应被认为是肾移植受者容量复苏和术中维持液的一线选择。然而，在严重血容量不足和移植血流量减少的情况下，可能需要使用胶体液迅速恢复血容量并保持移植物灌注，因此应根据具体情况加以考虑。

## 术后镇痛

许多人认为与 ESRD 相关的凝血障碍是神经阻滞的相对禁忌证。一项研究发现硬膜外镇痛在治疗术后疼痛方面

是有效的,并且没有观察到并发症[101]。腹横肌平面(transversus abdominis plane,TAP)阻滞减少了下腹部手术阿片类药物的需求和疼痛评分。然而,具有重要意义的 TAP 阻滞技术和 20ml 的 0.375% 左旋布比卡因在肾移植后的前 24 小时并未降低吗啡需求[102]。通过患者自控静脉注射阿片类药物镇痛仍然是减轻术后疼痛的最常用技术[103]。

## 快速通道

对于活体供体移植的受体,住院时间可短至 48 小时,并已在几个中心实现。术前患者的优化和标准化的围手术期治疗方案被认为是减少住院时间的重要因素。年龄,性别和移植前透析状态并不影响实现 48 小时出院[104]。未来,强化门诊病房的建立可能会减少伴有严重并发症患者住院时间的延长。

## 参考文献

1. Jha V, Garcia-Garcia G, Iseki K, Li Z, Naicker S, Plattner B, et al. Chronic kidney disease: global dimension and perspectives. Lancet. 2013;382(9888):260–72.
2. Wolfe RA, Ashby VB, Milford EL, Ojo AO, Ettenger RE, Agodoa LY, et al. Comparison of mortality in all patients on dialysis, patients on dialysis awaiting transplantation, and recipients of a first cadaveric transplant. N Engl J Med. 1999;341(23):1725–30.
3. Rebollo P, Ortega F, Baltar JM, Badia X, Alvarez-Ude F, Diaz-Corte C, et al. Health related quality of life (HRQOL) of kidney transplanted patients: variables that influence it. Clin Transplant. 2000;14(3):199–207.
4. Neovius M, Jacobson SH, Eriksson JK, Elinder CG, Hylander B. Mortality in chronic kidney disease and renal replacement therapy: a population-based cohort study. BMJ Open. 2014;4(2): e004251.
5. Laupacis A, Keown P, Pus N, Krueger H, Ferguson B, Wong C, et al. A study of the quality of life and cost-utility of renal transplantation. Kidney Int. 1996;50(1):235–42.
6. Snyder RA, Moore DR, Moore DE. More donors or more delayed graft function? A cost-effectiveness analysis of DCD kidney transplantation. Clin Transplant. 2013;27(2):289–96.
7. Martinez-Vaquera S, Navarro Cabello MD, Lopez-Andreu M, Jurado JM, Haad CR, Salas RO, et al. Outcomes in renal transplantation with expanded-criteria donors. Transplant Proc. 2013; 45(10):3595–8.
8. Wadei HM, Heckman MG, Rawal B, Taner CB, Farahat W, Nur L, et al. Comparison of kidney function between donation after cardiac death and donation after brain death kidney transplantation. Transplantation. 2013;96(3):274–81.
9. Cosio FG, Alamir A, Yim S, Pesavento TE, Falkenhain ME, Henry ML, et al. Patient survival after renal transplantation: I. The impact of dialysis pre-transplant. Kidney Int. 1998;53(3):767–72.
10. Lentine KL, Costa SP, Weir MR, Robb JF, Fleisher LA, Kasiske BL, et al. Cardiac disease evaluation and management among kidney and liver transplantation candidates: a scientific statement from the American Heart Association and the American College of Cardiology Foundation: endorsed by the American Society of Transplant Surgeons, American Society of Transplantation, and National Kidney Foundation. Circulation. 2012;126(5):617–63.
11. Zimmerman D, Sood MM, Rigatto C, Holden RM, Hiremath S, Clase CM. Systematic review and meta-analysis of incidence, prevalence and outcomes of atrial fibrillation in patients on dialysis. Nephrol Dial Transplant. 2012;27(10):3816–22.
12. Lenihan CR, Montez-Rath ME, Scandling JD, Turakhia MP, Winkelmayer WC. Outcomes after kidney transplantation of patients previously diagnosed with atrial fibrillation. Am J Transplant. 2013;13(6):1566–75.
13. Kawar B, Ellam T, Jackson C, Kiely DG. Pulmonary hypertension in renal disease: epidemiology, potential mechanisms and implications. Am J Nephrol. 2013;37(3):281–90.
14. Yigla M, Nakhoul F, Sabag A, Tov N, Gorevich B, Abassi Z, et al. Pulmonary hypertension in patients with end-stage renal disease. Chest. 2003;123(5):1577–82.
15. Bozbas SS, Akcay S, Altin C, Bozbas H, Karacaglar E, Kanyilmaz S, et al. Pulmonary hypertension in patients with end-stage renal disease undergoing renal transplantation. Transplant Proc. 2009;41(7):2753–6.
16. Reddy YN, Lunawat D, Abraham G, Matthew M, Mullasari A, Nagarajan P, et al. Progressive pulmonary hypertension: another criterion for expeditious renal transplantation. Saudi J Kidney Dis Transpl. 2013;24(5):925–9.
17. Karthikeyan V, Chattahi J, Kanneh H, Koneru J, Hayek S, Patel A, et al. Impact of pre-existing left ventricular dysfunction on kidney transplantation outcomes: implications for patient selection. Transplant Proc. 2011;43(10):3652–6.
18. Wali RK, Wang GS, Gottlieb SS, Bellumkonda L, Hansalia R, Ramos E, et al. Effect of kidney transplantation on left ventricular systolic dysfunction and congestive heart failure in patients with end-stage renal disease. J Am Coll Cardiol. 2005;45(7):1051–60.
19. Taber DJ, Meadows HB, Pilch NA, Chavin KD, Baliga PK, Egede LE. Pre-existing diabetes significantly increases the risk of graft failure and mortality following renal transplantation. Clin Transplant. 2013;27(2):274–82.
20. Hayer MK, Farrugia D, Begaj I, Ray D, Sharif A. Infection-related mortality is higher for kidney allograft recipients with pretransplant diabetes mellitus. Diabetologia. 2014;57(3):554–61.
21. Kato S, Chmielewski M, Honda H, Pecoits-Filho R, Matsuo S, Yuzawa Y, et al. Aspects of immune dysfunction in end-stage renal disease. Clin J Am Soc Nephrol. 2008;3(5):1526–33.
22. Parekh J, Roll GR, Feng S, Niemann CU, Hirose R. Peri-operative hyperglycemia is associated with delayed graft function in deceased donor renal transplantation. Clin Transplant. 2013;27(4): E424–30.
23. Kek PC, Tan HC, Kee TY, Goh SY, Bee YM. Day 1 post-operative fasting hyperglycemia may affect graft survival in kidney transplantation. Ann Transplant. 2013;18:265–72.
24. Hermayer KL, Egidi MF, Finch NJ, Baliga P, Lin A, Kettinger L, et al. A randomized controlled trial to evaluate the effect of glycemic control on renal transplantation outcomes. J Clin Endocrinol Metab. 2012;97(12):4399–406.
25. Eknoyan G. The importance of early treatment of the anaemia of chronic kidney disease. Nephrol Dial Transplant. 2001;16 Suppl 5:45–9.
26. Djamali A, Becker YT, Simmons WD, Johnson CA, Premasathian N, Becker BN. Increasing hematocrit reduces early posttransplant cardiovascular risk in diabetic transplant recipients. Transplantation. 2003;76(5):816–20.
27. Jalal DI, Chonchol M, Targher G. Disorders of hemostasis associated with chronic kidney disease. Semin Thromb Hemost. 2010;36(1):34–40.
28. Lutz J, Menke J, Sollinger D, Schinzel H, Thurmel K. Haemostasis in chronic kidney disease. Nephrol Dial Transplant. 2014;29(1): 29–40.
29. Fassett RG. Current and emerging treatment options for the elderly patient with chronic kidney disease. Clin Interv Aging. 2014;9:191–9.
30. Curran SP, Famure O, Li Y, Kim SJ. Increased recipient body mass index is associated with acute rejection and other adverse outcomes after kidney transplantation. Transplantation. 2014; 97(1):64–70.
31. Maamoun HA, Soliman AR, Fathy A, Elkhatib M, Shaheen N. Diabetes mellitus as predictor of patient and graft survival after kidney transplantation. Transplant Proc. 2013;45(9):3245–8.
32. Stock PG, Barin B, Murphy B, Hanto D, Diego JM, Light J, et al. Outcomes of kidney transplantation in HIV-infected recipients. N Engl J Med. 2010;363(21):2004–14.
33. Gennari FJ, Segal AS. Hyperkalemia: an adaptive response in chronic renal insufficiency. Kidney Int. 2002;62(1):1–9.

34. Strid H, Simren M, Stotzer PO, Abrahamsson H, Bjornsson ES. Delay in gastric emptying in patients with chronic renal failure. Scand J Gastroenterol. 2004;39(6):516–20.

35. Salles Junior LD, Santos PR, dos Santos AA, de Souza MH. Dyspepsia and gastric emptying in end-stage renal disease patients on hemodialysis. BMC Nephrol. 2013;14:275.

36. Mark JB. Central venous pressure monitoring: clinical insights beyond the numbers. J Cardiothorac Vasc Anesth. 1991;5(2):163–73.

37. Cannesson M, Slieker J, Desebbe O, Bauer C, Chiari P, Henaine R, et al. The ability of a novel algorithm for automatic estimation of the respiratory variations in arterial pulse pressure to monitor fluid responsiveness in the operating room. Anesth Analg. 2008;106(4):1195–200. table of contents.

38. Ochs HR, Greenblatt DJ, Kaschell HJ, Klehr U, Divoll M, Abernethy DR. Diazepam kinetics in patients with renal insufficiency or hyperthyroidism. Br J Clin Pharmacol. 1981;12(6):829–32.

39. Vinik HR, Reves JG, Greenblatt DJ, Abernethy DR, Smith LR. The pharmacokinetics of midazolam in chronic renal failure patients. Anesthesiology. 1983;59(5):390–4.

40. Burch PG, Stanski DR. Decreased protein binding and thiopental kinetics. Clin Pharmacol Ther. 1982;32(2):212–7.

41. Goyal P, Puri GD, Pandey CK, Srivastva S. Evaluation of induction doses of propofol: comparison between endstage renal disease and normal renal function patients. Anaesth Intensive Care. 2002;30(5):584–7.

42. Ickx B, Cockshott ID, Barvais L, Byttebier G, De Pauw L, Vandesteene A, et al. Propofol infusion for induction and maintenance of anaesthesia in patients with end-stage renal disease. Br J Anaesth. 1998;81(6):854–60.

43. de Gasperi A, Mazza E, Noe L, Corti A, Cristalli A, Prosperi M, et al. Pharmacokinetic profile of the induction dose of propofol in chronic renal failure patients undergoing renal transplantation. Minerva Anestesiol. 1996;62(1–2):25–31.

44. Costela JL, Jimenez R, Calvo R, Suarez E, Carlos R. Serum protein binding of propofol in patients with renal failure or hepatic cirrhosis. Acta Anaesthesiol Scand. 1996;40(6):741–5.

45. Komatsu R, You J, Mascha EJ, Sessler DI, Kasuya Y, Turan A. Anesthetic induction with etomidate, rather than propofol, is associated with increased 30-day mortality and cardiovascular morbidity after noncardiac surgery. Anesth Analg. 2013;117(6):1329–37.

46. Carlos R, Calvo R, Erill S. Plasma protein binding of etomidate in patients with renal failure or hepatic cirrhosis. Clin Pharmacokinet. 1979;4(2):144–8.

47. Christensen JH, Andreasen F, Jansen J. Pharmacokinetics and pharmacodynamics of thiopental in patients undergoing renal transplantation. Acta Anaesthesiol Scand. 1983;27(6):513–8.

48. Morio M, Fujii K, Satoh N, Imai M, Kawakami U, Mizuno T, et al. Reaction of sevoflurane and its degradation products with soda lime. Toxicity of the byproducts. Anesthesiology. 1992;77(6):1155–64.

49. Gonsowski CT, Laster MJ, Eger II EI, Ferrell LD, Kerschmann RL. Toxicity of compound A in rats. Effect of increasing duration of administration. Anesthesiology. 1994;80(3):566–73.

50. Altuntas TG, Zager RA, Kharasch ED. Cytotoxicity of S-conjugates of the sevoflurane degradation product fluoromethyl-2,2-difluoro-1-(trifluoromethyl) vinyl ether (Compound A) in a human proximal tubular cell line. Toxicol Appl Pharmacol. 2003;193(1):55–65.

51. Groudine SB, Fragen RJ, Kharasch ED, Eisenman TS, Frink EJ, McConnell S. Comparison of renal function following anesthesia with low-flow sevoflurane and isoflurane. J Clin Anesth. 1999;11(3):201–7.

52. Mazze RI, Callan CM, Galvez ST, Delgado-Herrera L, Mayer DB. The effects of sevoflurane on serum creatinine and blood urea nitrogen concentrations: a retrospective, twenty-two-center, comparative evaluation of renal function in adult surgical patients. Anesth Analg. 2000;90(3):683–8.

53. Ebert TJ, Frink Jr EJ, Kharasch ED. Absence of biochemical evidence for renal and hepatic dysfunction after 8 hours of 1.25 minimum alveolar concentration sevoflurane anesthesia in volunteers.

54. Ebert TJ, Messana LD, Uhrich TD, Staacke TS. Absence of renal and hepatic toxicity after four hours of 1.25 minimum alveolar anesthetic concentration sevoflurane anesthesia in volunteers. Anesth Analg. 1998;86(3):662–7.

55. Ebert TJ, Arain SR. Renal responses to low-flow desflurane, sevoflurane, and propofol in patients. Anesthesiology. 2000;93(6):1401–6.

56. Kharasch ED, Frink Jr EJ, Zager R, Bowdle TA, Artru A, Nogami WM. Assessment of low-flow sevoflurane and isoflurane effects on renal function using sensitive markers of tubular toxicity. Anesthesiology. 1997;86(6):1238–53.

57. Eger II EI, Koblin DD, Bowland T, Ionescu P, Laster MJ, Fang Z, et al. Nephrotoxicity of sevoflurane versus desflurane anesthesia in volunteers. Anesth Analg. 1997;84(1):160–8.

58. Eger II EI, Gong D, Koblin DD, Bowland T, Ionescu P, Laster MJ, et al. Dose-related biochemical markers of renal injury after sevoflurane versus desflurane anesthesia in volunteers. Anesth Analg. 1997;85(5):1154–63.

59. Goldberg ME, Cantillo J, Gratz I, Deal E, Vekeman D, McDougall R, et al. Dose of compound A, not sevoflurane, determines changes in the biochemical markers of renal injury in healthy volunteers. Anesth Analg. 1999;88(2):437–45.

60. Goldberg ME, Cantillo J, Larijani GE, Torjman M, Vekeman D, Schieren H. Sevoflurane versus isoflurane for maintenance of anesthesia: are serum inorganic fluoride ion concentrations of concern? Anesth Analg. 1996;82(6):1268–72.

61. Conzen PF, Nuscheler M, Melotte A, Verhaegen M, Leupolt T, Van Aken H, et al. Renal function and serum fluoride concentrations in patients with stable renal insufficiency after anesthesia with sevoflurane or enflurane. Anesth Analg. 1995;81(3):569–75.

62. Conzen PF, Kharasch ED, Czerner SF, Artru AA, Reichle FM, Michalowski P, et al. Low-flow sevoflurane compared with low-flow isoflurane anesthesia in patients with stable renal insufficiency. Anesthesiology. 2002;97(3):578–84.

63. Higuchi H, Adachi Y, Wada H, Kanno M, Satoh T. The effects of low-flow sevoflurane and isoflurane anesthesia on renal function in patients with stable moderate renal insufficiency. Anesth Analg. 2001;92(3):650–5.

64. Litz RJ, Hubler M, Lorenz W, Meier VK, Albrecht DM. Renal responses to desflurane and isoflurane in patients with renal insufficiency. Anesthesiology. 2002;97(5):1133–6.

65. Weiskopf RB, Eger II EI, Ionescu P, Yasuda N, Cahalan MK, Freire B, et al. Desflurane does not produce hepatic or renal injury in human volunteers. Anesth Analg. 1992;74(4):570–4.

66. Thapa S, Brull SJ. Succinylcholine-induced hyperkalemia in patients with renal failure: an old question revisited. Anesth Analg. 2000;91(1):237–41.

67. Ryan DW. Preoperative serum cholinesterase concentration in chronic renal failure. Clinical experience of suxamethonium in 81 patients undergoing renal transplant. Br J Anaesth. 1977;49(9):945–9.

68. Phillips BJ, Hunter JM. Use of mivacurium chloride by constant infusion in the anephric patient. Br J Anaesth. 1992;68(5):492–8.

69. Cooper RA, Maddineni VR, Mirakhur RK, Wierda JM, Brady M, Fitzpatrick KT. Time course of neuromuscular effects and pharmacokinetics of rocuronium bromide (Org 9426) during isoflurane anaesthesia in patients with and without renal failure. Br J Anaesth. 1993;71(2):222–6.

70. Robertson EN, Driessen JJ, Vogt M, De Boer H, Scheffer GJ. Pharmacodynamics of rocuronium 0.3 mg kg(−1) in adult patients with and without renal failure. Eur J Anaesthesiol. 2005;22(12):929–32.

71. Beauvoir C, Peray P, Daures JP, Peschaud JL, D'Athis F. Pharmacodynamics of vecuronium in patients with and without renal failure: a meta-analysis. Can J Anaesth. 1993;40(8):696–702.

72. Somogyi AA, Shanks CA, Triggs EJ. The effect of renal failure on the disposition and neuromuscular blocking action of pancuronium bromide. Eur J Clin Pharmacol. 1977;12(1):23–9.

73. Cronnelly R, Stanski DR, Miller RD, Sheiner LB, Sohn YJ. Renal function and the pharmacokinetics of neostigmine in anesthetized man. Anesthesiology. 1979;51(3):222–6.

74. Hoke JF, Shlugman D, Dershwitz M, Michalowski P, Malthouse-

Dufore S, Connors PM, et al. Pharmacokinetics and pharmacodynamics of remifentanil in persons with renal failure compared with healthy volunteers. Anesthesiology. 1997;87(3):533–41.

75. Dahaba AA, Oettl K, von Klobucar F, Reibnegger G, List WF. End-stage renal failure reduces central clearance and prolongs the elimination half life of remifentanil. Can J Anaesth. 2002;49(4):369–74.

76. Koehntop DE, Rodman JH. Fentanyl pharmacokinetics in patients undergoing renal transplantation. Pharmacotherapy. 1997;17(4):746–52.

77. Hill LR, Pichel AC. Respiratory arrest after cadaveric renal transplant. Eur J Anaesthesiol. 2009;26(5):435–6.

78. Bower S, Sear JW. Disposition of alfentanil in patients receiving a renal transplant. J Pharm Pharmacol. 1989;41(9):654–7.

79. Sear JW. Sufentanil disposition in patients undergoing renal transplantation: influence of choice of kinetic model. Br J Anaesth. 1989;63(1):60–7.

80. Davis PJ, Stiller RL, Cook DR, Brandom BW, Davin-Robinson KA. Pharmacokinetics of sufentanil in adolescent patients with chronic renal failure. Anesth Analg. 1988;67(3):268–71.

81. Wiggum DC, Cork RC, Weldon ST, Gandolfi AJ, Perry DS. Postoperative respiratory depression and elevated sufentanil levels in a patient with chronic renal failure. Anesthesiology. 1985;63(6):708–10.

82. Mazoit JX, Butscher K, Samii K. Morphine in postoperative patients: pharmacokinetics and pharmacodynamics of metabolites. Anesth Analg. 2007;105(1):70–8.

83. Osborne R, Joel S, Grebenik K, Trew D, Slevin M. The pharmacokinetics of morphine and morphine glucuronides in kidney failure. Clin Pharmacol Ther. 1993;54(2):158–67.

84. Felden L, Walter C, Harder S, Treede RD, Kayser H, Drover D, et al. Comparative clinical effects of hydromorphone and morphine: a meta-analysis. Br J Anaesth. 2011;107(3):319–28.

85. Davison SN, Mayo PR. Pain management in chronic kidney disease: the pharmacokinetics and pharmacodynamics of hydromorphone and hydromorphone-3-glucuronide in hemodialysis patients. J Opioid Manag. 2008;4(6):335–6. 9–44.

86. Szeto HH, Inturrisi CE, Houde R, Saal S, Cheigh J, Reidenberg MM. Accumulation of normeperidine, an active metabolite of meperidine, in patients with renal failure of cancer. Ann Intern Med. 1977;86(6):738–41.

87. Luciani J, Frantz P, Thibault P, Ghesquierre F, Conseiller C, Cousin MT, et al. Early anuria prevention in human kidney transplantation. Advantage of fluid load under pulmonary arterial pressure monitoring during surgical period. Transplantation. 1979;28(4):308–12.

88. Carlier M, Squifflet JP, Pirson Y, Gribomont B, Alexandre GP. Maximal hydration during anesthesia increases pulmonary arterial pressures and improves early function of human renal transplants. Transplantation. 1982;34(4):201–4.

89. Othman MM, Ismael AZ, Hammouda GE. The impact of timing of maximal crystalloid hydration on early graft function during kidney transplantation. Anesth Analg. 2010;110(5):1440–6.

90. Thomsen HS, Lokkegaard H, Munck O. Influence of normal central venous pressure on onset of function in renal allografts. Scand J Urol Nephrol. 1987;21(2):143–5.

91. Dawidson IJ, Sandor ZF, Coorpender L, Palmer B, Peters P, Lu C, et al. Intraoperative albumin administration affects the outcome of cadaver renal transplantation. Transplantation. 1992;53(4):774–82.

92. Dawidson IJ, Ar'Rajab A. Perioperative fluid and drug therapy during cadaver kidney transplantation. Clin Transpl. 1992;267–84.

93. van Valenberg PL, Hoitsma AJ, Tiggeler RG, Berden JH, van Lier HJ, Koene RA. Mannitol as an indispensable constituent of an intraoperative hydration protocol for the prevention of acute renal failure after renal cadaveric transplantation. Transplantation. 1987;44(6):784–8.

94. Tiggeler RG, Berden JH, Hoitsma AJ, Koene RA. Prevention of acute tubular necrosis in cadaveric kidney transplantation by the combined use of mannitol and moderate hydration. Ann Surg. 1985;201(2):246–51.

95. Ciapetti M, di Valvasone S, di Filippo A, Cecchi A, Bonizzoli M, Peris A. Low-dose dopamine in kidney transplantation. Transplant Proc. 2009;41(10):4165–8.

96. Mutter TC, Ruth CA, Dart AB. Hydroxyethyl starch (HES) versus other fluid therapies: effects on kidney function. Cochrane Database Syst Rev. 2013;(1):CD007594.

97. Myburgh JA, Finfer S, Bellomo R, Billot L, Cass A, Gattas D, et al. Hydroxyethyl starch or saline for fluid resuscitation in intensive care. N Engl J Med. 2012;367(20):1901–11.

98. Perner A, Haase N, Guttormsen AB, Tenhunen J, Klemenzson G, Aneman A, et al. Hydroxyethyl starch 130/0.42 versus Ringer's acetate in severe sepsis. N Engl J Med. 2012;367(2):124–34.

99. Bagshaw SM, Chawla LS. Hydroxyethyl starch for fluid resuscitation in critically ill patients. Can J Anaesth. 2013;60(7):709–13.

100. Knoll GA, Grabowski JA, Dervin GF, O'Rourke K. A randomized, controlled trial of albumin versus saline for the treatment of intradialytic hypotension. J Am Soc Nephrol. 2004;15(2):487–92.

101. Akpek E, Kayhan Z, Kaya H, Candan S, Haberal M. Epidural anesthesia for renal transplantation: a preliminary report. Transplant Proc. 1999;31(8):3149–50.

102. Freir NM, Murphy C, Mugawar M, Linnane A, Cunningham AJ. Transversus abdominis plane block for analgesia in renal transplantation: a randomized controlled trial. Anesth Analg. 2012;115(4):953–7.

103. Williams M, Milner QJ. Postoperative analgesia following renal transplantation—current practice in the UK. Anaesthesia. 2003;58(7):712–3.

104. Siskind E, Villa M, Jaimes N, Huntoon K, Alex A, Blum M, et al. Forty-eight hour kidney transplant admissions. Clin Transplant. 2013;27(4):E431–4.

# 肾移植受者的术后管理

Abhijit S. Naik，Michelle A. Josephson，and Woojin James Chon

## 引言

肾移植是终末期肾病患者的首选治疗方法。据估计，肾移植每年可挽救 25 000 人的生命[1]。2010 年，美国 16 843 名 20 岁及以上的患者进行了肾移植[2]；但仍有 98 398 人在等待接受肾移植（根据截至 2013 年 10 月 18 日的 OPTN 数据）。移植受者的死亡率低于仍在等待的透析患者[3]。此外，那些在同种异体移植失败后再次进行透析的患者所面临的结果比等待移植的透析患者更差[4]。由此可见，肾移植和移植物存活降低了患者的死亡率。

移植不但降低了死亡率，而且使大多数患者的生活质量有了显著提升。然而，免疫抑制剂的使用以及许多术后并发症的存在使得患者的术后管理非常具有挑战性。移植外科医生、麻醉医生、重症监护医生和肾内科医生各在其位，各司其职，他们之间的合作也就至关重要。

肾移植受者的术后阶段通常可分为术后早期和术后晚期。这种划分有助于缩小各种术后并发症的鉴别诊断范围。术后早期通常指移植后的前 3 个月。本章的重点是识别和管理这些患者术后常见的手术和医疗问题。

## 诱导剂

肾移植后数周至数月内急性排斥反应的风险最高。诱导治疗能够实现快速而彻底的免疫抑制，从而降低急性排斥反应的风险，这种治疗方式的不良反应也非常小。用于诱导的试剂包括抗淋巴细胞抗体（多克隆和单克隆抗体）和白细胞介素-2 受体拮抗剂（拮抗 IL-2 介导的 T 细胞增殖）。当移植物出现功能障碍或延迟时，使用诱导剂时应停用类固醇激素并延迟使用钙调磷酸酶抑制剂，诱导治疗通常根据受体和供体情况进行个体化治疗，因此，事先了解受体和供体的风险因素至关重要。据 2009 年 KDIGO 临床实践指南，符合以下一条或多条的患者将被视为高风险患者：群体反应性抗体（panel reactive antibody，PRA）>0，HLA 错配数量增加，供体年长于受体，非裔美国人种族，存在供体特异性抗体，ABO 血型不相容性，移植物功能延迟和超过 24 小时的冷缺血。

目前美国最常用的诱导剂是 IL-2 受体拮抗剂：巴利昔单抗（舒莱）、多克隆 T 细胞清除剂［兔抗胸腺细胞球蛋白（胸腺球蛋白）］和单克隆 T 细胞消耗剂［阿仑单抗（Campath-1H）］。了解诱导治疗的用药种类以及某些药物相关的不良反应，对于术后再次给药而言非常重要。有关给药和常见不良反应，请参阅表 23.1。

表 23.1　用于诱导的免疫抑制剂

| 通用名称（品牌名称） | FDA 批准进行诱导 | 剂量 | 常见不良反应 |
| --- | --- | --- | --- |
| 兔抗胸腺细胞球蛋白（胸腺球蛋白） | 否 | 1.5mg/kg 静脉注射×3~5 倍剂量。中心经静脉输注为 6 小时，外围静脉输注为 12 小时。术前服用对乙酰氨基酚，苯海拉明和类固醇<br>白细胞计数和血小板减少症需调小剂量 | 畏寒，僵直，发热，心动过速，皮疹，骨髓抑制 |
| 阿仑单抗（Campath-1H） | 否 | 20~30mg 静脉注射×1~2 倍剂量 | 流感样症状，寒战，僵直，发热，骨髓抑制 |
| 巴利昔单抗（舒莱） | 是 | 20mg 静脉注射×2 倍剂量（第 0 天和第 4 天） | 在与安慰剂的对照中未出现此类情况 |

## 术后评估

在对移植物功能延迟可能性的评估中,有关供体状态的信息非常重要,尤其是死亡供体移植时中。关键数据包括死亡原因/机制、供体年龄、病史和冷/热缺血时间等。为了监测尿量,应该插入 Foley 导管,这也有助于缓解膀胱压力。了解患者的血流动力学状态非常重要。为此,应建立足够的静脉通路并置入动脉导管。除非患者有严重的左心室功能障碍、瓣膜异常或已知的肺动脉高压,否则通常不需要使用漂浮导管。

患者的术后管理可能会放在 ICU、"下属"单元、甚至是普通病房,视所在机构政策而定。处理这些患者的护士和医生应该非常熟悉患者以前的病史,这一点很重要。表 23.2 列出了常用的接收顺序和方案。

表 23.2　通用接收顺序和方案

| |
| --- |
| **接收顺序**:ICU、下属机构或手术楼层,取决于所在机构的决策 |
| **保护性隔离** |
| **生命体征/监测**: |
| 每小时监测一次中心静脉压,使用 0.9% 生理盐水加压至 150mmHg |
| 　中心静脉临床护理方案 |
| 　中心静脉感染预防 |
| 　血氧饱和度:每小时一次 |
| 　每小时精确的入量和出量 |
| **生命体征**:术后每 15 分钟记录一次 BP、HR、RR、外周脉搏,直到 1 小时(或直至稳定);每 30 分钟记录一次直到 2 小时;随后每小时记录一次,根据需要记录 24 小时;然后是病房术后常规 |
| **活动** |
| 辅助走动:每天 3 次,术后即开始 |
| 从床上走到椅子:每天 3 次 |
| **通知服务**: |
| 联系人姓名和手机号 |
| 温度:≥38.5℃ |
| HR:≥120 或 ≤60 次/min |
| SBP:≥180 或 ≤90mmHg |
| DBP:≥110 或 ≤60mmHg |
| 血氧饱和度:≤92% |
| 尿量:≤40ml/h 或 ≥800ml/h |
| **护理**: |
| 增加肺活量:清醒时每小时做 10 次 |
| 翻身/咳嗽/深呼吸 |
| 根据需要补充氧气以保持血氧饱和度 ≥92% |
| Foley 导管维护 |
| 每日体重:站立测量为佳 |
| DVT 预防:除非禁忌,否则应用序贯加压装置(sequential compression device,SCD) |
| 　肝素 5 000 单位 SC 每天 3 次。避免低分子量肝素 |
| **饮食**:除了药物之外,禁饮禁食 |

**药物：**

PCA 药物和护理说明；盐酸二氢吗啡酮和芬太尼首选 PCA

止吐药：昂丹司琼 4mg 静脉注射，每隔 6 小时一次，根据恶心和呕吐情况

止痒：苯达林 25mg 口服或静脉注射，每隔 6 小时一次，根据瘙痒的情况

肠道锻炼：多库酯钠 100mg 口服，每天两次

**静脉输液**

2.5% 葡萄糖/0.45%NaCl 和 50mg 碳酸氢钠 1 000ml；静脉注射，100ml/h

0.9%NS 和 0.45%NS 的组合被列入了下面给出的替代方案

**替代方案：**

如果尿量 1~100ml/h：继续维持静脉输液

如果尿量为 101~400ml/h：用 1∶1 0.9%NS 替代尿量

如果尿量为 401~800ml/h：以 1∶1 或 0.5∶1 0.45%NS 替代尿量（根据医生习惯）

如果尿量>800ml/h 通知 HO

**PCP 预防：** 开始于术后第一天，持续时间各机构上有所不同

首选口服复方新诺明，每天一次

如果磺胺过敏而没有 G-6-PD 缺陷，则选择氨苯砜 100mg 口服，每天一次

如果磺胺过敏和 G6PD 缺乏，则选择喷他脒每月 300mg NEB

阿托伐醌 1 500mg 口服，每天一次

**假丝酵母预防**

氟康唑（DIFLUCAN）片剂：每天 100mg 口服；术后第 1 天开始。也可以使用制霉菌素漱口和吞咽

**基于供体和受体 CMV 状态 CMV 预防如下：**

术后第 1 天开始（根据肾功能调整剂量）

IF 中度至高度风险（CMV D-/R+，D+/R+，D+/R-）

缬更昔洛韦 450mg 口服，每天一次

IF 低风险（CMV D-/R-）

阿昔洛韦 400mg 口服每 12 小时一次

**类固醇剂量：**

术后第 1 天甲泼尼龙 200mg 静脉注射

术后第 2 天甲泼尼龙 160mg 静脉注射

术后第 3 天甲泼尼龙 120mg 静脉注射

术后第 4 天泼尼松 80mg 口服

术后第 5 天泼尼松 40mg 口服

术后第 6 天泼尼松 20mg 口服，之后每天一次

一些短期使用类固醇（例如，在第一周结束时停用类固醇）或避免类固醇使用方案。口服∶静脉注射转化是 5∶4（泼尼松到甲泼尼龙）

**抗增殖剂：**

霉酚酸吗啉乙酯 1 000mg 口服，每日两次，霉酚酸 720mg 口服，每日两次。口服到静脉转换为 1∶1

**钙调磷酸酶抑制剂**（经典的他克莫司）：监测 12 小时的低谷。移植后前 3 个月的目标范围通常为 8~12ng/ml。标准的起始剂量是每 12h 0.05mg/kg 口服，但起始剂量可根据患者的临床状态和/或药物相互作用而改变。由于存在毒性风险，除非绝对需要，否则通常会避免静脉注射钙调磷酸酶抑制剂。如果非口服，舌下给予他克莫司是一种选择

续表

| 术后实验室检查 |
| --- |
| 每 12 小时进行血小板计数,肾功能评分(包括镁、磷、血清葡萄糖)直到 24 小时,除非有临床症状,否则每天早晨进行检测 |
| 每天早晨检测钙调神经磷酸酶抑制剂水平(12 小时低谷) |
| 肝功能检查,尿培养和敏感性 |

## 血流动力学状态

保持稳定的围手术期血流动力学至关重要,为此,应对患者实施严密监控。手术后的受者会出现轻微的液体正平衡和高血压(SBP≥150mmHg 和 DBP≥80mmHg 为佳)以维持新移植器官充足的灌注。考虑到患者的排尿、无意识体液流失(平均 500~1 000ml/d,取决于临床情况)和容量状态,应给予替代液补充。但是,考虑到持续的全量替代会有更强的利尿效果,在保持稳定的血流动力学同时,应该逐渐减少替代液的量。关于这点,大多数中心都有自己的方案。

术后低血压的常见原因包括出血、麻醉药物作用、容量复苏不足、围手术期心肌梗塞伴左心室功能障碍、移植前过度超滤、细胞因子释放综合征、败血症或其他低全身性血管阻力的原因如肝脏疾病。若患者出现低血压,应迅速对等渗液进行处理;若有贫血症,则可通过输血扩充血管内容量;若有中心静脉导管,则可借助中心静脉压(目标 7~10cmH$_2$O)对患者容量状态进行管理。应避免低血压以降低急性肾小管坏死(acute tubular necrosis, ATN)和/或移植物功能延迟(delayed graft function, DGF)的风险,这也解释了为什么移植的第一周内需要进行透析。

持续性低血压,腹痛和低血细胞比容都是腹腔内出血的潜在征兆/症状。大多数出血具有自限性,但如果有凝血障碍或血小板减少症则应该干预。如果担心血肿对输尿管吻合口和血管束造成压力,或者需要血制品和等渗液体输注以维持稳定的血流动力学,则应将患者带到手术室,止血并进行血肿清除。

细胞因子释放综合征是一种罕见的症状,一般在第一或第二次使用抗胸腺细胞球蛋白(由于来源于兔)期间发生,表现为发热、寒战、皮疹、肌痛、低血压和心动过速。治疗措施是减慢输液速度,这通常可以使这一情况得到有效控制。如果上述症状和体征持续存在,则应停止输注。使用 H$_2$ 阻滞剂和抗组胺药,可有效预防或缓解上述症状。由于巴利西单抗和阿仑单抗是人源化的单克隆抗体,因此通常看不到输注反应。

静脉注射糖皮质激素可预防或减轻严重的症状。由于巴利昔单抗和阿仑单抗是人源化单克隆抗体,通常不会出现输注反应。

移植前过度的超滤(通常在透析时进行)可导致术后低血压。尽管没有关于移植前容量清除率具体适合的指导原则,但我们的做法是让移植前透析/超滤的患者结束时高于其干重的 1.0~1.5kg。

所有肾移植候选者在移植前都要接受严格的心血管评估;因此围手术期急性心肌梗死并不常见。最近一项观察性研究发现,肾移植后院内术后心肌梗死(myocardial infarction, MI)的发生率为 1.6%[5]。在另一项较早的单中心回顾性研究中,移植后前 30 天心脏并发症总发生率为 6.1%。后者研究中的心脏并发症包括 MI(1.6%)、心律失常(2.7%)、心绞痛(1.2%)、心搏骤停(0.5%)和充血性心力衰竭(0.1%)[6]。如果临床怀疑心肌梗死,应该做 EKG,并且应该检测 CK, CK-MB 和肌钙蛋白在内的心肌酶谱。如果怀疑或诊断出心脏并发症,应该到心脏机构咨询,以帮助管理。

在血压非常高的时候,需要治疗高血压。对于排除所有潜在因素如疼痛和恶心后,仍然收缩压大于 170mmHg 和/或舒张压大于 100mmHg 的患者,需要进行处理。常用的静脉降压药包括静脉肼本达嗪每小时 5~10mg,或拉贝洛尔 10~20mg 注射 2 分钟以上,如果需要,可以间隔 10 分钟给药 40~80mg,最大累积剂量为 300mg。二氢吡啶类钙通道阻滞剂(calcium channel blockers, CCB)是是一种一线口服降压药物,可作为口服药物的首选。避免使用非二氢吡啶 CCB,如维拉帕米和地尔硫草,因为它们会降低他克莫司和环孢素的代谢,如果钙调神经磷酸酶抑制剂水平没有得到密切监测和调整,会导致肾毒性。对患者移植前降压药物的了解非常重要。突然停用可乐定等药物会导致高血压反弹到一个非常高的水平。我们在移植后以较小的剂量恢复可乐定,患者有低血压的情况除外;然后在接下来的 2~4 周内逐渐停用。使用米诺地尔的患者可以看到类似的问题,可以通过术后重新开始药物然后逐渐减量来避免。血压波动大可能是自主神经功能障碍所致,尤其是长期糖尿病的患者,这类患者的治疗相当具有挑战性,一般在门诊进行。

## 疼痛控制

我们的做法是使用患者自控镇痛(patient-controlled analgesia，PCA）。阿片类药物仍然是镇痛剂的主要成分，我们更倾向于使用芬太尼和氢吗啡酮。慢性肾病、终末期肾病和近期移植的患者应避免使用吗啡，因为曾出现过吗啡-6-β葡萄糖醛酸苷大量积聚，引起明显呼吸抑制的情况[7]。另外，芬太尼在肝脏代谢主要为诺芬太尼，并且没有证据表明它的代谢物具有活性。尽管存在肾衰竭和潜在呼吸抑制的风险，但芬太尼具有良好的短期安全性。肾衰竭患者可以考虑用于镇痛的另一种药物是氢吗啡酮。尽管可能引起3-葡糖醛酸苷代谢物积聚并且具有神经兴奋性，但它已被安全地用于肾衰竭患者[8]。

## 术后贫血

大多数慢性肾病（chronic kidney disease，CKD）和终末期肾病（end-stage renal disease，ESRD）患者都是贫血的，而他们的血红蛋白水平会控制在 $10 \sim 12g/dl$ 及以下。普遍出现的术后贫血可能是多种因素同时导致的。可能的原因包括围手术期液体正平衡导致的术后血液稀释，手术失血，频繁静脉切开或出血。尽管药物和感染可能会导致贫血，但这通常在移植后出现，并且超出了本章的预期范围。尽管输血没有"截止点"，但我们试图保持目标血红蛋白 $\geqslant 9g/dl$，特别是在糖尿病患者和已知有冠状动脉疾病（coronary artery disease，CAD）病史的患者中。如果可能的话，应尽量避免输血，因为输血可能会增加同种免疫的风险。特别是可能存在 DGF 和移植物功能低的问题时，应考虑术后使用促红细胞生成素刺激剂。确保充足的铁储存后，我们使用促红细胞生成素，初始剂量为每周三次 $50 \sim 100$ 单位/kg 或每周 $0.45\mu g/kg$ 达贝泊汀。

## 白细胞减少症

术后可见白细胞减少，这一症状早期通常是胸腺球蛋白的使用引起的，可能需要减少剂量或延迟给药。术后白细胞减少症的其他常见原因包括吗替麦考酚酯和甲氧苄啶/磺胺甲噁唑。其他罕见原因包括血管紧张素转换酶抑制剂/血管紧张素受体阻滞剂（angiotensin-converting enzyme inhibitors/angiotension receptor blockers，ACEI/ARB），质子泵抑制剂和组胺 H2 受体拮抗剂（H2 阻断剂）。

## 术后高血糖

糖尿病患者和非糖尿病患者都可能发生术后高血糖，应该通过持续的胰岛素输注来控制。患者开始进食后，就应该转变为皮下注射胰岛素，应使用长效基础胰岛素如甘精胰岛素或 NPH，并且额外使用皮下短效胰岛素如门冬胰岛素（NovoLog®）。术前使用胰岛素泵的患者可以重新启动胰岛素泵，同时应该咨询内分泌科医师。对于同时接受肾脏胰腺移植的患者，应该密切关注葡萄糖，因为高血糖可

能是胰腺同种异体移植功能障碍。大多数中心都有自己的有关类固醇剂量的方案，如果肾脏排斥反应的风险很低，糖皮质激素可以在一个月或更短时间逐渐减少至每天 5mg。同样在类固醇治疗患者中，类固醇通常在第一周结束时逐渐减量。所有患者都应该遵循糖尿病护理的建议，有时如果高血糖难以控制，可能需要住院或到门诊内分泌科就诊。

## 同种异体移植物功能障碍

移植后血清肌酐波动很常见。然而，若肌酐突然增加或未适当降低，则应进一步评估肾功能。肾功能障碍可分为肾前性、肾性和肾后性。

### 肾前性

肾前性是由于"有效"肾脏灌注减少，可能是由于低血压、心脏输出量低、自主神经功能紊乱、摄入不足或腹泻导致容量减少、他克莫司水平高（引起传入血管收缩）、肾动脉狭窄以及使用药物如 ACEI/ARB 和非甾体抗炎药（non-steroidal anti-infl ammatory drugs，NSAIDs）。应该尽可能全面的排除所有可能性。如果需要，应停止使用所有降压药，使用等渗液如生理盐水或输入红细胞来控制低血压。必须补充足够的水分，如果口服途径不能耐受，则通过静脉给予补充。应审查药物清单，并停用 ACEI/ARB 或 NSAID 等药物。重要的是要记住某些药物阻止肌酐（西咪替丁，甲氧苄啶）的肾小管分泌，并且它们的使用可能导致血清肌酸酐的升高，这并不代表出现新的肾损伤。如果他克莫司水平非常高，应该保持或减少剂量；通常术后他克莫司谷水平维持在 $8 \sim 12ng/ml$ 的范围内。最后应该进行多普勒检查以排除肾动脉狭窄，尽管这通常在移植后期出现。

### 肾性

同种异体移植排斥反应：超急性排斥反应是一种抗体介导的排斥反应，由于交叉配合技术的改进和诱导剂的使用，这些年很少见到；但是，如果患者非常敏感，或者在 ABO 不匹配的情况下，它仍可能会发生。这种排斥反应是抗体介导的血管排斥反应，其特征是血管的血栓形成。通常这些患者会有发热，移植疼痛和少尿无尿。肾脏多普勒检查可能有助于发现不良的血流情况，并且在大多数情况下需要进行再次手术探查和肾活检，但结果还是不理想。

细胞排斥反应：T 细胞介导的排斥反应在第一周内很少发生，如果肌酐未达到预期水平或术后肌酐升高，应该怀疑是否出现这种排斥反应。通常不会出现经典体征例如发热，移植物压痛和少尿。细胞排斥反应的诊断可以通过活检进行，通常包括淋巴细胞浸润间质和小管炎（图 23.1a）、并发动脉炎的更严重的排斥反应（图 23.1b）。

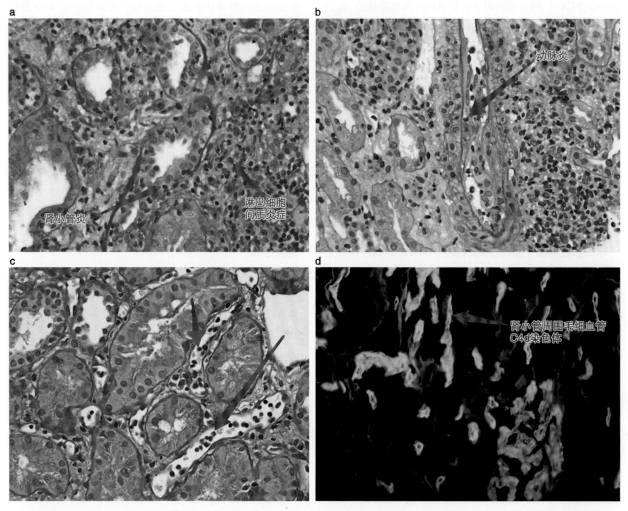

图23.1　（a）急性细胞排斥的活组织检查图片-显示肾小管炎和组织间隙的淋巴细胞浸润。（b）急性细胞排斥反应的活体组织切片——动脉炎提示更严重的排斥反应。也可见到血管炎和间质性炎症。（c）急性抗体介导的排斥反应的活检图片——肾小管周围毛细血管炎。可以看到沿着毛细血管壁边界的嗜中性粒细胞（见箭头）。（d）弥漫性肾小管周围毛细血管 C4d 染色提示抗体介导的排斥反应。C4d 是经典途径激活的分解产物，其在管周毛细血管中的存在与抗供体抗体的存在密切相关。然而，C4d 阴性抗体介导的排斥并不少见

抗体介导的排斥反应：有时在早期的急性抗体介导的排斥中可能看不到管周毛细血管炎的典型模式（图 23.1c）和肾小管炎，因此 C4d（经典补体途径活化的副产物）染色对鉴定它而言是非常有意义的。这种排斥形式有时表现为急性肾小管损伤，即使对于精明的病理学家，在不存在 C4d 染色的情况下也可能难以将其与 ATN 区分。供体特异性抗体也应该被关注，它们与沿着肾小管毛细血管（图 23.1d）和肾小球内皮（肾小球肾炎）分布的阳性 C4 共同存在将会成为抗体介导的排斥反应的诊断。抗体介导的排斥反应的治疗各不相同，包括血浆置换、静脉注射免疫球蛋白和利妥昔单抗。

原发性肾病也可能复发。这在由原发性局灶节段性肾小球硬化症（focal segmental glomerulosclerosis，FSGS）导致的肾衰竭的个体中尤其受到关注。必须监测这些患者的复发情况，因为该疾病可能在移植后立即出现，并有可能迅速破坏同种异体移植物。当患者在医院评估复发性局灶节段性肾小球硬化症（FSGS）时，术后应立即测量尿蛋白与肌酐比值。由于许多患者仍然可能具有完整的原生肾功能和原生肾脏的蛋白尿，可以使尿蛋白-肌酐比率发生变化，尿液中会出现许多红细胞和白细胞，因此术前应该获得这些患者的基础尿蛋白与肌酸酐的比率。然而，患者尿蛋白与肌酐比例持续上升应进行紧急的肾同种异体移植活检，并且如果确诊复发性 FSGS 应采取适当的治疗（通常为血浆置换）。

长期缺血导致的 ATN 是 DGF 最常见的原因。缺血的原因可能是供体肾小管损伤，冷或热的缺血时间延长，或受体的缺血再灌注损伤和移植后低血压。如果移植后肌酐没有改善，或者最初有改善，随后血清肌酐恶化，则应怀疑有ATN。通过尿液显微镜检查显示肾小管上皮细胞或泥褐色的尿液样本可以相对容易地确诊。如果诊断不太清楚或者担心持续的抗体介导的排斥反应，有时可能需要进行活检，

这可能表现为伴有 C4d 沉积的急性肾小管损伤。药物偶尔会引起间质性肾炎,这可能表现为尿液中出现白细胞,偶尔会出现尿液嗜酸性粒细胞。应该彻底检查药物,常见致病药应该停止使用。由于缺血性损伤上调供体 HLA 和黏附分子使急性排斥的风险增加,足够的免疫抑制可以通过延长 T 细胞消除抗体的使用来实现。

在使用钙调磷酸酶抑制剂(calcineurin inhibitor,CNI)、抗磷脂抗体以及有时在严重的抗体介导的排斥反应时,也可以观察到血栓性微血管病(antibody-mediated rejection,TMA)。TMA 可局限于同种异体移植物中,并且可能不会看到其他经典的溶血证据,例如外周涂片中的裂细胞,乳酸脱氢酶或血小板减少症。在缺乏典型迹象的情况下,应该对诊断保持怀疑。

### 肾后性

男性中,导致肾后性梗阻的最常见原因是良性前列腺肥大引起尿滞留,存留在 Foley 导管中的凝块、血块、淋巴囊肿和尿囊瘤对输尿管的外源性压迫。治疗包括确定原因并适当治疗。有关移植物肾后性功能障碍的管理将在下一章节"尿量和尿漏监测"中讨论。

#### 尿量和尿漏监测

充足的尿量通常是良好同种异体移植功能的标志。术后尿量通常由围手术期容量正平衡和溶质利尿组合引起。在监测尿量时,应向患者询问术前尿量情况,因为总尿量可能与自身的肾脏状况相关。患者早期的尿量减少应仔细评估。尿量减少可能是由"管道"、血管流入/流出、肾实质损伤或有效动脉循环量减少导致。"管道"的常见问题包括存在膀胱凝块、膀胱功能障碍(常见于糖尿病)、膀胱颈梗阻/狭窄和外源性压迫,因此术后应插入 Foley 导管,持续3~5天。简单的床边操作将有助于确定病因。冲洗 Foley 导管将会使凝块排出并使尿液自由流动。确保充足的血管内容量后,应进行带有超声波的肾血管多普勒超声检查,以确保良好的动脉流入和静脉流出。超声也有助于识别可能导致输尿管外在压迫的尿路瘤或淋巴囊肿。如果多普勒无法确定,可使用 MAG3 或二乙烯五乙酸扫描来评估灌注,甚至可能发现梗阻或尿液泄漏。大多数主要的泌尿系统并发症通常起源于膀胱输尿管吻合口,并发生在头 72 小时内。目前的膀胱输尿管膀胱造口术(Lich-Gregoir 方法)的做法技术上比 Leadbetter-Politano 方法更容易;然而并发症的发生率仍然在 3%~5%[9,10]。通过检查来自肾周漏的液体中的肌酐浓度可以识别尿漏。尿漏将使液体肌酐高于血液肌酐。如果液体肌酐与血液肌酐相同,则不大可能是尿漏。如果确定了尿漏,并且患者有一个肾周漏和一个双 J 输尿管支架,则可以采取保守的方法。如果没有引流管,可能必须插入经皮肾造口管以转移尿液并使吻合

口部位愈合。如果渗漏持续或不愈合,可能需要重新探查并植入输尿管。图 23.2 提供了对术后少尿管理的示意图。

#### 引流、输尿管支架和切口部位监测

应记录每日引流量。应询问外科医生关于每个引流管(浅表,深层)和引流器官床(例如肾周围)的位置。刚开始几天引流通常是血性浆液;如果发现血液流出应立即通知外科医生。应记录每个引流管的输出量。如果发现引流增加,应该检测引流液肌酐水平。引流管通常在出院前拔掉,除非引流量较多(通常每天>60~70ml)。将输尿管支架放置 4~6 周,以使吻合口部位愈合并保持输尿管通畅。患者通过门诊泌尿科医师膀胱镜检查将其移除。切口部位应密切关注感染、裂口和引流。每日都要更换敷料。从伤口处引流一些血性浆液是正常的。通常在第二周或第三周结束时将钉子或缝合线去除。

## 电解质紊乱

严重的电解质紊乱可能发生在肾移植后,应该寻求肾内科或肾移植科的帮助。电解质异常的常见原因是围手术期过量输液、术后溶质性利尿、电解质的消耗、以及一些免疫抑制药物的作用(表 23.3)。常见的电解质异常包括高钾血症/低钾血症、低磷血症、高钙血症、低镁血症和低钠血症。应该每 8~12 小时进行一次检查,以尽早发现并治疗异常情况。

### 高钾血症

高钾血症术后非常常见,最初可能是由于手术期间的组织损伤、术中血液和血液制品输注以及酸中毒所致。大于 5.5mmol/L 的血钾可有心电图变化。如果注意到 T 波的峰值增加,应给予胰岛素和葡萄糖将细胞外钾转移到细胞内,并给予葡萄糖酸钙保证心脏膜稳定性。然而,重要的是要明白使用胰岛素/葡萄糖不会减少全身钾储存量,因此长期目标是减少全身钾储存量。这可以通过施用聚磺苯乙烯(kayexalate)或使用利尿剂和低钾饮食来完成。高钾血症的存在也要注意到他克莫司谷值水平(如果开始使用他克莫司),因为它可能导致高钾血症。ACEI 或 ARB 应停止。如果患者血容量过高,袢利尿剂可以帮助降低血清钾水平。如果患者是低血容量需静脉补液,0.9% 生理盐水(NS)有助于纠正高钾血症。利尿剂和水合作用通过增加远端钠输送而起作用,这有助于产生肾钾排泄所需的跨肾小管的化学梯度。如果肾功能不好或没有功能,则需要透析。

### 低钾血症

低钾血症有时可以从术后过度利尿或保持移植前的限制饮食的患者中观察到。难治性低钾血症患者应该排除低镁血症所导致的可能。

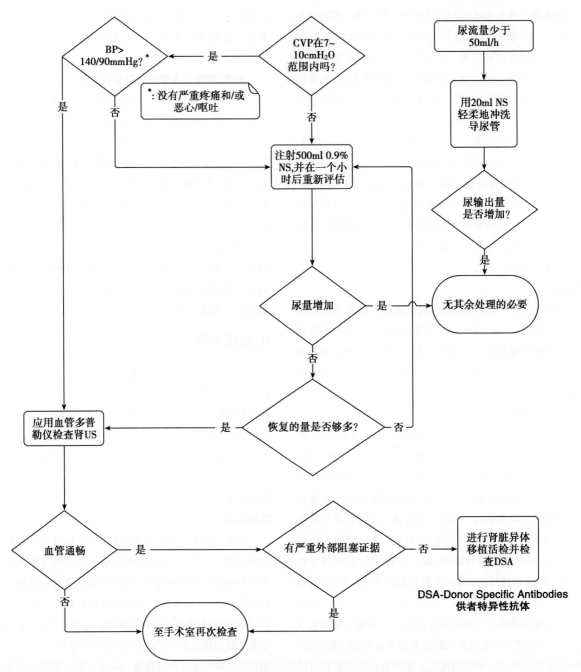

图 23.2    术后少尿管理流程示意图。此流程不能代替临床判断

表 23.3    常见电解质紊乱及其管理

| 疾病 | 常见原因 | 临床症状 | 管理 |
|------|----------|----------|------|
| 高磷血症 | 肾衰竭,组织损伤,细胞分解(例如横纹肌溶解) | 大多无症状但肌肉兴奋,贲门痉挛和手足抽搐,如果严重伴发低钙血症 | 通常会随着肾功能改善而改善。磷水平>5.5,则使用磷酸盐黏合剂。很少需要血液透析。如果伴随低钙血症症状,给予相应治疗 |
| 低磷血症 | 高 FGF-23,甲状旁腺素和维生素 D 缺乏,持续服用磷酸盐黏合剂,他克莫司,雷帕霉素靶蛋白,肾小管漏 | 大多数无症状,但极低水平(<1mmol)可引起横纹肌溶解症,肌无力和呼吸肌无力 | • 无症状:口服磷酸钾-磷酸钠 250mg(8mmol)。通常每日分剂量给予 30~60mmol 的磷酸盐元素<br>• 严重或有症状的病例:首选静脉途径。转换到口服一次磷>1.5mg/dl。密切关注磷水平 |

续表

| 疾病 | 常见原因 | 临床症状 | 管理 |
| --- | --- | --- | --- |
| 高钙血症 | 持续性甲状旁腺功能亢进症,钙三醇产生正常化,持续使用维生素 D | 大多数无症状,但高水平可导致脱水(呋塞米样作用)和急性肾损伤 | 甲状旁腺激素或甲状旁腺切除术,停止维生素 D 补充 |
| 高钾血症 | CCD/MCD 中 H$^+$ 分泌减少。4 型肾小管酸中毒,钙调磷酸酶抑制剂 | 心律失常,心搏骤停,肌无力和瘫痪 | • 葡萄糖/胰岛素<br>• 聚磺苯乙烯 15～30g,分 1～4 次口服或直肠给药。避免含山梨糖醇的制剂<br>• 如果高血容量给予髓袢利尿剂<br>• 有时需要血液透析 |
| 低钾血症 | 腹泻,利尿剂,溶质利尿(包括高血糖症),呕吐,低镁血症 | 肌无力,横纹肌溶解症,心律失常,肠梗阻,以及心搏骤停非常低。心电图:胸前侧壁导联出现 U 波,有时有 ST 压低,QT 间期延长 | • 口服:KCl 或缓释氯化钾片剂。根据其严重程度,酸碱状态和慢性程度每日给予 20～100mEq<br>• 如果 2 型肾小管酸中毒或获得性范可尼综合征给予磷酸钾<br>• 静脉注射率不得超过 10mmol/h,除非在危及生命的情况下,使用 20～40mmol/h<br>• 如果镁水平低,同时补充镁 |
| 低镁血症 | 未控制的糖尿病,钙调磷酸酶抑制剂,酒精,容量补充,家族性肾镁消耗综合征 | 典型的特征是神经肌肉兴奋性,低钙血症,甲状旁腺素抵抗,低钾血症 | • 严重症状——手足抽搐、心律失常和癫痫发作:首选静脉途径。硫酸镁 1～2g。6～8 小时后重新检查镁水平<br>• 无症状:分次给予 10～40mmol 镁元素。通常每天分剂量使用氧化镁 800～1 600mg |

## 低磷血症

低磷血症是由于血清甲状旁腺素水平高[11]和 FGF-23 水平升高[12]以及近端小管磷消耗而导致的另一种潜在并发症。由于严重低磷血症导致横纹肌溶解,甚至导致肌肉瘫痪(包括呼吸肌和心肌),因此密切监测至关重要。应注意确保患者停止术前磷酸盐结合剂,不再限制饮食中的磷。有时甲状旁腺功能亢进可能在肾移植后持续数月,需要进一步用钙西那卡塞进行药物干预或通过甲状旁腺手术进行手术。磷酸盐水平可以通过增加膳食磷酸盐和磷酸盐补充剂来提升。然而,由于磷酸盐补充剂中含有钾,磷酸盐补充有时会加重高钾血症;在这种情况下应该使用磷酸钠。目前还不清楚增加饮食/补充剂中的磷酸盐是否会增加形成磷酸钙肾结石的风险。

## 高钙血症

移植后出现的另一种常见并发症是高钙血症。最常见的原因是甲状旁腺功能亢进,随着时间的推移可能会有所改善;然而,有时甲状旁腺可能会变得"自主",并且不会对改善的血清磷酸盐或高钙血症的负反馈作出反应。高钙血症通常可以通过使用西酞普仑等拟钙剂来控制;通常以每天 30 毫克的剂量开始,一天一次。如果患者高血容量,可以使用袢利尿剂。有时如果由于甲状旁腺功能亢进持续存

在高钙血症,适当做法可能是转诊至内分泌外科医生进行甲状旁腺切除术。

## 低镁血症

低镁血症通常发生在移植后早期,其原因包括血量扩张、钙调磷酸酶抑制剂的使用及移植后未控制的糖尿病[13,14]。尿液丢失在环孢素和他克莫司中很常见,虽然确切的机制尚不清楚,但被认为是由于上皮细胞和胞质镁转运蛋白的下调[15]。

补充镁的途径取决于其严重程度。在严重的患者和有症状的患者中,首选静脉途径(即患有神经肌肉障碍和室性心律失常的患者)。对于术后肠梗阻患者,静脉途径也是首选,因为吸收可能受损。但在没有症状的患者中,口服途径是优选,尽管这有时会受到腹泻或腹部痉挛等副作用的限制。即使积极地进行治疗,但由于持续的尿镁,患者还是会有轻度低镁血症。

## 低钠血症

有时患者会出现低钠血症,这通常是由围手术期在高抗利尿激素(antidiuretic hormone,ADH)的环境下过度使用低渗性液体所致。过度的 ADH 释放通常是"非渗透性"原因,例如恶心、呕吐、围手术期疼痛及某些麻醉药的使用。第一步是减少低渗液的摄入并控制恶心、呕吐和围手术期

疼痛(这会减少 ADH 刺激)。这些操作会通过增加尿液中游离水的排泄帮助纠正低钠血症。在严重的情况下或者如果急性低钠血症并且患者有神经症状,则应使用高渗盐水。通常渗透性/容量不会刺激 ADH 释放,因为这些患者大多数水合充分且术前具有相对正常的术后护理血浆渗透压。如果低钠血症仍然存在,应检查游离皮质醇和 TSH 水平。如果怀疑有胰腺炎,应检查甘油三酯水平,因为在这种情况下可能会出现假性低钠血症。

## 出院

患者通常在术后第 5 天出院。为确保顺利过渡到门诊治疗,接受药物治疗(包括免疫抑制)非常重要。我们在出院时使用药箱来简化治疗方案,以提高患者依从性。患者应掌握主治外科医生、移植后护士和肾移植医师的联系方式,以及每个团队成员的职能。出院后立即观察患者,在随访间隔增加的情况下遵循相对简单的术后病程。应指示患者在处方药物、入院、流程,甚至疫苗接种发生任何变化之前告知医疗团队。

**致谢**　感谢 Christine Trotter APN 和 Brenna Kane Pharm. D。他们协助编制了表 23.2,感谢 Chang Anthony MD 博士提供了肾活检图片。

## 参考文献

1. 2011 Annual Report of the US Organ Procurement and Transplantation Network and the Scientific Registry of Transplant Recipients: Transplant Data 1999–2011. Department of Health and Human Services, Health Resources and Services Administration, Healthcare Systems Bureau, Division of Transplantation, Rockville, MD; United Network for Organ Sharing, Richmond, VA; University Renal Research and Education Association, Ann Arbor, MI. 2011.
2. 2012 USRDS Annual Data Report. 2012.
3. Wolfe RA, Ashby VB, Milford EL, Ojo AO, Ettenger RE, Agodoa LY, et al. Comparison of mortality in all patients on dialysis, patients on dialysis awaiting transplantation, and recipients of a first cadaveric transplant. N Engl J Med. 1999;341:1725–30.
4. Rao PS, Schaubel DE, Jia X, Li S, Port FK, Saran R. Survival on dialysis post-kidney transplant failure: results from the Scientific Registry of Transplant Recipients. Am J Kidney Dis. 2007;49:294–300.
5. Shroff GR, Akkina SK, Miedema MD, Madlon-Kay R, Herzog CA, Kasiske BL. Troponin I levels and postoperative myocardial infarction following renal transplantation. Am J Nephrol. 2012;35:175–80.
6. Humar A, Kerr SR, Ramcharan T, Gillingham KJ, Matas AJ. Perioperative cardiac morbidity in kidney transplant recipients: incidence and risk factors. Clin Transplant. 2001;15:154–8.
7. Bodd E, Jacobsen D, Lund E, Ripel A, Morland J, Wiik-Larsen E. Morphine-6-glucuronide might mediate the prolonged opioid effect of morphine in acute renal failure. Hum Exp Toxicol. 1990; 9:317–21.
8. Lee MA, Leng ME, Tiernan EJ. Retrospective study of the use of hydromorphone in palliative care patients with normal and abnormal urea and creatinine. Palliat Med. 2001;15:26–34.
9. Mangus RS, Haag BW. Stented versus nonstented extravesical ureteroneocystostomy in renal transplantation: a metaanalysis. Am J Transplant. 2004;4:1889–96.
10. Mangus RS, Haag BW, Carter CB. Stented Lich-Gregoir ureteroneocystostomy: case series report and cost-effectiveness analysis. Transplant Proc. 2004;36:2959–61.
11. Rosenbaum RW, Hruska KA, Korkor A, Anderson C, Slatopolsky E. Decreased phosphate reabsorption after renal transplantation: evidence for a mechanism independent of calcium and parathyroid hormone. Kidney Int. 1981;19:568–78.
12. Pande S, Ritter CS, Rothstein M, Wiesen K, Vassiliadis J, Kumar R, et al. FGF-23 and sFRP-4 in chronic kidney disease and post-renal transplantation. Nephron Physiol. 2006;104:23–32.
13. Tong GM, Rude RK. Magnesium deficiency in critical illness. J Intensive Care Med. 2005;20:3–17.
14. Tosiello L. Hypomagnesemia and diabetes mellitus. A review of clinical implications. Arch Intern Med. 1996;156:1143–8.
15. Nijenhuis T, Hoenderop JG, Bindels RJ. Downregulation of Ca(2+) and Mg(2+) transport proteins in the kidney explains tacrolimus (FK506)-induced hypercalciuria and hypomagnesemia. J Am Soc Nephrol. 2004;15:549–57.

# 胰腺移植患者的麻醉管理

**24**

David S. Beebe，Elif Cingi，James Vail Harmon Jr，
and Kumar Belani

## 引言

第一次以治疗糖尿病为目的的胰腺移植是 1966 年由 Kelly 等在明尼苏达大学完成的。在这例患者中，一个结扎胆管的节段性胰腺移植物与肾脏同时移植[1]。胰腺移植的成功率最初很低。然而，随着手术技术的改进、患者的选择及免疫抑制剂的发展，与肾移植同时进行及单独用于治疗糖尿病的胰腺移植的成功率已显著改善。国际胰腺移植登记处的最新数据显示，目前同时进行肾脏和胰腺移植患者的 3 年的存活率为 93.2%，其中 80% 的患者具有胰腺移植功能，87.8% 患者具有肾功能[2]。

胰腺移植成功可为患者带来诸多益处：①消除或减少每日多次注射胰岛素的需求。由此大多数患者生活方式得到显著改善。②与使用胰岛素制剂和胰岛素机械装置[包括新的胰岛素制剂(例如甘精胰岛素)和胰岛素泵]相比，移植的血糖控制更有效。这可能对那些经常发生低血糖但不知情的患者特别有益。③胰腺成功移植后，原生肾和移植肾的糖尿病肾病趋于稳定、得到控制，尽管没有完全逆转。最终，接受死亡供体的肾脏-胰腺移植患者的术后 5 年和 8 年的存活率超过单独接受肾脏移植受者。④移植后自主神经病变和周围神经病变变得稳定或减轻。自主神经病变的糖尿病患者的猝死率也会降低。⑤近 40% 的胰腺移植患者动脉粥样硬化恢复正常，因为血脂分布更容易改变。在胰腺移植成功后，舒张功能障碍也可能逆转或改善[3]。

如果患者具有致残或危及生命的低血糖或患有可能进展为糖尿病的继发性并发症(如肾病或神经病变)，并且适合手术，则患者可以选择接受胰腺移植。目前全世界至少有 30 000 名患者接受了胰腺移植手术，其中大部分在美国。大多数移植手术是同时进行胰肾移植(73%)和肾移植后的胰腺移植(19%)，其次是胰腺移植(9%)。由于联合手术预后较好[2]，目前全世界 90% 的胰腺移植手术都是联合进行的。

进行胰腺移植的患者，无论是单独还是与联合肾脏移植，都给麻醉医生带来以下挑战：

1. 由于其长期存在的糖尿病，这些患者中的大多数患有周围和自主神经病变。自主神经病变与糖尿病患者麻醉后猝死相关[4]。周围神经病变可能会使由移位造成的神经损伤更容易发生，因为神经已经受损。

2. 由于涉及迷走神经的自主神经病变，胃轻瘫也很常见[5]。因此这些患者在围手术期内有高度的误吸风险。

3. 大多数接受胰腺移植的患者都有冠状动脉疾病，有些患者也有周围血管疾病。胰腺移植受者的大部分死亡都来自冠状动脉疾病。在一些患者中，由于周围血管疾病导致远端循环不良，因此放置动脉导管可能是危险的。由于心输出量较低，如果灌注不充分，也可能会因血栓形成导致胰腺移植物丢失。

4. 大多数这些患者即使没有肾衰竭也会有肾功能不全并接受肾移植。因此，大多数胰腺移植受者患有长期高血压和与之相关的各种疾病。

5. 进行胰腺移植的患者几乎都有非常难以控制的脆性糖尿病。这些患者在术中容易发生低血糖和高血糖。这在单独接受胰腺移植的患者中尤其突出，因为他们的糖尿病难以控制[3]。

6. 长期存在的糖尿病可能导致患者身体关节僵硬，包括下颌、颈部和寰枕关节处的关节。这被认为是由于非酶促糖基化引起胶原异常交联[6]。肾功能不全会加强这种糖基化。因此这些患者可能存在气管插管困难[7]。然而，尽管存在这些并发症，大多数患者仍然可以进行胰腺移植，死亡率和发病率也不高[3]。

## 术前准备

在大多数情况下，由于器官保存时间少于 24 小时，胰腺移植常作为半紧急手术，在胰腺采集后尽快进行。罕见的例外情况是与活体相关的胰腺移植，手术可以选择性地进行。尽管时间有限，麻醉医师仍需进行彻底的术前评估[3]。

如上所述，接受或不接受同时肾移植的胰腺移植患者

通常由于其长期存在的糖尿病而导致严重的全身并发症。特别是,心脏疾病可影响移植物和患者的生存。Gruessner等发现,冠心病患者同时接受肾脏胰腺移植术后一年的死亡率为 18%,比没有冠心病的患者高 4 倍[8]。

糖尿病患者的冠心病往往难以确定,尽管自主神经病变可导致心肌缺血,但往往没有心绞痛表现。由于无法在手术前短时间内彻底评估患者的心脏状态,因此一旦符合胰腺移植条件,大多数胰腺移植中心就会积极筛查冠心病患者,包括多巴酚丁胺负荷试验、双嘧达莫铊扫描,并在某些情况下行冠状动脉造影。在一些个体中,在进行胰脏移植前进行冠状动脉搭桥或血管成形术。在任何情况下,麻醉医生都必须检查患者的心脏功能,是否存在旁路移植物或血栓,以及患者在进行胰腺移植麻醉前的药物治疗方案[3,8]。

麻醉医生在实施胰腺移植麻醉前应确定长期糖尿病的另一个重要并发症——自主神经系统病变。由于自主神经系统的功能受损,在糖尿病和自主神经病变患者麻醉给药期间发生严重低血压的风险很高。在糖尿病和自主神经病变患者的恢复室中有猝死的病例报告,这可能是由于这些患者对缺氧的反应受损[4]。

因此,麻醉医师应特别询问自主神经病变的症状(例如站立时的头晕、低血糖性意识障碍、开始透析时的低血压、食管动力、恶心和间歇性腹泻)。如果明显的直立血压变化没有足够的心率代偿,可能表明显著的自主神经病变,这可能会增加全身麻醉诱导时发生低血压的风险。应检查心电图是否存在静息时心动过速。静息时心动过速表明迷走神经功能失调[4]。

迷走神经功能障碍往往导致糖尿病患者胃轻瘫。胃轻瘫可能会增加全身麻醉诱导时的误吸风险。因此,对所有接受胰腺移植的患者,都应该询问胃轻瘫和自主神经功能紊乱的症状,如胃灼热、腹胀和暴发性腹泻[5]。另外,由于长期糖尿病患者的胃轻瘫是很常见的,所以强烈建议在手术前使用非颗粒抗酸剂如双枸橼[3]。

周围神经病变在糖尿病患者中也较为常见。糖尿病患者也比非糖尿病患者更可能发生术后神经功能障碍。因此麻醉医生应该在开始麻醉前询问并记录任何先前存在的神经病变。应告知患者,目前医疗条件可能无法预防术后神经性瘫痪[9]。

还应特别注意在胰腺移植受体诱导麻醉前检查气道。Beebe 等发现,接受胰腺移植的 55 名患者中有 13%的患者出现气管插管困难[3]。Hogan 等发现接受肾脏或胰腺移植的 125 位长期糖尿病患者中有 1/3 的患者气管插管困难,2名患者需要紧急气管切开术。相比之下,不足 3%的对照人群有插管困难[6]。这两项研究都是在现代视频喉镜检查技术之前进行的,喉部可视性和气管插管的成功率不如在该技术辅助下高,尽管如此,麻醉医师仍然应该意识到,患有长期糖尿病的患者组织僵硬,可能使气管插管具有挑战性。

最后,手术前应检查患者的代谢状态和血糖。应该确定他们上一次胰岛素给药的类型和时间。通常需要在手术前进行低血糖或高血糖的治疗,并在整个手术过程中继续进行。有时进行胰腺移植的患者血糖极高(>500mg/dl)。如果是这种情况,应该获取动脉血气,并检查尿中是否存在酮体。如果存在酮症酸中毒,手术必须延迟至患者情况稳定[3]。

## 麻醉诱导

单独胰腺移植或联合肾移植都是一个漫长而艰苦的手术过程,因此使用全身麻醉。麻醉通常采用小剂量静脉注射芬太尼和静脉麻醉药如丙泊酚或依托咪酯。依托咪酯适用于这类患者,因为它引起最小的心肌抑制并维持自主神经张力。因此,与丙泊酚或硫喷妥钠相比,依托咪酯诱导麻醉后并不常见低血压[3]。依托咪酯诱导全身麻醉后可能出现肾上腺抑制。在针对接收依托咪酯而非其他药物如丙泊酚诱导的患者的研究中,有证据表明,肾上腺抑制可能与死亡率增加有关[10]。然而,大多数移植受者无论如何都要接受高剂量的皮质类固醇作为其免疫抑制方案的一部分,因此肾上腺抑制不是大问题[3]。β 阻滞剂如艾司洛尔或美托洛尔通常用于预防气管插管时的心动过速和缺血。艾司洛尔比美托洛尔更好。由于该患者群体中肾功能不全的发生率较高,因此,常使用不依赖肾排泄的肌松药(如顺式阿曲库铵或罗库溴铵)进行气管插管。同样由于这些患者的胃轻瘫发生率高,常使用快速顺序诱导方案(Sellick 的操作和麻醉后的快速气管插管和短效肌肉松弛剂,如琥珀胆碱或罗库溴铵)进行气管插管[3]。

如前所述患有长期糖尿病的患者往往气管插管困难。如果病史和体检表明患者插管困难,可以进行清醒纤维支气管镜插管。使用 C-Mac 或 Glide-Scope 等设备的视频喉镜也已用于清醒气管插管。一些患者在麻醉诱导后才发现插管困难。近年来已经证实,可视喉镜插管对组织太过僵硬、无法使用普通喉镜检查窥探喉部的患者很有效。喉罩(laryngeal mask,LMA)通常在一些胰腺移植受体中也很有用,因为如果面罩通气很困难,它通常会提供足够的通气。通过喉罩进行喉镜气管插管,同时通过 LMA 提供通气。Air-Q 喉罩是专门为纤维支气管镜插管而设计的。Fastrack LMA 也被设计用于气管插管,不管是盲插还是使用支气管镜。然而,如果在使用不同技术进行 3~4 次尝试后,患者仍然不能插管,应让患者从麻醉中苏醒并进行清醒纤维支气管镜插管。持续不成功的插管尝试可能导致气道水肿和气管损伤。最后,如果通过任何这些设备无法实现通气或插管,则需要经气管喷射通气或通过环甲膜切开或气管切开术实施通气[3]。

## 麻醉维持

气管插管后,通常用地氟烷或异氟醚维持麻醉。两种药物都被最小限度地代谢,并且不会伤害肾脏。地氟醚使患者苏醒更快,并且代谢程度最小。然而,它是一种气道刺激物,可能会导致心动过速。七氟醚不适用于胰腺移植。麻醉医师通常不使用七氟醚治疗肾功能不全患者,因为七氟醚与麻醉机中使用的二氧化碳吸收剂反应产生的称为化合物A的物质有引起肾毒性的可能[11]。氧化亚氮没有禁忌,可与异氟醚或地氟醚同时使用。短效麻醉药如芬太尼与吸入剂一起施用。由于胰腺移植受者的肾衰竭发生率高,因此应使用不依赖肾排泄的肌松药如顺式阿曲库铵或罗库溴铵[3]。

除了麻醉药之外,接受胰腺移植的患者在整个手术过程中还应使用各种免疫抑制剂以及广谱抗生素。此外,非尿毒症患者主要血管阻断前5分钟静脉给予小剂量肝素(70U/kg),肝素不被逆转。尿毒症患者通常不需要抗凝。大多数患者使用免疫抑制剂没有不良反应。然而,使用用于免疫抑制的单克隆抗体(例如OKT3)后,出现过低血压、支气管痉挛和肺水肿的情况。其中的一些并发症可以通过6~7小时的适当过滤和给药来预防。尽管有这些预防措施,并发症仍可能发生,有些患者可能需要机械通气12~24小时,直到并发症缓解[12]。

## 血流动力学监测

需要对所有进行胰腺移植的患者进行标准监测(自动血压计、血氧饱和度、心电图、呼气末气体分析及核心体温)。另外,所有接受胰腺移植的患者都要监测中心静脉压,通常通过全身麻醉诱导后放置的颈内静脉的导管进行监测。这样一来,既可以评估容量状态也可以为免疫抑制剂的应用、抽血和营养液输入提供中心静脉通路。一些患者血液透析需要大量分流,中心静脉导管可能是唯一可以达到流量的血管通路,必须在全身麻醉诱导前放置[3]。

有心脏疾病或自主神经不稳定病史的患者,尽可能放置动脉导管。然而,血液透析分流的患者四肢血液循环非常差。这些患者放置动脉导管可能比较困难,并且存在潜在的危险。因此,麻醉医师往往不得不依靠自动血压监测[3]。少数情况下,接受胰腺移植的患者需要使用肺动脉导管和/或经食管超声心动图进行监测。更具侵入性的监测好处是心输出量可以用正性肌力药和血管扩张剂治疗进行优化,并可能导致更好的移植物灌注。但必须权衡这些好处与积极的监测和治疗带来的风险[3]。

## 代谢监测

进行胰腺移植的患者通常具有脆性糖尿病。因此术中血糖常难以控制。胰腺移植过程中高血糖症非常普遍。高血糖可能是由于对压力的代谢反应、在麻醉和手术过程中胰岛素的作用减弱、皮质类固醇或免疫抑制剂的高血糖效应或者静脉输液引起的乳酸盐代谢。胰腺再灌注产生的胰高血糖素也可以诱导高血糖[3,13,14]。

高血糖导致大鼠、狗和猫引起胰岛细胞功能障碍和结构性病变[15-17]。慢性高血糖导致小鼠胎儿胰岛细胞移植物的生长和功能受损[18]。因此,尽管尚未证实,高血糖同样也可能损伤同种异体移植物中的胰岛细胞。因此,应在整个手术期间至少每小时测量一次血浆葡萄糖水平,如果进行显著调整,则每半小时测量一次血糖水平。由于大部分即时诊疗设备存在明显误差,所以需要获取实验室血糖水平。表24.1列出了明尼苏达大学目前正在使用的葡萄糖管理方案。血糖水平高于150mg/dl时,静脉注射胰岛素不含葡萄糖。150mg/dl需添加少量葡萄糖,如果血糖水平下降,需要增加葡萄糖。

**表24.1 明尼苏达大学接受胰腺移植的患者的葡萄糖和胰岛素管理方案**

| 血糖水平 | 胰岛素输注速率 | 葡萄糖输注速率 |
| --- | --- | --- |
| >350 | 3~5U/h[a] | 0ml/h |
| 250~350g/dl | 3U/h[a] | 0ml/h |
| 150~250g/dl | 2U/h[a] | 0ml/h |
| 100~150g/dl | 2U/h | 20ml/h |
| 70~100g/dl | 1~2U/h | 20~100ml/h |
| <70g/dl | 0U/h | 100ml/h[b] |

[a] 除了治疗高血糖外,还需要2~5U的胰岛素负荷量。
[b] 可能需要5~25g负荷量葡萄糖(D50W)治疗低血糖。

葡萄糖输注有助于预防低血糖并确保足够的细胞营养[3]。

胰腺移植受体经常有代谢性酸中毒(pH<7.30)。偶尔可能是由于酮症所导致。然而,大多数情况下,代谢性酸中毒是由于肾功能不全或肾衰竭所致。通常这些患者通过过度通气来应对他们的酸中毒。因此pH应该与血糖水平一起监测。严重的酸中毒(pH<7.30)可能需要静脉注射碳酸氢钠(1~2mmol/kg)[3]。

由于只有小剂量的肝素用于胰腺移植受体,所以胰腺移植受体通常不监测凝血。然而有证据表明,部分接受胰腺移植的患者在再灌注同种异体移植物后血液可能变得高凝。这可能导致移植血栓形成。一些作者提出用血栓弹性图来确定哪些患者有高凝状态并给予抗凝治疗[19]。在我们的机构中,肝素滴注通常在手术后4小时以3单位/(kg·h)开始,并且在手术48小时内给予阿司匹林(每天口服81mg)。出院前停用肝素,低剂量阿司匹林无限期持续应用。

## 同种异体移植物再灌注

图 24.1 和图 24.2 描述了可能导致肠道或膀胱胰腺引流的外科手术过程。再灌注胰腺同种异体移植物之前，必须优化患者的血流动力学状态。再灌注期间低血压和心输出量不足可能导致流向同种异体移植物血液减少并导致移植血栓形成。移植血栓形成是胰腺移植中移植物坏死的主要原因之一。高达 20% 的胰腺移植受者发生了同种异体移植再灌注后的全身性低血压，这可能是胰腺缺血性产生的代谢产物进入中心循环导致的[3]。

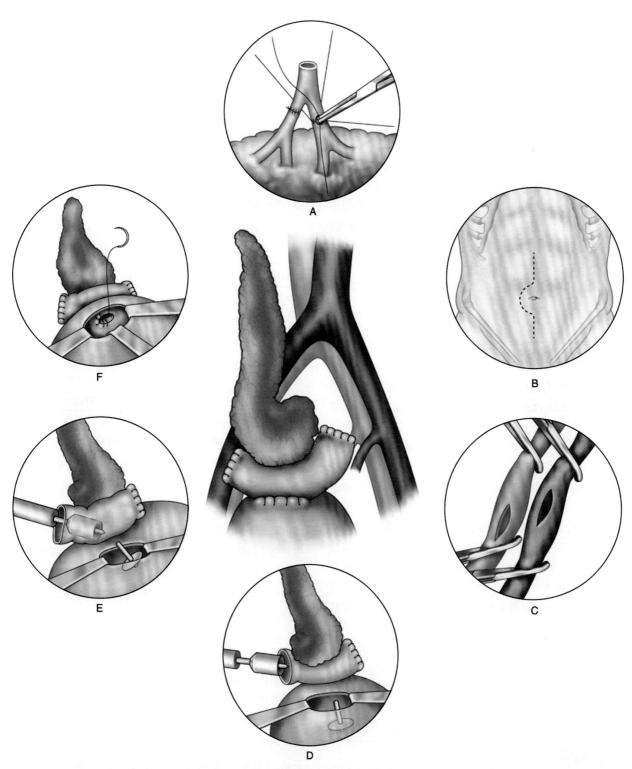

图 24.1　外科手术本图展示了胰腺同种异体移植物与肠道吻合的手术步骤

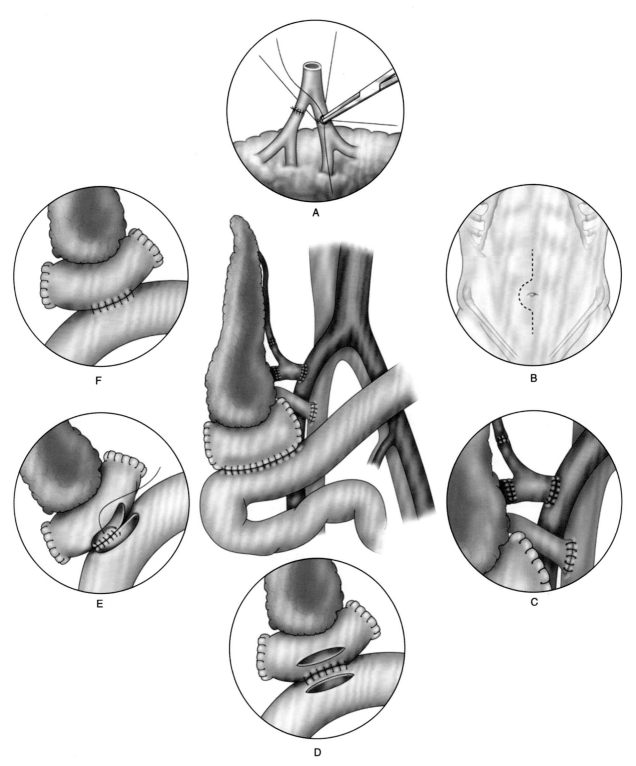

**图 24.2**　外科手术本图展示了胰腺同种异体移植物与膀胱吻合的手术步骤

为了确保足够的同种异体移植灌注,患者在移除血管钳之前必须具有足够的血压(120~140mmHg)和循环容量。通常可以通过补充生理盐水、5%白蛋白或浓缩红细胞直至中心静脉压大约 14mmHg。如果仍然发生低血压,则需要给予麻黄碱或多巴胺等正性肌力药物。尽量避免使用纯血管收缩剂如去氧肾上腺素,因为它们可能引起移植器官的

血管收缩。严重心脏病患者手术开始时,有时可能需要使用正性肌力药物,确保移除血管钳后足够的灌注。

这些患者可能受益于连续的心输出量监测[3]。再灌注后,同种异体移植物可能出现水肿。这可能阻碍移植胰腺的循环并导致移植血栓形成。足够的血红蛋白水平(>10g/dl)可能有助于限制水肿形成,一些专家建议仅使用

胶体或血液制品用于容量补充。在再灌注之前给予甘露醇钠(25~50g)也可以帮助预防水肿形成和预防移植血栓形成[3]。

## 术后管理

手术完成后,大多数患者在神经肌肉阻滞逆转后可以拔管,完全恢复运动功能,氧合充分,血流动力学稳定。如果患者由于容量超负荷或对免疫抑制剂的反应而氧合不好,则需要保留一夜气管插管[3]。术后可能需要输血,但前提是血红蛋白水平低于 8g/dl。这对于经历急性冠脉综合征的患者也是有帮助的。如果他们的血液红蛋白水平低于 7g/dl,应该输血以改善血红蛋白水平。将输血限制低于 8g/dl 也有助于减少同种异体移植物血栓形成。

到达恢复室后,测量患者的血糖、电解质和血红蛋白浓度,并开始适当的治疗。高血压在恢复室中相当常见,可以使用 β 受体阻滞剂和血管扩张剂进行治疗。葡萄糖和胰岛素输注持续到术后一段时期,直到患者开始通过口服摄取足够的营养,通常在手术后 10 天内。如果血清葡萄糖保持在 150mg/dl 以上,则维持胰岛素输注。通常血清葡萄糖水平在再灌注同种异体移植物后迅速恢复正常。偶尔由于最后一次皮质类固醇的高血糖效应或同种异体移植物的移植物功能延迟,可能需要长时间的胰岛素输注以及补充皮下注射胰岛素[3]。

术后给予镇痛,静脉注射吗啡、芬太尼或氢吗啡酮。在胰腺移植受者中不常规使用硬膜外镇痛,因为胰腺移植受者术中要注射肝素,偶尔术后给予患者肝素以防止移植血栓形成。抗凝可增加硬膜外血肿的风险,硬膜外血肿可能导致瘫痪[20]。然而,最近,双侧腹横肌平面(transversus abdominis plane,TAP)阻滞已成功用于胰腺移植受者的镇痛。TAP 阻滞是一种浅表的周围神经阻滞,不会导致硬膜外血肿[21]。

## 总结

胰腺移植受者通常有严重的、脆性的糖尿病以及与该疾病相关的大部分系统性并发症。然而,通过仔细的术前评估以及术中和术后麻醉管理,大多数患者可以成功进行单独胰腺移植或肾移植后接着胰腺移植。麻醉医师可以通过优化接受该手术患者的代谢和血流动力学状态来确保最佳的移植物功能。

## 参考文献

1. Kelley WD, Lillehei RC, Merkel FK, et al. Allotransplantation of the pancreas and duodenum along with the kidney in diabetic nephropathy. Surgery. 1967;61:827–37.
2. Gruessner AC, Gruessner RW. Pancreas transplant outcomes for United States and non-United States cases as reported to the United Network for Organ Sharing and the International Pancreas Transplant Registry as of December 2011. Clin Transpl. 2012; 2012:23–40.
3. Beebe DS, Belani KG, Yoo M, et al. Anesthetic considerations in pancreas transplantation based on a 1-year review. Am J Anesthesiol. 1995;22:237–43.
4. Page MM, Watkins PJ. Cardiovascular arrest and diabetic autonomic neuropathy. Lancet. 1978;1:14–6.
5. Ishihara H, Singh H, Giesecke AH. Relationship between diabetic autonomic neuropathy and gastric contents. Anesth Analg. 1994;78: 943–7.
6. Hogan K, Rusy D, Springman SR. Difficult laryngoscopy and diabetes mellitus. Anesth Analg. 1988;67:1162–5.
7. Makita Z, Bucala R, Rayfield EJ, et al. Reactive glycosylation end-products in diabetic uraemia and treatment of renal failure. Lancet. 1994;343:1519–22.
8. Gruessner RWG, Dunn DL, Gruessner AC, et al. Recipient risk factors have an impact on technical failure and patient and graft survival rates in bladder-drained pancreas transplants. Transplantation. 1994;57:1–7.
9. Navalgund AA, Jahr JS, Gieraerts R, et al. Multiple nerve palsies after anesthesia and surgery. Anesth Analg. 1988;67:1002–4.
10. Komatsu R, You J, Mascha EJ, et al. Anesthetic induction with etomidate, rather than propofol, is associated with increased 30-day mortality and cardiovascular morbidity after noncardiac surgery. Anesth Analg. 2013;117:1329–37.
11. Eger EI, Gong D, Koblin DD, et al. Dose-related biochemical markers of renal injury after sevoflurane versus desflurane anesthesia in volunteers. Anesth Analg. 1997;85:1154–63.
12. Roth S, Kupferberg JP. Adverse responses following intraoperative administration of Orthoclone OKT3. Anesth Analg. 1989;69:822–5.
13. Egidi MF, Lin A, Bratton CF, et al. Prevention and management of hyperglycemia after pancreas transplantation. Curr Opin Organ Transplant. 2008;13:72–8.
14. Perkins JD, Fromme GA, Narr BJ, et al. Pancreas transplant at Mayo: II. Operative and perioperative management. Mayo Clin Proc. 1990;65:483–95.
15. Clark A, Brown E, King T, et al. Islet changes induced by hyperglycemia in rats: effects of insulin or chloropropramide therapy. Diabetes. 1982;31:319–25.
16. Imamura T, Koffler M, Helderman JH, et al. Severe diabetes induced in subtotally depancreatized dogs by sustained hyperglycemia. Diabetes. 1988;37:600–9.
17. Dohan FC, Lukens FDW. Lesions of the pancreatic islets produced in cats by administration of glucose. Science. 1947;105:83.
18. Cutherbertson RA, Koulmanda M, Mandel TE. Detrimental effect of chronic diabetes on growth and function of fetal islet isografts in mice. Transplantation. 1988;46:650–4.
19. Burke GW, Ciancio G, Figueiro J, et al. Can graft loss from pancreas transplant thrombosis be prevented? Thromboelastogram directed anticoagulation for simultaneous pancreas/kidney hypercoagulable state. Acta Chir Austriaca. 2001;33 Suppl 174:2.
20. Horlocker TT, Wedel DJ. Anticoagulation and neuraxial block: historical perspective, anesthetic implications, and risk management. Reg Anesth Pain Med. 2000;25:83–98.
21. Aniskevich S, Glendenen SR, Torp KD. Bilateral transversus abdominis plane block for managing pain after a pancreas transplant. Exp Clin Transplant. 2011;9:277–8.

# 第六篇　肝移植

# 肝移植:发展历史

Yoogoo Kang

## 引言

肝移植,开始于20世纪60年代初,由于先驱者的一些鼓舞人心的探索,在过去的50多年里它经历了显著的发展。这些先驱者们梦想并相信病变肝脏的替换正是终末期肝脏病变(end-stage liver disease,ESLD)患者的需求。尽管成功来之不易,他们仍在实验模型和临床试验中坚持不懈。

本章讲述了肝移植的发展历史,尤其强调了基于匹兹堡经验的麻醉和围手术期护理。

## 肝移植手术

肝移植的发展历程可以分为4个阶段。实验阶段(1963—1981年):研究者提出了肝移植的假设,并且在实验动物模型及有限的临床试验中对其进行研究。免疫抑制的说法是基于类固醇和硫唑嘌呤而提出的。发展阶段(1982—1988年):许多临床问题得到了了解答,肝移植作为ELSD患者的一种临床疗法而被接受。使用环孢素替代硫唑嘌呤进行治疗。随着FK506(他克莫司)和威斯康星大学器官保存溶液的临床引进,肝移植的成熟阶段(1989—2000年)开始了,与此同时,许多研究中心也开始有了令人满意的结果。增殖阶段(2001年至今)的一大特点就是在活体供体肝移植和各种免疫抑制剂辅助剂的引入方面取得了显著的成功。

### 实验阶段

肝移植的概念是从实验动物模型中发展而来的,其中,Vittorio Staudacher(1952)进行了原位移植肝脏,Stuart Welch(1955)和Jack Cannon(1956)分别以不同的短期结果进行了异位移植[1-3]。Peter Bent Brigham医院的Francis Moore(1959)、芝加哥西北大学的Thomas Starzl(1960)、汉诺威的Rudolf Pichlmayr(1967)和剑桥的Roy Calne(1967)随后进行了更系统的动物模型实验[4-7]。研究者们发现肝切除手术中交叉夹闭下腔静脉和门静脉会给实验动物带来

很大的生理压力,因此人们设计了各种方法来避免低输出状态和大出血。Moore使用了外部分流;Starzl,除了使用外部分流外,还使用了侧对侧吻合术;而Calne则是将脾脏和股静脉的血液分流至颈内静脉。

Starzl等在1963年报道了关于3例人体肝移植患者的一系列报告,他们早期的研究经历是特别混乱的[8]。不幸的是,所有的患者均死亡,1名患者术后即死亡,2名在术后22天内死亡。Moore和巴黎的Demirleau经历了类似的死亡结局[9,10]。直到1967年,Starzl等报道3例原位肝移植患者术后生存期延长[11]。在这些患者中,使用平衡的电解质溶液保存供肝,加入低分子量的右旋糖酐和肝素,使用泼尼松、硫唑嘌呤和异源抗淋巴细胞球蛋白实现免疫抑制。此后,大多数临床试验由Starzl和Calne进行,由于尸体器官保存不充分,凝血功能障碍,包括纤维溶解和凝血过度激活,以及难以维持免疫抑制和感染控制之间的平衡,他们的临床研究往往不尽人意[12]。但是他们的实验和临床信息得到了详细的描述,其涵盖了肝移植研究的所有领域,包括手术技术、排斥反应和免疫抑制、血流动力学、凝血和术后护理等方面[13,14]。值得注意的是,他们的观察科学合理,并成为未来所有肝移植研究和发展的基础。

这一时期,在不切除病变肝脏的情况下,将供体器官置于椎旁沟进行异位肝移植。血管吻合术采用邻近血管,无门静脉入血。由此发现,移植的肝脏可能由于缺乏肝性门静脉血流而逐渐萎缩。

### 发展阶段

这个阶段始于1982年,当时Starzl转到了匹兹堡大学,Starzl和Calne开始了环孢素的临床试验。1982年匹兹堡项目的最初临床经验不过是平稳的。这个困难可以追溯到复杂的外科技术和医学中心经历的陡峭的学习曲线。到1982年底,49例患者中有8例术中死亡,其中7例是术中出血,1例出现肺栓塞[15]。剑桥项目也遇到类似的困难,1年生存率为28%;13%发生严重出血,4例心搏骤停。静脉转流术的发展是一个重要的进展[16],环孢素可以改善免

疫抑制，减少感染。一个由专门的肝移植麻醉医师和重症医师组成的小组发展出了一种科学的方法。肝移植逐渐成为一种可行的治疗 ESLD 的方法[17]。随后，肝移植中心开始在世界各地涌现。

## 成熟阶段

下一个发展阶段出现在接下来的 10 年（1989—2000年）。背驮式技术（caval-sparing 技术）被重新引入，以实现肝切除术保留下腔静脉，是目前最广泛使用的技术[18]。这种技术即使不需要静脉旁路也能保持静脉回流，而且由于肝床的毛面较少，手术止血更容易。

FK506（他克莫司）于 1989 年引入临床，其在环孢素/泼尼松龙治疗难治性排斥反应方面显示出效果[19]。随访临床试验表明，FK506 由于其肾毒性较低而优于环孢素，也是迄今为止主要的免疫抑制剂。

在供器官保存区，威斯康星大学的 Belzer 博士研制出威斯康星大学溶液，将安全冷缺血保存时间延长至 24 小时，突破了 Euro-Collins 溶液的 6~8 小时。[20]其组成模拟了含有乳糖酸钾、$KH_2PO_4$、$MgSO4$、棉子糖、腺苷、谷胱甘肽、别嘌呤醇和羟乙基淀粉的细胞内液。威斯康星大学溶液改善了供体肝脏的质量，使肝移植不再是一个"真正的紧急"程序。

Broelsh 和 Strong 在儿科患者中进行了与活体相关的供肝移植[21,22]。成功的活体供肝移植使得成年人和儿童的手术数量呈指数级增长，特别是在尸体器官捐献者稀少的亚洲国家。Starzl（1989）进行了集群移植或腹部外伤的肝移植，以治疗胆管、十二指肠或胃的原发性恶性肿瘤。在这个过程中，大部分或全部的胃、肝脏、胰腺、脾脏、十二指肠、近端空肠、回肠末端、升结肠和横结肠均被切除并被全部置换[23]。虽然这个手术只对少数选定的患者有帮助，但这为治疗恶性肿瘤提供了一个适当的垫脚石。当然，这是麻醉医师面临的另一个挑战，因为大量的失血，第三间隙液体丢失和淋巴液丢失，需要补充大量的液体。

1988 年，在一个短肠综合征和高营养性肝损伤的儿童身上进行了小肠移植[24]。虽然患儿最终死于淋巴增生性疾病和败血症，但小肠移植成为小肠疾病晚期患者的可行选择。

1989 年，Starzl 等把肝移植描述成是一项未完成的产品，因为已知乙型肝炎和肝细胞癌会复发[25]。由于狒狒的肝脏可能对乙肝病毒具有抗体性，因此异种移植是一个自然的发展，它也能够缓解供体器官短缺的现状。第一次原位异种移植是 1993 年在一个乙肝和艾滋病毒感染患者中用狒狒作为活体供体进行的（图 25.1）[26]。手术技术与人体器官移植非常相似。术后病程很有希望：患者在手术后数小时清醒，在术后 5 天内能进食和行走。肝脏生长迅速（24 天内从 600g 生长至 1 555g），血液化学基本正常，除了有低白蛋白血症。不幸的是，该患者在移植 70 天后死于继

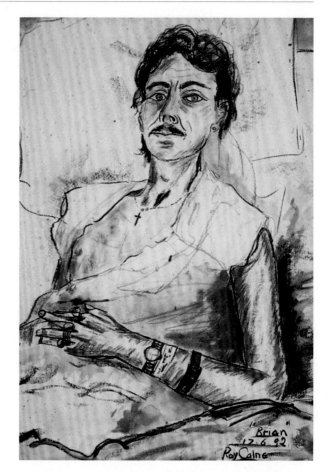

图 25.1　Roy Calne 爵士所绘制的第一例狒狒到人肝脏异种移植的受者画像。（已获得 Roy Calne 爵士的慷慨许可）

发性胆汁淤滞、曲霉菌和念珠菌感染、抗生素诱导的肾衰竭和蛛网膜下腔出血。在再一次不成功的异种肝移植后，研究者认为代谢不相容，补体激活和排斥是异种移植中可以克服的障碍。他们还提出，转基因异种移植可能是一个更好的选择。

## 扩散阶段

在接下来的 16 年里，肝移植成为大多数主要医疗中心的一种可管理的程序。根据医生的偏好和患者的解剖结构，采用静脉旁路术、背驮式技术或简单交叉钳夹技术进行肝切除术。Wiesner 等在 2001 年开发的医学 ESLD 评分（medical ESLD score，MELD）和儿科 ESLD 评分（pediatric ESLD score，PELD），使得器官分配实践变得更加客观[27]。该评分系统由血清肌酐水平、国际凝血酶原时间正常化比率和血清胆红素预测患者的死亡概率，并已被器官共享联合网络（United Network of Organ Sharing，UNOS）接受为器官分配指南。活体肝移植和小肠移植的数量在这一时期显著增加。引入新的免疫抑制剂（巴利昔单抗，西罗莫司和霉酚酸酯）作为诱导剂或环孢霉素或他克莫司的辅助治疗，排斥反应更容易控制。

## 麻醉和围手术期护理

### 实验阶段

Jorge Antonio Aldrete 医生是第一个参与护理科罗拉多大学大多数(甚至可以说是全部)患者的麻醉医师(图25.2)。Starzl 称赞他是一位一流的麻醉师,"他能让结石存活下来",也是"少数有技巧或决心处理这些棘手病例的麻醉医师之一"。他对肝移植的贡献是非凡的,尽管当时人们对生理护理的理解还很有限:动脉血气分析还不成熟,而且在 20 世纪 70 年代引进了肺动脉导管。Aldrete 等详细描述了他们在肝移植方面的临床经验[28,29]。在饱胃的患者中使用清醒插管或"快"诱导,而在可能空腹的患者中使用硫喷妥钠和琥珀胆碱。使用氟烷和氧化亚氮进行麻醉维持,非去极化肌松药(筒箭毒碱或泮库溴铵)用于维持肌松。术中监测包括血压、中心静脉压和体温。他们观察到几乎所有患者都出现低动脉血压。许多患者需要大量输血(50~350ml/kg),根据血压,中心静脉压和血细胞比容值进行血液替代治疗。他们注意到潜在的心肌抑制和酸中毒与输血引起的柠檬酸中毒、肝切除术后代谢性酸中毒、再灌注低血压、低体温、电解质和酸碱平衡改变有关。他们发表了几篇更重要的文章,研究体温动力学、利多卡因清除率、血清电解质和胆碱酯酶[30-33]。

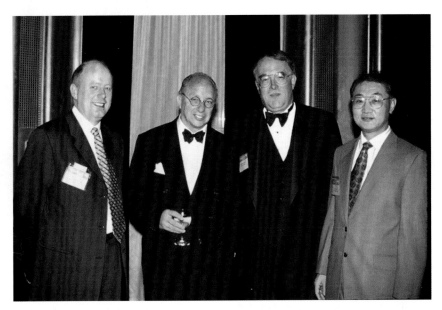

图 25.2　1999 年在第五届国际移植协会代表大会(匹兹堡,宾夕法尼亚州)上与 Jorge Antonio Aldrete 医生的合影。从左到右依次为:Andre De Wolf(西北大学)、Jorge Antonio Aldrete、William Merritt(约翰霍普金斯大学)和 Yoogoo Kang(匹兹堡大学)

一个周末,Aldrete 和另一位麻醉医师 Andres Zahler Mayanz 爬上山去研究高空呼吸生理学。回家的路上,Mayanz 遭遇车祸丧生,并于 1968 年成为第一位医生器官捐献者。在他为肝移植做出贡献后,Aldrete 研究制定出麻醉后恢复评分[34],并在佛罗里达进行了他的疼痛管理实践。

与此同时,Pappas 等发表了他们对 6 例肝移植患者使用染料稀释技术测量心输出量的血流动力学变化的研究[35]。在无肝期,他们观察到心脏指数(39%),每搏输出量指数和平均动脉压(18%)降低,而外周血管阻力升高(71%)。

John Farman 和 Michael Lindop 领导了剑桥的肝移植麻醉和重症监护病房,并于 1974 年发表了他们 25 次肝移植的经验[36]。在他们的报告中,主要的麻醉药是氧化亚氮,麻醉剂和肌松药。监测包括心电图,动脉压,中心静脉压以及动脉血气和电解质分析。他们还观察到无肝期和移植肝再灌注期间的严重低血压以及再灌注高钾血症。他们面临了显著的死亡率:2 个术中死亡(一个是大量出血,另一个可能是空气栓塞),1 个心搏骤停,1 个败血性休克,3 个无法逆转的出血。Dagmar Schaps 博士领导了汉诺威项目的麻醉小组,并于 1978 年发表了她的肝移植经验[37]。

在此期间,研究者对临床止血缺陷进行了深入的研究。德国血液学家 Von Kaulla 利用凝血功能和血栓弹力图(thromboelastography,TEG)来研究凝血[38]。他们观察到凝血的严重缺陷。一个 3 岁的小孩在无法控制的出血之后出现了严重的纤维蛋白溶解,其可以通过给予 ε 氨基己酸(ε-aminocaproic acid,EACA,0.1g/kg)而逆转。在第 2 个病例中,严重的纤维蛋白溶解被 EACA 逆转。然而,术后他出现了血栓形成倾向并最终死于多发性动脉血栓和肺栓塞。第

3 名患者使用了 EACA 治疗纤维蛋白溶解。两个小时后，他出现了高凝状态，并在术后 2 天死于肺栓塞。第四位患者纤溶值自发地趋于标准，但是在术后第 6 天该患者死于肺栓塞。第 5 例患者凝血功能障碍不明显，但是她在术后第 23 天死于肝坏死。他们认为病理性纤溶亢进是常见现象，可能是缺氧诱发血纤维蛋白溶酶原系统激活所致。此外，他们认为为无肝者提供功能良好的同种异体移植可以快速纠正凝血缺陷。Groth 等在 1969 年做了类似的观察[39]。他们认为中度出血不需要特别警惕，也不需要给予药物治疗，因为可以期待其自发改善。此外，避免药物控制止血和省略外部静脉分流可能有助于预防术后血栓栓塞。

## 发展阶段

在此期间，匹兹堡大学、剑桥大学和伦敦国王学院、明尼苏达大学、汉诺威大学和巴黎科钦医院等几个中心开展了麻醉和围手术期护理。

在匹兹堡大学，肝移植计划的开始极具挑战性：当时对于肝移植患者的麻醉护理还不是很清晰，而且患者是由麻醉医师照顾的，这淡薄了肝移植的临床经验。与此同时，医疗中心的基础设施需要一段学习时间以适应新的手术程序。具体而言，大量输血的需求就是一项重大挑战：技术难度大，并且并发症的处理也是一项艰巨的任务。

1983 年初，匹兹堡大学的麻醉医师组成了一个肝移植麻醉团队，他们的目标是通过临床研究制定一个患者护理指南。心脏手术麻醉医师 John Sassano 研发了一种快速输液系统，其具体目标是控制系统每分钟输送 1.5L 液体，同时维持患者正常体温（图 25.3）[40]。他的巧妙发明利用了各种现成的零件。在心脏旁路机的滚轮泵上连接心脏切开储液器（3L），以迅速输送预混合血液。该系统融合了热交换器，以尽量减少由大量输血引起的体温过高；增加了一台来自血液透析机的气泡检测仪，以避免空气意外进入，所有一次性用品均在医院组装。这种快速输注系统帮助大多数患者避免在肝移植期间出现血容量不足的情况，同样还帮助了经历心脏手术和创伤手术的患者。商业版本（Haemonetics，Braintree，MA 的快速输注系统）被许多肝移植中心采用，一直到 2000 年，一个更小的改进版本被用作流体管理系统（Belmont®，Watertown，MA）[41]。

Douglas Martin，一名重症监护医师和心脏麻醉医师，他通过使用肺动脉导管和混合静脉血氧测定技术领导了血流动力学和电解质平衡的研究[42]。他们证实，高心输出量状态与继发于贫血的低氧含量和动脉血红蛋白氧饱和度的适度下降有关。氧供和氧耗相对正常，但动-静脉氧含量差异（arterial-venous oxygen content difference，A-V $DO_2$）相对较低，提示 ESLD 患者可能无法利用氧气，这可能是由于区域

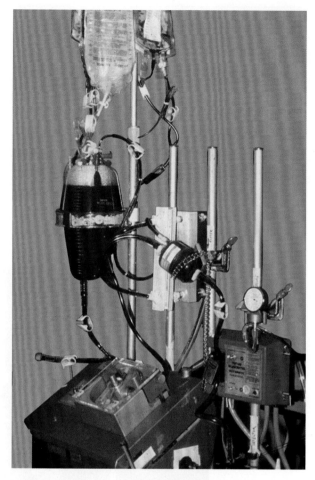

**图 25.3**　John J Sassano 医生所设计的快速输液系统

血管舒缩失去控制导致外周血流分布不均而引起的。他们推测可能平行存在两个解剖学和药理学上不同的外周血管回路；血管反应性正常的血管向组织供氧，而血管反应性降低的血管表现为动静脉分流。他们认为 α 受体激动剂可能增加全身血压，但也可能通过收缩正常的营养血管来增加分流。此外，他们在电解质和液体平衡方面的研究是现代麻醉护理的基础[43]。

在不考虑肝功能的情况下，柠檬酸盐中毒已经成为大规模输血公认的并发症。Jose Maquez 负责调查肝移植过程中钙离子水平的动态变化[44]。研究发现，肝移植早期发生低钙血症，在无肝期，钙离子水平与血清枸橼酸水平呈负相关。此外，Marquez 博士能够证明低钙血症和心肌功能障碍之间的关系。

凝血的管理是新项目的另一个挑战。显然，在 ESLD 患者中存在继发于血小板减少症以及普遍性促凝血减少和纤溶系统激活的出血倾向。凝血治疗存在两个困难：凝血功能不一定反映手术领域的凝血能力，指导血浆置换和药物治疗的并非科学事实，而是临床效果。曾在产科进行 TEG 研究的 Yoogoo Kang 将这项技术重新引入肝移植研究[45]。对所有接受肝移植的患者，均采用 TEG 和综合凝血

因子检测。值得注意的是，匹兹堡大学凝血实验室主任 Jessica Lewis 和匹兹堡大学凝血专家 Franklin Bontempo 对 TEG 都非常了解，并且非常支持该项目。如果凝血功能欠佳，则根据 TEG 结果和凝血概况治疗患者。80 多例患者的研究表明，肝移植过程中形成了各种形式的凝血障碍，它们包括稀释、过度活化、纤维蛋白溶解和肝素效应。此外，TEG 监测的患者的出血量与历史对照组相比降低了 50%[46]，尽管静脉回流和麻醉护理改善也可能带来同样的效果。

纤维蛋白溶解的处理是这一阶段的下一个重点。Kang 等观察到严重的纤维蛋白溶解是一种常见现象，并且很容易由体外 EACA 进行治疗。然而，EACA 并没有临床用于避免 von Kaulla 等所发现的潜在的血栓并发症。在第一例接受 EACA 治疗的患者中，TEG 显示出严重的纤维蛋白溶解，用小剂量的 EACA(1g，静推)很容易治疗。有趣的是，外科医生注意到，EACA 给药后约 30 分钟停止渗血。在他们的随访研究中，他们发现小剂量 EACA(<1g，静推)可以有效地治疗一系列 TEG 记录的纤维蛋白溶解而不出现血栓并发症[47]。同时纤维蛋白溶解的机制也得到了研究。来自鹿特丹 Dijkzigt 大学的医学生 Robert Porte 测量了组织型纤溶酶原激活剂(tissue plasminogen activator，TPA)的水

平，以研究其与纤维蛋白溶解的关系[48]，临床化学家 Mohamed Virji 测量了 TPA 和纤溶酶原激活物抑制剂(plasminogen activator inhibitor，PAI)来确定它们在纤维蛋白溶解中的作用[49]。

在这一时期，也有其他集中药物被试用于改善血栓形成或预防纤维蛋白溶解。Boylan 等证明高剂量的氨甲环酸可以通过抑制纤维蛋白溶解来减少失血并降低输血要求[50]。Neuhaus 等和 Mallett 等将抑肽酶引入肝移植领域[51,52]。他们的研究结果表明，当术野干燥时，大剂量抑肽酶可减少 50% 以上的失血。值得注意的是，Carl Groth 在 1965 年就提出，抑肽酶可能有助于治疗肝移植中出现的纤维蛋白溶解。此后，欧洲的许多中心使用抑肽酶，并报告了其改善凝血和降低输血要求的作用，虽然抑肽酶的有益作用在后续研究中没有能清楚地看到。美国的 Kang 等表明抑肽酶通过抑制丝氨酸酯酶而抑制凝血，其抗纤维蛋白溶解活性弱于等效剂量的 EACA[53]。他们认为 EACA 对纤溶酶和纤溶酶原更具特异性，并且与抑肽酶相比，它的副作用更小，更经济。抑肽酶仅在美国有限数量的肝移植中心使用。在临床医生和科研人员的共同努力下，在 15 年的时间里，输血需求的红细胞从 50 多个单位减少到 10 个以下(图 25.4)。

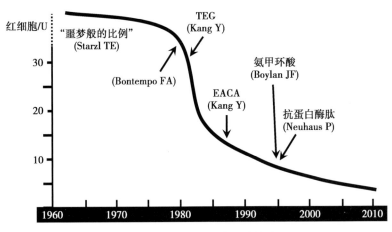

图 25.4    50 年间的输血需求量

静脉转流术的临床应用在最大限度减少手术并发症方面至关重要。一些形式的旁路或分流技术已在 20 世纪 60 年代使用过，但由于需要全身肝素化或插管部位形成血栓，结果令人失望。Starzl 和 Byer Shaw 在心脏外科医生(Bart Griffith 和 Robert Hardesty)的支持下，利用肝素化的 Gott 分流管和 Biomedicus 离心泵(Medtronics®，Minneapolis，MN)开发了静脉转流系统，且不需要全身性肝素化[16]。这种技术通过将血液分流至左侧腋静脉来给门静脉和下腔静脉减压，以使内脏和肾脏充血最小化。因此，由于门静脉高压症而加重的出血减少，并且通过最小化低血容量而使无肝期变得更加符合生理。

严重肝细胞疾病患者预计会发生低血糖，特别是在无肝期。然而，这不是临床上的问题，因为输入的血液制品含有葡萄糖溶液。相反，高血糖是移植肝再灌注后面临的一个临床问题。De Wolf 等比较了犬肝脏静脉血和全身动脉血的血糖水平，得出结论：再灌注高血糖是低温保存的供体肝脏通过糖原分解释放葡萄糖引起的[54]。Mallett 等进一步研究了改变后的葡萄糖代谢。他们观察到再灌注后持续性高血糖是肝脏对葡萄糖的重摄取受损造成的，持续性高血糖也是移植肝功能不佳的一个指标[55]。他们后续的观察中，研究了葡萄糖代谢的激素控制[56]。

由 David Ryan Cook 和 Lawrence Borland 领导的匹兹堡

大学儿童医院在小儿肝移植方面取得了类似的进展。他们对一共接受了 68 次肝移植的 50 名儿童的临床经验报告被视为未来多年儿科患者的护理标准[57]。在此期间，Dallas 的 Goran Klintmalm 描述了麻醉医生在肝移植中的作用。"接受过专业培训的麻醉医师和移植外科医生一样重要。他/她调节和纠正了受者体内的各种平衡机制：血液置换、凝血缺陷修正以及液体和电解质失衡，气体交换监测，血流动力学稳定性维持"[58]。

肝移植受者术后在重症监护病房的护理经历了巨大的变革。医疗中心的手术重症监护室的护理是当前护理标准的原始模板。各种类型的重症手术患者共用一个相对较小的重症监护病房，这增加了交叉感染的可能，并且，重症监护室医师的知识和经验大多局限于全身或心脏的重症监护。Ake Grenvik 是一位来自瑞典且具有外科背景的重症监护医师，他对重症监护病房的设施进行了现代化改造，开发了肝脏重症监护病房，并建立了术后护理标准[59]。

匹兹堡中心血库，其为 32 个地区医院供血，不得不在额外的人力、资源和设备的需求方面进行了重大的调整，并建立了沟通渠道，以免影响肝移植患者的血液供应。他们在应对各种挑战方面非常成功，没有患者受到血容量不足和贫血的影响[60]。另一个主要问题是捐赠器官的来源和保存。曾任匹兹堡捐赠器官来源机构主任的 Donald Denny 先生在制定器官来源标准方面发挥了重要作用[61]。

在这个时候，世界上许多地方都开展了肝移植项目，所以开展一个包括肝移植项目中所有医生和护士的论坛很有必要。1984 年，匹兹堡大学的麻醉医生主办了首次肝移植手术麻醉和围手术期护理的研讨会。其具体目的是分享匹兹堡项目的临床经验和研究结果，以帮助其他人快速启动他们的项目。Starzl 医生用下面这段话开始了他有关"肝移植"的讲座。"我时不时地会想，由麻醉医生来负责此次研讨会的组织是多么地合适。麻醉医生是肝移植发展中的无名英雄。这些患者的生命中有这样一个时刻，在这个时刻他们就像投掷出一颗骰子，将他们的生命交付到了麻醉医生的手里。这些现代英雄的应对方式确实非凡。我认为，再没有比匹兹堡大学更能体现这一点的地方了，那里今年将要进行查过 500 例肝移植手术，这是一个惊人的数字，就在几年前我还认为这是一个不可能的幻想。"研讨会非常成功。超过 150 名医生参加了此次研讨会，其中包括麻醉医生、重症监护室医生、外科医生、肝脏科医生、血库管理者、凝血专家、免疫学专家和传染病专家等。研讨会是一个媒介，在会上，肝移植领域的多学科领导人面对面地聆听了他人的经验和研究活动。在麻醉学领域，参会人员有明尼苏达大学的 Jorge Estrin 和 Kruma Belani、Mayo Clinic 的 Steven Rettke 和 David Plevak、阿拉巴马大学的 Simon Gelman、内布拉斯加大学的 James Chapin、约翰霍普金斯大学的 William Merritt、斯德哥尔摩的 Lennard Eleborg、伦敦国王学院的 Denise Potter、加州大学洛杉矶分校的 Geroge Khoury 等等。研讨会的议程以专刊的形式发表，"肝移植：麻醉与围手术期管理"，并且其成为随后 30 年的主要教材。1986 年举办的第二次研讨会演变成一个科学研讨会，会上展示了最新的临床和科研信息以及所有肝移植研究中心的研究摘要。该论文发表在 "*Transplantation Proceedings*" [1987 年 8 月；19（4 增刊 3）]，并得到了该杂志编辑 Felix Rappaport 的慷慨支持。1987 年，Yoogoo Kang 和 John Farman 进行了交流，并一致认为这是发展肝移植相关的国际组织的时候（图 25.5）。研讨会演变为国际肝移植围手术期护理协会，John Farman 组建了欧洲肝脏重症监护组（Liver Intensive Care Group of Europe，LICAGE）。不幸的是，John Farman 在写下这封信后不久就去世了，没能亲眼见到这一国际组织。LICAGE 在 Michael Lindop、Gilbert Park 和 John Klinck 的领导下蓬勃发展。

在匹兹堡举行的第一届国际肝移植围手术期护理会议上，该组织再次转变为国际肝移植协会。新的多学科协会的目标是提高需要肝移植的患者的护理标准，并通过向医学界及公众传播和交流有关肝移植的信息来促进相关的教育和研究。许多分享崇高目标的医生成为本协会的创始人员：麻醉学主席 Yoogoo Kang、肝病学副主席 Russell Wiesner、麻醉学主任兼秘书 William Merritt 和麻醉学通讯者 Andre De Wolf。创始委员会成员是麻醉学专家 Jorge Estrin、危重病医学专家 Ake Grenvik 和 David Plevak、肝脏病学专家 David Van Thiel 和 Michael Sorrell 以及外科学专家 William Wall、John Fung 和 Robert Gordon。1995 年，美国肝脏病学会和美国肝病研究协会联合创办了《肝移植与手术》，Byer Shaw、Michael Sorrell 和 Russell Wiesner 在推动这一重大合作项目中发挥了重要作用。该杂志于 2000 年更名为《肝移植》。该协会发展迅速，成为肝移植的重点。幸运的是，协会在过去 25 年中能够一直保持其创立的初衷。

## 成熟阶段

在此期间，临床研究仍在继续。在心血管系统中，导致心搏骤停的严重再灌注低血压是一个主要关注的问题。Shushma Aggarwal 通过使用染料稀释技术测量心输出量来调查肝脏在再灌注时发生的血流动力学变化，以避免发生与再灌注时血液急剧变化相关的误差[62]。他们将再灌注后 5 分钟内的再灌注后综合征（postreperfusion syndrome，PRS）定义为持续时间超过 1 分钟的急性低血压（<基线值的 70%）。他们观察到约有 30% 的患者发生 PRS。通过研究设计，患有 PRS 的患者血压较低、心动过缓显著、全身血管阻力也较低。研究继续通过测量其代谢物（6-酮 PGF1α）和血栓素来鉴定前列腺素对 PRS 的作用。无论患者是否

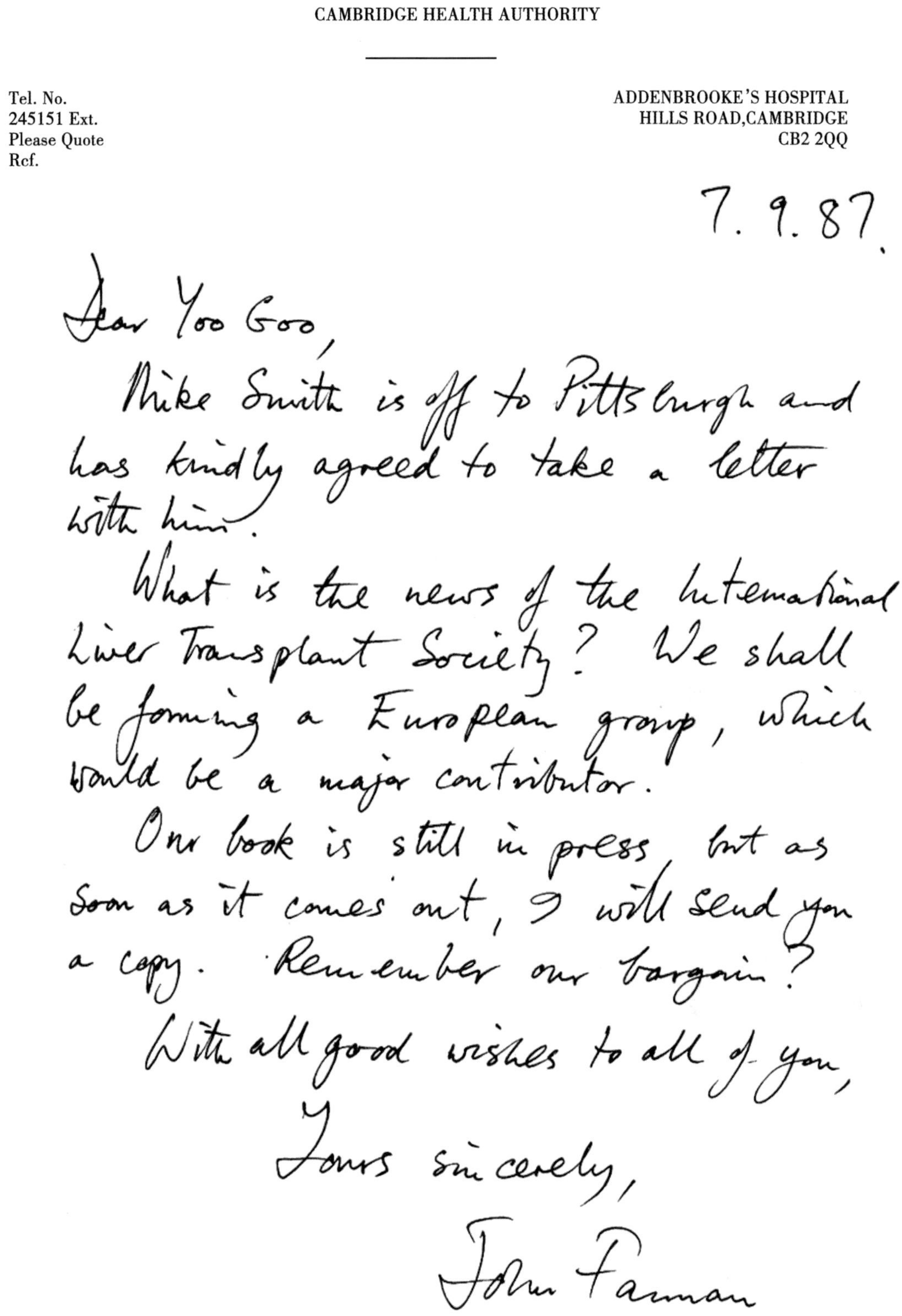

**CAMBRIDGE HEALTH AUTHORITY**

Tel. No.
245151 Ext.
Please Quote
Rcf.

ADDENBROOKE'S HOSPITAL
HILLS ROAD, CAMBRIDGE
CB2 2QQ

7.9.87.

Dear Yoo Goo,

Mike Smith is off to Pittsburgh and has kindly agreed to take a letter with him.

What is the news of the International Liver Transplant Society? We shall be forming a European group, which would be a major contributor.

Our book is still in press, but as soon as it comes out, I will send you a copy. Remember our bargain?

With all good wishes to all of you,

Yours sincerely,

John Farman

**图 25.5** 在 1987 年，在国际肝移植协会组建之际，John Farman 写给 Yoogoo Kang 的一封信

患有 PRS，其体内 6-酮 PGF1α 的水平及其与血栓烷的关系是可变的，这表明 PRS 的病因是多因素且难以捉摸的[63]。

1989 年，基于他们对肺栓塞的经食管超声心动图检查发现，Ellis 等发表了以下结论：PRS 可能是右心功能不全引起的[64]。这一发现表明，除了化学和物理改变之外，PRS

还可能由机械紊乱引起。De Wolf 等通过确定右心室射血分数研究了移植肝再灌注后的右心室功能[65]。他们的研究结果表明，在单纯原位肝移植中右心室功能得到了较好的保留。

20 世纪 90 年代，被排除在移植候选以外的具有医学挑

战的患者成为了肝移植的候选人,并且他们具有肺动脉高压和肝肺综合征。Hughes 等指出,肺动脉高压患者的血管舒张治疗是无效的,或者说,疗效是无法预测的,并建议联合心肺移植治疗[66]。随后,剑桥小组在 1987 年成功地进行了肝-心-肺联合移植[67]。在肝移植领域,Prager 等发表了一例在肝移植后持续存在肺动脉高压的患者[68],De Wolf 等指出,尽管肺动脉高压在一名幸存者中正常化,但是仍有80%的死亡率[69]。他们认为只要不存在其他医疗或手术并发症,右心室功能正常的患者仍可以存活。一氧化氮,当时最有前景的药物,被发现对降低肺动脉压无效[70,71]。尽管有几篇关于门静脉高压的报道,但这些是在科罗拉多州的 Susan Mandell 和 Mayo Clinic 的 Michael Krowka 开发了一个国家数据库之后,其囊括了对大量的患者进行的全面调查[72]。随后的研究表明,肝移植前的长期肺血管扩张剂治疗有利于提高生存率和改善疾病进程[73],许多中心根据已发表的报告制定了自己的指南[74]。

对于肝肺综合征,Eriksson 等报道出,1990 年,6 名患有低氧血症和大分流的患者在肝移植术后氧合功能得到改善[75]。Scott 等进行的相似的观察表明:严重的低氧血症引起的肝肺综合征可以通过肝移植得到逆转,尽管术后病程可能会延长并复杂化,直到通气和灌注不匹配的现象得到逐步改善[76]。Krowka[77]进一步阐明了肝肺综合征,肝肺综合征的临床处理是有前景的[78]。

暴发性肝功能衰竭,由于其结果预测和颅内病理的管理困难,一直是临床关注的一个问题。Keays 等讲述了他们在治疗 7 例暴发性肝功能衰竭患者中的经验,并提出了颅内压对治疗结果而言的重要临床意义[79]。在 20 世纪 90 年代初,Aggarwal 等通过测量脑血流量、颅内压、脑氧耗和经颅多普勒测量脑血流速度来研究脑的血流动力学和代谢[80,81]。他们观察到,不存在抑制脑代谢导致脑缺血的证据,反而半数以上的患者会出现脑充血。充血本身与结果无关,但存在顽固性颅内高压的患者无法存活。这一观察结果充分说明在暴发性肝衰竭患者中进行 ICP 监测的重要性。他们对脑灌注压无创监测的后续研究表明,经颅多普勒可以作为定性评估脑血流量和 ICP 的有效辅助方法[82]。这些意见和建议已成为暴发性肝衰竭患者管理的基石,并被许多肝移植中心所采用。

由于原本存在的肝肾综合征,术后肾缺血及免疫抑制剂的肾毒性,肝移植术后肾衰竭或肾功能不足的现象十分常见[83],已知术后肾功能异常与发病率和死亡率的增加有关[84]。为了最小化肾脏受损,Planinsic 等在一项双盲实验中研究了三重药物在肾保护方面的疗效:多巴胺改善肾灌注、呋塞米可以减少肾氧耗、甘露醇有望能清除自由基并减少肾血管内皮肿胀[85]。在他们的双盲研究中,术后肾功能由尿量和肌酐水平决定,并且实验组患者血液透析需求跟对照组患者极为相似,这就表明,在肝移植中,预防性肾保护治疗可能是无效的。

## 扩散阶段

在过去的 15 年中,肝移植已经成为一个成熟的手术,并且在大多数主要医疗中心进行,其一年生存率接近 90%。活体供肝移植在亚洲国家盛行,它由单一受体的左叶、右叶和双重移植演变而来[86-90]。

使用 cava-sparing 技术(搭载技术),并由训练有素的外科医生进行操作,外科技术变得更加简单。在大多数中心,输血要求已经降低到低于 5~10 个单位的红细胞,药物凝血疗法并不常用,因为严重的凝血障碍似乎并不常见。PRS 的发生率似乎更低[91-93]。在通过循证心脏评估和结果研究后,高危组患者也能被接受进入候选资格池[94,95]。术前护理引入经食管超声心动图以进行预压管理、检测心脏室壁的异常运动、血栓栓塞以及其他心脏病理情况。麻醉医生经过更好的训练,准备应对各种临床挑战。随着越来越多的医疗中心配备了专门的肝脏重症监护病房和肝脏重症监护医生,术后护理工作得到了改善。早期采取肾脏替代疗法来预防肾衰竭。免疫抑制和感染控制也对术后的顺利进展和患者生存起到了重要的作用。

## 结论

在过去的 50 年里,肝移植经历了革命性的变革,从动物模型身上实验性的手术刀异种移植,到活体供肝移植以及可能的转基因移植。我们的先驱们奠定了坚实的科学基础,我们有幸证实了他们的观察结果,向前迈进了一小步。我们的许多勇敢的患者在这个过程中是非常重要的合作伙伴。当然,如果没有众多医生、科学家和医护人员所经历的许多的不眠之夜,现代肝移植是不可能发展起来的。

## 参考文献

1. Staudacher V. Trapianti di Organi con Anostomosi Vascolari. Riforma Med. 1952;66:1060.
2. Welch CS. A note on transplantation of the whole liver in dogs. Transplant Bull. 1955;2:54–5.
3. Cannon JA. Brief report. Transplant Bull. 1956;3:7.
4. Moore FD, Smith LL, Burnap TK, Dallenbach FD, Dammin GJ, Gruber UF, Shoemaker WC, Steenburg RW, Ball MR, Belko JS. One-stage homotransplantation of the liver following total hepatectomy in dogs. Transplant Bull. 1959;6:103–7.
5. Starzl TE, Kaupp Jr HA, Brock DR, Lazarus RE, Johnson RV. Reconstructive problems in canine liver homotransplantation with special reference to the postoperative role of hepatic venous

flow. Surg Gynecol Obstet. 1960;111:733–43.

6. Mikaeloff P, Pichlmayr R, Rassat JP, Messmer K, Bomel J, Tidow G, Etiennemartin M, Malluret J, Belleville P, Jouvenceau A, Falconnet J, Descotes J, Brendel W. Orthotopic homotransplantation of the liver in the dog: immunosuppressive treatment with anti-lymphocyte serum. Presse Med. 1967;75:1967–70.

7. Calne RY, White HJO, Yoffa DE, Maginn RR, Binns RM, Samuel JR, Molina VP. Observations of orthotopic liver transplantation in the pig. Br Med J. 1967;2:478–80.

8. Starzl TE, Marchioro TL, von Kaulla KN, Hermann G, Brittain RS, Waddell WR. Homotransplantation of the liver in humans. Surg Gynecol Obstet. 1963;117:659–76.

9. Demirleau J, Nourreddine M, Vignes, Prawerman, Rciziciner, Larraud, Louvier. Tentative d'homogreffe hepatique. Mem Acad Chir (Paris). 1964;90:177–9.

10. Moore FD, Birtch AG, Dagher F, Veith F, Krisher JA, Order SE, Shucart WA, Dammin GJ, Couch NP. Immunosuppression and vascular insufficiency in liver transplantation. Ann N Y Acad Sci. 1964;120:729–38.

11. Starzl TE, Groth CG, Brettschneider L, Moon JB, Fulginiti VA, Cotton EK, Porter KA. Extended survival in 3 cases of orthotopic homotransplantation of the human liver. Surgery. 1968;63:549–63.

12. Starzl TE, Marchioro TL, Porter KA, Brettschneider L. Homotransplantation of the liver. Transplantation. 1967;5:790–803.

13. Starzl TE, Putnam CW. Experience in hepatic transplantation. Philadelphia: WB Saunders; 1969.

14. Calne RY. Liver transplantation: the Cambridge-King's College Hospital experience. London: Grune & Stratton; 1983.

15. Kang Y, Aggarwal S, Freeman JA. Intraoperative mortality during liver transplantation. Transplant Proc. 1988;22(1 Suppl 1):600–2.

16. Shaw Jr BW, Martin DJ, Marquez JM, Kang YG, Bugbee Jr AC, Iwatsuki S, Griffith BP, Hardesty RL, Bahnson HT, Starzl TE. Venous bypass in clinical liver transplantation. Ann Surg. 1984;200:524–34.

17. Starzl TE, Iwatsuki S, Van Thiel DH, Gartner JC, Zitelli BJ, Malatack JJ, Schade RR, Shaw Jr BW, Hakala TR, Rosenthal T, Porter KA. Evolution of liver transplantation. Hepatology. 1982;2:614–36.

18. Tzakis A, Todo S, Starzl TE. Orthotopic liver transplantation with preservation of the inferior vena cava. Ann Surg. 1989;210:649–52.

19. Starzl TE, Todo S, Fung J, Demetris AJ, Venkataramman R, Jain A. FK 506 for liver, kidney, and pancreas transplantation. Lancet. 1989;2:1000–4.

20. Kalayoglu M, Stratta RJ, Sollinger HW, Hoffmann RM, D'Alessandro AM, Pirsch JD, Belzer FO. Clinical results in liver transplantation using UW solution for extended preservation. Transplant Proc. 1989;21(1 Pt 2):1342–3.

21. Singer PA, Siegler M, Whitington PF, Lantos JD, Emond JC, Thistlethwaite JR, Broelsch CE. Ethics of liver transplantation with living donors. N Engl J Med. 1989;321:620–2.

22. Strong RW, Lynch SV, Ong TH, Matsunami H, Koido Y, Glenda A, Balderson GA. Successful liver transplantation from a living donor to her son. N Engl J Med. 1990;322:1505–7.

23. Starzl TE, Todo S, Tzakis A, Alessiani M, Casavilla A, Abu-Elmagd K, Fung JJ. The many faces of multivisceral transplantation. Surg Gynecol Obstet. 1991;172:335–44.

24. Starzl TE. The present state of liver transplantation and the future prospects for intestinal transplantation. Immunol Invest. 1989;18:623–33.

25. Starzl TE, Todo S, Tzakis AG, Gordon RD, Makowka L, Stieber A, Podesta L, Yanaga K, Concepcion W, Iwatsuki S. Liver transplantation: an unfinished product. Transplant Proc. 1989;21(1 Pt 2):2197–200.

26. Starzl TE, Fung J, Tzakis A, Todo S, Demetris AJ, Marino IR, Doyle H, Zeevi A, Warty V, Michaels M, Kusne S, Rudert WA, Trucco M. Baboon-to-human liver transplantation. Lancet. 1993;341:65–71.

27. Wiesner RH, McDiarmid SV, Kamath PS, Edwards EB, Malinchoc M, Kremers WK, Krom RA, Kim WR. MELD and PELD: application of survival models to liver allocation. Liver Transpl. 2001;7:567–80.

28. Aldrete JA. Anesthesia and intraoperative care. In: Starzl TE, Putnam CW, editors. Experience in hepatic transplantation. Philadelphia: WB Saunders; 1969.

29. Aldrete JA, LeVine DS, Gingrich TF. Experience in anesthesia for liver transplantation. Anesth Analg. 1969;48:802–14.

30. Aldrete JA, Clapp HW, Starzl TE. Body temperature changes during organ transplantation. Anesth Analg. 1970;49:384–8.

31. Aldrete JA, Homatas J, Boyes RN, Starzl TE. Effects of hepatectomy on the disappearance rate of lidocaine from blood in man and dog. Anesth Analg. 1970;49:687–90.

32. Abouna GM, Aldrete JA, Starzl TE. Changes in serum potassium and pH during clinical and experimental liver transplantation. Surgery. 1971;69:419–26.

33. Aldrete JA, O'Higgins JW, Holmes J. Changes of plasma cholinesterase activity during orthotopic liver transplantation in man. Transplantation. 1977;23:404–6.

34. Aldrete JA, Kroulik D. A postanesthetic recovery score. Anesth Analg. 1970;49:924–34.

35. Pappas G, Palmer WM, Martineau GL, Halgrimson CG, Penn I, Groth CG, Starzl TE. Hemodynamic changes in clinical orthotopic liver transplantation. Surg Forum. 1971;22:335–6.

36. Farman JV, Lines JG, Williams RS, Evans DB, Samuel JR, Mason SA, Ashby BS, Calne RY. Liver transplantation in man. Anaesthetic and biochemical management. Anaesthesia. 1974;29:17–32.

37. Schaps D, Hempelmann G, Pichlmayr R. Orthotopic liver transplantation in man from the anaesthesiological point of view (author's transl). Anaesthesist. 1978;27:405–15.

38. von Kaulla KN, Kaye H, von Kaulla E, Marchioro TL, Starzl TE. Changes in blood coagulation: before and after hepatectomy or transplantation in dogs and man. Arch Surg. 1966;92:71–9.

39. Groth CG, Pechet L, Starzl TE. Coagulation during and after orthotopic transplantation of the human liver. Arch Surg. 1969;98:31–4.

40. Sassano JJ. The rapid infusion system. In: Winter PM, Kang YG, editors. Hepatic transplantation: anesthetic and perioperative management. New York: Praeger; 1986.

41. Elia E, Kang Y. Rapid transfusion devices for hemorrhagic cardiothoracic trauma. Semin Cardiothorac Vasc Anesth. 2002;6:105–12.

42. Martin D. Hemodynamic monitoring during liver transplantation. In: Winter PM, Kang YG, editors. Hepatic transplantation: anesthetic and perioperative management. New York: Praeger; 1986.

43. Martin D. Fluid and electrolyte balance during liver transplantation. In: Winter PM, Kang YG, editors. Hepatic transplantation: anesthetic and perioperative management. New York: Praeger; 1986.

44. Marquez J, Martin D, Virji MA, Kang YG, Warty VS, Shaw Jr B, Sassano JJ, Waterman P, Winter PM, Pinsky MR. Cardiovascular depression secondary to ionic hypocalcemia during hepatic transplantation in humans. Anesthesiology. 1986;65:457–61.

45. Kang YG. Monitoring and treatment of coagulation. In: Winter PM, Kang YG, editors. Hepatic transplantation: anesthetic and perioperative management. New York: Praeger; 1986.

46. Kang YG, Martin DJ, Marquez J, Lewis JH, Bontempo FA, Shaw Jr BW, Starzl TE, Winter PM. Intraoperative changes in blood coagulation and thrombelastographic monitoring in liver transplantation. Anesth Analg. 1985;64:888–96.

47. Kang Y, Lewis JH, Navalgund A, Russell MW, Bontempo FA, Niren LS, Starzl TE. Epsilon-aminocaproic acid for treatment of fibrinolysis during liver transplantation. Anesthesiology. 1987;66:766–73.

48. Porte RJ, Bontempo FA, Knot EA, Lewis JH, Kang YG, Starzl TE. Systemic effects of tissue plasminogen activator-associated fibrinolysis and its relation to thrombin generation in orthotopic liver transplantation. Transplantation. 1989;47:978–84.

49. Virji MA, Aggarwal S, Kang Y. Alterations in plasminogen activator and plasminogen activator inhibitor levels during liver transplantation. Transplant Proc. 1989;21:3540–1.

50. Boylan JF, Klinck JR, Sandler AN, Arellano R, Greig PD, Nierenberg H, Roger SL, Glynn MF. Tranexamic acid reduces blood loss, transfusion requirements, and coagulation factor use in primary orthotopic liver transplantation. Anesthesiology. 1996;85:1043–8.

51. Neuhaus P, Bechstein WO, Lefèbre B, Blumhardt G, Slama

K. Effect of aprotinin on intraoperative bleeding and fibrinolysis in liver transplantation. Lancet. 1989;2:924–5.

52. Mallett SV, Cox D, Burroughs AK, Rolles K. Aprotinin and reduction of blood loss and transfusion requirements in orthotopic liver transplantation. Lancet. 1990;336:886–7.

53. Kang Y, DeWolf A, Aggarwal S, Campbell E, Martin LK. In vitro study on the effects of aprotinin on coagulation during orthotopic liver transplantation. Transplant Proc. 1991;23:1934–5.

54. DeWolf AM, Kang YG, Todo S, Kam I, Francavilla AJ, Polimeno L, Lynch S, Starzl TE. Glucose metabolism during liver transplantation in dogs. Anesth Analg. 1987;66:76–80.

55. Mallett S, Kang Y, Borland LM, Picone J, Martin LK. Prognostic significance of reperfusion hyperglycemia during liver transplantation. Anesth Analg. 1989;68:182–5.

56. Mallett S, Virji M, DeWolf A, Kang Y, Aggarwal S, Freeman J, Seifert R. Hormonal control of glucose metabolism during liver transplantation. Transplant Proc. 1989;21:3529.

57. Borland LM, Roule M, Cook DR. Anesthesia for pediatric orthotopic liver transplantation. Anesth Analg. 1985;64:117–24.

58. Klintmalm G, Moore AE. Organization of a new liver transplant center. Semin Liver Dis. 1985;5:412–7.

59. Grenvik A, Gordon R. Postoperative care and problems in liver transplantation. Transplant Proc. 1987;19(4 Suppl 3):26–33.

60. Jenkins DE, Israel LB. Adaptation of a large blood bank to an active liver transplantation service. In: Winter PM, Kang YG, editors. Hepatic transplantation: anesthetic and perioperative management. New York: Praeger; 1986.

61. Denny DW. Liver procurement for transplantation. In: Winter PM, Kang YG, editors. Hepatic transplantation: anesthetic and perioperative management. New York: Praeger; 1986.

62. Aggarwal S, Kang Y, Freeman JA, DeWolf AM. Is there a postreperfusion syndrome? Transplant Proc. 1989;21:3497–9.

63. Aggarwal S, Evans R, Kang YG. The role of 6-keto PGFI and thromboxane on reperfusion hypotension during liver transplantation (abstract). Anesthesiology. 1989;71(3A):A72.

64. Ellis JE, Lichtor JL, Feinstein SB, Chung MR, Polk SL, Broelsch C, Emond J, Thistlethwaite JR, Roizen MF. Right heart dysfunction, pulmonary embolism, and paradoxical embolization during liver transplantation. A transesophageal two-dimensional echocardiographic study. Anesth Analg. 1989;68:777–82.

65. De Wolf AM, Begliomini B, Gasior TA, Kang Y, Pinsky MR. Right ventricular function during orthotopic liver transplantation. Anesth Analg. 1993;76:562–8.

66. Hughes JD, Rubin LJ. Primary pulmonary hypertension. An analysis of 28 cases and a review of the literature. Medicine (Baltimore). 1986;65:56–72.

67. Wallwork J, Williams R, Calne RY. Transplantation of liver, heart, and lungs for primary biliary cirrhosis and primary pulmonary hypertension. Lancet. 1987;2:182–5.

68. Prager MC, Cauldwell CA, Ascher NL, Roberts JP, Wolfe CL. Pulmonary hypertension associated with liver disease is not reversible after liver transplantation. Anesthesiology. 1992;77:375–8.

69. De Wolf AM, Scott VL, Gasior T, Kang Y. Pulmonary hypertension and liver transplantation. Anesthesiology. 1993;78:213–4.

70. De Wolf AM, Scott V, Bjerke R, Kang Y, Kramer D, Miro A, Fung JJ, Dodson F, Gayowski T, Marino IR. Firestone: hemodynamic effects of inhaled nitric oxide in four patients with severe liver disease and pulmonary hypertension. Liver Transpl Surg. 1997;3:594–7.

71. Ramsay MA, Schmidt A, Hein HA, Nguyen AT, Lynch K, East CA, Ramsay KJ, Klintmalm GB. Nitric oxide does not reverse pulmonary hypertension associated with end-stage liver disease: a preliminary report. Hepatology. 1997;25:524–7.

72. Krowka MJ, Mandell MS, Ramsay MAE, Kawut SM, Fallon MB, Manzarbeitia C, Pardo Jr M, Marotta P, Uemoto S, Stoffel MP, Benson JT. Hepatopulmonary syndrome and portopulmonary hypertension: a report of the Multicenter Liver Transplant Database. Liver Transpl. 2004;10:174–82.

73. Krowka MJ, Frantz RP, McGoon MD, Severson C, Plevak DJ, Wiesner RH. Improvement in pulmonary hemodynamics during intravenous epoprostenol (prostacyclin): a study of 15 patients with moderate to severe portopulmonary hypertension. Hepatology.

1999;30:641–8.

74. Ashfaq M, Chinnakotla S, Rogers L, Ausloos K, Saadeh S, Klintmalm GB, Ramsay M, Davis GL. The impact of treatment of portopulmonary hypertension on survival following liver transplantation. Am J Transplant. 2007;7:1258–64.

75. Eriksson LS, Söderman C, Ericzon BG, Eleborg L, Wahren J, Hedenstierna G. Normalization of ventilation/perfusion relationships after liver transplantation in patients with decompensated cirrhosis: evidence for a hepatopulmonary syndrome. Hepatology. 1990;12:1350–7.

76. Scott V, Miro A, Kang Y, DeWolf A, Bellary S, Martin M, Kramer D, Selby R, Doyle H, Paradis I. Reversibility of the hepatopulmonary syndrome by orthotopic liver transplantation. Transplant Proc. 1993;25:1787–8.

77. Krowka MJ. Clinical management of hepatopulmonary syndrome. Semin Liver Dis. 1993;13:414–22.

78. Gupta S, Castel H, Rao RV, Picard M, Lilly L, Faughnan ME, Pomier-Layrargues G. Improved survival after liver transplantation in patients with hepatopulmonary syndrome. Am J Transplant. 2010;10:354–63.

79. Keays R, Potter D, O'Grady J, Peachey T, Alexander G, Williams R. Intracranial and cerebral perfusion pressure changes before, during and immediately after orthotopic liver transplantation for fulminant hepatic failure. Q J Med. 1991;79:425–33.

80. Aggarwal S, Yonas H, Kang Y, Martin M, Kramer D, Obrist WD, Darby J. Relationship of cerebral blood flow and cerebral swelling to outcome in patients with acute fulminant hepatic failure. Transplant Proc. 1991;23:1978–9.

81. Aggarwal S, Kramer D, Yonas H, Obrist W, Kang Y, Martin M, Policare R. Cerebral hemodynamic and metabolic changes in fulminant hepatic failure: a retrospective study. Hepatology. 1994; 19:80–7.

82. Aggarwal S, Kang Y, DeWolf A, Scott V, Martin M, Policare R. Transcranial Doppler ultrasonography: monitoring of cerebral blood flow velocity during liver transplantation. Transplant Proc. 1993;25:1799–800.

83. Rimola A, Gavaler JS, Schade RR, el-Lankany S, Starzl TE, Van Thiel DH. Effects of renal impairment on liver transplantation. Gastroenterology. 1987;93:148–56.

84. McCauley J, Van Thiel DH, Starzl TE, Puschett JB. Acute and chronic renal failure in liver transplantation. Nephron. 1990;55:121–8.

85. Planinsic RM, De Wolf AM, Kang Y, Kramer DJ, MaCauley J, Fung JJ, Mazariegos G. Dopamine, furosemide, and mannitol infusion and the incidence of renal dysfunction after orthotopic liver transplantation (abstract). Anesthesiology. 1996;85(3A):A247.

86. Sugawara Y, Tamura S, Makuuchi M. Living donor liver transplantation for hepatocellular carcinoma: Tokyo University series. Dig Dis. 2007;25:310–2.

87. Moon DB, Lee SG, Hwang S, Kim KH, Ahn CS, Ha TY, Song GW, Jung DH, Park GC, Namkoong JM, Park HW, Park YH, Park CS. More than 300 consecutive living donor liver transplants a year at a single center. Transplant Proc. 2013;45:1942–7.

88. Kasahara M, Sakamoto S, Horikawa R, Koji U, Mizuta K, Shinkai M, Takahito Y, Taguchi T, Inomata Y, Uemoto S, Tatsuo K, Kato S. Living donor liver transplantation for pediatric patients with metabolic disorders: the Japanese multicenter registry. Pediatr Transplant. 2014;18:6–15.

89. Chan SC, Fan ST, Lo CM, Liu CL, Wei WI, Chik BH, Wong J. A decade of right liver adult-to-adult living donor liver transplantation: the recipient mid-term outcomes. Ann Surg. 2008;248:411–9.

90. Chen CL, Kabiling CS, Concejero AM. Why does living donor liver transplantation flourish in Asia? Nat Rev Gastroenterol Hepatol. 2013;10:746–51.

91. Bukowicka B, Akar RA, Olszewska A, Smoter P, Krawczyk M. The occurrence of postreperfusion syndrome in orthotopic liver transplantation and its significance in terms of complications and short-term survival. Ann Transplant. 2011;16:26–30.

92. Matsusaki T, Hilmi IA, Planinsic RM, Humar A, Sakai T. Cardiac arrest during adult liver transplantation: a single institution's experience with 1238 deceased donor transplants. Liver Transpl.

2013;19:1262–71.

93. Lee SH, Gwak MS, Choi SJ, Shin YH, Ko JS, Kim GS, Lee SY, Kim MH, Park HG, Lee SK, Jeon HJ. Intra-operative cardiac arrests during liver transplantation—a retrospective review of the first 15 yr in Asian population. Clin Transplant. 2013;27:E126–36.

94. Raval Z, Harinstein ME, Skaro AI, Erdogan A, DeWolf AM, Shah SJ, Fix OK, Kay N, Abecassis MI, Gheorghiade M, Flaherty JD. Cardiovascular risk assessment of the liver transplant candi-date. J Am Coll Cardiol. 2011;58:223–31.

95. Wray C, Scovotti JC, Tobis J, Niemannc CU, Planinsice R, Waliaf A, Findlay J, Wagener G, Cywinski JB, Markovic D, Hughes C, Humark A, Olmos A, Sierra R, Busuttill R, Steadman RH. Liver transplantation outcome in patients with angiographically proven coronary artery disease: a multi-institutional study. Am J Transplant. 2013;13:184–91.

# 26 术前肝脏受体评估与准备

Haq Nawaz and Kapil Chopra

## 引言

在对晚期肝病(end-stage liver disease,ESLD)和急性肝衰竭(acute liver failure,ALF)患者的治疗中,肝移植(liver transplantation,LT)是一种已成型的治疗方法。LT的最初挑战包括外科技术的完善、器官来源以及术后免疫抑制的管理。目前最大的挑战之一是供体器官短缺,这让患有独特的ESLD并发症的患者不得不陷入漫长的等待。为给这些患者提供精心照顾,给医疗体系带来了沉重的负担。本章的目标是:

1. 描述LT的适应证和禁忌证。
2. 讨论等待接受LT的患者的医疗管理。
3. 概述肝移植前的评估过程。

## 肝移植的适应证

医疗机构应该何时提交患者进行LT?在评估LT患者时需要特别考虑以下问题。

1. 潜在肝病的严重程度和预后。
2. 评估可能排除LT的医疗、手术和心理社会问题。
3. 患者和家属对LT的意愿和关注。

需要记住的是,每年失代偿性肝硬化在代偿期发生率为5%~8%(图26.1)。同样,ESLD特有并发症的累积风险随时间增加(图26.2)。鉴于失代偿性肝硬化发病后患者整体生存率下降,因而需明确保证LT并及时转诊。这使得患者和家属能够接触各种多学科的专业团队,而这些专业团队会尽自己所能,帮助他们成功进行LT。

若ESLD患者出现某些临床症状应,则临床医生应尽快开始移植评估过程,包括:

1. 门静脉高压的发展,包括继发于胃食管静脉曲张的出血。
2. 发生的新的腹水或与腹水相关的并发症:难治性腹水(除了最佳利尿疗法外还需要大量腹腔穿刺)、自发性细菌性腹膜炎(spontaneous bacterial peritonitis,SBP)、肝肾综

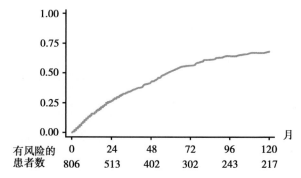

图26.1 患者在代偿期发生失代偿性肝硬化的累计比例。数据来自 D'Amico 等[83]

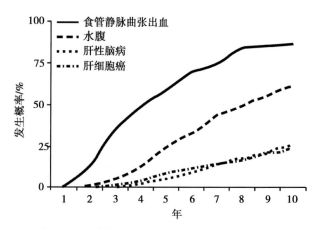

图26.2 肝硬化并发症累计风险随时间的变化。数据来自 Gentilini 等[84]

合征(hepatorenal syndrome,HRS)。

3. 肝性脑病(hepatic encephalopathy,HE)的发生。
4. 肝细胞癌(hepatocellular carcinoma,HCC)的诊断。
5. 肝性胸水。
6. 其他肺部并发症包括门肺高压(portopulmonary hypertension,PPH)和肝肺综合征(hepatopulmonary syndrome,HPS)。
7. 表现为低蛋白血症和凝血功能障碍的肝脏合成功能恶化。

计算 Child-Turcotte-Pugh(CTP)评分是评估肝病进展的客观方法之一[1,2]。它最初被设计用于预测手术后的死亡

率,随后成为确定肝病严重程度和预后的有用参数。CTP评分也被用于确定肝移植的候选资格(得分大于7),直到被终末期肝病模型(Model for End-Stage Liver Disease, MELD)评分所取代。

MELD评分采用血清胆红素、INR和肌酐水平进行计算,最初被开发用于预测进行经颈静脉肝内门体分流术(transjugular intrahepatic portosystemic shunt,TIPS)[3]的肝硬化患者30天内的死亡率。从2002年起,MELD评分被用于决定LT器官分配的优先顺序。

需要LT的肝功能衰竭的常见病因可分为急性和慢性病因,如表26.1所示。以下是对LT个体病因的简要描述。

**表26.1　需要进行肝移植的常见病因**

| 急性/暴发性肝功能衰竭 | |
| --- | --- |
| 病毒性病原 | 甲型肝炎、乙型肝炎、丙型肝炎、HSV、EBV、CMV |
| 药品与毒素 | 对乙酰氨基酚、蘑菇毒素 |
| 自身免疫性肝炎 | — |
| 血管疾病 | 布-加综合征、肝窦阻塞综合征 |
| 脂肪浸润 | 怀孕相关、瑞氏综合征 |
| 遗传性疾病 | 威尔逊病 |
| 慢性肝病 | |
| 病毒性病原 | HBV,HCV |
| 酒精诱导 | — |
| 肝细胞癌 | 较不常见的肝癌,包括肝母细胞瘤和肝细胞癌的纤维状变种 |
| 胆汁淤积 | 原发性胆汁性肝硬化、原发性硬化性胆管炎、将儿科病因分开;这可能会在表格的最后部分出现胆道闭锁、Alagille综合征、囊肿性纤维化 |
| 自身免疫性肝炎引起的肝硬化 | — |
| 遗传病导致肝硬化 | 血色素沉着病、威尔逊病、α1-抗胰蛋白酶缺乏症 |
| 血管疾病 | 布-加综合征 |
| 代谢/其他情况 | 非酒精性脂肪性肝炎(应分开 NASH),隐源性肝硬化,此后应放在一起:淀粉样变性、结节病、高草酸尿症、尿素循环缺陷、多囊性肝病、糖原贮积病 |

## 急性肝功能衰竭

急性肝功能衰竭是指既无肝硬化也无既往肝病史的患者发生严重急性肝损伤合并脑病,并且肝脏的合成功能受损(INR≥1.5)[4]。虽然区分急性肝功能衰竭和慢性肝衰竭的时间过程往往在不同的报告中各不相同,但通常使用的临界值是病程<26周[4]。

急性肝功能衰竭也可以在先前未确诊的威尔逊病患者、垂直获得性乙型病毒性肝炎患者或自身免疫性肝炎的患者中诊断,只要确诊时间<26周[4],因为在这些患者中可能存在潜在的肝硬化。

只要没有明显的神经功能受损,急性肝功能衰竭后需要肝移植的大多数患者会有好的预后[5]。国王学院的标准被用来确定不进行肝移植便无法自主恢复的患者(表26.2)[6]。应尽快确定这些患者,以加速移植的评估,并列出需要进行移植的患者名单。从1998年至2001年,一项由美国17家转诊中心进行的研究显示,肝移植失败最常见的原因是对乙酰氨基酚过量(39%)和特异性药物反应(13%)[7]。此外,这些患者的生存依赖于病因学(对乙酰氨基酚过量的患者有更好的结果)和当前神经系统的状态[7]。

**表26.2　针对急性肝功能衰竭(ALF)患者的国王学院标准**

| 对乙酰氨基酚诱导的ALF | 动脉 pH<7.3 |
| --- | --- |
| — | 或者 |
| — | 3级或4级脑病,并且 |
| — | 凝血酶原时间>100s,并且 |
| — | 血清肌酐水平>3.4mg/dl |
| 其他造成ALF的原因 | 凝血酶原时间>100s 或者 |
| — | 以下变量中任意3项: |
| — | 年龄<10岁或>40岁 |
| — | 非甲、非乙型肝炎,特异药物反应 |
| — | 患脑病之前的黄疸持续时间大于7天 |
| — | 凝血酶原时间>50s |
| — | 血清胆红素>18mg/dl |

基于对瞳孔反应和姿势反应受损等生理体征的评估,或者依据直接测量的颅内压(intracranial pressure,ICP),可以推测颅内高压的存在。如果检测到ICP增高,可以使用渗透活性剂如甘露醇。在肾功能不全或存在耐药性颅内高压的患者中,可以使用巴比妥类药物如硫喷妥纳。肝脏支

持装置作为确定性治疗或者 ALF 移植桥梁的可能性研究领域充满活力[8]。

## 酒精性肝病

因酒精滥用而导致失代偿性肝脏疾病的患者可能因 LT 而受益，因为有研究表明，与其他适应证相比，酒精性肝病患者的移植肝和患者存活率都是相似的[9]。LT 候选者在完成酒精康复计划（如酗酒者匿名）后，且至少有 6 个月的在记录的清醒时间，才有可能接受 LT。这是为了解决有关酗酒以及 LT 后药物治疗依从性差的问题。识别和治疗焦虑、抑郁等共患精神病非常重要。

一部分患者在肝移植后重新开始饮酒[10]。肝移植等待名单上临床怀疑高指数和定期酒精筛查是必要的，因为患者可能不会主动提供这些信息。即使没有确切的数据表明这种行为是否会降低患者或者移植肝的存活率，认识和解决 LT 术后的酗酒问题也是很重要的。酒精性肝病患者移植后死亡的另一个原因与头部、颈部以及肺部癌症有关，这些是高风险行为（如吸烟）的结果。这就是为什么所有的移植候选者在移植前都要进行前瞻性的耳鼻喉科评估。

尽管存在争议，但早期肝移植可以提高首发严重急性酒精性肝炎（acute alcoholic hepatitis，AAH）患者的生存率，而药物治疗对于 AAH 无效[11]。在这项研究中，AAH 的严重性被定义为 Maddrey 判别函数值大于 32。对药物治疗的无反应则根据里尔模型定义，即在医疗处理后 7 天，其得分大于或等于 0.45，或者 MELD 评分连续增加。急性肝功能衰竭患者的药物治疗除了至少 7 天的泼尼松龙外，还需进行标准治疗。

## 乙型肝炎

移植肝再次感染乙型肝炎病毒（hepatitis B virus，HBV）方面取得了一些重要进展，使移植肝和患者的生存率得到改善。HBV，LT 的初始结果令人失望，因为复发性 HBV 感染的发展导致患者在移植后 12~18 个月内死亡[12,13]。乙肝免疫球蛋白和抗病毒药物的围手术期治疗降低了肝移植术后 HBV 再感染的发生率和严重程度[14,15]。因此，目前，肝移植和患者结局通常都非常优异，而且 HBV 移植患者的存活率超过了其他适应证患者。

HBV DNA 阳性的慢性 HBV 感染患者应在肝移植前接受最佳时间段的抗病毒治疗。可用的药物包括恩替卡韦或替诺福韦，治疗目标是在肝移植前使患者的 HBV DNA 阴性，以降低移植肝再次感染 HBV 的风险。

最近的研究表明，肝移植登记的 HBV 患者较少有 ES-LD，与有 LT 其他适应证的患者相比，HBV 患者 HCC 的增加最低。这很可能是广泛使用高效抗病毒治疗的结果[16]。

## 丙型肝炎

近来的数据表明，丙型肝炎病毒（hepatitis C virus，HCV）感染和相关并发症的患病率在未来十年将继续增加，主要影响 60 岁以上的患者，如图 26.3 所示[17]。目前的治疗策略可能对这些结果影响不大。然而，未来新型抗 HCV 药物的广泛使用将会显著降低 HCV 的影响[17]。

鉴于最近批准了一种口服聚合酶抑制剂索非布韦用于慢性 HCV 的治疗，在 LT 之前治疗 HCV 患者可以预防移植时大部分 HCV RNA 阴性的患者 HCV 复发[18]。

复发性 HCV 感染会降低 LT 后患者和移植物存活率。鉴别和治疗有肝纤维化快速进展风险的患者是非常重要的。这是因为初次（肝移植后 3 年内）轻度复发的患者可能会在 5 年内发展为肝硬化[19]。一些研究已经确定了严重复发性 HCV 感染的预测因素。这些因素包括肝移植前后的高病毒载量、供者年龄较大以及多次发生急性细胞排斥[19]。

## 胆汁淤积性肝病

继发于原发性胆汁性肝硬化（primary biliary cirrhosis，PBC）和原发性硬化性胆管炎（primary sclerosing cholangitis，PSC）的 ESLD 患者是肝移植候选患者，其 1 年和 3 年生存率接近 90% 和 85%[20]。如果 Mayo 风险评分预测的生存率低于 95%，则该患者应该参加肝移植评估。

PBC 是一种慢性胆汁淤积性疾病，在中年女性中最为常见，可能发展为肝硬化。许多研究显示，接受肝移植的患者的生存获益早在术后 3 个月就已明显[21]。大多数患者肝移植术后预后良好，10 年生存率接近 70%[21,22]。一些 PBC 患者尽管进行了最大限度的药物治疗，仍有瘙痒症和睡眠障碍，因而由于禁用症状可能需要进行肝移植评估。

PSC 是一种严重的疾病，涉及肝内和肝外胆管，通常发生于年轻男性。这一疾病没有特殊的治疗方法，患者通常在 10~15 年内发展成肝硬化。在这些患者中，约 75% 患者伴有炎症性肠病[23]。有证据表明肝移植对 PSC 患者有生存益处[24,25]。3 年生存率超过 90%[26-28] 显示出肝移植后的成功。肝移植术后的复发性疾病是常见的，但是除非患者在术前或术中发现有胆管癌，否则这些复发性疾病不会对术后生存率有重大影响[29]。在等待肝移植期间，PSC 患者需要监测是否存在胆管癌，通常的方法是每月六次的血清肿瘤标志物-Ca 19-9；CEA 和横断面腹部成像-腹部 MRI/MRCP。

## 肝脏恶性肿瘤

大多数 HCC 的病例发生在潜在的肝硬化的情况下，有一个例外是慢性 HBV 感染，在这一情况下，即使没有肝硬化，也可能发生 HCC。某些患者群体也是 HCC 的高危人群，如血色素沉着症患者。

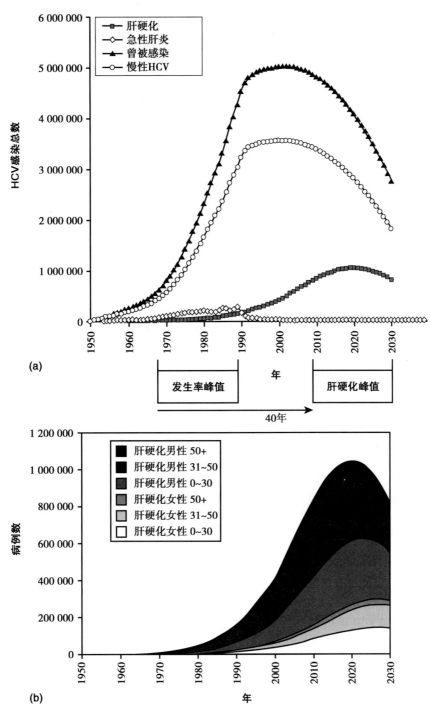

**图 26.3** （a）HCV 感染相对于 HCV 感染的年份和长期性的流行程度。（b）显示患病率的堆积患病率曲线，展示初次感染 HCV 时根据年龄和性别划分的 HCV 相关性肝硬化的发生率。数据来自 Davis 等[17]

HCC 是美国肝移植的主要适应证之一,目前有 20% 的肝移植手术是用于肝癌患者的。其中大约一半是在米兰标准(见下面的定义)以内但 MELD 点分配异常的患者。HCC 患者 LT 术后的生存率与没有 HCC 的失代偿性肝硬化患者相似。

根据米兰标准,若单一病变直径大于 2cm 但小于 5cm,或不超过 3 个病灶,且最大病变不超过 3cm,同时没有任何血管侵犯、局部淋巴结肿大、或远处转移,则可进行成功的 LT[30]。近来有人批评米兰标准过分局限,并提出了各种肿瘤的大小和数量的扩展标准,且这些扩展标准不影响患者的生存率[31]。UCSF 标准允许 LT 用于单个病变小于 6.5cm 的患者以及有 3 个或以下结节且最大病变小于 4.5cm,或者总直径小于 8.5cm 并且没有任何血管侵袭的证据的患者[31]。

HCC 患者肝移植前评估包括局部晚期和远处疾病的评估。通过胸部的骨扫描和计算机断层扫描(computed tomography,CT)以研究肿瘤的肝外扩散。尽管 MELD 升级,HCC 患者目前的等待 LT 时间还是从 3 到 12 个月不等。因此,需要设计方法在这个患者群体中提供 LT 桥接治疗。此外,活体肝移植可能是选择性肝移植患者的替代选择。

由于血管系统中的微转移,复发性肿瘤倾向于发生在移植肝中。因此,已设计一些辅助治疗,用于肝移植等待期间[32]。扩大肝移植标准的一个重要策略是采用局部区域疗法使肿瘤降级,以符合米兰标准。一种方法是在选定的 III/IV 期 HCC 患者中使用经动脉化学栓塞(trans-arterial chemoembolization,TACE);用 TACE 可以对肿瘤进行降级,从而出现类似于 II 期 HCC 的结果[33]。另一种方法是射频消融(radiofrequency ablation,RFA),这种方法越来越多地被用于这些患者的治疗,并被证明可以获得良好的无瘤生存率[34]。目前正在研究口服索拉菲尼治疗作为 HCC 患者肝切除或肝移植术后辅助治疗的可能选择[35,36]。

## 代谢紊乱

需要肝移植的代谢性疾病可以分为表现为肝损伤的疾病(威尔逊病和遗传性血色沉着病)和不表现为明显肝脏疾病的疾病(家族性高草酸血症和高胆固醇血症)。成人肝移植最常见的两种适应证是威尔逊病和血色素沉着症。

- 威尔逊病:绝大多数继发于威尔逊病的慢性肝病(chronic liver disease,CLD)患者对螯合治疗反应良好[37]。一些发展 ESLD 并受并发症影响的患者可能成为 LT 的候选人。一小部分威尔逊病患者会发展为 ALF 并需要紧急 LT。已有报告表明 LT 后患有威尔逊病的患者有良好的长期生存率[38]。有关 LT 后神经功能改善的报告存在矛盾[38,39]。
- 遗传性血色素沉着症:静脉切开术是血色素沉着症患者

的主要治疗方法,通过这一治疗,可使预期寿命正常。对于发展为 ESLD 并且有相关并发症如 HCC 的患者而言,唯一有效的治疗方法就是 LT。

## 非酒精性脂肪肝

预计非酒精性脂肪肝(nonalcoholic fatty liver disease,NAFLD)将成为 LT 的常见适应证之一。这些患者移植后的恢复过程可能会由于 LT 之前存在的许多相同的风险因素而变得复杂。这些因素包括糖尿病、肥胖、高血压和高脂血症。由于免疫抑制治疗的影响,LT 后这些情况可能会恶化。LT 后 NAFLD 复发可引起移植肝损伤,然而,与非 NAFLD 因素而进行 LT 的患者相比,这些患者移植肝失效几乎不会发生,并且两类患者 1 年、3 年和 5 年生存率都相似[40]。肝脂肪变性可能是某些患者 LT 的晚期并发症[41]。移植术后 NAFLD 的管理与术前相似,包括饮食方式和生活方式的干预以及降脂疗法的应用。在最近的一个病例系列报告中,一组 LT 术后患者接受了 Roux-en-Y 胃旁路手术治疗,他们的结局都非常好,包括治疗性体重减轻、更好的血糖控制及更低的 LDL 水平[42]。

## 血管疾病

布-加综合征(Budd Chiari syndrome,BSC)的特征是肝静脉流出阻塞,其在大多数情况下是继发于血栓形成。这种疾病通常与潜在的血栓前状态有关。这个疾病的治疗方法包括药物(即抗凝剂和利尿剂)和侵入性治疗方法,包括血管成形术、TIPS、手术门体分流术和 LT。

表 26.3 已经列举了各种评分系统来支持这些患者的医疗决策。据报告,鹿特丹评分可以在入院时用来预测 BCS 患者的生存率[43],而 BCS-TIPS 预后指数评分预测了接受 TIPS 的患者非移植生存率[44]。一项大型前瞻性多中心研究验证了用于预测无干预生存率的鹿特丹评分和预测生存率的 BCS-TIPS 评分[45]。此外,基于临床情况,本文作者提出了一个步骤合适的方法,用于管理接受从药物到更多侵入性治疗方法的 BCS 患者[45]。

## 自身免疫性肝炎

LT 适用于伴有 ALF 或者伴有 ESLD 及相关并发症并且对免疫抑制无效的患者。尽管使用了皮质类固醇治疗,ALF 患者需要 LT 的指征包括:MELD 评分>28、肝脏有组织学上的大规模坏死、治疗 4 天后胆红素和 INR 值没有明显下降、以及在皮质类固醇治疗 1 周后 MELD-Na 评分没有变化[46,47]。一旦进行 LT,患者需要联合使用泼尼松龙和钙调神经磷酸酶抑制剂才能取得良好的疗效。一旦类固醇减少,自身免疫性肝炎(autoimmune hepatitis,AIH)复发的可疑指数应该较低。在这种情况下,用类固醇和硫唑嘌呤治

表 26.3 用于 BCS 患者临床决策的评分系统

| 鹿特丹评分[43] | BCS-TIPS 预后指数评分[44] |
|---|---|
| • 1.27×脑病+1.04×腹水+0.72×凝血酶原时间+0.004×胆红素（"腹水"一项，有便记为"1"，没有便记为"0"） | • 年龄（岁）×0.08+胆红素（mg/dl）×0.16+国际标准化比率（INR）×0.63 |
| • Ⅰ级的 5 年生存率为 89%[95% 置信区间（CI）：79~99]（好的预后），Ⅱ级的为 74%（95% CI：65~83）（普通预后），Ⅲ级的为 42%（95% CI：28~56）（不好的预后） | • 在 TIPS 发生 1 年后，死亡或 OLT 的 7 个临界点的敏感性为 58%，特异性为 99%，阳性预测值为 88%，阴性预测值为 96% |

疗通常是成功的[48,49]。急性重度 AIH 或暴发性 AIH 也可能是 LT 的一个指征。

## LT 的绝对和相对禁忌证

有几种情况可能是 LT 的绝对或相对禁忌证。一般来说，患者应该是"医学合适的"，可以耐受由 LT 引起的对人体的生理压力。LT 前评估的目的之一是确定不符合 LT 要求的医学标准的患者，如下所述。

### 肝和肝外恶性肿瘤

HCC 是 LT 的常见适应证之一。肿瘤的一些特点，如大尺寸（超过米兰标准），则是 LT 的禁忌证。其他的肝脏肿瘤如血管肉瘤在移植后有非常差的结局，那么它们的存在就是 LT 的绝对禁忌证。

至于肝外恶性肿瘤，在治愈疗法后应该有一个实质性的无病生存期，满足这一条件的患者才能被认为是 LT 的候选者。这可能部分取决于特定的恶性肿瘤。大多数移植中心在考虑是否适合 LT 时会考虑患者的 5 年无病生存率，然而，对于一些癌症，如恶性黑色素瘤，可能需要考虑更长时间的无病生存率[50]。

### 酒精和药物滥用

目前，酒精和非法药物使用是肝移植的一个绝对禁忌，因为 LT 术后药物治疗的依从性存在隐患。美沙酮等麻醉药物使用史是 LT 术后疼痛管理方面一个令人关注的问题，但它不是 LT 的禁忌证[51,52]。考虑到肾功能不全和胃肠道不适，LT 术前应避免使用非甾体抗炎药。

由于肝移植术后存在发生一些潜在的不良反应的风险，如肝动脉血栓形成和恶性肿瘤，因此也禁止吸烟。一项关于 ESLD 患者的研究发现主动吸烟与 LT 后较高死亡率相关，这主要是因为吸烟导致的心血管和脓毒症相关事件的发生率增加[53]。草药补充剂可能与药物相互作用有关，所以在 LT 术后应避免使用草药补充剂。

### 血管异常

随着手术技术的进步，血管异常如门静脉或肠系膜上静脉血栓形成等，不再是进行肝移植手术的绝对禁忌证，尽管其可能需要更广泛的血管重建。一些不能进行血管重建的患者可能需要考虑进行多脏器移植。

### 心血管问题

与年龄匹配的对照组相比，ESLD 患者有相似的冠状动脉疾病（coronary artery disease，CAD）发病率[54]。该患者群体中 CAD 的危险因素包括糖尿病，高血压，高脂血症和肥胖。在 LT 后的患者中，免疫抑制可能是高血压的危险因素。接受 LT 的 NAFLD 患者在肝移植术后可能发生 CAD 的风险更高[55]。所有患者都需要在 LT 之前进行心脏检查，包括压力测试。

大多数 ESLD 患者由于耐力差而不能进行常规的运动压力测试。这些患者通常接受多巴酚丁胺负荷超声检查，而在择期接受 LT 的患者中，该检查对围手术期及长期的心血管不良事件有较高的阴性预测价值[56]。心脏血管成形术和支架植入术可以根据临床指征进行，但冠状动脉搭桥术在出血和术后并发症方面可能有更高的风险。因恶性血色素沉着症而进行 LT 手术的患者在术后可能有更高的发生心律失常的风险。目前的指南要求在等待移植手术的同时每年更新压力测试。

### 肺部问题

肺部评估是 ESLD 患者肝移植前评估的重要组成部分。这是因为肺循环可能会受肝硬化和门静脉高压的影响。先前存在的某些疾病如慢性阻塞性肺疾病和肺纤维化有较低的可疑指数也是重要的，因为这些通常是 LT 的禁忌证。

肝肺综合征（Hepatopulmonary syndrome，HPS）是导致动静脉瘘形成的肺血管扩张的结果。门静脉高压（Portopulmonary hypertension，PPH）是肺血管收缩的结果。这两种疾病都可能导致氧合异常，应该得到评估，从而用于确定 LT 的候选人。

HPS 以 ESLD 三联症，肺内血管扩张（intrapulmonary vascular dilations，IPVD）（右向左分流）和低氧血症（仰卧位 ABG 上 $PaO_2 < 70mmHg$）为特征。HPS 的诊断可以通过对比增强超声心动图（通常用搅拌盐水进行）显示肺内血管

扩张来证实。在右心房可视化之后，在三个心脏搏动内在左心房内显示气泡可以诊断 IPVD。使用 $^{99m}$Tc 标记的大分子聚集白蛋白进行灌注肺成像是研究 IPVD 的另一种方法，但通常认为不及超声心动图灵敏[57]。

与没有 HPS 的肝硬化患者相比，HPS 患者的预后较差[58]。唯一有效的治疗方法是肝移植，其已被证明可以改善 HPS 患者的生存率[59]。在 LT 后的大多数患者中，低氧血症将逐渐缓解，尽管一些患者可能需要长时间的通气支持。由于肝移植术后病情有改善的可能，HPS 患者将会获得额外的 MELD 评分。

相反，PPH 是门静脉高压症患者在没有其他肺动脉高压相关疾病的情况下的情形。PPH 的诊断标准包括右心导管检查时平均肺动脉压>25mmHg，肺血管阻力>240dyn·s/cm$^5$，肺毛细血管楔压小于或等于 15mmHg。使用经胸超声心动图估计 PA 收缩压被推荐用于筛查考虑行 LT 的患者是否有 PPH[60]。与右心室肥大相关的 PA 收缩压高于 50mmHg 的患者通常需要进行右心导管检查来测量血流动力学参数以确认 PPH 的诊断。PPH 与 LT 术后高并发症发生率患者生存率降低相关[61,62]。大多数患者即使接受治疗也不能成为 LT 的候选人[61,62]。

肝性胸水在 ESLD 患者的治疗中是一个具有挑战性的问题。它的特点是胸膜腔内渗出液蓄积。控制这些问题的唯一有效方法是通过使用诸如 TIPS 等方法来降低门静脉高压。最终必须进行 LT，所以这些患者应尽快进行移植转诊。禁忌进行胸管插入，因为其与感染的高发生率以及瘘形成的高风险性相关。

## 传染病问题

ESLD 患者感染（细菌、病毒和真菌）的风险很高，所有 ESLD 患者和不明原因的临床恶化或肝性脑病都值得怀疑。脓毒症是 LT 的绝对禁忌证，在等待培养结果的同时应该经验性使用广谱抗生素进行治疗。SBP 的可疑指数应该较低。

部分患者反复发作 SBP，应在 LT 前充分治疗。指南建议对下列患者进行预防性抗生素治疗：

1. 肝硬化和消化道出血。
2. 发生过一次或多次 SBP 的患者。
3. 有肾功能不全（血清肌酐≥1.2mg/dl，BUN≥25mg/dl 或血钠≤130mmol/L）和/或肝功能不全（Child 评分≥9，血清胆红素≥3mg/dl）的肝硬化及低蛋白性腹水（蛋白<1.5g/dl）的患者。

全身性真菌血症是肝硬化患者的不良后果，是进行肝移植的绝对禁忌证。自从高度积极的抗逆转录病毒治疗出现以来，大量的艾滋病病毒感染者正在接受短期生存的 LT 治疗[63,64]。获得性免疫缺陷综合征（acquired immune defi-ciency syndrome，AIDS）仍然是 LT 的绝对禁忌证。

除了接种与年龄相适应的疫苗外，还应定期接种 HAV 和 HBV 疫苗。

## 年龄

肝移植没有明显的年龄限制，然而，老年患者往往更虚弱，生理储备有限，并可能有明显的肝移植排斥反应。

## 肾脏问题

ESLD 患者有急性或慢性肾脏疾病的风险，这可能是多种危险因素的结果。发生急性或慢性肾脏疾病的肝硬化患者可能需要联合进行肾移植。急性肾损伤（acute kidney injury，AKI）可能是由脱水、肾毒性药物的作用、低血压引起的急性肾小管坏死以及肝肾综合征造成的。ESLD 患者术前肾功能不全与肝移植术后慢性肾疾病高风险相关[65]。

一般来说，需要透析超过 1 个月的患者肾脏恢复的机会很小。这一认识的结果是，大部分患者目前需要联合进行肝脏肾脏移植，因此，对需要死亡供者单一肾脏的患者而言，其可获得的肾脏比例下降。

肝肾联合移植的适应证如下[66]：

● 患有 ESRD 的 ESLD 患者需要连续或间歇肾脏替代治疗（RRT）或处于 CKD 第 5 阶段。
● 患有前 ESRD 的 ESLD 患者，其 MDRD 来源的 eGFR <30ml/min 并且持续时间>3 个月，或处于 CKD 4 期。
● 有 AKT/HRS 的 ESLD 患者 RRT 持续时间>8 周。患者应该在 RRT 的第六周开始入表评估并且在 RRT 的第 8 周入表。
● 进入肾移植列表的 ESRD 患者有症状性肝脏疾病或存在门静脉高压的临床征象。
● 进入肾移植列表的 ESRD 患者的无症状活检证实为肝硬化性肝病或门静脉压>10mmHg。

晚期肝硬化患者游离水处理受损的另一个后果是稀释性低钠血症。这与慢性肝病患者（包括肝移植等待名单上的患者）死亡风险较高有关[67,68]。此外，肝移植术后低钠血症可能与钙调磷酸酶诱导的神经毒性有关[69]。将血清钠水平纳入 MELD 模型（MELD Na）可提高 MELD 评分的预后准确性，特别是对于 MELD 评分相对较低的患者而言[70]。

## 营养不良和失调

营养评估是肝移植前评估的重要考虑因素，因为 60% 的肝硬化患者有蛋白质能量营养不良（protein energy malnutrition，PEM）[71]。ESLD 和营养不良患者肝移植后死亡率和术后并发症的风险较高[72-74]。此外，肝移植前营养不良患者肝移植后短期预后不良的风险较高，包括更高的感染风险、更长的住 ICU 和住院时间以及更低的患者和移植肝存活率[75]。

最近的研究集中在标准化 ESLD 患者营养评估的新技术[76]。这是因为基于人体测量学的常规营养评估在 ESLD 患者出现腹水和外周水肿时可能会出现错误。

目前,已经采取了各种方法来优化 ESLD 患者的营养状况。其中包括开始肠内营养,但成功案例有限。最近的一项 meta 分析得出的结论是没有足够的证据表明"口服营养补充剂可以影响临床结果"[77]。ESLD 患者肠外营养的临床试验尚未显示出明显的益处[78]。肥胖患者的肝移植存在独特的挑战,如心血管疾病、糖尿病和伤口感染。

此外,继发于肌无力、心肌病和肝肺综合征的肝硬化降低了患者的运动能力,并需要一个运动计划来限制其功能下降的不良后果[79]。

## 移植评估和列表

肝移植前评估涉及的过程可能因人而异,但主要目标是:

1. 确定是否有肝移植的适应证。

2. 没有肝移植的禁忌证。

3. 确定患者有足够的经济能力和社会支持来完成肝移植手术以及术后的免疫抑制治疗。

第一步是从患者的保险公司获得有关肝移植评估的财政许可。一旦获得保险批准,患者就会与移植协调员和社会工作者一起就移植过程向患者和家属进行宣教。患者也会被各种顾问评估,包括:

1. 移植外科医生:讨论手术的风险和好处。

2. 移植肝脏病专家:除了讨论手术的风险和益处,也确定 ESLD 的基础诊断(如适用),并制定 ESLD 并发症的管理计划。

3. 精神和行为健康科医生:解决药物滥用问题,包括吸烟、毒品和酒精。

4. 营养师:设计优化营养/卡路里摄入量的方法,筛查维生素 A、D、E 和 K 等缺乏症。

5. 牙医:筛查口腔癌并优化牙齿/口腔健康。

6. 耳鼻喉科:针对口腔癌高风险的酗酒者。

7. 麻醉医生:对于有合并症,如肺动脉高压或以前的全身麻醉并发症而被认为是麻醉高风险的患者,这一项必须保留。

除了基本既往史和身体状况之外,还进行最新的、适合年龄的癌症筛查,并确定疫苗接种状态。患者还需要接受结核分枝杆菌的评估。实验室检查也需要进行评估,包括 CLD、ABO-Rh 血型分型、肝功能检查、肿瘤标志物、尿药筛选和尿分析的替代性病毒、代谢、遗传和自身免疫病因。

心脏评估包括确定 PA 压力的经胸超声;压力测试(通常是多巴酚丁胺负荷超声)和基于这些研究的调查结果的心脏病学咨询。已知 CAD 或有超过两个 CAD 危险因素的患者可能需要进行冠状动脉造影[80]。患者还需要进行腹部/肝脏显像(通常是三相 CT 或 MR),以评估 HCC 和血管通畅性。按照临床需要进行额外的咨询和检查。

自 2002 年以来,MELD 评分已被公认为确定肝移植手术供体肝脏器官分配的标准。如上所述计算 MELD 分数。评分范围为 6~40,并能预测 3 个月的死亡率[81]。因此,供体肝脏是根据患者的疾病严重程度进行分配的,而不是其在等待移植名单上等待的时间。一般情况下,MELD 评分接近 15 分的患者被考虑列入等待名单。器官分配方面的最新进展是 MELD-Na 评分的出现,因为它是比 MELD 评分更好的预测指标[68,70,82]。

由于 MELD 评分不能反映这些患者的真实预后,因此某些患者可能会出现除 MELD 评分外其他条件均适合的情况。这些情况包括 ESLD 的并发症,如 HPS、PPH 和 HCC。其他可获得 MELD 评分的情况包括家族性淀粉样多发性神经病、原发性高草酸尿症、肺部状态恶化的囊性纤维化和化疗方案中的胆管癌患者。将 PSC 患者和频繁发生胆管炎的患者转诊至 LT 评估也可能是合理的。

一旦肝移植前评估完成,患者将参加多学科会诊,讨论其肝移植的候选资格,符合 UNOS 的将进入等待名单。优先列表中的患者包括急性肝功能衰竭、肝动脉血栓形成或 LT 1 周内原发性移植失败(1a 状态)和有威胁生命的并发症的 ESLD 儿童(1b 状态)。除此以外,移植的时机取决患者定期审查的 MELD 评分或除 MELD 评分外其他的情况。表 26.4 提供了实验室测试的频率和重新认证的要求。

**表 26.4　关于 MELD 评分的实验室值和重新认证状态的频率**

| 状态 1A | 每 7 天重新认证状态 | 实验室值不得早于 48 小时 |
|---|---|---|
| MELD 评分≥25 | 每 7 天重新认证状态 | 实验室值不得早于 48 小时 |
| 18<MELD 评分≤24 | 每月重新认证状态 | 实验室值不得早于 7 天 |
| 11≤MELD 评分≤18 | 每 3 个月重新认证状态 | 实验室值不得早于 14 天 |
| 0<MELD 评分≤10 | 每 12 个月重新认证状态 | 实验室值不得早于 30 天 |

肝移植前评估涉及多学科团队的方法,需要患者和家属的积极参与。当务之急是筛选出最适合这种治疗方法的患者。这是因为供体器官是稀缺资源,应该理智地分配。器官分配最公平手段的研究领域充满活力。

# 参考文献

1. Child CG, Turcotte JG. Surgery and portal hypertension. In: Child C, editor. The liver and portal hypertension. Philadelphia: Saunders; 1964. p. 50–64.

2. Pugh RN, Murray-Lyon IM, Dawson JL, Pietroni MC, Williams R. Transection of the oesophagus for bleeding oesophageal varices. Br J Surg. 1973;60:646–9.

3. Malinchoc M, Kamath PS, Gordon FD, Peine CJ, Rank J, ter Borg PC. A model to predict poor survival in patients undergoing transjugular intrahepatic portosystemic shunts. Hepatology. 2000;31: 864–71.

4. Lee WM, Stravitz RT, Larson AM. Introduction to the revised American Association for the Study of Liver Diseases Position Paper on acute liver failure 2011. Hepatology. 2012;55:965–7.

5. Barshes NR, Lee TC, Balkrishnan R, Karpen SJ, Carter BA, Goss JA. Risk stratification of adult patients undergoing orthotopic liver transplantation for fulminant hepatic failure. Transplantation. 2006; 81:195–201.

6. O'Grady JG, Alexander GJ, Hayllar KM, Williams R. Early indicators of prognosis in fulminant hepatic failure. Gastroenterology. 1989;97:439–45.

7. Ostapowicz G, Fontana RJ, Schiodt FV, Larson A, Davern TJ, Han SH, et al. Results of a prospective study of acute liver failure at 17 tertiary care centers in the United States. Ann Intern Med. 2002; 137:947–54.

8. Podoll AS, DeGolovine A, Finkel KW. Liver support systems—a review. ASAIO J. 2012;58:443–9.

9. Lucey MR. Liver transplantation for alcoholic liver disease. Clin Liver Dis. 2007;11:283–9.

10. DiMartini A, Dew MA, Fitzgerald MG, Fontes P. Clusters of alcohol use disorders diagnostic criteria and predictors of alcohol use after liver transplantation for alcoholic liver disease. Psychosomatics. 2008;49:332–40.

11. Mathurin P, Moreno C, Samuel D, Dumortier J, Salleron J, Durand F, et al. Early liver transplantation for severe alcoholic hepatitis. N Engl J Med. 2011;365:1790–800.

12. Todo S, Demetris AJ, Van Thiel D, Teperman L, Fung JJ, Starzl TE. Orthotopic liver transplantation for patients with hepatitis B virus-related liver disease. Hepatology. 1991;13:619–26.

13. O'Grady JG, Smith HM, Davies SE, Daniels HM, Donaldson PT, Tan KC, et al. Hepatitis B virus reinfection after orthotopic liver transplantation. Serological and clinical implications. J Hepatol. 1992;14:104–11.

14. Shouval D, Samuel D. Hepatitis B immune globulin to prevent hepatitis B virus graft reinfection following liver transplantation: a concise review. Hepatology. 2000;32:1189–95.

15. Lok AS. Prevention of recurrent hepatitis B post-liver transplantation. Liver Transpl. 2002;8(10 Suppl 1):S67–73.

16. Kim WR, Terrault NA, Pedersen RA, Therneau TM, Edwards E, Hindman AA, et al. Trends in waiting list registration for liver transplantation for viral hepatitis in the United States. Gastroenterology. 2009;137:1680–6.

17. Davis GL, Alter MJ, El-Serag H, Poynard T, Jennings LW. Aging of hepatitis C virus (HCV)-infected persons in the United States: a multiple cohort model of HCV prevalence and disease progression. Gastroenterology. 2010;138:513–21. 21 e1–6.

18. al CMe. Pretransplant sofosbuvir and ribavirin to prevent recurrence of HCV infection after liver transplantation. 64th annual meeting of the American Association for the Study of Liver Disease; Nov 1–5; Washington DC, 2013.

19. Berenguer M, Aguilera V, Prieto M, Carrasco D, Rayon M, San Juan F, et al. Delayed onset of severe hepatitis C-related liver damage following liver transplantation: a matter of concern? Liver Transpl. 2003;9:1152–8.

20. Roberts MS, Angus DC, Bryce CL, Valenta Z, Weissfeld L. Survival after liver transplantation in the United States: a disease-specific analysis of the UNOS database. Liver Transpl. 2004;10: 886–97.

21. Pasha TM, Dickson ER. Survival algorithms and outcome analysis in primary biliary cirrhosis. Semin Liver Dis. 1997;17:147–58.

22. Liermann Garcia RF, Evangelista Garcia C, McMaster P, Neuberger J. Transplantation for primary biliary cirrhosis: retrospective analysis of 400 patients in a single center. Hepatology. 2001;33:22–7.

23. Lee YM, Kaplan MM. Primary sclerosing cholangitis. N Engl J Med. 1995;332:924–33.

24. Farrant JM, Hayllar KM, Wilkinson ML, Karani J, Portmann BC, Westaby D, et al. Natural history and prognostic variables in primary sclerosing cholangitis. Gastroenterology. 1991;100:1710–7.

25. Farges O, Malassagne B, Sebagh M, Bismuth H. Primary sclerosing cholangitis: liver transplantation or biliary surgery. Surgery. 1995;117:146–55.

26. Narumi S, Roberts JP, Emond JC, Lake J, Ascher NL. Liver transplantation for sclerosing cholangitis. Hepatology. 1995;22: 451–7.

27. Abu-Elmagd KM, Malinchoc M, Dickson ER, Fung JJ, Murtaugh PA, Langworthy AL, et al. Efficacy of hepatic transplantation in patients with primary sclerosing cholangitis. Surg Gynecol Obstet. 1993;177:335–44.

28. Graziadei IW, Wiesner RH, Marotta PJ, Porayko MK, Hay JE, Charlton MR, et al. Long-term results of patients undergoing liver transplantation for primary sclerosing cholangitis. Hepatology. 1999;30:1121–7.

29. Goss JA, Shackleton CR, Farmer DG, Arnaout WS, Seu P, Markowitz JS, et al. Orthotopic liver transplantation for primary sclerosing cholangitis. A 12-year single center experience. Ann Surg. 1997;225:472–81.

30. Mazzaferro V, Regalia E, Doci R, Andreola S, Pulvirenti A, Bozzetti F, et al. Liver transplantation for the treatment of small hepatocellular carcinomas in patients with cirrhosis. N Engl J Med. 1996;334:693–9.

31. Yao FY, Ferrell L, Bass NM, Watson JJ, Bacchetti P, Venook A, et al. Liver transplantation for hepatocellular carcinoma: expansion of the tumor size limits does not adversely impact survival. Hepatology. 2001;33:1394–403.

32. Wang J, He XD, Yao N, Liang WJ, Zhang YC. A meta-analysis of adjuvant therapy after potentially curative treatment for hepatocellular carcinoma. Can J Gastroenterol. 2013;27:351–63.

33. Chapman WC, Majella Doyle MB, Stuart JE, Vachharajani N, Crippin JS, Anderson CD, et al. Outcomes of neoadjuvant transarterial chemoembolization to downstage hepatocellular carcinoma before liver transplantation. Ann Surg. 2008;248:617–25.

34. Yu CY, Ou HY, Huang TL, Chen TY, Tsang LL, Chen CL, et al. Hepatocellular carcinoma downstaging in liver transplantation. Transplant Proc. 2012;44:412–4.

35. Yan J, Tan C, Gu F, Jiang J, Xu M, Huang X, et al. Sorafenib delays recurrence and metastasis after liver transplantation in a rat model of hepatocellular carcinoma with high expression of phosphorylated extracellular signal-regulated kinase. Liver Transpl. 2013;19:507–20.

36. Wang SN, Chuang SC, Lee KT. Efficacy of sorafenib as adjuvant therapy to prevent early recurrence of hepatocellular carcinoma after curative surgery: a pilot study. Hepatol Res. 2014;44:523–31.

37. Roberts EA, Schilsky ML. A practice guideline on Wilson disease. Hepatology. 2003;37:1475–92.

38. Eghtesad B, Nezakatgoo N, Geraci LC, Jabbour N, Irish WD, Marsh W, et al. Liver transplantation for Wilson's disease: a single-center experience. Liver Transpl Surg. 1999;5:467–74.

39. Guarino M, Stracciari A, D'Alessandro R, Pazzaglia P. No neurological improvement after liver transplantation for Wilson's disease. Acta Neurol Scand. 1995;92:405–8.

40. Kennedy C, Redden D, Gray S, Eckhoff D, Massoud O, McGuire B, et al. Equivalent survival following liver transplantation in patients with non-alcoholic steatohepatitis compared with patients with other liver diseases. HPB. 2012;14:625–34.

41. Dumortier J, Giostra E, Belbouab S, Morard I, Guillaud O, Spahr L, et al. Non-alcoholic fatty liver disease in liver transplant recipients: another story of "seed and soil". Am J Gastroenterol. 2010;105:613–20.

42. Al-Nowaylati AR, Al-Haddad BJ, Dorman RB, Alsaied OA, Lake JR, Chinnakotla S, et al. Gastric bypass after liver transplantation. Liver Transpl. 2013;19:1324–9.

43. Darwish Murad S, Valla DC, de Groen PC, Zeitoun G, Hopmans JA, Haagsma EB, et al. Determinants of survival and the effect of portosystemic shunting in patients with Budd-Chiari syndrome.

Hepatology. 2004;39:500–8.

44. Garcia-Pagan JC, Heydtmann M, Raffa S, Plessier A, Murad S, Fabris F, et al. TIPS for Budd-Chiari syndrome: long-term results and prognostics factors in 124 patients. Gastroenterology. 2008; 135:808–15.

45. Seijo S, Plessier A, Hoekstra J, Dell'era A, Mandair D, Rifai K, et al. Good long-term outcome of Budd-Chiari syndrome with a step-wise management. Hepatology. 2013;57:1962–8.

46. Yeoman AD, Westbrook RH, Zen Y, Maninchedda P, Portmann BC, Devlin J, et al. Early predictors of corticosteroid treatment failure in icteric presentations of autoimmune hepatitis. Hepatology. 2011; 53:926–34.

47. Czaja AJ, Rakela J, Ludwig J. Features reflective of early prognosis in corticosteroid-treated severe autoimmune chronic active hepatitis. Gastroenterology. 1988;95:448–53.

48. Gonzalez-Koch A, Czaja AJ, Carpenter HA, Roberts SK, Charlton MR, Porayko MK, et al. Recurrent autoimmune hepatitis after orthotopic liver transplantation. Liver Transpl. 2001;7:302–10.

49. Prados E, Cuervas-Mons V, de la Mata M, Fraga E, Rimola A, Prieto M, et al. Outcome of autoimmune hepatitis after liver transplantation. Transplantation. 1998;66:1645–50.

50. Penn I. Evaluation of the candidate with a previous malignancy. Liver Transpl Surg. 1996;2(5 Suppl 1):109–13.

51. Liu LU, Schiano TD, Lau N, O'Rourke M, Min AD, Sigal SH, et al. Survival and risk of recidivism in methadone-dependent patients undergoing liver transplantation. Am J Transplant. 2003;3:1273–7.

52. Kanchana TP, Kaul V, Manzarbeitia C, Reich DJ, Hails KC, Munoz SJ, et al. Liver transplantation for patients on methadone maintenance. Liver Transpl. 2002;8:778–82.

53. Leithead JA, Ferguson JW, Hayes PC. Smoking-related morbidity and mortality following liver transplantation. Liver Transpl. 2008;14:1159–64.

54. McAvoy NC, Kochar N, McKillop G, Newby DE, Hayes PC. Prevalence of coronary artery calcification in patients undergoing assessment for orthotopic liver transplantation. Liver Transpl. 2008;14:1725–31.

55. Vanwagner LB, Bhave M, Te HS, Feinglass J, Alvarez L, Rinella ME. Patients transplanted for nonalcoholic steatohepatitis are at increased risk for postoperative cardiovascular events. Hepatology. 2012;56:1741–50.

56. Nguyen P, Plotkin J, Fishbein TM, Laurin JM, Satoskar R, Shetty K, Taylor AJ. Dobutamine stress echocardiography in patients undergoing orthotopic liver transplantation: a pooled analysis of accuracy, perioperative and long term cardiovascular prognosis. Int J Cardiovasc Imaging. 2013;29:1741–8.

57. Abrams GA, Jaffe CC, Hoffer PB, Binder HJ, Fallon MB. Diagnostic utility of contrast echocardiography and lung perfusion scan in patients with hepatopulmonary syndrome. Gastroenterology. 1995;109:1283–8.

58. Schenk P, Schoniger-Hekele M, Fuhrmann V, Madl C, Silberhumer G, Muller C. Prognostic significance of the hepatopulmonary syndrome in patients with cirrhosis. Gastroenterology. 2003;125: 1042–52.

59. Swanson KL, Wiesner RH, Krowka MJ. Natural history of hepatopulmonary syndrome: impact of liver transplantation. Hepatology. 2005;41:1122–9.

60. Murray KF, Carithers Jr RL. AASLD practice guidelines: evaluation of the patient for liver transplantation. Hepatology. 2005;41: 1407–32.

61. Swanson KL, Wiesner RH, Nyberg SL, Rosen CB, Krowka MJ. Survival in portopulmonary hypertension: Mayo Clinic experience categorized by treatment subgroups. Am J Transplant. 2008;8: 2445–53.

62. Krowka MJ, Plevak DJ, Findlay JY, Rosen CB, Wiesner RH, Krom RA. Pulmonary hemodynamics and perioperative cardiopulmonary-related mortality in patients with portopulmonary hypertension undergoing liver transplantation. Liver Transpl. 2000;6:443–50.

63. Neff GW, Bonham A, Tzakis AG, Ragni M, Jayaweera D, Schiff ER, et al. Orthotopic liver transplantation in patients with human immunodeficiency virus and end-stage liver disease. Liver Transpl.

2003;9:239–47.

64. Stock PG, Roland ME, Carlson L, Freise CE, Roberts JP, Hirose R, et al. Kidney and liver transplantation in human immunodeficiency virus-infected patients: a pilot safety and efficacy study. Transplantation. 2003;76:370–5.

65. Giusto M, Berenguer M, Merkel C, Aguilera V, Rubin A, Ginanni Corradini S, et al. Chronic kidney disease after liver transplantation: pretransplantation risk factors and predictors during follow-up. Transplantation. 2013;95:1148–53.

66. Eason JD, Gonwa TA, Davis CL, Sung RS, Gerber D, Bloom RD. Proceedings of Consensus Conference on Simultaneous Liver Kidney Transplantation (SLK). Am J Transplant. 2008;8:2243–51.

67. Llach J, Gines P, Arroyo V, Rimola A, Tito L, Badalamenti S, et al. Prognostic value of arterial pressure, endogenous vasoactive systems, and renal function in cirrhotic patients admitted to the hospital for the treatment of ascites. Gastroenterology. 1988;94:482–7.

68. Kim WR, Biggins SW, Kremers WK, Wiesner RH, Kamath PS, Benson JT, et al. Hyponatremia and mortality among patients on the liver-transplant waiting list. N Engl J Med. 2008;359:1018–26.

69. Balderramo D, Prieto J, Cardenas A, Navasa M. Hepatic encephalopathy and post-transplant hyponatremia predict early calcineurin inhibitor-induced neurotoxicity after liver transplantation. Transpl Int. 2011;24:812–9.

70. Biggins SW, Kim WR, Terrault NA, Saab S, Balan V, Schiano T, et al. Evidence-based incorporation of serum sodium concentration into MELD. Gastroenterology. 2006;130:1652–60.

71. Prado CM, Lieffers JR, McCargar LJ, Reiman T, Sawyer MB, Martin L, et al. Prevalence and clinical implications of sarcopenic obesity in patients with solid tumours of the respiratory and gastrointestinal tracts: a population-based study. Lancet Oncol. 2008; 9:629–35.

72. Merli M, Nicolini G, Angeloni S, Riggio O. Malnutrition is a risk factor in cirrhotic patients undergoing surgery. Nutrition. 2002;18: 978–86.

73. Millwala F, Nguyen GC, Thuluvath PJ. Outcomes of patients with cirrhosis undergoing non-hepatic surgery: risk assessment and management. World J Gastroenterol. 2007;13:4056–63.

74. Pikul J, Sharpe MD, Lowndes R, Ghent CN. Degree of preoperative malnutrition is predictive of postoperative morbidity and mortality in liver transplant recipients. Transplantation. 1994;57:469–72.

75. Merli M, Giusto M, Gentili F, Novelli G, Ferretti G, Riggio O, et al. Nutritional status: its influence on the outcome of patients undergoing liver transplantation. Liver Int. 2010;30:208–14.

76. DiMartini A, Cruz Jr RJ, Dew MA, Myaskovsky L, Goodpaster B, Fox K, Kim KH, Fontes P. Muscle mass predicts outcomes following liver transplantation. Liver Transpl. 2013;19:1172–80.

77. Ney M, Vandermeer B, van Zanten SJ, Ma MM, Gramlich L, Tandon P. Meta-analysis: oral or enteral nutritional supplementation in cirrhosis. Aliment Pharmacol Ther. 2013;37:672–9.

78. Koretz RL, Avenell A, Lipman TO. Nutritional support for liver disease. Cochrane Database Syst Rev. 2012;5, CD008344.

79. Lemyze M, Dharancy S, Wallaert B. Response to exercise in patients with liver cirrhosis: implications for liver transplantation. Dig Liver Dis. 2013;45:362–6.

80. Raval Z, Harinstein ME, Skaro AI, Erdogan A, DeWolf AM, Shah SJ, et al. Cardiovascular risk assessment of the liver transplant candidate. J Am Coll Cardiol. 2011;58:223–31.

81. Kamath PS, Wiesner RH, Malinchoc M, Kremers W, Therneau TM, Kosberg CL, et al. A model to predict survival in patients with end-stage liver disease. Hepatology. 2001;33:464–70.

82. Yun BC, Kim WR, Benson JT, Biggins SW, Therneau TM, Kremers WK, et al. Impact of pretransplant hyponatremia on outcome following liver transplantation. Hepatology. 2009;49:1610–5.

83. D'Amico G, Garcia-Tsao G, Pagliaro L. Natural history and prognostic indicators of survival in cirrhosis: a systematic review of 118 studies. J Hepatol. 2006;44:217–31.

84. Gentilini P, Laffi G, La Villa G, et al. Long course and prognostic factors of virus-induced cirrhosis of the liver. Am J Gastroenterol. 1997;92:66–72.

# 27 解剖与肝移植手术

## Hwai-Ding Lam and Abhinav Humar

## 引言：肝脏解剖学

肝脏是一个金字塔形的器官，位于膈下的右上腹部，其基部朝向右腹壁。它是人体最大的内脏器官，重量一般在1 500g左右（范围为838~2 584g）[1]。它由膈肌围绕肋骨，左侧是胃，右侧为腹壁、胆囊、十二指肠、右肾和右侧结肠。

肝脏有几个部分（图27.1和图27.2）。在前面有一个镰状韧带和圆韧带，将肝脏分成两个不同大小的肝叶。圆韧带容纳脐静脉的剩余部分，其于出生后消失。当圆韧带末端进入左侧门静脉窦时，有时消失的脐静脉可以再通作为进入门静脉的方式[2]。肝硬化门静脉高压患者的脐静脉可以自发出现再通作为侧支循环绕肝的手段。圆韧带的末端也被用作雷克斯分流术中定位左门静脉通路的标志。这是一项对肝功能正常但是存在继发于门静脉主干血栓形成的左侧门静脉高压的儿科患者进行的手术[3,4]。在胚胎学方面，左侧门静脉窦通过Ariantius静脉导管与左肝静脉直接连接，后者在后期闭塞形成静脉韧带（图27.2）。该静脉韧带限定了来自尾状叶的左肝叶的后部边界。在膈肌韧带之后，它被视为发现左肝静脉的一个标志，被用于肝破裂或活体供体移植肝的左叶采集。

静脉韧带通过较小的网膜与较小的胃弯曲部连接，其中我们有时可以发现附属的左肝动脉伴随迷走神经分支存在。更仔细地说，较小的网膜与肝十二指肠韧带接壤。在肝十二指肠韧带，我们能够找到最右侧边缘的胆总管。胆囊管汇入胆总管后，近肝胆总管部分成为肝总管。肝总动脉在十二指肠上方左下缘分裂成左右肝动脉。在右肝动脉汇入肝总管后，有时可以看到中肝动脉分支离开右肝动脉。在罕见情况下，会出现右肝动脉位于肝总管的前方。异常动脉变化也可能出现，并且已知可以辅助补充或替换正常动脉解剖结构。例如，左侧胃动脉的附属左侧肝动脉在小网膜中可以见到，并且其能与正常的左肝动脉共存。类似地，来自肠系膜上动脉的替代性右肝动脉可以出现在肝十二指肠韧带右侧的门静脉的后面并且平行后者。门静脉通常是在胆管和动脉结构后面发现的大部分背部结构。门静脉由肠系膜上静脉和脾静脉汇合而成。门静脉和动脉以及胆管形成门脉三联症。整个结构被称为Glisson鞘的结缔组织包围。这个入口也被称为肝门。这个鞘包裹在肝脏的外面。从头到尾形成两个三角形的韧带，将其连接到横膈膜上，从而形成朝向中心的冠状韧带。只在右侧和左侧冠状韧带之间裸露的部分肝脏未被包裹。在面向IVC的裸露区域下面是发现主要肝静脉的地方。

下腔静脉（inferior vena cava，IVC）环绕于肝后部。大多数情况下，肝左侧有一个突出的叶，称为Spiegel叶（图27.2），右前方也有一部分静脉，因而是不完整的。Spiegel叶和该部分一起被称为尾状叶。这两部分在腔静脉的右侧通过肝窦韧带连接，但如果该部分完全包绕在右侧则通过肝实质连接。肝切除或右叶肝移植期间通过分开该韧带暴露右肝静脉。除了尾状叶外，肝脏的血流经过三条肝静脉汇入IVC：右肝静脉（right hepatic vein，RHV），中肝静脉（middle hepatic vein，MHV）和左肝静脉（left hepatic vein，LHV）。尾状叶由通常较小的肝后副肝静脉直接引流入IVC。在保留移植肝切除术中这些静脉汇入IVC。有时这些尾状叶分支覆盖了活体捐献者很大的引流区域，因此在植入过程中需要重新连接这些静脉，在这种情况下，它们会被标记为右下肝静脉或副肝静脉。

1957年，Couinaud发表了他的肝脏解剖学研究成果，截至今日，他的成果仍然是肝脏功能解剖的基础[5,6]。他用肝门静脉分支将肝脏分成八叶。肝脏首先通过门脉分叉分成两个半肝。这种分割可以在由胆囊窝向RHV和MHV之间的空间形成的假想线中找到。然后将右肝进一步分为由右前门分支（二级分割）提供的右前分区和由右后分支提供的右后分区。这两个部分被右肝静脉隔开。门静脉的三级分割将上下两部分分开，右后部分为上段Ⅶ段和下段Ⅵ段，Ⅷ段为右前支分段。对于左半肝，次级门脉分裂将肝脏分为内侧和外侧部分。内侧部分为Ⅳ段，外侧部分为由Ⅱ段和Ⅲ段组成的左外侧叶。第三部分分为ⅣA主段和ⅣB次段。第Ⅱ段上段和第Ⅲ段下段的外侧部分也是如此。右前区与左内侧区之间存在肝中静脉。如前所述，这是活体

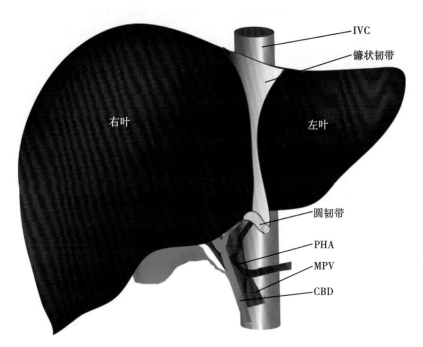

图 27.1 肝脏的前视图。IV,下腔静脉;PHA,肝固有动脉;MPV,主门静脉; CBD,胆总管

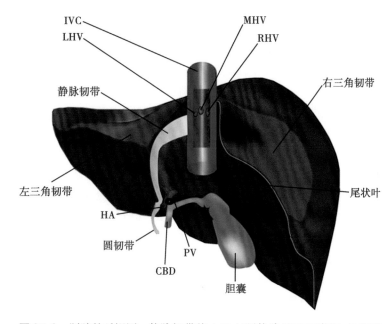

图 27.2 肝脏的后视图。静脉韧带终止于左肝静脉(LHV)附近,是发现 LHV 的重要标志。IVC,下腔静脉;MHV,肝中静脉;RHV,右肝静脉;HA,肝 动脉;PV,门静脉;CBD,胆总管

供肝手术右叶切除的重要标志。因此,肝中静脉排出部分 为Ⅷ部分和Ⅴ部分,其通常需要在没有 MHV 的右叶活体供 体移植中重建。目的是优化移植物的外流,从而预防小尺 寸综合征[7]。内侧部分由镰状韧带将其与外侧部分分开, 并由左肝静脉排出。如前所述,尾状叶或第 1 段位于腔腔 旁,并通过静脉韧带与肝脏的其余部位分开。如果从上方 观察肝脏,则分段编号遵循从左侧上位向右内侧上方的顺 时针旋转。

## 外科手术

### 捐献手术

肝移植手术通常从供体采集开始。一个理想的捐献者 通常年龄小于 50 岁,肝脏没有脂肪样变性,血流动力学稳 定,无腹部创伤,肾功能好,利尿好。该手术通常是心脏参 与的多器官恢复。供者和受者的 ABO 血型和肝脏大小兼

容性通常相符。较大的移植肝可以分给两个受者，例如：左外侧段给儿童受者而延长的右侧段给成年受者。两个半肝分别给两个成年人也是有可能的，但是，这样做会带来较高的胆道和血管并发症风险以及 PNF 率，因此这种做法并不太常见[8,9]。造成这些并发症的原因有很多，其中包括由于手术时间较长引起的较长时间冷缺血、较小动脉尺寸以及分离第 4 段分支动脉损伤[9]。

**死亡供体手术**

对于供体采集医生而言，一旦供体器官被认为可以使用，供体采集的最重要的方面就是在器官采集期间分别限制和避免心脏死亡和脑死亡患者的热缺血时间。这可以通过尽快将冷冻保存液体注入捐献者体内以获得快速的流入控制来实现。在心脏死亡捐献者中，宣布死亡后的强制性的 5 分钟等待时间不可避免地增加了热缺血时间。目前，许多中心正在使用更严格的标准来延长热缺血时间，以减少胆道并发症的发生。

常规的供体采集是通过联合剖腹和胸骨切开术进行的。在血流动力学稳定的脑死亡捐献者中，可以进行插管前的准备工作，以确保开始冲洗时就能够进行精确的采集。首先检查肝脏的颜色、纹理和异常动脉解剖结构。将左三角韧带与冠状韧带一起分开。通过这种操作能够尽早确定在较小的网膜中存在副肝左动脉。同时也能够在存在近端腹壁上主动脉夹层的情况下采集肺脏。接下来，右半结肠连同远侧小肠一起被从右后外侧向左内侧的腹膜后附着处分离出来。这种操作被称为 Cattell Braasch 操作，并且在与第二和第三部分的十二指肠动员（Kocher 操作）一起作用时，能够让远端主动脉和下腔静脉一直到左肾静脉完全暴露。右侧肠系膜上动脉（superior mesenteric artery，SMA）也以这种方式暴露，并且可以看到异常的或替代的右肝动脉（如果存在的话）从 SMA 上脱落。肠系膜下动脉分割后，远端主动脉环抱控制。运行到 Treitz 韧带左侧的肠系膜下静脉可以被隔离，如果有必要的话可以插管进行门静脉冲洗。

然后解剖肝十二指肠韧带，分离胆总管。胆管和胆囊（如果有的话）在最后一刻冲洗，以尽量减少胆汁污染心脏和肺等其他器官。这是通过将胆囊切开并将远端残端结扎分开 CBD 并将 100ml 生理血清注入胆囊迫使其通过 CBD 洗出来完成的。CBD 也逆行冲洗 40ml 的生理溶液。这样做是为了防止胆管系统的黏膜自溶。一些中心将肝动脉吻合到脾动脉进行取暖。我们通常在寒冷中或桌子上分离肝脏与胰腺。接下来将超主动脉分离到正确的横膈下，围绕其准备进行近端夹紧。在没有获得肺的情况下，可以在抬起左肺后解剖远端胸主动脉，并且可以在食管正下方的远端主动脉上放置开放的夹钳。

在这个时候，腹部团队准备好进行主动脉插管，并且与心胸团队一致，给予 100U/kg 的肝素。注射肝素 3 分钟后，远端腹主动脉插管，注入冷冲洗液。我们经常使用 HTK 溶液进行主动脉 7L 和门静脉 3L 冲洗。在儿科供体中，我们使用 UW 溶液，体积分别为 4L 和 2L。心胸和腹部组同时进行近端主动脉夹闭。心胸组夹住升主动脉，根据肺是否采集，选择夹住腹腔或胸主动脉。同时冲洗的防腐液流过远端腹部套管。然后打开右心房以排出防腐液。切割右心房时必须注意有足够的肝上 IVC。如进一步讨论的，这对背负式植入是重要的。我们喜欢通过右心房通气，以防止肝淤血。在这一点上，暂停麻醉学血流动力学支持，局部放置冰块在将要采集的器官上。在取出心脏器官之后进行腹部采集。

将盲肠系膜从盲肠直至近端直肠分开，使结肠完全分离出来。小肠的肠系膜从距离 Treitz 韧带大约 10cm 的近端空肠开始分离。肠被放置身体外面，尾端放在大腿上。这为进一步采集提供了很好的暴露。首先将胰脏从腹膜后附着处与脾脏一起分开。然后在幽门前分离胃远端。在胃小弯处分离左侧胃动脉，并保留较小的网膜。在 SMA 的正下方切除主动脉，小心保留足够的肾动脉套。切开左侧膈肌，然后在该点处分离近侧主动脉。然后切开右侧膈肌，远侧 IVC 在左侧肾静脉上方分开。然后从剩余的腹膜后附件中取出肝脏和胰腺。然后通过分开肝十二指肠韧带的结构将胰脏从背部的肝脏上分离出来。一旦获得肾脏，就移除动脉和静脉髂骨移植物。然后将每个血管移植物的一侧填充肝脏。

心脏死亡捐献者的手术是相似的，但其主动脉插管是第一优先事项。这是通过 Treitz 韧带正下方的腹膜后切开完成的。由于其位置不能被动脉引导，所以有时难以以这种方式定位主动脉。

**拆分以及活体捐赠者采集**

从死亡的供体拆分肝脏可以在体内或非原位进行。在体内拆分减少了冷缺血时间，据报道其由于解剖结构更好的可视化而使胆道并发症发生率更低，但是由于在肝实质横切期间必须预计失血，所以是供体麻醉管理的负担，有时会出现血流动力学的并发症[10]。

拆分活体捐献者或死亡捐献者的左侧区段包括在镰状韧带的右侧进行实质拆分，在做肝动脉和门静脉的分叉处切割其右分支。术中胆管造影后，将主导管插入胆管。左肝静脉也从 IVC 切下。该过程通常开始于解剖门，然后如前所述通过跟随静脉韧带分离左肝静脉。在肝脏完全分裂后，在分裂移植和活体供体中完成冲洗之前，不会离断血管结构。如前所述，扩大的右叶可以用于成年接受者。如果中肝动脉被阻断，这些移植物中的 IV 段有时会由于动脉流入的丢失而形成胆汁瘤导致坏死。

在成人活体肝右叶切除术中,右肺门结构首先被解剖出来。然后解剖右肝静脉,在肝实质横断前完全离断右肝。这发生在 Cantie 线上。中肝静脉通常留在原位。MHV 的第 5 段和/或第 8 段静脉分支需要采用静脉移植的方式重建,以尽量减少血管充血,从而预防小肝综合征[7]。一旦完成横切,右肝门结构连同右肝静脉被分开,以保持残肝的进一步血供。

为两名成年受者分离死亡的供体肝脏与成人活体肝脏左叶切除相似。在此,解剖左侧肺门结构后,横切发生在 Cantie 线,左叶保留中肝静脉。右叶随后终止包含 IVC,肝固有动脉和主要门静脉在内的血供。当使用这些右叶的血管时,IVC 需要通过关闭 M 和 LHV 用于排出的开口来重建。这也适用于主要门静脉的左侧门静脉口。

## 受体手术

### 完整的供体肝移植

该手术可被分为 3 个阶段:肝前期、无肝期和再灌注阶段。对于整个团队而言,这仍然是一个技术上很具挑战性的手术。任何技术错误都可能导致大量的失血、感染和/或胆道并发症。麻醉医生必须维持患者体温的平衡,止血参数正常,纠正电解质紊乱,以及在保证肌松药和麻醉药不被肝脏代谢的同时维持糖异生。

肝前期会进行自身肝脏的去除,由于失血严重,可能是整个手术中最困难的部分。在肝前阶段的重点是尽量减少失血。在肝脏动员完成之前,通过解剖肝十二指肠韧带和分离肝动脉和胆总管来控制流入。这是为了限制动员期间肝脏出血。门静脉留在原位或必要时建立门静脉分流装置,以防止静脉血栓形成。一旦肝脏的流入断开,无肝期即开始。在选择已知自发分流的严重门静脉高压(如脾肾或大胃静脉曲张)的情况下,门静脉可以安全分流而不形成血栓。这使肝脏能够更容易和更快速地动员,因为肝脏体积减少,并且更容易使后肝静脉与肝静脉接触。在控制三角韧带和冠状韧带分流的流入后,动员肝脏。然后将肝脏分离出腔静脉并分成肝后静脉。如果在解剖结束时未使用门腔分流或门静脉夹闭,则肝脏仅保留三条肝静脉和门静脉。如果背驮式植入(图 27.3)则需预计静脉开放。为了有足够的空间来放置钳子,更重要的是要有足够的袖带,以便从 3 个分开的静脉孔构建用于肝静脉吻合的共同的袖带,为了有足够的空间来进一步解剖隔膜上的肝上下腔静脉。如果预计 cavo-caval 吻合(图 27.4),肝静脉可以通过血管吻合器或缝合线来缝合。IVC 的新的静脉切开术将用于 cavo-caval 吻合术。在无肝期,患者内环境变得更加酸化以及血糖进一步降低。这需要由麻醉师来纠正。另外,在无肝期间,IVC 部分夹紧,液体需求增加,从而改变了前负荷。首

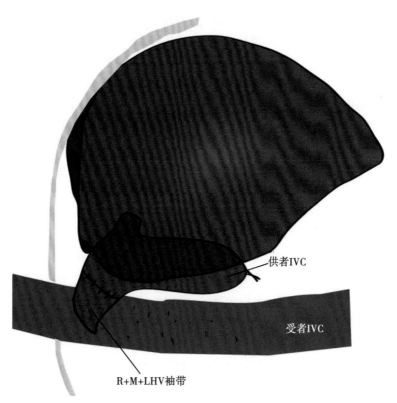

图 27.3　背驮式静脉流出吻合术。供肝上静脉 IVC 连接到通过连接 3 个分开的静脉孔制成的普通袖带上。IVC,下腔静脉;RHV,肝右静脉; MHV,肝中静脉;LHV,肝左静脉

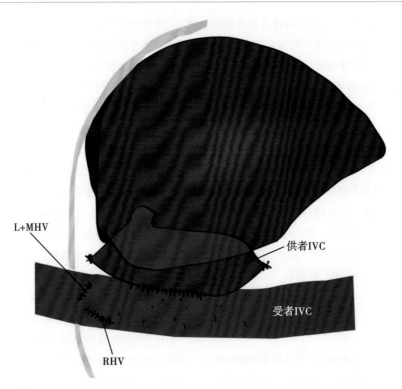

图 27.4 腔静脉流出吻合术。供体下腔静脉(IVC)的肝上和肝下开口是封闭的。吻合是由各自 IVC 上的两个新的切开的静脉构建的。RHV,肝右静脉;MHV,肝中静脉;LHV,肝左静脉

先检查流入动脉和门静脉,以确保在将新肝放入患者体内并开始血运重建之前它们的血流量是足够的。如果有证据表明有门静脉血栓,可以用镊子夹钳将血栓从门静脉壁上剥离,尝试外翻血栓切除术。在极端情况下,可以使用源自肠系膜上静脉的静脉跳跃移植物。在动脉血流量不足的情况下,第一步是尽可能解剖动脉,并结扎胃十二指肠动脉,以免胃十二指肠动脉被窃取。在肝动脉流入不足的情况下,可以使用动脉髂骨导管建立来自心脏主动脉的迁移移植物。

标准植入首先从肝静脉吻合开始,并至门静脉吻合结束。有时在 DCD 移植中,更快速的动脉血运重建可能限制缺血性胆道损伤。在释放钳之前,我们用白蛋白溶液冲洗肝脏,然后进行血液冲洗以除去任何可能含有高浓度钾并且引起再灌注后综合征的保存液残留物。再灌注后综合征被定义为在肝再灌注的前 5 分钟内全身MAP 降低大于基线 30% 以上至少 1 分钟[11]。确切的机制尚不完全清楚,但可以通过来自肝脏的细胞毒性代谢废物产物和保存液的残留物的释放来解释,特别是使用UW 保存液时[12]。再灌注后综合征的危险因素使手术时间更长、冷缺血时间更长、输血量增加、静脉-静脉搭桥的使用和左心室功能障碍[13-15]。同样,通过缓慢释放流出钳或部分松开门静脉,可以防止这种综合征。如果

发生这种情况,则治疗与通过开始正性肌力支持治疗右心衰相似。在我们的中心,我们进一步使用亚甲蓝作为额外的治疗[12,16,17]。

在再灌注之后进行快速止血检查,以确保在开始动脉吻合术之前没有出现显著的出血,如果尚未进行该项检查的话。一旦动脉吻合完成后,我们则需要在手术区域进行彻底止血。一旦新移植的肝脏恢复了凝血功能,麻醉医师稳定了患者,然后开始胆道吻合术,包装肝脏并等待手术视野干燥是一种有用的技术。如果视野充分干燥,我们才会开始胆道吻合术。这是因为胆管吻合操作要求更加精细,无法太多地转动肝脏来止血。在正常的肝移植中,我们通常执行导管至导管吻合术,通过乳头留下内部支架。常规 T 管置入已被放弃,因为取出 T 管后出现更多的并发症,但最近的证据表明 T 管的使用可能与较少的胆管狭窄和渗漏相关[18,19]。在 PSC 或胆道闭锁患者或不能使用受体胆管重做移植的患者中,在距离 Treitz 韧带 40cm 处建立具有 Roux 肢的端侧肝空肠造口术。腹部封闭通常使用两个硅通道,一个在右半肝后面,一个在血管吻合口后面。

**活体供肝或分裂肝移植**

受体手术与死亡供体手术相似,除了离开门静脉分叉处后尽可能高的肝门解剖;肝左、右动脉通常在肝门板的肝

汇合处分开。在右叶移植中,将右肝静脉缝入 IVC 中,类似于 cavo-caval 吻合。从 V5 到 V8 的移植通常缝在受体左侧肝中静脉汇合处(图 27.5)。其余的手术操作均与死亡供体肝脏移植手术相似。

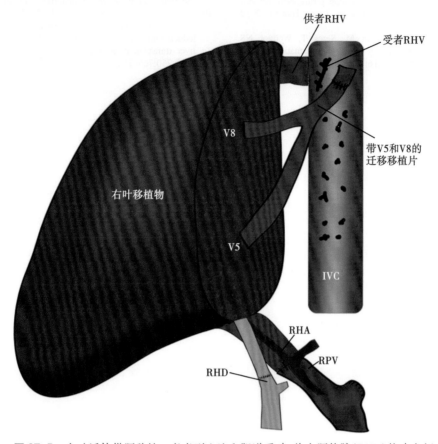

图 27.5　右叶活体供肝移植。考虑到入流和胆道重建,将右肝静脉(RHV)构建在新的接受者静脉切开术上以进行定向。可以在单独的导管上构建跨接移植物,或者在这种情况下,在肝脏 V5 和 V8 支流上带有髂的内部和外部,使用反向的动脉或静脉 Y 形移植物。然后将总肢吻合在缩短的左-中肝静脉(L-MHV)上。RHA,右肝动脉;RPV,右门静脉;RHD,右肝管

## 参考文献

1. Molina DK, DiMaio VJ. Normal organ weights in men: Part II-The brain, lungs, liver, spleen, and kidneys. Am J Forensic Med Pathol. 2012;33:368–72.

2. Meyburg J, Das AM, Hoerster F, Lindner M, Kriegbaum H, Engelmann G, et al. One liver for four children: first clinical series of liver cell transplantation for severe neonatal urea cycle defects. Transplantation. 2009;87:636–41.

3. de Ville de Goyet J, Gibbs P, Clapuyt P, Reding R, Sokal EM, Otte JB. Original extrahilar approach for hepatic portal revascularization and relief of extrahepatic portal hypertension related to later portal vein thrombosis after pediatric liver transplantation. Long term results. Transplantation. 1996;62:71–5.

4. de Ville de Goyet J, Lo Zupone C, Grimaldi C, D'Ambrosio G, Candusso M, Torre G, et al. Meso-Rex bypass as an alternative technique for portal vein reconstruction at or after liver transplantation in children: review and perspectives. Pediatr Transplant. 2013;17:19–26.

5. Couinaud C. Liver anatomy: portal (and suprahepatic) or biliary segmentation. Dig Surg. 1999;16:459–67.

6. Couinaud C. [The anatomy of the liver]. Ann Ital Chir. 1992;63: 693–7.

7. Dahm F, Georgiev P, Clavien PA. Small-for-size syndrome after partial liver transplantation: definition, mechanisms of disease and clinical implications. Am J Transplant. 2005;5:2605–10.

8. Renz JF, Emond JC, Yersiz H, Ascher NL, Busuttil RW. Split-liver transplantation in the United States: outcomes of a national survey. Ann Surg. 2004;239:172–81.

9. Yersiz H, Renz JF, Farmer DG, Hisatake GM, McDiarmid SV, Busuttil RW. One hundred in situ split-liver transplantations: a single-center experience. Ann Surg. 2003;238:496–505.

10. Reyes J, Gerber D, Mazariegos GV, Casavilla A, Sindhi R, Bueno J, et al. Split-liver transplantation: a comparison of ex vivo and in situ techniques. J Pediatr Surg. 2000;35:283–9.

11. Valentine E, Gregorits M, Gutsche JT, Al-Ghofaily L, Augoustides JG. Clinical update in liver transplantation. J Cardiothorac Vasc Anesth. 2013;27:809–15.

12. Hall TH, Dhir A. Anesthesia for liver transplantation. Semin Cardiothorac Vasc Anesth. 2013;17:180–94.

13. Bukowicka B, Akar RA, Olszewska A, Smoter P, Krawczyk M. The occurrence of postreperfusion syndrome in orthotopic liver transplantation and its significance in terms of complications and short-term survival. Ann Transplant. 2011;16:26–30.

14. Xu ZD, Xu HT, Yuan HB, Zhang H, Ji RH, Zou Z, et al. Postreperfusion syndrome during orthotopic liver transplantation: a single-center experience. Hepatobiliary Pancreat Dis Int. 2012; 11:34–9.

15. Paugam-Burtz C, Kavafyan J, Merckx P, Dahmani S, Sommacale D, Ramsay M, et al. Postreperfusion syndrome during liver trans-

plantation for cirrhosis: outcome and predictors. Liver Transpl. 2009;15:522–9.

16. Ryu HG, Jung CW, Lee HC, Cho YJ. Epinephrine and phenylephrine pretreatments for preventing postreperfusion syndrome during adult liver transplantation. Liver Transpl. 2012; 18:1430–9.

17. Fiegel M, Cheng S, Zimmerman M, Seres T, Weitzel NS. Postreperfusion syndrome during liver transplantation. Semin Cardiothorac Vasc Anesth. 2012;16:106–13.

18. Lopez-Andujar R, Oron EM, Carregnato AF, Suarez FV, Herraiz AM, Rodriguez FS, et al. T-tube or no T-tube in cadaveric orthotopic liver transplantation: the eternal dilemma: results of a prospective and randomized clinical trial. Ann Surg. 2013;258:21–9.

19. Weiss S, Schmidt SC, Ulrich F, Pascher A, Schumacher G, Stockmann M, et al. Biliary reconstruction using a side-to-side choledochocholedochostomy with or without T-tube in deceased donor liver transplantation: a prospective randomized trial. Ann Surg. 2009;250:766–71.

# 肝移植的麻醉

Tetsuro Sakai

## 引言

肝移植已被广泛认为是急性或慢性肝衰竭患者的最终治疗方法。肝移植是最具挑战性的非心脏手术之一,为确保其成功完成,要求麻醉学团队拥有一套特殊的知识和技能。这包括全面了解肝衰竭的全身表现、供体类型、移植程序、移植手术过程中的 3 个阶段及相关问题。应特别注意输血保存策略和启动诱导免疫抑制治疗。本章的目的是描述这一基本知识并讨论肝移植受者的麻醉管理。根据肝移植的 3 个阶段描述实用的麻醉管理:第一阶段(无肝前期)、第二阶段(无肝期)和第三阶段(新肝期)。

本书对特殊受体的情况进行了深入探讨,包括急性肝衰竭(第 32 章)、门脉性肺动脉高压和肝肺综合征(第 33 章)及包括肝脏在内的多器官移植(第 30 章)。

## 接受肝移植的受者

虽然麻醉团队成员可能在冗长的移植前检查的后期才被介绍给肝移植接受者,但是对接受者目前的医疗状况进行全面评估还是非常重要的。由于失代偿的临床情况而在移植前就需要重症监护治疗的患者尤其需要麻醉团队重新仔细评估病情,与移植前数月已进行的评估结果相比,其目前的病情可能显著恶化。

一般而言,对于患有慢性非胆汁性肝脏疾病、胆汁淤积性肝脏疾病、代谢紊乱、肝脏恶性肿瘤、急性肝功能衰竭、再移植和其他疾病(表 28.1)的患者,应进行单独的肝移植。其中,继发于慢性非胆汁淤积性肝脏疾病的终末期肝病(end-stage liver disease, ESLD)是成人肝移植最常见的指征,占全部移植手术的 60% 以上[1]。2011 年美国共有 5 805 例成人(18 岁以上)肝移植患者,其病因依次为丙型肝炎(23.5%)、肝脏恶性肿瘤(20.9%)、酒精性肝病、胆汁淤积性疾病(9.1%)、急性肝衰竭(4%)、代谢性疾病(2.5%)和其他疾病(22.3%)[1]。在美国的肝移植受者中发现了一些趋势:在过去的十年中,50 岁以上的受访者比例从 58.5%

上升到 77.1%,65 岁以上的受访者比例从 2002 年的 7.6% 上升到 2011 年的 12.8%[2];肥胖者(体重指数>30)的比例上升至 34.4%,糖尿病患者的比例上升至 24.7%。2011 年美国值得注意的情况包括移植时需要生命支持的受者(6.6%)、曾接受过腹部手术的受者(40.7%),以及门静脉血栓形成(8.5%)或自发性细菌性腹膜炎(7.6%)的受者。

表 28.1　离体肝移植的适应证

| 非胆汁性肝硬化 |
| --- |
| 　丙型肝炎 |
| 　乙型肝炎 |
| 　酒精性肝病 |
| 　自身免疫性肝病 |
| 　隐原性肝硬化 |
| 　非酒精性脂肪性肝炎 |
| 　其他(丁型肝炎、甲型肝炎、乙型肝炎合并感染、慢性活动性肝炎、其他暴露) |
| 胆汁淤积性肝病/肝硬化 |
| 　原发性胆汁性肝硬化 |
| 　继发性胆汁性肝硬化(Caroli 病、胆总管囊肿等) |
| 　原发性硬化性胆管炎(溃疡性结肠炎、克罗恩病、无肠病等) |
| 　其他 |
| 胆道闭锁 |
| 　Alagille 综合征 |
| 　发育不全 |
| 　肝外 |
| 　其他 |
| 急性重型肝炎 |
| 　急性重型肝炎(肝炎、药物、病因不明、其他) |
| 　丙型肝炎:慢性或急性 |
| 　乙型肝炎:慢性或急性 |
| 　代谢性疾病 |

续表

| α₁-抗胰蛋白酶缺乏症 |
| --- |
| 血色素沉着症-铁血黄素沉着病 |
| 其他遗传性疾病（威尔森病、酪氨酸血症、草酸血症、糖原贮积病等） |
| 恶性肿瘤 |
| 　原发性肝恶性肿瘤 |
| 　　肝细胞癌（有或没有肝硬化） |
| 　　胆管癌 |
| 　　肝母细胞瘤 |
| 　　其他（纤维状细支气管肝细胞癌、血管内皮瘤-血管肉瘤） |
| 　继发性肝癌 |
| 其他条件 |
| 　巴德-吉亚利综合征、转移性神经内分泌肿瘤、囊性纤维化、创伤、良性肿瘤等） |
| 　再移植 |
| 　原发性无功能 |
| 　急性/慢性排斥反应 |
| 　肝动脉血栓形成 |

## 慢性肝衰竭:病因、全身表现和麻醉影响

　　认识到 ESLD 会导致多种全身性疾病是很重要的（表 28.2）。各种系统表现在围手术期对麻醉都有其显著的影响,因此要求麻醉管理精细化。

### 心血管和肺系统

　　进行肝移植的 ESLD 患者常伴有高动力循环状况、门静脉高压症、门肺高压、右心衰竭、肝肺综合征、心肌病和胸腔积液。系统性血管舒张和侧支静脉的形成（如全身分流）导致内脏和全身循环的高动力性状态。由于胆盐缺乏导致的肠系膜吻合口分流和倡导内毒素增加引起的持续性内毒素症,可能通过激活级联的二级介质来促进血管舒张。门静脉高压是由内脏高动力循环引起的,门静脉系统后负荷随肝硬化增加而增加。这会导致腹水、脾大、食管静脉曲张形成、门静脉高压性胃病和自发性细菌性腹膜炎。门静脉高压可分为轻度[平均肺动脉压（mean pulmonary arterial pressure, MPAP）25 ~ 44mmHg]、中度（MPAP 45 ~ 59mmHg）和重度（MPAP ≥ 60mmHg）。中度至重度的门静脉高压与肝移植围手术期高死亡率有关[3],并被认为是孤立性肝移植的禁忌证,除非进行了成功的移植前临床管理[4]。肺动脉高压患者可出现右心衰竭。右心室扩张、右心室壁运动减少、三尖瓣反流和右心房扩张是病情进展的

**表 28.2　终末期肝病:全身表现**

| 器官系统/表现 |
| --- |
| 心血管-肺系统 |
| 　高动力状态 |
| 　门静脉高压 |
| 　门肺高压 |
| 　右心衰竭 |
| 　肝肺综合征 |
| 　肝硬化性心肌病 |
| 　胸腔积液 |
| 肾电解质系统 |
| 　肾肝综合征 |
| 　高钾血症 |
| 　代谢性酸中毒 |
| 　低钠血症 |
| 血液系统 |
| 　凝血病 |
| 　贫血 |
| 　血小板减少症 |
| 　白细胞减少症 |
| 　自发性细菌性腹膜炎 |
| 胃肠系统 |
| 　食管静脉曲张 |
| 　门静脉高压性胃病 |
| 　肠黏膜功能障碍 |
| 神经系统 |
| 　脑病 |
| 内分泌系统 |
| 　糖尿病 |
| 　性激素代谢异常 |
| 　甲状腺疾病 |
| 　骨质疏松症 |
| 　肾上腺功能不全 |

标志。肝肺综合征（hepatopulmonary syndrome, HPS）的特征是毛细血管前和毛细血管肺动脉循环中的微血管改变和扩张。HPS 的定义是,无论是否存在低氧血症（AaPO₂ = 15mmHg,64 岁及以上的患者标准为 20mmHg）,在室内环境中,由于肺内血管扩张导致肺泡-动脉氧浓度梯度（AaPO₂）变宽。HPS 可根据低氧血症程度分级:轻度

（$PaO_2 \geq 80mmHg$），中度（$PaO_2 = 61 \sim 80mmHg$），重度（$PaO_2 = 50 \sim 60mmHg$），极重（$PaO_2 < 50mmHg$）[5]。肝硬化性心肌病是近来得到广泛认知的疾病，可能由 ESLD 的任何病因引起。在没有任何已知心脏疾病的情况下，其表现为血流动力学应激下的收缩功能不全，与电生理异常有关的舒张功能障碍。其潜在的发病机制包括 β-肾上腺素能信号通路异常、心肌细胞膜流动性改变、心肌纤维化增加、心肌细胞肥大、离子通道缺陷、以及 QRS 波群扩大导致QT 间期延长。这种情况的临床表现仅在失代偿状态或在肝供体移植再灌注后与立即显著的容量负荷相关。胸腔积液的量可能很大，并且可能由于肺不张以及受影响侧肺的通气减少而导致术中低氧血症。

### 肾和电解质系统

肝肾综合征（hepato-renal syndrome, HRS）[6]是 ESLD 引起的门静脉高压症和肠系膜充血的级联反应所导致的。这两种情况造成肾脏相对低灌注，导致严重的肾动脉血管收缩和进行性肾衰竭。在临床实践中可以观察到这两种类型的 HRS[7]。1 型 HRS 是一种预后较差的侵袭型，2 型 HRS 发展缓慢；2 型患者通常具有抗利尿剂性腹水，预后比 1 型 HRS 稍好。

因此，ESLD 患者可出现高钾血症和代谢性酸中毒。低钠血症也是 ESLD 患者的常见表现。其发病机制与血管扩张和继发性神经体液适应直接相关，包括激活内源性血管收缩剂如抗利尿激素。该过程导致患者排泄摄入水的能力受损。低钠血症的严重程度与 ESLD 的严重程度有关。

### 血液系统

ESLD 引起肝脏合成功能下降导致促凝因子（包括维生素 K 依赖因子、因子 V 和因子 XI）的产生减少。纤维蛋白原异常是由于纤维蛋白原产生减少、纤维蛋白溶解抑制剂产生改变、内毒素血症引起的凝血级联激活以及纤维蛋白溶解蛋白清除减少。值得注意的是，基于实验室的传统凝血测试，包括凝血酶原时间，部分凝血活酶时间和纤维蛋白原水平，并不一定能够展现凝血的全貌。这一点很重要，因为凝血状态是促凝血剂和抗凝血剂这两个相反因素之间的良好平衡[8]。因此，积极矫正实验室依据外源性凝血因子和血制品测出的凝血异常可能偶尔会导致肝移植围手术期出现血栓栓塞并发症[9]。血小板减少症是 ESLD 的一个常见特征。这主要是继发于门静脉高压的脾功能亢进引起的，但是肝血小板生成素合成的减少以及酒精暴露或丙型肝炎病毒的直接骨髓抑制也起到了一定作用。胃肠道出血，红细胞生成减少（骨髓抑制和/或叶酸缺乏）以及水潴留引起的血液稀释都可以引起贫血。病毒性乙肝或丙肝和过量饮酒导致的骨髓抑制可以引起白细胞减少。随着白细胞减少以及相应地并发症的产生，患者可能容易出现感染，

包括自发性腹膜炎等。

### 消化系统

食管静脉曲张和门静脉高压性胃病是 ESLD 引起的主要异常表现。一般来说，食管至消化道的任何部位均可形成静脉曲张，但远端食管是 ESLD 静脉曲张最常见的部位。食管静脉曲张由门静脉高压引起，并且经常会出血。Child-Pugh 评分、曲张静脉大小及红色纵行标记的存在可以作为预测指标用来计算并量化曲张静脉出血的风险[10]。在移植前期偶尔会进行内镜检查，以治疗或预防出血性静脉曲张。对于经食管超声心动图（transesophageal echocardiography, TEE）的术中放置，这种捆绑手术的时机和静脉曲张的严重程度是很重要的。门静脉高压性胃病[11]的内镜特征为马赛克样式的图案，可能存在红斑，也可能不存在。它最经常位于胃底和胃体。门静脉高压性胃病的急性出血通常较轻，在严重门静脉高压的情况下可见。门静脉高压引起的肠黏膜功能障碍导致吸收不良和菌群移位[12]。前者导致营养不良；后者导致菌血症和自发性细菌性腹膜炎，同时也是内脏和全身血管舒张引起的肝肾综合征的主要发病机制。

### 神经系统

肝性脑病[13]是在肝功能不全患者中观察到的潜在可逆的神经精神异常表现。肝性脑病有 3 种类型：A 型与急性肝衰竭相关；B 型与门静脉系统旁路相关，但无内在的肝脏疾病；而 C 型与 ESLD 相关。肝移植患者的肝性脑病为 C 型，并进一步分为发作性肝性脑病、持续性肝性脑病和轻微肝性脑病。在症状严重程度方面，West Haven 标准[14,15]对精神状态的半定量分级用于评估临床严重程度的等级：轻度（1 级），中度（2 级嗜睡/最小定向障碍/细微的人格改变），严重（3 级嗜睡/困惑/迷失方向或 4 级昏迷）。导致发生肝性脑病的一些代谢因素包括氨，通过中枢神经系统中的 γ-氨基丁酸受体而产生的抑制性神经传递，以及中枢神经递质和循环氨基酸的变化[16]。

### 内分泌系统

15%~30% 的肝硬化患者中可出现糖尿病[17]。许多非酒精性脂肪性肝炎和慢性丙型肝炎患者都存在胰岛素抵抗。肝硬化也与其他内分泌腺的异常有关，包括性激素代谢异常、甲状腺疾病（甲状腺功能减退和甲状腺功能亢进）、骨质疏松症和肾上腺皮质功能障碍。

## MELD 评分

终末期肝病模型（The Model for End-Stage Liver Disease, MELD）评分是评估 12 岁及以上患者慢性肝病严重程度的评分系统。年龄在 11 岁及以下的候选人通过小儿末期肝病（Pediatric End-Stage Liver Disease, PELD）评分系统进行评分。MELD 系统最初开发用于预测经颈静脉肝内门

体分流术(transjugular intrahepatic portosystemic shunt,TIPS)手术患者 3 个月的死亡率[18]。自 2002 年 2 月以来,它一直用于成年人的肝脏分配;与传统的 Child-Pugh 评分相比,该系统更好地预测了肝移植的结局。MELD 分数是根据 3 个实验室值[胆红素、肌酐和国际标准化比值(international normalized ratio,INR)]计算得出的:[19]

$$MELD = 3.8[Ln\ 血清胆红素(mg/dl)] + 11.2[LnINR] + 9.6[Ln\ 血清肌酐(mg/dl)] + 6.4$$

其中 Ln 是自然对数。

联合器官共享网络(United Network for Organ Sharing,UNOS)以两种方式对当前使用的 MELD 系统进行调整。联合器官共享网络为了消除负值,将每个实验室测试的最低值设定为 1.0(即 0.8mg/dl 的肌酸酐自动改变为 1.0)。因此,最小 MELD 分数变为 6。为了避免给内源性肾病患者带来不公平,最大血清肌酐水平设定为 4.0mg/dl,这也是自动分配给透析患者的值。出于分配目的,MELD 得分的上限被限制在 40。也就是说,UNOS 将肝移植分配的 MELD 得分修改为 6~40。较高的 MELD 评分表明等待期间死亡率增加,因此,在给定血型的等待名单中,患者的得分排名越高,越优先进行肝移植。MELD 分数定期更新,特别是对于患有严重疾病的患者。例如,MELD 评分 ≥25 的患者每周更新一次。根据目前死亡的供体肝脏分配系统,急性肝功能衰竭患者可以免于上述基于 MELD 的优先排序过程。急性肝功能衰竭患者的优先级为 UNOS 状态 1A 或状态 1B。状态 1A 患者若不进行肝移植,其预期寿命为几小时至几天。B 状态为病情严重的慢性病儿童(年龄小于 18 岁)。此外,还有几种情况会收到"标准 MELD 异常"。由于死亡率更高,他们得到的 MELD 评分高于所计算的值。这些病症包括肝细胞癌、肝肺综合征、门肺高压、家族性淀粉样多发性神经病、原发性高草酸尿症、囊性纤维化和肝门部胆管癌。由于 MELD 评分高的患者在肝移植手术中并发症的发生率和死亡率较高,因此麻醉团队应该充分了解患者的 MELD 评分。

PELD 系统使用包括胆红素、INR、白蛋白、生长障碍和年龄(不到 1 岁或以下)等指标计算。

## 其他受者条件

以下受者情况需要麻醉团队进行特殊的麻醉考虑。暴发性肝衰竭定义为没有任何肝脏疾病存在时发生的急性重型肝炎。这种情况是 MELD 的排除条件之一;此种情况下,用另一个评分系统(即 King's College 标准[20])来衡量其肝移植的严重程度和优先级。除了迅速发展的凝血障碍、肾衰竭、代谢性酸中毒和呼吸衰竭外,颅内压增高可能成为围手术期麻醉管理成功的一个重要挑战。肝肺综合征或门肺高压患者也接受 MELD 排除治疗。严重的术中低氧血症或急性右心衰竭可能是围手术期对这些患者护理中的主要挑战。急诊再移植适用于原发性无功能肝移植。原发性无功

能的定义为再灌注损伤的加重形式,其导致不可逆的移植失败,且没有可检测的技术或免疫学问题[21,22]。这是早期再移植最常见的原因[23],据报道其发生率为 4%~8%[24]。这些患者在最近一次肝移植后出现在 ICU,伴或不伴进行了无功能肝移植的肝切除术。这些患者从 ICU 转移到手术室,进行全面的监测,开放血管通路,并且在再移植时进行最小的解剖处理;然而,移植失败导致"无肝状态"延长,引起严重的凝血病和代谢紊乱,包括高钾血症和代谢性酸中毒等。慢性排斥反应的再移植通常伴有粘连,手术剥离出血的时间延长,并且有大量输血的风险。巴德-吉亚利综合征是门静脉高压症和肝功能衰竭的罕见原因,常常由真性红细胞增多症,原发性血小板增多症和骨髓化生诱发的高凝状态引起[25,26]。这些患者可以进行或不进行门静脉系统分流手术或 TIPS 进行肝移植。在术中,建立血管通路是具有挑战性的,对术前静脉造影的全面评估对于手术而言是重要的。

## 肝移植类型及其联系

肝移植涉及全肝或缩小的肝脏(分裂移植物或肝脏部分)。后者的移植将允许两个肝脏受体接受来自同一死亡供体的肝脏,也让活体肝脏捐献成为可能。如果对于受体而言,供体肝脏太大,则可能进行尺寸减小的肝移植。肝移植物可以由死者或活体捐献者捐献。前者可分为脑死亡捐献者(donation after brain death,DBD)和循环(或心脏)死亡捐献者[donation after circulatory(or cardiac)death,DCD]。活体供体移植物包括主要用于成人接受者的右叶捐赠物或主要用于儿科接受者的左叶捐赠物。2011 年,美国共进行了 5 805 例肝移植,其中包括 DBD 捐献者 5 351 例,DCD 捐献者 266 例,活体捐献者 188 例[1]。对捐赠者安全性的关注降低了美国活体肝移植的积极性,最近活体捐赠者的捐赠数量每年约为 250 人。对于已故捐献者来说,由于标准捐献者(standard criteria donation,SCD)短缺,延伸的(或扩大的)标准捐献[extended(or expanded)criteria donation,ECD]肝移植已经被越来越多地利用。ECD 已经在肾移植中得到了很好的定义;然而,对于肝移植,标准不一定一致,通常是根据移植中心来定义的[27]。

肝移植的麻醉过程通常取决于供体肝移植的类别和质量。例如,成人接受者的活体肝移植通常与供体肝切除一

起进行;因此,协调两个手术(捐助者和接受者)的时间是非常重要的。一般来说,活体供肝移植的冷缺血时间显著短于已死亡的供体肝移植。使用 ECD 移植物[28,29]或具有较高供体风险指数[30]的移植物的肝移植可能导致原发性无功能和延迟功能。这些情况可能会导致显著的血流动力学紊乱,再灌注后难治性凝血障碍和乳酸酸中毒。

## 手术方法及其麻醉学意义

与移植手术小组讨论移植手术方法至关重要,因为每个手术团队和机构都有自己的方法。基本上,肝移植的方式要么是保留后肝下腔静脉(inferior vena cava,IVC)(所谓的"背驮式"方法),要么是传统的后肝切除术(所谓的"标准"方法)来进行植入。Tzakis 等在 1989[31]年首先提出了搭载方法,这种方法已经被广泛采用,且是当代肝移植的首选技术[32]。该技术通过在 IVC 上应用侧钳来保留下肢静脉回流,以排除循环系统中营养病肝的肝静脉。这样可以避免下肢静脉和肾脏静脉淤滞,保持无肝期心脏的预负荷。另一方面,肝后叶切除术被认为是肝移植术的最初方法[33]。在肝上下腔镜面钳合时,需要将肝脏从切除肝的循环中排除,这往往会导致下肢静脉和肾静脉的淤滞;静脉回流受损,心脏的前负荷降低。当静脉侧支血管建立良好时,这个缺点可以被最小化。在手术之前,手术小组可以应用 IVC 钳测试血流动力学状况。因此,麻醉团队应该为 IVC 钳夹后潜在的低血压做好准备,这需要使用正性肌力药以及合理补液。另外,为最大限度地减少与 IVC 钳位相关的不利影响,并尽量减少门静脉系统的静脉瘀滞而研发出的,便是静脉-静脉旁路(veno-venous bypass,VVB)[34]技术,这项技术已在选定的中心得到使用。这个想法是在门静脉和股静脉中插入引流插管,并使用离心泵将静脉血液回流到上身静脉系统。传统的做法是,通过手术切割技术将返回套管放置在腋静脉中;然而,为避免由于腋下切割而引起的伤口并发症(感染、血清肿或神经损伤),更提倡使用经皮颈内静脉技术。可能要求麻醉团队通过颈内静脉置入复位套管,并在 VVB 的启动和终止中起主要作用[35]。

## 术中麻醉管理

### 麻醉诱导与维持及麻醉药物的选择

对受者的术前状况进行复查并检查是否有进一步的改变;与移植前检查相比,任何情况的恶化迹象都应该调查。建议慎用抗焦虑药,以避免在全身麻醉诱导之前过度使用,因为低血清白蛋白,苯二氮䓬类药物的生物利用度通常较高。鉴于移植的紧迫性以及 ESLD 可能导致的胃排空延迟,患者应该被视为饱腹患者,且应进行快速诱导以确保气道通畅;然而,在这种情况下,应该常规避免使用琥珀酸胆碱,因为该药物有引起急性高钾血症的可能。包括丙泊酚或依托咪酯在内的静脉诱导药可以安全地使用。考虑到诱导后低血压这个问题时,后者可能是更好的选择。依托咪酯可能诱发的肾上腺抑制可以通过应用免疫抑制方案中的糖皮质激素来缓解。合理使用吸入麻醉药、非去极化肌松药和阿片类药物可以很好地维持麻醉。如果快速麻醉计划在术后早期拔除气管插管,可以选择快速代谢药物,包括七氟醚或地氟醚,如果使用舒更葡糖作为拮抗剂,可以使用瑞芬太尼。

对于任何突发的血流动力学变化,应该准备一些选择性的正性肌力药(肾上腺素,多巴胺或去甲肾上腺素)。发生难治性低血压时也应该使用血管升压素。如果需要,还应在手术室内准备血液回输装置和快速输液系统以供使用。应该在切皮前预防性使用抗生素(首选第三代头孢菌素),并应在手术过程中及时重新给药。在大量出血的情况下,应缩短重新给药的时间以维持抗生素的有效血浆浓度。为了术中液体维持,应保证所有的等渗钾和无糖晶体液都是足够的。应避免使用过量的生理盐水,因为血清钠水平突然升高可能导致急性中脑桥脑髓鞘溶解[36]。

### 血管通路和监测

ESLD 中心血管和肺系统受累的程度以及手术移植方法的侵入性决定了侵入性血流动力学监测的选择。但是,每一个移植机构都有自己的理念和历史实践[37]。这些机构的做法从极简主义方法(一条动脉线,几条大孔静脉线,有或没有中心静脉线)到最大限度方式(两条动脉线,两条中心线,肺动脉导管,连续心输出量测量和 TEE)不一。研究者基于以下观察结果而提倡两条主干线(一条桡动脉线,另一条通过中心动脉系统:肱动脉或股动脉的对侧),即:中心动脉线将比桡动脉线更好地代表中心动脉压,尤其是在低血压的情况下,这可以在手术期间作为一项失败保护措施,并能在静脉切开期间允许通过其他动脉线进行连续监测。两条中心线可以确保在血流动力学意外时两个独立的血液和液体快速输注部位,同时允许放置肺动脉导管。肺动脉导管可以直接测量右心室压力以及肺动脉压,对于先前即存在肺动脉高压的患者而言这是至关重要的。导管可以帮助患者术后在 ICU 持续监测肺动脉压。TEE 对于评估右心室功能很有意义,可以证明肺动脉高压,从而能快速诊断心脏衰竭的潜在原因(低血容量,心肌抑制以及血栓/空气栓塞),并评估 VVB 的性能。如果预期使用腋下切除技术进行 VVB 放置,则不应开放同侧手臂的静脉通路,因为其远端部位的输注将被消除。

这些侵入性监护方法的前提是签署完善的安全协议。

推荐使用超声引导下的中心静脉置管,而导管植入方法[38]保证了在放置扩皮针前导丝已到达相应部位。使用较小直径的动脉导管可以使术后血肿形成的风险最小化。股动脉的动脉穿刺应十分谨慎,因为该部位容易发生术后血肿,其偶尔在需要手术撤离和假性动脉瘤修复时才采用。TEE探头可以安全地放置并在整个术中保持;然而,近期有食管静脉曲张的患者在插入探头时可能会导致消化道出血。近来,对包括VVB插管在内的侵入性监测相关并发症的综述显示其总体发病率相对较低;然而,股动脉位置(动脉和静脉)的血管并发症发生率相当惊人[39]。

## 第一阶段(无肝前期)管理

麻醉小组应该知道,肝移植有3个不同的阶段。每个阶段由外科特征来定义,这不可避免地要求特定的麻醉管理,并且各个阶段的外科特征都可能导致特定的并发症。第一阶段从手术切口开始,到血液流向受者的患病肝脏结束。

在这个阶段,外科手术团队进行肝脏和肝门的解剖,在进行再次肝移植的、有上腹部手术史或有自发性细菌性腹膜炎病史的患者中可能需要更长的时间。当受者出现严重的门静脉高压时,腹壁和腹膜组织中会出现大量的门静脉分流,导致大量的手术出血。另一方面,在那些因为以最小的附着力完成剥离,初次肝移植无功能而接受再次肝移植的患者中,这一阶段的持续时间是很短暂的。因此,第一阶段麻醉管理的首要目标是保持容积状态。第一阶段突发手术出血的潜在风险应在手术前确定,以规划血管通路并制备血液制品。当风险很高时,应该准备一个快速输液装置。尽管在肝移植中使用低中心静脉压(central venous pressure,CVP)的证据是相互矛盾的[42,43],维持低CVP可能减少肝切除时的静脉出血[40,41]。对于严重门静脉高压症患者,可能需要奥曲肽输液来降低门静脉压力。

基于传统的实验室类的凝血测试和/或凝血点测试(血栓弹力描记术或血栓弹力测量)的凝血异常的积极归一化可能不是必要的,甚至可能是有害的[44]。另一方面,有系统的综述表明预防性使用氨甲环酸和抑肽酶均有利于减少肝移植中异体血制品的需求。所有调查药物均未观察到肝动脉血栓形成,静脉血栓栓塞事件或围手术期死亡的风险增加[45]。目前,抑肽酶并没有被广泛使用,因为人们广泛关注心脏手术领域所观察到的血栓栓塞并发症[46]。

## 第二阶段(无肝期)管理

当通过夹闭门静脉、肝动脉和肝静脉停止血液循环到患病肝时,第二阶段开始。肝静脉麻醉引流到体循环是通过在肝静脉与IVC的交界处使用汤匙夹或者在肝后下方和下方使用直夹来实现的。手术团队需要使用前一种夹持技术来执行后肝脏保留技术或搭载技术。当肝移植物在受体循环系统中再灌注时,II期结束。在这个阶段,手术小组对患者的肝脏进行肝切除术,确保肝脏的止血、建立肝移植物的静脉流出、并将两种血液中的一种血液通过肝移植物(门静脉系统或很少肝动脉系统)。在一些严重的手术中血流动力学不稳定的选择性病例中,VVB的应用仍然是合理的,并且在此阶段开始帮助手术[47]。有些时候,当手术团队遇到困难时,会使用VVB来辅助解剖。

在第二阶段,患者是无肝的,这是这个阶段的标志。尽管先前患病肝存在功能障碍,肝功能完全丧失仍然会使导致受者的身体系统发生显著变化。由于组织纤溶酶原激活剂(tissue plasminogen activator,tPA)和其他抗凝产物(包括通常由肝脏代谢的类肝素产物[48])的积累,可以经常观察到凝血病。依赖肝功能的药物代谢停止。血清乳酸水平升高。阶段开始时的血流动力学变化可能是深远的。在这种情况下,不应该进行凝血紊乱的积极矫正,因为这些变化是暂时的现象,并且肝移植再灌注后tPA和其他内源性抗凝血剂的积累通常会快速代谢。在肝静脉引流的暂时终止,可能会出现突然的血流动力学紊乱,由于预负荷减少,经常导致心输出量降低。这在夹持IVC用于标准程序或者用于背负式程序的IVB的过度侧夹紧时特别常见。由于ESLD长期存在,发育良好的侧支静脉循环可能使这一发生率降至最低;而当患者不能耐受IVC的夹紧时,应该指示VVB。静脉血液在门静脉系统中的隔离可能导致低血压。在这种情况下,可以进行伴有暂时外科分流术或口腔系统VVB的门体全身分流术。值得注意的是,在这个阶段发生的低血压更好地使用血管加压药物而不是液体替代物来治疗,因为积极的容量给药可能导致移植物再灌注时容量超负荷,这可能导致右心衰竭或肝移植物的静脉淤血,这对于其功能是有害的。应开始III期移植物再灌注的准备;应积极控制血钾水平低于4mmol/L,应纠正代谢性酸中毒,应使用正性肌力药物。

## 第三阶段(新肝期)管理

第三阶段开始于移植物再灌注并在肝移植手术完成时结束。由于移植再灌注后最初的5分钟是血流动力学状态最不稳定的时期,因此该阶段进一步细分为移植物再灌注后5分钟内的时间段和剩余的时间段。手术结束后,肝外流和肝流入(主要是门静脉,肝动脉很少)吻合,准备好再灌注肝移植物。在移植物再灌注期间,如果尚未使用,则门静脉系统中的所有隔离的静脉血液和下身中的静脉系统中的静脉血液返出回心脏。肝移植物中保留了高钾浓度的保存液,在冷、热缺血阶段,肝移植物血管系统内积累的内源性代谢物也被送回心脏。心脏突然超负荷静脉容量,钾和内源性代谢物可导致全身血管扩张伴心脏功能降低以及肺血管收缩;常能观察到全身动脉低血压、心输出量减少、心动过缓和肺动脉高压等,甚至可能出现持续时间长的窦性停搏或无脉搏电活动的心脏停搏[49]。与肝移植再灌注相关的全身性低血压被称为再灌注后综合征(post reperfusion syndrome,PRS)。PRS,首先由 Aggarwal 等在 1987 年描述[50],是由于从再灌注肝脏释放血管活性物质、酸中毒、高钾血症、高碳酸血症和低体温引起的全身血管舒张相关的心血管衰竭综合征。PRS 的原始定义是在移植肝再灌注后5 分钟内发生持续性低血压(超过 1 分钟)。低血压定义为系统平均动脉压从基线再灌注前降低 30% 以上。

这个关键阶段的麻醉管理是为这种心脏功能障碍和心脏状况的及时管理做准备。为了准备,在第一和第二阶段期间应开始积极治疗血钾。方法包括给予胰岛素和葡萄糖、袢利尿剂、用碳酸氢盐(50mEq 静脉注射)或氨丁三醇输注治疗代谢性酸中毒。后者溶液 100ml 含有 3.6g(30mEq)水中的氨丁三醇,高渗 389mOsm/L,pH8.6(8.4~8.7)。该溶液不含有钠离子,这有利于低钠血症患者避免不想要的钠负荷。在移植再灌注之前,应立即考虑静脉注射氯化钙(1~2g)以达到心脏膜稳定。为了减少外源性钾负荷,可以用细胞拯救装置处理同种异体红细胞。遇到无法控制的高钾血症时,应使用现有的血液透析导管或新建立的中心静脉通路进行术中血液透析治疗。可以在使用正性肌力药(例如肾上腺素)、静脉内氯化钙(1g),静脉内碳酸氢盐(50mEq)和静脉内亚甲基蓝(100mg)的输注之前,在移植物再灌注之前启动抵消预期心脏抑制的"预处理"。保持 100% 的吸气氧合浓度,以增加系统中的氧气储存量,减少吸入剂,以尽量减少药物的血管舒张作用。

在移植物再灌注时,观察到心脏功能障碍的任何初始征兆时都应进一步积极治疗:推注肾上腺素和加压素和/或阿托品(0.4~1mg)。当发生心搏骤停时,手术团队应立即开始心脏压迫。通过左侧隔膜的切口直接进行心脏按压可以达到最佳效果。对于心搏骤停的鉴别诊断,TEE 非常有用。当心内血栓出现时,可以考虑通过中心线施用肝素(3 000~5 000IU)以防止血块进一步扩张。据报道,低剂量重组组织型纤溶酶原激活物(0.5~4mg)的低剂量给药可有效治疗肝移植中的肺血栓栓塞[51]。

当肝移植术再灌注后达到稳定的血流动力学状态时,手术小组进行完成另一个血管吻合术。在此阶段,密切监测凝血状态是非常重要的,因为在吻合术后重建胆管系统之前应当实现合理的手术止血。在移植再灌注 30 分钟后凝血状态监测应该最好指导进一步的凝血管理,因为在这个阶段预计凝血参数有合理的改善。相反,当再灌注 30 分钟时凝血监测观察到进行性凝血病时,应当预期移植物功能差。

在手术结束时,如果使用了返回的 VVB 套管,则将其取出并在插入部位施加荷包缝线以最小化血肿形成。如果患者病情稳定,肝移植功能正常,输血量极少,可考虑快速麻醉,在手术室或 ICU 可以提前终止机械通气,并拔除气管插管[52]。

## 输血保护策略

有关在肝移植中异体血液移植的并发症已有记录。因此,麻醉团队应谨慎行事,以尽量减少患者暴露于同种异体血制品的情况。已经有许多策略被证明可以实现这个目标。这些包括维持低 CVP、急性血液稀释和自体血液回输以及细胞回收。维持低 CVP 的理论基础是尽量减少手术静脉出血,降低全身静脉压。这个技术在第一阶段似乎特别有用。这些技术包括采用静脉-扩张器的静脉放血和药理学系统性血管舒张[53]。在第一阶段开始时的急性血液稀释和自体血回归不仅可以实现 CVP 的减少,而且还可以在移植手术后期保存自体血液用于自体输血。这种技术的基本原理是血小板和凝血因子可以很好地保存在自体血液中,并在自体输血时帮助止血。这种技术仅适用于血流动力学稳定和血红蛋白水平较高的患者。使用细胞拯救装置进行红细胞(red blood cell,RBC)补救是一项成熟的技术,并且已被广泛使用。该技术的禁忌证包括手术区感染的物质和恶性病变。然而,一些研究表明适当清洗的脱落血液不含恶性细胞[54]。通过结合这些策略,一些移植中心已经实现了非红细胞输注肝移植[53]。

即时凝血监测仪已被广泛用于诊断凝血功能障碍或纤溶功能并指导输血治疗[55]。与传统的血浆凝血测试(包括凝血酶原时间、部分凝血活酶时间、INR、血小板计数或纤维蛋白原水平)不同,这些凝血功能监测设备可以为麻醉学团队提供相对全凝血条件[56],除了温度(测量时的默认温度37.0℃)和内皮功能(杯子和扭力销由钢制成)在相对较短的时间内。目前,血栓弹力测量和血栓弹性描记仪作为即时监测凝血监测仪广泛应用。目前,血栓弹力测量和血栓弹性描记仪作为即时监测凝血监测仪广泛应用。血栓弹力测定法(ROTEM,TEM®,Tem Innovations GmbH,Munich,Germany)是一种测定全血黏弹性止血的方法[57]。其多种检测方法可以提供关于外在和内在凝血状况以及肝素效应,纤维蛋白溶解和纤维蛋白原贡献的信息。血栓弹力描记术也被广泛应用[58],这项技术能够提供血浆凝血系统、血小板功能和纤维蛋白溶解活性的信息[59]。最近,已经使用了几种新的 TEG 变体来提供更快的凝血状况评估以及纤维蛋白原水平的估计。

## 移植专用诱导剂

糖皮质激素是一种非常常见的药物,可以在术中起效;在移植物再灌注前或移植物再灌注时,静脉注射(500~

1 000mg 甲泼尼龙）。麻醉中高血糖要求使用糖皮质激素。大多数肝移植受者的标准初始免疫抑制方案是他克莫司和吗替麦考酚酯，通常与糖皮质激素联用。移植后 1 年，大部分患者不再服用糖皮质激素，而是服用他克莫司或不服用吗替麦考酚酯。有了这些免疫抑制团，第一年就有不到 20% 的受者出现急性排斥反应。

目前，用于淋巴耗竭的诱导剂常常用于肝移植；然而，它们在即刻移植后期作为钙调神经磷酸酶抑制剂-节省剂具有重要作用。这些诱导剂包括多克隆抗体（例如抗胸腺细胞球蛋白和抗淋巴细胞球蛋白）和单克隆抗体，例如针对成熟 T 细胞上的 CD3-抗原复合物的莫罗单抗-CD3（或 OKT3）或针对白细胞介素-2 受体的人源化单克隆抗体（例如巴利昔单抗和达利珠单抗）。也可以使用其他实验诱导剂，包括贝拉西普，它是在抗原呈递细胞上结合 CD80/86 的高亲和力融合蛋白；依法利珠，它是针对白细胞功能相关抗原-1 的人源化单克隆抗体；或阿仑单抗，其是在免疫细胞表面上表达的人源化单克隆、补体固定、抗 CD52 抗体。如果在手术室使用这些诱导剂，麻醉团队应警惕发热、皮疹、低血压、支气管痉挛、肺水肿或血小板减少症等潜在并发症。使用皮质类固醇、组胺 1 受体阻滞剂、组胺 2 受体阻断剂和对乙酰氨基酚的前置药物应在这些药物起始之前施用。如出现任何副作用，应立即终止或减慢诱导剂的输注速度。

乙型肝炎高免疫球蛋白通常用于接受乙型肝炎阴性供体移植的乙型肝炎患者。本产品由人血浆制成；因此，应该注意患者是否有任何过敏反应的迹象。

奥曲肽偶尔可用于有严重门静脉高压的受体，以降低移植过程中的门静脉压力和血流量。所报告的这种药物的血流动力学影响包括全身和肺血管阻力的增加以及因心动过缓和心输出量降低而引起的全身和肺动脉压的增加。

## 肝移植麻醉医师队伍的认可与形成

建议起用专门的肝移植麻醉科团队成员，以提高实践的一致性和可能更安全的移植结果[60]。一些大的移植中心采取了这样的做法[61]。遗憾的是，在健康资源与服务（Health Resources and Services, HRHS）管理局的器官采集与移植网络（Organ Procurement and Transplantation Network, OPTN）的网站（http://optn. transplant. hrsa. gov/resources/glossary. asp）所发布的词条中，并没有列出麻醉医师和重症医师。"移植团队"只包括临床移植协调员、移植医师（主要指肝病科医生）、移植外科医生、财务协调员和社会工作者。建立移植麻醉学小组提议已经提交，目前正在接受美国麻醉医师协会（American Society of Anesthesiologists, ASA）的审查（表 28.3）[62]。

**表 28.3　肝移植麻醉主任指南（ASA 众议院于 2009 年 10 月 21 日认证）**

| |
|---|
| 肝移植计划应指定一名肝移植麻醉主任 |
| 肝移植麻醉主任应为美国麻醉学委员会文凭获得者（或持有等效的国外证书）。未经委员会认证的申请人应在其获批准为肝移植麻醉主任的 2 年内获得此身份 |
| 肝移植麻醉主任应具有以下任一项： |
| 1. 重症医学、心脏麻醉学和/或小儿麻醉学的研究金培训，包括至少 10 位肝移植受者的围手术期护理，或 |
| 2. 在过去 5 年中，在手术室和/或加护病房中至少有 20 名肝移植受者接受围手术期护理。在研究生（住院）培训期间获得的经验不应计入此目的 |
| 在最近 3 年内，与移植相关的教育活动中，肝移植麻醉主任应获得至少 8 小时的 ACCME Ⅰ 类 CME 学分 |

Adapted from United Network for Organ Sharing. Attachment Ⅰ to Appendix B of UNOS Bylaws: XⅢ. Tranplant Programs. Available at https://www.un-os. org/wp-content/uploads/unos/Appendix_B_Attach Ⅰ _XⅢ. pdf; accessed 9/15/2015.

## 结论

肝移植麻醉团队应训练有素、专业化、提供安全可靠的管理。由于 ESLD 患者存在不同程度的全身表现，且这些情况在麻醉过程中有重要意义，麻醉管理的术前评估和规划至关重要。有时候应该要求移植特异性手术，包括 VVB 管理和 TEE 的安置和评估。术中凝血管理应该是阶段性的。术中发生的并发症有时需要麻醉科医生尽全力应对，包括治疗心脏衰竭和大量出血以及输血治疗。

## 参考文献

1. http://srtr.transplant.hrsa.gov/annual_reports/2011/flash/03_liver/index.html#/2/zoomed. Accessed 31 Dec 2013.
2. http://srtr.transplant.hrsa.gov/annual_reports/2011/flash/03_liver/. Accessed 31 Dec 2013.
3. Krowka MJ, Plevak DJ, Findlay JY, Rosen CB, Wiesner RH, Krom RA. Pulmonary hemodynamics and perioperative cardiopulmonary-related mortality in patients with portopulmonary hypertension undergoing liver transplantation. Liver Transpl. 2000;6(4):443–50.
4. Swanson KL, Wiesner RH, Nyberg SL, Rosen CB, Krowka MJ. Survival in portopulmonary hypertension: Mayo Clinic experience categorized by treatment subgroups. Am J Transplant.

2008;8(11):2445–53. doi:10.1111/j.1600-6143.2008.02384.x. Epub 2008 Sep 8.

5. Rodriguez-Roisin R, Krowka MJ, Herve P, et al. Pulmonary-hepatic vascular disorders (PHD). Eur Respir J. 2004;24:861–80.

6. Cárdenas A. Hepatorenal syndrome: a dreaded complication of end-stage liver disease. Am J Gastroenterol. 2005;100(2):460–7. Review.

7. Arroyo V, Ginès P, Gerbes AL, Dudley FJ, Gentilini P, Laffi G, Reynolds TB, Ring-Larsen H, Schölmerich J. Definition and diagnostic criteria of refractory ascites and hepatorenal syndrome in cirrhosis. International Ascites Club. Hepatology. 1996;23(1):164–76. Review.

8. Warnaar N, Lisman T, Porte RJ. The two tales of coagulation in liver transplantation. Curr Opin Organ Transplant. 2008;13(3):298–303. doi:10.1097/MOT.0b013e3282fce79d. Review.

9. Sakai T, Matsusaki T, Dai F, Tanaka KA, Donaldson JB, Hilmi IA, Wallis Marsh J, Planinsic RM, Humar A. Pulmonary thromboembolism during adult liver transplantation: incidence, clinical presentation, outcome, risk factors, and diagnostic predictors. Br J Anaesth. 2012;108(3):469–77. doi:10.1093/bja/aer392. Epub 2011 Dec 15.

10. North Italian Endoscopic Club for the Study and Treatment of Esophageal Varices. Prediction of the first variceal hemorrhage in patients with cirrhosis of the liver and esophageal varices. A prospective multicenter study. N Engl J Med. 1988;319(15):983.

11. Thuluvath PJ, Yoo HY. Portal hypertensive gastropathy. Am J Gastroenterol. 2002;97(12):2973–8. Review.

12. Guarner C, Soriano G. Bacterial translocation and its consequences in patients with cirrhosis. Eur J Gastroenterol Hepatol. 2005;17(1):27–31. Review.

13. Ferenci P, Lockwood A, Mullen K, Tarter R, Weissenborn K, Blei AT. Hepatic encephalopathy—definition, nomenclature, diagnosis, and quantification: final report of the working party at the 11th World Congresses of Gastroenterology, Vienna, 1998. Hepatology. 2002;35(3):716–21.

14. Conn HO, Leevy CM, Vlahcevic ZR, Rodgers JB, Maddrey WC, Seeff L, Levy LL. Comparison of lactulose and neomycin in the treatment of chronic portal-systemic encephalopathy. A double blind controlled trial. Gastroenterology. 1977;72(4 Pt 1):573–83.

15. Parsons-Smith BG, Summerskill WH, Dawson AM, Sherlock S. The electroencephalograph in liver disease. Lancet. 1957;273(7001):867–71.

16. Ferenci P. Brain dysfunction in fulminant hepatic failure. J Hepatol. 1994;21:487.

17. Bianchi G, Marchesini G, Zoli M, Bugianesi E, Fabbri A, Pisi E. Prognostic significance of diabetes in patients with cirrhosis. Hepatology. 1994;20(1 Pt 1):119–25.

18. Malinchoc M, Kamath PS, Gordon FD, Peine CJ, Rank J, ter Borg PC. A model to predict poor survival in patients undergoing transjugular intrahepatic portosystemic shunts. Hepatology. 2000;31(4):864–71.

19. http://optn.transplant.hrsa.gov/resources/MeldPeldCalculator.asp?index=98. Accessed 31 Dec 2013

20. O'Grady JG, Alexander GJ, Hayllar KM, Williams R. Early indicators of prognosis in fulminant hepatic failure. Gastroenterology. 1989;97(2):439–45.

21. Clavien PA, Harvey PR, Strasberg SM. Preservation and reperfusion injuries in liver allografts. An overview and synthesis of current studies. Transplantation. 1992;53:957–78.

22. Burton Jr JR, Rosen HR. Diagnosis and management of allograft failure. Clin Liver Dis. 2006;10:407–35.

23. Clavien PA, Camargo Jr CA, Croxford R, Langer B, Levy GA, Greig PD. Definition and classification of negative outcomes in solid organ transplantation. Application in liver transplantation. Ann Surg. 1994;220:109–20.

24. Lock JF, Schwabauer E, Martus P, Videv N, Pratschke J, Malinowski M, Neuhaus P, Stockmann M. Early diagnosis of primary nonfunction and indication for reoperation after liver transplantation. Liver Transpl. 2010;16(2):172–80. doi:10.1002/lt.21973.

25. Valla DC. Hepatic vein thrombosis. Semin Liver Dis. 2002;22:5–14.

26. Tilanus HW. Budd-Chiari syndrome. Br J Surg. 1995;82:1023–30.

27. Bruzzone P, Giannarelli D, Adam R, European Liver and Intestine Transplant Association; European Liver Transplant Registry. A preliminary European Liver and Intestine Transplant Association-

European Liver Transplant Registry study on informed recipient consent and extended criteria liver donation. Transplant Proc. 2013;45(7):2613–5. doi:10.1016/j.transproceed.2013.07.024.

28. Pokorny H, Langer F, Herkner H, Schernberger R, Plöchl W, Soliman T, Steininger R, Muehlbacher F. Influence of cumulative number of marginal donor criteria on primary organ dysfunction in liver recipients. Clin Transplant. 2005;19(4):532–6.

29. Fischer-Fröhlich CL, Lauchart W. Expanded criteria liver donors (ECD): effect of cumulative risks. Ann Transplant. 2006;11(3):38–42.

30. Feng S, Goodrich NP, Bragg-Gresham JL, Dykstra DM, Punch JD, DebRoy MA, Greenstein SM, Merion RM. Characteristics associated with liver graft failure: the concept of a donor risk index. Am J Transplant. 2006;6(4):783–90.

31. Tzakis A, Todo S, Starzl TE. Orthotopic liver transplantation with preservation of the inferior vena cava. Ann Surg. 1989;210(5):649–52. PubMed PMID: 2818033, PubMed Central PMCID: PMC1357802.

32. Nishida S, Nakamura N, Vaidya A, Levi DM, Kato T, Nery JR, Madariaga JR, Molina E, Ruiz P, Gyamfi A, Tzakis AG. Piggyback technique in adult orthotopic liver transplantation: an analysis of 1067 liver transplants at a single center. HPB (Oxford). 2006;8(3):182–8. doi:10.1080/13651820500542135. PubMed PMID: 18333273, PubMed Central PMCID: PMC2131682.

33. Starzl TE, Iwatsuki S, Van Thiel DH, Carlton Gartner J, Zitelli BJ, Jeffrey Malatack J, Schade RR, Shaw Jr BW, Hakala TR, Thomas Rosenthal J, Porter KA. Evolution of liver transplantation. Hepatology. 1982;2:614S–36. doi:10.1002/hep.1840020516.

34. Griffith BP, Shaw Jr BW, Hardesty RL, Iwatsuki S, Bahnson HT, Starzl TE. Veno-venous bypass without systemic anticoagulation for transplantation of the human liver. Surg Gynecol Obstet. 1985;160(3):270–2. PubMed PMID: 3883552, PubMed Central PMCID: PMC2744146.

35. Sakai T, Gligor S, Diulus J, McAffee R, Wallis Marsh J, Planinsic RM. Insertion and management of percutaneous veno-venous bypass cannula for liver transplantation: a reference for transplant anesthesiologists. Clin Transplant. 2010;24(5):585–91. doi:10.1111/j.1399-0012.2009.01145.x. Review.

36. Morard I, Gasche Y, Kneteman M, Toso C, Mentha A, Meeberg G, Mentha G, Kneteman N, Giostra E. Identifying risk factors for central pontine and extrapontine myelinolysis after liver transplantation: a case-control study. Neurocrit Care. 2013;20:287–95.

37. Schumann R, Mandell MS, Mercaldo N, Michaels D, Robertson A, Banerjee A, Pai R, Klinck J, Pandharipande P, Walia A. Anesthesia for liver transplantation in United States academic centers: intraoperative practice. J Clin Anesth. 2013;25(7):542–50. doi:10.1016/j.jclinane.2013.04.017. Epub 2013 Aug 30.

38. Ezaru CS, Mangione MP, Oravitz TM, Ibinson JW, Bjerke RJ. Eliminating arterial injury during central venous catheterization using manometry. Anesth Analg. 2009;109(1):130–4. doi:10.1213/ane.0b013e31818f87e9. Epub 2009 Apr 17.

39. Lu SY, Matsusaki T, Abuelkasem E, Sturdevant ML, Humar A, Hilmi IA, Planinsic RM, Sakai T. Complications related to invasive hemodynamic monitors during adult liver transplantation. Clin Transplant. 2013;27(6):823–8. doi:10.1111/ctr.12222. Epub 2013 Sep 2.

40. Jones RML, Moulton CE, Hardy KJ. Central venous pressure and its effect on blood loss during liver resection. Br J Surg. 1998;85:1058–60. doi:10.1046/j.1365-2168.1998.00795.x.

41. Lutz JT, Valentín-Gamazo C, Görlinger K, Malagó M, Peters J. Blood-transfusion requirements and blood salvage in donors undergoing right hepatectomy for living related liver transplantation. Anesth Analg. 2003;96(2):351–5. table of contents.

42. Feng ZY, Xu X, Zhu SM, Bein B, Zheng SS. Effects of low central venous pressure during preanhepatic phase on blood loss and liver and renal function in liver transplantation. World J Surg. 2010;34(8):1864–73. doi:10.1007/s00268-010-0544-y.

43. Schroeder RA, Collins BH, Tuttle-Newhall E, Robertson K, Plotkin J, Johnson LB, Kuo PC. Intraoperative fluid management during orthotopic liver transplantation. J Cardiothorac Vasc Anesth. 2004;18(4):438–41.

44. Jackson D, Botea A, Gubenko Y, Delphin E, Bennett H. Successful

intraoperative use of recombinant tissue plasminogen activator during liver transplantation complicated by massive intracardiac/pulmonary thrombosis. Anesth Analg. 2006;102(3):724–8.

45. Molenaar IQ, Warnaar N, Groen H, Tenvergert EM, Slooff MJ, Porte RJ. Efficacy and safety of antifibrinolytic drugs in liver transplantation: a systematic review and meta-analysis. Am J Transplant. 2007;7(1):185–94. Review.

46. Mangano DT, Tudor IC, Dietzel C, Multicenter Study of Perioperative Ischemia Research Group; Ischemia Research and Education Foundation. The risk associated with aprotinin in cardiac surgery. N Engl J Med. 2006;354(4):353–65.

47. Fonouni H, Mehrabi A, Soleimani M, Müller SA, Büchler MW, Schmidt J. The need for venovenous bypass in liver transplantation. HPB (Oxford). 2008;10(3):196–203. doi:10.1080/13651820801953031. PubMed PMID: 18773054, PubMed Central PMCID: PMC2504375.

48. Senzolo M, Cholongitas E, Thalheimer U, Riddell A, Agarwal S, Mallett S, Ferronato C, Burroughs AK. Heparin-like effect in liver disease and liver transplantation. Clin Liver Dis. 2009;13(1):43–53. doi:10.1016/j.cld.2008.09.004.

49. Matsusaki T, Hilmi IA, Planinsic RM, Humar A, Sakai T. Cardiac arrest during adult liver transplantation: a single institution's experience with 1238 deceased donor transplants. Liver Transpl. 2013. doi:10.1002/lt.23723 [Epub ahead of print].

50. Aggarwal S, Kang Y, Freeman JA, Fortunato FL, Pinsky MR. Postreperfusion syndrome: cardiovascular collapse following hepatic reperfusion during liver transplantation. Transplant Proc. 1987;19(4 Suppl 3):54–5.

51. Boone JD, Sherwani SS, Herborn JC, Patel KM, De Wolf AM. The successful use of low-dose recombinant tissue plasminogen activator for treatment of intracardiac/pulmonary thrombosis during liver transplantation. Anesth Analg. 2011;112(2):319–21. doi:10.1213/ANE.0b013e31820472d4. Epub 2010 Dec 2.

52. Mandell MS, Stoner TJ, Barnett R, Shaked A, Bellamy M, Biancofiore G, Niemann C, Walia A, Vater Y, Tran ZV, Kam I. A multicenter evaluation of safety of early extubation in liver transplant recipients. Liver Transpl. 2007;13(11):1557–63.

53. Massicotte L, Denault AY, Beaulieu D, Thibeault L, Hevesi Z, Nozza A, Lapointe R, Roy A. Transfusion rate for 500 consecutive liver transplantations: experience of one liver transplantation center. Transplantation. 2012;93(12):1276–81. doi:10.1097/TP.0b013e318250fc25.

54. Zhai B, Sun XY. Controversy over the use of intraoperative blood salvage autotransfusion during liver transplantation for hepatocellular carcinoma patients. World J Gastroenterol. 2013;19(22):3371–4. doi:10.3748/wjg.v19.i22.3371. PubMed PMID: 23801828, PubMed Central PMCID: PMC3683674, Review.

55. Wikkelsoe AJ, Afshari A, Wetterslev J, Brok J, Moeller AM. Monitoring patients at risk of massive transfusion with Thrombelastography or Thromboelastometry: a systematic review. Acta Anaesthesiol Scand. 2011;55(10):1174–89. doi:10.1111/j.1399-6576.2011.02534.x. Review.

56. Herbstreit F, Winter EM, Peters J, Hartmann M. Monitoring of haemostasis in liver transplantation: comparison of laboratory based and point of care tests. Anaesthesia. 2010;65(1):44–9. doi:10.1111/j.1365-2044.2009.06159.x. Epub 2009 Nov 4.

57. Blasi A, Beltran J, Pereira A, Martinez-Palli G, Torrents A, Balust J, Zavala E, Taura P, Garcia-Valdecasas JC. An assessment of thromboelastometry to monitor blood coagulation and guide transfusion support in liver transplantation. Transfusion. 2012;52(9):1989–98. doi:10.1111/j.1537-2995.2011.03526.x. Epub 2012 Feb 5.

58. Kang YG, Martin DJ, Marquez J, Lewis JH, Bontempo FA, Shaw Jr BW, Starzl TE, Winter PM. Intraoperative changes in blood coagulation and thrombelastographic monitoring in liver transplantation. Anesth Analg. 1985;64(9):888–96. PubMed PMID: 3896028, PubMed Central PMCID: PMC2979326.

59. Wang SC, Shieh JF, Chang KY, Chu YC, Liu CS, Loong CC, Chan KH, Mandell S, Tsou MY. Thromboelastography-guided transfusion decreases intraoperative blood transfusion during orthotopic liver transplantation: randomized clinical trial. Transplant Proc. 2010;42(7):2590–3. doi:10.1016/j.transproceed.2010.05.144.

60. Hevesi ZG, Lopukhin SY, Mezrich JD, Andrei AC, Lee M. Designated liver transplant anesthesia team reduces blood transfusion, need for mechanical ventilation, and duration of intensive care. Liver Transpl. 2009;15(5):460–5. doi:10.1002/lt.21719.

61. Walia A, Mandell MS, Mercaldo N, Michaels D, Robertson A, Banerjee A, Pai R, Klinck J, Weinger M, Pandharipande P, Schumann R. Anesthesia for liver transplantation in US academic centers: institutional structure and perioperative care. Liver Transpl. 2012;18(6):737–43. doi:10.1002/lt.23427.

62. Mandell MS, Pomfret EA, Steadman R, Hirose R, Reich DJ, Schumann R, Walia A. Director of anesthesiology for liver transplantation: existing practices and recommendations by the United Network for Organ Sharing. Liver Transpl. 2013;19(4):425–30. doi:10.1002/lt.23610.

# 肝移植患者的术后护理

## Krishna N. Parekh,Jerome C. Crowley,and Linda L. Liu

## 引言

肝移植对于急性和慢性肝衰竭有很好的治疗效果。全国都在密切监测患者和移植的结局,肝移植的 1 年生存率介于80%和92%之间。也许和任何其他手术方案不同,肝移植和患者的结局反映了几个相关服务的共同努力。肝移植的成功,源于胃肠病专家、麻醉医生、外科医生和重症医师之间的跨学科合作。本章将回顾肝移植患者在重症监护室的术后护理问题。我们将审查有证据的早期潜在问题如血流动力学监测、呼吸衰竭、神经系统管理、电解质和葡萄糖纠正、凝血管理、系统免疫抑制、移植功能和排斥反应、技术问题。本章最后将简要提及可能导致患者疾病复发未来进入重症监护室(intensive care unit,ICU)的长期并发症。

## 监测血流动力学

监测肝移植后的血流动力学在术后阶段至关重要。未确诊或治疗的血流动力学急性变化可能导致移植物功能受损,ICU 停留时间延长,死亡率增加。血流动力学的术后管理始于对潜在病理生理学的透彻理解。终末期肝病通常导致高心输出量和低全身血管阻力。成功移植后,这一过程开始逆转,心输出量减少,全身血管阻力增加,收缩压维持得更好[1]。

### 血压和流体状态测量

术后血压的实时监测至关重要,至少在移植后 24 小时内应保持有创血流动力学监测。肝移植的血流动力学监测应至少包括动脉和中心静脉导管。除了监测中心静脉压(central venous pressure,CVP)之外,还要做肺动脉导管(pulmonary artery catheter,PAC)、超声心动图或无创连续心输出量[2]。视个人或机构的实践情况,各移植中心的监测类型也会有所不同。例如,Schumann 等人在美国调查了 62 个移植中心,发现术中有 30%使用 PAC,有 11.3%使用经食管超声心动图[3]。

PAC 曾经是大多数中心流体监测肝移植的标准。有证据表明,PAC 无法改善危重症患者的结局[4,5],并且可能诱发室性心律失常[6],因此对原位肝移植(orthotopic liver transplant,OLT)患者使用低创伤的监测。现在越来越多的移植中心依靠单独的 CVP 监测,只是选择性使用 PAC,而另一些移植中心继续对所有患者进行常规 PAC 监测。

由于中心静脉和肺动脉导管的局限性,目前正在探索使用流体反应的动态方法。据推测,基于生理反应的动态测量比静态指标更精确[7]。包括收缩压变化(systolic pressure variations,SPV)和脉压变化(pulse pressure variations,PPV)在内的测量是从动脉线中提取的,这也让逐搏监测以预测流体反应性成为可能。虽然麻醉下的数据看起来非常乐观[8,9],但这些监测尚未在 ICU 验证。此外,为了获得准确的计算预后,患者必须处于窦性心律、胸腔闭合、腹内压正常、并由 0~5cmH_2O 呼气末正(positive end expiratory pressure,PEEP)[10]控制通气的情况下。也许由所有这些数据得出的最谨慎的方法是根据临床检查结果进行管理,并根据患者的血流动力学趋势适当滴定液体。监测工具(中心静脉线、PAC 或超声心动图)的首选仍然存在争议,因为缺乏证据表明患者结局的差异。监测心脏功能和液体状态的整体选择最好根据中心对不同检测工具的专业知识、熟悉程度,以及获取该工具的难易程度。

### 门肺性肺动脉高压

关于肝移植患者肺动脉高压的潜在病因的详细讨论可以在其他章节中找到,本章所进行的,是关于它们的管理的讨论。

门肺综合征的定义是与门脉高压相关的肺动脉高压。诊断标准各不相同,但需要重点注意的是,如果通过超声心动图[11]怀疑出现肺动脉高压,应该用右心导管插入前移植来验证肺部压力。在一项前瞻性研究评估的 165 例患者[12]中,肝移植中门肺综合征的患病率约为 6%。由于其对术后死亡率的影响,大多数门静脉高压患者在术前已经被确定;这些信息对于术后护理患者至关重要。尤其重要的是疾病的严重程度和患者在移植前接受的治疗。疾病的严重程度是术后死亡率的预测指标。严重的门静脉高压（平均肺动脉压>45mmHg）与40%[13]的围手术期死亡有关。轻度肺动脉高压（平均肺动脉压<35mmHg）与生存率降低无关，目前的病例系列显示医学上肺动脉压可以降低到低于35mmHg，这样的结局是可以接受的[14]。

如果在超声心动图上发现肺动脉高压的证据，则应优化流体状态，因为容量超负荷是一个会使情况继续恶化的因素。用于肺动脉高压的正性肌力支持和多巴酚丁胺、米力农和吸入一氧化氮的吸入剂可用于更多的严重病例，尤其适用于移植前就在使用这些药物的患者。应该尽可能地改善右心功能，因为长时间的心衰会损害移植物灌注并导致移植失败，这是左心输出量减少（继发于左心室充盈减少）以及右心衰竭引起的静脉充血恶化所导致的。

缺乏用于治疗门静脉高压的随机临床试验，大部分疗法来源于已知的原发性肺动脉高压的疗法。这些疗法包括依前列醇（前列环素）、内皮素受体拮抗剂如波生坦和磷酸二酯酶-5抑制剂如西地那非。尽管肝移植环境中不存在确定性数据，但是这些药物经常用于改善患者的肺血流动力学，因此可以考虑给移植患者[15]使用。术后继续使用肺血管扩张剂是非常重要的。另外，如果在ICU发生右心室衰竭，重复超声心动图和/或肺动脉插管可能有利于指导进一步的治疗。

## 呼吸问题

肺部并发症在术后很常见。许多肝移植患者的呼吸状态很脆弱，需要密切观察和延长机械通气时间。尽管发病率各不相同，但迅速识别和治疗对于改善患者结局[16]至关重要。诱发因素包括潜在的肺部疾病（特别是肺功能测试的限制性模式）和吸烟[17]。此外，由于潜在的疾病，手术前插管的患者会在术后有需要机械通气的风险。

## 早期拔管

由于手术和麻醉技术的改进，肝移植后的早期拔管通常是可能的。术后气管早期拔管的概念始于心脏手术，并在20世纪90年代后期[18]应用于选择肝移植的患者。支持者认为，早期拔管降低了呼吸机相关性肺炎并改善了内脏和肝脏的血流量。早期拔管已被证明可以减少ICU的住院时间和资源的使用[19]。在一些中心，早期拔管的情况多达70%~80%[20]。尽管这些结果看起来非常乐观，但在OLT后立即拔管并不是所有移植中心的常规操作。

预测延迟性气管拔管的变量包括：原发性移植物功能障碍、肾和/或心血管衰竭、严重的神经损伤、输入超过12个单位的红细胞和肺水肿[21]。有趣的是，肝脏疾病的严重程度、手术的持续时间和冷缺血的持续时间并不能预测长时间插管。Glanemann及其同事证实，手术后立即拔管的患者，与术后平均5小时拔管的患者或需要长时间机械通气24小时[22]以上的患者相比，重新插管的比例较低。在一项评估早期拔管[23]安全性的多中心试验中，尽管统一了拔管标准，拔管率还是从5%到67%不等。本章作者的结论是，可能存在一些研究中无法测量、无法控制的做法，而这些做法是各机构特定的。各中心之间的结果差异显示，尽管努力提供方案化护理，但可变性仍然存在。

目前，移植中心对于OLT术后早期拔管没有达成共识，其是否应该成为治疗的目标也还有待商榷[24,25]。然而，对于特定的患者，这可能是降低住院费用和ICU住院时间的有效策略（表29.1）。适合拔管的患者血流动力学稳定、手术再次探查风险低、术中接受的血液制品量也有所减少。需要额外的试验来确定早期拔管的适应证。

表 29.1　肝移植后早期气管拔管数据

| 研究 | 类型 | 评论 |
|---|---|---|
| Glanemann 等[154] | 回顾性分析 | 分析的546例患者中，立即拔管的比例为18.7%。与后来成功拔管的患者相比，再插管的发生率没有增加 |
| Mandell 等[19] | 前瞻性试验 | 147例患者，其中111例立即成功拔管。83名患者直接转移到外科病房。15.5天ICU减少率达到75.5%，患者安全无问题 |
| Biancofiore 等[155] | 前瞻性试验 | 354名患者中有207名立即拔管，其中2名再次插管。在研究的最后一年中，有82.5%的患者立即拔管成功 |
| Mandell 等[23] | 多中心前瞻性测试 | 符合早期拔管标准的有391名患者。但是，由于两家机构的并发症发生率较高，总体并发症发生率为7.7%。除去这两个中心，并发症发生率降至3.6%。这种差异可能与中心早期拔管的经历有关 |

## 机械通气管理

在手术室内不适合早期拔管的肝移植患者是很常见的,尤其是在原先就存在肺部病理的患者中。一部分患者需要长时间的机械通气,术后可能会出现额外的肺部并发症。对于重症监护来说辨认出这些患者并努力防止呼吸机相关的肺损伤是至关重要的。

在 ICU 中的肝移植后患者可能发生急性呼吸窘迫综合征(acute respiratory distress syndrome,ARDS)[26]。ARDS 的鉴别范围很广,包括感染[包括呼吸机相关性肺炎(ventilator-associated pneumonia,VAP)]、全身性再灌注损伤、输血反应或移植物衰竭。符合 ARDS 标准的患者应该进行低潮气量通气[27]。虽然严重肝病患者被排除在 ARDSNet 研究之外,但目前还没有证据表明低潮气量通气是有害的。事实上,最近的研究表明,低潮气量通气的益处更大,即使在没有 ARDS 的患者中也是如此[28]。

关于其他形式的机械通气的数据对于所有重症监护患者而言无关紧要,对于 ARDS 后 OLT 患者来说可以说是不存在的。气道压力释放通气[29]、高频振荡通气[30,31]、俯卧位通气[32]、吸入一氧化氮[33]、神经肌肉阻滞剂[34]和补充操作[35]都已经有过相关研究但在大多数随机研究中,肝硬化和肝功能衰竭患者被排除在外。上述所有的研究都显示了改善氧合的能力;有些显示能够改善死亡率,但没有一个像 ARDSnet 一样明确。肺保护性机械通气是指伴有 ARDS 的肝移植后患者的基础呼吸机支持策略需要机械通气。

存在几个有关肝移植患者和 ARDSNet 通气相关的理论问题。在 ARDSNet 操作中,使用了许可行高碳酸血症通气。有人担心这种升高的 $PCO_2$ 可能影响移植物的功能,但是目前还没有重要的数据报告这个潜在的并发症。第二个问题是呼气末正压(positive end-expiratory pressure,PEEP)和胸膜腔内压的相应增加可能阻碍新肝脏的静脉回流。没有研究能解决高 PEEP,但是已经有文献证明 PEEP 高达 10cm $H_2O$ 不会对移植物功能[36]产生不利影响。

一部分移植后患者将很难从呼吸机支持中撤离,并且可能证明有挑战性。肝移植患者应该像其他机械通气的患者一样进行治疗,并且在可行的情况下,每日暂停给予镇静和自主呼吸试验以评估拔管准备。对于通气要求较长的患者,应与在 ICU 的其他插管患者一样考虑气管切开术。

## 肝肺综合征

肝肺综合征是肝硬化的并发症,术后需要特别关注。肝肺综合征的存在可导致术后死亡率增加,特别是肝肺综合征(室内空气中 $PaO_2 < 50mmHg$)[37]的严重病例。肝肺综合征的诊断和术中处理在其他章节中有介绍。

肝肺综合征最常见的并发症是术后缺氧时间延长。重要的是对缺氧的管理,因为延长这些免疫抑制患者的机械通气会增加发生不良反应的风险。有一些使用一氧化氮改善氧合的病例报告,但没有证明这种疗法有效性[38]的随机试验。在一些严重肝肺综合征者中,氧合恢复时间可能会延长。最近来自两个加拿大中心的数据报告平均 $PaO_2$ 增长率为每月 $3.1 \pm 2.3mmHg$,平均解决肺内分流的时间为 $4.5 \sim 18$ 个月(移植后中位数为 11 个月)[39]。对于这些患者,长时间机械通气可能不是最合适的治疗,可能适当考虑拔管补充氧气或无创通气。这种策略可以有效地减少呼吸机相关并发症,并允许术后患者离开 ICU,避免长时间停留。为确定这种方法的可行性,有必要进行进一步的研究。

# 神经学问题

## 镇静

机械通气患者的镇静是具有挑战性的;特别是肝移植后患者。精神状态改变可能是移植物功能障碍的早期征兆,应该努力避免过度镇静。不建议使用苯二氮䓬类药物,因为它们已经被证明在 ICU[40]中使用会增加谵妄。丙泊酚和右美托咪定因为其有利的药代动力学已经成为普及的镇静剂。最近的一项荟萃分析表明,使用右美托咪定或丙泊酚而非苯二氮䓬输注治疗危重成年人可减少 ICU 住院时间和机械通气[41]的持续时间。最近只有很少的病例报道在肝移植后患者[42,43]中安全使用右美托咪定输注。短效制剂具有良好的简况,可以进行系列神经检查,同时仍能提供足够的镇静和抗焦虑作用。

## 疼痛管理

肝移植是一项大型外科手术,可能伴随着显著的术后疼痛。通常通过输注或间歇性推注芬太尼,实现术中和术后的疼痛控制。其他阿片类药物,如吗啡和氢吗啡酮,因为其在肝功能衰竭中长时间的半衰期应尽可能避免使用。芬太尼衍生物如舒芬太尼、阿芬太尼和瑞芬太尼具有良好的药代动力学性质,但由于其成本较高、工作人员经验不足、并且缺乏显示其具有更好功效的数据,在术后不常规使用。一些患者可能需要使用患者控制镇痛(patient controlled analgesia,PCA)泵搭配更长效的药剂,或者如果疼痛持续存在,则转换为 24 小时口服药物。

胸部硬膜外麻醉有利于腹部手术[44]后的疼痛控制,但对于肝移植患者来说,并不是常规手术。移植后患者不同的凝血状态引起了人们对胸部硬膜外用于术后镇痛使用抗凝剂的担忧。硬膜外所引起的低血压也有导致移植物功能受损的可能,特别是在具有复杂的血流动力学指标的移植后患者中。对于某些患者,除移植受者(即:肝切除术患者)外,胸段硬膜外麻醉可能是术后镇痛的可接受选择。

非阿片类药物辅助治疗疼痛受到极大重视。虽然很少有研究在肝移植患者中检查这些药物,但可以进行一些概括。非甾体抗炎药物虽然对疼痛有效,但在出血风险增加和潜在的肾功能不全的情况下应该避免使用。对乙酰氨基酚通常以较低剂量(2g/d)给予肝衰竭患者,并且应在术后立即避免使用。然而,对于移植物功能正常的患者,由于与阿片类药物的协同作用,考虑使用对乙酰氨基酚是合理的。

不幸的是,在肝移植患者中并不存在一种"一刀切"的疼痛管理方法。必须对每位患者术后疼痛的个体风险与潜在的副作用进行权衡。在这一点上,芬太尼等阿片类药物仍然是治疗的中流砥柱,直到进一步研究证实其他药物的安全性。

## 肝性脑病

肝功能衰竭患者常常患有肝性脑病。肝性脑病的潜在病因尚不完全清楚,但目前的理论认为体循环中增加的氨穿过血脑屏障,由星形胶质细胞转化为谷氨酰胺。谷氨酰胺引起星形胶质细胞肿胀,这损害了神经传递调节。有趣的是,氨水平与神经症状严重程度并不相关,所以关注氨水平可能没有帮助。在术后期间,新肝脏开始作用,患者理应稳定清除毒素,精神状态也不断好转。如果精神状态没有改善,甚至下降,则检查移植物是否无功能或感染,并纠正电解质紊乱。考虑到凝血状态的极端变化,如果有颅内出血的顾虑,那么也应该放低成像的门槛。

## 渗透性脱髓鞘综合征

下面将讨论肝功能衰竭时的低钠血症。然而,重要的是要注意与低钠血症快速矫正有关的潜在神经并发症:脑桥中央髓鞘溶解或渗透性脱髓鞘综合征。渗透性脱髓鞘综合征的确切病因尚不清楚。渗透性脱髓鞘综合征常见于快速的钠纠正[45]后的第1~6天。最常见的临床表现是意识波动。最终,可能会发展为假性延髓性麻痹和四肢瘫痪。如果已知患者在手术前是低钠血症,那么临床医师必须密切监测电解质并适当选择静脉输液,以避免术后快速过度纠正。

---

# 电解质和内分泌问题

在移植术后患者中,充分的电解质管理是具有挑战性的。患者往往有许多异常,应密切监测和纠正。下面将讨论在移植术后患者中发现的更常见的电解质异常的治疗。

## 钠稳态

钠水平的变化在移植后患者的前期和后期非常普遍。

事实上,有临床证据表明,在 ESLD 评分模型(model for ESLD,MELD)中添加血清钠可改善预后[46]。管理的第一步是确定情况的敏锐度。急性低钠血症(发生在 48 小时以内)的患者有发生神经损伤的风险,因此需要及时纠正血清钠水平。对于这种情况,可能需要给予高渗(3%)生理盐水。对于慢性低钠血症(超过 48 小时发生)的患者,快速纠正低钠血症是移植后神经系统并发症[47]发展的独立风险因素。在这种情况下,血清钠纠正应该以可控的方式进行。前 48 小时的目标通常是每小时 1~2mmol/L。如果药物水平上升得太快,则应开始低渗静脉补液以恢复目标矫正率。

高钠血症是肝移植患者不太常见的并发症。病因通常与患者使用渗透性泻药(如乳果糖)来减轻肝性脑病导致游离水过量损失有关。由于口渴机制受损,这些患者不能充分调节自身的自由水平衡。这种紊乱可能会持续到术后。随着精神状态的改善,患者应该开始适当调节饮水量。对于无法忍受口服游离水团注的高钠血症患者,推荐使用低渗维持液并密切监测电解质。

## 高钾血症

由于快速进展的心律失常和死亡,高钾血症可能是最致命的电解质异常。移植后患者高钾血症往往是由多种因素引起的。许多肝移植患者既往有肾功能障碍[48],或在围手术期发生可能损害钾稳态的、机制短暂的肾功能不全。

对于手术过程中大量出血量并接受大量输血的患者,通过输血获得的老年单位可能存在显著的钾离子负荷这种负荷表现为裂解细胞的形式。许多肝移植中心的血液制品使用率很高,老年单位往往会被血库分配到血液制品中,因为它们不大可能被浪费掉。虽然这是一个很好的资源利用,但这些单位包含功能较差的细胞,相应地代表了给患者施加更高的钾负荷。输血前清洗细胞可以部分减轻高钾血症,但密切的钾监测仍然是必要的。

高钾血症可因再灌注保存的移植物和从缺血组织释放显著的钾负荷急性加重而加重。这通常采取临时措施来管理,例如给予钙、碳酸氢钠和葡萄糖给予胰岛素,但是术后全身钾水平可能继续升高。如果在 ICU 期间,患者的肾功能不全和高钾血症持续,可能需要透析。

## 低钙血症

在肝移植中经常发现低钙血症的患者。但是,重要的是要记住这些患者通常白蛋白水平较低并且总钙不一定反映游离钙水平[49]。在这种情况下,离子钙水平更准确。低水平钙可能是由于在血液制品和肾脏替代疗法输液中发现的抗凝血剂柠檬酸盐的螯合作用。尽管低血压患者复苏充足,仍应怀疑低钙血症。可以使用葡萄糖酸钙或氯化钙替代。

## 葡萄糖水平

肝移植后的葡萄糖水平对预后和并发症均有重要意义。术后低血糖可能是败血症或移植物功能不良[2]的标志。高血糖症在术后更常见,可能是潜在的糖尿病、压力反应或类固醇给药的反映。严重的高血糖(葡萄糖>200mg/dl)与肝移植排斥反应[50]的风险增加、手术部位感染[51]、和死亡率增加[52]有关联。

已知高血糖加重了几个器官系统中的缺血再灌注损伤。虽然高血糖有并发症,但不建议严格控制葡萄糖(80~120mg/dl),因为ICU的结果不佳[53,54]。最好的办法是实现适度的血糖控制(150~180mg/dl),这和目前的ICU指导方针是一致的。因为压力反应的波动使得稳态给药困难,术后通常需要即刻在频繁的血糖检查下进行胰岛素输注。

## 肾并发症

肾功能不全常伴随肝移植发生。一些研究所报告的发病率高达50%,尽管由于缺乏统一的定义,数字差别很大。急性缺血性肾小管坏死(acute ischemic tubular necrosis, ATN)是肝脏早期肾衰竭伴随肝移植[55]的最常见原因。许多因素会增加术后肾功能不全的风险。包括肝肾综合征、丙型肝炎、糖尿病、术中和术后血流动力学不稳定、大量输血、血管加压素输注、感染、频繁的放射学检查、肾毒性免疫抑制剂和抗生素[56,57]。管理通常包括明智的液体管理、基于肌酐清除率的药物剂量减少、以及避免进一步的肾脏受损。

8%~17%的移植后急性肾损伤患者除了支持性护理[2]还需要肾脏替代治疗。移植后肾脏替代治疗(renal replacement therapy, RRT)的危险因素包括术前血清肌酐(Cr)大于1.9mg/dl,血尿素氮(blood urea nitrogen, BUN)大于27mg/dl, ICU持续时间大于3天, MELD评分大于21[55]。一些患者将进展至终末期肾病(end-stage renal disease, ESRD),未来需要进行肾移植。在美国,百分之一的肾移植患者是先前有ESRD的肝移植患者。活体肝移植受者的肾脏损伤风险进一步增加。这些患者可能发展为小肝综合征(见后文),这会使液体和血流动力学紊乱[58]恶化。

肝肾综合征(hepatorenal syndrome, HRS)包括在全身血管阻力降低和正常肾实质减少的情况下严重的血管收缩和肾血流灌注不足[59,60]。现HRS移植前患者术后需要更长的ICU时间,并且需要更多的透析,并且更有可能在移植后发展为ESRD。应在移植后的前几天禁用钙调磷酸酶抑制剂(calcineurin inhibitor, CNI)来允许逆转HRS的生理功能和恢复肾功能[56]。

监测肝移植患者的肾功能是具有挑战性的,因为血清肌酐的升高是肾功能不全的晚期指标,在钙调神经磷酸酶抑制剂的存在[61]下蛋白尿可能不会发生。应该使用计算肾小球滤过率的公式来检测肾功能不全,但肝病患者的结果可能不太可靠。最近的一项研究表明,移植后即刻的半胱氨酸蛋白酶抑制剂C水平优于基于肌酐的GFR估计方程,可能作为肾损伤[62]的一种辅助检查。虽然可能更准确,但是半胱氨酸蛋白酶抑制剂C不是常规使用的,而且它更昂贵。在更好的标记被发现和验证之前,血清肌酐将仍然是用于诊断AKI的主要标准。

## 钙调神经磷酸酶诱导的肾病

一旦肾衰竭开始发展,应该撤销肾毒性免疫抑制剂,即CNI,同时应通过肾脏保留方案进行免疫抑制。CNI诱导的肾病是由于输入小动脉血管收缩和随后的肾灌注[63]减少。使用减量的环孢素或吗替麦考酚酯(mycophenolate mofetil, MMF)和西罗莫司替代环孢霉素可降低CNI诱导的肾损伤[64]的发生率。虽然MMF和西罗莫司降低了CNI诱导肾病的发生率,但是增加了肝组织中急性排斥反应发生率。幸运的是,这与移植物丢失率增加无关。最近进行对CNI毒性的Cochrane综述没有得出关于CNI最小化在预防肝移植患者[65]中的肾毒性中的作用的结论。现在许多中心推迟手术后使用这些药物。今天使用的剂量也大大低于过去规定的剂量,以减少随后的慢性肾病风险[56]。

# 传染性并发症

感染是导致肝移植后发病和死亡的主要原因。早期的移植后病程(第一个月)通常并发手术部位感染和与住院相关的感染,包括尿路感染、肺炎、血流感染和假膜性结肠炎[66]。肝移植后患者特别容易发生肝脏和手术部位的细菌感染,包括脓肿、胆管炎和腹膜炎。应使用第三代头孢菌素预防标准围手术期抗生素,以降低感染风险[67]。虽然之前的研究表明,在移植前使用延长抗生素的选择性肠道去污染可能有助于减少感染的发生,但Cochrane数据库分析认为这种干预没有明显的益处,而且去污实际上可能增加了感染的风险和住院时间[68]。益生元和益生菌可能会带来一些益处,应该进一步研究。

## 机会性感染

机会性感染一般发生在第二个到第六个月,免疫抑制最强的时候。应在移植后6个月内开始使用甲氧苄啶/磺胺甲噁唑(TMP-SMX)来预防卡氏肺囊虫,需要单克隆OKT3抗体的患者继续使用以防止移植物功能障碍。使用TMP-SMX的另外一个益处是预防弓形虫、单核细胞增生李斯特菌和诺卡菌星状细胞[66]。

CMV感染与增加有关肝移植患者的机会性感染有显

著的关联,包括真菌血症和菌血症,并且与移植排斥反应[69]有关联。在移植的第一年内感染 CMV 与死亡率增加有关。更昔洛韦或缬更昔洛韦可以有效预防移植[70]后 3 个月的感染。在移植后可能发生单纯疱疹病毒(herpes simplex virus,HSV)再活化,但是用于 CMV 预防的抗病毒药物在这些患者中也应该是有效的。如果患者没有接受 CMV 预防,可用阿昔洛韦预防 HSV。水痘疫苗接种应该在移植之前进行。如果免疫抑制水平已经降低超过 6 个月,患者就不再有机会性感染的风险了。

念珠菌是肝移植后最常见的真菌病原体,约占术后真菌感染的 80%,其次是曲霉菌。大多数真菌感染在移植后的前两个月内发生。机会性真菌感染的危险因素包括再次移植、肾衰竭和涉及胸腔或腹腔[71]的再手术。各肝移植中心之间使用抗真菌药物的预防措施差异很大,可能包括制霉菌素混悬液、氟康唑、两性霉素 B、或者没有经验性的预防[72]。

# 血液学问题

## 输血指征

失血的输血维持需要保持足够的氧气输送。没有确定的输血阈值,但是其他患者群体的证据表明,应该制定更严格的策略。在最近公布的临床实践指南中,由外科医生、麻醉医生和重症医师组成的工作组认为,有充分的证据推荐给血流动力学稳定贫血[73]的危重患者输入红细胞的限制性策略(血红蛋白<7g/dl)。

血流动力学不稳定性的急性失血应该可以通过更积极的血液制品复苏来解决。进一步的试验测试严格的输血方案是必要的,但趋势是更严格的限制输血方法。

### 胶体与晶体

在临床护理文献中没有发现白蛋白优于晶体的证据,但需要重视的是肝移植患者被排除在试验之外[74]。当以推注剂量施用低血压时,可以有效地使用晶体或胶体。对于有明显腹水的患者,胶体可能是复苏的首选。看起来在胶体中,白蛋白可能比羟乙基淀粉更安全,因为过敏反应、凝血障碍、肾或肝衰竭、瘙痒症的发病率较低,血流动力学也更加稳定[75]。与生理盐水[76]和乳酸林格液[77]相比,羟乙基淀粉也被发现可以增加对肾脏替代治疗的需求。

周到的晶体选择是必不可少的,因为术后可能出现明显的电解质紊乱。Boniatti 及其同事最近表示,高氯血症是移植受者[78]肝脏代谢性酸中毒的主要原因,其可能由于给予生理盐水导致。在患有脓毒症的危重患者中,盐水复苏导致的大量氯化物负荷与肾衰竭[79]和住院死亡率[80]有关。虽然在移植术后没有详尽的研究,但这个概念也可能

转化为肝移植患者的护理。未来的研究需要评估各种平衡盐溶液在 OLT 后患者护理中的效用。

## 凝血功能不足

移植后凝血障碍不能立即消退,并且常常持续到术后 ICU 时期。病因是多因素的,包括高渗溶血、弥散性血管内凝血障碍、血小板活化、移植物内血小板隔离以及肝素样作用(heparin-like effect,HLE)的存在。有些患者实际上是高凝后移植,这使得评估其凝血状态[81]更加复杂。这种高凝状态的原因并不完全清楚,但可能是因为肝脏抗凝血酶合成受损。

随着新移植物功能的改善,凝血因子的合成得到改善,实验室检查值回到基线。虽然实验室值校正可能与出血风险不相关,但它与改善的移植物功能相关。如果看到凝血功能障碍没有改善,会促使移植物无功能和感染,这是两种造成术后凝血功能受损的严重因素。除非有持续出血和止血问题[82]的证据,否则不会因为实验室数据异常而进行常规输血。积极的输血可能会加重心脏功能,从而导致移植物灌注,因此应将其作为临床显著出血的治疗方法。

## 纤维蛋白溶解

除了因输血和失血造成的低血糖性视网膜病,新移植物释放 t-PA 和组织因子,导致加速的纤维蛋白溶解状态,在再灌注后[83,84]经常导致纤维蛋白原显著消耗。难治性出血应促使低纤维蛋白原和纤维蛋白溶解的研究。抗胰岛素分解药物的使用有利于减少输血需求,然而迄今为止所研究的患者人数不多,似乎没有增加血栓形成事件(表 29.2)的风险。由于缺乏明确的数据,使用抗纤维蛋白溶解药并不是常规的做法,但实践可能会随着结果而改变。

## 肝素样效应

肝素样效应(heparin-like effect,HLE)在肝移植患者中的患病率并不少见,占 25%~95%[85]。急性肝竭、原发性肝功能不全或需要再次移植的患者 HLE 患病率较高。急性肝功能衰竭患者的问题似乎更严重;然而,不管肝衰竭的病因[86]如何,这个问题都在移植后期持续存在。

HLE 可以来自外源,也可以来自内源。结合到供体肝脏的内皮上的残余肝素是肝素的外源来源,其在被夹紧前被肝素灌注。内源性来源于被称为类肝素的物质。肝素释放增加被认为是由缺血损伤肝脏后激活巨噬细胞或肝细胞引起的。目前还没有证据表明可以逆转 HLE,支持性护理是最好的治疗选择。已经尝试输注鱼精蛋白,但没有导致出血或输血要求[87]降低。如果凝血功能障碍在术后几天持续存在,则表明感染会加重肝素样分子的产生,需要进行败血症检查。

表 29.2 在肝移植中使用抗纤溶剂的试验

| 研究 | 类型 | 药物 | 评论 |
|---|---|---|---|
| Boylan 等[156] | 随机对照试验 | 氨甲环酸 | TXA:25 位患者,对照组:20 位患者。术中失血量有统计学意义的减少(20.5 单位对 43.5 单位)。肝动脉或门静脉血栓形成无差异 |
| Kaspar 等[157] | 随机对照试验 | 氨甲环酸 | 32 例患者随机分配至 TXA 或对照组。输血无差异,但在 TEG 上发现纤维蛋白溶解降低 |
| Dalmau 等[158] | 随机对照试验 | 氨甲环酸/ε-氨基己酸 | 132 例患者随机分配至 TXA,ε-氨基己酸或安慰剂。统计学上显著减少 TXA 而非术中输血 ε-氨基己酸。血栓事件或术后输血无差异 |
| Dalmau 等[159] | 随机对照试验 | 氨甲环酸/抑肽酶 | 127 例患者随机分配至 TXA 或抑肽酶。输血需求或血栓并发症无差异 |
| Ickx 等[160] | 随机对照试验 | 氨甲环酸/抑肽酶 | 51 例患者随机分配至 TXA 或抑肽酶。术中失血量或输血量之间无差异 |
| Molenaar 等[161] | 荟萃分析 | 氨甲环酸/抑肽酶/ε-氨基己酸 | 包括上述试验在内的荟萃分析显示,使用抗纤溶剂不会增加血栓形成并发症的风险 |
| Gurusamy 等[162] | 荟萃分析 | 氨甲环酸/抑肽酶(此外还研究了其他减少失血的干预措施) | 只有抑肽酶可以减少输血量。TXA 和对照组之间没有区别;抑肽酶和 TXA 之间没有差异(3 项试验对两者进行了比较) |

TXA,氨甲环酸。

## 血小板减少

低血小板计数是移植后患者常见的异常。血小板减少症的病因各不相同,但与循环减少和生产减少有关。对于严重的肝硬化,由于门静脉高压,脾脏中的血小板往往有明显的隔离作用,新的移植物也可以隔离血小板。血小板生成减少是因为肝衰竭患者[88]血小板生成素水平低。术后大量输血可导致稀释性血小板减少症。最后,即使血小板计数充足,肝病患者的血小板功能也可能会因为腺苷二磷酸诱导和胶原诱导的聚集而下降[89]。在合并肾功能不全的情况下,尿毒症可能进一步损害血小板功能。血栓弹力图(thromboelastography,TEG)可能有利于测量血小板功能[90],但是需要关于在肝移植患者中使用 TEG 的确定性研究。

## 凝血因子缺陷

所有凝血因子除了因子Ⅷ和冯·维勒布兰德因子以外均由肝合成,因此会在严重肝损伤的情况下降低。新鲜冰冻血浆(fresh frozen plasma,FFP)可以代替这些因素,但血浆给药会带来输血反应的风险而且往往需要大量的翻转实验室凝血障碍[91]。

对于顽固性出血患者,许多临床医生使用重组活化因子Ⅶ(recombinant activated factor Ⅶ,rFⅦa)[92]。术后肝移植患者没有进行随机临床试验;然而,案例系列显示有一些益处。有许多风险跟药品核准标示外使用 rFⅦa 有关。Mayer 及其同事证实,在出现脑出血[77]的患者中使用 rFⅦa 会增加血栓形成的风险。由于缺乏数据,rFⅦa 在肝移植中的确切作用尚不清楚。鉴于不确定性,建议 rFⅦa 仅用于其他治疗失败了的严重危及生命的出血患者的"抢救治疗"。

## 免疫抑制

移植后免疫抑制是必然的,以防止供体器官的排斥。然而,免疫抑制必须与维持其他免疫功能相平衡,特别是预防或复发感染和恶性肿瘤。幸运的是,肝移植排斥发生的频率比其他器官低[93],因此可以使用较低的剂量。术后仍然会出现副作用和并发症,所以重症监护人应该熟悉免疫抑制剂的适应证和副作用(表 29.3)。皮质类固醇的免疫抑制作用包括 IL-1 诱导的淋巴细胞活化的减少,CD4⁺T 细胞的减少,以及树突状细胞[94]的抗原呈递减少。类固醇用于移植后第一年的诱导和维持,也用于治疗急性排斥反应。使用高剂量皮质类固醇会有加速丙型肝炎复发率、肝细胞癌(hepatocellular carcinoma,HCC)复发和肝纤维化的顾虑。然而,避免使用免疫抑制中的类固醇尚未显示出对丙型肝炎阳性移植受者[95]有益。高剂量类固醇常见的急性副作用包括高血压、葡萄糖不耐受、激动/失眠、感染风险和伤口愈合不良。大部分体征和症状都可以控制,因此皮质类固醇戒断症状非常罕见。

表 29.3 免疫抑制剂：其作用机制和副作用

| 类别 | 名称 | 作用机制 | 副作用 |
|---|---|---|---|
| 皮质类固醇 | − 泼尼松 | 减少抗原呈递和淋巴细胞活化 | − 丙型肝炎复发<br>− 肝细胞癌复发<br>− 代谢作用<br>− 肝纤维化 |
| 钙调神经磷酸酶抑制剂 | − 环孢霉素<br>− 他克莫司 | 减少 IL-2 介导的 T 细胞活化 | − 肾毒性<br>− 神经毒性<br>− 代谢作用<br>− 肝细胞癌复发<br>− PTLD |
| 麦考酚酸 | − 吗替麦考酚酯 | 抑制 DNA 合成 | − 胃肠道不适<br>− 抑制骨髓 |
| mTOR 抑制剂 | − 西罗莫司<br>− 依维莫司 | 减少 IL-2 介导的 T 细胞活化 | − 抑制骨髓<br>− 肺炎<br>− 伤口愈合延迟 |

CNI，环孢霉素和他克莫司，经常用于预防排斥反应。钙依赖磷酸酶抑制会导致促炎性细胞因子 IL-2 的减少和随后 T 细胞活化的减少。CNI 通过细胞色素 P450 系统进行代谢，需要仔细监测水平，特别是与其他诱导或抑制细胞色素 P450[93] 的药物联合使用时。CNI 的常见副作用包括肾毒性和神经毒性、癫痫、谵妄、认知障碍、神经病和昏迷。如果移植后患者出现神经症状，应检查他克莫司水平。不幸的是，即使在他克莫司的治疗水平，神经症状也可能发展。治疗很大程度上是支持性的，因为除剂量调整外无法急性降低他克莫司水平。已经提出使用低剂量 CNI 维持免疫抑制的策略以尽量减少肾功能不全[96,97]。CNI 的其他副作用包括高血压、高脂血症、代谢性酸中毒和糖尿病。中枢神经系统也被发现可以提高转录因子 TGF-β 的水平，这可能增加肝细胞癌复发或移植后淋巴增殖性疾病的风险[93,94]。

MMF 经霉酚酸（mycophenolic acid，MPA）代谢。MPA 抑制 DNA 转录所必需的鸟苷核苷酸的合成，既而减少淋巴细胞增殖[93]。MMF 的副作用包括胃肠痛苦和骨髓抑制。MMF 的优点是无肾毒性，MMF 水平不需要定期监控。不幸的是，MMF 单药治疗与排斥反应发生率较高有关，因此 MMF 与低剂量 CNI 的联合治疗已被认为是减少肾功能障碍和移植排斥反应[98]的策略。

西罗莫司（mammalian target of rapamycin，mTOR）抑制剂，西罗莫司和依维莫司的哺乳动物靶标在许多方面与 CNI 相似。它们也抑制 IL-2 介导的 T 细胞活化，并被细胞色素 P450 系统代谢[93]。有人担心用西罗莫司作为从头治疗[99]会增加肝动脉血栓形成[32]的风险，FDA 已经对这一风险发布了一个黑盒警告。mTOR 抑制剂的副作用包括骨髓抑制、间质性肺炎、水肿、伤口愈合延迟。在 CNI 引起的

肾毒性患者中，早期转用西罗莫司有助于预防肾损伤。然而，最近发表的 PROTECT 试验并没有证明依维莫司的早期替代品对基线期肾功能[100]正常的 CNI 患者有益。

mTOR 抑制剂与 CNI 在丙型肝炎患者中的作用仍有争议[101,102]。当与移植后全身化疗[103]联合使用时，mTOR 抑制剂的抗血管生成特性可以防止 HCC 的复发。美国肝病研究协会通过强大的数据分析推荐接受移植治疗的 HCC 患者接受西罗莫司治疗免疫抑制[61]。

## 排斥反应

肝移植后，可能会出现许多类型的移植排斥反应。同种异体移植物的排斥可以是超急性的、急性的、慢性的或移植物抗宿主病（graft-versus-host disease，GVHD）。由于慢性排斥通常不是 ICU 患者的问题，因此本章不会涉及。

由抗体介导的超急性排斥发生在移植过程后数分钟至数小时内。60% 的超急性排斥反应是由 ABO 相容的同种异体移植物引起的。在 ABO 血型不合的移植物中，已有血浆置换术、脾切除术和 CD20 单克隆抗体利妥昔单抗用于预防超急性排斥的报告[104]，但是立即再次移植通常是唯一持久的选择。因为 ABO-相容的同种异体移植物的抗体介导的排斥是非常罕见的，由于肝脏对体液免疫系统的相对抗性，阳性交叉配型不一定排除肝移植。然而，有证据表明存在预先形成的供体特异性 HLA 抗体可增加急性细胞排斥和慢性排斥[26]的风险。

与 B 细胞介导的超急性排斥不同，急性排斥是由 T 细胞介导的。急性排斥反应通常在移植后数天或数周内出现，发生在 36%~75% 的肝移植患者中。急性排斥反应以单核炎症和活动性细胞损伤为特征，抗排斥药物（通常为高剂量类固醇）难治性发作可能发展为慢性排斥[105]。发生

类固醇无反应性急性排斥反应的危险因素包括肝移植前类固醇给药、ABO 不相容性、反复排斥反应、低血清环孢素水平和高肝功能试验。丙氨酸氨基转移酶水平升高或持续升高应提示活检以排除排斥反应。阳性活检的治疗选择取决于严重程度,包括:优化轻度排斥反应的维持性免疫控制,中度或重度排斥反应的类固醇脉冲,以及重度排斥反应的T细胞耗竭疗法。

GVHD 发生在 1% ~ 2% 的肝移植受者中,死亡率达85%。在实体器官移植的情况下,在移植后的数周内,残留在实质中的供体淋巴细胞可以被检测到。这些免疫活性细胞反应在宿主中发现不同的细胞抗原。导致溶血的体液反应也可能由于器官 ABO 不相容[106]而发生。GVHD 分为急性(发生于移植后 100 天内)和慢性(100 天后)。与 GVHD 发展相关的危险因素包括酒精性肝病、肝细胞癌和糖尿病。也有人提出 GVHD 更可能发生在密切的 HLA 匹配和自身免疫性肝炎的背景中。症状通常发生在移植后 2~6 周,包括发热、腹泻、皮疹和全血细胞减少症。类似于治疗急性排斥,GVHD 的治疗包括施用皮质类固醇,增加当前的免疫抑制剂方案或或给药用于 T 细胞的拮抗作用。发展中国家GVHD 的死亡率可高达 85%[107]。预防包括限制受体暴露于供体淋巴细胞,如移植照射或用单克隆抗体治疗,以及将血液制品限制在那些经过白细胞减少和照射的患者。

## 外科关注

除了上面讨论的医学并发症之外,还有一些术后继发于手术技术的并发症。成功的肝移植服务在于内科医生、外科医生和重症监护医生之间密切的合作关系。在这些服务中讨论需要重新安置患者或紧急返回手术室的并发症,仔细权衡风险和收益。

## 原发性无功能

原发性无功能发生在 4% ~ 8% 的死亡供体肝移植中。虽然不常见,但却是术后即刻最严重的、危及生命的情况,对于移植服务来说可能是最具挑战性的。它是由新肝再灌注损伤引起的,并导致不可逆的移植失败。原发性无功能的诊断只能在没有移植物功能障碍的技术或免疫原因的情况下进行[108]。肝细胞的急性破坏导致胆汁产生减少、凝血障碍、脑病、低血糖、乳酸酸中毒和血流动力学不稳定。体征往往在术中出现,但纠正了代谢紊乱将需要在重症监护室积极地继续。无功能的主要危险因素包括长时间冷缺血时间、供体年龄增加、供体高钠血症、献血者在 ICU 停留时间长、女性供体男性受体、移植物大小减少、捐赠者之间的种族错配、再次移植和肝脂肪变性[109-111]。

原发性无功能的唯一治疗方式是早期再次移植,原发

性无功能是早期再次移植的最常见原因[110]。如果不进行再移植,死亡率很高。除了肝功能衰竭的并发症之外,心功能、肾功能和呼吸衰竭通常可能是由于无功能肝脏的肝移植受者血管活性介质的释放。通常,移除失败的移植物可以导致患者临床状况的显著改善。在没有立即可用的肝脏的情况下,可以进行带门腔吻合术的抢救性肝切除术,在肝切除后的 24~48 小时以内进行肝移植[112]。

伊洛前列素合成的 PGI 2 类似物的作用,目前正在被评估用于预防再灌注损伤和降低原发性同种异体移植物无功能[113]。从理论上讲,人工肝支持系统可以用来为患者等待再次移植提供临时支持。人工支持系统提供血液透析结合白蛋白或木炭吸附,去除有毒代谢物。生物化学系统另外使用肝细胞来提供合成功能。不幸的是,这些系统的荟萃分析并没有显示出严重肝功能衰竭患者的死亡率益处。此外,这些系统可能伴有严重的副作用,包括出血弥散性血管内凝血、发热、休克和急性肾衰竭[114]。他们也没有专门研究用于原发性无功能的患者。

如果再移植在移植后的前 3 天内发生(大概在多器官衰竭发生之前),那么接受 PNF 再移植的患者显示有 57% 的存活率。术后 8~30 天再次移植预后较差[115]。确定再次移植可行性的主要问题包括晚期肝衰竭的程度及其并发症,如脑疝、难治性败血症或严重血流动力学损害。由于没有足够的数据来指导在这种情况下进行再次移植的决定,所以决定是基于手术团队的经验和判断。需要第二次或第三次再次手术治疗原发性无功能的患者生存率较低(57% 的死亡率),将另一个器官分配给患者的可行性,需要通过器官是否短缺来权衡。

## 初期移植功能不佳

初期移植功能不佳(initial poor graft function,IPGF)的定义不甚明确,发生在大约 20% 的 OLTs 中。它可以导致移植物存活率下降、肾衰竭、严重出血、败血症和进展为原发性无功能的移植物。导致初期功能不佳的危险因素包括移植物的质量、缺血时间、原发病和手术技术[116]。IPGF 的定义各不相同,但都包括移植[117]后 7 天内转氨酶和凝血病的发现。尽管 IPGF 后移植物和受体结局仍不可预测[118],但早期识别确实可以进行密切的监测,探索性剖腹探查的门槛低。静脉血乳酸水平的监测并不能预测移植后的肝功能,但 Wu 等研究了乳酸清除率,乳酸清除率被认为是 IPGF 发展的另一生物标志物[119]。早期乳酸清除率低于 24.6% 的患者 IPGF 发生率高(OR = 169)。进一步的研究是必要的,以确定是否乳酸清除不良可以促使重症监护者和外科医生采取更积极的干预措施,改善死亡率。

## 肝动脉血栓形成

高达 5% 移植患者形成肝动脉血栓,儿科患者发生率较

高,并且与移植失败率和死亡率相关[32]。这是肝移植最常见的血管并发症,也是导致原发性肝功能衰竭后肝移植失败的第二大原因[120]。肝动脉血栓形成的危险因素包括无法匹配的血管、吻合术期间的血管损伤、再次移植、受体重量低和解剖变异。非手术风险因素包括糖尿病、高凝状态、CMV 错配、原发性硬化性胆管炎和供体年龄[121]。

临床表现取决于肝动脉血栓形成(hepatic artery thrombosis,HAT)的发病时间和侧支血管的存在。早期 HAT 可出现胆道坏死,继而发生败血症,精神状态改变和凝血障碍。晚期 HAT 通常表现为胆道并发症,导致坏死和脓肿形成以及肝脏缺血。关键是早期诊断,以便可以开始治疗,以避免移植物丢失。可用多普勒超声监测移植后的移植物以检测是否存在肝动脉血流,并通过血管造影术或手术进行明确的诊断勘探。如果诊断早,而且没有肝移植受损,肝动脉手术重建是最好的治疗方法[122]。如果伴有胆道损伤和实质坏死,可能需要再次移植。

## 门静脉血栓形成

门静脉血栓形成在成年人中很少见,仅发生在 0.5%~15%肝移植手术中,通常在移植早期[67]。门静脉血栓形成患者可伴有转氨酶、腹水、门静脉高压症和移植物衰竭。门静脉血栓形成的危险因素包括手术的技术困难、移植前门静脉血栓形成、门静脉小、先前的脾切除术和静脉导管的使用[123]。手术治疗包括血栓切除和吻合口翻修,或再移植。由于重新闭塞和担心吻合口破裂的风险,通常不建议介入放射学溶栓。

## 肝静脉和下腔静脉血栓形成

肝静脉和下腔静脉(inferior vena cava,IVC)血栓形成也很少见,发生率为 1%~6%[124]。症状包括下肢水肿、门静脉高压和腹水。可能导致血管狭窄并减少进入 IVC 的血管外科技术和潜在的高凝状态是危险因素。经皮血管成形术是治疗血栓形成的方法,但可能会因再狭窄而复杂化,重复手术可能是必要的[125]。也可以考虑支架置入。如果有大量坏死,可能需要再次移植。不幸的是,没有规定优先列入来自 UNOS 的门静脉或肝静脉血栓形成患者。大多数中心在血管内血栓形成修复或再移植后将开始长期抗凝治疗[67]。

## 胆道狭窄

胆道并发症是 OLT 之后最常见的技术问题,肝移植术[126]患者的发生率为 5%~20%。它们通常被称为肝移植的"致命弱点"。这类疾病可能并发于移植物功能障碍或继发感染。狭窄和泄漏是并发症的最常见原因。泄漏可能发生在早期,而狭窄通常发生得较晚(移植 3 个月后)。危险因素包括血管不足、缺血/再灌注损伤或手术技术差。活体供体移植[127]患者的吻合口狭窄率较高。由于血管、感染或免疫介导的功能障碍,也可能发生非吻合口瘘。这些通常比吻合口瘘早出现,并且与更差的结果相关联。

由于胆红素、碱性磷酸酶和 γ 谷氨酰转移酶的升高可能是非特异性的,因此不规则的评估胆道可能很困难。内镜逆行胰胆管造影(endoscopic retrograde cholangiopancreatography,ERCP)扩张和支架置入放置通常是治疗胆管吻合口狭窄的最初方法。ERCP 在治疗胆管狭窄方面成功率很高(75%)。在 ERCP 失败的情况下,可以执行[128]经皮经肝胆道引流或用 Roux-en-Y 肝叶切除术进行手术重建。术中放置 T 形管以支架胆道可能有助于预防狭窄的形成,监测胆汁的输出并进行胆管造影[129];然而,腹膜炎和胆管炎的风险增加限制了 T 形管的使用。

## 小尺寸综合征

与尸体移植相比,活体供体移植有一系列独特的问题,包括捐献者的安全、移植物的大小、胆道树的技术难度和流出道修复,以及还有伦理方面的考虑,十分复杂。避免小尺寸综合征(small-for-size syndrome,SFSS)所需的肝脏体积的特征在于移植物-受体重量比为 0.8。移植物的尺寸小于接受者体重的 0.8%~1%,或小于预期全尺寸肝脏的 30%~50%[130]。虽然其确切机制尚不清楚,但 SFSS 似乎是由于门静脉低灌注和肝细胞再生不足造成的。SFSS 导致合成功能延迟和移植物存活率降低。严重的病例可能在移植后数周内发展成肝衰竭。降低门静脉高压或许能有效治疗SFSS,如脾动脉栓塞、经颈静脉肝内门体分流或腔静脉或门腔静脉分流[131,132]。

# 长期并发症

由于移植后早期的结局继续改善,移植后期并发症的处理对于肝移植患者的整体护理变得更加不可或缺。这些晚期并发症主要是长期免疫抑制的后果,但原发病(乙型肝炎,丙型肝炎,HCC)复发仍然值得关注。重症监护医师应该了解治疗和适应证,以便这些重要的治疗方法不会在术后即刻错过。

## 乙型肝炎

乙型肝炎几乎普遍在先前感染的肝移植患者中复发。乙型肝炎复发对肝移植后死亡率有显著影响,且在采用目前的预防方案之前,其经历了一段极为激进的发展进程,包括迅速进展的肝硬化或暴发性肝炎。因此,以前在某些移植中心进行肝移植,乙型肝炎是一个相对的禁忌证[109]。乙型肝炎复发的风险根据移植前疾病的类型而增加。例如,乙型肝炎 DNA 血清阳性或乙型肝炎相关性肝硬化的存在移植前导致乙型肝炎复发风险增加。暴发性肝炎或叠加三角洲病毒患者再感染的风险较低[133]。

抗乙型肝炎表面抗原(anti-hepatitis B surface antigen,抗 HBs)免疫球蛋白或乙型肝炎免疫球蛋白(Hepatitis B Immune Globulin,HBIG)的引入使肝移植后乙型肝炎复发率从 80% 降低到 20%[134]。特别是长期使用 HBIG 治疗(6 个月以上)可以延长复发时间,降低复发率,提高生存率[133]。虽然这种保护作用的机制尚未阐明,但 HBIG 治疗的目标是移植后头 6 个月 HBsAb 大于 500IU/L[135,136]。不幸的是,HBIG 的长期使用与高成本相关,并且 HBIG 在病毒载量高的患者中效果不佳[134]。

对于乙型肝炎复发高危患者(高病毒载量和移植前病毒复制),也应考虑核苷类似物抗病毒药物[135]。HBIG 和抗病毒药物的联合使用,使乙型肝炎的 OLT 患者的 5 年生存率提高了 90% 以上[137]。拉米夫定在移植前经常用于降低乙型肝炎负荷。然而,乙型肝炎聚合酶突变 YMDD 限制了拉米夫定的效用[138]。在存在拉米夫定耐药的情况下,可考虑替代抗病毒药物,如阿德福韦、恩替卡韦或替诺福韦。尚未发现移植后抗病毒药物的单一疗法在预防疾病复发方面有效。目前有两种策略可以在术后停止使用 HBIG。首先是在初始联合治疗后停用 HBIG,并增加第二种口服抗病毒剂。第二种是使用一种或两种口服抗病毒药物的完全不含 HBIG 的方案[139]。

## 丙型肝炎

丙型肝炎复发后转移遵循特别激进的过程。高达 30% 的复发患者在移植[109]后 5 年内会发展为同种异体肝硬化。可能导致更严重的疾病过程的因素包括捐献者年龄、局部缺血/再灌注损伤、糖尿病、免疫抑制和冷缺血时间[61,140]。移植前低病毒载量已被证明可以降低严重丙型肝炎复发的风险。与乙型肝炎不同,已经发现丙型肝炎病毒免疫球蛋白无法治疗这些患者[137]。

移植后,预防性抗病毒治疗没有作用。高水平的免疫抑制使抗病毒治疗无效,而且这些治疗耐受性差。抗病毒药物应该用于严重炎症或活检中轻至中度纤维化的患者[61]。目前正在使用聚乙二醇干扰素和利巴韦林,并正在评估新的蛋白酶抑制剂在治疗丙型肝炎方面的实用性。

从历史上看,继发于丙型肝炎复发性的肝功能衰竭的患者进行再次移植与特别低的生存率有关[141],但文献[142]中存在相互矛盾的结果。目前的做法是不对复发丙型肝炎的患者进行再次移植,但是这个争议还有待决定,也许会受到先进的抗病毒治疗的影响。

## 移植后的癌症

OLT 接受者发生癌症的可能性至少是匹配人群的两倍,移植后的癌症人数约占所有死亡人数的 11%[143]。大多数移植后恶性肿瘤是皮肤的。在非皮肤恶性肿瘤中,原发性硬化性胆管炎(primary sclerosing cholangitis,PSC)和酒精性肝病(alcoholic liver disease,ALD)患者的风险增加。重症监护者应该知道复发性肝细胞癌或移植后淋巴组织增生性疾病的治疗方法,因为移植物功能失败,患者可能返回 ICU。

## 肝细胞癌

HCC 患者进行肝移植。这种趋势是由于 UNOS 器官分配协议而产生的,该协议允许 HCC 患者的 MELD 评分例外,肝移植优先于肝功能障碍程度所确定的肝移植[144,145]。限制性疾病患者(符合米兰标准)的复发率为 10%,而侵袭性更强的患者复发率为 40%~60%[146]。通过使用免疫抑制剂增加了这些患者肿瘤复发的风险,并且早期中止钙调神经磷酸酶抑制剂可能有助于预防疾病复发。不受控制的试验研究和回顾性分析表明,西罗莫司与肝移植后肿瘤复发率降低和生存率提高有关[147]。这些结果在随机对照试验(RCT)中尚未得到确认,在临床试验以外,不建议使用 mTOR 抑制剂来减少 HCC 的复发。

分级系统,如米兰标准或 UCSF 标准,可用于预测肝移植术后复发的肝细胞癌[148]。发生复发的危险因素包括初始病灶大小、病灶数目和供体的年龄。AFP 水平、移植前的等待时间、以及在移植前使用治疗降低疾病负担,并不影响复发率[144]。虽然大多数疾病在移植后的前 1~2 年内复发,但晚期疾病复发并不罕见[149]。移植后的监测方法应包括移植后 3 年的连续胸部和腹部成像。AFP 的水平也可能会趋于一致。一旦发生疾病复发,射频消融或病灶切除是治疗的选择。肝再次移植不建议用于复发性肝细胞癌[150]。

## 移植后淋巴组织增生性疾病

肝移植后淋巴组织增生性疾病(posttransplant lymphoproliferative disease,PTLD)发病率为 2%~5%。发生 PTLD 的危险因素包括 Epstein-Barr 病毒(Epstein-Barr virus,EBV)感染、年轻受者年龄、巨细胞病毒错配和胸腺球蛋白的使用[151]。PTLD 早期频繁发生在 EBV 感染的情况下,而后来的发生与 EBV 无关。EBV 状态应在移植前确定,以确定高危人群。高病毒载量的患者应考虑早期抢先治疗,包括使用抗病毒药物或单克隆 B 细胞抗体。PTLD 发展的迹象包括淋巴结肿大、小细胞性贫血、电解质紊乱和肝或肾功能异常。诊断依赖于组织病理学。一旦确诊 PTLD,应考虑减少或停止免疫抑制[151]。抗 CD20 抗体利妥昔单抗、化学疗法、放射疗法和手术减瘤在 PTLD 的治疗中是有效的[152,153]。尽管在 ICU 中并不常见，但其中一些患者可能由于肿瘤生长或化疗的并发症而入院。

# 结论

肝移植后患者需要持续的医疗管理，以避免和治疗潜在的并发症（表 29.4）。最佳的医疗管理包括所有的器官系统，需要 ICU 中多学科的医师，护士和辅助人员之间的紧密合作。许多并发症不能在医疗上进行管理，需要重新安置患者或返回手术室。即使在即刻手术期之后，由于长期并发症，许多患者将需要重新入院至ICU。重症医师人必须了解与肝移植有关的近期和远期护理。

表 29.4　OLT 术后常见并发症：其危险因素和治疗选择

| 术后并发症 | 发生率 | 风险因子 | 治疗选择 |
|---|---|---|---|
| **移植物功能障碍** | | | |
| 自发性无功能 | 4%～8% | 缺血时间、供体年龄、移植物大小、再移植、移植物脂肪变性 | - 再移植<br>- 临时措施：营救肝切除术、人工肝支持、伊洛前列素 |
| 初始功能障碍 | 20% | 移植物质量、缺血时间、原发疾病、手术技术 | - 支持治疗 |
| **血管性并发症** | | | |
| 肝动脉 | 5% | 血管不匹配、血管损伤、再移植、糖尿病、高凝状态、CMV 失配、PSC、供体年龄 | - 手术重建<br>- 再移植 |
| 门静脉 | 0.5%～15% | 体积小、移植前门静脉血栓形成、脾切除前、使用静脉导管 | - 血栓切除和重建<br>- 再移植 |
| 肝静脉 | 1%～6% | 手术技术，布-加综合征 | - 血管成形术<br>- 支架 |
| 胆道并发症 | 5%～20% | 血管功能不全、再灌注损伤、手术技术 | 带有扩张和支架置入术的 ERCP、经皮经肝胆道引流、手术重建 |
| **排斥反应** | | | |
| 急性 | 36%～75% | 先前使用类固醇、ABO 不相容、复发排斥、环孢素水平低、LFT 升高 | - 大剂量类固醇<br>- 抗胸腺细胞抗体 |
| 慢性 | 3%～5% | 监测不良、不遵守免疫抑制剂、多发排斥反应 | - 再移植 |
| 移植物抗宿主病 | 1%～2% | 酒精性肝病、HCC、糖尿病 | - 大剂量类固醇<br>- 增强的免疫抑制<br>- 抗 T 细胞方案 |
| **疾病复发** | | | |
| HCC | 10%（在米兰标准内） | 免疫抑制、病变数目和大小、供体年龄 | - 射频消融<br>- 切除复发性病变 |
| 乙型肝炎 | 20% | 乙型肝炎 DNA 血清阳性、乙型肝炎相关肝硬化 | - HBIG<br>- 抗病毒药 |
| 丙型肝炎 | 100%（30% 5 年内会发展为肝硬化） | 高剂量的免疫抑制、供体年龄、缺血时间、再灌注损伤、移植物脂肪变性、糖尿病 | - 聚乙二醇干扰素<br>- 利比伐林<br>- 直接作用抗病毒药 |

# 参考文献

1. Glauser FL. Systemic hemodynamic and cardiac function changes in patients undergoing orthotopic liver transplantation. Chest. 1990;98(5):1210–5.
2. Feltracco P, Barbieri S, Galligioni H, Michieletto E, Carollo C, Ori C. Intensive care management of liver transplanted patients. World J Hepatol. 2011;3:61–71.
3. Schumann R. Intraoperative resource utilization in anesthesia for liver transplantation in the United States: a survey. Anesth Analg. 2003;97:21–8.
4. Connors Jr AF, Speroff T, Dawson NV, Thomas C, Harrell Jr FE, Wagner D, et al. The effectiveness of right heart catheterization in the initial care of critically ill patients. SUPPORT Investigators. JAMA. 1996;276:889–97.
5. Wheeler AP, Bernard GR, Thompson BT, Schoenfeld D, Wiedemann HP, deBoisblanc B, et al. Pulmonary-artery versus central venous catheter to guide treatment of acute lung injury. N Engl J Med. 2006;354:2213–24.
6. Gwak MS, Kim JA, Kim GS, Choi SJ, Ahn H, Lee JJ, et al. Incidence of severe ventricular arrhythmias during pulmonary artery catheterization in liver allograft recipients. Liver Transpl. 2007;13:1451–4.
7. Cannesson M, Aboy M, Hofer CK, Rehman M. Pulse pressure variation: where are we today? J Clin Monit Comput. 2011;25:45–56.
8. Natalini G, Rosano A, Franceschetti ME, Facchetti P, Bernardini A. Variations in arterial blood pressure and photoplethysmography during mechanical ventilation. Anesth Analg. 2006;103:1182–8.
9. Solus-Biguenet H, Fleyfel M, Tavernier B, Kipnis E, Onimus J, Robin E, et al. Non-invasive prediction of fluid responsiveness during major hepatic surgery. Br J Anaesth. 2006;97:808–16.
10. Marik PE, Cavallazzi R, Vasu T, Hirani A. Dynamic changes in arterial waveform derived variables and fluid responsiveness in mechanically ventilated patients: a systematic review of the literature. Crit Care Med. 2009;37:2642–7.
11. Rodriguez-Roisin R, Krowka MJ, Herve P, Fallon MB. Pulmonary-hepatic vascular disorders (PHD). Eur Respir J. 2004;24:861–80.
12. Colle IO, Moreau R, Godinho E, Belghiti J, Ettori F, Cohen-Solal A, et al. Diagnosis of portopulmonary hypertension in candidates for liver transplantation: a prospective study. Hepatology. 2003;37:401–9.
13. Krowka M. Hepatopulmonary syndrome and liver transplantation. Liver Transpl. 2000;6:113–5.
14. Krowka MJ, Mandell MS, Ramsay MA, Kawut SM, Fallon MB, Manzarbeitia C, et al. Hepatopulmonary syndrome and portopulmonary hypertension: a report of the multicenter liver transplant database. Liver Transpl. 2004;10:174–82.
15. Awdish RL, Cajigas HR. Early initiation of prostacyclin in portopulmonary hypertension: 10 years of a transplant center's experience. Lung. 2013;191:593–600.
16. Hong SK, Hwang S, Lee SG, Lee LS, Ahn CS, Kim KH, et al. Pulmonary complications following adult liver transplantation. Transplant Proc. 2006;38:2979–81.
17. Levesque E, Hoti E, Azoulay D, Honore I, Guignard B, Vibert E, et al. Pulmonary complications after elective liver transplantation-incidence, risk factors, and outcome. Transplantation. 2012;94:532–8.
18. Mandell MS, Lockrem J, Kelley SD. Immediate tracheal extubation after liver transplantation: experience of two transplant centers. Anesth Analg. 1997;84:249–53.
19. Mandell MS, Lezotte D, Kam I, Zamudio S. Reduced use of intensive care after liver transplantation: influence of early extubation. Liver Transpl. 2002;8:676–81.
20. Salizzoni M, Cerutti E, Romagnoli R, Lupo F, Franchello A, Zamboni F, et al. The first one thousand liver transplants in Turin: a single-center experience in Italy. Transpl Int. 2005;18:1328–35.
21. Biancofiore G, Romanelli AM, Bindi ML, Consani G, Boldrini A, Battistini M, et al. Very early tracheal extubation without predetermined criteria in a liver transplant recipient population. Liver Transpl. 2001;7:777–82.
22. Glanemann M, Busch T, Neuhaus P, Kaisers U. Fast tracking in liver transplantation. Immediate postoperative tracheal extubation: feasibility and clinical impact. Swiss Med Wkly. 2007;137:187–91.
23. Mandell MS, Stoner TJ, Barnett R, Shaked A, Bellamy M, Biancofiore G, et al. A multicenter evaluation of safety of early extubation in liver transplant recipients. Liver Transpl. 2007;13:1557–63.
24. Mandell MS, Hang Y. Pro: early extubation after liver transplantation. J Cardiothorac Vasc Anesth. 2007;21:752–5.
25. Steadman RH. Con: immediate extubation for liver transplantation. J Cardiothorac Vasc Anesth. 2007;21:756–7.
26. Musat AI, Pigott CM, Ellis TM, Agni RM, Leverson GE, Powell AJ, et al. Pretransplant donor-specific anti-HLA antibodies as predictors of early allograft rejection in ABO-compatible liver transplantation. Liver Transpl. 2013;19:1132–41.
27. Ventilation with lower tidal volumes as compared with traditional tidal volumes for acute lung injury and the acute respiratory distress syndrome. The Acute Respiratory Distress Syndrome Network. N Engl J Med. 2000;342:1301–8.
28. Futier E, Constantin JM, Paugam-Burtz C, Pascal J, Eurin M, Neuschwander A, et al. A trial of intraoperative low-tidal-volume ventilation in abdominal surgery. N Engl J Med. 2013;369:428–37.
29. Varpula T, Valta P, Niemi R, Takkunen O, Hynynen M, Pettila VV. Airway pressure release ventilation as a primary ventilatory mode in acute respiratory distress syndrome. Acta Anaesthesiol Scand. 2004;48:722–31.
30. Ferguson ND, Cook DJ, Guyatt GH, Mehta S, Hand L, Austin P, et al. High-frequency oscillation in early acute respiratory distress syndrome. N Engl J Med. 2013;368:795–805.
31. Young D, Lamb SE, Shah S, MacKenzie I, Tunnicliffe W, Lall R, et al. High-frequency oscillation for acute respiratory distress syndrome. N Engl J Med. 2013;368:806–13.
32. Guerin C, Reignier J, Richard JC, Beuret P, Gacouin A, Boulain T, et al. Prone positioning in severe acute respiratory distress syndrome. N Engl J Med. 2013;368:2159–68.
33. Adhikari NK, Burns KE, Friedrich JO, Granton JT, Cook DJ, Meade MO. Effect of nitric oxide on oxygenation and mortality in acute lung injury: systematic review and meta-analysis. BMJ. 2007;334:779.
34. Papazian L, Forel JM, Gacouin A, Penot-Ragon C, Perrin G, Loundou A, et al. Neuromuscular blockers in early acute respiratory distress syndrome. N Engl J Med. 2010;363:1107–16.
35. Hodgson C, Keating JL, Holland AE, Davies AR, Smirneos L, Bradley SJ, et al. Recruitment manoeuvres for adults with acute lung injury receiving mechanical ventilation. Cochrane Database Syst Rev. 2009;CD006667.
36. Saner FH, Olde Damink SW, Pavlakovic G, van den Broek MA, Sotiropoulos GC, Radtke A, et al. Positive end-expiratory pressure induces liver congestion in living donor liver transplant patients: myth or fact. Transplantation. 2008;85:1863–6.
37. Arguedas MR, Abrams GA, Krowka MJ, Fallon MB. Prospective evaluation of outcomes and predictors of mortality in patients with hepatopulmonary syndrome undergoing liver transplantation. Hepatology. 2003;37:192–7.
38. Schiller O, Avitzur Y, Kadmon G, Nahum E, Steinberg RM, Nachmias V, et al. Nitric oxide for post-liver-transplantation hypoxemia in pediatric hepatopulmonary syndrome: case report and review. Pediatr Transplant. 2011;15:E130–4.
39. Gupta S, Castel H, Rao RV, Picard M, Lilly L, Faughnan ME, et al. Improved survival after liver transplantation in patients with hepatopulmonary syndrome. Am J Transplant. 2010;10:354–63.
40. Carson SS, Kress JP, Rodgers JE, Vinayak A, Campbell-Bright S, Levitt J, et al. A randomized trial of intermittent lorazepam versus propofol with daily interruption in mechanically ventilated patients. Crit Care Med. 2006;34:1326–32.
41. Fraser GL, Devlin JW, Worby CP, Alhazzani W, Barr J, Dasta JF, et al. Benzodiazepine versus nonbenzodiazepine-based sedation for mechanically ventilated, critically ill adults: a systematic review and meta-analysis of randomized trials. Crit Care Med. 2013;41(9 Suppl 1):S30–8.

42. Terajima K, Takeda S, Taniai N, Tanaka K, Oda Y, Asada A, et al. Repeated dexmedetomidine infusions, a postoperative living-donor liver transplantation patient. J Anesth. 2006;20:234–6.

43. Enomoto Y, Kudo T, Saito T, Hori T, Kaneko M, Matsui A, et al. Prolonged use of dexmedetomidine in an infant with respiratory failure following living donor liver transplantation. Paediatr Anaesth. 2006;16:1285–8.

44. Block BM, Liu SS, Rowlingson AJ, Cowan AR, Cowan Jr JA, Wu CL. Efficacy of postoperative epidural analgesia: a meta-analysis. JAMA. 2003;290:2455–63.

45. Janicic N, Verbalis JG. Evaluation and management of hypoosmolality in hospitalized patients. Endocrinol Metab Clin North Am. 2003;32:459–81.

46. Biggins SW, Kim WR, Terrault NA, Saab S, Balan V, Schiano T, et al. Evidence-based incorporation of serum sodium concentration into MELD. Gastroenterology. 2006;130:1652–60.

47. Lee J, Kim DK, Lee JW, Oh KH, Oh YK, Na KY, et al. Rapid correction rate of hyponatremia as an independent risk factor for neurological complication following liver transplantation. Tohoku J Exp Med. 2013;229:97–105.

48. Nair S, Verma S, Thuluvath PJ. Pretransplant renal function predicts survival in patients undergoing orthotopic liver transplantation. Hepatology. 2002;35:1179–85.

49. Scheinin B, Orko R, Lalla ML, Hockerstedt K, Scheinin TM. Significance of ionized calcium during liver transplantation. Acta Anaesthesiol Belg. 1989;40:101–5.

50. Wallia A, Parikh ND, Molitch ME, Mahler E, Tian L, Huang JJ, et al. Posttransplant hyperglycemia is associated with increased risk of liver allograft rejection. Transplantation. 2010;89:222–6.

51. Park C, Hsu C, Neelakanta G, Nourmand H, Braunfeld M, Wray C, et al. Severe intraoperative hyperglycemia is independently associated with surgical site infection after liver transplantation. Transplantation. 2009;87:1031–6.

52. Ammori JB, Sigakis M, Englesbe MJ, O'Reilly M, Pelletier SJ. Effect of intraoperative hyperglycemia during liver transplantation. J Surg Res. 2007;140:227–33.

53. Marik PE, Preiser JC. Toward understanding tight glycemic control in the ICU: a systematic review and metaanalysis. Chest. 2010;137:544–51.

54. Finfer S, Chittock DR, Su SY, Blair D, Foster D, Dhingra V, et al. Intensive versus conventional glucose control in critically ill patients. N Engl J Med. 2009;360:1283–97.

55. Yalavarthy R, Edelstein CL, Teitelbaum I. Acute renal failure and chronic kidney disease following liver transplantation. Hemodial Int. 2007;11 Suppl 3:S7–12.

56. Distant DA, Gonwa TA. The kidney in liver transplantation. J Am Soc Nephrol. 1993;4:129–36.

57. Kundakci A, Pirat A, Komurcu O, Torgay A, Karakayali H, Arslan G, et al. Rifle criteria for acute kidney dysfunction following liver transplantation: incidence and risk factors. Transplant Proc. 2010;42:4171–4.

58. Inoue Y, Soyama A, Takatsuki M, Hidaka M, Muraoka I, Kanematsu T, et al. Acute kidney injury following living donor liver transplantation. Clin Transplant. 2012;26:E530–5.

59. Lata J. Hepatorenal syndrome. World J Gastroenterol. 2012;18:4978–84.

60. Marik PE, Wood K, Starzl TE. The course of type 1 hepato-renal syndrome post liver transplantation. Nephrol Dial Transplant. 2006;21:478–82.

61. Lucey MR, Terrault N, Ojo L, Hay JE, Neuberger J, Blumberg E, et al. Long-term management of the successful adult liver transplant: 2012 practice guideline by the American Association for the Study of Liver Diseases and the American Society of Transplantation. Liver Transpl. 2013;19:3–26.

62. Biancofiore G, Pucci L, Cerutti E, Penno G, Pardini E, Esposito M, et al. Cystatin C as a marker of renal function immediately after liver transplantation. Liver Transpl. 2006;12:285–91.

63. Beckebaum S, Cicinnati VR, Radtke A, Kabar I. Calcineurin inhibitors in liver transplantation—still champions or threatened by serious competitors? Liver Int. 2013;33:656–65.

64. Ziolkowski J, Paczek L, Senatorski G, Niewczas M, Oldakowska-Jedynak U, Wyzgal J, et al. Renal function after liver transplantation: calcineurin inhibitor nephrotoxicity. Transplant Proc. 2003;35:2307–9.

65. Penninga L, Wettergren A, Chan AW, Steinbruchel DA, Gluud C. Calcineurin inhibitor minimisation versus continuation of calcineurin inhibitor treatment for liver transplant recipients. Cochrane Database Syst Rev. 2012;3, CD008852.

66. Romero FA, Razonable RR. Infections in liver transplant recipients. World J Hepatol. 2011;3:83–92.

67. Razonable RR, Findlay JY, O'Riordan A, Burroughs SG, Ghobrial RM, Agarwal B, et al. Critical care issues in patients after liver transplantation. Liver Transpl. 2011;17:511–27.

68. Gurusamy KS, Kumar Y, Davidson BR. Methods of preventing bacterial sepsis and wound complications for liver transplantation. Cochrane Database Syst Rev. 2008;CD006660.

69. Bosch W, Heckman MG, Diehl NN, Shalev JA, Pungpapong S, Hellinger WC. Association of cytomegalovirus infection and disease with death and graft loss after liver transplant in high-risk recipients. Am J Transplant. 2011;11:2181–9.

70. Slifkin M, Ruthazer R, Freeman R, Bloom J, Fitzmaurice S, Fairchild R, et al. Impact of cytomegalovirus prophylaxis on rejection following orthotopic liver transplantation. Liver Transpl. 2005;11:1597–602.

71. Singh N, Husain S. Invasive aspergillosis in solid organ transplant recipients. Am J Transplant. 2009;9 Suppl 4:S180–91.

72. Pappas PG, Andes D, Schuster M, Hadley S, Rabkin J, Merion RM, et al. Invasive fungal infections in low-risk liver transplant recipients: a multi-center prospective observational study. Am J Transplant. 2006;6:386–91.

73. Napolitano LM, Kurek S, Luchette FA, Corwin HL, Barie PS, Tisherman SA, et al. Clinical practice guideline: red blood cell transfusion in adult trauma and critical care. Crit Care Med. 2009;37:3124–57.

74. Finfer S, Bellomo R, Boyce N, French J, Myburgh J, Norton R. A comparison of albumin and saline for fluid resuscitation in the intensive care unit. N Engl J Med. 2004;350:2247–56.

75. Barron ME, Wilkes MM, Navickis RJ. A systematic review of the comparative safety of colloids. Arch Surg. 2004;139:552–63.

76. Myburgh JA, Finfer S, Bellomo R, Billot L, Cass A, Gattas D, et al. Hydroxyethyl starch or saline for fluid resuscitation in intensive care. N Engl J Med. 2012;367:1901–11.

77. Mayer SA, Brun NC, Begtrup K, Broderick J, Davis S, Diringer MN, et al. Recombinant activated factor VII for acute intracerebral hemorrhage. N Engl J Med. 2005;352:777–85.

78. Boniatti MM, Filho EM, Cardoso PR, Vieira SR. Physicochemical evaluation of acid-base disorders after liver transplantation and the contribution from administered fluids. Transplant Proc. 2013;45: 2283–7.

79. Yunos NM, Bellomo R, Hegarty C, Story D, Ho L, Bailey M. Association between a chloride-liberal vs chloride-restrictive intravenous fluid administration strategy and kidney injury in critically ill adults. JAMA. 2012;308:1566–72.

80. Noritomi DT, Soriano FG, Kellum JA, Cappi SB, Biselli PJ, Liborio AB, et al. Metabolic acidosis in patients with severe sepsis and septic shock: a longitudinal quantitative study. Crit Care Med. 2009;37:2733–9.

81. Northup PG. Hypercoagulation in liver disease. Clin Liver Dis. 2009;13:109–16.

82. Massicotte L, Beaulieu D, Thibeault L, Roy JD, Marleau D, Lapointe R, et al. Coagulation defects do not predict blood product requirements during liver transplantation. Transplantation. 2008;85:956–62.

83. Porte RJ. Coagulation and fibrinolysis in orthotopic liver transplantation: current views and insights. Semin Thromb Hemost. 1993;19:191–6.

84. Pernambuco JR, Langley PG, Hughes RD, Izumi S, Williams R. Fibrinolytic abnormalities following liver transplantation in patients with fulminant hepatic failure. Eur J Gastroenterol Hepatol. 1995;7:155–9.

85. Senzolo M, Cholongitas E, Thalheimer U, Riddell A, Agarwal S, Mallett S, et al. Heparin-like effect in liver disease and liver transplantation. Clin Liver Dis. 2009;13:43–53.

86. Agarwal S, Senzolo M, Melikian C, Burroughs A, Mallett SV. The prevalence of a heparin-like effect shown on the thromboelastograph in patients undergoing liver transplantation. Liver Transpl. 2008;14:855–60.

87. Bayly PJ, Thick M. Reversal of post-reperfusion coagulopathy by protamine sulphate in orthotopic liver transplantation. Br J Anaesth. 1994;73:840–2.

88. Eissa LA, Gad LS, Rabie AM, El-Gayar AM. Thrombopoietin level in patients with chronic liver diseases. Ann Hepatol. 2008;7:235–44.

89. Ingeberg S, Jacobsen P, Fischer E, Bentsen KD. Platelet aggregation and release of ATP in patients with hepatic cirrhosis. Scand J Gastroenterol. 1985;20:285–8.

90. Gunduz E, Akay OM, Bal C, Gulbas Z. Can thrombelastography be a new tool to assess bleeding risk in patients with idiopathic thrombocytopenic purpura? Platelets. 2011;22:516–20.

91. Youssef WI, Salazar F, Dasarathy S, Beddow T, Mullen KD. Role of fresh frozen plasma infusion in correction of coagulopathy of chronic liver disease: a dual phase study. Am J Gastroenterol. 2003;98:1391–4.

92. Busani S, Semeraro G, Cantaroni C, Masetti M, Marietta M, Girardis M. Recombinant activated factor VII in critical bleeding after orthotopic liver transplantation. Transplant Proc. 2008;40: 1989–90.

93. Pillai AA, Levitsky J. Overview of immunosuppression in liver transplantation. World J Gastroenterol. 2009;15:4225–33.

94. Zarrinpar A, Busuttil RW. Immunomodulating options for liver transplant patients. Expert Rev Clin Immunol. 2012;8:565–78.

95. Klintmalm GB, Davis GL, Teperman L, Netto GJ, Washburn K, Rudich SM, et al. A randomized, multicenter study comparing steroid-free immunosuppression and standard immunosuppression for liver transplant recipients with chronic hepatitis C. Liver Transpl. 2011;17:1394–403.

96. Shao ZY, Yan LN, Wang WT, Li B, Wen TF, Yang JY, et al. Prophylaxis of chronic kidney disease after liver transplantation—experience from west China. World J Gastroenterol. 2012;18:991–8.

97. Kong Y, Wang D, Shang Y, Liang W, Ling X, Guo Z, et al. Calcineurin-inhibitor minimization in liver transplant patients with calcineurin-inhibitor-related renal dysfunction: a meta-analysis. PLoS One. 2011;6:e24387.

98. Boudjema K, Camus C, Saliba F, Calmus Y, Salame E, Pageaux G, et al. Reduced-dose tacrolimus with mycophenolate mofetil vs. standard-dose tacrolimus in liver transplantation: a randomized study. Am J Transplant. 2011;11:965–76.

99. Trotter JF. Sirolimus in liver transplantation. Transplant Proc. 2003;35(3 Suppl):193S–200.

100. Fischer L, Klempnauer J, Beckebaum S, Metselaar HJ, Neuhaus P, Schemmer P, et al. A randomized, controlled study to assess the conversion from calcineurin-inhibitors to everolimus after liver transplantation—PROTECT. Am J Transplant. 2012;12:1855–65.

101. Irish WD, Arcona S, Bowers D, Trotter JF. Cyclosporine versus tacrolimus treated liver transplant recipients with chronic hepatitis C: outcomes analysis of the UNOS/OPTN database. Am J Transplant. 2011;11:1676–85.

102. Trotter JF. Hot-topic debate on hepatitis C virus: the type of immunosuppression matters. Liver Transpl. 2011;17 Suppl 3:S20–3.

103. Chinnakotla S, Davis GL, Vasani S, Kim P, Tomiyama K, Sanchez E, et al. Impact of sirolimus on the recurrence of hepatocellular carcinoma after liver transplantation. Liver Transpl. 2009;15: 1834–42.

104. Monteiro I, McLoughlin LM, Fisher A, de la Torre AN, Koneru B. Rituximab with plasmapheresis and splenectomy in abo-incompatible liver transplantation. Transplantation. 2003;76: 1648–9.

105. Andreu H, Rimola A, Bruguera M, Navasa M, Cirera I, Grande L, et al. Acute cellular rejection in liver transplant recipients under cyclosporine immunosuppression: predictive factors of response to antirejection therapy. Transplantation. 2002;73:1936–43.

106. Akbulut S, Yilmaz M, Yilmaz S. Graft-versus-host disease after liver transplantation: a comprehensive literature review. World J Gastroenterol. 2012;18:5240–8.

107. Thin L, Macquillan G, Adams L, Garas G, Seow C, Cannell P, et al. Acute graft-versus-host disease after liver transplant: novel use of etanercept and the role of tumor necrosis factor alpha inhibitors. Liver Transpl. 2009;15:421–6.

108. Lock JF, Schwabauer E, Martus P, Videv N, Pratschke J, Malinowski M, et al. Early diagnosis of primary nonfunction and indication for reoperation after liver transplantation. Liver Transpl. 2010;16:172–80.

109. Burton Jr JR, Rosen HR. Diagnosis and management of allograft failure. Clin Liver Dis. 2006;10:407–35.

110. Uemura T, Randall HB, Sanchez EQ, Ikegami T, Narasimhan G, McKenna GJ, et al. Liver retransplantation for primary nonfunction: analysis of a 20-year single-center experience. Liver Transpl. 2007;13:227–33.

111. Stahl JE, Kreke JE, Malek FA, Schaefer AJ, Vacanti J. Consequences of cold-ischemia time on primary nonfunction and patient and graft survival in liver transplantation: a meta-analysis. PLoS One. 2008;3(6):e2468.

112. Arora H, Thekkekandam J, Tesche L, Sweeting R, Gerber DA, Hayashi PH, et al. Long-term survival after 67 hours of anhepatic state due to primary liver allograft nonfunction. Liver Transpl. 2010;16:1428–33.

113. Barthel E, Rauchfuss F, Hoyer H, Breternitz M, Jandt K, Settmacher U. The PRAISE study: a prospective, multi-center, randomized, double blinded, placebo-controlled study for the evaluation of iloprost in the early postoperative period after liver transplantation (ISRCTN12622749). BMC Surg. 2013;13:1.

114. Kjaergard LL, Liu J, Als-Nielsen B, Gluud C. Artificial and bioartificial support systems for acute and acute-on-chronic liver failure: a systematic review. JAMA. 2003;289:217–22.

115. Zimmerman MA, Ghobrial RM. When shouldn't we retransplant? Liver Transpl. 2005;(11 Suppl 2):S14–20.

116. Chen H, Peng CH, Shen BY, Deng XX, Shen C, Xie JJ, et al. Multi-factor analysis of initial poor graft function after orthotopic liver transplantation. Hepatobiliary Pancreat Dis Int. 2007;6: 141–6.

117. Nanashima A, Pillay P, Verran DJ, Painter D, Nakasuji M, Crawford M, et al. Analysis of initial poor graft function after orthotopic liver transplantation: experience of an Australian single liver transplantation center. Transplant Proc. 2002;34:1231–5.

118. Maring JK, Klompmaker IJ, Zwaveling JH, Kranenburg K, Ten Vergert EM, Slooff MJ. Poor initial graft function after orthotopic liver transplantation: can it be predicted and does it affect outcome? An analysis of 125 adult primary transplantations. Clin Transplant. 1997;11(5 Pt 1):373–9.

119. Wu JF, Wu RY, Chen J, Ou-Yang B, Chen MY, Guan XD. Early lactate clearance as a reliable predictor of initial poor graft function after orthotopic liver transplantation. Hepatobiliary Pancreat Dis Int. 2011;10:587–92.

120. Pareja E, Cortes M, Navarro R, Sanjuan F, Lopez R, Mir J. Vascular complications after orthotopic liver transplantation: hepatic artery thrombosis. Transplant Proc. 2010;42:2970–2.

121. Stewart ZA, Locke JE, Segev DL, Dagher NN, Singer AL, Montgomery RA, et al. Increased risk of graft loss from hepatic artery thrombosis after liver transplantation with older donors. Liver Transpl. 2009;15:1688–95.

122. Wu L, Zhang J, Guo Z, Tai Q, He X, Ju W, et al. Hepatic artery thrombosis after orthotopic liver transplant: a review of the same institute 5 years later. Exp Clin Transplant. 2011;9:191–6.

123. Duffy JP, Hong JC, Farmer DG, Ghobrial RM, Yersiz H, Hiatt JR, et al. Vascular complications of orthotopic liver transplantation: experience in more than 4,200 patients. J Am Coll Surg. 2009;208:896–903.

124. Darcy MD. Management of venous outflow complications after liver transplantation. Tech Vasc Interv Radiol. 2007;10:240–5.

125. Porrett PM, Hsu J, Shaked A. Late surgical complications following liver transplantation. Liver Transpl. 2009;15 Suppl 2:S12–8.

126. Balderramo D, Sendino O, Burrel M, Real MI, Blasi A, Martinez-Palli G, et al. Risk factors and outcomes of failed endoscopic retrograde cholangiopancreatography in liver transplant recipients with anastomotic biliary strictures: a case-control study. Liver Transpl. 2012;18:482–9.

127. Ryu CH, Lee SK. Biliary strictures after liver transplantation. Gut Liver. 2011;5:133–42.

128. Chan SC, Fan ST. Biliary complications in liver transplantation. Hepatol Int. 2008;2:399–404.

129. Huang WD, Jiang JK, Lu YQ. Value of T-tube in biliary tract reconstruction during orthotopic liver transplantation: a meta-

analysis. J Zhejiang Univ Sci B. 2011;12:357–64.

130. Kiuchi T, Tanaka K, Ito T, Oike F, Ogura Y, Fujimoto Y, et al. Small-for-size graft in living donor liver transplantation: how far should we go? Liver Transpl. 2003;9:S29–35.

131. Xiao L, Li F, Wei B, Li B, Tang CW. Small-for-size syndrome after living donor liver transplantation: successful treatment with a transjugular intrahepatic portosystemic shunt. Liver Transpl. 2012;18:1118–20.

132. Gruttadauria S, Pagano D, Luca A, Gridelli B. Small-for-size syndrome in adult-to-adult living-related liver transplantation. World J Gastroenterol. 2010;16:5011–5.

133. Samuel D, Muller R, Alexander G, Fassati L, Ducot B, Benhamou JP, et al. Liver transplantation in European patients with the hepatitis B surface antigen. N Engl J Med. 1993;329:1842–7.

134. Rao W, Wu X, Xiu D. Lamivudine or lamivudine combined with hepatitis B immunoglobulin in prophylaxis of hepatitis B recurrence after liver transplantation: a meta-analysis. Transpl Int. 2009;22:387–94.

135. Shouval D, Samuel D. Hepatitis B immune globulin to prevent hepatitis B virus graft reinfection following liver transplantation: a concise review. Hepatology. 2000;32:1189–95.

136. Sawyer RG, McGory RW, Gaffey MJ, McCullough CC, Shephard BL, Houlgrave CW, et al. Improved clinical outcomes with liver transplantation for hepatitis B-induced chronic liver failure using passive immunization. Ann Surg. 1998;227:841–50.

137. Laryea MA, Watt KD. Immunoprophylaxis against and prevention of recurrent viral hepatitis after liver transplantation. Liver Transpl. 2012;18:514–23.

138. Papatheodoridis GV, Sevastianos V, Burroughs AK. Prevention of and treatment for hepatitis B virus infection after liver transplantation in the nucleoside analogues era. Am J Transplant. 2003;3:250–8.

139. Wong TC, Fung JY, Lo CM. Prevention of recurrent hepatitis B infection after liver transplantation. Hepatobiliary Pancreat Dis Int. 2013;12:465–72.

140. Ciria R, Pleguezuelo M, Khorsandi SE, Davila D, Suddle A, Vilca-Melendez H, et al. Strategies to reduce hepatitis C virus recurrence after liver transplantation. World J Hepatol. 2013; 5:237–50.

141. Roayaie S, Schiano TD, Thung SN, Emre SH, Fishbein TM, Miller CM, et al. Results of retransplantation for recurrent hepatitis C. Hepatology. 2003;38:1428–36.

142. Jain A, Orloff M, Abt P, Kashyap R, Mohanka R, Lansing K, et al. Survival outcome after hepatic retransplantation for hepatitis C virus-positive and -negative recipients. Transplant Proc. 2005;37:3159–61.

143. Jain A, Reyes J, Kashyap R, Dodson SF, Demetris AJ, Ruppert K, et al. Long-term survival after liver transplantation in 4,000 consecutive patients at a single center. Ann Surg. 2000;232:490–500.

144. Sharma P, Welch K, Hussain H, Pelletier SJ, Fontana RJ, Marrero J, et al. Incidence and risk factors of hepatocellular carcinoma recurrence after liver transplantation in the MELD era. Dig Dis Sci. 2012;57:806–12.

145. Nissen NN, Menon V, Bresee C, Tran TT, Annamalai A, Poordad F, et al. Recurrent hepatocellular carcinoma after liver transplant: identifying the high-risk patient. HPB (Oxford). 2011;13:626–32.

146. Mazzaferro V, Regalia E, Doci R, Andreola S, Pulvirenti A, Bozzetti F, et al. Liver transplantation for the treatment of small hepatocellular carcinomas in patients with cirrhosis. N Engl J Med. 1996;334:693–9.

147. Toso C, Merani S, Bigam DL, Shapiro AM, Kneteman NM. Sirolimus-based immunosuppression is associated with increased survival after liver transplantation for hepatocellular carcinoma. Hepatology. 2010;51:1237–43.

148. Yao FY, Ferrell L, Bass NM, Watson JJ, Bacchetti P, Venook A, et al. Liver transplantation for hepatocellular carcinoma: expansion of the tumor size limits does not adversely impact survival. Hepatology. 2001;33:1394–403.

149. Chok KS, Chan SC, Cheung TT, Chan AC, Fan ST, Lo CM. Late recurrence of hepatocellular carcinoma after liver transplantation. World J Surg. 2011;35:2058–62.

150. Clavien PA, Lesurtel M, Bossuyt PM, Gores GJ, Langer B, Perrier A. Recommendations for liver transplantation for hepatocellular carcinoma: an international consensus conference report. Lancet Oncol. 2012;13:e11–22.

151. Allen U, Preiksaitis J. Epstein-barr virus and posttransplant lymphoproliferative disorder in solid organ transplant recipients. Am J Transplant. 2009;9 Suppl 4:S87–96.

152. Oertel SH, Verschuuren E, Reinke P, Zeidler K, Papp-Vary M, Babel N, et al. Effect of anti-CD 20 antibody rituximab in patients with post-transplant lymphoproliferative disorder (PTLD). Am J Transplant. 2005;5:2901–6.

153. Zimmermann H, Trappe RU. Therapeutic options in post-transplant lymphoproliferative disorders. Ther Adv Hematol. 2011;2:393–407.

154. Glanemann M, Langrehr J, Kaisers U, Schenk R, Muller A, Stange B, et al. Postoperative tracheal extubation after orthotopic liver transplantation. Acta Anaesthesiol Scand. 2001;45(3):333–9.

155. Biancofiore G, Bindi ML, Romanelli AM, Boldrini A, Bisa M, Esposito M, et al. Fast track in liver transplantation: 5 years' experience. Eur J Anaesthesiol. 2005;22:584–90.

156. Boylan JF, Klinck JR, Sandler AN, Arellano R, Greig PD, Nierenberg H, et al. Tranexamic acid reduces blood loss, transfusion requirements, and coagulation factor use in primary orthotopic liver transplantation. Anesthesiology. 1996;85:1043–8.

157. Kaspar M, Ramsay MA, Nguyen AT, Cogswell M, Hurst G, Ramsay KJ. Continuous small-dose tranexamic acid reduces fibrinolysis but not transfusion requirements during orthotopic liver transplantation. Anesth Analg. 1997;85:281–5.

158. Dalmau A, Sabate A, Acosta F, Garcia-Huete L, Koo M, Sansano T, et al. Tranexamic acid reduces red cell transfusion better than epsilon-aminocaproic acid or placebo in liver transplantation. Anesth Analg. 2000;91:29–34.

159. Dalmau A, Sabate A, Koo M, Bartolome C, Rafecas A, Figueras J, et al. The prophylactic use of tranexamic acid and aprotinin in orthotopic liver transplantation: a comparative study. Liver Transpl. 2004;10:279–84.

160. Ickx BE, van der Linden PJ, Melot C, Wijns W, de Pauw L, Vandestadt J, et al. Comparison of the effects of aprotinin and tranexamic acid on blood loss and red blood cell transfusion requirements during the late stages of liver transplantation. Transfusion. 2006;46:595–605.

161. Molenaar IQ, Warnaar N, Groen H, Tenvergert EM, Slooff MJ, Porte RJ. Efficacy and safety of antifibrinolytic drugs in liver transplantation: a systematic review and meta-analysis. Am J Transplant. 2007;7:185–94.

162. Gurusamy KS, Pissanou T, Pikhart H, Vaughan J, Burroughs AK, Davidson BR. Methods to decrease blood loss and transfusion requirements for liver transplantation. Cochrane Database Syst Rev. 2011;CD009052.

# 包括肝脏在内的多器官移植

30

Geraldine C. Diaz and John F. Renz

## 引言

原位肝移植(orthotopic liver transplantation,OLT)这样一个复杂的手术过程的演变一直是惊险的。在短短的 20 年里,这个挽救生命的手术已经在全世界普遍应用。现在各大洲都有,

肝移植已经发展成急性和慢性肝衰竭的首选治疗方法。随着这一进展,在患者选择、供体鉴定、围手术期护理和受体存活方面都取得了进展。肝移植的进一步发展与其他固体器官移植专业的发展相吻合,为多器官移植创造了机会。图 30.1 证明了将单器官衰竭治疗成功的自然进展情况(见图 30.1)[1]。

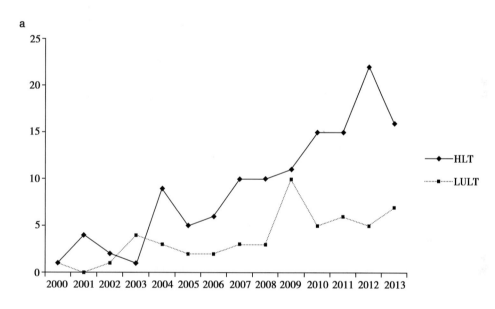

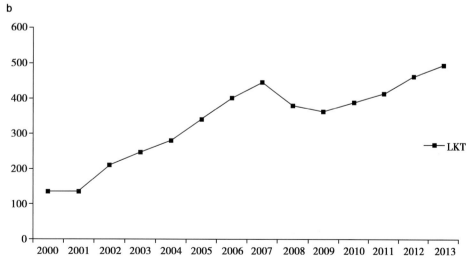

图 30.1 包括肝脏在内的多器官移植的年度性能。(a)在美国,心肝移植(HLT)和肺肝移植(LULT)的年发生率。(b)在美国,肝肾移植(LKT)的年发生率。(来自器官共享联合网络的数据[1])

多器官移植麻醉医师面临的独特挑战，因为多个器官系统的复杂生理机制以及每个移植的同种异体移植的潜在的管理目标相互冲突。本章将讨论麻醉考虑联合器官移植包括肝肾移植（liver-kidney transplantation，LKT）、心肝移植（heart-liver transplantation，HLT）和肺肝移植（lung-liver transplantation，LULT）。

## 肝肾移植

2002 年终末期肝病模型（model for end-stage liver disease，MELD）评分作为肝脏同种异体移植物分配的基础，导致 LKT 年数量增加（图 30.1）[1-3]。肾功能不全很常见，发生在约 30% 的等待 OLT 的患者身上[4,5]。终末期肝病下的肾功能不全可大致分为：（a）继发于肾前性氮质血症，肝肾综合征或急性肾小管坏死的急性肾损伤（acute kidney injury，AKI）；（b）慢性肾病（chronic kidney disease，CKD）继发于肾小球肾炎、多囊肾病和原发性高草酸尿[6]。

OLT 之前的肾功能不全的持续时间和程度与移植后肾功能不全相关[5,7,8]。Northup 等对 2002 年至 2007 年期间等待移植期间接受肾脏替代治疗的大批 OLT 接受者进行分析，以确定移植后肾功能自发恢复的预测因子[5]。与肾功能恢复独立相关的移植前变量包括治疗时间短、接受者年龄较低、无糖尿病以及年龄较小。其中，血液透析前期持续时间是自发性肾功能恢复的最大预测因素，因为需要<30 天的肾脏替代疗法的受体可能经历自发性恢复，而需要>90 天的受体则不太可能恢复[5]。不幸的是，绝大多数患者都处于这两个极端之间，很少有以数据支持性证据为基础的建议。

OLT 后肾功能障碍，特别是对血液透析的需求，显著增加发病率和死亡率[4,9]。在 2002 年至 2008 年期间接受 OLT 或 LKT 的肾衰竭肝硬化患者的 SRTR 分析显示，LKT 受者的移植物和患者存活显著增加；尤其是 LKT 治疗继发于肝肾综合征的肾衰竭[10]。但是，由于数据不足，LKT 仍然在制定一致的指导方针，确定将从中获益的候选人上存在争议。

国际肝移植协会就 OLT 候选者的肾功能不全展开了共识会议，提出了 LKT 的具体标准（表 30.1）[6]。尽管提出了这些建议，各中心之间仍然存在不同，因为在列入 LKT 之前，AKI 耐受的时间长短就有所不同。

将曾是 OLT 单项候选人的患者列入 LKT 的名单中，在临床上是一个有着重大影响、又陷入两难的决定。避免慢性血液透析显然是有益的，因为血液透析在移植前或移植后都是 OLT 术后死亡率的独立预测因子[4,9,11]。然而，加入 LKT 肾同种异体移植物会减少可用的供体库，增加候选病死率，并且拒绝给肾移植候选者一个机会。

**表 30.1　肝肾同步移植的标准[6]**

| |
|---|
| 1. 终末期肾病和透析 |
| 2. 肾小球滤过率<30ml/min，蛋白尿>3g/d，无透析，24 小时尿蛋白/肌酐比>3 |
| 3. 急性肾损伤和需要透析至少每周两次，持续 6 周以上 |

经许可引自 Charlton 等。

## 术前准备

关于肝肾衰竭病因的详细的术前评估是精确预测 LKT 需要的先决条件。在这些复杂的患者中，肾功能的临床调查应该集中在证明足够的肾小球滤过率，肾脏的腹部成像以及蛋白尿作为肾活组织检查的证据常常被患者的基础凝血病阻碍。具有肾功能不全病史的候选人的肾功能恶化、肾脏解剖异常的超声证据或显著的蛋白尿提示早期考虑 LKT。由于这些患者表现出双器官系统衰竭，等待名单死亡率的可能性显著较高，所以精明的从业者应对包括神经、心脏、肺和血液病理在内的额外器官受累进行全面调查。

由于此前的或先前存在的中心静脉导管、动静脉瘘管或缺乏静脉通路，血管通路可能很困难。利用磁共振成像术前静脉造影优于通过计算机断层扫描和超声来评估静脉通畅、解剖和狭窄的存在。建议在中心静脉插管进行超声引导，特别是在有凝血障碍或非典型血管解剖的情况下。对于肝移植手术，可能有必要进行用于静脉-静脉分流（veno-venous bypass，VVB）或连续性肾替代疗法（continuous renal replacement therapy，CRRT）的监测和股静脉通路的股动脉插管。在涉及动脉的导管放置之前，应当验证和保护预定的肾同种异体移植部位[12]。

在 OLT 期间建议在大容量复苏、输血和电解质转移预期之前进行移植前血液透析以优化电解质浓度。输液前术中 CRRT 和冲洗红细胞包块进一步提高了 OLT 期间的电解质稳定性[13,14]。

## 术中注意事项

手术顺序由冷缺血耐受性最低的同种异体移植物决定。在 LKT 中，肝脏的植入先于肾脏。一般来说，LKT 的麻醉考虑与 OLT 类似，但是 LKT 受者可能在体积状态和电解质紊乱中表现出更大的变化。长期的肾衰竭也预示着心脏和外周血管疾病的发生率更高。

LKT 的患者准备与 OLT 类似。应特别注意患者的位置，避免压迫动静脉瘘或血液透析通路移植物[15]。在麻醉医生、外科医生和护理人员进行手术之前，确认肾移植的切口和位置，是避免不必要的皮肤切口、引流管插入或可能危及肾移植手术的静脉导管插入的先决条件。

建议快速序列诱导，因为尿毒症和腹水的误吸的风险增加。麻醉诱导期间的低血压可能是继发于血液透析的血管内容量耗竭或用于腹水治疗的慢性利尿剂治疗引起的。诱导前明智的体积负荷,主要是通过给予血液制品以抵消接受者的凝血病,改善血流动力学,同时优化接受者的术中监测器放置。典型的术中监测和通路包括径向动脉导管、股动脉导管、两个大孔周围静脉和中心静脉高流量导管。此外,患者应该通过肺动脉导管(pulmonary artery catheter,PAC)或术中经食管超声心动图(transesophageal echocardiogram,TEE)况评估容量状态和评估心脏功能。早期建立适当的监测对于优化这些患者的不稳定生理机能至关重要。

在 OLT 期间发生大容量血液置换和快速电解质转移,因此液体管理在肾衰竭背景下具有挑战性。由于靶向血液和血液制品给药是输液疗法的中流砥柱,所以应该缓解晶体给药。观察手术情况,并与手术医生就腹水引流量和血栓形成情况进行交流,避免急性低血容量并促进复苏。通过动脉血气、乳酸水平、AC 压力或 TEE 数据的酸碱数据进一步指导流体管理。

电解质异常在大手术的执行中是不可避免的,而麻醉医师解决高钾血症、低钙血症和低镁血症的短期矫正之外的问题的能力有限。经常进行实验室分析和血清钠监测是至关重要的,因为用于复苏的晶体和胶体溶液含有大量的钠,钠的急剧增加可能导致脑桥中央髓鞘溶解[16]。在同种异体肝移植再灌注过程中,可能需要碳酸氢钠治疗酸中毒和高钾血症;然而,这些安瓿可能含有多达 1 00mEq/L 的钠,可加速高钠血症。在肾功能不全中高钾血症频繁出现,并且由于大量输血和缺血/再灌注损伤,在肝移植期间可能存在问题。在我们中心,灌注师能够"洗"血液制品,以减少输血过程中施用的钾的量。术中 CRRT 有助于促进 LKT 期间的电解质稳定性[13,14]。

在肾移植过程中,流体复苏是治疗低血压的主要手段,因为使用血管加压药可以加强肾移植血管收缩。然而,过度输液可能导致肝静脉充血和实质功能障碍。等渗晶体溶液在肾移植中是体积修复的首选,但在严重血容量不足的情况下,胶体溶液对于恢复血管内容量和组织灌注是理想的[17]。液体治疗和输血难以治疗的低血压可能对多巴胺有反应[15]。利尿剂如甘露醇和呋塞米经常在肾同种异体移植再灌注期间施用;然而,它们在 LKT 中的应用应该被调节,以避免促进门静脉血栓形成的过度利尿。

推迟肾移植以促进肝移植后重症监护病房患者的稳定和复苏可能是一个明显的优势,在这种情况下,患者严重凝血、血流动力学不稳定、或在肝移植完成后需要过度的血管加压剂支持。在这些情况下,延迟 6~12 小时来通过改善止血和降低血管加压药的需求来优化受体的生理机能不太可能对长期的肾功能产生影响。

## 术后管理

LKT 接受者的术后疗程取决于手术的持续时间以及早期的同种异体移植物功能。各个团队之间的沟通至关重要,因为管理和每个特定器官系统的照护目标可能并不平行。肝移植后功能障碍表现为顽固性酸血症、凝血障碍、低血糖和随后发生急性肾损伤的脑病。肾同种异体移植物功能障碍表现为少尿并随后出现电解质紊乱。多普勒超声评估移植肾同种异体移植物在早期功能障碍的情况下,可能会显示血管异常,而这种血管异常可能会触发再探查[18]。

术后低血压通常是低血容量或出血的结果,但可能继发于电解质紊乱、酸血症或血管舒张性休克引起的心律失常。经常评估腹腔引流和实验室分析是必要的。在难治性低血压的情况下,补充 PAC 数据的超声心动图可以指导治疗。一般来说,在 LKT 的设定中维持目标尿量可能是不适当的,因为大体积晶体大丸剂增强肾灌注之后大剂量利尿剂给药以促进尿液生成的操作可能对肝脏同种异体移植物有害,比如高的中心静脉压力会导致肝淤血和随后的肝细胞功能障碍。相反,使用过度会导致低血压、门静脉血流减少和潜在的高凝状态,可能导致门静脉血栓形成。LKT 接受者可能需要短暂的血液透析,直到移植的肾脏具有充分的功能。

免疫抑制将根据接受者对 LKT 的指征和先前存在的任何固体器官移植史而变化。一般而言,免疫抑制方案由同种异体肝移植指导,通常避免在肾移植中使用常用的抗体诱导方案。

## 心肝联合移植

联合心脏和肝脏移植(HLT)最初由 Thomas Starzl 于 1984 年描述,现已成为越来越多地患有伴随的心脏和肝脏衰竭以及某些代谢紊乱的患者的治疗选择[19]。虽然 HLT 仍是一个不常见的过程,但其发生率稳步上升,报告结果良好(图 30.1)[19-23]。事实上,HLT 受者的 1 年和 5 年生存率与单独的心脏或肝移植受者相当,反映了对合适的 HLT 候选者的精确鉴定以及对具有稳健的心脏和肝移植项目的中心的方案的限制[20]。

HLT 候选人可以从根本上分为两类:替换肝脏以支持心脏功能的候选人和显示双器官功能衰竭的候选人[12](表 30.2)。代谢性疾病,如家族性淀粉样变性和家族性高胆固醇血症、涉及导致心力衰竭的肝脏遗传缺陷[20]。对于这些适应证,肝移植在 HLT 中的作用是提供基因产物来支持新移植的心脏同种异体移植物。来自代谢性疾病候选者的肝移植看起来是正常的,这些候选人没有出现终末期肝病的表现。没有凝血障碍、血小板减少症或门静脉高压症会让

表 30.2 联合心脏肝移植的适应证

| Ⅰ.代谢性疾病 |
| --- |
| 家族性淀粉样变性病 |
| 家族性高胆固醇血症 |
| Ⅱ.双器官衰竭 |
| 心脏诊断 |
| 限制性心肌病 |
| 先天性心脏病 |
| 特发性扩张型心肌病 |
| 缺血性扩张型心肌病 |
| 肥厚型心肌病 |
| 血色素沉着病 |
| 肝脏诊断 |
| 心脏肝硬化 |
| 肝炎性肝硬化 |
| 隐源性肝硬化 |
| 酒精性肝硬化 |
| 血色素沉着病 |

肝移植手术更容易,并且有助于恢复。这些候选人与存在门静脉高压症及其并发症的真正双器官衰竭人群明显不同,后者在进行肝移植时明显更加虚弱。

由器官共享联合网络(United Network for Organ Sharing,UNOS)的分配策略不能满足目前的 HLT 候选人,该策略禁止心脏和肝脏同种异体移植物作为一个整体进行分配[24,25]。因此,HLT 候诊列表的死亡率高于 MELD 和心脏状态评分的总和,HLT 接受移植的患者不到 30%[24]。

## 术前准备

HLT 术前细致准备至关重要,因为器官可用时间有限。理想情况下,这发生在心脏和肝移植小组定期复查的时候。术前评估应包括心外和肝外器官系统评估,近期实验室,血管活性药物治疗包括输液、植入式心脏复律除颤器或主动脉内气囊泵的存在。对 HLT 适应证的全面理解为候选人评估提供了有关手术策略和预期难度的指导。

并发心脏和肝脏疾病的患者易患肺动脉高压,这可能表现为缺血性、特发性或肝硬化性心肌病、肝肺综合征或门肺高压。在评估心脏功能时,最近的测试(包括超声心动图和心导管检查以确定肺血管阻力和肺动脉高压的可逆性)至关重要。不可逆的或"固定的"肺动脉高压是 HLT 的禁忌证,因为右心衰竭和早期发病风险高[26]。

## 术中注意事项

肝硬化和心力衰竭的生理机制使 HLT 的麻醉管理复杂化[27]。由 TEE 补充的导管产生的压力可用于指导治疗。标准的患者监测包括:动脉导管、PAC 和 TEE。快速序列诱导有多种适应证,包括 NPO 状态不足、胃轻瘫、运动障碍和腹水。低血压的诱导可能是由于先前存在的心肌病或降低的全身血管阻力,这是肝硬化中观察到的高动力心脏生理学的特征[28]。平衡麻醉利用阿片类药物、肌肉松弛剂和低剂量挥发性麻醉药使血管加压药的需求最小化。

HLT 开始于植入心脏同种异体移植物,因为心脏对冷缺血耐受性小,并且改善的心脏功能支持早期肝脏同种异体移植物功能。已知的许多 HLT 手术策略范围广泛,从完全心脏移植胸骨闭合之前进行腹部解剖到最大腹部解剖开始体外循环(cardiopulmonary bypass,CPB)[29,30]。评估手术策略的关键在于认识到两种根本不同的 HLT 患者人群,因为其目标应该是尽量减少体外循环时间以及相关的凝血功能障碍、低温和代谢异常的并发症[31]。

已知最多的手术方式是心脏移植,首先是体外循环中断和肝素中和[20,21,23]。在纵隔开放的情况下,肝移植是通过保留肝叶切除术(背驮式技术)或者采用带或不带 VVB 的肺叶切除术[20,21,23,30,32]来进行的。胸骨切开关闭被延迟,直到压塞的风险最小。该技术的优点包括缩短了心脏同种异体移植缺血的时间和减少了 CPB 长度,从而减少失血,降低输血要求。虽然这种技术缩短了抗凝的时间,但却增加了肝移植冷缺血。

另外,在 CPB 时心脏和肝移植的表现也被提倡[22]。在这种技术中,心脏和肝脏解剖在肝脏血管的暴露下同时进行。开始 CPB 并完成心脏移植。伴随新移植的心脏跳动和 CPB 维持,进行肝移植手术。然后 CPB 结束,患者胸腔关闭。手术结束与胆管吻合,腹部关闭。本文作者指出,尽管进行 CPB,但输血要求降低,相应地需要高剂量的抗纤溶治疗。这种方法的潜在优势包括降低肝脏冷缺血和改善血流动力学稳定性,避免肝再灌注移植心脏[22]。

虽然没有发现更好的方法,但在胸外科手术之前和整个手术期间,心胸麻醉医师、肝移植麻醉医师、心胸外科医生、肝移植外科医生和灌注医师之间的协调至关重要。讨论应包括手术顺序、CPB、VVB 的使用、旁路插管的位置、中心静脉导管、动脉导管和肝素利用。

血小板减少症、血小板病、维生素 K 代谢受损、凝血因子缺乏、定性和定量的纤维蛋白原异常、以及高渗溶血均有助于观察到肝功能衰竭患者[33]的凝血病。对术野、凝血实验室、活化凝血时间和血栓弹力图的连续临床评估为 HLT 两个组成部分的指导输血实践奠定了基础。

HLT 受体通常需要肌力和血管加压剂支持从 CPB 分离和增强心室功能。在心脏移植结束时也可以使用主动脉内球囊泵或机械辅助装置。虽然主动脉内气囊泵或机械辅助装置理论上增加继发于动脉血流和低血压中断的血管血栓形成的风险，但是我们还没有看到这些担忧变为现实。在心脏植入后，在肝移植过程中应用 TEE 探头重新定位肺动脉导管，以进行血流动力学监测。对血管活性药物进行仔细的血管活性注射滴定是优化肝移植受者的生理功能的首要任务。

肝移植对新移植的心脏有特殊的要求。移植心脏同种异体移植显示心脏舒张期压力与心输出量之间的正常 Starling 关系[34]。因此，正如下腔静脉闭塞时一样，心脏同种异体移植物依赖于前负荷，并且限制其容纳总静脉回流突然减少[27]。VVB 的应用降低了移植心脏的血流动力学压力，减轻了静脉回流的突然下降和继发于同种异体移植物再灌注的血流动力学不稳定[35]。一种替代技术是保留下腔静脉血流（背驮式技术），消除了 VVB 的需要，并通过降低吻合的次数来缩短无肝期[36]。然而，获得足够的肝静脉袖带以保持连续的血流量的能力会发生变化，并且通常需要肝实质内较大的解剖。

肝脏同种异体移植物再灌注与电解质异常、酸中毒、低体温和缺血/再灌注损伤有关[37]。缺血/再灌注所引发的"细胞因子风暴"增加了心脏需求并可能在移植的心脏中引起心律失常，因为同种异体移植物不能耐受突然的流体和电解质移位。

急性肺动脉压升高和右心功能不全常见于肝脏同种异体移植物再灌注，并可引起移植心脏右心衰竭。其结果是心输出量减少，全身性低血压和右心室进一步缺血的恶性循环。右心室衰竭也会导致同种异体肝移植充血和功能障碍。肺动脉导管插入术能够立即识别肺动脉高压，指导肺血管扩张剂治疗，而 TEE 可用于实时评估右心室功能。

治疗右心衰竭的目标包括维持全身平均动脉压、保持冠状动脉灌注、优化右心室前负荷、降低肺血管阻力、通过最佳通气来限制肺血管收缩、并支持右心室功能[31]。已有 HLT 中放置右心室辅助装置后成功的相关报告[38]。

## 术后注意事项

患者的移植前功能状态、术中并发症的发生以及两种同种异体移植物的直接功能决定了 HLT 受者的术后疗程。成功的康复需要细致协调的护理，平衡心脏和肝移植团队所关注的主要问题。

早期心脏和肝脏同种异体移植功能是相互关联的。新移植的肝脏同种异体移植物依赖于心脏功能，继发于 CPB 延长、缺血/再灌注损伤或肺血管阻力的右心衰竭，会导致肝脏充血和同种异体移植物功能障碍。双心室衰竭导致系统性低血压，随之升高的血管加压剂需求对肝同种异体移植物有害。

类似地，新移植的心脏同种异体移植物需要肝功能以维持酸碱平衡和正常体温。在肝细胞损伤的情况下，从受损的肝脏同种异体移植物释放的细胞因子/毒素立即被运送到心脏同种异体移植物，导致心律失常。此外，CPB 和肝功能不全的持续性凝血障碍会导致腹腔和胸腔出血。在急性低血压、舒张压均衡抬高或胸管输出量[39]减少的情况下，一定要怀疑出现心肌梗塞。

应利用 PAC 和动脉导管监测血流动力学。经胸或经食管超声心动图补足这些数据，并应根据需要获得。PAC 压力，混合静脉血氧饱和度，动脉压，肝功能测试和尿量是停止正性肌力药和血管升压药支持的主要决定因素。必须通过频繁的实验室分析（包括动脉血气、乳酸、肝功能检查、全血计数和凝血板）来密切监测胸腔输出量。肝多普勒超声评估同种异体移植物内的血管流动和通畅性。协调、沟通以及精确的治疗计划，对护士和重症医师而言至关重要。

## 联合肺肝移植

在涉及肝脏的所有多器官移植手术中，联合肺与肝移植的表现仍然是最不明确的。虽然 LULT 在过去十年的发病率有所增加（图 30.1），但与 LKT 和 HLT 相比，LULT 的适应证、候选人选择、手术技术和移植后管理的现有临床资料仍然较少[1]。与 HLT 相似，LULT 的候选人死亡率高于肺部或肝脏的单项候选人，并且没有给予 UNOS 分配优先权[40]。缺乏明确的分配策略导致肺部分配分数成为 MELD 评分中典型的供体同种异体移植的驱动因素；但是，这种做法与综合疾病严重程度评分或基于 MELD 的分配的有效性尚未得到验证[41,42]。然而，有关候选人选择和接受者管理的独特观点正在兴起[42,43]。

在过去 10 年中，LULT 已经从主要为患有囊性纤维化的儿童和年轻人进行的手术演变为老年人在更大的病原谱上使用的手术[40,42-47]。LULT 的适应证可以大致分为 3 组，以协助候选人选择、手术策略和移植后管理。首先是由单一病因引起末期肺部和肝脏疾病，如囊性纤维化、α-1-抗胰蛋白酶缺乏症和结节病。这是 LULT 的传统适应证，其中有大多数文献和转归病例来对比单一器官移植[47]。第二个适应证是由不同病因引起的肺肝同时衰竭，如特发性肺纤维化伴随的继发于丙型肝炎的肝硬化。第三组患者表现为终末期肝病，伴随继发的肺功能受损，如门静脉高压。在这三组中，最后一组是最大的临床挑战。

## 术前准备

与涉及肝脏的所有多器官移植手术的表现一样，精确理解多器官衰竭的病因学,精确的接受者选择以及适当的护理团队之间的持续协调这 3 个原则对于最佳结果至关重要。在考虑 LULT 候选人时,根据以上病因分类算法阐明了关键的生理问题和潜在的成功的手术策略。在 LULT 候选者评估中需要特别注意的三个生理学关注点是营养状态、心脏表现以及先前存在的细菌或真菌定植。

呼吸和肝功能衰竭患者由于营养不足导致体重指数(body mass index,BMI)较低。呼吸衰竭增加了呼吸功能和整体能量消耗。随着呼吸衰竭的进展,运动耐量降低,骨骼肌萎缩,导致进一步的废弃。伴随肝功能衰竭通过蛋白质/糖代谢紊乱、继发于腹水和电解质异常的胃动力受损以及继发于慢性败血症或亚临床出血的恶病质而表现为营养不良。可用的数据还没有确定用于预测结果的阈值 BMI;然而,在稳定体重、血浆蛋白质浓度、骨骼肌肉量和肠内耐受性的整个评估过程中,密切关注营养状态是进行移植的关键[42,46]。营养不良是 LULT 的禁忌证,因为无法通过肠内喂养防止分解代谢生理学。

在评估所有固体器官移植候选者时,心脏功能是最重要的;然而,在 LULT 的表现中,右心功能需要精心评估,因为 LULT 的右心室衰竭发生率较高,其后果是灾难性的[30,43]。随着 LULT 的适应证缓解,更多的候选人呈现肺内高压。在超声心动图评估中度至重度右心功能不全的情况下,应推迟 LULT,通过药物治疗继续促进心脏调节。如果心功能不全或进一步的医疗管理不切实际,唯一可能的选择是心脏、肺和肝移植[43]。目前最具挑战性的情况是心脏调节发生在接近完全解决右心室功能障碍的地方,没有具体的标准来预测心脏如何对与同种异体移植再灌注相关的突然的额外压力变化作出反应。

最后,包括霉菌在内的细菌和真菌定植正变得越来越普遍[47]。通常这些细菌可以表现出多重耐药性。细菌定植并不排除 LULT,只要患者不表现出败血症或失代偿[42]。移植前未显示组织浸润的模具的数据是不存在的。因此,如果患者的情况因移植而改善并且预期延长抗生素或抗真菌治疗,那么继续进行治疗是合理的[48]。在这些情况下,LAS 有助于为候选人的手术耐受提供指导。LULT 的不良预后指标是 LAS 阈值在 45~55 之间,但尚未得到验证[42]。

## 术中管理

肺移植在肝移植之前进行。已知多种手术方式包括:CPB 前胸腹综合解剖、启动 CPB 后进行胸、肝移植[49]、CPB 前胸腔器官移植、OLT 术前停止 CPB[44]、肺部和肝脏植入前没有 CPB 的腹部解剖[42]。有报告称,这种最新的技术可以最大限度地减少新移植肺的冷缺血时间、输血要求、液体复苏和肺水肿[42]。

血流动力学监测包括动脉导管、肺动脉导管和 TEE。PAC 在初始放置期间仅定位于中心静脉位置,并在再灌注后进一步重新定位至肺动脉。平衡麻醉与阿片类药物和挥发剂提供血流动力学稳定。

LULT 不需要 CPB 和 VVB。CPB 的一个优点是降低单肺通气时右心室的压力;然而,肝功能衰竭患者的 CPB 促进了稀释性凝血障碍和血小板功能障碍[5,5,1]。VVB 在肝移植期间也支持右心室功能,当患者在 TEE 时表现出右心功能不全或血流动力学不稳定时,应该制定 VVB。

急性右心衰竭是 LULT 发病和死亡的常见原因[30,46]。这通常发生在再灌注肝脏同种异体移植物时,因为肺动脉压的突然增加。TEE 对监测和肺血管扩张剂和扩张剂的可用性至关重要。另外,急性酸中毒及电解质紊乱的及时治疗在肝脏同种异体再灌注期间至关重要。

## 术后管理

LULT 受者的术后管理特别具有挑战性,因为肺和肝脏之间的护理目标可能不一致。通常情况下,肺移植受者接受限制性液体管理,可使用利尿剂以达到较低的中心静脉压。在这种情况下,使用血管加压药维持可接受的平均动脉压。临床目标是预防肺水肿,优化新移植肺的氧合,促进早拔管。不幸的是,血管加压剂和低血容量的存在会导致灌注不足、胆道缺血和肝移植物功能障碍。事实上,多位作者报告了 LULT 受者[40,42]中高发生率的胆管和感染性并发症。每个同种异体移植都必须接受充分的实验室评估,包括动脉血气、乳酸和肝功能测试。多普勒超声询问的同种异体肝移植和支气管镜评估肺同种异体移植时应进行临床指示。仔细监测心脏压力、酸碱状态、混合静脉血氧饱和度、尿量和超声心动图指导血管内容量状况评估和利尿管理,以防止肺水肿。基于肺和肝同种异体移植物实时数据肺团队和移植团队持续进行讨论,这对于成功的结果至关重要,因为每个器官对的可接受参数都是独特的。

肺移植物功能障碍的发生率和发病率均高于同种异体肝移植。肺移植术后 72 小时内会发生肺移植物功能障碍、肺泡损害和毛细血管通透性增加导致气体交换受损[52]。在肺保护性通气策略和利尿剂治疗的支持护理之后,通常利用吸入的一氧化氮或前列环素介导肺移植物功能障碍和缺血/再灌注损伤[53]。各自的应用尚未被证实影响肝功能。在可选择的情况下,指示静脉体外膜氧合;在此,我们的经验表明这是肝脏耐受的。

最后,继发于同种异体移植失败的败血症是发病和死亡的最常见原因[42,46]。LULT 的一个独有问题是管理定植的细菌或真菌,包括霉菌。除了临床侵入性霉菌外,活动性细菌性或真菌性败血症与 LULT 相反。当移植手术中出现活动性菌落时,应进行长达几个月的抗生素预防[42]。在霉菌定植的情况下,预防应该延长至少 1 年,并贯穿始终。

## 结论

　　多器官移植代表了临床固体器官移植的巅峰。结果的成功取决于清楚了解移植适应证、区分候选人的选择、一丝不苟的准备和有关各方在手术技术和移植后护理方面的持续沟通。

## 参考文献

1. United Network for Organ Sharing: Scientific Registry of Transplant Recipients. http://www.srtr.org. Accessed 1 Apr 2014.
2. Kamath P, Wiesner R, Malinchoc M, et al. A model to predict survival in patients with end-stage liver disease. Hepatology. 2001;33:464–70.
3. Papafragkakis H, Martin P, Akalin E. Combined liver and kidney transplantation. Curr Opin Organ Transplant. 2010;15:263–8.
4. Eason J, Gonwa T, Davis C, Sung R, Gerber D, Bloom R. Proceedings of Consensus Conference on Simultaneous Liver Kidney Transplantation (SLK). Am J Transplant. 2008;8:2243–51.
5. Northup P, Argo C, Bakhru M, Schmitt T, Berg C. Pretransplant predictors of recovery of renal function after liver transplantation. Liver Transpl. 2010;16:440–6.
6. Charlton M, Wall W, Ojo A, et al. Report of the First International Liver Transplantation Society Expert Panel Consensus Conference on Renal Insufficiency in Liver Transplantation. Liver Transpl. 2009;15:S1–34.
7. Davis C, Feng S, Sung R, et al. Simultaneous liver-kidney transplantation: evaluation to decision making. Am J Transplant. 2007;7:1702–9.
8. Bahirwani R, Campbell M, Siropaides T, et al. Transplantation: impact of pretransplant renal insufficiency. Liver Transpl. 2008;14:665–71.
9. Ojo A, Held P, Port F, et al. Chronic renal failure after transplantation of a nonrenal organ. N Engl J Med. 2003;349:931–40.
10. Fong T, Khemichian S, Shah T, Hutchinson I, Cho Y. Combined liver-kidney transplantation is preferable to liver transplant alone for cirrhotic patients with renal failure. Transplantation. 2012;94:411–6.
11. Naravanan Menon K, Nyberg S, Harmsen W, et al. MELD and other factors associated with survival after liver transplantation. Am J Transplant. 2004;4:819–25.
12. Diaz G. Combined solid organ transplantation involving the liver. In: Wagener G, editor. Liver anesthesiology and critical care medicine. New York, NY: Springer; 2012. p. 205–14.
13. Douthitt L, Bezinover D, Uemura T, et al. Perioperative use of continuous renal replacement therapy for orthotopic liver transplantation. Transplant Proc. 2012;44:1314–7.
14. Townsend D, Bagshaw S, Jacka M, Bigam D, Cave D, Gibney R. Intraoperative renal support during liver transplantation. Liver Transpl. 2009;15:73–8.
15. Spiro M, Eilers H. Intraoperative care of the transplant patient. Anesthesiol Clin. 2013;31:705–21.
16. Lee E, Kang J, Yun S, et al. Risk factors for central pontine and extrapontine myelinolysis following orthotopic liver transplantation. Eur Neurol. 2009;62:362–8.
17. Davidson I. Renal impact of fluid management with colloids: a comparative review. Eur J Anesthesiol. 2006;23:721–38.
18. Diaz G, Wagener G, Renz J. Postoperative care/critical care of the transplant patient. Anesthesiol Clin. 2013;31:723–35.
19. Starzl T, Bahnson H, Hardesty R, et al. Heart-liver transplantation in a patient with familial hypercholesterolaemia. Lancet. 1984;323:1382–3.
20. Te H, Anderson A, Millis J, Jeevanandam V, Jensen D. Current state of combined heart-liver transplantation in the United States. J Heart Lung Transplant. 2008;27:753–9.
21. Raichlin E, Daly R, Rosen C, et al. Combined heart and liver transplantation: a single-center experience. Transplantation. 2009;88:219–25.
22. Hennessey T, Backman S, Cecere R, et al. Combined heart and liver transplantation on cardiopulmonary bypass: report of four cases. Can J Anesth. 2010;57:355–60.
23. Nagpal A, Chamogeorgakis T, Shafii A, et al. Combined heart and liver transplantation: the Cleveland Clinic experience. Ann Thorac Surg. 2013;95:179–82.
24. Porrett P, Desai S, Timmins K, Twomey C, Sonnad S, Olthoff K. Combined orthotopic heart and liver transplantation: the need for exception status listing. Liver Transpl. 2004;10:1539–44.
25. Schaffer J, Chiu P, Singh S, Oyer P, Reitz B, Mallidi H. Combined heart-liver transplantation in the MELD era: do waitlisted patients require exception status? Am J Transplant. 2014;14:647–59.
26. Natale M, Piña IL. Evaluation of pulmonary hypertension in heart transplant recipients. Curr Opin Cardiol. 2003;18:136–40.
27. Diaz G, Renz J, Nishanian E, Kinkhabwala M, Emond J, Wagener G. Anesthetic management of combined heart-liver transplantation. J Cardiothorac Vasc Anesth. 2007;21:253–6.
28. Iwakiri Y, Groszmann R. The hyperdynamic circulation of chronic liver diseases: from the patient to the molecule. Hepatology. 2006;43:S121–31.
29. Offstad J, Schrumpf E, Geiran O, Soreide O, Simonsen S. Plasma exchange and heart-liver transplantation in a patient with homozygous familial hypercholesterolemia. Clin Transplant. 2001;15:432–6.
30. Pirenne J, Verleden G, Nevens F, et al. Combined liver and (heart-) lung transplantation in liver transplant candidates with refractory portopulmonary hypertension. Transplantation. 2002;73:140–56.
31. Nussmeier N, Hauser M, Sarwar M, Grigore A, Searles B. Anesthesia for cardiac surgical procedures. In: Miller R, editor. Miller's anesthesia. 7th ed. Philadelphia, PA: Churchill Livingstone; 2009. p. 1889–975.
32. Detry O, Honore P, Meurisse M. Advantages of inferior vena caval flow preservation in combined transplantation of the liver and heart. Transpl Int. 1997;10:150–1.
33. Tripodi A, Mannucci P. The coagulopathy of chronic liver disease. N Engl J Med. 2011;365:147–56.
34. Cheng D, Ong D. Anaesthesia for non-cardiac surgery in heart-transplanted patients. Can J Anesth. 1993;40:981–6.
35. Rossi G. Veno-venous bypass versus no bypass in orthotopic liver transplantation: hemodynamic, metabolic, and renal data. Transplant Proc. 1998;30:1871–3.
36. Belghiti J, Ettore G, Durand F, et al. Feasibility and limits of caval-flow preservation during liver transplantation. Liver Transpl. 2001;7:983–7.
37. Ozier Y, Klinck J. Anesthetic management of hepatic transplantation. Curr Opin Anesthesiol. 2008;21:391–400.
38. Fitzsimons M, Ichinose F, Vagefi P, et al. Successful right ventricular mechanical support after combined heart-liver transplantation. J Cardiothorac Vasc Anesth. 2014;28(6):1583–5.
39. Chuttani K, Tischler M, Pandian N, Lee R, Mohanty P. Diagnosis of cardiac tamponade after cardiac surgery: relative value of clinical, echocardiographic, and hemodynamic signs. Am Heart J. 1994;127:913–8.
40. Barshes N, DiBardino D, McKenzie E, et al. Combined lung and liver transplantation: the United States experience. Clin Transplant. 2005;80:1161–7.
41. Egan T, Murray S, Bustami R, et al. Development of the new lung allocation system in the United States. Am J Transplant. 2006;6:1212–27.
42. Yi S, Burroughs S, Loebe M, et al. Combined lung and liver transplantation: analysis of a single-center experience. Liver Transpl. 2014;20:46–53.
43. Scouras N, Matsusaki T, Boucek C, et al. Portopulmonary hypertension as an indication for combined heart, lung, and liver or lung and liver transplantation: literature review and case presentation. Liver Transpl. 2011;17:137–43.
44. Couetil J, Houssin D, Soubrane O, et al. Combined lung and liver transplantation in patients with cystic fibrosis: a 4 1/2-year experience. J Thorac Cardiovasc Surg. 1995;110:1415–23.
45. Zimmerman A, Howard T, Huddleston C. Combined lung and liver transplantation in a girl with cystic fibrosis. Can J Anesth. 1999;46:571–5.
46. Grannas G, Neipp M, Hoeper M, et al. Indications for and outcomes after combined lung and liver transplantation: a single-center experience on 13 consecutive cases. Transplantation.

2008;85:524–31.

47. Arnon R, Annunziato R, Miloh T, et al. Liver and combined lung and liver transplantation for cystic fibrosis: analysis of the UNOS database. Pediatr Transplant. 2011;15:254–64.

48. Arcasoy S, Kotloff R. Lung transplantation. N Engl J Med. 1999;340:1081–91.

49. Wallwork J, Williams R, Calne R. Transplantation of liver, heart, and lungs for primary biliary cirrhosis and primary pulmonary hypertension. Lancet. 1987;25:182–5.

50. Marczin N, Royston D, Yacoub M. Pro: Lung transplantation should be routinely performed with cardiopulmonary bypass. J Cardiothorac Vasc Anesth. 2000;14:739–45.

51. Diaz G, Renz J. Cardiac surgery in patients with end-stage liver disease. J Cardiothorac Vasc Anesth. 2014;28:155–62.

52. Suzuki Y, Cantu E, Christie J. Primary graft dysfunction. Semin Respir Crit Care Med. 2013;34:305–19.

53. Flynn B, Hastie J, Sladen R. Heart and lung transplantation. Curr Opin Anesthesiol. 2014;27:153–60.

# 终末期肝病和肝移植术后患者的全身麻醉

Alexander Hoetzel

## 引言

在过去的几十年中,人口老龄化和医学进步导致越来越多的非移植手术患者出现慢性肝病(chronic liver disease, CLD)和终末期肝病(end-stage liver disease, ESLD)[1-4]。同样的情况也出现在越来越多年龄较大、合并症较多、移植后生存率稳定增加[5]的肝移植患者。对于麻醉护理人员而言直接的后果是,目前在移植中心内外治疗 ESDL 或进行肝移植后,患者进行择期或紧急非移植手术的可能性非常高。

以下章节提供了两个患者群体中麻醉护理的综合总结。本章分为两部分:第一部分 CLD/ESLD 患者麻醉护理概述和第二部分肝移植患者麻醉概述。

## 用于终末期肝病患者的全身麻醉

肝病患者的治疗选择和存活率正在不断提高[2-4]。因此,这些患者可能会遇到几种紧急情况,包括小型和重大手术方案。和非肝病患者一样,术前评估将决定麻醉方案的选择和术中管理。

## 术前评估

另请参见第 26 章。

肝病患者的术前麻醉评估必须包括肝功能评估和肝脏疾病相关器官功能障碍的评估,这些功能改变了麻醉和手术的风险。许多这类问题在本书的其他章节中有详细介绍,如肝性脑病[6]、门肺高压和肝肺综合征[7]、肝肾综合征[8]、肝硬化性心肌病[9]和凝血障碍[10,11]。因此,以下部分描述了最重要的麻醉相关问题。

**手术风险和评分**

迄今为止,没有特定的标记或评分被允许用于预测肝病患者的围手术期发病率和死亡率。这可能是因为患者的个体风险程度取决于肝功能不全的程度、合并症的存在、手术类型、肝切除手术中残留肝功能的估计以及麻醉医师的经验和资源[12]。评分系统有助于评估肝衰竭患者的麻醉相关风险。

- 美国麻醉医师协会(the American Society of Anesthesiologist, ASA)的分类(表 31.1):ASA 评分与 CLD 围手术期发病率相关, ASA ≥ IV 是 90 天死亡率的独立危险因素[13,14]。

**表 31.1 美国麻醉医师协会(ASA)身体状况分类系统**

| 级别 | 身体状况 |
|---|---|
| ASA 1 | 体格健康,发育良好,各器官功能正常 |
| ASA 2 | 除外科疾病外,伴轻度系统疾病,功能代偿健全 |
| ASA 3 | 并存严重系统疾病,体力活动受限,但尚能应付日常生活 |
| ASA 4 | 并存严重系统疾病,丧失日常活动能力,经常面临生命威胁 |
| ASA 5 | 无论手术与否,生命难以维持 24 小时的濒死患者 |
| ASA 6 | 确诊为脑死亡,其器官拟用于器官移植患者 |

- Child-Turgcotte-Pugh(CTP)分类(表 31.2):Child-Pugh 分类的意义引起了很大的争议。然而,已经显示这种分类与接受不同类型手术的肝功能不全患者的死亡率相关。因此,它仍然可以作为这些患者的风险和风险管理的额外信息[1,15-17]。在这方面,CTP<8 的患者似乎在大多数类型的手术中都相对安全[18]。

- 终末期肝病模型(MELD,表 31.3):MELD 评分与接受不同类型手术的肝硬化患者的死亡率相关[19-22]。在肝脏病变的非移植或肝移植后患者中,MELD 的增加提示心脏或肾脏功能障碍[23,24]。建议的范围在 8 到 14 之间,在此之下麻醉和手术应该相对安全[18,20,21,25]。在我看来,所提出的 MELD 评分范围广泛,表明不存在明确的 MELD 评分分界点,其可以可靠地预测患者对某种麻醉或手术的个体风险。当然,手术类型和医疗队的经验是非常重要的。

表 31.2　Child-Turcotte-Pugh(CTP)分类

| 参数 | 1 分 | 2 分 | 3 分 |
|---|---|---|---|
| 总胆红素 | <2mg/dl | 2~3mg/dl | >3mg/dl |
| 血清白蛋白 | >3.5g/dl | 2.8~3.5g/dl | <2.8g/dl |
| 凝血酶原时间<br>(有所延长)<br>(INR) | <4s<br><1.7s | 4~6s<br>1.7~2.3s | >6s<br>>2.3s |
| 腹水 | 无 | 轻微 | 有影响 |
| 肝性脑病(等级) | 无 | 1~2 | 3~4 |
| CTP 等级 | A | B | C |
| 分数 | 5~6 | 7~9 | 10~15 |

表 31.3　终末期肝病评分(MELD):计算

MELD = [ 0.957×( log 血清肌酐) +0.378×( logs 胆红素) + 1.120×( log INR) + 0.643 ]×10

## 肝功能

疑似肝功能不全的患者计划进行麻醉和手术,需要接受详细的病史和体格检查,以便发现既往存在的肝脏疾病及相关问题[1,26,27]。疲劳、恶心呕吐、呕血、瘙痒、黄疸、出血性素质、腹胀或精神状态改变可以作为肝功能障碍的临床体征[28]。此外,为了揭示药物引起的肝衰竭,药物服用史的询问是必不可少的[29]。特别是对乙酰氨基酚或抗微生物药物代表了药物诱导的肝功能障碍的潜在候选药物[30,31]。

### 神经功能

肝性脑病是肝病中主要的神经系统并发症之一。其病理生理学中特别重要的因素是氨。典型的症状包括从失语和行为改变到僵直和昏迷。在麻醉过程中应避免或减少几种加重和可逆的因素,如低钾血症、碱血症、低血糖、血容量不足和苯二氮䓬类药物[1,6,28]。

### 肺功能

另请参见第 33 章。

值得注意的是,肺部症状可能是肝功能不全的最初征象,甚至可能发生在肝病确诊之前[4]。肺部并发症包括肺肺功能受限、肺动脉分流和门脉高压:

- 由于腹水和胸腔积液的存在,肺容量受限可能会变得严重[32,33]。作为确定胸腔积液量和是否需要术前引流的方式,胸腔超声检查比胸部 X 线检查更容易执行,也更具体[32,34]。
- 肝肺综合征至少部分是一氧化氮和内皮素产生不平衡以及内皮素受体所致。低通气区肺血管扩张导致右向

左分流。麻醉医师必须记住,氧气可以改善低氧血症,但全身麻醉期间的机械通气甚至会加重肺内分流[35]。

- 由于血管调节介质(例如 5-羟色胺、缓激肽、血栓烷或神经肽)的清除减少,肺内高血压发生。这些介质可以激活血管收缩、重塑和肺血管血栓形成[36]。在麻醉和手术之前应排除门静脉高压症,因为它与死亡率增加有关[37]。虽然轻微的肺动脉高压可能无法诊断,但超声心动图可以检测到中度至重度的肺动脉高压[38]。最近有人提出前列环素类似药物或内皮素受体拮抗剂作为潜在的治疗方法[39-41]。

### 心血管功能

另请参见第 35 章。

严重的肝脏疾病可能与高动力循环、心输出量增加和全身血管阻力降低有关。此外,CLD 和 ESLD 患者心脏并发症发生率高:

- 肝硬化性心肌病定义为肝病患者心脏收缩力下降[9,23]。因此在全身麻醉期间,对手术应激的代偿性肌力和时效性反应受到损害。因此,术中出血、低氧血症或低血压加剧了血流动力学不稳定性,增加了术中和术后肝功能不全的风险。
- 冠状动脉疾病在 ESLD 患者中更为普遍[42]。如果最近没有评估,应该常规进行 12 导联心电图检查。此外,麻醉期间的心电监护可以检测术中缺血事件。

### 肾功能

另请参见第 34 章。

低灌注和/或缺血在肝肾综合征的发展中起重要作用。这与预后不良有关。在这些患者中使用袢利尿剂、醛固酮拮抗剂和血管收缩剂很重要[8]。

### 凝血功能

另请参见第 36 章。

肝脏产生大多数的凝血因子。由于肝功能不全甚至肝功能衰竭,凝血功能受损。此外,脾脏充血以及血小板生成素释放减少可导致血小板功能低下和功能障碍。术前血小板计数低反映了肝手术围手术期并发症的独立危险因素[43]。因此,在麻醉和手术之前应该详细询问出血史。如果术中怀疑弥漫性出血,应考虑在输注血小板之前应用去氨加压素[44]。

### 实验室检查

CLD 或 ESDL 患者的谷丙转氨酶(alanine aminotransferase, ALT)或谷草转氨酶(aspartate aminotransferase, AST)的常规转氨酶检测没有多大价值,因此不推荐,最好根据对肝功能障碍[45]的临床怀疑。ALT 和 AST 是肝细胞完整性的标志,并不反映肝功能。此外,严重肝细胞损伤中的其余完整肝细胞可能较少,导致胞质转氨酶释放减少。

与 ALT 或 AST 相比,白蛋白(2~3 周的半衰期)可能是肝功能受损更好的标志物。为了检测更急性肝功能改变,前白蛋白(半衰期 2 天)可能是有价值的。

特别是有出血史时,应评估凝血状态。凝血酶原时间(prothrombin time,PT)、国际标准化比值(international normalized ratio,INR)和部分凝血活酶时间(partial thromboplastin time,PTT)是有价值的。此外,全血细胞计数可用于确定可能的血小板减少症和贫血[28]。

最后,测试电解质很重要,因为在肝病中不平衡是常见的,需要纠正以防止心律失常、肝性脑病恶化或凝血障碍。

除上述内容外,应根据病史和体格检查查明肝病标志物。

## 麻醉管理

### 麻醉药

ESLD 中经常出现肝血流量改变、低白蛋白血症、分布容积、药代动力学变化以及药效学变化。许多麻醉剂在肝脏中代谢。因此,肝功能障碍或肝功能不全会影响其代谢。结合 ESLD 患者对麻醉药物的高敏感性,麻醉药物的需求量较低[46-48]。为了避免药物过量或出于风险意识,使用双谱指数监测肝病患者的麻醉深度可能是有益的[49-51]。麻醉药的代谢和作用过程在 ESLD 中可能有显著差异:

- 阿片类药物如果需要连续或重复应用剂量调整和滴定。这些药物延长了肝功能障碍的半衰期。单剂量的芬太尼或舒芬太尼和连续应用瑞芬太尼对肝病患者是安全的。

- 除了奥沙西泮和替马西泮外,应谨慎使用苯二氮䓬类药物。这些药物的肝脏清除率降低,导致消除半衰期延长,恢复时间延长[52]。苯二氮䓬类药物的另一个缺点是刺激中枢 GABA 受体的刺激可加重先前存在的肝性脑病。

- 目前,丙泊酚是静脉麻醉药的最佳选择。它的镇静以及麻醉诱导的用法似乎可以挽救那些可能的不良影响。它在肝硬化中没有显著的药代动力学改变,恢复时间正常,对已有的脑病影响很小[52-54]。

- 可以使用挥发性麻醉剂来维持麻醉。由于已知的肝毒性作用,不鼓励使用氟烷。如有必要进行吸入诱导麻醉,应使用七氟醚。基于现代挥发性麻醉药的现有知识,不同药物之间没有主要的优势或劣势[55,56]。究竟挥发性麻醉药是不是一个有用的工具,特别是在重症监护环境下是否能稳定肝脏患者,仍有待研究[57]。

- 应避免使用肝代谢的肌肉阻滞剂。由于肝外和肾外消除,顺式阿曲库铵似乎是最好的。

### 监测

尚未完全建立 ESLD 或肝功能衰竭患者麻醉的标准化监测。有创监测的决定应该取决于患者的一般体质和计划的手术范围。在预期失血量增加的情况下,必须采用大口径静脉通路。尚未证明动脉管、中心静脉管或肺动脉导管的位置可改善结果。在大手术期间,监测 pH 值、乳酸、葡萄糖、钠、钾、钙和尿量是有帮助的。

### 麻醉恢复

是否需要将 ESLD 患者转入重症监护室取决于手术类型、术后出血风险和患者的并发症。

在恢复室内,如上所述,应避免使用苯二氮䓬类药物,并应调整用于疼痛管理的阿片类药物。

## 肝移植术后全身麻醉

过去接受过肝移植手术的患者往往会出现与移植手术或者免疫抑制治疗有关的症状。肝、胆和肠道疾病,感染或排斥是常见的诊断[58]。鉴于移植受者的生存期和年龄不断提高,这一人群还可能出现与肝移植无关的疾病。总之,大部分肝移植后患者在接下来的几年中进行了一些非移植手术[59]。尽管在移植后早期需要进行腹部手术,但 ENT、泌尿科、妇科、整形外科、心脏科等多项手术都是在肝移植后期安排的[60-62]。

移植功能充分,包括大型心脏手术在内的择期手术似乎是相当安全的,并发症的发生率也不大[59,62]。然而,在急诊手术中,与非移植人群[59]相比,并发症发生率上升。根据手术类型和再次手术的次数,麻醉医师应该记住可能会发生困难的手术方法,腹部手术与失血增加和手术时间更长有关[63]。

## 术前评估

另请参见第 36 章。

在肝移植术后患者的术前评估中应考虑几个问题:

- 尽管进行了肝移植,肝脏功能障碍引起的先前的疾病可能仍然很明显,例如左心室流出道阻塞、肾功能损害和肺部感染等[64]。

- 导致肝移植的潜在疾病可能会再次出现,例如自身免疫性疾病、肝炎、原发性胆汁性肝硬化、硬化症、饮酒等[65,66]。

- 肝移植患者中,伴随的疾病仍然存在,例如冠状动脉疾病[67,68]。

- 围手术期并发症和免疫抑制相关病症可能已经进展,例如感染、排斥、血管病变、肾损伤、糖尿病、系统性高血压、神经毒性、恶性肿瘤等[69]。

肝移植受者存活率的提高导致并发症发生率增加。影响肝移植后发病率和死亡率最重要的是移植后心血管和慢性肾脏疾病,还包括糖尿病、代谢综合征、系统性高血压等[70,71]。因此,术前评估的重点不应局限于肝移植的功能,而应充分考虑病史和评估患者的体能,扩大到所有可能的并发症。术前评估必须包括有关最近的体重变化、发热、不适等问题。在麻醉和手术之前应排除以下重要问题:

- 移植物功能和潜在的排斥反应
- 感染
- 器官系统,可能已经受到基础疾病的影响以及肝移植后的潜在并发症
- 免疫抑制状态

同样,小儿肝移植受者的术前评估应侧重于免疫抑制治疗的副作用、感染风险和排斥的可能性[72]。特别是在儿童中,而且在成年人中也有一定影响,麻醉医师应仔细评估气道。肝移植后的淋巴增殖性疾病可能已经发展,影响扁桃体,并使气道管理[73,74]复杂化。

### 移植肝与正常肝的差异

与正常肝脏相比,移植肝脏与麻醉相关的一些生理反应会发生改变。最重要的是,移植的肝脏已经失去了神经,因此,肝脏的生理反应可能会变得迟钝[60,75]。例如,患者不能感觉到肝包膜疼痛,并且典型的肝病临床症状可能不存在。另一个问题是自主神经调节。至少在第一年内,肝移植后再次神经支配恢复交感神经去神经支配似乎不太可能,而且肝脏中的儿茶酚胺水平仍低于正常[75]。肝移植后不久,总肝血流量升高,首先是由于缺乏血管舒缩控制,其次是由于持续存在和异常的内脏血流动力学可能持续数月[76,77]。在肝移植后,肝功能和肝脏血流似乎不会因生理条件下的去神经支配而显著受损[75]。不过,麻醉护理人员应该考虑两点:

- 实验数据表明儿茶酚胺治疗,即肾上腺素和去甲肾上腺素,在移植的肝脏中与正常肝脏相比在行动上有所不同。在移植肝脏中,对儿茶酚胺治疗反应后,宏循环和微循环似乎更低[78]。一些作者建议连续给予前列腺素E以保持同种异体移植物充分的肝灌注[79]。
- 在休克时,正常肝脏通过血管收缩作为血池。这种机制可能会在失神经移植物中受损,充足的血液重新分配可能缺乏适当的血液再分配[77,80]。

在肝移植后代谢和蛋白质合成的大多数规律恢复[75]。特别是在肝移植后的第一个月,葡萄糖代谢和胰岛素抵抗可能受到影响。免疫抑制治疗似乎扮演着重要的角色。尽管随着时间的推移,免疫抑制药物剂量减少和葡萄糖代谢正常化的可能性降低,肝移植后糖尿病表现出常见的副作用(见下文)[81,82]。

### 免疫抑制

移植本身、患者临床状况不佳、免疫抑制治疗会损害肝移植后患者的免疫功能。即使免疫抑制治疗能够随着时间的推移而减少,大多数患者仍需继续某种形式的终身免疫抑制[83]。肝移植后免疫抑制治疗药物的选择在各中心之间有所不同。尽管标准化,免疫抑制方案还额外适应患者的个人风险特征和肝移植的主要适应证。此外,免疫抑制治疗的过程可能随着时间的推移而改变,包括剂量的改变以及根据副作用或同种异体移植排斥反应的药物转换[71,83]。肝移植后常用的免疫抑制剂包括:

- 钙神经素抑制剂(例如环孢菌素A,他克莫司)
- 抗代谢物(例如吗替麦考酚酯,麦考酚酸钠,硫唑嘌呤)
- 雷帕霉素(mTOR)抑制剂的哺乳动物靶(例如西罗莫司,依维莫司)
- 基于抗体的药物(例如抗胸腺细胞球蛋白,抗淋巴细胞球蛋白,莫罗单抗-CD3抗体,巴利昔单抗,达利珠单抗)
- 皮质类固醇

这些药物的组合旨在靶向T细胞激活级联的不同部位,并使副作用最小化[83]。停止免疫抑制可能导致移植器官出现致命的排斥反应[84]。因此,在随后的手术围手术期甚至怀孕期间,都应继续使用肝移植后免疫抑制剂[4,85]。给药的剂量、时间和途径应该与手术前一样,并且不应该扣留剂量[59]。如果可能的话,应避免静脉给药替代口服给药。如果不能继续口服,应联系移植中心或移植小组获得有关剂量的建议[69,84]。尤其是当脓毒症或其他严重疾病可能影响药物的胃肠吸收时[59]。

皮质类固醇治疗是否需要更多的术中替代,仍然是一个有争议的问题[60,61]。肝移植后没有同种异体移植物排斥迹象的小手术,很可能不需要额外使用可的松。尚未推荐常规使用应激剂量[60,84]。然而,在大手术和估计患者压力大时,可考虑可的松替代。

一些免疫抑制药物根据其血浓度给药(例如环孢素A或他克莫司)[69]。由于在肝移植术后和药物相互作用期间出血引起的血液稀释,这些浓度可能会有所不同。因此,建议每日监测围手术期的血液浓度并调整剂量[72,85,86]。

免疫抑制治疗可能出现显著的副作用,包括神经毒性、肾毒性、高钾血症、高血压、糖尿病、血小板减少症、白细胞减少症等。在小儿肝移植后期,免疫抑制可能进一步导致生长迟缓、多毛症、血清电解质异常、库欣综合征、肥胖症、病理性骨折、恶性肿瘤以及肥厚梗阻性心肌病等[72]。如上所述,术前麻醉评估需要排除免疫抑制治疗的所有潜在副作用。

免疫抑制剂被肝细胞色素P450广泛代谢。因此,当多种药物同时给药时,可能发生多种药物相互作用并变得不可预测。钙依赖磷酸酶和mTOR抑制剂对潜在药物相互作

用具有特殊意义[84]。就用于麻醉诱导和麻醉维持的麻醉药物而言,人体数据非常有限。然而,一方面麻醉药物给药的特点可能会改变,另一方面麻醉药可能会改变免疫抑制剂的血药浓度[69,85]。有关与免疫抑制剂的几种药物相互作用的最新扩展列表可以在网上找到[84]。

- 钙通道抑制剂,特别是地尔硫䓬,可以提高环孢素水平。如果这些药物在数天内重复使用,这就变得很明显。单次注射可能没有效果[69]。
- 异丙酚似乎不会改变环孢素水平,也不会被免疫抑制剂改变[87]。
- 在接受环孢霉素治疗的患者中,从神经肌肉松弛剂,如维库溴铵和泮库溴铵中恢复可能会延长,剂量需要降低[88,89]。与环孢菌素相比,硫唑嘌呤似乎不与神经肌肉松弛剂相互作用[85]。强烈建议在免疫抑制治疗的所有患者中使用神经肌肉监测。
- 如果与环孢菌素联合应用,苯二氮䓬类药物的血药浓度可以适度增加,推荐应用[84]。
- 大多数抗感染药物会增加免疫抑制剂浓度或其毒性副作用[84]。

## 肝移植后的时间

移植成功后,随着时间的推移,同种异体肝移植及随后的肝脏器官功能正常化。有人建议将肝移植后的时间分为几个阶段,如围手术期、中期和长期[79]。

移植后不久,移植的直接后果可能是最突出的:患者临床状况差、肺部感染和积液、肝功能不足、酸碱平衡失调、贫血、凝血功能障碍等。在此期间,可能会更频繁地进行腹部手术,例如,再次探查、胆管系统修复、血管并发症修复、脓肿或血肿引流[79]。如果患者需要再次手术,麻醉医师可能面临术中失血增加和严重的低血压。后者可能损害移植物功能,应尽可能避免。因此,必须严格监测和纠正血压、酸碱和凝血失衡。

移植后及肝功能恢复后,免疫抑制的副作用占主导地位。例如,高血糖或肾功能不全可能会发展,麻醉医生需要注意[79]。

## 肝移植功能

肝移植后,非移植手术中同种异体移植物功能障碍的风险仍然较低[59]。但是在择期手术和麻醉之前应排除移植肝脏的潜在排斥反应[79]。值得注意的是,移植排斥期间的常规手术会增加围手术期发病率。急性排斥反应的临床体征包括胆汁淤积性黄疸、肝酶升高、肝脏合成功能障碍、嗜酸性粒细胞增多、淋巴细胞增多和非特异性症状,如食欲缺乏、易怒、疲劳[72]。如果发现可疑的排斥反应迹象,患者应该在接受移植团队或移植中心的手术前,首先接受诊断和适当的治疗,然后进行择期手术。最后,在进行活体肝移植的情况下,需要在手术前评估"小尺寸"肝脏综合征和相关的移植物功能不全[90,91]。

## 神经功能

肝移植后神经功能受损,导致较高发病率和死亡率风险[92]。肝移植后神经系统症状或失调的发生率为11%～42%[93]。值得注意的是,移植前诊断为肝性脑病的患者在肝移植后[94]发生神经系统症状的风险很高。

大多数神经系统并发症发生在肝移植后的早期[95]。在这里,癫痫发作、脑病和精神混乱是主要的[92,95,96]。在移植后的过程中,脑病和精神错乱仍然是主要影响[92]。脑血管事件,特别是在肝移植后早期,是高死亡率的、最严重的并发症[97]。

在肝移植之后,发现神经功能障碍的具体原因似乎很困难或几乎不可能。先前存在的酒精中毒、脑炎或营养不良增加了肝移植后神经功能障碍[93]。其他围手术期或术后因素,包括例如感染、免疫抑制治疗的副作用、电解质紊乱等等[92,96]。最有可能的是,几种术前、术中和术后因素的协调导致肝移植后的神经功能障碍。

为什么神经功能障碍对麻醉医师重要?第一,这些患者的发病率和死亡率增加。第二,患者可能表现为癫痫发作,因此应避免使用降低癫痫发作阈值和术中过度通气的麻醉药。第三,患者可能没有完全了解计划的手术流程,可能会不服从术前指令或不同意麻醉程序。

## 肺功能

如本章第一部分所述,在肝移植患者中,肝病患者的肺部感染和气体交换异常是常见的。肝移植术后早期,术后低通气、胸腔积液、膈肌运动紊乱、肺不张、肺功能受损。由于移植物功能充足,肝移植后气体交换时间一般会随时间推移[98]。然而,肺的扩散能力大部分仍然降低到70%～80%[6,9,98]。尽管有充分的移植功能,已有的肝肺综合征可能继续,甚至在随后的妊娠期间恶化[4]。

## 心血管功能

另请参见第35章。

接受肝移植手术的患者发生缺血性心脏病和心肌病的几率较高[42]。这些疾病在肝移植后仍然存在。此外,即使移植前的心脏功能没有病理发现,肝硬化性心肌病也可以在肝移植后出现[99,100]。这可能是由于体循环血管阻力移植前低,在肝移植后明显升高[76]。

肝移植后早期,全身血管阻力低、血压低、高动力循环持续[79]。在这个阶段,手术期间患者需要更高水平的血管加压药治疗。肝移植之后,随着时间推移,高动力循环和肺内分流减少[76]。

先前存在的自主神经功能障碍在ESLD中非常常见。这些患者在移植后大多数有所改善。然而,需要记住的是,这些患者中有一部分患者未能恢复,肝移植后自主神经功能依然存在障碍[101,102]。

肝动脉血栓形成可以在肝移植后几周内发生,特别是在儿童中,因此,麻醉医师应该保持血压在正常范围内,避免血液浓缩[85]。

### 肾功能

另请参见第34章。

肝移植后,许多患者显示肾功能受损。早期可由术中缺血再灌注损伤引起[103]。12%急性肾衰竭发生在移植后,但97%在1个月内恢复[104]。上述MELD评分可作为肝移植后第一天发生急性肾损伤的预测因子[105]。然而,这项评分对于评估移植患者的肾功能是否有用,这点从未被提及。

移植后期,肾功能不全主要由免疫抑制治疗引起[59,60]。例如,环孢素和他克莫司因血管收缩而剂量依赖性地降低肾血流量和肾小球滤过[85]。血清肌酐是肾脏疾病的晚期和不敏感指标。建议使用估算公式来评估肾小球滤过率[71]。肾清除药物应将清除率调整为40~50ml/min[59]。

### 凝血功能

另请参见第36章。

功能良好的同种异体移植,预先存在的血浆凝血病会在几天到几周内正常化。如果有明显的脾肿大,例如肝硬化,则血小板在数月内可能会继续发生功能障碍。因此,在非移植手术之前测试血小板和血浆凝固是合理的。对于凝血功能障碍的术中监测,可应用血栓弹力图[106]。

### 感染

另请参见第2章。

根据移植手术的程度和肝移植后不久的临床情况,以及持续的免疫抑制治疗,肝移植后感染的风险增加。高感染率是一个主要的移植相关问题,大多数肝移植患者预计至少会发生一次临床感染[58,61,72]。移植后的第三个月和第六个月期间往往是机会性感染的特别危险时期。包括疱疹病毒、真菌、不寻常的细菌和原生生物[71]。长期且随着免疫抑制药物剂量的减少,感染的风险降低[71]。

在择期手术之前评估可能的感染是重要的,因为它反映了移植后发病率和死亡率的显著原因。免疫功能低下的患者可能不会出现典型的感染症状,例如发热、白细胞增多或腹膜炎,低白细胞计数可能容易误导[58,69]。如果在择期手术前感染,手术应该重新安排。减少或停止免疫抑制治疗明显增加了排斥风险,因此不鼓励[85]。有疑问的话,联系移植团队或中心联合合作可能是一个不错的选择。

### 糖尿病

皮质类固醇和其他免疫抑制剂被认为是致糖尿病并导致胰岛素抵抗[65]的原因。移植后的糖尿病风险与钙调神经磷酸酶抑制剂和类固醇治疗有关[107]。肝移植后新发糖尿病的发生率约为26%,通常在第一年发生[108]。

### 实验室检查

对肝移植术后非移植手术患者进行实验室检查的建议很少,且差异显著。一些作者建议,应该检查移植物功能和免疫抑制的主要副作用,包括全血细胞计数、凝血、电解质、标准的肝肾功能检测[63]。然而,在这个人群中,关于哪些实验室检查降低围手术期发病风险的临床证据明显缺乏。实验室检查应取决于最后一次检查的时间、预期手术的大小、病史、体格检查和患者的一般情况。鉴于上述可能的复杂情况,以下测试可能是选项:

- 葡萄糖测试似乎是合理的,因为肝移植后频繁的高血糖[79]。
- 由于潜在的肾损伤,电解质可能是有用的,特别是钾。
- 转氨酶在怀疑排斥方面有一定的价值[58]。AST和ALT可升高至肝移植后一年水平。没有肝功能障碍的迹象,测试转氨酶对于小手术是否有价值依然存疑。当比较前后值时,麻醉似乎不影响转氨酶[60]。问题仍然是如何处理异常的肝脏测试,因为异常的原因是多方面的[71]。治疗后果取决于异常的持续性和严重性。至少要重复测试,在有疑问时,咨询移植团队可能是麻醉医生可用的方法之一。
- 胆汁淤积参数:如果患者出现胆汁淤积的临床症状,碱性磷酸酶和胆红素可能具有一定的价值。肝移植后3个月内胆红素读数正常化。之后,胆红素水平升高可能是排斥、梗阻或肝炎的征兆。
- 测量白蛋白和/或前白蛋白可以怀疑同种异体移植物排斥反应。尽管低白蛋白水平与非移植手术中发病率较高相关,但是目前还没有数据证明低白蛋白水平是否会导致患者管理的任何不良后果或改善[59]。
- 血浆凝固:在主要外科手术,神经轴麻醉和怀疑肝或肾功能不全的情况下,应评估凝血状态[59]。有人提出了凝血酶原时间和部分凝血活酶时间[69]。基于非移植手术患者移植和非移植患者的出血风险相似,凝血功能检查在移植物功能正常的小手术中价值不大。
- 全血计数:就血小板计数和可能的贫血而言,至少对于大手术来说,全血计数看起来很重要。

## 麻醉管理

哪种麻醉管理最适合肝移植后患者尚不清楚。实际上没有证据,大多数建议是基于非常小的临床试验、病例报告和专家意见。

如果凝血功能在正常范围内,则在肝移植后继续免疫抑制的患者,单独或联合全身麻醉的局部麻醉并非禁忌证。例如,局部手术在肝移植术后并发肺部疾病的产科麻醉中可能效果良好[4]。严格的无菌技术是必需的,因为患者免疫力低下。

在同种异体移植物失灵的情况下,选择麻醉药的考虑因素与终末期肝病患者的麻醉管理相当(见上文)。

## 术前用药

鉴于潜在的药物与维持免疫抑制物质可能会相互作用,免疫抑制剂的血液水平也可能发生改变,如果没有禁忌证存在,重要的就是要维持患者的正常用药[69]。如上所述,保持使用免疫抑制药物的确切剂量和用药时间至关重要。如果移植物能够充分发挥作用,就不能对抗焦虑药或标准术前用药给出具体的建议。

## 麻醉药

在肝移植后的早期,优选最低限度影响肝脏或内脏灌注的麻醉剂。这适用于阿片类药物和大多数挥发性麻醉药。肝脏和肾脏功能足够时,没有任何麻醉禁忌[60,72]。

- 阿片类药物:芬太尼、舒芬太尼、阿芬太尼和瑞芬太尼可以照常使用,没有任何剂量限制。
- 催眠药:丙泊酚、硫喷妥钠和依托咪酯可以照常使用。肝移植后使用氯胺酮的安全性和可行性在这一点上似乎是不确定的。只有病例报告显示治疗方法平稳,但儿童使用环孢素出现癫痫发作。已知后者具有神经毒性,包括降低癫痫发作阈值。取决于药效学以及由此施用环孢素和随后的氯胺酮给药之间的时间,同时使用可能增强癫痫发作。根据已有的知识,不推荐使用环孢素和氯胺酮。
- 挥发性麻醉剂:异氟醚和七氟醚可安全使用。地氟醚可能会在一定程度上降低肝血流量[109]。这是否会影响移植的肝脏仍然未知。氟烷不应该用于肝移植后的成人或儿科患者。如果需要吸入麻醉诱导,七氟醚是更好的选择。
- 神经肌肉阻滞剂:阿曲库铵或顺阿曲库铵是一个很好的选择,因为可以被 Hofmann 反应自发降解[59,72]。如上所述,选择神经肌肉松弛剂时,必须考虑对免疫抑制药物的潜在干扰[110]。应慎重处理琥珀胆碱,因为潜在的肾脏损害和相关的高钾血症。

## 监测

如果移植物的功能令人满意,肝移植后患者不需要特别监测。一般而言,除了标准监测之外,选择侵入性测量必须归结于患者的临床状况、基础疾病和计划手术的量级,而不是肝脏已经移植的事实。由于潜在的感染,应将侵入性监测限制在最低程度,并且只有在进行风险益处的讨论之后才能进行。如果决定采用有创监测,那么保证严格的无菌技术就显得更重要,因为使用手术衣和手套已被证明可以减少感染[72,111,112]。如果可行的话,使用经食管超声心动图或脉冲轮廓分析代替肺导管进行心脏监测可能在移植后患者中更有优势,因为它避免了与侵入性操作相关的感染风险[63]。

## 术中管理

应该像非移植患者那样在围手术期给予单次抗生素[61,72]。

就气道管理而言,由于肝移植后感染的风险较高,因此应尽可能避免使用鼻腔插管,并优先使用口腔插管。出于同样的原因,早拔管可能会阻止通气相关性肺炎[69,72]。考虑到通常的限制,喉罩面气道可以正常使用。

有关术中通气策略,重要的是不要患者过度通气,因为环孢素和他克莫司疗法可以降低癫痫发作阈值。呼吸机应设置为防止肺不张,并能施加正呼吸压力。正在机械通气损害腔静脉血液流量和肝脏血液循环[113]。因此,低潮气量和足够的呼气末正压或甚至自主呼吸模式可能是有利的。在这种情况下,早期拔管似乎不仅有利于呼吸机相关感染的风险,而且还可以优化术后肝脏血液循环。

血流动力学管理应调整为既有的心血管疾病和保存移植物功能。这是为了在心脏和移植的肝脏提供足够的灌注,而在麻醉诱导和维持麻醉期间没有低血压风险[106]。建议适当的容量替换来优化肝灌注[60]。考虑肝动脉血栓形成的风险特别涉及移植后早期的儿科患者。平均动脉压应在正常范围内。在这种情况下,最佳血液黏度和红细胞比容是否应低于 28%～30% 的问题仍然未得到解决[114,115]。缺少令人信服的临床数据,但与所有患者一样,必须避免过度输血。围手术期高血压可以用常见的血管扩张剂纠正。

关于容量替换的类型,没有证据可以提供具体的解决方案。一些作者推荐晶体液[60]。如果需要输血,所有移植后的患者都应该使用低白细胞的照射血制品[69]。

## 麻醉恢复

术后管理取决于手术的一般构成和类型。过去患者进行肝移植的事实本身并不意味着要转移到重症监护病房。接受小型手术并处于良好临床状态的患者可转入恢复室,随后转至普通病房。然而,移植功能不足、临床状况差和大手术的患者应转移到较高依赖性的病房,例如中级护理或重症监护室。

对于术后疼痛控制,不鼓励使用非甾体抗炎药。当环孢素或他克莫司联合给药时,这些药物会增加肾毒性的风险。此外,在免疫抑制剂存在的情况下,非甾体抗炎药的血药浓度可显著增加[116]。阿片类药物,如吗啡和哌替啶,已被建议给肝移植后患者[59]使用。具有足够功能的同种异体移植,羟考酮也可以起作用,但在移植物功能不全[117]的情况下,其消除时间延长。最后,局部伤口灌注可降低术后早期阿片类药物的消耗。丁哌卡因和罗哌卡因可安全地用于肝移植后患者。

# 参考文献

1. Hanje AJ, Patel T. Preoperative evaluation of patients with liver disease. Nat Clin Pract Gastroenterol Hepatol. 2007;4:266–76.

2. Friedman LS. Surgery in the patient with liver disease. Trans Am Clin Climatol Assoc. 2010;121:192–204.

3. Deiner S, Silverstein JH. Anesthesia for geriatric patients. Minerva Anestesiol. 2011;77:180–9.

4. Jones TL, O'Beirne J, Goode A, Harrison S. Anaesthesia for caesarean section in a patient with Budd-Chiari syndrome and hepatopulmonary syndrome post liver transplantation. Int J Obstet Anesth. 2011;20:169–73.

5. Hall TH, Dhir A. Anesthesia for liver transplantation. Semin Cardiothorac Vasc Anesth. 2013;17:180–94.

6. Zafirova Z, O'connor M. Hepatic encephalopathy: current management strategies and treatment, including management and monitoring of cerebral edema and intracranial hypertension in fulminant hepatic failure. Curr Opin Anaesthesiol. 2010;23:121–7.

7. Ayoub T. Pulmonary hypertension in liver transplant. Curr Opin Organ Transplant. 2011;16:331–7.

8. Gines P, Schrier RW. Renal failure in cirrhosis. N Engl J Med. 2009;361:1279–90.

9. Biancofiore G, Mandell MS, Rocca GD. Perioperative considerations in patients with cirrhotic cardiomyopathy. Curr Opin Anaesthesiol. 2010;23:128–32.

10. Tripodi A, Mannucci PM. The coagulopathy of chronic liver disease. N Engl J Med. 2011;365:147–56.

11. Lisman T, Porte RJ. Rebalanced hemostasis in patients with liver disease: evidence and clinical consequences. Blood. 2010;116:878–85.

12. Hoetzel A, Ryan H, Schmidt R. Anesthetic considerations for the patient with liver disease. Curr Opin Anaesthesiol. 2012;25: 340–7.

13. Kim SY, Yim HJ, Park SM, Kim JH, Jung SW, Kim JH, et al. Validation of a Mayo post-operative mortality risk prediction model in Korean cirrhotic patients. Liver Int. 2011;31:222–8.

14. Cho HC, Jung HY, Sinn DH, Choi MS, Koh KC, Paik SW, et al. Mortality after surgery in patients with liver cirrhosis: comparison of Child-Turcotte-Pugh, MELD and MELDNa score. Eur J Gastroenterol Hepatol. 2011;23:51–9.

15. Neeff H, Mariaskin D, Spangenberg HC, Hopt UT, Makowiec F. Perioperative mortality after non-hepatic general surgery in patients with liver cirrhosis: an analysis of 138 operations in the 2000s using Child and MELD scores. J Gastrointest Surg. 2011;15:1–11.

16. Farnsworth N, Fagan SP, Berger DH, Awad SS. Child-Turcotte-Pugh versus MELD score as a predictor of outcome after elective and emergent surgery in cirrhotic patients. Am J Surg. 2004;188:580–3.

17. Ziser A, Plevak DJ, Wiesner RH, Rakela J, Offord KP, Brown DL. Morbidity and mortality in cirrhotic patients undergoing anesthesia and surgery. Anesthesiology. 1999;90:42–53.

18. Suman A, Carey WD. Assessing the risk of surgery in patients with liver disease. Cleve Clin J Med. 2006;73:398–404.

19. Telem DA, Schiano T, Goldstone R, Han DK, Buch KE, Chin EH, et al. Factors that predict outcome of abdominal operations in patients with advanced cirrhosis. Clin Gastroenterol Hepatol. 2010;8:451–7.

20. Ghaferi AA, Mathur AK, Sonnenday CJ, Dimick JB. Adverse outcomes in patients with chronic liver disease undergoing colorectal surgery. Ann Surg. 2010;252:345–50.

21. Thielmann M, Mechmet A, Neuhauser M, Wendt D, Tossios P, Canbay A, et al. Risk prediction and outcomes in patients with liver cirrhosis undergoing open-heart surgery. Eur J Cardiothorac Surg. 2010;38:592–9.

22. Marrocco-Trischitta MM, Kahlberg A, Astore D, Tshiombo G, Mascia D, Chiesa R. Outcome in cirrhotic patients after elective surgical repair of infrarenal aortic aneurysm. J Vasc Surg. 2011;53:906–11.

23. Sun FR, Wang Y, Wang BY, Tong J, Zhang D, Chang B. Relationship between model for end-stage liver disease score and left ventricular function in patients with end-stage liver disease. Hepatobiliary Pancreat Dis Int. 2011;10:50–4.

24. Tinti F, Umbro I, Mecule A, Rossi M, Merli M, Nofroni I, et al. RIFLE criteria and hepatic function in the assessment of acute renal failure in liver transplantation. Transplant Proc. 2010;42:1233–6.

25. Kao HK, Guo LF, Cheng MH, Chen IH, Liao CT, Fang KH, et al. Predicting postoperative morbidity and mortality by model for endstage liver disease score for patients with head and neck cancer and liver cirrhosis. Head Neck. 2011;33:529–34.

26. Fox CJ, Liu H, Kaye AD. The anesthetic implications of alcoholism. Int Anesthesiol Clin. 2011;49:49–65.

27. Ramachandran SK, Nafiu OO, Ghaferi A, Tremper KK, Shanks A, Kheterpal S. Independent predictors and outcomes of unanticipated early postoperative tracheal intubation after nonemergent, noncardiac surgery. Anesthesiology. 2011;115:44–53.

28. Garg RK. Anesthetic considerations in patients with hepatic failure. Int Anesthesiol Clin. 2005;43:45–63.

29. Bjornsson E. Review article: Drug-induced liver injury in clinical practice. Aliment Pharmacol Ther. 2010;32:3–13.

30. Reuben A, Koch DG, Lee WM. Drug-induced acute liver failure: results of a U.S. multicenter, prospective study. Hepatology. 2010;52:2065–76.

31. Lee WM, Squires Jr RH, Nyberg SL, Doo E, Hoofnagle JH. Acute liver failure: summary of a workshop. Hepatology. 2008;47:1401–15.

32. Juang SE, Chen CL, Liao WT, Wang CH, Cheng KW, Huang CJ, et al. Two cases of massive pleural effusion noted only after induction of anesthesia in living donor liver transplantation. J Anesth. 2011;25:418–21.

33. Mercky P, Sakr L, Heyries L, Lagrange X, Sahel J, Dutau H. Use of a tunnelled pleural catheter for the management of refractory hepatic hydrothorax: a new therapeutic option. Respiration. 2010;80:348–52.

34. Kim SH, Na S, Choi JS, Na SH, Shin S, Koh SO. An evaluation of diaphragmatic movement by M-mode sonography as a predictor of pulmonary dysfunction after upper abdominal surgery. Anesth Analg. 2010;110:1349–54.

35. Kim JA, Lee JJ, Kim CS, Chung IS, Gwak MS, Kim GS. Does general anesthesia with inhalation anesthetics worsen hypoxemia in patients with end-stage liver disease and an intrapulmonary shunt? Transplant Proc. 2011;43:1665–8.

36. Mukhtar NA, Fix OK. Portopulmonary hypertension. J Clin Gastroenterol. 2011;45:703–10.

37. Benza RL, Miller DP, Gomberg-Maitland M, Frantz RP, Foreman AJ, Coffey CS, et al. Predicting survival in pulmonary arterial hypertension: insights from the Registry to Evaluate Early and Long-Term Pulmonary Arterial Hypertension Disease Management (REVEAL). Circulation. 2010;122:164–72.

38. De Pietri L, Montalti R, Begliomini B, Reggiani A, Lancellotti L, Giovannini S, et al. Pulmonary hypertension as a predictor of postoperative complications and mortality after liver transplantation. Transplant Proc. 2010;42:1188–90.

39. Kim EJ, Shin MS, Oh KY, Kim MG, Shin KC, Park YM, et al. Successful management of portopulmonary hypertension with beraprost. Eur J Gastroenterol Hepatol. 2010;22:1503–5.

40. Melgosa MT, Ricci GL, Garcia-Pagan JC, Blanco I, Escribano P, Abraldes JG, et al. Acute and long-term effects of inhaled iloprost in portopulmonary hypertension. Liver Transpl. 2010;16:348–56.

41. Cartin-Ceba R, Swanson K, Iyer V, Wiesner RH, Krowka MJ. Safety and efficacy of ambrisentan for the treatment of portopulmonary hypertension. Chest. 2011;139:109–14.

42. Mandell MS, Lindenfeld J, Tsou MY, Zimmerman M. Cardiac evaluation of liver transplant candidates. World J Gastroenterol. 2008;14:3445–51.

43. Maithel SK, Kneuertz PJ, Kooby DA, Scoggins CR, Weber SM, Martin RC, et al. Importance of low preoperative platelet count in selecting patients for resection of hepatocellular carcinoma: a multi-institutional analysis. J Am Coll Surg. 2011;212:638–48.

44. Burroughs AK, Matthews K, Qadiri M, Thomas N, Kernoff P, Tuddenham E, et al. Desmopressin and bleeding time in patients with cirrhosis. Br Med J (Clin Res Ed). 1985;291:1377–81.

45. Schemel WH. Unexpected hepatic dysfunction found by multiple laboratory screening. Anesth Analg. 1976;55:810–2.

46. Kang JG, Ko JS, Kim GS, Gwak MS, Kim YR, Lee SK. The relationship between inhalational anesthetic requirements and the severity of liver disease in liver transplant recipients according to three phases of liver transplantation. Transplant Proc. 2010;42:854–7.

47. Kim YK, Shin WJ, Song JG, Jun IG, Kim HY, Seong SH, et al. Factors associated with changes in coagulation profiles after living donor hepatectomy. Transplant Proc. 2010;42:2430–5.

48. Yang LQ, Song JC, Irwin MG, Song JG, Sun YM, Yu WF. A clinical prospective comparison of anesthetics sensitivity and hemodynamic effect among patients with or without obstructive jaundice. Acta Anaesthesiol Scand. 2010;54:871–7.

49. Okawa H, Ono T, Hashiba E, Tsubo T, Ishihara H, Hirota K. Use of bispectral index monitoring for a patient with hepatic encephalopathy requiring living donor liver transplantation: a case report. J Anesth. 2011;25:117–9.

50. Toprak HI, Sener A, Gedik E, Ucar M, Karahan K, Aydogan MS, et al. Bispectral index monitoring to guide end-tidal isoflurane concentration at three phases of operation in patients with end-stage liver disease undergoing orthotopic liver transplantation. Transplant Proc. 2011;43:892–5.

51. Schumann R, Hudcova J, Bonney I, Cepeda MS. Availability of anesthetic effect monitoring: utilization, intraoperative management and time to extubation in liver transplantation. Transplant Proc. 2010;42:4564–6.

52. Correia LM, Bonilha DQ, Gomes GF, Brito JR, Nakao FS, Lenz L, et al. Sedation during upper GI endoscopy in cirrhotic outpatients: a randomized, controlled trial comparing propofol and fentanyl with midazolam and fentanyl. Gastrointest Endosc. 2011;73:45–51.

53. Khamaysi I, William N, Olga A, Alex I, Vladimir M, Kamal D, et al. Sub-clinical hepatic encephalopathy in cirrhotic patients is not aggravated by sedation with propofol compared to midazolam: a randomized controlled study. J Hepatol. 2011;54:72–7.

54. Sharma P, Singh S, Sharma BC, Kumar M, Garg H, Kumar A, et al. Propofol sedation during endoscopy in patients with cirrhosis, and utility of psychometric tests and critical flicker frequency in assessment of recovery from sedation. Endoscopy. 2011;43:400–5.

55. Arslan M, Kurtipek O, Dogan AT, Unal Y, Kizil Y, Nurlu N, et al. Comparison of effects of anaesthesia with desflurane and enflurane on liver function. Singapore Med J. 2009;50:73–7.

56. Singhal S, Gray T, Guzman G, Verma A, Anand K. Sevoflurane hepatotoxicity: a case report of sevoflurane hepatic necrosis and review of the literature. Am J Ther. 2010;17:219–22.

57. Mesnil M, Capdevila X, Bringuier S, Trine PO, Falquet Y, Charbit J, et al. Long-term sedation in intensive care unit: a randomized comparison between inhaled sevoflurane and intravenous propofol or midazolam. Intensive Care Med. 2011;37:933–41.

58. Savitsky EA, Votey SR, Mebust DP, Schwartz E, Uner AB, McCain S. A descriptive analysis of 290 liver transplant patient visits to an emergency department. Acad Emerg Med. 2000;7:898–905.

59. Testa G, Goldstein RM, Toughanipour A, Abbasoglu O, Jeyarajah R, Levy MF, et al. Guidelines for surgical procedures after liver transplantation. Ann Surg. 1998;227:590–9.

60. Zeyneloglu P, Pirat A, Sulemanji D, Torgay A, Karakayali H, Arslan G. Perioperative anesthetic management for recipients of orthotopic liver transplant undergoing nontransplant surgery. Exp Clin Transplant. 2007;5:690–2.

61. Kaminski P, Bobrowska K, Pietrzak B, Bablok L, Wielgos M. Gynecological issues after organ transplantation. Neuro Endocrinol Lett. 2008;29:852–6.

62. Ota T, Rocha R, Wei LM, Toyoda Y, Gleason TG, Bermudez C. Surgical outcomes after cardiac surgery in liver transplant recipients. J Thorac Cardiovasc Surg. 2013;145:1072–6.

63. Kostopanagiotou G, Sidiropoulou T, Pyrsopoulos N, Pretto Jr EA, Pandazi A, Matsota P, et al. Anesthetic and perioperative management of intestinal and multivisceral allograft recipient in nontransplant surgery. Transpl Int. 2008;21:415–27.

64. Roy D, Ralley FE. Anesthetic management of a patient with dynamic left ventricular outflow tract obstruction with systolic anterior movement of the mitral valve undergoing redo-orthotopic liver transplantation. J Cardiothorac Vasc Anesth. 2012;26:274–6.

65. Carson KL, Hunt CM. Medical problems occurring after orthotopic liver transplantation. Dig Dis Sci. 1997;42:1666–74.

66. Duclos-Vallee JC, Sebagh M. Recurrence of autoimmune disease, primary sclerosing cholangitis, primary biliary cirrhosis, and autoimmune hepatitis after liver transplantation. Liver Transpl. 2009;15 Suppl 2:S25–34.

67. Gologorsky E, Pretto Jr EA, Fukazawa K. Coronary artery disease and its risk factors in patients presenting for liver transplantation. J Clin Anesth. 2013;25(8):618–23.

68. Neal DA, Tom BD, Luan J, Wareham NJ, Gimson AE, Delriviere LD, et al. Is there disparity between risk and incidence of cardiovascular disease after liver transplant? Transplantation. 2004;77:93–9.

69. Toivonen HJ. Anaesthesia for patients with a transplanted organ. Acta Anaesthesiol Scand. 2000;44:812–33.

70. Tinti F, Mitterhofer AP, Muiesan P. Liver transplantation: role of immunosuppression, renal dysfunction and cardiovascular risk factors. Minerva Chir. 2012;67:1–13.

71. Lucey MR, Terrault N, Ojo L, Hay JE, Neuberger J, Blumberg E, et al. Long-term management of the successful adult liver transplant: 2012 practice guideline by the American Association for the Study of Liver Diseases and the American Society of Transplantation. Liver Transpl. 2013;19:3–26.

72. Kostopanagiotou G, Smyrniotis V, Arkadopoulos N, Contis J, Briassoulis G, Kostopanagiotou E. Anaesthetic and perioperative management of paediatric organ recipients in nontransplant surgery. Paediatr Anaesth. 2003;13:754–63.

73. Pinho-Apezzato ML, Tannuri U, Tannuri AC, Mello ES, Lima F, Gibelli NE, et al. Multiple clinical presentations of lymphoproliferative disorders in pediatric liver transplant recipients: a single-center experience. Transplant Proc. 2010;42:1763–8.

74. De Diego JI, Prim MP, Hardisson D, Verdaguer JM, Jara P. Post-transplant lymphoproliferative disease in tonsils of children with liver transplantation. Int J Pediatr Otorhinolaryngol. 2001;58:113–8.

75. Colle I, Van VH, Troisi R, De HB. Transplanted liver: consequences of denervation for liver functions. Anat Rec A Discov Mol Cell Evol Biol. 2004;280:924–31.

76. Navasa M, Feu F, Garcia-Pagan JC, Jimenez W, Llach J, Rimola A, et al. Hemodynamic and humoral changes after liver transplantation in patients with cirrhosis. Hepatology. 1993;17:355–60.

77. Henderson JM, Millikan WJ, Hooks M, Noe B, Kutner MH, Warren WD. Increased galactose clearance after liver transplantation: a measure of increased blood flow through the denervated liver? Hepatology. 1989;10:288–91.

78. Mehrabi A, Golling M, Kashfi A, Boucsein T, Schemmer P, Gutt CN, et al. Negative impact of systemic catecholamine administration on hepatic blood perfusion after porcine liver transplantation. Liver Transpl. 2005;11:174–87.

79. Feng ZY, Zhang J, Zhu SM, Zheng SS. Is there any difference in anesthetic management of different post-OLT stage patients undergoing nontransplant organ surgery? Hepatobiliary Pancreat Dis Int. 2006;5:368–73.

80. Pedrosa ME, Montero EF, Nigro AJ. Liver microcirculation after selective denervation. Microsurgery. 2001;21:163–5.

81. Perseghin G, Regalia E, Battezzati A, Vergani S, Pulvirenti A, Terruzzi I, et al. Regulation of glucose homeostasis in humans with denervated livers. J Clin Invest. 1997;100:931–41.

82. Luzi L, Perseghin G, Regalia E, Sereni LP, Battezzati A, Baratti D, et al. Metabolic effects of liver transplantation in cirrhotic patients. J Clin Invest. 1997;99:692–700.

83. Pillai AA, Levitsky J. Overview of immunosuppression in liver transplantation. World J Gastroenterol. 2009;15:4225–33.

84. Sussmann NL, Vierling JM. Overview of immunosuppression in adult liver transplantation [Internet]. [updated 2013 Dec 16; cited 2013 Dec 29]. Available from: http://www.uptodate.com/contents/overview-of-immunosuppression-in-adult-liver-transplantation

85. Kostopanagiotou G, Smyrniotis V, Arkadopoulos N, Theodoraki K, Papadimitriou L, Papadimitriou J. Anesthetic and perioperative management of adult transplant recipients in nontransplant surgery. Anesth Analg. 1999;89:613–22.

86. Borde DP, Gandhe U, Hargave N, Pandey K. Perioperative management of emergency aortic valve replacement for infective endocarditis after liver transplantation. Ann Card Anaesth. 2013;16:227–9.

87. Pertek JP, Chaoui K, Junke E, Artis M, Coissard A, Frisoni A, et al. Effects of propofol on blood concentration of cyclosporine. Ann Fr Anesth Reanim. 1996;15:589–94.

88. Crosby E, Robblee JA. Cyclosporine-pancuronium interaction in a patient with a renal allograft. Can J Anaesth. 1988;35(3 Pt 1):300–2.

89. Ganjoo P, Tewari P. Oral cyclosporine-vecuronium interaction. Can J Anaesth. 1994;41:1017.

90. Tucker ON, Heaton N. The 'small for size' liver syndrome. Curr Opin Crit Care. 2005;11:150–5.

91. Serenari M, Cescon M, Cucchetti A, Pinna AD. Liver function impairment in liver transplantation and after extended hepatectomy. World J Gastroenterol. 2013;19:7922–9.

92. Colombari RC, de Ataide EC, Udo EY, Falcao AL, Martins LC, Boin IF. Neurological complications prevalence and long-term survival after liver transplantation. Transplant Proc. 2013;45:1126–9.

93. Amodio P, Biancardi A, Montagnese S, Angeli P, Iannizzi P, Cillo U, et al. Neurological complications after orthotopic liver transplantation. Dig Liver Dis. 2007;39:740–7.

94. Dhar R, Young GB, Marotta P. Perioperative neurological complications after liver transplantation are best predicted by pre-transplant hepatic encephalopathy. Neurocrit Care. 2008;8:253–8.

95. Saner FH, Sotiropoulos GC, Gu Y, Paul A, Radtke A, Gensicke J, et al. Severe neurological events following liver transplantation. Arch Med Res. 2007;38:75–9.

96. Yilmaz M, Cengiz M, Sanli S, Yegin A, Mesci A, Dinckan A, et al. Neurological complications after liver transplantation. J Int Med Res. 2011;39:1483–9.

97. Wang WL, Yang ZF, Lo CM, Liu CL, Fan ST. Intracerebral hemorrhage after liver transplantation. Liver Transpl. 2000;6:345–8.

98. Battaglia SE, Pretto JJ, Irving LB, Jones RM, Angus PW. Resolution of gas exchange abnormalities and intrapulmonary shunting following liver transplantation. Hepatology. 1997;25:1228–32.

99. De Wolf AM. Preoperative optimization of patients with liver disease. Curr Opin Anaesthesiol. 2005;18:325–31.

100. Donovan CL, Marcovitz PA, Punch JD, Bach DS, Brown KA, Lucey MR, et al. Two-dimensional and dobutamine stress echocardiography in the preoperative assessment of patients with end-stage liver disease prior to orthotopic liver transplantation. Transplantation. 1996;61:1180–8.

101. Carey EJ, Gautam M, Ingall T, Douglas DD. The effect of liver transplantation on autonomic dysfunction in patients with end-stage liver disease. Liver Transpl. 2008;14:235–9.

102. Lhuillier F, Dalmas ED, Gratadour PM, Cividjian AA, Boillot OC, Quintin L, et al. Spontaneous baroreflex cardiac sensitivity in end-stage liver disease: effect of liver transplantation. Eur J Anaesthesiol. 2006;23:426–32.

103. Turner S, Dhamarajah S, Bosomworth M, Bellamy MC. Effect of perioperative steroids on renal function after liver transplantation. Anaesthesia. 2006;61:253–9.

104. Junge G, Schewior LV, Kohler S, Neuhaus R, Langrehr JM, Tullius S, et al. Acute renal failure after liver transplantation: incidence, etiology, therapy, and outcome. Transplant Proc. 2006;38:723–4.

105. Romano TG, Schmidtbauer I, Silva FM, Pompilio CE, D'Albuquerque LA, Macedo E. Role of MELD score and serum creatinine as prognostic tools for the development of acute kidney injury after liver transplantation. PLoS One. 2013;8:e64089.

106. Faenza S, Arpesella G, Bernardi E, Faenza A, Pierucci E, Siniscalchi A, et al. Combined liver transplants: main characteristics from the standpoint of anesthesia and support in intensive care. Transplant Proc. 2006;38:1114–7.

107. Kallwitz ER. Metabolic syndrome after liver transplantation: preventable illness or common consequence? World J Gastroenterol. 2012;18:3627–34.

108. Kuo HT, Sampaio MS, Ye X, Reddy P, Martin P, Bunnapradist S. Risk factors for new-onset diabetes mellitus in adult liver transplant recipients, an analysis of the Organ Procurement and Transplant Network/United Network for Organ Sharing database. Transplantation. 2010;89:1134–40.

109. Meierhenrich R, Gauss A, Muhling B, Bracht H, Radermacher P, Georgieff M, et al. The effect of propofol and desflurane anaesthesia on human hepatic blood flow: a pilot study. Anaesthesia. 2010;65:1085–93.

110. Sockalingam I, Green DW. Mivacurium-induced prolonged neuromuscular block. Br J Anaesth. 1995;74:234–6.

111. Slota M, Green M, Farley A, Janosky J, Carcillo J. The role of gown and glove isolation and strict handwashing in the reduction of nosocomial infection in children with solid organ transplantation. Crit Care Med. 2001;29:405–12.

112. Braun F, Platz KP, Faendrich F, Kremer B, Mueller AR. Management of venous access problems before and after intestinal transplantation: case reports. Transplant Proc. 2004;36:392–3.

113. Jullien T, Valtier B, Hongnat JM, Dubourg O, Bourdarias JP, Jardin F. Incidence of tricuspid regurgitation and vena caval backward flow in mechanically ventilated patients. A color Doppler and contrast echocardiographic study. Chest. 1995;107:488–93.

114. Hatano E, Terajima H, Yabe S, Asonuma K, Egawa H, Kiuchi T, et al. Hepatic artery thrombosis in living related liver transplantation. Transplantation. 1997;64(10):1443–6.

115. Vivarelli M, Cucchetti A, La BG, Bellusci R, De VA, Nardo B, et al. Ischemic arterial complications after liver transplantation in the adult: multivariate analysis of risk factors. Arch Surg. 2004;139:1069–74.

116. Mueller EA, Kovarik JM, Koelle EU, Merdjan H, Johnston A, Hitzenberger G. Pharmacokinetics of cyclosporine and multiple-dose diclofenac during coadministration. J Clin Pharmacol. 1993;33:936–43.

117. Tallgren M, Olkkola KT, Seppala T, Hockerstedt K, Lindgren L. Pharmacokinetics and ventilatory effects of oxycodone before and after liver transplantation. Clin Pharmacol Ther. 1997;61:655–61.

# 第七篇　肝移植中的特殊问题

# 急性肝衰竭:围手术期管理

Shushma Aggarwal, George V. Mazariegos, and Deanna Blisard

## 引言

急性肝衰竭(acute liver failure, ALF)起病急,进展快,其死亡率极高(不予肝移植的话,死亡率高达80%),与年龄、病因及其他诸如凝血酶原时间、血清胆红素水平、入院时肝性脑病阶段等因素相关。美国每年约有2 000例急性肝衰竭发病。合理监测、积极治疗以及及时的移植能够显著地降低死亡率。

描述急性肝衰竭有很多种方法。最常用的肝衰竭定义为:既往无肝病史出现黄疸后8周内出现脑病症状[1]。这一概念由Bernuau等提出,他们将急性肝衰竭分为急性、亚急性和慢性疾病。他们认为既往无肝脏病史是普遍的共性;而根据黄疸相关的脑病症状出现的时间可以将患者分为急性(<2周)、亚急性(2~8周)以及慢性肝衰竭(8~24周)[2]。这个定义也被用来判断预后。

## 急性肝衰竭的病因

诊断病例的病因非常重要,因为它将用来指导治疗和判断预后(表32.1)。病因包括病毒感染(甲型肝炎、乙型肝炎、疱疹病毒、巨细胞病毒、EB病毒)、血管因素(布加综合征、右心衰、肝休克)、代谢因素(威尔逊病、HELLP)[3]、孕期急性脂肪肝、酪氨酸血症、药物和毒素(对乙酰氨基酚、鹅膏菌毒素、蜡样芽胞杆菌毒素、草药)以及各种不明的原因(恶性浸润、急性自身免疫性肝炎、脓毒血症)。病毒性肝炎是导致ALF的首要原发因素;而所有病因中属乙肝、甲肝相关性最大[4]。丙肝病毒很少导致ALF。在美国,对乙酰氨基酚的毒性是导致ALF的首要原因,大约占了40%[5-11]。有报道证实了在酒精滥用、长期服用肝药酶诱导药物如苯妥英患者中服用治疗剂量的对乙酰氨基酚产生的肝脏毒性[12]。大约20%的患者病因不明。对乙酰氨基酚毒性和甲型肝炎导致的急性肝衰竭存活率最高,分别为57%和40%,威尔逊病导致的急性肝衰竭存活率最低[11]。

表 32.1 暴发性肝衰竭的病因

| 病毒性肝炎 |
| --- |
| 甲、乙、丁、戊肝 |
| 单纯疱疹病毒肝炎型 |
| EB病毒肝炎型 |
| 黄热病 |
| Q热 |
| **药物毒性** |
| 对乙酰氨基酚 |
| 海洛因 |
| 异烟肼 |
| 丙戊酸钠 |
| 抗生素:含棒酸的氨苄西林、红霉素、四环素、环丙沙星 |
| 曲格列酮 |
| 环磷酰胺 |
| 氯雷他定 |
| 安塔布司 |
| 丙硫氧嘧啶 |
| 酮康唑 |
| 苯妥英 |
| 三环素 |
| 迷幻药 |
| **其他毒素** |
| 鹅膏菌毒素 |
| 有机溶剂 |
| 草药(人参、薄荷油、狭叶香料) |
| 细菌毒素(E杆菌和蓝菌) |
| **其他因素** |
| 雷氏综合征 |
| 子痫 |
| 自身免疫性肝炎 |
| 孕期急性脂肪肝 |
| 热休克 |
| 布-加综合征 |
| 心衰 |
| 白血病 |
| 淋巴瘤 |
| 疟疾 |
| 缺血 |
| 卵磷脂胆固醇酰基转移酶缺陷 |
| 威尔逊病 |
| 门静脉血栓 |
| 心脏压塞 |

# 病理生理学改变和急性肝衰竭的监测

ALF 患者临床表现各异,但是急性肝细胞丢失的病程及结果都是相同的。表现出来的症状大都无特异性,主要包括:疲倦、不适、厌食、恶心、腹痛、发热以及黄疸[5]。通常这些症状都会发展为严重的凝血异常和脑病或昏迷。通常要做出快速的临床决断,而且只要病情恶化都应紧急转运患者至移植中心。急性肝衰竭会影响多个器官系统,包括中枢神经系统、心血管系统、呼吸系统、泌尿系统、代谢系统和凝血系统[13]。监测 ALF 患者能够及时评估这些器官系统的情况。

## 中枢神经系统

在成年患者中,肝性脑病是急性肝衰竭的首要表现。主要机制包括[14,15]:①星形胶质细胞氨代谢失调;②离子迁移;③异常能量代谢;④神经传递受损。在肝脏内氨代谢不足引发多级神经代谢生理学变化,从而影响脑血流动力学。肝性脑病按严重程度分为 4 级[16],其中 4 级最严重。脑病等级在疾病早期可能会从一级波动到另一级,因此它可能并不是评价脑血流动力学状态的关键因素。

急性肝功能衰竭患者常不出现颅内压增高的典型症状和体征,如恶心、呕吐和视神经盘水肿等。中枢神经系统的变化只能通过测定脑血流动力学和代谢变化来评估。常用于监测脑血流动力学的参数和技术包括:脑血流量(cerebral blood flow,CBF)、脑代谢耗氧率(cerebral metabolic rate of oxygen consumption,CMRO₂)、动脉-颈内静脉血氧含量差(arterial-jugular venous oxygen content,AJDO₂)、CO₂ 反应性、颅内压(intracranial pressure,ICP)和脑血管阻力(cerebral vascular resistance,CVR)、计算机断层扫描(computerized tomography,CT)及经颅多普勒超声(transcranial Doppler Ultrasonography,TCD)检查测定脑血流速度等。

随着脑血容量的逐渐增加,大脑的顺应性逐渐降低,最终颅内压力增高以致于发生脑疝。如图 32.1[17-19] 所示。

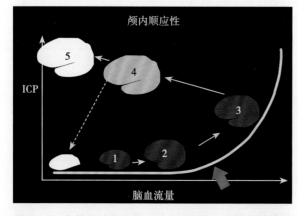

图 32.1 急性肝功能衰竭时颅内顺应性的变化。随着患者从 1~5 期的进展,脑血量和颅内压(ICP)之间的关系

## 脑血流动力学和代谢变化的 5 个阶段

急性肝衰竭中可观察到脑血流动力学和代谢变化,可分为 5 个不同阶段。如图 32.2[20] 所示。这些阶段和脑病的分级是相互独立的,它们的特征包括:

1 期:氧需求(CMRO₂)和供应(CBF)平衡,与正常的 AJDO₂ 差值匹配。在这个阶段,ICP 是正常的,CBF 对动脉 CO₂ 变化的反应(CO₂ 反应性)正常。脑血管弹性正常,无大脑肿胀。

2 期:低氧需求(CMRO₂),低氧供应(CBF),供应仍然超过了需求(相对充血),AJDO₂ 变小。在这一阶段,ICP 和 CO₂ 反应性维持正常。虽然还没有大脑肿胀,但脑血管阻力下降。

3 期:低氧需求(CMRO₂),高氧供应(CBF)(绝对充血),AJDO₂ 下降更多。CO₂ 反应性下降,但仍然是存在的。ICP 升高,脑血管阻力进一步降低,可能出现脑肿胀。

4 期:低氧需求(CMRO₂),低氧供应(CBF),AJDO₂ 正常。但 AJDO₂ 只是看似正常。由于脑血管肿胀致脑血管外壁压力改变,导致 ICP 增高,脑血流量减少,脑供血减少。二氧化碳的反应性显著降低。脑血管弹性正常,脑组织肿胀。该类型患者的管理中,对 ICP 监测是非常重要的。ICP 的数值可以区别 1 期和 4 期,而 4 期更易发生脑疝。

5 期:极小 CBF,极高 ICP。

通常在一个患者身上看不到完整的 5 期,因为:①疾病的自然进展变化很快。不同时期的变化可能在数小时或数天内发生,取决于病因和其他复杂因素,如其他器官系统受累;②肝移植的影响和时机;③患者被转送到医院之前,可能有一些时期已经发生过。前 4 个时期,大脑血流动力学变化是可逆的。因此,为了在发生不可逆改变前开展适当的治疗,监测脑血流动力学是至关重要的。

### 脑血流(CBF)

CBF 可以使用经静脉 Xe-133 清除率测定[21] 和/或氙气 CT 扫描法测定[22]。经静脉 Xe-133 清除率测定是首选的方法,因为:①可在床旁测定,避免血流动力学不稳定的患者从 ICU 转运至放射科的相关风险;②可以重复进行检查。该技术的局限性在于仅测量 CBF。氙气 CT 扫描测定除了 CBF,还可提供有关颅内的病理变化,有助于确定昏迷的病因,如脑肿胀、颅内占位、脑出血。然而,该方法测定 CBF 需要将患者转运至 CT 室。而转运重病患者可能具有一定危险性。因此,该技术只能选择性使用。

由于急性肝功能衰竭是一种代谢紊乱性疾病,脑血流的变化是整体的。在重度昏迷期(3 级和 4 级)也可以观察

到低 CBF[23-25]。低血流量并不意味着患者出现脑缺血，因为这些患者 CMRO2 也很低。通常低血流量是一种代偿变化，往往标志着预后良好，除非患者处于脑血流动力学和代谢变化的第 4 期，这时脑实质肿胀和颅内高压引起脑血流量降低[20]。高脑血流量通常见于 4 期昏迷，与大脑肿胀和颅内高压有关，提示预后不佳[23,26]。

| 阶段 | I (代偿的) | II (失代偿的) | III (绝对充血) | IV (即将脑疝) | V (脑死亡) |
|---|---|---|---|---|---|
| MAP | N | N | ↓ | ↓↓ | ↓↓↓ |
| ICP | N | N | ↑ | ↑↑ | ↑↑↑ |
| CBF | ↓ | N | ↑ | N | ↓↓↓ |
| CMRO2 | | ↓ | | | ↓ |
| AJDO2 | N | | ↓↓ | ↓↓ | ↓↓↓ |
| CO2 反应性 | N | N | | ↓ | — |
| CVR | N | ↓ | ↓↓ | N | — |
| 脑水肿 | — | — | ± | ++ | +++ |
| TCD | 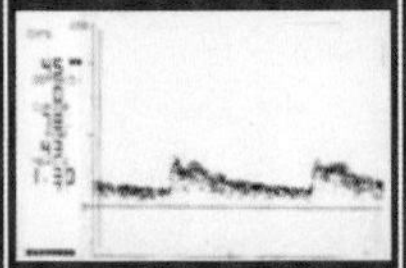 | 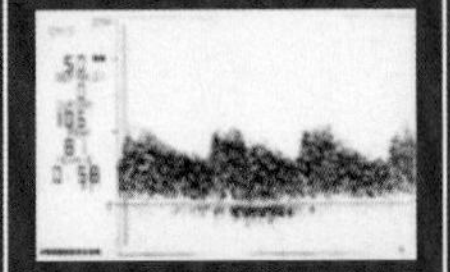 | 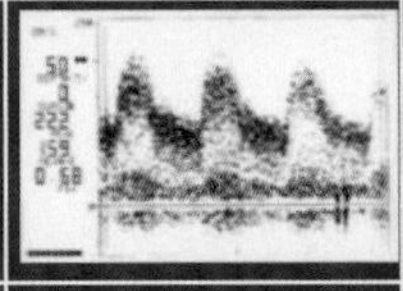 | 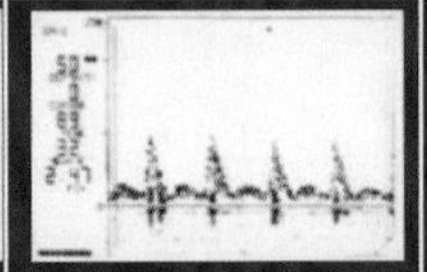 | 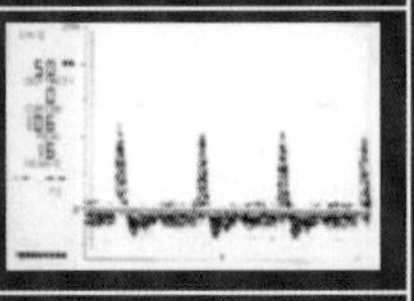 |
| 顺应性 | 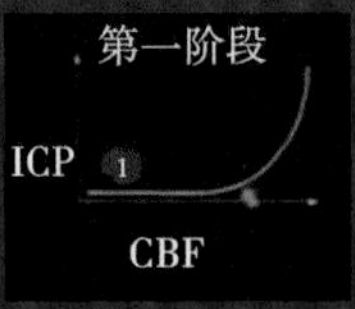 第一阶段 ICP ① CBF | 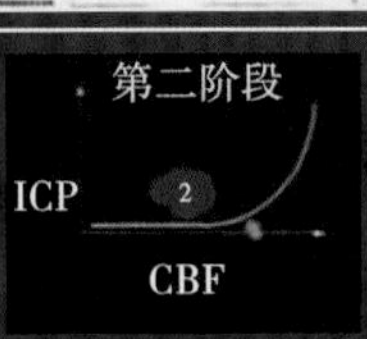 第二阶段 ICP ② CBF | 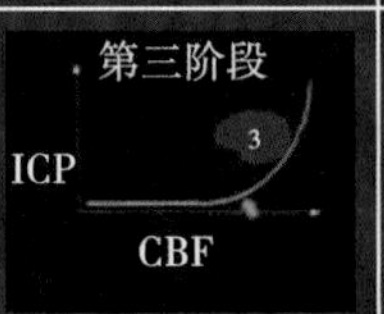 第三阶段 ICP ③ CBF | 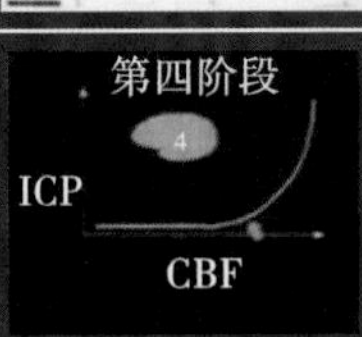 第四阶段 ICP ④ CBF | 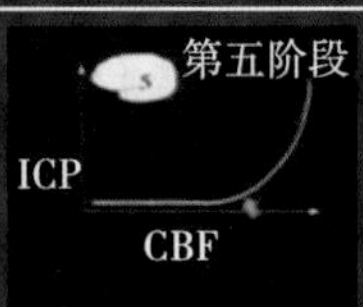 第五阶段 ICP ⑤ CBF |
| 治疗 | 等待观察 | 等待观察,不插管如插管,亚低温,过度通气 | 亚低温,PaCO2 25~30mmHg,甘露醇,呋塞米,巴比妥类药物 | 亚低温,过度通气,甘露醇,呋塞米,巴比妥类药物 | |

图 32.2　急性肝功能衰竭患者 1~5 期脑血流动力学和代谢变化及治疗。MAP,平均动脉压;ICP,颅内压;CBF,脑血流量;CMRO2,大脑氧耗量代谢率;AJDO2,动脉-颈静脉氧含量差值;CVR,脑血管阻力;TCD,经颅多普勒超声

**动脉-颈内静脉氧含量差(AJDO2)**

AJDO2 是通过测定体循环动脉血和颈内静脉血内的氧含量差而得出。颈内静脉血样本可以通过深静脉导管获得[27,28]。导管的尖端位置必须通过头部和颈部侧位片证实。如果导管尖端不在颈静脉球的水平,血液样本会混合颅内血,产生错误的结果。如果血液样本采集过快,也会影响结果的准确性。

AJDO2 是一个很好的床旁临床指标,可以确定:①整体脑血流量的变化;②CBF 与脑耗氧代谢率(CMRO2)的配适度。这只适用于 CMRO2 保持不变的情况。因为 AJDO2 = CMRO2/CBF,监控和管理 AJDO2 可以减少重复测定 CBF[29]。

当动脉二氧化碳分压为 40mmHg,正常的 AJDO2 范围是 5.1~8.3vol%。当二氧化碳分压处于其他水平,正常的 AJDO2 范围可以通过计算得出,PaCO2 每降低 1mmHg,AJDO2 增加 3%,反之亦然。AJDO2 正常表明脑血流的供

应满足脑氧代谢需求。AJDO2 低于正常范围则表明失代偿,提示相对于 CMRO2 而言,脑血流过度灌注,而高于正常范围值也表明失代偿,表明相对于 CMRO2 而言,脑灌注不足。

急性肝功能衰竭的患者很少有正常的 AJDO2(代偿)。大多数患者有低 AJDO2(失代偿),这很可能是由脑代谢紊乱引起的。此外,如果 AJDO2 和 CBF 均非常低,这可能意味着患者处于第 5 期,即氧摄取降低和不可逆转的脑损伤[20,29]。

**脑代谢耗氧率(CMRO2)**

CMRO2 通过 CBF×AJDO2/100 计算得出。即使在急性肝衰竭早期阶段中,CMRO2 也受到了抑制[23,24],通常会小于正常值的 50%,某些情况下甚至会低至正常值的 25%,但患者仍可能在没有明显神经系统缺陷的情况下恢复。低 CMRO2 很有可能是脑活动和基础代谢受到抑制的表现。与头部损伤不同[29],CMRO2 并不能预测急性肝衰竭的

结果[23,24]。

## $CO_2$ 反应性

　　$CO_2$ 反应性是 CBF 对动脉 $CO_2$ 压力变化的反应。正常是 $PaCO_2$ 每变化 1mmHg,CBF 改变 3%。这是一项相对无创的检测技术。从治疗和预后的角度来看,CBF 对动脉 $CO_2$ 的变化可以预测低或过度通气的疗效[20]。在测定 $CO_2$ 反应性时,必须注意:①稳定平均动脉压;②$CO_2$ 至少改变 5mmHg 方可观察到 CBF 的变化;③测定 $CO_2$ 反应性之前,需要评估基础 CBF,以确保低 CBF 患者没有过度通气、高 CBF 患者未出现换气不足。

　　在早期阶段(第 1,2 期),$CO_2$ 反应性在过度或低通气时保持良好[17,20,30]。然而在第 3 和第 4 期,血管对 $PaCO_2$ 过度通气仍有反应性,但对低通气反应下降。这种变化反映出随着患者转向 5 期,血管进一步扩张,导致失去血管舒缩张力。应该指出的是,过度通气仍然可以作为在晚期阶段减少 CBF 的有效治疗方法(图 32.3)。

## 脑血管阻力(CVR)

　　CVR = ( MAP − ICP )/CBF [ 正常值 = 3.6mmHg/( ml · 100g )]。1 期时,CVR 是正常的。2 期,脑血管扩张、血管阻力降低。3 期,脑血管阻力进一步降低,而脑血容量的增加引起颅内压升高[19]。4 期,因为脑肿胀,CVR 增加到极值导致 CBF 减少[20]。

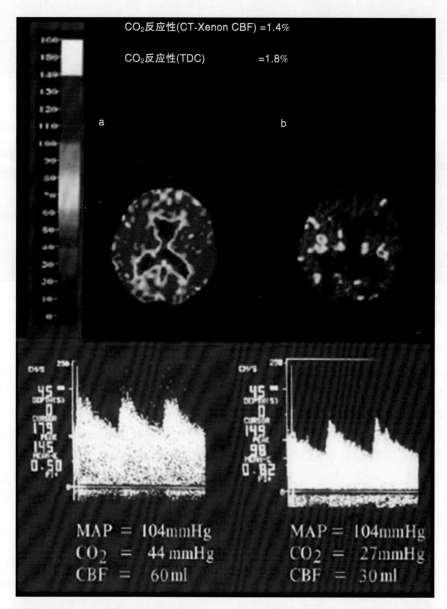

图 32.3　急性肝功能不全患者的 $CO_2$ 反应性。(a)$PaCO_2$ 为 44mmHg,平均动脉压(MAP)为 104mmHg 时,CT-Xenon 法测定脑血流量(CBF),经颅多普勒超声(TCD)测定脑血流速度(CBFV)。(b)$PaCO_2$ 为 27mmHg,MAP 为 104mmHg 时,CT-Xenon 法测定的 CBF 和 TCD 测定的 CBFV

## 颅内压(ICP)

对于急性肝功能衰竭患者,ICP 是最重要的监测参数之一。大约40%的患者死于脑疝[31]。当患者气管插管时就应置入 ICP 监测装置。因为肝功能衰竭可引起凝血障碍,放置 ICP 监测装置具有一定的风险。

在置入 ICP 测量装置之前,应该①进行头部计算机断层扫描(CT),以便排除颅内任何不良病变;②测定常规出凝血参数(如凝血酶原时间、部分凝血活酶时间、血小板计数、纤维蛋白原降解产物)和/或血栓弹力图(反应时间>6分钟,α 角>50°,最大振幅>50mm,全血凝块溶解时间>300分钟)来评估凝血情况[32,33];③妥善固定气道。

有3个不同部位可供置入颅内压力监测装置:硬膜外、硬膜下和脑实质。最常在这3个部位中进行硬膜外放置,因为其出血(<4%)和感染率(<1%)最低[34,35]。脑实质内置入出血(13%)和感染(4%)的发生率最高。然而,硬膜外监测装置的缺点是获得的 ICP 绝对值不可靠,仅能测量 ICP 的变化趋势。

ALF 患者发生颅内高压的病因尚不清楚。可能的机制是毒素导致大脑血管舒张,使脑容量增加,从而引起颅内压增加和毛细血管渗漏(血管源性脑水肿)。脑水肿进一步加剧颅内压的升高。最初,ICP 增高先于脑水肿的发生。随后,脑水肿进一步引起颅内压增高。脑血流量高、脑血管阻力低、颅内压升高时,表明脑血容量增加[36]。诱发脑血管舒张和增加脑血容量的因素有:①贫血和低血压[37];②缺氧引起的肺充血;③乳酸性酸中毒[24]。

有趣的是,在急性肝衰竭时,视神经盘水肿并未报道与颅内压增高相关。在急性肝功能衰竭患者中,高 ICP(>40mmH₂O)患者比颅脑损伤患者的耐受性更好[38]。一旦发生颅内高压,便难以控制,直到病变肝脏被正常功能的肝脏取代。颅内高血压每进展到新的一期,都意味着使 ICP 回到基线变得越来越困难,且随后的波动会更为明显。瞳孔不等或瞳孔增大常见于 ICP 异常增高的患者,需要通过有创医疗措施进行逆转。

## 头部计算机断层扫描

将患者运送到计算机断层扫描(CT)仪器处存在一定困难,因为他们可能:①血流动力学不稳定;②需要辅助通气;③多血管加压输液。然而,头颅 CT 扫描是必不可少的,以便在发生以下情况之前了解大脑的基本情况:①进入重症监护室;②置入 ICP 监测仪;③神经系统发生急剧变化,尤其是 ICP 骤然增高时。

有趣的是,脑肿胀主要出现在第3和第4阶段,并与很高的血容量有关[20,23,24,37,39,40]。脑肿胀伴有高 CBF 提示预后较差[41]。同样,灰质白质丢失预示预后不良。在这些阶段,如果心血管状态变得非常不稳定,不可进行肝移植手术。

## 脑血流速度

脑血流速度(cerebral blood flow velocity,CBFV)可以通过 TCD 检测。TCD 由一个低频(2MHz)工作的脉冲多普勒仪器再加上一台对复杂波形数据进行傅立叶变换、实时光谱显示的计算机组成。该技术具有无创、可在床旁进行等优势[42,43]。TCD 变量(图 32.4)包括收缩期脑血流速度(systolic cerebral blood flow velocity,SFV)、舒张脑血流量速度(diastolic cerebral blood flow velocity,DFV)、平均脑血流速度(mean cerebral blood flow velocity,MFV)或[(SFV+DFV)/2]以及搏动指数(PI)或[(SFV−DFV)/MFV]。每一个波形的变量都很重要,其中,舒张期脑血流速度决定了大脑接受供血的时间。搏动指数被认为可反映脑血管阻力,从而与 ICP 成指数相关性。在 TCD 监测中,观察到随着时间变化而变化的趋势比任何单一的测量更具提示价值[44]。

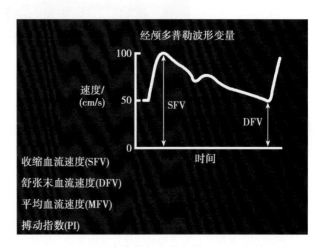

图 32.4 经颅多普勒超声的变量。SFV,收缩血流速度;DFV,舒张血流速度;MFV,平均血流速度;PI,搏动指数

TCD 可用于估计:①脑血流量;②ICP;③$CO_2$ 反应性;④各种治疗方法对脑血流量、ICP 和 $CO_2$ 反应性的影响[45,46]。图 32.2 显示了急性肝功能衰竭患者 TCD 图像的连续变化[47]。第1阶段:收缩期脑血流速度降低(正常值=61cm/s),搏动指数正常(正常值=0.90±0.24)。第2阶段:收缩脑血流速度正常,搏动指数降低。第3阶段:收缩期脑血流速增加,搏动指数低。第4阶段:收缩脑血流速度降低,搏动指数高。第5阶段:负性舒张期血流或脑血流逆行(脑死亡)。图 32.3 显示了过度通气对急性肝衰竭患者 TCD 图像的影响。当患者呼吸困难以及 $PaCO_2$ 从44mmHg下降至27mmHg 时,平均脑血流速度从145cm/s降低到98cm/s,同时通过 CT-氙气法也测得 CBF 从80ml/100g 减少到60ml/100g。这表明:①通过 TCD 计算出的 $CO_2$ 反应与氙气 CT 法测得 CBF 法比较一致;②即使 CBF 较高,$CO_2$ 反应性仍然有效,即使只有正常值的50%($CO_2$ 反应性1.4%)[48,50],这证明过度换气是一种有效减少脑血

流量的方法，$CO_2$ 反应性降低继发于血管神经麻痹。图 32.5 显示了对急性肝衰竭患者使用巴比妥类药物对 TCD 模式的影响。当对一个高颅内压患者（ICP＝34mmHg，PI＝1.92）应用巴比妥类药时，若 MAP 维持在正常水平（>

80mmHg），其 ICP（28mmHg）和 PI（1.27）降低。如果巴比妥类药物降低 MAP，则 ICP 可进一步增高，脑灌注可能降低到危险的低水平。应该通过给予升压药或同时增加血容量来维持 MAP。

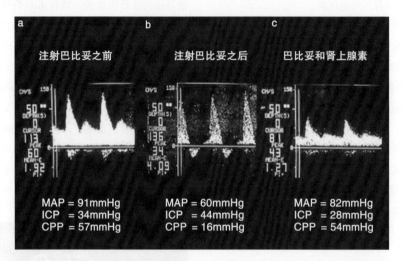

图 32.5　静脉注射巴比妥对急性肝功能衰竭合并颅内压升高患者脑血流速度的影响。（a）颅内压增高患者脑血流速度分析；（b）低血压（MAP＝60mmHg）时巴比妥类药物对颅内压的影响，脑血流速度显示舒张期血流速度下降，颅内压增加至 44mmHg；（c）注入肾上腺素恢复平均动脉压（MAP＝82mmHg）后，巴比妥类药物对颅内压的影响。脑血流舒张期速度显示回升，颅内压下降至 28mmHg

## 心血管系统

急性肝衰竭的血流动力学表现形式多样，它取决于病因和病情的严重程度。放置肺动脉导管可指导适当的诊断和治疗。通常在疾病的早期阶段（第 1 阶段和第 2 阶段），患者表现出正常的心脏血流动力学特征（图 32.2）。随着病情的发展，其血流动力学变化与脓毒性休克极其相似（低全身血管阻力、高心输出量、心动过速、低血压和高的混合静脉血-血红蛋白氧饱和度）。最终（阶段 4 和阶段 5）[20]，血流动力学状态不稳，需要高剂量血管加压素来维持患者生命。

肺水肿并不少见[51]。通常，它是非心源性的，但在病毒引起的 ALF 患者中，心肌炎可能导致心脏衰竭和肺水肿。心电图 ST 段抬高罕见，不伴有心肌酶水平升高和血清电解质异常[52]。颅内压增高可能引起 ST 段抬高并被误解为心肌缺血。

急性肝衰竭病例常发生心律失常（室上性心动过速、窦性心动过缓、室性期前收缩和心房早期收缩）[53]，其病因并不明确。但病毒性心肌炎、胆红素蓄积、胆汁酸、酸碱失衡、电解质紊乱以及其他潜在的有毒代谢物可能是引起大多数心律失常的原因。窦性心动过缓合并发作性系统性高血压（库欣现象）提示可能发生脑疝。除了心脏改变外，即使充分供氧也可能存在组织缺氧，因为混合静脉血氧饱和度高，

血清乳酸水平增高[54]。

## 呼吸系统

患者常伴有通气不足、合并呼吸性碱中毒，这发生在因肝功能衰竭引起代谢性酸中毒之前[10]。常见动脉低氧血症，特别是 3、4 级昏迷患者。低氧血症的病因复杂：①由于气道反射丧失产生胃内容物误吸风险，因此需在进展性的脑病昏迷早期即进行气道保护；②浅快的呼吸导致肺不张，可能导致肺部感染与肺炎；③肺内分流；④肺水肿，在这些情况下，通常是非心源性引起的。它通常与全身毛细血管渗透性增加有关，因此，毛细血管渗透性增加也是原因之一[55,56]。然而，这些患者也有发生神经源性肺水肿的可能，尤其是脑分解期。

## 肾脏系统

肾衰竭最常见的原因是急性肾小管坏死（acute tubular necrosis，ATN）（发病率占 40%～85%），它往往是多因素的，常见原因包括氮质血症、肾缺血、急性肾小管坏死、肝肾综合征等[57,58]。避免肾毒性药物和充足的血管内容量对维持肾功能很重要。

## 肝代谢

肝脏是碳水化合物代谢的主要场所。因此，肝功能急

性衰竭期，患者会出现低血糖，原因是糖原储存及糖异生减少。血糖的监测非常重要，因为血糖水平会短时间内急剧下降到危及生命的水平[59,60]。上消化道出血是公认的并发症，通常与压力有关。在一些研究中，H2 受体阻断剂和质子泵抑制剂已被证明是有效的[61]。

许多临床医生认为检测肝脏坏死的程度很重要，手段包括开放性肝活检或经颈静脉穿刺活检。经颈静脉肝穿刺活检是一种相对无创技术，通过放射性成像引导。这是一项非常有用的技术，并可提供许多重要信息[23,62-64]。该技术的一个缺点是，因为 ALF 可能导致肝脏结构变异增大，样本差异可能会很大[65]。应连续评估患者的肝活检结果及患者的临床信息和状态，以明确移植的适应证，虽然是在捐献肝脏的手术中进行移植时的肝活检，但是事实上，在患者进入手术室前，已经做出了肝脏移植的决定。

## 凝血系统

ALF 最常见的血液紊乱包括血小板功能障碍和血小板减少、纤维蛋白原减少、凝血酶原时间延长[5,61]。因为肝脏是合成凝血因子（凝血因子 V、Ⅶ、Ⅸ 和 X；部分因子Ⅷ、Ⅺ和Ⅻ）的主要部位，因此急性肝功能衰竭患者发生严重的凝血障碍并不稀奇。抗凝血酶Ⅲ（ATⅢ），这种重要的凝血抑制剂也减少。在所有的凝血因子中，V 因子下降最快，其次是Ⅱ、Ⅸ 和 X 因子。与其他因素相反，Ⅷ因子增加，但其增加的原因尚不清楚[66]。

凝血功能障碍可以使用常规的凝血功能监测（凝血酶原时间、部分凝血活酶时间、血清纤维蛋白原水平、纤维蛋白原降解产物血小板计数）和/或通过血栓弹力图评估。

对乙酰氨基酚过量导致急性肝衰竭时，凝血酶原时间显著增加，病毒性肝炎引起的 ALF 则导致凝血酶原时间缩短[67]。凝血酶原时间（prothrombin time，PT）被用来评估预后指标及追踪肝脏损伤的进展，一般不纠正 PT，除非发生临床出血或计划实施侵入性的操作[68]。

## 电解质和酸碱状态

电解质紊乱是常见的。高钠血症病因：①肾功能不全；②应用碳酸氢盐治疗代谢性酸中毒。高钠血症治疗困难，高钠血症可能导致脑水肿[58]。低钠血症，虽然罕见，但需要高度警惕，若快速纠正血清钠水平可导致患者脑桥中央发生脱髓鞘变化。低钠血症也可促发脑水肿。高钾血症常见于肾衰竭。低钙血症和低镁血症很少发生。代谢性酸毒始终存在。其酸中毒的程度取决于组织灌注、肝坏死和核心体温。纠正代谢性酸中毒非常必要，以免对心脏和大脑产生不良影响。ALF 常导致血浆渗透压增高，这可能与高钠血症相关。血浆渗透性增高阻碍了甘露醇对脑组织的有益影响。

## 急性肝衰竭的管理

对于患者来说，成功的关键在于一个由专科麻醉医师、胃肠病学家、重症监护医师和外科医生组成的团队。胃肠病学家应该指导初诊医师在疾病早期识别这些患者并将其转移到肝 ICU。

当患者被转诊后，必须立即通知医师并明确分工，其中包括：安排 CT 引导下脑血流监测，放置 PA 导管、颈静脉球导管，必要时行气管内插管。在完成初期的检查和监测之后，必须讨论管理计划。由于这是一个多器官疾病，管理必须集中于所有受影响的器官及其对多器官功能障碍的影响。必须同时鉴别病因并针对移植状态做出决定。

## 中枢神经系统（图 32.2）

在第 1 阶段，大脑处于压力-容积曲线的平台期，供（CBF）需（CMRO$_2$）平衡。应根据临床适应证建立气道保护。在第 2 阶段，大脑仍处于压力-容积曲线的平台期。但是供（CBF）和需（CMRO$_2$）失衡。可以通过轻度过度通气来纠正。在第 3 阶段，患者处于压力-容积曲线的下降期和绝对的脑充血；ICP 增加，可能发生脑水肿。这一时期，患者的床头应抬起 30°，以便通过重力减轻 ICP[69,70]。在这一阶段应用气管插管联合亚低温治疗（33～34℃）[71,72]、过度通气[73-75]和利尿剂[61]，使用巴比妥类药物[76]等。呋塞米可有效减少脑肿胀，特别是与甘露醇联合使用。单纯使用甘露醇时必须谨慎观察，这些患者可有血清渗透压 > 320mmol/L，这种情况下使用甘露醇可能不是很有效。其次，甘露醇的初始反应可能还不止于此，它可以导致脑血管扩张，脑血流量增加和 ICP 增加。巴比妥类药物降低颅内压非常有效，它通过引起脑血管收缩减少 CBF 以减轻高颅内压[76]。然而，巴比妥类药物也降低系统动脉血压，尤其是在血容量减少时。如果注射巴比妥类药物导致全身性低血压，必须使用升压药或扩容。全身性低血压可拮抗巴比妥对 ICP 的作用。事实上，根据急性肝功能衰竭患者的 TCD 结果，ICP 可能进一步增加（图 32.5）。

低体温是一种有效减少脑血流量，从而降低颅内压的方法[72]。有研究表明轻度亚低温（32～34℃）是有效的。冷却过程中应谨慎，因为温度可能降到目标水平以下，易诱发心律失常[77]。当体温介于这个范围（32～34℃）时，很少发生心律失常。通过低温降低 ICP 的机制有很多，包括：①脑对氨的吸收减少[78,79]；②炎症反应的减少[80-83]；③脑内活性和基础代谢的减少以及引起反射性血管收缩；④直接收缩脑血管。

第 4 阶段的管理至关重要。在此阶段 ICP 极高，而 CBF 低。在这个阶段，因为大脑的顺应性降低，需要采取上述所有治疗方法且更为频繁。在第 3 和第 4 阶段，应尽一切努力尽快实施肝移植[20]。

## 心血管系统

心血管系统的主要变化包括低血压、低全身血管阻力[84]、高心脏指数、心律失常和 ST 段改变[52]。在前两个阶段（1 和 2），如果低血压进一步发展，输液可以改善血压且很少需要使用血管加压药。在第 3 阶段，通常需要加压输液。肾上腺素或非肾上腺素药物输注较多巴胺和/或多巴酚丁胺更为有效。在第 4 阶段，循环系统血流动力学不稳定，需要应用大剂量的升压药，即使患者血管内容量状态足够，也可能出现低血压[85,86]。在第 4 阶段晚期，可以观察到心律失常和 ST 段改变。ST 段变化由非缺血因素导致，对硝酸甘油反应较差，可能提示预后不良。急性肝衰竭常出现心律失常。如果是由酸碱失衡和电解质紊乱引起，对此治疗效果较好。在第 4 阶段后期以及第 5 阶段，高血压和心动过缓常提示发生脑疝。

## 呼吸系统

由于这些患者大多存在脑病，当他们达到 3 级昏迷，甚至早在 2 级昏迷时，必须进行气道保护，以防止误吸并进行通气。动脉低氧血症常见，因此机械通气应同时增加呼气末正压，PEEP（>10cmH$_2$O）和/或提高吸入氧浓度。高 PEEP 可能对颅内高压不利。颅内压增高的情况下，高频通气可降低对 PEEP 的需求[87]。纤维支气管镜检查和吸痰可以确定肺不张的部位并移除分泌物。肺水肿提示预后不良。由于它是非心源性，药物治疗无效。如果患者符合移植条件，紧急移植是唯一的选择。使用高 PEEP 和低潮气量高频喷射通气只在短时间内有效[88]。在选择的患者中，俯卧通气被证明是有效的。只有当 ICP 监测到位时[89]，才可以进行俯卧通气。

## 泌尿系统

由于 ATN 是引起肾衰竭最常见的原因，因此需要足够的液体容量状态。在某些情况下，连续静脉-静脉血液过滤（continuous veno-venous hemofiltration，CVVH）或血液透析（continuous veno-venous hemodialysis，CVVHD）可以作为一项支持措施[90,91]。应当注意的是，在连续静脉过滤过程中，如果体液流失过快，可能导致低血压。因此，不建议 ALF 患者行接受间歇性血液透析[92]。在移植时，如果需要精确的体液管理，可在术中进行 CVVHD。

## 肝脏系统

通过输注 5% 葡萄糖水溶液可有效纠正低血糖[93]。需积极补充电解质并密切关注。肠内营养应在可行时及早开始[94]。

## 凝血系统

由于外周消耗增加以及肝脏合成凝血产物减少，纠正凝血功能障碍是困难的。凝血主要通过外源性替代因子和血小板的替代来维持。补充替代因子可以避免自发性出血，尤其是在放置颅内压监护仪前后。有证据表明，在置入 ICP 监测装置前，补充重组凝血因子Ⅶa（40～80μg/kg 静脉注射）有益于改善凝血，因此可避免使用新鲜冷冻血浆而导致体液容量超负荷[95]。放置 ICP 监测之前，应清楚血栓弹力图基线和凝血情况，并使其尽可能接近正常水平。维持凝血情况，可应用新鲜冰冻血浆和血小板。血浆置换也可以用来作为辅助清除凝血功能障碍的手段。

## 电解质和酸碱状态

在代谢性酸中毒治疗中，高钠血症可通过应用三（羟基甲基）氨基甲烷[tris（hydroxymymethyl）-aminomethane，THAM，0.3M THAM（ml）= 体重（kg）×基础负值（mmol/kg）]改善。对于急性肝衰竭患者，这是一种较合适的缓冲液，因为它不引起血清渗透压增加，或钠、二氧化碳产生增加。然而，它是弱缓冲液，需辅以碳酸氢钠盐校正碱剩余>6。其相对禁忌证是肾衰竭。

碳酸氢钠是一种强缓冲液，但可能增高渗透压，导致高碳酸血症和高钠血症，这在急性肝功能衰竭时都应尽力避免。肾衰竭时常伴发高钾血症。使用葡萄糖和胰岛素通常能有效降低血清钾的水平。如果高钾血症持续存在，可以考虑 CVVHD 改善肾功能。低钾血症相对罕见，可通过钾补充剂来纠正。

## ALF 的感染管理

最常见的病原体是葡萄球菌、链球菌属和革兰氏阴性杆菌[5]。那些有肾衰竭风险或者长期应用抗生素治疗细菌（萨斯、西都、多伊尔）感染的 ALF 患者中，多达三分之一出现真菌感染（特别是白色念珠菌）。常见的感染包括肺炎（50%）、菌血症（20%）和尿路感染（25%）。大多数中心建议预防性使用抗革兰氏阴性菌药物和氟康唑治疗[96,97]。

---

## 确定移植需要：标准和预后因素

至少有 20% 的 ALF 患者不进行移植也可以存活，诸多研究探索了预后相关的因素，以确定哪些患者需要紧急移植。目前应用最广泛的是伦敦大学国王学院（King's College）标准（表 32.2）。对乙酰氨基酚中毒者，PT、血清肌酐水平、脑病Ⅲ～Ⅳ级或 pH<7.3（与脑病无关），可提示预后不良[98]。非应用对乙酰氨基酚患者，评判标准不依赖于脑病分期，若 INR>6.5 或出现后面任意 3 种情况（年龄<10 或>

40 岁、非甲型或非乙型肝炎、氟烷性肝炎、特异性药物反应、发生脑病前黄疸持续时间>7 天、INR>3.5、血清胆红素水平>17.5mg/dl)，不进行移植，可能直接导致死亡。

表 32.2　伦敦大学国王学院移植标准

**对乙酰氨基酚组**

- 校正低血容量状态后，pH<7.3(不依赖脑病级别)超过 24 小时或更长时间

- 或者出现以下 3 个参数

  - 脑病Ⅲ~Ⅳ期

  - 凝血酶原时间(PT)>100 秒(INR>6.5)

  - 血清肌酐>300mmol/L(3.4mg/dl)

**无对乙酰氨基酚组**

- PT>100 秒(INR>6.5)(独立于脑病级别)

- 或者以下任何一个参数

  - 年龄<10 岁或 40 岁

  - 病因学：非甲型、非乙型肝炎，氟烷性肝炎，对药物的特异反应，威尔逊病

  - 脑病出现前黄疸时间>7 天

  - PT>50 秒(INR>3.5)

  - 血清胆红素>300mmol/L(17mg/dl)

  - PT>50 秒(INR>3.5)

虽然这些标准具有很高的预测价值，但也有其他研究人员提出，依靠这种标准可能难以评估那些死亡风险较低的患者[99,100]。Clichy 等分析了 115 例 HBV 所致暴发性肝功能衰竭患者，结果发现凝血因子 V 水平、患者年龄、乙型肝炎病毒表面抗原和血清甲胎蛋白水平是预测生存率的独立预测因素[101]。

还有其他标准可以更好地评价预后，如肝组织学、肝活检肝细胞体积等[102]。在鉴定病因时，活检意义重大，可以排除慢性疾病以及评估肝脏的恢复能力。凝血障碍患者的活检一般经颈静脉进行[63]。据报道，若存活肝细胞低于50%，不进行移植则预后较差。然而，这个标准缺乏同质性[62]。

其他预测标准包括：腹部 CT 扫描发现肝脏体积小于700cm³，通过半乳糖消除试验评估肝功能结果较差[103,104]，动脉酮体比(乙酰乙酸/β-羟基丁酸)明显下降[105]，凝血因子 V 及 FV/FⅧ比值低(FV 水平<10%，FⅧ/FV>30%提示预后较差)[66]。对于对乙酰氨基酚中毒患者来说，APACHE Ⅱ系统的预测价值与国王学院的标准相似。

临床评估移植标准主要基于脑病的加剧和难以纠正的凝血功能障碍[106]。ICP 持续升高是不良的预后信号；当患者进入第 2 阶段，必须行 OLT 以逆转这个过程[20]。一旦作出移植决定，将进行上述综合治疗，主要包括呼吸支持、进行 CVVHD 肾脏支持、应用血浆或凝血因子替代因子改善凝血。

# 术中管理

在手术室里，必须继续 ICU 的监测。保持大脑的灌注压力不变，通过保持平均动脉压和 ICP 的平衡避免 ICP 增加。避免使用吸入麻醉药，以防止进一步扩张脑血管和抑制心肌。夹闭下腔静脉和门静脉耐受性差，可通过腋静脉行静脉-静脉转流来实现。使用临时的腔静脉分流是另一个可行的选择[107]。

# 急性 ALF 肝移植的选择

移植患者需要及时移植才能取得良好预后[108]。应极力避免进行性脑水肿、全身感染和严重血流动力学不稳定。因为这可能影响获得肝移植的候选资格。最佳结果是移植死者捐赠的整个肝脏，其他肝脏替代策略包括活体分割肝移植、辅助性肝移植[109]和实验方法如肝细胞移植[110]、异种移植[111]以及生物人工肝辅助装置[112]。基于患者的临床情况，死亡供体的扩展标准包括心源性死亡者、ABO 血型不合也可考虑。

不管是儿童[113]还是成人[114,115]，ALF 患者适时肝移植可以将生存率从 20%提高到 70%以上。对于那些非病毒、非良性疾病的 ALF 患者来说，肝移植后的长期存活率并不乐观，这可能与潜在的免疫缺陷有关[116]。

# 急性肝衰竭的体外辅助治疗

目前急性肝衰竭可行的体外辅助治疗——非生物支持治疗，常见的有血浆置换和结合溶质透析等。细胞生物反应器疗法[117,118]曾接受过临床评估，但目前并没有成为常规治疗。

## 无生物成分的肝支持方法

近半个世纪以来，一直在探索体外治疗急性肝衰竭方案以替代支持衰竭的肝脏。血液透析、碳纤维树脂血液灌流[119]、非生物方法如血液过滤和血浆交换等[120]都可用于 ALF。

**血浆置换**

这种方法旨在降低 ALF 患者的循环毒素水平并置换凝血因子等必要蛋白质。此方法经改良后，使用高容量交换技术，每次使用新鲜冷冻血浆治疗后可置换 8L 或更多

(15% 的体重)的血浆,增加体内血管阻力和平均动脉压,减少心输出量和降低氨水平[121]。

### 结合溶质透析:白蛋白透析(MARS)

选择性去除水溶性物质和白蛋白结合物是分子吸附再循环系统(molecular adsorbent recirculating system,MARS)的目标[122]。它使用人血清白蛋白作为载体,白蛋白可穿梭于血液侧透析膜、远程吸附剂柱(木炭和阴离子交换剂)和另一边的透析装置[123]。一项对在肝衰竭中应用 MARS 进行随机对照试验的 meta 分析未显示其对生存的益处。然而,MARS 可改善脑病和血清胆红素水平。因此,MARS 可用于稳定那些等待肝移植患者的病情。

## 生物肝支持系统

生物治疗设备以不同来源的细胞作为生物反应器[124]。长期多维培养的关键是设计与维护,如此才能在生物反应器中取得成功表现,其主要功能包括维持氧化解毒功能(P450 酶系统)、生物转化(如尿素合成、葡萄糖醛酸氧化和硫酸盐化)、排泄系统(胆汁分泌)、蛋白质和大分子的合成、中间代谢(糖异生、脂肪酸和氨基酸)以及调节免疫和内分泌系统[124]。Porcline 细胞及转化人肝母细胞瘤系(C3A)已被广泛应用。这些生物制剂的使用安全问题包括异源性感染、固定化细胞泄漏及随后发生恶性肿瘤的风险[125]。在临床实验中,空纤维滤芯外空间的载肝细胞是许多生物肝支持系统的基础。

### 生物人工肝

HepatAssist 研究在美国和欧洲同时进行[126]。该装置由一个中空纤维棒组成,其中含有 50g 的冷冻猪原代肝细胞,接种于胶原包被的葡聚糖小球上,然后和血浆灌流通路中的炭柱一起放置在生物反应器中。生物人工肝使用离心式血浆分离器提供血浆灌流通路。该系统被证明是安全的,对暴发性或亚暴发性肝衰竭患者的生存有所帮助。

### 体外肝脏辅助装置

另一种体外肝脏辅助装置(extracorporeal liver assist device,ELAD)发明于 1992 年[127],并于 1993 年应用于临床[128,129]。该系统使用源于人肝母细胞瘤细胞的 C3A 细胞株,将其安置在中空纤维透析盒的外部空间,然后灌注患者的超滤血液。该系统经过改良以容纳更多的盒子和细胞总数,容纳四个盒子,其中每一个装有 100g 细胞。在一项多中心临床试验中,对应用该系统的 ALF 患者进行了评估,结果发现其可以改善氨、胆红素和脑病的效果,但对于存活没有明显益处[130]。其他系统,包括生物人工肝支持系统[131]、分离肝细胞移植[132]和体外肝脏灌注(人或异种)也被利用。

## 结论

ALF 患者的临床管理应联合多学科方法,加强监测和干预以取得成功的结果。在替代疗法被证实之前,及时移植仍是高死亡风险患者的首选治疗方法。

## 参考文献

1. Trey C, Davidson CS. The management of fulminant hepatic failure. Prog Liver Dis. 1970;3:282–98.
2. Bernuau J, Rueff B, Benhamou JP. Fulminant and subfulminant liver failure: definitions and causes. Semin Liver Dis. 1986;6:97–106.
3. Williams Lee WM, Williams R, editors. Acute liver failure. Cambridge: Cambridge Press; 1997. p. 1–9.
4. Acharya SK, Dasarathy S, Kumer TL, Sushma S, Prasanna KS, Tandon A, Sreenivas V, Nijhawan S, Panda SK, Nanda SK, Irshad M, Joshi YK, Duttagupta S, Tandon RK, Tandon BN. Fulminant hepatitis in a tropical population: clinical course, cause, and early predictors of outcome. Hepatology. 1996;23:1448–55.
5. Sass DA, Shakil AO. Fulminant hepatic failure. Liver Transpl. 2005;11:594–605.
6. Wright TL. Etiology of fulminant hepatic failure: is another virus involved? Gastroenterology. 1993;104:640–3.
7. Farci P, Alter HJ, Shimoda A, Govindarajan S, Cheung LC, Melpolder JC, Sacher RA, Shih JW, Purcell RH. Hepatitis C virus-associated fulminant hepatic failure. N Engl J Med. 1996;335:631–4.
8. Féray C, Gigou M, Samuel D, Reyes G, Bernuau J, Reynes M, Bismuth H, Bréchot C. Hepatitis C virus RNA and hepatitis B virus DNA in serum and liver of patients with fulminant hepatitis. Gastroenterology. 1993;104:549–55.
9. Fagan EA. Acute liver failure of unknown pathogenesis: the hidden agenda. Hepatology. 1994;19:1307–12.
10. Shakil AO, Mazariegos GV, Kramer DJ. Fulminant hepatic failure. Surg Clin North Am. 1999;79:77–108.
11. Schiødt FV, Rochling FA, Casey DL, Lee WM. Acetaminophen toxicity in an urban county hospital. N Engl J Med. 1997;337:1112–7.
12. Bray GP, Harrison PM, O'Grady JG, Tredger JM, Williams R. Long-term anticonvulsant therapy worsens outcome in paracetamol-induced fulminant hepatic failure. Hum Exp Toxicol. 1992;11:265–70.
13. Ellis A, Wendon J. Circulatory, respiratory, cerebral, and renal derangements in acute liver failure: pathophysiology and management. Semin Liver Dis. 1996;16:379–88.
14. Norenberg MD. Astrocytic-ammonia interactions in hepatic encephalopathy. Semin Liver Dis. 1996;16:245–53.
15. Butterworth RF. Molecular neurobiology of acute liver failure. Semin Liver Dis. 2003;23:251–8.
16. Sherlock S. Hepatic encephalopathy. In: Sherlock S, editor. Diseases of liver and biliary system. Oxford: Blackwell Scientific Publication; 1985. p. 91–107.
17. Larsen FS. Cerebral circulation in liver failure: Ohm's law in force. Semin Liver Dis. 1996;16:281–92.
18. Langfitt TW, Weinstein JD, Sklar FH, Zaren HA, Kassell NF. Contribution of intracranial blood volume to three forms of experimental brain swelling. Johns Hopkins Med J. 1968;122:261–70.
19. Larsen FS, Adel Hansen B, Pott F, Ejlersen E, Secher NH, Paulson OB, Knudsen GM. Dissociated cerebral vasoparalysis in acute liver failure. A hypothesis of gradual cerebral hyperaemia. J Hepatol. 1996;25:145–51.
20. Aggarwal S, Obrist W, Yonas H, Kramer D, Kang Y, Scott V, Planinsic R. Cerebral hemodynamic and metabolic profiles in fulminant hepatic failure: relationship to outcome. Liver Transpl. 2005;11:1353–60.
21. Obrist WD, Wilkinson WE. Regional cerebral blood flow measurement in humans by xenon-133 clearance. Cerebrovasc Brain Metab Rev. 1990;2:283–327.

22. Yonas H, Darby JM, Marks EC, Durham SR, Maxwell C. CBF measured by Xe-CT: approach to analysis and normal values. J Cereb Blood Flow Metab. 1991;11:716–25.

23. Aggarwal S, Kramer D, Yonas H, Obrist W, Kang Y, Martin M, Policare R. Cerebral hemodynamic and metabolic changes in fulminant hepatic failure: a retrospective study. Hepatology. 1994;19:80–7.

24. Wendon JA, Harrison PM, Keays R, Williams R. Cerebral blood flow and metabolism in fulminant liver failure. Hepatology. 1994;19:1407–13.

25. Vaquero J, Chung C, Blei AT. Cerebral blood flow in acute liver failure: a finding in search of a mechanism. Metab Brain Dis. 2004;19:177–94.

26. Ede RJ, Gove CD, Williams R. Increased cerebral blood flow in fulminant hepatic failure due to paracetamol overdose. In: Soeters PB, Wilson JHP, Meijer AJ, Holmes E, editors. Advances in ammonia metabolism and hepatic encephalopathy. Amsterdam: Elsevier; 1988. p. 567–70.

27. Jakobsen M, Enevoldsen E. Retrograde catheterization of the right internal jugular vein for serial measurements of cerebral venous oxygen content. J Cereb Blood Flow Metab. 1989;9:717–20.

28. Lassen NA, Lane MH. Validity of internal jugular blood for study of cerebral blood flow and metabolism. J Appl Physiol. 1961;16:313–20.

29. Obrist WD, Langfitt TW, Jaggi JL, Cruz J, Gennarelli TA. Cerebral blood flow and metabolism in comatose patients with acute head injury. Relationship to intracranial hypertension. J Neurosurg. 1984;61:241–53.

30. Durham S, Yonas H, Aggarwal S, Darby J, Kramer D. Regional cerebral blood flow and $CO_2$ reactivity in fulminant hepatic failure. J Cereb Blood Flow Metab. 1995;15:329–35.

31. Lidofsky SD, Bass NM, Prager MC, Washington DE, Read AE, Wright TL, Ascher NL, Roberts JP, Scharschmidt BF, Lake JR. Intracranial pressure monitoring and liver transplantation for fulminant hepatic failure. Hepatology. 1992;16:1–7.

32. Kang YG, Martin DJ, Marquez J, Lewis JH, Bontempo FA, Shaw Jr BW, Starzl TE, Winter PM. Intraoperative changes in blood coagulation and thrombelastographic monitoring in liver transplantation. Anesth Analg. 1985;64:888–96.

33. Mallett SV, Cox DJ. Thrombelastography. Br J Anaesth. 1992;69:307–13.

34. Blei AT, Olafsson S, Webster S, Levy R. Complications of intracranial pressure monitoring in fulminant hepatic failure. Lancet. 1993;341:157–8.

35. Vaquero J, Fontana RJ, Larson AM, Bass NM, Davern TJ, Shakil AO, Han S, Harrison ME, Stravitz TR, Muñoz S, Brown R, Lee WM, Blei AT. Complications and use of intracranial pressure monitoring in patients with acute liver failure and severe encephalopathy. Liver Transpl. 2005;11:1581–9.

36. Detry O, De Roover A, Honore P, Meurisse M. Brain edema and intracranial hypertension in fulminant hepatic failure: pathophysiology and management. World J Gastroenterol. 2006;12:7405–12.

37. Trewby PN, Hanid MA, Mackenzie RL, Mellon PJ, Williams R. Effects of cerebral oedema and arterial hypotension on cerebral blood flow in an animal model of hepatic failure. Gut. 1978;19:999–1005.

38. Davies MH, Mutimer D, Lowes J, Elias E, Neuberger J. Recovery despite impaired cerebral perfusion in fulminant hepatic failure. Lancet. 1994;343:1329–30.

39. Ede RJ, Williams RW. Hepatic encephalopathy and cerebral edema. Semin Liver Dis. 1986;6:107–18.

40. Ware AJ, D'Agostino AN, Combes B. Cerebral edema: a major complication of massive hepatic necrosis. Gastroenterology. 1971;61:877–84.

41. Toutant SM, Klauber MR, Marshall LF, Toole BM, Bowers SA, Seelig JM, Varnell JB. Absent or compressed basal cisterns on first CT scan: ominous predictors of outcome in severe head injury. J Neurosurg. 1984;61:691–4.

42. Saver JL, Feldmann E. Basic transcranial doppler examination: technique and anatomy. In: Babikian VL, Wechsler LR, editors. Transcranial Doppler ultrasonography. St. Louis: Mosby Publication; 1993. p. 11–28.

43. DeWitt LD, Rosengart A, Teal PA. Transcranial Doppler ultraso-

nography: normal values. In: Babikian VL, Wechsler LR, editors. Transcranial Doppler ultrasonography. St. Louis: Mosby Publication; 1993. p. 29–38.

44. Abdo A, López O, Fernández A, Santos J, Castillo J, Castellanos R, González L, Gómez F, Limonta D. Transcranial Doppler sonography in fulminant hepatic failure. Transplant Proc. 2003;35:1859–60.

45. Aggarwal S, Kang Y, DeWolf A, Scott V, Martin M, Policare R. Transcranial Doppler: monitoring of cerebral blood flow velocity during liver transplantation. Transplant Proc. 1993;25:1799–800.

46. Krishnamoorthy V, Beckmann K, Mueller M, Sharma D, Vavilala MS. Perioperative estimation of the intracranial pressure using the optic nerve sheath diameter during liver transplantation. Liver Transpl. 2013;19:246–9.

47. Aggarwal S, Brooks DM, Kang Y, Linden PK, Patzer II JF. Noninvasive monitoring of cerebral perfusion pressure in patients with acute liver failure using transcranial doppler ultrasonography. Liver Transpl. 2008;14:1048–57.

48. Larsen FS, Hansen BA, Ejlersen E, Secher NH, Clemmesen JO, Tygstrup N, Knudsen GM. Cerebral blood flow, oxygen metabolism and transcranial Doppler sonography during high-volume plasmapheresis in fulminant hepatic failure. Eur J Gastroenterol Hepatol. 1996;8:261–5.

49. Helmke K, Burdelski M, Hansen HC. Detection and monitoring of intracranial pressure dysregulation in liver failure by ultrasound. Transplantation. 2000;70:392–5.

50. Larsen FS, Knudsen GM, Hansen BA. Pathophysiological changes in cerebral circulation, oxidative metabolism and blood-brain barrier in patients with acute liver failure. Tailored cerebral oxygen utilization. J Hepatol. 1997;27:231–8.

51. Trewby PN, Warren R, Contini S, Crosbie WA, Wilkinson SP, Laws JW, Williams R. Incidence and pathophysiology of pulmonary edema in fulminant hepatic failure. Gastroenterology. 1978;74(5 Pt 1):859–65.

52. Rosenbloom AJ. Massive ST-segment elevation without myocardial injury in a patient with fulminant hepatic failure and cerebral edema. Chest. 1991;100:870–2.

53. Weston MJ, Talbot IC, Horoworth PJ, Mant AK, Capildeo R, Williams R. Frequency of arrhythmias and other cardiac abnormalities in fulminant hepatic failure. Br Heart J. 1976;38:1179–88.

54. Bihari D, Gimson AE, Waterson M, Williams R. Tissue hypoxia during fulminant hepatic failure. Crit Care Med. 1985;13:1034–9.

55. Bihari DJ, Gimson AE, Williams R. Cardiovascular, pulmonary and renal complications of fulminant hepatic failure. Semin Liver Dis. 1986;6:119–28.

56. Baudouin SV, Howdle P, O'Grady JG, Webster NR. Acute lung injury in fulminant hepatic failure following paracetamol poisoning. Thorax. 1995;50:399–402.

57. Ring-Larsen H, Palazzo U. Renal failure in fulminant hepatic failure and terminal cirrhosis: a comparison between incidence, types, and prognosis. Gut. 1981;22:585–91.

58. Wilkinson SP, Blendis LM, Williams R. Frequency and type of renal and electrolyte disorders in fulminant hepatic failure. Br Med J. 1974;1:186–9.

59. Samson R, Trey C, Timme A, Saunders S. Fulminating hepatitis with recurrent hypoglycemia and hemorrhage. Gastroenterology. 1967;53:291–300.

60. Vilstrup H, Iversen J, Tygstrup N. Glucoregulation in acute liver failure. Eur J Clin Invest. 1986;16:193–7.

61. Polson J, Lee WM. American Association for the Study of Liver Disease. AASLD position paper: the management of acute liver failure. Hepatology. 2005;41:1179–97.

62. Scotto J, Opolon P, Etévé J, Vergoz D, Thomas M, Caroli J. Liver biopsy and prognosis in acute liver failure. Gut. 1973;14:927–33.

63. Donaldson BW, Gopinath R, Wanless IR, Phillips MJ, Cameron R, Roberts EA, Greig PD, Levy G, Blendis LM. The role of transjugular liver biopsy in fulminant liver failure: relation to other prognostic indicators. Hepatology. 1993;18:1370–6.

64. Gazzard BG, Portmann B, Murray-Lyon IM, Williams R. Causes of death in fulminant hepatic failure and relationship to quantitative histological assessment of parenchymal damage. Q J Med. 1975;44:615–26.

65. Hanau C, Munoz SJ, Rubin R. Histopathological heterogeneity in fulminant hepatic failure. Hepatology. 1995;21:345–51.

66. Pereira LM, Langley PG, Hayllar KM, Tredger JM, Williams R. Coagulation factor V and VIII/V ratio as predictors of outcome in paracetamol induced fulminant hepatic failure: relation to other prognostic indicators. Gut. 1992;33:98–102.

67. Mitchell I, Bihari D, Chang R, Wendon J, Williams R. Earlier identification of patients at risk from acetaminophen-induced acute liver failure. Crit Care Med. 1998;26:279–84.

68. O'Grady JG, Hambley H, Williams R. Prothrombin time in fulminant hepatic failure [letter]. Gastroenterology. 1991;100:1480–1.

69. Ng I, Lim J, Wong HB. Effects of head posture on cerebral hemodynamics: its influences on intracranial pressure, cerebral perfusion pressure, and cerebral oxygenation. Neurosurgery. 2004;54:593–7.

70. Davenport A, Will EJ, Davison AM. Effect of posture on intracranial pressure and cerebral perfusion pressure in patients with fulminant hepatic and renal failure after acetaminophen self-poisoning. Crit Care Med. 1990;18:286–9.

71. Axelrod YK, Diringer MN. Temperature management in acute neurologic disorders. Crit Care Clin. 2006;22:767–85.

72. Jalan R, Olde Damink SW, Deutz NE, Hayes PC, Lee A. Moderate hypothermia in patients with acute liver failure and uncontrolled intracranial hypertension. Gastroenterology. 2004;127:1338–46.

73. Ede RJ, Gimson AE, Bihari D, Williams R. Controlled hyperventilation in the prevention of cerebral oedema in fulminant hepatic failure. J Hepatol. 1986;2:43–51.

74. Bingaman WE, Frank JI. Malignant cerebral edema and intracranial hypertension. Neurol Clin. 1995;13:479–509.

75. Strauss G, Hansen BA, Knudsen GM, Larsen FS. Hyperventilation restores cerebral blood flow autoregulation in patients with acute liver failure. J Hepatol. 1998;28:199–203.

76. Forbes A, Alexander GJ, O'Grady JG, Keays R, Gullan R, Dawling S, Williams R. Thiopental infusion in the treatment of intracranial hypertension complicating fulminant hepatic failure. Hepatology. 1989;10:306–10.

77. Schubert A. Side effects of mild hypothermia. J Neurosurg Anesthesiol. 1995;7:139–47.

78. Córdoba J, Crespin J, Gottstein J, Blei AT. Mild hypothermia modifies ammonia-induced brain edema in rats after portacaval anastomosis. Gastroenterology. 1999;116:686–93.

79. Rose C, Michalak A, Pannunzio M, Chatauret N, Rambaldi A, Butterworth RF. Mild hypothermia delays the onset of coma and prevents brain edema and extracellular brain glutamate accumulation in rats with acute liver failure. Hepatology. 2000;31:872–7.

80. Jalan R. Intracranial hypertension in acute liver failure: pathophysiological basis of rational management. Semin Liver Dis. 2003;23:271–82.

81. Blei AT. The pathophysiology of brain edema in acute liver failure. Neurochem Int. 2005;47:71–7.

82. Jalan R, Williams R. The inflammatory basis of intracranial hypertension in acute liver failure. J Hepatol. 2001;34:940–2.

83. Jalan R, Pollok A, Shah SH, Madhavan K, Simpson KJ. Liver derived pro-inflammatory cytokines may be important in producing intracranial hypertension in acute liver failure. J Hepatol. 2002;37:536–8.

84. Munoz SJ, Moritz MJ, Martin P, Westerberg S, Northrup B, Bell R, Yang S, Radomski J. Relationship between cerebral perfusion pressure and systemic hemodynamics in fulminant hepatic failure. Transplant Proc. 1993;25:1776–8.

85. De Backer D, Creteur J, Silva E, Vincent JL. Effects of dopamine, norepinephrine, and epinephrine on the splanchnic circulation in septic shock: which is best? Crit Care Med. 2003;31:1659–67.

86. Wendon JA, Harrison PM, Keays R, Gimson AE, Alexander GJ, Williams R. Effects of vasopressor agents and epoprostenol on systemic hemodynamics and oxygen transport in fulminant hepatic failure. Hepatology. 1992;15:1067–71.

87. Ventilation with lower tidal volumes as compared with traditional tidal volumes for acute lung injury and the acute respiratory distress syndrome. The Acute Respiratory Distress Syndrome Network. N Engl J Med. 2000;342:1301–8.

88. Fan E, Needham DM, Stewart TE. Ventilatory management of acute lung injury and acute respiratory distress syndrome. JAMA.

2005;294:2889–96.

89. Bernal W, Auzinger G, Sizer E, Wendon J. Intensive care management of acute liver failure. Semin Liver Dis. 2008;28:188–200.

90. Mehta RL. Indications for dialysis in the ICU: renal replacement vs. renal support. Blood Purif. 2001;19:227–32.

91. Davenport A, Will EJ, Davison AM. Early changes in intracranial pressure during haemofiltration treatment in patients with grade 4 hepatic encephalopathy and acute oliguric renal failure. Nephrol Dial Transplant. 1990;5:192–8.

92. Mehta RL. Continuous renal replacement therapy in the critically ill patient. Kidney Int. 2005;67:781–95.

93. Van den Berghe G, Wilmer A, Hermans G, Meersseman W, Wouters PJ, Milants I, Van Wijngaerden E, Bobbaers H, Bouillon R. Intensive insulin therapy in the medical ICU. N Engl J Med. 2006;354:449–61.

94. Schütz T, Bechstein WO, Neuhaus P, Lochs H, Plauth M. Clinical practice of nutrition in acute liver failure—a European survey. Clin Nutr. 2004;23:975–82.

95. Shami VM, Caldwell SH, Hespenheide EE, Arseneau KO, Bickston SJ, Macik BG. Recombinant activated factor VII for coagulopathy in fulminant hepatic failure compared with conventional therapy. Liver Transpl. 2003;9:138–43.

96. Rolando N, Philpott-Howard J, Williams R. Bacterial and fungal infection in acute liver failure. Semin Liver Dis. 1996;16:389–402.

97. Fisher NC, Cooper MA, Hastings JG, Mutimer DJ. Fungal colonisation and fluconazole therapy in acute liver disease. Liver. 1998;18:320–5.

98. O'Grady JG, Alexander GJ, Hayllar KM, Williams R. Early indicators of prognosis in fulminant hepatic failure. Gastroenterology. 1989;97:439–45.

99. Schiodt FV, Atillasoy E, Shakil AO, Schiff ER, Caldwell C, Kowdley KV, Stribling R, Crippin JS, Flamm S, Somberg KA, Rosen H, McCashland TM, Hay JE, Lee WM. Etiology and outcome for 295 patients with acute liver failure in the United States. Liver Transpl Surg. 1999;5:29–34.

100. Anand AC, Nightingale P, Neuberger JM. Early indicators of prognosis in fulminant hepatic failure: an assessment of the King's criteria. J Hepatol. 1997;26:62–8.

101. Pauwels A, Mostefa-Kara N, Florent C, Lévy VG. Emergency liver transplantation for acute liver failure. Evaluation of London and Clichy criteria. J Hepatol. 1993;17:124–7.

102. Sekiyama K, Yoshiba M, Inoue K, Sugata F. Prognostic value of hepatic volumetry in fulminant hepatic failure. Dig Dis Sci. 1994;39:240–4.

103. Christensen E, Bremmelgaard A, Bahnsen M, Andreasen PB, Tygstrup N. Prediction of fatality in fulminant hepatic failure. Scand J Gastroenterol. 1984;19:90–6.

104. Ranek L, Andreasen PB, Tygstrup N. Galactose elimination capacity as a prognostic index in patients with fulminant liver failure. Gut. 1976;17:959–64.

105. Scaiola A, MacMathuna P, Langley PG, Gove CD, Hughes RD, Williams R. Determination of the ketone body ratio in fulminant hepatic failure. Hepatogastroenterology. 1990;37:413–6.

106. Lake JR, Sussman NL. Determining prognosis in patients with fulminant hepatic failure: when you absolutely, positively have to know the answer. Hepatology. 1995;21:879–82.

107. Belghiti J, Noun R, Sauvanet A. Temporary portocaval anastomosis with preservation of caval flow during orthotopic liver transplantation. Am J Surg. 1995;169:277–9.

108. Devlin J, Wendon J, Heaton N, Tan KC, Williams R. Pretransplantation clinical status and outcome of emergency transplantation for acute liver failure. Hepatology. 1995;21:1018–24.

109. Lee SG, Ahn CS, Kim KH. Which types of graft to use in patients with acute liver failure? (A) Auxiliary liver transplant (B) Living donor liver transplantation (C) The whole liver. (B) I prefer living donor liver transplantation. J Hepatol. 2007;46:574–8.

110. Hughes RD, Mitry RR, Dhawan A. Current status of hepatocyte transplantation. Transplantation. 2012;93:342–7.

111. Hara H, Gridelli B, Lin YJ, Marcos A, Cooper DK. Liver xenografts for the treatment of acute liver failure: clinical and experimental experience and remaining immunologic barriers. Liver Transpl. 2008;14:425–34.

112. Rademacher S, Oppert M, Jörres A. Artificial extracorporeal liver support therapy in patients with severe liver failure. Expert Rev Gastroenterol Hepatol. 2011;5:591–9.

113. Squires Jr RH. Acute liver failure in children. Semin Liver Dis. 2008;28:153–66.

114. Jin YJ, Lim YS, Han S, Lee HC, Hwang S, Lee SG. Predicting survival after living and deceased donor liver transplantation in adult patients with acute liver failure. J Gastroenterol. 2012;47:1115–24.

115. Taniguchi M. Liver transplantation in the MELD era—analysis of the OPTN/UNOS registry. Clin Transpl. 2012;41–65.

116. Bucuvalas J, Filipovich L, Yazigi N, Narkewicz MR, Ng V, Belle SH, Zhang S, Squires RH. Immunophenotype predicts outcome in pediatric acute liver failure. J Pediatr Gastroenterol Nutr. 2013;56:311–5.

117. Mazariegos GV, Kramer DJ, Lopez RC, Shakil AO, Rosenbloom AJ, DeVera M, Giraldo M, Grogan TA, Zhu Y, Fulmer ML, Amiot BP, Patzer JF. Safety observations in phase I clinical evaluation of the Excorp Medical Bioartificial Liver Support System after the first four patients. ASAIO J. 2001;47:471–5.

118. Patzer II JF, Lopez RC, Zhu Y, Wang ZF, Mazariegos GV, Fung JJ. Bioartificial liver assist devices in support of patients with liver failure. Hepatobiliary Pancreat Dis Int. 2002;1:18–25.

119. Hughes R, Ton HY, Langley P, Davies M, Hanid MA, Mellon P, Silk DB, Williams R. Albumin-coated Amberlite XAD-7 resin for hemoperfusion in acute liver failure. Part II: In vivo evaluation. Artif Organs. 1979;3:23–6.

120. Yoshiba M, Inoue K, Sekiyama K, Koh I. Favorable effect of new artificial liver support on survival of patients with fulminant hepatic failure. Artif Organs. 1996;20:1169–72.

121. Clemmesen JO, Larsen FS, Ejlersen E, Schiødt FV, Ott P, Hansen BA. Haemodynamic changes after high-volume plasmapheresis in patients with chronic and acute liver failure. Eur J Gastroenterol Hepatol. 1997;9:55–60.

122. Mitzner SR. Extracorporeal liver support-albumin dialysis with the Molecular Adsorbent Recirculating System (MARS). Ann Hepatol. 2011;10 Suppl 1:S21–8.

123. Mitzner SR, Stange J, Peszynski P, Klammt S. Extracorporeal support of the failing liver. Curr Opin Crit Care. 2002;8:171–7.

124. Patzer II JF. Advances in bioartificial liver assist devices. Ann N Y Acad Sci. 2001;944:320–33.

125. Sussman NL, Gislason GT, Conlin CA, Kelly JH. The Hepatix extracorporeal liver assist device: initial clinical experience. Artif Organs. 1994;18:390–6.

126. Demetriou AA, Brown Jr RS, Busuttil RW, Fair J, McGuire BM, Rosenthal P, Am Esch II JS, Lerut J, Nyberg SL, Salizzoni M, Fagan EA, de Hemptinne B, Broelsch CE, Muraca M, Salmeron JM, Rabkin JM, Metselaar HJ, Pratt D, De La Mata M, McChesney LP, Everson GT, Lavin PT, Stevens AC, Pitkin Z, Solomon BA. Prospective, randomized, multicenter, controlled trial of a bioartificial liver in treating acute liver failure. Ann Surg. 2004;239:660–7. discussion 667–70.

127. Sussman NL, Chong MG, Koussayer T, He DE, Shang TA, Whisennand HH, Kelly JH. Reversal of fulminant hepatic failure using an extracorporeal liver assist device. Hepatology. 1992;16:60–5.

128. Sussman NL, Kelly JH. Improved liver function following treatment with an extracorporeal liver assist device. Artif Organs. 1993;17:27–30.

129. Sussman NL, Gislason GT, Kelly JH. Extracorporeal liver support. Application to fulminant hepatic failure. J Clin Gastroenterol. 1994;18:320–4.

130. Millis JM, Cronin DC, Johnson R, Conjeevaram H, Conlin C, Trevino S, Maguire P. Initial experience with the modified extracorporeal liver-assist device for patients with fulminant hepatic failure: system modifications and clinical impact. Transplantation. 2002;74:1735–46.

131. Mazariegos GV, Patzer II JF, Lopez RC, Giraldo M, Devera ME, Grogan TA, Zhu Y, Fulmer ML, Amiot BP, Kramer DJ. First clinical use of a novel bioartificial liver support system (BLSS). Am J Transplant. 2002;2:260–6.

132. Strom SC, Fisher RA, Thompson MT, Sanyal AJ, Cole PE, Ham JM, Posner MP. Hepatocyte transplantation as a bridge to orthotopic liver transplantation in terminal liver failure. Transplantation. 1997;63:559–69.

# 33 门脉性肺动脉高压和肝肺综合征

Michael Ramsay

## 引言

肝脏疾病和门静脉高压对肺微循环存在不利影响。血管活性分子可损伤血管内皮细胞。内皮功能障碍可能会导致两种临床病理改变：①血管舒张和分流形成，导致缺氧、肝肺综合征；②血管收缩、血管阻力增加致肺动脉高压。这两种疾病都是进展性的，最后呼吸急促，如不经治疗则可导致早期死亡。肝肺综合征可导致进展性低氧，但可以通过肝移植改善。肝移植时缺氧越严重手术风险越高，需要更长时间的重症监护病房和住院治疗。

门脉性肺动脉高压也是一种进展性疾病，肺血管阻力增加常伴随内皮增生甚至纤维化。肺血管阻力增加导致右心功能障碍甚至右心衰竭。必须控制门静脉高压以使右心室适应额外的负荷。肝移植可以逆转门脉性肺动脉高压，也可能在移植后进展或维持稳定。移植后仍需要后续治疗措施。随着肺血管阻力增加及右心功能障碍，肝移植的手术风险增加。如果存在显著的肺纤维化，可能需要同时进行肝移植和双肺移植。

## 肺血管内皮细胞

血管内皮是机体最大的动力器官。单层细胞排列构成血管的管壁，对于血管张力和血液流动起着重要的作用，通过其表面抗凝作用维持血液的流动性。内皮细胞也负责选择性通透组织内的营养物质和细胞。健康的内皮细胞产生的一氧化氮是调节血管舒缩张力、通透性及维持细胞壁完整性的必要成分[1]。内皮细胞产生的血管舒张物质包括一氧化氮和前列环素，血管收缩剂分子主要是内皮素-1（图 33.1)[2]。

伴有或不伴有肝病的门静脉高压引起氧化应激，再加上内皮细胞暴露于炎性细胞因子，影响一氧化氮的合成，导致内皮功能障碍。这可能会导致血管收缩、微血栓形成、血管的肌层增生，最终导致纤维化。这导致了门脉性肺动脉高压。过量的血管舒张分子、一氧化氮和前列环素可引起肝肺综合征，临床上表现为血管扩张、分流和动脉瘤形成。

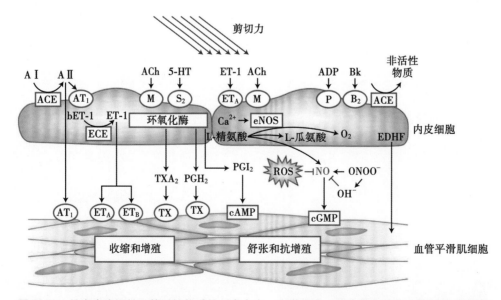

**图 33.1** 具有内皮源性血管活性物质的正常内皮。应激导致一氧化氮和其他血管活性分子释放。NO，一氧化氮；ACE，血管紧张素转换酶；ACh，乙酰胆碱；A I，血管紧张素；A II，血管紧张素 II；AT I，血管紧张素 I 受体；Bk，缓激肽

## 门脉性肺动脉高压

门脉性肺动脉高压(portopulmonary hypertension,POPH)表现为因肝脏疾病所致的门静脉高压造成肺血管阻力增加,从而导致肺动脉压力升高[3]。肺动脉阻力增高的原因包括内皮素-1和其他血管收缩因子的增多,例如血管活性肠肽(图33.2)[4]。

同时伴随平滑肌增生、肥大及动脉疾病和微血栓,最终一些部位的微血管发生纤维化。所有这些病理变化都导致肺血管阻力增加,肺血管阻力增加通过血管扩张和后期重塑是可逆的,但纤维化的区域会形成不可逆的改变(图33.3)[5]。

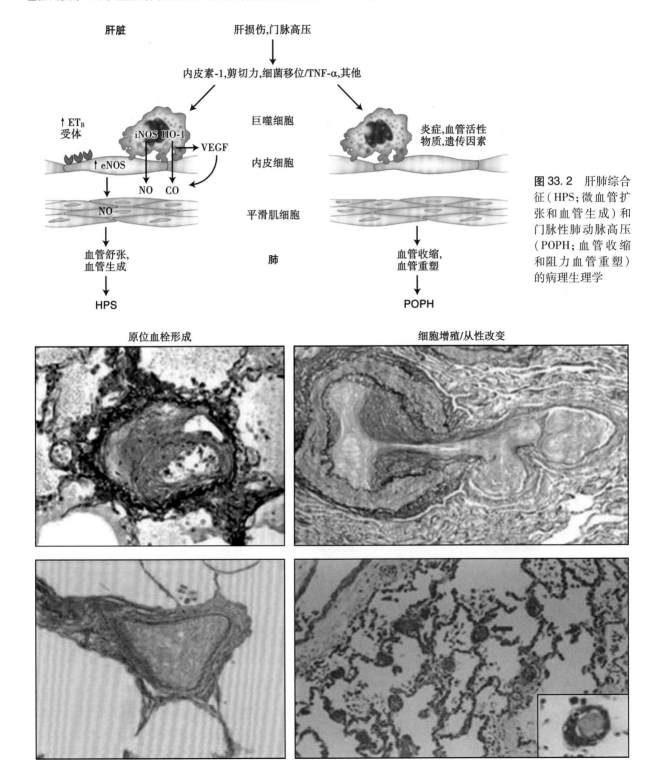

图33.2 肝肺综合征(HPS;微血管扩张和血管生成)和门脉性肺动脉高压(POPH;血管收缩和阻力血管重塑)的病理生理学

图33.3 肺动脉病变导致血流阻力增加,导致门脉性肺动脉高压。这些图像显示内膜增厚、细胞增殖、纤维化和腔内微栓子

门脉性肺动脉高压的概念最初于 1951 年提出[6]。它被定义为与门静脉高压相关的肺动脉高压。门静脉高压通常与肝病有关,但并非总是如此。诊断主要基于右心导管(right heart catheterization,RHC)获得的血流动力学数据。POPH 的病理学特征包括:平均肺动脉压(mean pulmonary artery pressure,MPAP)静息时大于 25mmHg,运动时大于 30mmHg,肺血管阻力(pulmonary vascular resistance,PVR)升高大于 240dyn·s/cm$^5$,跨肺压大于 12mmHg[3,5]。在其他定义中,肺毛细血管楔压力小于 15mmHg 也包括在内,但严重肝脏疾病的患者,由于心脏输出量和容积负荷增加,这一数值可能会升高。因此,必须通过 RHC 测量血管阻力以确诊 POPH。表 33.1 简要描述了门脉性肺动脉高压的诊断标准。

表 33.1　门脉性肺动脉高压的诊断标准

1. 存在门静脉高压

2. 平均肺动脉压>25mmHg

3. 肺血管阻力>240dyn·s/cm$^5$

4. 跨肺梯度>12mmHg

接受肝脏移植的病患 POPH 的发病率约为 5% ~ 8.5%[7-9]。而等待肝脏移植患者的肺动脉高压的发生率接近 20%,这是由高心输出量、容量超负荷或肝硬化心肌病引起的。心输出量增加、肺静脉高压、充血可使平均肺动脉压力达 40 ~ 45mmHg,RHC、PVR 可能正常,PCWP 可能升高[5]。这些患者的肺血管阻力不升高,因此不是 POPH[3]。表 33.2 所示为 Krowka 收集的关于肝移植受者肺动脉高压的病例报告[5]。只有 3、4 号患者才符合 POPH,因为他们的肺血管阻力升高。肺动脉高压的病因如图 33.4[10] 所示。

表 33.2　肝移植受者的肺高压表现

|  | Pt #1 | Pt #2 | Pt #3 | Pt #4 | |
|---|---|---|---|---|---|
|  |  |  |  | 治疗前 | 治疗后 |
| RVSP(echo)(mmHg) | 69 | 66 | 99 | 70 | 50 |
| MPAP(mmHg) | 33 | 36 | 63 | 50 | 38 |
| PCWP(mmHg) | 7 | 25 | 19 | 15 | 15 |
| CO(L/min) | 11.9 | 9.3 | 6.1 | 6.3 | 9.3 |
| PVR(dyn·s/cm$^5$) | 175 | 95 | 577 | 444 | 197 |

RSVP:右心室收缩压,MPAP:平均肺动脉压,PCWP:肺毛细血管楔压,CO:心输出量,PVR:肺血管阻力

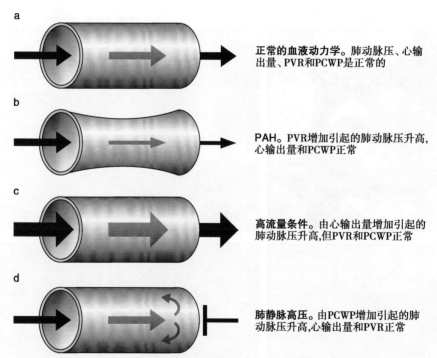

a　正常的血液动力学。肺动脉压、心输出量、PVR和PCWP是正常的

b　PAH。PVR增加引起的肺动脉压升高,心输出量和PCWP正常

c　高流量条件。由心输出量增加引起的肺动脉压升高,但PVR和PCWP正常

d　肺静脉高压。由PCWP增加引起的肺动脉压升高,心输出量和PVR正常

图 33.4　肝硬化患者平均肺动脉压升高的潜在原因

## 门脉性肺动脉高压的诊断

POPH 的临床表现为乏力、劳力性呼吸困难、晕厥,偶有胸痛、猝死。POPH 4 年和 5 年生存率分别为 4% 和 14%[11,12]。最常见的体征是肺动脉第二心音增强和收缩期杂音。因此,在常规临床评估中,即使患者出现右心室衰竭的迹象,也很难诊断。心电图可能提示右心改变。胸部 X 线显示右心增大、肺动脉扩张受限。

POPH 可能因心输出量增大诱发,继而需要行经颈静脉肝内门体分流术(transjugular intrahepatic shunt,TIPS)[13]。

最重要的筛查工具是经胸超声心动图(transthoracic echocardiograph,TTE)。所有准备进行肝移植的患者均应通过经胸超声心动图监测POPH。基于三尖瓣反流(tricuspid regurgitation,TR)的速度可用修正的伯努利方程计算右心室收缩压(right ventricular systolic pressure,RVSP):RVSP mmHg=4×(TR m/s)$^2$+右心房压力。有些患者不存在三尖瓣反流,故而无法使用此公式。在这种情况下,最好是通过经食管超声心动图和PVR仔细评估右心室功能。有研究应用三尖瓣反流速度(tricuspid regurgitant velocity,TRV)的峰值和右心室流出道速度时间积分(VTI$_{RVOT}$)的比值,并表明其敏感性和阴性预测值可达100%[14]。确诊RHC应明确描述肺血流动力学。

## 右心室

评估右心室功能仍然是一个挑战。右心室(right ventricle,RV)结构复杂,不能用简单的几何形状来近似描述。它是一个低阻抗系统,因此对压力负荷敏感。随着收缩力和负荷条件,心室间的相互作用对右心室功能和右心衰发挥重要作用。右心室功能不全或衰竭可能导致移植肝充血和衰竭,并可能导致新移植的肝脏功能丧失,甚至患者的死亡。因此,必须在移植前仔细评估这些患者右心功能以及POPH的严重程度。大多数机构认为经RHC测定RSVP>50mmHg是必要的。然而,它不是RVSP或MPAP的确切数值,在筛选时必须评估RV功能。必须通过TEE检查RV的收缩和舒张功能。当右心室发生压力负荷过大时,可通过肥厚和扩张来适应,但最终会发生心衰。右心室功能不全的诊断标准是E/A比值<1、延长减速时间>200毫秒、长时间的等容舒张时间>80毫秒、右室扩大、心肌异常收缩以及射血前期/左心室射血时间比值延长>0.44[15]。图33.5为一位门脉性肺动脉高压患者经胸超声心动图[16]。

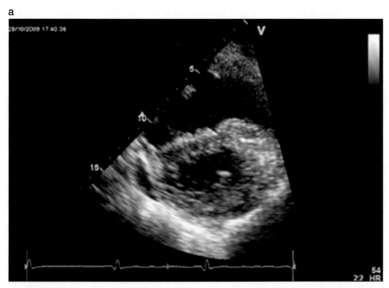

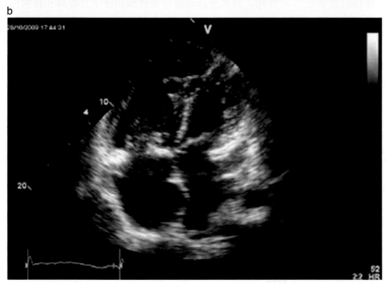

**图33.5** 门脉性肺动脉高压患者的经胸超声心动图。短轴视图(a)中的D形左心室和四腔视图中的严重扩张的右心室(b)

典型的肝硬化患者具有高动力循环与全身血管阻力降低的特点,可能掩盖一种重要的肝硬化性心肌病。大多数肝硬化患者都会有心肌病的表现,即使只是心电图 QT 间期延长或 β 受体下调[17]。在评估 POPH 患者的右心功能时,这必须纳入参考。

## 肝移植的应用

需要回答的关键问题如下:

(1)发生 POPH 时进行肝移植,对患者是否安全?(2)肝移植后 POPH 会解决吗?

### 发生 POPH 时移植安全吗?

可用的数据表明,一个 MPAP 大约在 25～35mmHg 的患者可以安全地进行肝移植。一旦 MPAP 增加超过 35mmHg,无论是对于移植还是等待移植的人来说,死亡率都显著增加[18,19]。应在移植前进行右心和肺血流动力学的评估,以确保自最后一次评估以来,POPH 没有进展[20]。然而,移植成功的关键是右心功能,而不是 MPAP 或 PVR 的数值。如果一个患者 MPAP 为 30mmHg,但是 PVR 增高且 RV 功能较差,那么他相较于一个 MPAP 为 40mmHg、PVR 升高但 RV 功能良好的患者而言,风险更高。这些右心功能不全的患者应推迟手术并开始肺血管扩张剂治疗,然后重新评估右心功能的改善情况。表33.3 概述了评估门脉性肺动脉高压患者的监测及治疗方案。

### 表 33.3　肺动脉高压的评估筛查和行动计划

1. 所有肝移植候选者接受 TTE 筛查:RVSP>50mmHg 或 RV 功能异常;RHC。如果 MPAP>25mmHg 且 PVR>240dyn·s/cm⁵,则 TEE 评估右心功能。

2. MPAP 25～35mmHg,PVR>240dyn·s/cm⁵:右心功能良好开始肺血管扩张治疗,放置在移植名单上,并每 6 个月重新评估一次。

3. MPAP 35～40mmHg,PVR>240dyn·s/cm⁵:如果 RV 功能不佳,推迟移植,开始肺血管扩张治疗并在 6 个月内重新评估。如果 RV 功能良好,则应用多巴酚丁胺和液体冲击 RV;如果仍然良好,那么将其放置在移植名单上并开始肺血管扩张剂治疗。

4. MPAP>40mmHg,PVR>240dyn·s/cm⁵:推迟移植并开始血管扩张治疗,并在 6 个月内重新评估。

如果肝脏疾病增加了移植的紧迫性,那么只有在 RV 功能非常好且耐受压力测试的情况下才能进行。如果 RV 不是很好,那么考虑肝脏双肺移植。

### 肝移植后门脉性肺动脉高压是否解决?

对于那些肺内病理进展为纤维化的患者,肝移植术或者血管扩张剂治疗不能逆转其原发性的肺动脉高压。不过对于血管扩张剂治疗有效的患者,在成功实施肝移植术后几个月内,其肺动脉高压可能会得到缓解[21-23]。

## POPH 患者的术中管理

那些被评估为具有良好 RV 功能并进行移植的患者还要渡过一个难关,即可能要承受肝脏移植再灌注后增加 300% 的心输出量(图 33.6)[20]。

如果发生这种情况,并没有可靠的方法来保护 RV 功能和移植肝。在一些患者中,吸入一氧化氮可能会有效地逆转或缓和急性肺动脉压的升高[24]。可以考虑通过体外右心旁路以缓解 RV 容量超负荷[25]。如果右心衰是因后负荷阻力增大引起,那么右心室辅助装置可能不会起到多大作用。泵血至肺动脉会导致肺动脉压力增高和肺损伤[26]。

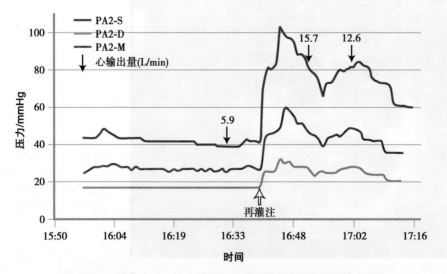

图 33.6　再灌注时心输出量增加 3 倍,导致严重的肺动脉高压

## 肺血管扩张剂治疗

最初使用前列环素降低肺血管阻力,但是这些药物必须长期通过静脉(依前列醇)或吸入(伊洛前列素)应用[21-23]。口服合成的磷酸二酯酶抑制剂西地那非也有效[27,28]。两种内皮素受体拮抗剂新药——波生坦和安立生坦——也对一些患者有效[29,30]。尽管有这些治疗方法,还有一些病例报告称一些患者在成功肝移植后其肺动脉高压依然进一步恶化[31]。也许这些患者被误诊为POPH,而实际上是原发性肺动脉高压伴有门静脉高压症和肝脏疾病。

## MELD异常

患有POPH的肝移植等待患者可能会发生MELD评分异常。其诊断应该包括最初的MPAP和PVR水平、治疗记录以及治疗后MPAP<35mmHg、PVR<400dyn · s/cm$^5$。初步诊断需要肺梯度来鉴别容量过载[32]。

## 肝肺综合征

### 定义、发病率和临床特征

1884年Flückiger[33]描述了一名女性患者,她手指发绀,为杵状指且患有肝硬化。持续观察到发绀和肝脏疾病的关系后,一种新的综合征被命名为肝肺综合征,它反映出肝硬化患者,即使没有循环系统疾病,约三分之一仍会发生低氧血症(图33.7)。

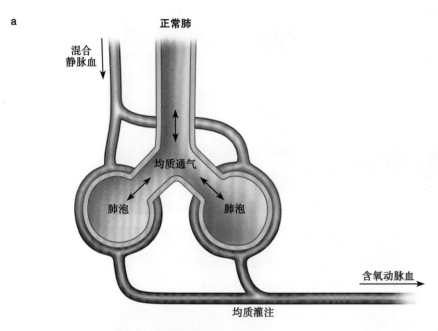

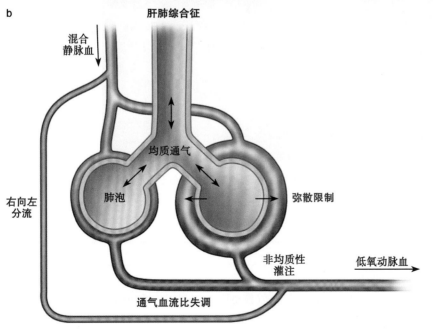

图33.7 (a)正常肺泡灌注和扩散;(b)肝肺综合征动脉低氧血症的3种机制:右向左分流;扩散限制;通气灌注不匹配

肝肺综合征(hepatopulmonary syndrome,HPS)被定义为有肝脏疾病和/或门静脉高压、室内空气下的肺泡-动脉梯度增加以及肺内微血管舒张的三联症[34,35]。肺内血管扩张导致超声心动图呈阳性反应,当经静脉注射盐水,从心脏的右侧流向左侧时发生4~6跳的延时,通过搅动形成回声(图33.8)[34]。如果相反,盐水从心脏的右侧到左侧变快,则需要考虑是否存在室间隔缺损。

某些患者可能同时发生HPS和氧合功能障碍,尤其在站立时更为严重。这被称为直立性低氧血症,是提示发生HPS的一个有效指标[36,37]。因为患者站立时,优先灌注底部肺段。有些HPS患者还表现出呼吸困难,表现为呼吸短促,尤其当从卧位转换为坐位时。这与其他大多数肺部疾病相反,因为在其他情况下患者坐起来呼吸得更好。表33.4列出了HPS的定义标准[34,38]。图33.9显示了肝肺综合征患者肺、脑和肾脏中的白蛋白摄取[34]。

所有进行肝移植的患者均应在呼吸室内空气的条件下,分别在坐、卧位时使用脉搏血氧仪进行筛查[39]。当脉搏血氧饱和度<96%时,测定患者$PaO_2$<60mmHg,此方法灵敏度和特异性分别为100%和88%[40]。

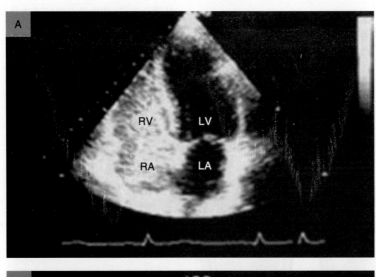

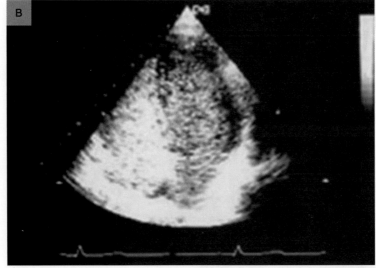

**图33.8**　经胸超声心动图显示静脉注射生理盐水后,从右心至左心,回声物质延迟5~6次心跳

**表33.4　HPS标准**

| 1. 肝病常有肝硬化和门静脉高压 |
| --- |
| 2. 呼吸室内空气时,肺泡-动脉氧分压>15mmHg |
| 3. (a)对比增强的超声心动图显示从右心脏到左心脏的回声物质(搅动盐水)的延迟传播(4~6次心跳);(b)锝-99m标记的大聚集白蛋白肺灌注扫描后异常脑摄取>6% |

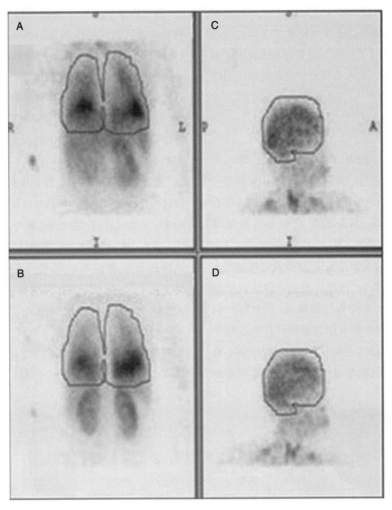

图33.9 在肝肺综合征患者中使用锝-99m 标记的大分子聚集白蛋白进行肺、脑和肾脏扫描。(a)前部肺野摄取;(b)后部肺和肾脏中的摄取;(c)和(d)右脑和左脑的摄取

有些患有严重 HPS 的患者可能会出现手指杵状指并伴有明显发绀(图 33.10)[34]。然而,更多的是非特异性症状,如休息或劳累时发生呼吸困难。当某些 HPS 患者从仰卧位或坐位变为直立位时,发生直立性呼吸困难,表现为 $PaO_2$ 降低 5%,同时出现呼吸短促。还会表现出在呼吸试验中一氧化碳的扩散能力下降[41]。

HPS 的严重程度与肝脏疾病的严重程度无关[42]。HPS 的发病率取决于肝移植患者筛查是否正规。在一些正规筛查中心,大约有 30% 的患者发生 HPS[43]。

## 病理生理学

肺内血管扩张是 HPS 的关键病理改变。红细胞通常以单个的形式通过肺毛细血管并摄取氧气。血管扩张导致红细胞的运输时间增加,并且通过的细胞总量增加。这导致每个红细胞所摄取的氧气减少。小血管可能发生较大的分流,并且容易发生痉挛。作用于肺内脉管系统的病因是过量的血管舒张分子产生,如一氧化氮。在一些 HPS 患者的呼出气中可检测到一氧化氮水平升高,而当 HPS 缓解后则测不出 NO[44]。

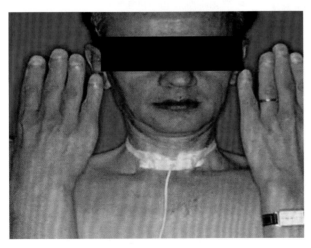

图33.10 严重 HPS 患者的经典体征

在常见的胆管结扎大鼠模型上已成功建立 HPS 实验模型(图 33.11)[45]。该模型已证实内皮素-B 受体过度表达,可增加血管舒张和内皮素-1[46]。血管内皮生长因子水平升高刺激血管生成[47]。在人类研究中已经提出了 HPS 的遗传倾向[43]。

## 围手术期管理

未接受肝移植的 HPS 患者,其 5 年生存率为 23%,而接受肝移植的患者为 88%[48]。肝移植是治疗 HPS 的唯一方法,HPS 是进行移植的一个指标。严重 HPS 患者,即吸入空气时,$PaO_2 < 60mmHg$,其移植后发病率可能显著增加[3,49]。

HPS 患者的术中处理是维持氧供,这常通过增加吸入氧浓度和增加 PEEP 来实现。连续监测混合静脉血氧饱和度($SvO_2$)可能有助于评估氧气的输送,防止器官缺氧[50]。混合静脉血氧饱和度可作为指导肝移植过程中是否需要门静脉转流的参考指标。如果血管的 $SvO_2$ 低于 65%,排除肝脏旁路可能是有益的[51]。值得注意的

是,避免静脉空气栓子或血栓栓塞至关重要,因为其转移到体循环的可能性增加。接受肝移植的重度 HPS 患者可能需要延长术后危重护理和住院时间,但总生存期应该与没有 HPS 的患者相似[48,49]。气管拔管后的无创通气比通过面罩输送氧气更能有效地维持氧合[52]。注意,限制液体疗法是防止容量超负荷和肺功能障碍的必要措施。基于心搏量变化的目标导向液体治疗已被证实是有效的[53,54]。

肝肺综合征是一种由肝脏疾病引起肺内血管扩张,导致进行性缺氧的疾病。肝移植是从根本上解决低氧和分流的唯一的决定性的治疗方法(图 33.12)[49,50,55]。

重度 HPS 患者的存活需要良好的围手术期护理[56,57]。术后并发严重缺氧的患者可能需要体外膜氧合(图 33.13)[58,59]。这可以减少机械通气的需要,避免呼吸机相关性肺炎和潜在的气压伤的发生。

肝移植患者发生急性呼吸窘迫综合征可引起致命的低氧血症,HPS 可加重低氧,此时可用体外膜氧合过渡[60]。

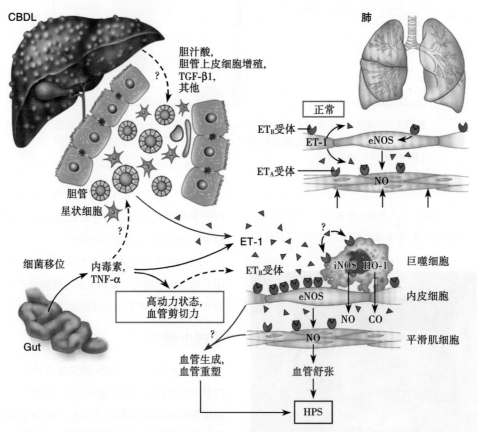

图 33.11 实验大鼠模型中肝肺综合征的潜在机制。ET-1,内皮素-1;HO-1,血红素加氧酶 1;iNOS,诱导型一氧化氮合酶;eNOS,内皮型一氧化氮合酶;NO,一氧化氮;CO,一氧化碳;TNFα,肿瘤坏死因子 α;TGF-β1,转化生长因子

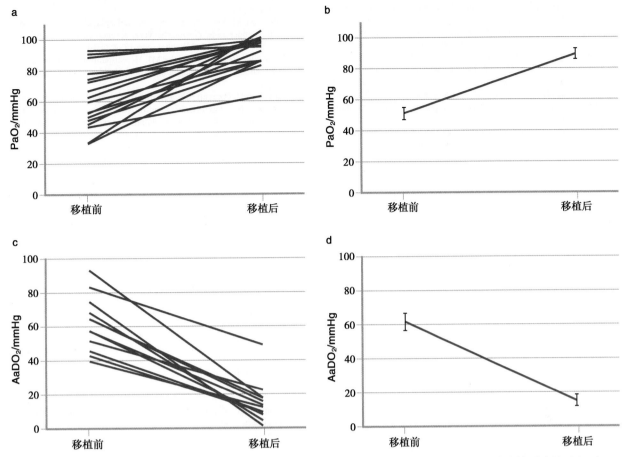

图 33.12　肝移植后改善的氧合作用和降低的 A-a 梯度。(a 和 c)是 29 例患者队列研究中,移植前到移植后(4 个月至 2.6 年)PaO₂ 和 A-a 梯度的变化。(b 和 d)是所有接受者的平均变化

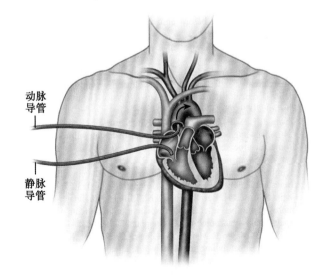

图 33.13　中心体外膜氧合插管术

## MELD 异常

　　伴有门静脉高压、分流以及吸入空气时 PaO₂<60mmHg 的等待移植患者,其 MELD 得分为 22 分。如果患者的 PaO₂ 持续在 60mmHg 以下,则每 3 个月得分都会增加。等待者应没有明显的原发性肺部疾病的临床证据[32]。

## 参考文献

1. Gutierrez E, Flammer AJ, Lerman LO, Elizaga J, Lerman A, Fernandez-Aviles F. Endothelial dysfunction over the course of coronary artery disease. Eur Heart J. 2013;34:3175–81.
2. Flammer AJ, Luscher TF. Human endothelial dysfunction: EDRFs. Pflugers Arch. 2010;459:1005–13.
3. Rodriguez-Roisin R, Krowka MJ, Herve P, Fallon MB. Pulmonary-hepatic vascular disorders (PHD). Eur Respir J. 2004;24:861–80.
4. Kochar R, Nevah Rubin MI, Fallon MB. Pulmonary complications of cirrhosis. Curr Gastroenterol Rep. 2011;13:34–9.
5. Krowka MJ. Portopulmonary hypertension. Semin Respir Crit Care Med. 2012;33:17–25.
6. Mantz Jr FA, Craige E. Portal axis thrombosis with spontaneous portacaval shunt and resultant cor pulmonale. AMA Arch Pathol. 1951;52:91–7.
7. Hadengue A, Benhayoun MK, Lebrec D, Benhamou JP. Pulmonary hypertension complicating portal hypertension: prevalence and relation to splanchnic hemodynamics. Gastroenterology. 1991;100:520–8.
8. Ramsay MA, Simpson BR, Nguyen AT, Ramsay KJ, East C, Klintmalm GB. Severe pulmonary hypertension in liver transplant candidates. Liver Transpl Surg. 1997;3:494–500.
9. Krowka MJ, Miller DP, Barst RJ, Taichman D, Dweik RA, Badesch DB, et al. Portopulmonary hypertension: a report from the US-based REVEAL Registry. Chest. 2012;141:906–15.
10. Safdar Z, Bartolome S, Sussman N. Portopulmonary hypertension: an update. Liver Transpl. 2012;18:881–91.
11. Swanson KL, Wiesner RH, Nyberg SL, Rosen CB, Krowka MJ. Survival in portopulmonary hypertension: Mayo Clinic experi-

ence categorized by treatment subgroups. Am J Transplant. 2008;8:2445–53.

12. Robalino BD, Moodie DS. Association between primary pulmonary hypertension and portal hypertension: analysis of its pathophysiology and clinical, laboratory and hemodynamic manifestations. J Am Coll Cardiol. 1991;17:492–8.

13. Huonker M, Schumacher YO, Ochs A, Sorichter S, Keul J, Rossle M. Cardiac function and haemodynamics in alcoholic cirrhosis and effects of the transjugular intrahepatic portosystemic stent shunt. Gut. 1999;44:743–8.

14. Farzaneh-Far R, McKeown BH, Dang D, Roberts J, Schiller NB, Foster E. Accuracy of Doppler-estimated pulmonary vascular resistance in patients before liver transplantation. Am J Cardiol. 2008;101:259–62.

15. Zardi EM, Abbate A, Zardi DM, Dobrina A, Margiotta D, Van Tassell BW, et al. Cirrhotic cardiomyopathy. J Am Coll Cardiol. 2010;56:539–49.

16. Giusca S, Jinga M, Jurcut C, Jurcut R, Serban M, Ginghina C. Portopulmonary hypertension: from diagnosis to treatment. Eur J Intern Med. 2011;22:441–7.

17. Hoffman BJ, Pate MB, Marsh WH, Lee WM. Cardiomyopathy unrecognized as a cause of hepatic failure. J Clin Gastroenterol. 1990;12:306–9.

18. Krowka MJ, Plevak DJ, Findlay JY, Rosen CB, Wiesner RH, Krom RA. Pulmonary hemodynamics and perioperative cardiopulmonary-related mortality in patients with portopulmonary hypertension undergoing liver transplantation. Liver Transpl. 2000;6:443–50.

19. Krowka MJ, Mandell MS, Ramsay MA, Kawut SM, Fallon MB, Manzarbeitia C, et al. Hepatopulmonary syndrome and portopulmonary hypertension: a report of the multicenter liver transplant database. Liver Transpl. 2004;10:174–82.

20. Ramsay M. Portopulmonary hypertension and right heart failure in patients with cirrhosis. Curr Opin Anaesthesiol. 2010;23:145–50.

21. Sussman N, Kaza V, Barshes N, Stribling R, Goss J, O'Mahony C, et al. Successful liver transplantation following medical management of portopulmonary hypertension: a single-center series. Am J Transplant. 2006;6:2177–82.

22. Ashfaq M, Chinnakotla S, Rogers L, Ausloos K, Saadeh S, Klintmalm GB, et al. The impact of treatment of portopulmonary hypertension on survival following liver transplantation. Am J Transplant. 2007;7:1258–64.

23. Fix OK, Bass NM, De Marco T, Merriman RB. Long-term follow-up of portopulmonary hypertension: effect of treatment with epoprostenol. Liver Transpl. 2007;13:875–85.

24. Ramsay MA, Spikes C, East CA, Lynch K, Hein HA, Ramsay KJ, et al. The perioperative management of portopulmonary hypertension with nitric oxide and epoprostenol. Anesthesiology. 1999;90:299–301.

25. Stratta C, Lavezzo B, Ballaris MA, Panio A, Crucitti M, Andruetto P, et al. Extracorporeal membrane oxygenation rescue therapy in a case of portopulmonary hypertension during liver transplantation: a case report. Transplant Proc. 2013;45:2774–5.

26. Berman M, Tsui S, Vuylsteke A, Klein A, Jenkins DP. Life-threatening right ventricular failure in pulmonary hypertension: RVAD or ECMO? J Heart Lung Transplant. 2008;27:1188–9.

27. Gough MS, White RJ. Sildenafil therapy is associated with improved hemodynamics in liver transplantation candidates with pulmonary arterial hypertension. Liver Transpl. 2009;15:30–6.

28. Hemnes AR, Robbins IM. Sildenafil monotherapy in portopulmonary hypertension can facilitate liver transplantation. Liver Transpl. 2009;15:15–9.

29. Hoeper MM, Seyfarth HJ, Hoeffken G, Wirtz H, Spiekerkoetter E, Pletz MW, et al. Experience with inhaled iloprost and bosentan in portopulmonary hypertension. Eur Respir J. 2007;30:1096–102.

30. Cartin-Ceba R, Swanson K, Iyer V, Wiesner RH, Krowka MJ. Safety and efficacy of ambrisentan for the treatment of portopulmonary hypertension. Chest. 2011;139:109–14.

31. Kaspar MD, Ramsay MA, Shuey Jr CB, Levy MF, Klintmalm GG. Severe pulmonary hypertension and amelioration of hepatopulmonary syndrome after liver transplantation. Liver Transpl Surg. 1998;4:177–9.

32. http://optn.transplant.hrsa.gov/PoliciesandBylaws2/policies/pdfs/policy_8.pdf

33. Flückiger M. Vorkommen von trommelschlägel-förmigen Fingerendphalangen ohne chronische Veränderugen an den Lungen oder am Herzen. Wien Med Wochenschr. 1884;34:1457.

34. Rodriguez-Roisin R, Krowka MJ. Hepatopulmonary syndrome—a liver-induced lung vascular disorder. N Engl J Med. 2008;358:2378–87.

35. Krowka MJ, Porayko MK, Plevak DJ, Pappas SC, Steers JL, Krom RA, et al. Hepatopulmonary syndrome with progressive hypoxemia as an indication for liver transplantation: case reports and literature review. Mayo Clin Proc. 1997;72:44–53.

36. Gomez FP, Martinez-Palli G, Barbera JA, Roca J, Navasa M, Rodriguez-Roisin R. Gas exchange mechanism of orthodeoxia in hepatopulmonary syndrome. Hepatology. 2004;40:660–6.

37. Seward JB, Hayes DL, Smith HC, Williams DE, Rosenow III EC, Reeder GS, et al. Platypnea-orthodeoxia: clinical profile, diagnostic workup, management, and report of seven cases. Mayo Clin Proc. 1984;59:221–31.

38. Krowka MJ, Wiseman GA, Burnett OL, Spivey JR, Therneau T, Porayko MK, et al. Hepatopulmonary syndrome: a prospective study of relationships between severity of liver disease, PaO(2) response to 100% oxygen, and brain uptake after (99m)Tc MAA lung scanning. Chest. 2000;118:615–24.

39. Roberts DN, Arguedas MR, Fallon MB. Cost-effectiveness of screening for hepatopulmonary syndrome in liver transplant candidates. Liver Transpl. 2007;13:206–14.

40. Arguedas MR, Singh H, Faulk DK, Fallon MB. Utility of pulse oximetry screening for hepatopulmonary syndrome. Clin Gastroenterol Hepatol. 2007;5:749–54.

41. Martinez GP, Barbera JA, Visa J, Rimola A, Pare JC, Roca J, et al. Hepatopulmonary syndrome in candidates for liver transplantation. J Hepatol. 2001;34:651–7.

42. Swanson KL, Wiesner RH, Krowka MJ. Natural history of hepatopulmonary syndrome: impact of liver transplantation. Hepatology. 2005;41:1122–9.

43. Fallon MB, Krowka MJ, Brown RS, Trotter JF, Zacks S, Roberts KE, et al. Impact of hepatopulmonary syndrome on quality of life and survival in liver transplant candidates. Gastroenterology. 2008;135:1168–75.

44. Rolla G, Brussino L, Colagrande P, Scappaticci E, Morello M, Bergerone S, et al. Exhaled nitric oxide and impaired oxygenation in cirrhotic patients before and after liver transplantation. Ann Intern Med. 1998;129:375–8.

45. Palma DT, Fallon MB. The hepatopulmonary syndrome. J Hepatol. 2006;45:617–25.

46. Zhang J, Ling Y, Tang L, Luo B, Pollock DM, Fallon MB. Attenuation of experimental hepatopulmonary syndrome in endothelin B receptor-deficient rats. Am J Physiol Gastrointest Liver Physiol. 2009;296:G704–8.

47. Zhang J, Luo B, Tang L, Wang Y, Stockard CR, Kadish I, et al. Pulmonary angiogenesis in a rat model of hepatopulmonary syndrome. Gastroenterology. 2009;136:1070–80.

48. Iyer VN, Swanson KL, Cartin-Ceba R, Dierkhising RA, Rosen CB, Heimbach JK, et al. Hepatopulmonary syndrome: favorable outcomes in the MELD exception era. Hepatology. 2013;57:2427–35.

49. Gupta S, Castel H, Rao RV, Picard M, Lilly L, Faughnan ME, et al. Improved survival after liver transplantation in patients with hepatopulmonary syndrome. Am J Transplant. 2010;10:354–63.

50. Schiffer E, Majno P, Mentha G, Giostra E, Burri H, Klopfenstein CE, et al. Hepatopulmonary syndrome increases the postoperative mortality rate following liver transplantation: a prospective study in 90 patients. Am J Transplant. 2006;6:1430–7.

51. Fauconnet P, Klopfenstein CE, Schiffer E. Hepatopulmonary syndrome: the anaesthetic considerations. Eur J Anaesthesiol. 2013;30:721–30.

52. Chihara Y, Egawa H, Tsuboi T, Oga T, Handa T, Yamamoto K, et al. Immediate noninvasive ventilation may improve mortality in patients with hepatopulmonary syndrome after liver transplantation. Liver Transpl. 2011;17:144–8.

53. Su BC, Tsai YF, Cheng CW, Yu HP, Yang MW, Lee WC, et al. Stroke volume variation derived by arterial pulse contour analysis is a good indicator for preload estimation during liver transplantation. Transplant Proc. 2012;44:429–32.

54. Giglio MT, Marucci M, Testini M, Brienza N. Goal-directed hae-modynamic therapy and gastrointestinal complications in major surgery: a meta-analysis of randomized controlled trials. Br J Anaesth. 2009;103:637–46.

55. Collisson EA, Nourmand H, Fraiman MH, Cooper CB, Bellamy PE, Farmer DG, et al. Retrospective analysis of the results of liver transplantation for adults with severe hepatopulmonary syndrome. Liver Transpl. 2002;8:925–31.

56. Ozier Y, Klinck JR. Anesthetic management of hepatic transplanta-tion. Curr Opin Anaesthesiol. 2008;21:391–400.

57. Kahn JM, Fuchs BD. Identifying and implementing quality improvement measures in the intensive care unit. Curr Opin Crit Care. 2007;13:709–13.

58. Fleming GM, Cornell TT, Welling TH, Magee JC, Annich GM. Hepatopulmonary syndrome: use of extracorporeal life support for life-threatening hypoxia following liver transplantation. Liver Transpl. 2008;14:966–70.

59. Marasco SF, Lukas G, McDonald M, McMillan J, Ihle B. Review of ECMO (extra corporeal membrane oxygenation) support in criti-cally ill adult patients. Heart Lung Circ. 2008;17 Suppl 4:S41–7.

60. Monsel A, Mal H, Brisson H, Luo R, Eyraud D, Vezinet C, et al. Extracorporeal membrane oxygenation as a bridge to liver trans-plantation for acute respiratory distress syndrome-induced life-threatening hypoxaemia aggravated by hepatopulmonary syndrome. Crit Care. 2011;15:R234.

# 肝衰竭患者的肾功能障碍

## Ibtesam A. Hilmi and Ali R. Abdullah

## 引言

肾功能损害在慢性或急性肝功能衰竭中经常发生。肾脏受累可能会对患者的预后产生不利影响,并可能影响其他器官的功能,使肝功能进一步恶化。大多数肝硬化患者,特别是腹水患者存在肾功能损害[1]。在本章中,我们将讨论终末期肝病患者(end-stage liver disease,ESLD)肾脏受累的病因、病理生理学、诊断和类型。

## 肝病急性肾损伤的定义

2004 年,急性透析质量创议组织(Acute Dialysis Quality Initiative,ADQI)提出使用 RIFLE 标准(危险、损伤、衰竭、肾功能丧失、终末期肾衰竭)来定义急性肾损伤(acute kidney injury,AKI)并进行分期(表 34.1)[2]。这个定义将 AKI 按严重程度分级为不同等级,这些等级依据 SCr 水平和/或尿量的变化划分。RIFLE 标准的临床应用证明可以预测患者预后,随着 RIFLE 分数的升高,死亡率和发病率增加。改善全球肾脏病预后组织(Kidney Disease Improving Global Outcomes,KDIGO)[3] 更新和简化了定义,但仍然使用 SCr 和尿量标准作为评价肾功能的指标。然而,急性肾损伤网络组织(Acute Kidney Injury Network,AKIN)扩大了 AKI 的定义范围,在 2011 提出了新的 AKI 定义[4],他们建议使用 SCr 作为唯一一个反应肾功能的指标,因肝病患者的尿量不能准确反应其肾功能(表 34.2)。

表 34.1 RIFLE 标准

| 阶段 | GFR 标准 | 尿量标准 | 概率 |
| --- | --- | --- | --- |
| 风险 | SCr 增加×1.5<br>GFR 下降>25% | <0.5ml/(kg·h),>6h | 高灵敏度<br>(风险>损伤>失败) |
| 伤害 | SCr 增加×2<br>GFR 下降>50% | <0.5ml/(kg·h),>12h | |
| 失败 | SCr 增加×3<br>GFR 下降 75%<br>SCr≥4mg/dl | >0.3ml/(kg·h)×24 少尿<br>无尿×12h | |
| 损失 | 肾功能完全丧失>4 周 | | 高特异度 |
| ESRD | 完全丧失肾功能>12 周 | | |

表 34.2 建议的肝硬化 AKI 诊断标准

| 诊断 | 定义 |
| --- | --- |
| 急性肾损伤 | Scr 从基线上升≥50%或在 48 小时内上升≥0.3mg/dl。HRS-1 是 AKI 的一种特定形式 |
| 慢性肾脏疾病 | 使用 MDRD6 公式计算 GFR<60ml/min,>3 个月。HRS-2 是 CKD 的一种特定形式 |
| 急性慢性肾脏疾病 | 使用 MDRD6 公式计算 GFR<60ml/min,持续时间>3 个月的肝硬化患者中,SCr 较基础值增高≥50%,或 SCr 在 48h 内升高≥0.3mg/dl |

AKIN 的定义包括在 48 小时内 SCr 绝对增加≥0.3mg/dl，或在 24 小时内 SCr 从基线值增加 50%，且与 AKI 的病因无关。AKI 的这一定义将涵盖急性或慢性肝功能衰竭患者的各种肾脏疾病。因此，慢性肾衰竭将被定义为 3 个月以上的连续性肾功能不全。然而，ESLD 患者如果应用这两种定义将导致诊断为肝肾综合征(hepatorenal syndrome，HRS)1 型(HRS-1)的病例减少，其余的将符合 AKI 的定义范围。因此，ADQI 建议使用肝肾疾病来定义所有伴有 ESLD 的 AKI 类型，并在符合某些诊断标准时将少部分患者诊断为 HRS-1[5]。CKD 是指，GFR 低于 60ml/(min·1.73m²)超过 3 个月。在 ESLD 患者中，无法精确计算 GFR，因为大多数用于计算 GFR 的方程式都依赖 SCr，而 ESLD 患者的 SCr 并不能反应肾功能[6]。计算 ESLD 患者 GFR 的最常用方法是简化的肾脏饮食改良方法(abbreviated modification of diet in renal disease，aMDRD)，其中 eGFR = 186×(SCre mg/dl)−1.154×年龄−0.203×0.742(女性)或者 1.21(非裔美国人)[7]。通过使用该公式，并结合 CKD 的定义，可以将 HRS-2 视为 CKD，如果 GFR < 60ml/min，相当于 SCr 值为 1.5mg/dl。基础 CKD 或 HRS-2(慢性急性)患者肾功能的急性恶化仍然由基础 SCr 的百分比变化来定义。

## 肝肾联系

肝硬化的病理生理改变主要与全身血管舒张和内脏充血有关，伴有交感神经系统的反射刺激以维持血流动力学稳定[8,9]。最终引起循环中儿茶酚胺浓度的增加和肾素-血管紧张素系统(renin-angiotensin system，RAS)的激活。肾交感神经系统激活是促成肾内血管收缩病因学中的作用机制，因为发生 HRS 时，肾交感神经去神经支配，不能逆转血管收缩剂的反应[10]。

RAS 的激活可能在肾脏血管收缩和多发性肾损害以及肝纤维化的进展和肝功能进一步恶化方面发挥重要作用[11,12]。最近的研究表明，血管紧张素Ⅱ可以激活肝星状细胞的收缩，导致门静脉高压症发展时肝内对门静脉血流的抵抗力增加。因为最近的临床试验结果并不理想，ACE抑制剂和/或血管紧张素受体阻滞剂(angiotensin receptor blockers，ARB)在肝硬化患者中的临床价值仍需要评估[13,14]。肝硬化患者使用 ARBs 和 ACE 抑制剂有关的问题与全身性低血压的发展有关，这可能进一步危及肾灌注和血流。新科学成果发现，存在于心脏、肾脏和睾丸中的 ACE 同系物可将血管紧张素Ⅱ转化为血管紧张素(1-7 和 1-9)，都可以逆转药物前体对血管阻力和肝细胞的作用。这些药物的临床应用为预防肝硬化引发的肾损伤提供新的治疗措施[15]。

ESLD 患者同时存在肝硬化性心肌病的现象已被证实，不仅存在于酒精性肝硬化中，在各类型肝硬化中均可发现。心脏受累的严重程度明显与肝脏疾病的严重程度有关，并且在肝移植成功后 6~12 个月内会有所改善[16]。在相对血容量不足或低前负荷(由于血管舒张)的情况下，高血浆脑钠尿肽水平可以部分解释心功能不全，并与肝病严重程度相关[17]。

循环中高水平儿茶酚胺在 ESLD 心肌病的病因学中的作用是不可否认的，并且可导致心肌生长和心肌纤维化，伴随心脏舒张受损。交感神经系统的过度激活会导致 β-肾上腺素能受体下调和信号转导异常，并且对拟交感神经药物的反应整体下降[18]。在肝脏疾病中，脂质信号分子内源性大麻素(endogenous cannabinoids，EC)上调被认为不仅是参与肝硬化发病机制的因素，而且还是肝硬化诱发的高动力循环和/或肝硬化性心肌病的因素[19]。

在 ESLD 中存在肠黏膜屏障破坏，导致细菌和内毒素从肠道向体循环移位，这可能是由门脉系统分流不经肝脏滤过或肝解毒功能受损造成的。ESLD 患者慢性低内毒素血症的存在可能是导致机体发生慢性炎症反应和内脏及全身血管舒张的潜在机制[20]。增加的促炎细胞因子(TNF-α、IL-18)及过量的一氧化氮(NO)的产生可以进一步损害受损的心脏功能。心肌病对 AKI 的发病机制，尤其是 HRS 的发病机制的作用仍有争议，但肝硬化患者在应激(败血症、手术)时心输出量无法增加，这可能进一步削弱已经减少的肾血流并导致 AKI。ESLD 患者体内过量血管活性介质的存在可以通过激活二级介质直接或间接导致低 SVR 和高肾内血管阻力。这些介质包括内毒素、NO、TNF-α、IL-18、内皮素、胰高血糖素和前列腺素。NO 的产生增加是由于诱导型一氧化氮合酶(inducible nitric oxide synthase，iNOS)的上调，可能由全身和内脏血管床上的高剪切应力以及内毒素的存在引起。高水平的 NO 不仅与其产生增加有关，而且还与其消除减少有关。在 Serna 等最近的一项研究中[21]，研究人员证实了增高的二甲基精氨酸二甲基氨基水解酶表明不对称二甲基精氨酸(asymmetric dimethylarginine，ADMA)(天然 NOS 抑制剂)的分解增加，这将进一步增加 NO 的产生，伴随持续的肠系膜血管舒张。一种新的理论阐述当存在广泛的系统性和内脏血管扩张时，发生肾内血管痉挛的原因，即 ADMA 抑制肾内 NO 产生，最终导致血管收缩是可能的机制之一[22,23]。

其他已知的可导致肾内血管舒张反应的介质是 PGs，除了 HRS 患者外，无论何时只要肾内血管收缩，PGs 通常都会增加，这可通过其在尿排泄中的增加来证明[24]。研究表明低水平的 PGs 具有血管扩张性，这促使这些药物用于 HRS 患者；然而，结果仍然令人失望，可能是由于 SVR 和肾灌注压的进一步降低，或者说它们在 ESLD 的 AKI 的病理生理学中仅起很小的作用。

# ESLD 中 AKI 的种类

ESLD 患者最常见的 AKI 为急性肾小管坏死( acute tubular necrosis, ATN) 占 35%,肾前氮质血症占 32%,HRS-1 占 20%,HRS-2 占 6.6%,其余为多种原因导致。

## 肾前性氮质血症

它被定义为由肾外因素导致的肾功能紊乱。最常见的病因是由于血容量不足和失血性休克引起的前负荷减少。另一种病因与心脏输出量低有关,可能由多种因素引起,如心源性休克、感染性休克和低血容量性休克等。肾前性氮质血症是 ESLD 中 AKI 的常见病因,并且主要由相对血容量不足(低 SVR、腹腔穿刺和过激的利尿剂治疗诱发)、肝硬化性心肌病引起的低心输出量和败血症导致。一旦发生肾前性氮质血症,如果治疗不当,可能导致内源性肾损伤,并可能导致 ATN 或 HRS。

## 急性肾小管坏死

ESLD 患者急性肾小管坏死( ATN) 的病因是前负荷减少,例如失血性休克、利尿剂治疗导致低血容量、脓毒性休克(细菌性腹膜炎)以及使用肾毒性药物。ATN 和 HRS-1 之间难以鉴别,因为其表现和诱发因素重叠。HRS-1 通过预负荷优化和/或血管活性药物,去除促发因素(脓毒症、利尿剂、肾毒性药物)或肝移植[25,26]后可以改善。然而,在 ATN 中,肾小管内有许多病理性和结构性损害,这些损害归因于局部缺血并且需要长时间进行再生和修复(平均 1~3 周)。

尿液分析有助于鉴别诊断,如 HRS-1 时尿渗透压增高、ATN 时尿钠以及细胞类型增多、血红蛋白和肌红蛋白大多与 ATN 相关。多普勒超声可以用来确认肾内血管收缩,这是 HRS 的标志,可以排除 AKI 的其他病因[26]。最近,某些尿液生物标志物开始在 HRS-1 和 ATN 的鉴别诊断中作为特异、准确的诊断试验出现。虽然在临床实践中仍不常用,但未来有可能使用。此类生物标志物包括肾损伤分子-1、白介素-18( ILT-18) 和中性粒细胞明胶酶相关脂笼蛋白( neutrophilgelatinase-associated-lipocalin, NGAL) 等[27]。

## 肝肾综合征

肝肾综合征( HRS) 被定义为 ESLD 患者发生的可逆的肾功能紊乱。诊断通常是通过排除肾功能损害的其他原因以及对容量复苏无效来确定的。国际腹水协会( International Ascites Club, IAC) 于 2007 年制定了一些诊断标准,以确认 HRS 的诊断并区分 ESLD 中其他 AKI 原因( 表 34.3)[1,28]。HRS 的特征是 GFR 和肾血流逐渐减少,肾内血管明显收缩同时伴有全身血管舒张。HRS 分为两种类型,即 1 型和 2 型;典型的 HRS-1 是快速进展的 AKI,在不到两周的时间内,SCr 翻倍增加至>2.5mg/dl,或者 GFR 降低 50%至 20ml/min。2 型 HRS 被认为是 CKD 的一种形式,主要见于 ESLD 和腹水患者,这些患者是慢性进行性 AKI,SCr>1.5mg/dl[29]。尽管 HRS 的确切病因尚未完全了解,但 HRS 发展过程中还存在多种因素共同作用。这些因素伴随高动力循环的系统性血管舒张、肾交感神经系统的刺激和 RAS 的激活,由于可能存在的肝硬化性心肌病导致的低肾灌注压以及不同促炎细胞因子对肾血流量和肾功能的作用。

表 34.3　HRS 诊断标准( IAC)

| 主要标准:确定 HRS 的诊断只需要一个主要标准 |
| --- |
| 1. 低 GFR,SCr>1.5mg/dl 或 24 小时肌酐清除率<40ml/min |
| 2. 没有休克、持续的细菌感染、液体损失以及正在应用肾毒性药物治疗 |
| 3. 停用利尿剂且应用 1.5ml 血浆扩容剂后,肾功能没有持续改善(血清肌酐降低至≤1.5mg/dl 或肌酐清除率增加至≥40ml/min) |
| 4. 蛋白尿<500mg/d,没有阻塞性尿路疾病或实质性肾病的超声检查证据 |
| 其他标准 |
| 1. 尿量<500ml/d |
| 2. 尿钠<10mmol/L |
| 3. 尿渗透压大于血浆渗透压 |
| 4. 尿红细胞<50/高倍视野 |
| 5. 血清钠浓度<130mmol/L |

总体而言,HRS-1 的发展通常是由诸如脓毒症、侵袭性穿刺术、胃肠道出血或手术等突发因素造成的[30]。这些因素可能导致心输出量和肾血流量的进一步恶化,以及多种介质的过量产生,加重损害了精细的肾血流动力学,最终导致 HRS-1。然而,在 HRS-2 或 CKD 中,没有明显的促发因素,但肾功能总体缓慢进展性恶化伴随肾血管阻力逐渐增加[28,29]。根据 IAC 对 HRS-1 的诊断标准以明确 HRS-1 的诊断,需要 3 个主要标准(表 34.3)。依靠尿钠排泄或蛋白尿指数的存在来区分 HRS-1 与 ATN 可能是不可靠的。HRS-1 的预后非常差,在 4 周内死亡率接近 80%。HRS-2 有较好的预后,中位生存率在 6 个月左右。两种类型的预后都取决于肝脏疾病的严重程度(高 MELD 或 Child-Pugh 评分)以及存在促发因素[26,31]。

## 内源性肾脏疾病

### 肾毒性药物

众所周知,氨基糖苷类抗生素作用于肾小管和肾小球,引起肾损害[32]。氨基糖苷类药物引起的肾脏毒性表现为非少尿或多尿性肾衰竭,伴随有尿糖、蛋白质和电解质丢失增加。正如预期的那样,氨基糖苷类肾毒素在 AKI 患者中更为常见且严重。其他涉及肾毒性的抗生素包括青霉素、阿昔洛韦和两性霉素[33]。

造影剂诱发的肾病(contrast-induced nephropathy,CIN)是指使用 CIN 进行任何诊断或治疗性干预后发生的并发症。CIN 的病因学可能是多因素的,可能是由高渗性、高黏度和/或毒性自由基释放对肾小管产生直接毒性作用或导致肾血管痉挛导致的。CIN 倾向于发生在患有 AKI 的高风险患者中,如糖尿病患者、老年人和 ESLD 或任何患有潜在肾脏疾病的患者。最近,自从引入非离子等渗或低渗透压性利尿剂以来,较小剂量应用使 CIN 的发病率降低。在 ESLD 患者中,应该尽量限制或完全避免造影剂的使用,除非非常必要,并且仅限于肾功能正常的肝硬化患者[34]。

### 慢性肾小球肾炎

病毒性肝炎,特别是丙型肝炎肝硬化是肾小球发生病理性改变的主要原因。乙型肝炎性肝硬化可引起肾小球肾炎,常见于 HBV 流行且 HBV 表面抗原携带状态相当普遍的地区。在这两种类型的病毒性肝炎中,肾小球广泛受累是主要病理变化,可能影响肾小球膜或肾小球的血管部分[35,36]。

### IgA 肾病

由于球状 IgA 沉积在肾系膜和肾小球毛细血管中,IgA 肾病通常伴有蛋白尿和血尿。ESLD 患者尤其是酒精性肝硬化患者血清 IgA 水平较高,亚临床型 IgA 肾病的发生相当普遍。ESLD 患者发生 IgA 肾病可能与蛋白复合物的肝清除率降低和 Kupffer 细胞的吞噬功能受损有关[37]。

### 糖尿病肾病

1 型和 2 型糖尿病是肾病的常见病因,ESLD 患者葡萄糖耐受不良,非酒精性脂肪性肝炎患者其糖尿病的患病率尤其高。ESLD 患者的糖尿病肾病诊断,通常作为与肥胖相关的代谢综合征的一部分[38]。

## 肾功能不全

肝硬化患者肾功能不全的病因与一般人群中的发病或病因无异。常见原因包括结石、医源性损伤、肿瘤和男性患者的前列腺肥大。

## 肾脏生物标志物在 AKI 诊断中的作用

虽然 SCr 通常用于定义和诊断 AKI,但由于其血清水平的延迟升高可能阻碍 AKI 的早期诊断,因此它不是一个完美标志物。SCr 可能无法准确反映肾脏功能,因为它受到食物、种族、性别、肌肉质量和用于测量 SCr 的实验室方法的影响。在肝硬化患者中,由于 SCr 产生减少(低肌肉量)和稀释性血容量过多[39],应用 SCr 会高估 GFR。为了尽量减少这些因素对 ESLD 患者使用 SCr 测量 GFR 的影响,通常使用 SCr 的下限值(0.97mg/dl)[40]。

最近,全国肾脏疾病教育计划(National Kidney Disease Education Program,NKDEP)实验室工作组总结了应用 SCr 来估计 GFR 存在的相关问题,建议将 SCr 测量方法标准化。NKDEP 报告说,由于目前 SCr 实验室测量的变异性,任何依赖 SCr 值估测 GFR 方程式的精确性都受到影响。NKDEP 建议认真解决这个问题,以减少 SCr 测量中的分析偏差[6,41]。

由于 SCr 测量作为肾功能标志物的缺点,多种新的生物标志物被提出来以取代 SCr。NGAL 是其中之一,被广泛用于 ESLD 患者和肝移植后人群。NGAL 是一种在肾损伤后上调的蛋白质,可以在血浆和尿液中检测到,特别是在 HRS 中,可以用于确定 HRS[42]。

半胱氨酸蛋白酶抑制剂-C(Cystatin-C)是另一种用于诊断肝移植受者 AKI 的生物标志物。Cystatin-C 是一种小分子蛋白质,由所有活细胞产生,通过肾小球滤过完全去除,并且不受 SCr 因素的影响[43]。尿 L 型脂肪酸结合蛋白是另一种生物标志物,在诊断和预测 AKI 方面显示出某些阳性的结果,而肾损伤分子-1 被发现可用于诊断肾小管损伤引起的 AKI[44,45]。

尽管这些生物标记物已经在多项研究中进行了研究和评估,但是其临床应用仍然需要评估,特别是考虑到不同患者群体中不同病因的 AKI。

## AKI 的治疗干预措施

一般而言,治疗干预措施将包括以下内容:

1. 通过液体输注进行预负荷优化、逆转负性肌力状态并控制后负荷。

2. 慎用所有利尿剂和肾毒性药物。

3. 治疗 AKI 的潜在病因,包括脓毒症或胃肠道出血。

4. 评估后行经颈静脉肝内门体分流术、肾替代疗法或肝移植术。

### 药物干预

药物干预的目的是在等待最终治疗(如肝移植)的过程中逆转或至少改善肾脏损害,肝移植可能是防止死亡的唯一选择。应用于 ESLD 相关 AKI 的主要药物如下:

1. 血管收缩剂:这些药物的使用在理论上可以逆转诱发 AKI 的主要机制——全身和内脏血管扩张。在临床试验中,其中一些药物显示出满意的结果,通过改善触发因素和增加肾脏灌注压,最终改善肾功能。这些广泛研究的药物包括去甲肾上腺素、加压素及其类似物(特利加压素)[46]和生长抑素及其类似物(奥曲肽)。特利加压素被研究并用于两种类型的 HRS,它可以改善肾血流量和 GFR,并且显著降低 SCr,尤其是结合适当的前负荷管理。

2. 肾血管扩张剂:数据显示,使用直接肾血管扩张剂如多巴胺、非诺多泮[47,48]或前列腺素出现矛盾的结果,但总体上没有明确的证据表明它们有效[49]。在临床实践中失败的主要原因可能与其对全身血管阻力和全身血压的影响有关,进一步削弱肾灌注并中和任何直接的肾效应。尽管 ACE 抑制剂和内皮素受体阻滞剂具有直接的肾血管扩张作用,但由于其对全身血管阻力的影响导致肾血流量恶化,因此无法缓解 AKI。

### 经颈静脉肝内门体分流术

经颈静脉肝内门体分流术(transjugular intrahepatic portosystemic shunt,TIPS)是一种广泛使用的技术,可降低 ESLD 患者的门静脉压力,特别是在顽固性腹水的情况下。TIPS 通过降低门静脉压力阻断肝硬化患者在生化、血流动力学和神经体液方面的恶化。但是,这种技术并不像预期的那样完善,也不是没有严重并发症的可能性。除了侵入性手术外,TIPS 可导致急性肝性失代偿伴急性肝性脑病。由于容量超负荷和/或毒性介质进入体循环,TIPS 可导致全身血流动力学骤变并发急性心力衰竭[50]。当计划通过 TIPS 防止危及生命的并发症时,有必要谨慎选择患者。在 TIPS 手术后,肾功能的改善不会立即发生,可能需要 4 周才能检测到显著的改善。为了获得更好的结果和改善预后,应去除任何促发因素并考虑包括容量优化(通常用白蛋白溶液)和应用血管活性药物(无论是肾血管扩张剂还是全身血管收缩药)在内的综合治疗方案。

### 肾替代疗法

对于 ESLD 合并 AKI 患者,尤其是 HRS-1 患者,在等待肝移植时使用肾脏替代疗法(renal replacement therapy,RRT)被认为是一种过渡干预措施。连续 RRT 或间歇性血液透析(hemodialysis,HD)的应用取决于患者的血流动力学状态和特定操作的耐受性[51]。间歇性 HD 适用于门诊患者,而连续的 RRT 则用于在危重病监护室里有血流动力学状态监测及管理的患者。间歇性 HD 可导致伴有高水平的促炎性细胞因子和微血管病的慢性炎症状态和终末器官损害,可能严重影响患者预后。

最近,分子吸附再循环系统(molecular adsorbent recirculating system,MARS)在 ESLD 伴有 AKI 的患者中越来越受欢迎。MARS 能够去除与白蛋白结合的水溶性毒素和血管活性药物,并且对患者血流动力学有良性作用。MARS 可以清除的物质包括 NO、TNF-α、IL-6 和许多其他毒性介质。MARS 可以用作过渡治疗,直到进行肝移植或直到可以适当处理 AKI 的促发因素[52]。

### 肝移植

肝移植是 ESLD 和 ESLD 导致的 AKI 的最终疗法,但不是没有风险的,因为该过程本身具有非常高的 AKI 和肾衰竭风险。在肝移植成功后,肾功能在 30 天内会有明显改善,但所有肾指数恢复正常可能需要 1 年。由于在评分中纳入了 SCr,因此使用 MELD 评分来确定器官分配的优先级对 ESLD 和 AKI 患者有一定的益处。HRS-1 患者的死亡率高于 MELD 评分相似的患者;这可能意味着 MELD 评分在 HRS-1 患者危险分层中无效[53]。

肝移植术后 AKI 的发生率非常高,可能高达 80%,并取决于用于确定移植后 AKI 的方法。发生 AKI 可能对患者和移植结果产生负面影响[54],并可能消耗大量财力和人力,早期移植后 AKI 的病因学是多因素的,与高水平的自由基、输血、败血症、缺血再灌注损伤和肾毒性药物有关。在移植后期,其他因素将起作用,包括免疫抑制剂的直接肾毒性、脓毒症以及长期使用免疫抑制剂导致的高血压和糖尿病等等。大多数发生早期或晚期移植后 AKI 的患者最终会出现一定程度的 CKD,并最终导致需要 RRT 或肾移植的慢性肾衰竭。

## AKI 的预后

一般来说,AKI 是重症患者和大手术后的常见并发症,如心脏直视手术、器官移植、外伤和全身脓毒症。复杂的药物干预措施如 MARS 和 RRT 的应用并未显著改善死亡率和发病率。这可能与 AKI 对大多数人体器官的深远影响有关,这些影响会导致器官的结构和/或功能损害。实现预防 AKI、早期发现和治疗 AKI 将是最佳的治疗干预措施。了解由 AKI 诱发的远处器官损伤的机制以及病变肾脏和其他器官之间潜在的病理学联系可能解开 AKI 导致不良结局的奥秘[55,56]。

近年来,研究发现 AKI 可引起肝血管充血、血管通透性增加、嗜中性粒细胞浸润和肝酶升高,这可能是导致 AKI 发生破坏性后果的原因之一。动物实验表明,AKI 可诱导肝脏促炎性细胞因子、增加毒性自由基、刺激细胞凋亡,最终导致肝功能不全。RAS 在 AKI 患者产生肝纤维化过程中的作用变得越来越清楚,与血管紧张素 II 对肝星状细胞的刺激和门静脉压力的进一步升高有关。所有这些发现有助于发现 AKI 及其对其他器官的影响,以及由它导致的高发病率和死亡率的原因。

## 参考文献

1. Verna EC, Wagener G. Renal interactions in liver dysfunction and failure. Curr Opin Crit Care. 2013;19:133–41.
2. Bellomo R, Ronco C, Kellum JA, Mehta RL, Palevsky P, Acute Dialysis Quality Initiative workgroup. Acute renal failure—definition, outcome measures, animal models, fluid therapy and information technology needs: the Second International Consensus Conference of the Acute Dialysis Quality Initiative (ADQI) Group. Crit Care. 2004;8:R204–12.
3. National Kidney Foundation. KDOQI clinical practice guidelines for chronic kidney disease: evaluation, classification and stratification. Am J Kidney Dis. 2002;39:S1–266.
4. Wong F, Nadium MK, Kellum JA, et al. Working Party proposal for a revised classification system of renal dysfunction in patients with cirrhosis. Gut. 2011;60:702–9.
5. Nadim MK, Kellum JA, Davenport A, Wong F, Davis C, Pannu N, Tolwani A, Bellomo R, Genyk YS. Hepatorenal syndrome: the 8th International Consensus Conference of the Acute Dialysis Quality Initiative (ADQI) Group. Crit Care. ADQI Workgroup 2012;16:R23.
6. Mayer GL, Miller WG, Coresh J, et al. Recommendations for improving serum creatinine measurement: a report from the laboratory Working Group of the National Kidney disease Education Program. Clin Chem. 2006;52:5–18.
7. Poge U, Gerhardt T, Palmedo H, et al. MDRD equations for estimation of GFR in renal transplant recipients. Am J Transplant. 2005;5:1306–11.
8. Sola E, Gines P. Renal and circulatory dysfunction in cirrhosis: current management and future perspectives. J Hepatol. 2010;53:1135–45.
9. Kim MY, Baik SK, Lee SS. Hemodynamic alterations in cirrhosis and portal hypertension. Korean J Hepatol. 2010;16:347–52.
10. Stadlbauer V, Wright GA, Banaji M, et al. Relationship between activation of the sympathetic nervous system and renal blood flow autoregulation in cirrhosis. Gastroenterology. 2008;134:111–9.
11. Grace JA, Herath CB, Mak KY, Burrell LM, Angus PW. Update on new aspects of the renin-angiotensin system in liver disease: clinical implications and new therapeutic options. Clin Sci (Lond). 2012;123:225–39.
12. Grace JA, Klein S, Herath CB, et al. Activation of the MAS receptor by angiotensin-(1–7) in the renin-angiotensin system mediates mesenteric vasodilatation in cirrhosis. Gastroenterology. 2013;145:874–84.
13. Töx U, Steffen HM. Impact of inhibitors of the Renin-Angiotensin-aldosterone system on liver fibrosis and portal hypertension. Curr Med Chem. 2006;13:3649–61.
14. Herath CB, Grace JA, Angus PW. Therapeutic potential of targeting renin angiotensin system in portal hypertension. World J Gastrointest Pathophysiol. 2013;4:1–11.
15. Santos RA, Ferreira AJ, Verano-Braga T, Bader M. Angiotensin-converting enzyme 2, angiotensin-(1–7) and Mas: new players of the renin-angiotensin system. J Endocrinol 2013 Jan Wiese S, Hove JD, Bendtsen F, Møller S. Cirrhotic cardiomyopathy: pathogenesis and clinical relevance. Nat Rev Gastroenterol Hepatol. 2013;216:R1–17.
16. Møller S, Henriksen JH. Cardiovascular dysfunction in cirrhosis. Pathophysiological evidence of a cirrhotic cardiomyopathy. Scand J Gastroenterol. 2001;36:785–94.
17. Wong F, Siu S, Liu P, Blendis LM. Brain natriuretic peptide: is it a predictor of cardiomyopathy in cirrhosis. Clin Sci (Lond). 2001;101:621–8.
18. Ma Z, Miyamoto A, Lee SS. Role of altered beta-adrenoceptor signal transduction in the pathogenesis of cirrhotic cardiomyopathy in rats. Gastroenterology. 1996;110:1191–8.
19. Baldassarre M, Giannone FA, Napoli L, et al. The endocannabinoid system in advanced liver cirrhosis: pathophysiological implication and future perspectives. Liver Int. 2013;33:1298–308.
20. Karagiannakis DS, Vlachogiannakos J, et al. Frequency and severity of cirrhotic cardiomyopathy and its possible relationship with bacterial endotoxemia. Dig Dis Sci. 2013;58:3029–36.
21. Serna E, Mauricio MD, Lluch P, et al. Basal release of nitric oxide in the mesenteric artery in portal hypertension and cirrhosis: role of dimethylarginine dimethylaminohydrolase. J Gastroenterol Hepatol. 2013;28:880–6.
22. Schwedhelm E, Böger RH. The role of asymmetric and symmetric dimethylarginines in renal disease. Nat Rev Nephrol. 2011;7:275–85.
23. Lluch P, Mauricio MD, Vila JM, et al. Accumulation of symmetric dimethylarginine in hepatorenal syndrome. Exp Biol Med. 2006;231:70–5.
24. Rimola A, Gines P, Arroyo V, et al. Urinary excretion of 6-keto-prostaglandin F 1α, thromboxane B2 and prostaglandin E2 in cirrhosis with ascites. Relationship to functional renal failure (hepatorenal syndrome). J Hepatol. 1986;3:111–7.
25. Moreau R, Lebrec D. Acute renal failure in patients with cirrhosis: perspective in the age of MELD. Hepatology. 2003;37:233–43.
26. Gines P, Guevera M, Arroyo V, Rodes J. Hepatorenal syndrome. Lancet. 2003;362:1819–27.
27. Wagener G, Gubitosa G, Wang S, et al. Urinary neutrophil gelatinase associated lipocalin and acute kidney injury after cardiac surgery. Am J Kidney Dis. 2008;52:425–33.
28. Wadei HM, Mai ML, Ahsan N, et al. Hepatorenal syndrome: pathophysiology and management. Clin J Am Soc Nephrol. 2006;1:1066–79.
29. Watt K, Uhanova J, Minuk GY. Hepatorenal syndrome: diagnostic accuracy, clinical features, and outcome in a tertiary care center. Am J Gastroenterol Hepatol. 2002;17:882–8.
30. Garcia-Tsao G. Bacterial infection in cirrhosis. Can J Gastroenterol. 2004;18:405–6.
31. Alessandria C, Ozdogan O, Guevera M, et al. MELD score and clinical type predict prognosis in hepatorenal syndrome: relevance to liver transplantation. Hepatology. 2005;41:1282–9.
32. Li YC, Shih YM, Lee JA. Gentamicin caused renal injury deeply related to methylglyoxal and N(ε)-(carboxyethyl)lysine (CEL). Toxicol Lett. 2013;219:85–92.
33. Westphal JF, Jehl F, Vetter D. Pharmacological, toxicologic, and microbiological considerations in the choice of initial antibiotic therapy for serious infections in patients with cirrhosis of the liver. Clin Infect Dis. 1994;18:324–35.
34. Geenen RW, Kingma HJ, van der Molen AJ. Contrast-induced nephropathy: pharmacology, pathophysiology and prevention. Insights Imaging. 2013;4:811–20.
35. Johnson RJ, Wilson R, Yamabe H, et al. Renal manifestations of hepatitis C virus infection. Kidney Int. 1994;46:1255–63.
36. Bhimma R, Coovadia HM. Hepatitis B virus-associated nephropathy. Am J Nephrol. 2004;24:198–211.
37. Kalambokis G, Christou L, Stefanou D, Arkoumani E, Tsianos

EV. Association of liver cirrhosis related IgA nephropathy with portal hypertension. World J Gastroenterol. 2007;13:5783–6.

38. Najafian B, Alpers CE, Fogo AB. Pathology of human diabetic nephropathy. Contrib Nephrol. 2011;170:36–47.

39. Sherman DS, Fish DN, Tietelbaum I. Assessing renal function in cirrhotic patients: problems and pitfalls. Am J Kidney Dis. 2003;41:268–78.

40. Caregaro L, Menon F, Angeli P, et al. Limitations of serum creatinine level and creatinine clearance as filtration markers in cirrhosis. Arch Intern Med. 1994;154:201–5.

41. Kuster N, Bargnoux AS, Pageaux GP, Cristol JP. Limitations of compensated Jaffe creatinine assays in cirrhotic patients. Clin Biochem. 2012;45:320–5.

42. Verna EC, Brown RS, Farrand E, et al. Urinary neutrophil gelatinase-associated lipocalin predicts mortality and identifies acute kidney injury in cirrhosis. Dig Dis Sci. 2012;57:2362–70.

43. Ustundag Y, Samsar U, Acikgoz S, et al. Analysis of glomerular filtration rate, serum cystatin C levels, and renal resistive index values in cirrhosis patients. Clin Chem Lab Med. 2007;45:890–4.

44. Manabe K, Kamihata H, Motohiro M, et al. Urinary liver-type fatty acid-binding protein as a predictive biomarker of contrast-induced acute kidney injury. Eur J Clin Invest. 2012;42:557–63.

45. Han WK, Bailly V, Abrichandani R, et al. Kidney Injury Molecule-1 (KIM-1): a noval renal proximal tubules injury. Kidney Int. 2002;62:237–44.

46. Ginès P, Torre A, Terra C, Guevara M. Review article: pharmacological treatment of hepatorenal syndrome. Aliment Pharmacol Ther. 2004;20 Suppl 3:57–62.

47. Cobas M, Paparcuri G, De La Pena M, et al. Fenoldopam in critically ill patients with early renal dysfunction. A crossover study. Cardiovasc Ther. 2011;29:280–4.

48. Karthik S, Lisbon A. Low-dose dopamine in the intensive care unit. Semin Dial. 2006;19:465–71.

49. Cavalcanti AB, De Vasconcelos CP, Perroni de Oliveira M, et al. Prostaglandins for adult liver transplanted patients. Cochrane Database Syst Rev. 2011;11, CD006006.

50. Busk TM, Bendtsen F, Møller S. Cardiac and renal effects of a transjugular intrahepatic portosystemic shunt in cirrhosis. Eur J Gastroenterol Hepatol. 2013;25:523–30.

51. Gonwa TA, Wadei HM. The challenges of providing renal replacement therapy in decompensated liver cirrhosis. Blood Purif. 2012;33:144–8.

52. Lavayssière L, Kallab S, Cardeau-Desangles I, et al. Impact of molecular adsorbent recirculating system on renal recovery in type-1 hepatorenal syndrome patients with chronic liver failure. J Gastroenterol Hepatol. 2013;28:1019–24.

53. Gainza FJ, Valdivieso A, Quintanilla N, et al. Evaluation of acute renal failure in liver transplantation perioperative period: incidence and impact. Transplant Proc. 2002;34:250–1.

54. Karapanagiotou A, Kydona C, Dimitriadis C, Sgourou K, Giasnetsova T, Fouzas I, Imvrios G, Gritsi-Gerogianni N. Acute kidney injury after orthotopic liver transplantation. Transplant Proc. 2012;44:2727–9.

55. Tsien CD, Rabie R, Wong F. Acute kidney injury in decompensated cirrhosis. Gut. 2013;62:131–7.

56. de Carvalho JR, Villela-Nogueira CA, Luiz RR, et al. Acute kidney injury network criteria as a predictor of hospital mortality in cirrhotic patients with ascites. Clin Gastroenterol. 2012;46:e21–6.

# 肝硬化性心肌病和肝移植

Enrico Maria Zardi, Domenico Maria Zardi, Aldo Dobrina, and
Antonio Abbate

## 35

## 引言

对于肝硬化性心肌病这种新疾病类型的研究 50 多年前就开始了。在酒精性肝硬化患者中,其心输出量增加,常合并其他心电图异常(QT 间期延长、束支传导阻滞、T 波倒置、ST 段压低、多类型期前收缩)[1-3]。硫胺素利用受损和/或内源性血管扩张剂的存在被认为是诱发因素[1,2]。

随后的一项研究基于酒精和非酒精性肝硬化患者的尸解结果显示,在没有冠状动脉疾病、高血压或瓣膜疾病的情况下,出现了心肌肥厚和心肌细胞水肿[4]。临床和动物研究发现,尽管有高静息心输出量,但其血流动力学对生理应激(运动)、药理应激(儿茶酚胺)或增加前负荷(容量增加)的反应受损[5-7]。其他的动物和人体研究证实了这一点并发现它们是由于心肌收缩功能减退引起[8]。

在蒙特利尔(2005)的研讨会上,所有这些发现都被归纳为一种叫作"肝硬化性心肌病"的综合征,其定义为"在没有已知心脏疾病的情况下,肝硬化患者发生的慢性心功能不全,其特征为对应激的收缩反应迟钝和/或电生理异常引起舒张期舒张改变"。

现在广泛认为,肝硬化心肌病的特征在于心肌功能的内在改变,与门静脉高压和肝硬化有关,与肝硬化病因不相关,尽管一些病因(如铁过量和饮酒)可能会影响心肌结构和功能[9]。

## 流行病学

肝硬化性心肌病的确切发病率尚不清楚。这种心肌病临床症状不明显,直到发生并发症(感染)或移植后才会发现心脏舒张和收缩代偿异常。

QT 间期的延长[9-13]和循环中脑钠肽(brain natriuretic peptide,BNP)浓度升高[14]被认为是肝硬化性心肌病的最早征兆。失代偿性肝硬化和一些代偿性肝硬化患者的 BNP 水平升高,提示只有肝硬化并存心功能不全的患者才会发生肝硬化性心肌病[15]。BNP 水平与舒张功能障碍存在紧密的相关性[15]。

肝硬化患者 QT 间期延长的发生率高于普通人群,并且随着疾病严重程度的增加而增加(Child-Pugh 分级 A 组为 25%,Child-Pugh 分级 B 组为 51%,Child-Pugh 分级 C 组为 60%)[13]。

## 自然病程

肝硬化性心肌病具有较好的耐受性,持续数月至数年无症状,特别是在肝硬化的早期阶段,因缺乏明确的症状,其诊断常被延误。因此,该疾病的自然病程并未完全清楚。考虑到肝硬化性心肌病的诊断通常发生在失代偿期或肝移植术后的并发症期,因此该诊断意味着不良的预后。

虽然肝硬化性心肌病的发生和进展被认为与肝硬化的阶段和门静脉高压的存在有关,但相关性通常不是线性的。具有潜在心脏毒性作用的几种物质(内毒素、细胞因子、胆汁盐和胰岛素)[13]直接作用于心肌细胞的膜电位,这些物质的增加是肝硬化患者 QT 间期延长的关键原因,它们不与肝硬化的严重程度呈线性相关。

在疾病的最初阶段,肝硬化患者出现的微弱的心脏反应被内脏动脉血管舒张所掩盖,这种血管舒张可以使心室负荷减轻并且掩盖心功能不全的表现[9]。自主神经功能紊乱、容量受损和压力感受器反射的存在也会削弱心脏的反应[9]。

由于没有针对性治疗,肝硬化性心肌病的治疗是经验性的[16],目前还不知道治疗是否会影响疾病的自然病程。同样,肝硬化并发症如腹水、肝性脑病和食管静脉曲张的治疗似乎对肝硬化性心肌病的自然病程没有影响。相反,其自然病程受到经颈静脉肝内门体分流术(transjugular intra-hepatic portosystemic shunt,TIPS)和肝移植的影响。原因在于两种手术后,静脉回流迅速增加之后发生心力衰竭和肺动脉高压,揭示了肝硬化性心肌病的存在。

## 临床表现

　　心脏功能受到后负荷(动脉顺应性)以及前负荷(静脉回流)的调节。肝硬化患者的动脉和静脉张力降低,因此其全身血管阻力较低(血管扩张导致后负荷减少),静脉回流受损(血液积聚导致前负荷减少),临床上表现为容量过载。低血压(与血管阻力降低有关)通常会损害肝硬化患者的基础心功能。临床上这些患者运动耐力下降,容易疲劳。平均动脉压是心输出量和全身血管阻力乘积:血管阻力的降低显著降低平均动脉压。作为代偿机制,心输出量在肝硬化中通常增加以补偿血管阻力降低。随着肝硬化性心肌病进展,心脏功能受损导致心脏反应迟钝,在活动或者需求增加时平均动脉压进一步降低,运动不耐量和疲劳的症状加重。然而,从临床角度来看,鉴别症状恶化是由于全身血管阻力进一步降低还是由于心脏反应性进一步降低非常困难。肝硬化时存在相对肾脏灌注不足,并在心肌病发

生时恶化,这可能导致容量负荷进一步加重。由于内脏动脉血管扩张引起外周血容量不足以及小静脉张力下降,即使存在肝硬化性心肌病,肝硬化患者也很少出现肺充血。TIPS 或肝移植术后发生肺淤血,严重表明其存在潜在的肝硬化性心肌病。

　　由于缺乏有关肝硬化性心肌病发病相关症状的特异性心脏监测和管理,因此目前通过心脏功能是否异常来确定是否存在心肌病。肝硬化性心肌病以广泛的心脏病变为特征,导致高输出性心力衰竭[17,18]。考虑到大部分心肌病或心力衰竭的患者心输出量降低,显然这种心肌病不同于其他类型(如扩张型心肌病),并且可能需要更具针对性的诊断方法。事实上,超声心动图常常可以显示正常的心脏收缩功能,即使在失代偿性肝硬化中也是如此,因此可能会延误心肌病的诊断。接近失代偿期肝硬化患者的心输出量理应高于正常水平,如果发现心输出量正常,不能排除心肌病,反而更有可能发生心肌病(表 35.1)。

表 35.1　有或无心肌病的肝硬化患者在静息时、运动中、TIPS 后、肝移植术后的临床表现和诊断

| 患者 | 肝硬化无心肌病患者 | 肝硬化并发心肌病患者 |
|---|---|---|
| 静息 | • 临床表现:<br>高动力状态(少数)<br>• 超声心动图:<br>等容舒张时间延长(轻度)<br>• 心电图:<br>QT 间期延长(少数) | • 临床表现:<br>高动力状态(多数)<br>• 超声心动图:<br>1. 等容舒张时间延长<br>2. 舒张功能障碍(E/A 比值≤1)[收缩功能障碍(罕见)]<br>3. 左心房扩大<br>4. 左心室肥厚<br>• 心电图:<br>1. QT 间期延长(多数)<br>2. 束支传导阻滞或 s-t 段压低(部分) |
| 运动 | • 临床表现:<br>1. 心输出量增加<br>2. 全身血管阻力和平均动脉压降低<br>3. 有氧代谢能力受损(峰值耗氧量)<br>4. 高动力循环状态 | • 临床表现:<br>1. 心输出量增加受损<br>2. 严重降低全身血管阻力和平均动脉压<br>3. 心脏变性时功能不全<br>4. 自主神经反射异常<br>5. 有氧代谢能力严重受损(最高耗氧量)<br>6. 严重的高动力循环状态 |
| TIP 术后 | • 临床表现:<br>1. 心力衰竭(罕见,轻度)<br>2. 腹水(罕见)<br>3. 肝肾衰竭(罕见)<br>4. 死亡(极其罕见) | • 临床表现:<br>1. 心力衰竭(更常见)<br>2. 腹水(更常见)<br>3. 肝脏和肾脏衰竭(更常见)<br>4. 死亡(更常见)<br>5. 进一步延长 QT 间期 |
| 肝移植术后 | • 临床表现:<br>1. 门静脉血流动力学正常<br>2. 术后 12 个月心脏自主神经功能改善<br>• 心电图:<br>50%受试者延长的 QT 间期在 12 个月内恢复正常 | • 临床表现:<br>1. 门静脉血流动力学正常化<br>2. 早期心肌抑制<br>3. 心脏指数和氧气输送早期下降<br>4. 术后 9~12 个月心脏结构和功能恢复正常<br>• 心电图:<br>50%受试者延长的 QT 间期在 12 个月内恢复正常 |

# 全身血管阻力和心脏功能障碍的病理生理学

心脏改变对心肌细胞影响的时间顺序尚未完全确定。多发性电活动异常在发生肝硬化性心肌病(QT间期异常、电机械分离、变时功能不全)中起重要作用,其进展与自主神经功能障碍(交感神经系统缺陷和迷走神经损伤)亦有关联[9,19]。

## 肝窦前性门静脉高压

门静脉高压症实验大鼠模型已经表明,当门静脉压力增加时,血管活性物质(如氨、内毒素、前列环素、5-羟色胺)从肠道释放,导致内脏血管扩张和门静脉压力进一步增加[20]。在血浆中释放的这些物质引发了心脏的基础收缩性改变和β肾上腺素受体激活。门体分流进一步限制了肝脏对这些物质的降解,加剧心脏功能恶化[21]。

## 肝窦性和肝窦后性门静脉高压

肝硬化是肝星状细胞中一系列表型变化的结果。肝星状细胞活化、转化并产生细胞外基质成分和血管收缩介质,最终导致肝纤维化形成和门静脉微循环中的血管阻力增加,造成门静脉高压[22,23]。

在肝硬化中,存在两个基本方面:(a)肝血窦和肝后窦区域一氧化氮(nitric oxide,NO)产生显著减少,导致肝内血管阻力增加[24];(b)血管扩张物质(NO、前列环素等)的增加以及同区域血管收缩物质数量的减少,导致明显的外周动脉血管舒张[25-27]。显著的外周动脉血管舒张首先由增加心率和心输出量(高动力循环)来补偿。事实上,在肝硬化的早期阶段,交感神经系统和肾素-血管紧张素-醛固酮系统被激活以补偿动脉血管舒张,但是在后期阶段,这种代偿消失,前负荷(相对血容量减少)减少占据主导[28,29]。

在肝硬化动物模型中发现这与血管重塑的过程有关,包括血管壁厚度和总面积的减少以及血管收缩能力的降低[30]。

这些血管性变化影响后负荷,可能掩盖了心脏反应迟钝,使肝硬化性心肌病诊断延迟。

## 心脏反应减弱

如前所述,在肝硬化中,显著的外周动脉血管扩张被交感神经系统活性的增强所代偿[28,29]。众所周知,尽管短期交感性过度运动会增加心脏功能,但长时间的刺激会导致心肌病的发生[9]。它可引起心肌重塑和左心室肥大,其特征在于β-肾上腺素能受体的脱敏、心肌细胞中的促凋亡信号转导和成纤维细胞中的促纤维化信号转导。其结果是在肝硬化的早期阶段,表现出心输出量增加和高动力循环,而在晚期阶段,发生收缩和舒张功能障碍,出现对心脏有害的后果[9]。

交感神经张力和自主神经功能的改变不仅影响心脏,还影响脉管系统、肾脏和肺部。自主神经功能障碍影响了约80%的肝硬化患者,损害肾灌注和恶化心血管适应性,尤其是那些肝功能失代偿的患者[31,32]。然而,其他临床异常对于确定心脏反应减弱也至关重要(图35.1)。

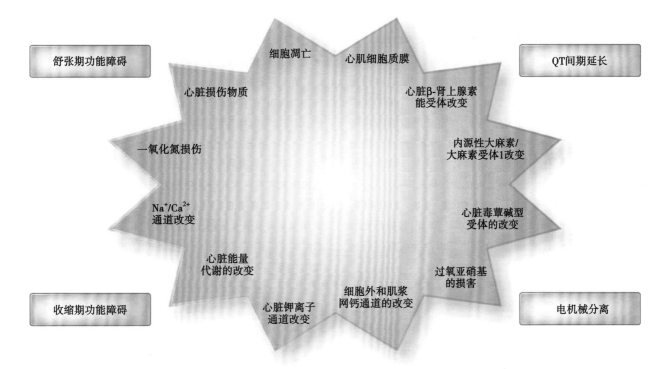

图 35.1 肝硬化性心肌病的临床和病理基础

# QT 间期延长

QT 间期延长（≥0.44 秒）是一种与室性快速性心律失常风险增加有关的疾病，通常是肝硬化和非肝硬化门静脉高压症最早出现的异常[12]。QT 间期的长度也与肝功能障碍程度和循环血浆去甲肾上腺素浓度有关[12]。K+ 通道异常和交感肾上腺素能亢进都会延迟心肌细胞复极化。自主神经系统的昼夜变化、循环状态、呼吸和氧气需求也会影响 QT 间期的长度[33]。肝移植后，近 50% 的患者 QT 间期得到纠正[12]。

## 电机械分离

QT 间期延长介导心肌病或者是心肌病的标志，这种说法并不完全正确。在发生 QT 间期延长的肝硬化患者中观察到电机械分离，这可能与心室心肌细胞中 K+ 通道功能缺陷有关[34]。如上所述，β-肾上腺素能受体的慢性过度刺激导致变力性和变时性的不足，进一步促进电或机械分离[35]。心脏舒张是指在心室松弛过程中血液从心房到心室发生被动流动从而心脏充盈。心室松弛（这是一个主动过程）功能障碍或心肌收缩增加（这是一种被动过程）可能导致舒张功能障碍。肝硬化时，常见心肌细胞中的钙信号受损[9]，这导致化学和机械分子变化、松弛性下降。左心室肥厚和心肌纤维化可能导致心肌硬度增加[36,37]。

肝硬化患者常见心脏肥大，这是心肌细胞肥大和细胞外胶原含量增加和纤维化反应增加的结果[36]，肥厚的严重程度与心输出量增加的程度密切相关[36]。

早期（E 波）与晚期（A 波）舒张期充盈的比值（E/A 比）和 E 波减速时间是有用的超声心动图多普勒指标，可用于测量生理或药物应激测试后三尖瓣血流，从而评估舒张期状况。不幸的是，E/A 比值强烈依赖于前负荷，对于失代偿性肝硬化，这可能是一个缺点；此外，由于舒张功能障碍可能在肝移植 6~12 个月后消失，伴有更严重舒张功能障碍的肝硬化更可能在肝移植后出现心力衰竭[17,38]，因此在移植前阶段建议使用超声心动图仪，配合基于组织多普勒的算法，以更精确地检测静息时的舒张功能障碍[39]。

虽然在一些肝硬化病例中，舒张功能不全程度较轻微，并且不会增加肺动脉收缩压至异常水平[40]，但它是死亡率的独立预测因子，有助于规划支持措施以避免或减轻肝移植术后心衰发作[41]。

收缩功能障碍与前负荷、后负荷和舒张功能障碍的改变有关。心肌储备减少、氧气提取受损（可能是由于局部 NO 产生和功能失衡）以及内源性大麻素的负性肌力作用也有关系[17,42,43]。收缩间隔延长、总收缩期机电活动过程延长是这种情况下存在的主要电活动异常[11]。肝硬化可能受到这种情况的影响，因为如前所述，药物或运动诱发后

负荷或心率增加，而左心室射血分数没有改变[17,44]。

使用新散斑跟踪成像系统的超声心动图评估左心室收缩功能有望在早期发现肝硬化患者发生的功能性心室功能不全[39]。据一些作者说，移植前风险因素可以预测肝移植后是否发生心力衰竭。在接受肝移植的肝硬化患者中，术后发生收缩性心力衰竭被认为是死亡率的独立预测因子[41]，在移植前鉴别这些患者可以优化围手术期管理。

几种致病机制作用于心肌细胞膜和受体功能，并导致心肌反应受损。

- 心脏能量代谢的变化：

  底物利用紊乱似乎在心脏功能的病理生理学中具有关键作用。代谢改变可能先于心脏结构和功能的改变[45]。心脏能量异常被认为是肝硬化性心肌病的潜在机制之一[46]。

- 与心脏损伤有关的物质：

  一氧化碳、血液加氧酶、一氧化氮和内源性大麻素胆汁酸与其他循环分子（细胞因子、内毒素、趋化因子、脂质等）都能削弱肝硬化患者的心脏功能，因此诱发肝硬化心肌病的心脏变化[47]。

- 心肌细胞质膜的变化：

  膜的变化导致胆固醇含量和胆固醇与磷脂的摩尔比增加；在大鼠肝硬化模型而非门脉高压大鼠模型中观察到的主要作用是：在肾上腺素能物质的刺激下，膜的流动性降低、硬度增加、腺苷酸环化酶（adenylyl cyclase，cAMP）产生减少[48,49]（图 35.2a）。

- 心室 β-肾上腺素受体的变化：

  在大鼠肝硬化型心肌病模型中可以观察到由于膜流动性下降和腺苷酸环化酶上游 β-肾上腺素能受体信号通路的衰减所导致的心脏反应迟钝[50,51]（图 35.2a）。

- 心室毒蕈碱受体的变化：

  在大鼠肝硬化模型中，表现出毒蕈碱（M2）反应性迟钝，对 cAMP 的信号转导存在缺陷；这不是由受体下调引起的，而是由心肌细胞后受体系统的变化引起的[52]。

- 心室 K+ 通道的变化：

  心室 K+ 通道的激活促进超极化和舒张，而抑制则引起去极化和收缩。大鼠肝硬化模型表现出存在于心室肌细胞中的 3 种 K+ 通道的 K+ 电流密度降低[53]。这些大鼠的心室肌细胞与对照组大鼠相比，表现出更长的基础动作电位持续时间[53]。可以推测肝硬化患者的 QT 间期延长是这些变化的直接后果[9]。在另一项动物研究中，可以确定肌力的改变是由于 K+ 通道的改变引起，因其能够改变静息膜电位和动作电位波形，以及细胞内 Ca2+ 浓度，它也是心肌收缩力的关键驱动因子[54]。

- 膜和肌质网钙通道的变化：

  肝硬化模型大鼠的心肌细胞的心肌收缩力降低，可能与初始进入质膜的 Ca2+（通过 L 型 Ca2+ 通道）以及 Ca2+ 依赖

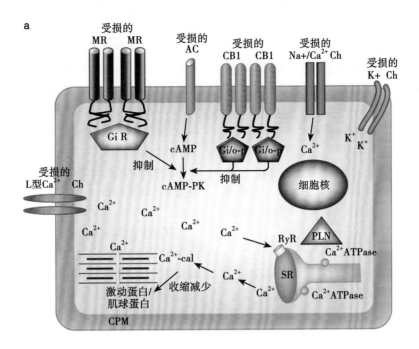

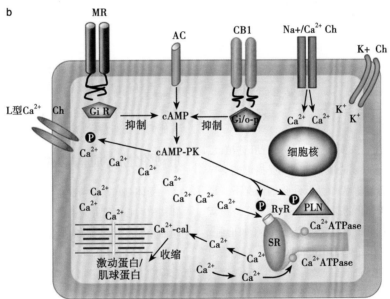

图 35.2 （a）肝硬化性心肌病中，心肌细胞的功能受损。$Ca^{2+}$ 通过 L 型 $Ca^{2+}$ 通道进入心肌细胞的过程失去平衡。$Ca^{2+}$ 可通过兰尼碱（ryanodine）受体（RyR）诱发细胞内肌浆网贮存的 $Ca^{2+}$ 释放，但这种诱发的 $Ca^{2+}$ 减少。心脏收缩减少。β-肾上腺素受体失衡，且不会刺激 $Ca^{2+}$ 内流。通过 L 型 $Ca^{2+}$ 通道内流的 $Ca^{2+}$ 减少导致细胞内 $Ca^{2+}$ 的内流和 SR 存储的 $Ca^{2+}$ 减少，导致 $Ca^{2+}$ 瞬时电流减少，导致收缩力下降。（b）心肌细胞的正常功能。$Ca^{2+}$ 通过 L 型 $Ca^{2+}$ 通道进入心肌细胞。$Ca^{2+}$ 通过肌质网中的 ryanodine 受体（RyR）进一步释放细胞内储存的 $Ca^{2+}$。$Ca^{2+}$ 内流和释放的 $Ca^{2+}$ 直接有利于心脏收缩。通过 SR $Ca^{2+}$ ATP 酶迅速摄取 $Ca^{2+}$ 至 SR 来终止收缩。β-肾上腺素能受体磷酸化（P）PLN 和 L-型 $Ca^{2+}$ 通道，通过 cAMP-PK 激活 $Ca^{2+}$ 内流和增加 $Ca^{2+}$ 泵的活性、增强心肌收缩力。这个过程增加了 SR 中 $Ca^{2+}$ 的存储并导致去极化时，$Ca^{2+}$ 瞬时电流的增加。βAC，β 肾上腺素能受体；$Ca^{2+}$-cal，$Ca^{2+}$-钙调蛋白；cAMP，腺苷酸环化酶；cAMP-PK，cAMP 依赖性蛋白激酶；CB1，大麻素受体 1；CPM，心肌细胞质膜；Gi/o-p，Gi/o 蛋白；$K^+$，钾；$K^+$Ch，钾通道；L-type $Ca^{2+}$ Ch，L 型 $Ca^{2+}$ 通道；MR，毒蕈碱受体；$Na^+/Ca^{2+}$ Ch，$Na^+/Ca^{2+}$ 通道；N，核；P，磷酸化；PLN，受磷蛋白；RyR，ryanodine 受体；SR，肌浆网

性 $Ca^{2+}$ 释放减少有关,而细胞内系统可能是完整的[55](图35.2a)。

- $Na^+/Ca^{2+}$ 交换通道的变化:

    $Na^+/Ca^{2+}$ 交换通道负责维持稳态细胞内游离 $Ca^{2+}$ 浓度,因此其损伤可能诱发肝硬化性心肌病[56,57]。

- 内源性大麻素/大麻素受体 1 的变化:

    体外研究和大鼠肝硬化模型研究表明,大麻素受体 1 活性增加可能导致心肌收缩功能障碍[42,58]。

- NO 损伤:

    过量的 NO 产生有心脏抑制作用,但在肝硬化时其诱发内脏动脉血管扩张和高动力循环可能掩盖其削弱心功能的作用[59](图35.2a)。

- 过氧亚硝酸盐损伤:

    过氧亚硝酸盐的过量产生通过心肌收缩蛋白(如肌动蛋白)的硝化作用(或 S-亚硝化作用)抑制心脏功能[60]。

- 细胞凋亡:

    心肌细胞凋亡可能在心力衰竭心肌重塑中起关键作用[61]。有证据表明,凋亡率的轻度增加也可能诱发心脏功能障碍;微管蛋白和胶原的 mRNA 和蛋白质表达水平的变化是这一阶段的特征[62]。在实验动物模型中,在发生临床心脏衰竭前,细胞凋亡(心脏损伤和纤维化)已经存在[62]。

## 治疗和预后

肝硬化是一种危及生命的疾病,如果不进行肝移植,总体预后不佳。如果额外表现出心脏储备功能受损可能会导致预后恶化,特别是在急性失代偿性肝硬化的情况下。事实上,心输出量增加是肝硬化的重要代偿机制,在全身血管阻力(如败血症)进一步降低或血管内容量减少(如出血)的情况下,失代偿可能是决定患者出院的关键[63]。无法增加心输出量,肾灌注减少,可能会导致肝肾综合征,导致不利后果[11,64]。随后的交感神经激活增加心肌收缩力,但也通过激活肾素-血管紧张素-醛固酮系统刺激肾钠和水潴留。交感神经张力和肾素-血管紧张素-醛固酮系统的过度活化恶化了心脏和肾脏的重塑和功能障碍,从而影响预后[65]。肝移植可以彻底改变疾病的自然病程,是肝硬化和相关心肌病的治疗方法[9]。

对于肝硬化性心肌病没有具体的治疗方法。由于缺乏专门研究,一般借鉴用于常规治疗心力衰竭的知识和注意事项,但有一些例外。血管紧张素转换酶抑制剂(和一般血管扩张剂)是治疗收缩性心力衰竭的主要手段,但它们对肝硬化性心肌病可能作用很小或没有作用,因为存在严重的全身性血管舒张。β-肾上腺素能阻滞剂也被证明可降低收缩性心力衰竭患者的死亡率。没有将 β-肾上腺素能阻滞剂应用于心力衰竭和保留有一定射血分数患者的数据;但这

种药物仍在使用。因为交感神经过度兴奋是肝硬化性心肌病的关键特征,因此在这些患者中使用 β-肾上腺素能阻滞剂有明确的理由;尽管需要预防复发性静脉曲张出血,但这些药物的使用有时会受到低血压的阻碍。尽管一些实验研究显示卡维地洛(一种非选择性的 α1/α2 受体阻滞剂)数据良好,但没有 α-阻断活性的选择性 β-受体阻滞剂(β1 和 β2)可能是避免血管进一步舒张的首选。然而,缺乏适当大小的 β-受体阻滞剂对照试验。包括袢利尿剂和醛固酮拮抗剂在内的利尿剂经常用于治疗伴有或不伴有心肌病的肝硬化患者的血容量过多,但这种治疗是否影响预后尚不清楚[9]。

肝移植后,既有血流动力学的快速变化,又有充盈压力增高,可能会加重先前已经存在的充血性心力衰竭。一些研究表明,近 25% 接受肝移植的患者出现心血管并发症,心脏功能异常患者术后肺水肿的风险更高[66,67]。由于肝硬化性心肌病与肝病严重程度之间的相关性存在矛盾的结果[63,68,69],所有肝硬化患者都应独立于其 Child-Pugh-Turcotte 或终末期肝病模型(model for end-stage liver disease, MELD)的分类,同时筛查评估移植前阶段是否存在心脏异常。一项研究在肝移植前筛查了 64 例肝硬化患者,结果显示 23%(15 例患者)受到肝硬化性心肌病的影响[68]。

在肝移植后观察到心脏功能改善的事实提出了心肌病起源于肝硬化的概念[38],为了更好地规划患者的管理和改善他们的长期预后,有必要在移植前评估心脏功能。

### 肝硬化性心肌病的移植前调查

受体存在共病情况将影响肝移植的结果[70]。已观察到肝移植后心血管并发症发生率增加。它们影响超过 70% 的同种异体肝移植受者,但据报道,心血管死亡率低于 7% ~ 15%[71]。Child-Pugh 或 MELD 分类能够评估肝脏疾病的严重程度,但未能预测肝移植预后[72]。因此,心脏评估可能是预测移植后期心血管并发症的另一种筛查工具。纽约心脏协会(NYHA)和 Framingham 评分是识别肝硬化性心力衰竭的有用工具,但没有为肝移植候选者的移植前评估提供具体建议。

众所周知,肝硬化患者的高动力循环与肝病的严重程度直接相关[73]。在显著血管舒张的情况下,如果高心排血量不能通过良好的心脏功能维持,则预后严重[73]。因此监测心脏功能是有用的,可以通过几种无创的方法进行评估。大多数移植肝脏中心,都进行心电图和超声心动图检查,以确定肝移植的个体特征和心脏顺应性。肝移植术后心血管并发症的存在也引发了对存在心力衰竭和电解质异常潜在原因的思考。伴有明显左心室衰竭的肝硬化性心肌病已成为增加肝移植受者围手术期发病率和死亡率的重要原因[16]。

在接受肝移植的患者中,存在肝硬化性心肌病(多种定

义)的患者多达 50%。心肌病主要表现为电生理异常,静息时心脏功能正常,应激时心脏反应减弱以及收缩和舒张功能障碍。QT 间期延长是主要的电生理异常之一,与肝脏疾病的严重程度和门静脉高压的程度有关;它可能与室性心律失常的风险增加相关,但其更严重的并发症(猝死)在肝硬化中并不常见[74]。应该评估 QT 间期的延长时间以纠正病因,如电解质紊乱或使用 QT 间期延长药物[75]。

尽管对肝硬化性心肌病与肝脏疾病严重程度之间的关系看法不一[63,68,69],但对其与门静脉高压症相关血流动力学变化的联系存在共识;随后的高动力循环对心脏负荷产生影响,并且难以通过常规超声心动图来准确评估收缩和舒张功能[74]。因此,由于收缩和舒张功能在很大程度上取决于心脏负荷的变化,所以传统超声心动图图像的解读可能具有挑战性。然而,术前应常规进行超声心动图评估左心室和右心室及瓣膜功能。美国肝病研究协会推荐使用经胸多普勒超声心动图检查所有肝移植候选者。

在肝移植前大约 30% 的受试者发现左心室肥厚[76]。一项研究观察了患者行肝移植术前后 6 个月的超声心动图变化,结果显示,肝移植前患者存在舒张功能障碍(定义为 E/A 比值≤1)与心力衰竭的风险过高有关,并能够预测肝移植术存活率[77]。在移植前阶段,应该监测心力衰竭的存在并且应该使用 β 受体阻滞剂和利尿剂(包括醛固酮拮抗剂)来优化治疗。移植前应谨慎使用血管紧张素转换酶抑制剂,并在移植后逐渐加入。经过积极的治疗后,射血分数低至 10% 的患者成功进行了肝移植[78]。

组织多普勒成像(tissue Doppler imaging,TDI)直接测量心肌位移速度,克服了肝硬化患者高动力循环状态下前负荷和后负荷损害,被认为是评估左心室充盈动力学最灵敏和可重复的超声心动图技术;在早期充盈期间(E'),通过测量侧壁和左心室壁隔膜基底部而获得的组织速度,主要依赖于左心室舒张。TDI 速度与左室舒张功能的侵袭性指数显著相关,而 E/E' 指数被认为是左心室舒张功能的最重要参数[79,80]。运动试验,再现肝移植术可诱发的应激状况,可能会发现心脏储备异常或合并症。

多巴酚丁胺负荷诱导的超声心动图,结合了功能与灌注的评估,虽然常用于排除患者在围手术期发生梗阻性冠状动脉疾病相关的心脏事件风险[81],但它也可能是一个有用的工具,可提供应激情况下心室功能情况;然而,当用于预测肝移植术后不良心脏事件的发展时,它的预测价值较低[81]。

心肺运动试验,通过测量运动量最大时的最大耗氧量来进行,通过踏车测力计逐渐增加运动量,是临床实践中评估运动能力最常用的方法[82]。它也被认为是任何原因导致死亡的强有力和独立的预测因子,并可准确预测患者肝移植后是否存在较高死亡率[82]。

心肺运动试验是一个重要的试验,它可以揭示严重肝硬化性心肌病的存在,因为心功能不全是导致有氧代谢能力持续改变的潜在原因。六分钟步行测试被认为是心肺运动测试的一个很好的替代测试;它可以评估肝硬化患者的整体功能储备[82]。不幸的是,肝硬化患者无法达到预测的最大心脏频率,这限制了所有这些运动测试的价值;变时性受损是肝硬化性心肌病的一个表现,其在静息时无症状,运动后症状也被掩盖,这可能是正确的解释,但也可能是因为气体交换异常,β 受体阻滞剂治疗或去调节化阻碍了肝硬化患者在测试时达到最大心率[82]。心血管磁共振被认为是评估心脏形态和功能的重要方法,可排除心肌病的存在[83]。由于没有辐射及其无创性,心血管磁共振可以重复多次,无禁忌证。但是,它在检测肝硬化性心肌病中的确切作用还有待确定[84]。

肝硬化患者在肝移植前接受对前脑利钠肽(pro-brain natriuretic peptide,ProBNP)(一种心室激素,当应激或容量超负荷时由心室分泌)的评估,它被认为可用于描述血流动力学和心脏特征[85,86]。根据一些作者的报告,proBNP 浓度升高表明高动力综合征并伴随心脏功能不全[85]。

根据一些作者的报告,肝移植前后的总体死亡率以及肝移植后立即出现不良事件的情况在有或无心肌病的肝硬化患者中并无显著差异[68]。

# 肝移植

随着肝移植的成功,肝硬化性心肌病近来引起了人们的兴趣。手术过程可引起肝硬化患者产生显著的心血管应激,因为它引起前负荷和后负荷的显著变化,并且促进细胞因子和血管活性介质释放到体循环中。像其他所有手术一样,肝移植术也使心脏处于应激状态,因为麻醉和出血会带来血流动力学和液体变化。肝静脉的简单夹闭,可导致回心血量减少,严重破坏血流动力学稳定性[87]。此外,"新"肝移植后引起心脏后负荷和前负荷增加,随后导致心脏容量和压力超负荷。所有这些变化都可能影响心脏,影响心肌收缩反应,从而揭示肝硬化性心肌病的存在。

在肝移植的前几天内,肺水肿是最常见的心血管并发症[88]。因此,有必要进行合适的液体管理和心脏监护。术中,可应用经食管超声心动图和/或肺动脉导管插入以实现实时血流动力学监测和容量管理。许多接受肝移植的肝硬化患者在手术过程中再灌注后发生不正常的心脏反应,这是基础超声心动图参数无法预测的[66]。肝移植期间心脏反应异常的存在具有临床意义,因为手术期间心脏功能异常可使肝移植手术复杂化并持续影响至术后早期。病理生理机制包括肺楔形毛细血管压力升高至 15mmHg 以上,导致对增加的血容量适应不良。Frank-Starling 机制表明,在正常心脏中，前负荷的增加会增强收缩力；然而，肝硬化性心肌病患者表现出异常的心脏反应，尽管肺楔形毛细血管压力增加[66]，但其收缩力下降[66]。

大量研究表明再灌注后几分钟易出现心脏异常，这个阶段被认为是肝移植过程中心血管应激最严重的时刻[66,87-91]。唯一能够预测异常心脏反应发展的指标是存在低钠血症和血流动力学数据[66,89-91]。

根据一些作者的研究，在肝移植后的前几天内常出现心率显著下降和平均动脉压升高[92]，而其他作者则认为这些变化发生在2周到2个月的时间内，甚至是在超过移植后6个月都有发生[93]。最近一项研究比较了酒精性与病毒性肝硬化在术后即刻发生的血流动力学变化，结果显示病毒性肝硬化患者全身血流动力学快速改善，而酒精性肝硬化患者缺乏这些变化[94]。然而，普遍的观点认为肝移植改善门静脉高压和逆转高动力循环[95-97]。

## 肝移植后评估肝硬化性心肌病

我们已经知道，术前心脏储备差会导致术后心肌抑制，心排血量减少，低氧血症和死亡[98,99]。因此，术后液体管理非常关键，最好避免血容量不足（由于出血，第三间隙丢失和持续腹水形成）或液体超负荷（这可能对心脏有害）。在术后即刻，代谢紊乱（由于酸中毒、体温过低和电解质紊乱）会抑制心脏收缩力，可能导致全身血流动力学显著波动，因系统性血管舒张迅速改善，可能导致后负荷突然增加，给心脏增加额外的压力。大量输血以及再灌注后综合征，表现为随着门静脉开放和肝脏的再灌注，全身血压显著降低，这也可能导致血流动力学波动。

高达70%的患者可能在肝移植后出现心脏事件或亚临床并发症（肺水肿是最常见的并发症，其次是明显的心力衰竭、心律失常、肺动脉高压、心包积液和心脏血栓形成）[71,100]。根据一些作者的研究，移植前的检查无法准确预测术后心脏并发症[100]。第一项观察了30例患者在肝移植前后长达21个月内心脏功能变化的研究显示，左心室大小没有显著改变，而舒张功能恶化（其显示E/A比率从1.32显著下降到1.01）[101]。随后，一项前瞻性随机研究评估了肝移植后的心脏功能，有两例肝硬化性心肌病患者在接受再灌注后心血管系统受到重创，发生了低血压和心动过缓，随后死亡[102]。也有人观察到，在肝移植后的前3个月，左心室功能障碍恶化，心室壁厚度轻度增加，而BNP水平仅在前2个月内增高[102]。然而，这项研究的主要缺陷在于仅限制了肝移植后3个月内心脏的变化（缺乏在随后几个月的信息），而且没有与对照组进行比较。

在另一项研究中评估了肝移植术后肝硬化患者BNP水平的变化，BNP水平从术后第一天开始增加，并在1周后恢复正常[103]。这项研究的局限性在于排除了急性肝功能衰竭、30天内再次移植、围手术期发生重大心血管事件或肌钙蛋白水平≥1ng/ml的患者[103]。在这个研究中，BNP水平>391pg/ml的肝移植患者，在进行超声心动图检查时，总是提示舒张功能障碍，表明存在肝硬化性心肌病。另一项研究显示肝移植术后3个月QT间期时间缩短，电生理异常得到改善[104]。进一步的研究评估了15名肝硬化患者在术前和肝移植术后6个月内的超声心动图和应激放射性核素心室造影，结果提示室壁厚度，舒张功能、收缩反应和应激后运动能力显著改善[38]。据推测，在肝移植之前，由于存在高动力循环，持续的需要长时间维持高心输出量和高收缩力，这是引起心脏肥大的原因，肝移植后，由于机械应力的改善，高动力状态消失，心肌肥厚得以改善[38]。一项对86例肝移植受者的回顾性研究显示，他们在移植前进行经胸超声心动图和右侧心导管检查，结果发现术前肺动脉升高或右心压力升高的患者更容易发生收缩性心力衰竭[105]。这种显著的心血管并发症归因于潜在的心肌病情况。所有幸存者和非幸存者肝移植受者都有早期心肌抑制，但非存活者术前心脏储备较差，术后早期出现心脏指数和氧分压下降[105]。作者的结论是，术前心脏压力升高的患者以及老年患者，其在肝移植后发生心力衰竭的风险很高[105]。不幸的是，所有研究都存在限制性，即考虑到肝移植后发生负荷的变化，超声心动图指标可能难以解释；然而超声心动图指标已被证明可以充分评估患者的心脏功能。

最近一项关于胆道闭锁引起的婴儿或儿童肝硬化的研究非常有意思，约有70%以上的人群出现下列几项超声心动图参数增高，如左心室壁厚度（增加23%）、左心室体重指数与体表面积比（增加51%）和左心室缩短分数（增加8%）。根据这些作者，移植前异常的超声心动图能够预测疾病严重程度和移植后期的临床状态[106]。

我们知道，肝移植患者通常有严重的有氧代谢能力受损；因此，这些对于肝移植后心脏功能研究的另一个局限性是缺乏运动期间最大耗氧量（maximal oxygen consumptio, $VO_2$）的精确测量[79]。事实上，$VO_2$可能受心脏功能影响，也可能影响心脏功能[79]。将来，有必要进一步测量在肝移植后的运动期间的$VO_2$。虽然肝移植后心脏功能研究中出现明显的相互矛盾的结果，但普遍认为，在肝移植后，经过最初的心脏问题，心脏功能恢复，主要是舒张功能恢复（图35.2b）。根据一些作者的说法，这种恢复可能是由于肝移植功能恢复后，（尚未确定的）心脏抑制剂代谢物水平降低所致[46]。最后，需要其他临床试验来更好地理解肝移植期间和之后发生的复杂血流动力学变化。

## 结论

相当数量（约50%）的肝硬化患者并发肝硬化性心肌

病时,具有正常的静息心脏功能,但在运动或应激后,TIPS 或肝移植后的心脏反应异常[9]。在肝硬化患者进行肝移植前应筛查肝硬化性心肌病,以便为患者移植后阶段发生血流动力学恶化进行风险分层。虽然在许多情况下明显的充血性心力衰竭是暂时性的,但随着肝移植术后高动力循环逆转,心力衰竭仍然是肝移植最常见的并发症之一,导致住院时间延长和死亡率增加。应该计划在肝移植过程中进行正确的液体管理和更密切的监测,以避免代偿失调,这可能有助于管理。肝移植受者的预后将取决于控制肝硬化性心肌病以及其他合并症。在缺乏肝硬化性心肌病特有证据的情况下,应考虑美国心脏病学会/美国心脏协会治疗心力衰竭患者肝硬化性心肌病的建议[107],并考虑特殊情况,因为全身血管阻力显著降低,这是心力衰竭很少遇到的一个特征。

应该在指导肝移植受者循证管理方面做出特别的努力。通过这种方式,使用移植前阶段的所有检查工具精确鉴定高危肝硬化性心肌病患者,将有助于建立最佳的肝病管理方法,同时考虑到肝移植手术期间和手术后的心血管风险。

进一步的研究希望能够提供有关心肌细胞收缩功能障碍的分子途径的信息,以提供新的特异性的治疗方法,并有可能改善肝硬化患者的治疗效果,特别是在肝移植期间和之后。

## 参考文献

1. Kowalski HJ, Abelmann WH. The cardiac output at rest in Laennec's cirrhosis. J Clin Invest. 1953;32:1025–33.
2. Shorr E, Zweifach BW, Furchgott RF, Baez S. Hepatorenal factors in circulatory homeostasis. IV. Tissue origins of the vasotropic principles, VEM and VDM, which appear during evolution of hemorrhagi and tourniquet shock. Circulation. 1951;3:42–79.
3. Evans W. The electrocardiogram of alcoholic cardiomyopathy. Br Heart J. 1959;21:445–56.
4. Lunseth JH, Olmstead EG, Abboud F. A study of heart disease in one hundred eight hospitalized patients dying with portal cirrhosis. Arch Intern Med. 1958;102:405–13.
5. Gould L, Shariff M, Zahir M, Dilieto M. Cardiac haemodynamics in alcoholic patients with chronic liver disease and presystolic gallop. J Clin Invest. 1969;48:860–8.
6. Limas CJ, Guiha NH, Lekagul O, Cohn JN. Impaired left ventricular function in alcoholic cirrhosis with ascites. Ineffectiveness of ouabain. Circulation. 1974;49(4):755–60.
7. Caramelo C, Fernandez-Muñoz D, Santos JC, Blanchart A, Rodriguez-Puyol D, López-Novoa JM, Hernando L. Effect of volume expansion on hemodynamics, capillary permeability and renal function in conscious, cirrhotic rats. Hepatology. 1986;6:129–34.
8. Ma Z, Lee SS. Cirrhotic cardiomyopathy: getting to the heart of the matter. Hepatology. 1996;24:451–9.
9. Zardi EM, Abbate A, Zardi DM, Dobrina A, Margiotta D, Van Tassell BW, Afeltra A, Sanyal AJ. Cirrhotic cardiomyopathy. J Am Coll Cardiol. 2010;56:539–49.
10. Pimenta J, Paulo C, Gomes A, Silva S, Rocha-Gonçalves F, Bettencourt P. B-Type natriuretic peptide is related to cardiac function and prognosis in hospitalized patients with decompensated cirrhosis. Liver Int. 2010;30:1059–66.
11. Zambruni A, Trevisani F, Caraceni P, Bernardi M. Cardiac electrophysiological abnormalities in patients with cirrhosis. J Hepatol. 2006;44:994–1002.
12. Bernardi M, Calandra S, Colantoni A, et al. Q-T interval prolongation in cirrhosis: prevalence, relationship with severity, and etiology of the disease and possible pathogenetic factors. Hepatology. 1998;27:28–34.
13. Bernardi M, Maggioli C, Dibra V, Zaccherini G. QT interval prolongation in liver cirrhosis: innocent bystander or serious threat? Expert Rev Gastroenterol Hepatol. 2012;6:57–66.
14. Henriksen JH, Gøtze JP, Fuglsang S, Christensen E, Bendtsen F, Møller S. Increased circulating pro-brain natriuretic peptide (proBNP) and brain natriuretic peptide (BNP) in patients with cirrhosis: relation to cardiovascular dysfunction and severity of disease. Gut. 2003;52:1511–7.
15. Wong F, Siu S, Liu P, Blendis LM. Brain natriuretic peptide: is it a predictor of cardiomyopathy in cirrhosis? Clin Sci. 2001;101:621–8.
16. Myers RP, Lee SS. Cirrhotic cardiomyopathy and liver transplantation. Liver Transpl. 2000;6(4 Suppl 1):S44–52.
17. Møller S, Henriksen JH. Cardiovascular complications of cirrhosis. Postgrad Med J. 2009;85:44–54.
18. Møller S, Dümcke CW, Krag A. The heart and the liver. Expert Rev Gastroenterol Hepatol. 2009;3:51–64.
19. Hendrickse MT, Triger DR. Vagal dysfunction and impaired urinary sodium and water excretion in cirrhosis. Am J Gastroenterol. 1994;89:750–7.
20. Benoit JN, Womack WA, Hernandez L, Granger DN. "Forward" and "backward" flow mechanisms of portal hypertension. Relative contributions in the rat model of portal vein stenosis. Gastroenterology. 1985;89:1092–6.
21. Zavecz JH, Bueno O, Maloney RE, O'Donnell JM, Roerig SC, Battarbee HD. Cardiac excitation-contraction coupling in the portal hypertensive rat. Am J Physiol Gastrointest Liver Physiol. 2000;279:G28–39.
22. Zardi EM, Dobrina A, Ambrosino G, Margiotta D, Polistina F, Afeltra A. New therapeutic approaches to liver fibrosis: a practicable route? Curr Med Chem. 2008;15:1628–44.
23. Zardi EM, Navarini L, Sambataro G, Piccinni P, Sambataro FM, Spina C, Dobrina A. Hepatic PPARs: their role in liver physiology, fibrosis and treatment. Curr Med Chem. 2013;20:3370–96.
24. Loureiro-Silva MR, Cadelina GW, Groszmann RJ. Deficit in nitric oxide production in cirrhotic rat livers is located in the sinusoidal and postsinusoidal areas. Am J Physiol Gastrointest Liver Physiol. 2003;284:G567–74.
25. García-Estañ J, Ortiz MC, Lee SS. Nitric oxide and renal and cardiac dysfunction in cirrhosis. Clin Sci (Lond). 2002;102:213–22.
26. Groszmann RJ, Abraldes JG. Portal hypertension: from bedside to bench. J Clin Gastroenterol. 2005;39(4 Suppl 2):S125–30.
27. Bosch J, García-Pagán JC. Complications of cirrhosis. I. Portal hypertension. J Hepatol. 2000;32(1 Suppl):141–56.
28. Schrier W. Pathogenesis of sodium and water retention in high-output and low-output cardiac failure, nephrotic syndrome, cirrhosis, and pregnancy. First of two part. N Engl J Med. 1988;319:1065–72.
29. Schrier W. Pathogenesis of sodium and water retention in high-output and low-output cardiac failure, nephrotic syndrome, cirrhosis, and pregnancy. Second of two part. N Engl J Med. 1988;319:1127–34.
30. Fernández-Varo G, Ros J, Morales-Ruiz M, Cejudo-Martín P, Arroyo V, Solé M, Rivera F, Rodés J, Jiménez W. Nitric oxide synthase 3-dependent vascular remodeling and circulatory dysfunction in cirrhosis. Am J Pathol. 2003;162:1985–93.
31. Rangari M, Sinha S, Kapoor D, Mohan JC, Sarin SK. Prevalence of autonomic dysfunction in cirrhotic and noncirrhotic portal hypertension. Am J Gastroenterol. 2002;97:707–13.
32. Dümcke CW, Møller S. Autonomic dysfunction in cirrhosis and portal hypertension. Scand J Clin Lab Invest. 2008;68:437–47.
33. Hansen S, Møller S, Bendtsen F, Jensen G, Henriksen JH. Diurnal variation and dispersion in QT interval in cirrhosis: relation to haemodynamic changes. J Hepatol. 2007;47:373–80.
34. Henriksen JH, Fuglsang S, Bendtsen F, Christensen E, Møller S. Dyssynchronous electrical and mechanical systole in patients with cirrhosis. J Hepatol. 2002;36:513–20.

35. Lunzer MR, Newman SP, Bernard AG, Manghani KK, Sherlock SP, Ginsburg J. Impaired cardiovascular responsiveness in liver disease. Lancet. 1975;2:382–5.

36. Inserte J, Perelló A, Agulló L, Ruiz-Meana M, Schlüter KD, Escalona N, Graupera M, Bosch J, Garcia-Dorado D. Left ventricular hypertrophy in rats with biliary cirrhosis. Hepatology. 2003;38:589–98.

37. De BK, Majumdar D, Das D, Biswas PK, Mandal SK, Ray S, Bandopadhyay K, Das TK, Dasgupta S, Guru S. Cardiac dysfunction in portal hypertension among patients with cirrhosis and non-cirrhotic portal fibrosis. J Hepatol. 2003;39:315–9.

38. Torregrosa M, Aguadé S, Dos L, Segura R, Gónzalez A, Evangelista A, Castell J, Margarit C, Esteban R, Guardia J, Genescà J. Cardiac alterations in cirrhosis: reversibility after liver transplantation. J Hepatol. 2005;42:68–74.

39. Sampaio F, Pimenta J, Bettencourt N, Fontes-Carvalho R, Silva AP, Valente J, Bettencourt P, Fraga J, Gama V. Systolic and diastolic dysfunction in cirrhosis: a tissue-Doppler and speckle tracking echocardiography study. Liver Int. 2013;33:1158–65.

40. Nazar A, Guevara M, Sitges M, Terra C, Solà E, Guigou C, Arroyo V, Ginès P. LEFT ventricular function assessed by echocardiography in cirrhosis: relationship to systemic hemodynamics and renal dysfunction. J Hepatol. 2013;58:51–7.

41. Qureshi W, Mittal C, Ahmad U, Alirhayim Z, Hassan S, Qureshi S, Khalid F. Clinical predictors of post liver transplant new onset heart failure. Liver Transpl. 2013;19:701–10.

42. Bátkai S, Mukhopadhyay P, Harvey-White J, Kechrid R, Pacher P, Kunos G. Endocannabinoids acting at CB1 receptors mediate the cardiac contractile dysfunction in vivo in cirrhotic rats. Am J Physiol Heart Circ Physiol. 2007;293:H1689–95.

43. Bátkai S, Pacher P. Endocannabinoids and cardiac contractile function: pathophysiological implications. Pharmacol Res. 2009;60:99–106.

44. Kelbaek H, Rabøl A, Brynjolf I, Eriksen J, Bonnevie O, Godtfredsen J, Munck O, Lund JO. Haemodynamic response to exercise in patients with alcoholic liver cirrhosis. Clin Physiol. 1987;7:35–41.

45. Taha M, Lopaschuk GD. Alterations in energy metabolism in cardiomyopathies. Ann Med. 2007;39:594–607.

46. Fukazawa K, Gologorsky E, Manmohansingh V, Nishida S, Vigoda MM, Pretto Jr EA. Is the immediate reversal of diastolic dysfunction of cirrhotic cardiomyopathy after liver transplantation a sign of the metabolic etiology? Liver Transpl. 2009;15:1417–9.

47. Desai MS, Shabier Z, Taylor M, Lam F, Thevananther S, Kosters A, Karpen SJ. Hypertrophic cardiomyopathy and dysregulation of cardiac energetics in a mouse model of biliary fibrosis. Hepatology. 2010;51:2097–107.

48. Ma Z, Meddings JB, Lee SS. Membrane physical properties determine cardiac beta-adrenergic receptor function in cirrhotic rats. Am J Physiol. 1994;267(1 Pt 1):G87–93.

49. Ma Z, Meddings JB, Lee SS. Cardiac plasma membrane physical properties and beta-adrenergic receptor function are unaltered in portal-hypertensive rats. Hepatology. 1995;22:188–93.

50. Ma Z, Lee SS, Meddings JB. Effects of altered cardiac membrane fluidity on beta-adrenergic receptor signalling in rats with cirrhotic cardiomyopathy. J Hepatol. 1997;26:904–12.

51. Ma Z, Zhang Y, Huet PM, Lee SS. Differential effects of jaundice and cirrhosis on beta-adrenoceptor signaling in three rat models of cirrhotic cardiomyopathy. J Hepatol. 1999;30:485–91.

52. Jaue DN, Ma Z, Lee SS. Cardiac muscarinic receptor function in rats with cirrhotic cardiomyopathy. Hepatology. 1997;25:1361–5.

53. Ward CA, Ma Z, Lee SS, Giles WR. Potassium currents in atrial and ventricular myocytes from a rat model of cirrhosis. Am J Physiol. 1997;273(2 Pt 1):G537–44.

54. Bouchard R, Clark RB, Juhasz AE, Giles WR. Changes in extracellular $K^+$ concentration modulate contractility of rat and rabbit cardiac myocytes via the inward rectifier $K^+$ current IK1. J Physiol. 2004;556(Pt 3):773–90.

55. Ward CA, Liu H, Lee SS. Altered cellular calcium regulatory systems in a rat model of cirrhotic cardiomyopathy. Gastroenterology. 2001;121:1209–18.

56. Crespo LM, Grantham CJ, Cannell MB. Kinetics, stoichiometry and role of the Na-Ca exchange mechanism in isolated cardiac myocytes. Nature. 1990;345:618–21.

57. Philipson KD, Nicoll DA, Ottolia M, Quednau BD, Reuter H, John S, Qiu Z. The $Na^+/Ca^{2+}$ exchange molecule: an overview. Ann N Y Acad Sci. 2002;976:1–10.

58. Gaskari SA, Liu H, Moezi L, Li Y, Baik SK, Lee SS. Role of endocannabinoids in the pathogenesis of cirrhotic cardiomyopathy in bile duct-ligated rats. Br J Pharmacol. 2005;146:315–23.

59. Liu H, Ma Z, Lee SS. Contribution of nitric oxide to the pathogenesis of cirrhotic cardiomyopathy in bile duct-ligated rats. Gastroenterology. 2000;118:937–44.

60. Mani AR, Ippolito S, Ollosson R, Moore KP. Nitration of cardiac proteins is associated with abnormal cardiac chronotropic responses in rats with biliary cirrhosis. Hepatology. 2006;43:847–56.

61. Anselmi A, Gaudino M, Baldi A, Vetrovec GW, Bussani R, Possati G, Abbate A. Role of apoptosis in pressure-overload cardiomyopathy. J Cardiovasc Med (Hagerstown). 2008;9:227–32.

62. Gürtl B, Kratky D, Guelly C, Zhang L, Gorkiewicz G, Das SK, Tamilarasan KP, Hoefler G. Apoptosis and fibrosis are early features of heart failure in an animal model of metabolic cardiomyopathy. Int J Exp Pathol. 2009;90:338–46.

63. Ruíz-Del-Árbol L, Achécar L, Serradilla R, Rodríguez-Gandía MA, Rivero M, Garrido E, Natcher JJ. Diastolic dysfunction is a predictor of poor outcomes in patients with cirrhosis, portal hypertension and a normal creatinine. Hepatology. 2013;58:1732–41.

64. Ruiz-del-Arbol L, Monescillo A, Arocena C, Valer P, Ginès P, Moreira V, Milicua JM, Jiménez W, Arroyo V. Circulatory function and hepatorenal syndrome in cirrhosis. Hepatology. 2005;42:439–47.

65. Wong F. Cirrhotic cardiomyopathy. Hepatol Int. 2009;3:294–304.

66. Ripoll C, Catalina MV, Yotti R, Olmedilla L, Pérez-Peña J, Lo Iacono O, Rincón D, García-Fernández MA, Bermejo J, Bañares R. Cardiac dysfunction during liver transplantation: incidence and preoperative predictors. Transplantation. 2008;85:1766–72.

67. Tiukinhoy-Laing SD, Rossi JS, Bayram M, De Luca L, Gafoor S, Blei A, Flamm S, Davidson CJ, Gheorghiade M. Cardiac hemodynamic and coronary angiographic characteristics of patients being evaluated for liver transplantation. Am J Cardiol. 2006;98:178–81.

68. Enache I, Oswald-Mammosser M, Woehl-Jaegle ML, Habersetzer F, Di Marco P, Charloux A, Doutreleau S. Cirrhotic cardiomyopathy and hepatopulmonary syndrome: prevalence and prognosis in a series of patients. Respir Med. 2013;107:1030–6.

69. Merli M, Calicchia A, Ruffa A, Pellicori P, Riggio O, Giusto M, Gaudio C, Torromeo C. Cardiac dysfunction in cirrhosis is not associated with the severity of liver disease. Eur J Intern Med. 2013;24:172–6.

70. Volk ML, Hernandez JC, Lok AS, Marrero JA. Modified Charlson comorbidity index for predicting survival after liver transplantation. Liver Transpl. 2007;13:1515–20.

71. Dec GW, Kondo N, Farrell ML, Dienstag J, Cosimi AB, Semigran MJ. Cardiovascular complications following liver transplantation. Clin Transplant. 1995;9:463–71.

72. Jacob M, Copley LP, Lewsey JD, Gimson A, Toogood GJ, Rela M, van der Meulen JH, UK and Ireland Liver Transplant Audit. Pretransplant MELD score and post liver transplantation survival in the UK and Ireland. Liver Transpl. 2004;10:903–7.

73. Acosta F, Sansano T, Palenciano CG, Roqués V, Clavel N, González P, Robles R, Bueno FS, Ramirez P, Parrilla P. Relationship between cardiovascular state and degree of hepatic dysfunction in patients treated with liver transplantation. Transplant Proc. 2002;34:266–7.

74. Ripoll C, Yotti R, Bermejo J, Bañares R. The heart in liver transplantation. J Hepatol. 2011;54:810–22.

75. Raval Z, Harinstein ME, Skaro AI, Erdogan A, DeWolf AM, Shah SJ, Fix OK, Kay N, Abecassis MI, Gheorghiade M, Flaherty JD. Cardiovascular risk assessment of the liver transplant candidate. J Am Coll Cardiol. 2011;58:223–31.

76. De Marco M, Chinali M, Romano C, Benincasa M, D'Addeo G, D'Agostino L, de Simone G. Increased left ventricular mass in pre-liver transplantation cirrhotic patients. J Cardiovasc Med (Hagerstown). 2008;9:142–6.

77. Dowsley TF, Bayne DB, Langnas AN, Dumitru I, Windle JR,

Porter TR, Raichlin E. Diastolic dysfunction in patients with end-stage liver disease is associated with development of heart failure early after liver transplantation. Transplantation. 2012;94:646–51.

78. Hennessey T, Backman SB, Cecere R, Lachapelle K, de Varennes B, Ergina P, Metrakos P, Schricker T. Combined heart and liver transplantation on cardiopulmonary bypass: report of four cases. Can J Anaesth. 2010;57:355–60.

79. Nagueh SF, Middleton KJ, Kopelen HA, Zoghbi WA, Quiñones MA. Doppler tissue imaging: a noninvasive technique for evaluation of left ventricular relaxation and estimation of filling pressures. J Am Coll Cardiol. 1997;30:1527–33.

80. Paulus WJ, Tschöpe C, Sanderson JE, Rusconi C, Flachskampf FA, Rademakers FE, Marino P, Smiseth OA, De Keulenaer G, Leite-Moreira AF, Borbély A, Edes I, Handoko ML, Heymans S, Pezzali N, Pieske B, Dickstein K, Fraser AG, Brutsaert DL. How to diagnose diastolic heart failure: a consensus statement on the diagnosis of heart failure with normal left ventricular ejection fraction by the Heart Failure and Echocardiography Associations of the European Society of Cardiology. Eur Heart J. 2007;28:2539–50.

81. Donovan CL, Marcovitz PA, Punch JD, Bach DS, Brown KA, Lucey MR, Armstrong WF. Two-dimensional and dobutamine stress echocardiography in the preoperative assessment of patients with end-stage liver disease prior to orthotopic liver transplantation. Transplantation. 1996;61:1180–8.

82. Lemyze M, Dharancy S, Wallaert B. Response to exercise in patients with liver cirrhosis: implications for liver transplantation. Dig Liver Dis. 2013;45:362–6.

83. Pattynama PM, Lamb HJ, van der Velde EA, van der Wall EE, de Roos A. Left ventricular measurements with cine and spin-echo MR imaging: a study of reproducibility with variance component analysis. Radiology. 1993;187:261–8.

84. Lossnitzer D, Steen H, Zahn A, Lehrke S, Weiss C, Weiss KH, Giannitsis E, Stremmel W, Sauer P, Katus HA, Gotthardt DN. Myocardial late gadolinium enhancement cardiovascular magnetic resonance in patients with cirrhosis. J Cardiovasc Magn Reson. 2010;12:47.

85. Bernal V, Pascual I, Esquivias P, García-Gil A, Fernández C, Mateo JM, González M, Simón MA. Cardiac hemodynamic profiles and pro-B-type natriuretic Peptide in cirrhotic patients undergoing liver transplantation. Transplant Proc. 2009;41:985–6.

86. Maisel AS, Koon J, Krishnaswamy P, Kazenegra R, Clopton P, Gardetto N, Morrisey R, Garcia A, Chiu A, De Maria A. Utility of B-natriuretic peptide as a rapid, point-of-care test for screening patients undergoing echocardiography to determine left ventricular dysfunction. Am Heart J. 2001;141:367–74.

87. Aggarwal S, Kang Y, Freeman JA, Fortunato Jr FL, Pinsky MR. Postreperfusion syndrome: hypotension after reperfusion of the transplanted liver. J Crit Care. 1993;8:154–60.

88. Therapondos G, Flapan AD, Plevris JN, Hayes PC. Cardiac morbidity and mortality related to orthotopic liver transplantation. Liver Transpl. 2004;10:1441–53.

89. de la Morena G, Acosta F, Villegas M, Bento M, Sansano T, Bueno FS, Ramirez P, Ruiperez JA, Parrilla P. Ventricular function during liver reperfusion in hepatic transplantation. A transesophageal echocardiographic study. Transplantation. 1994;58:306–10.

90. Krenn CG, Hoda R, Nikolic A, Greher M, Plöchl W, Chevtchik OO, Steltzer H. Assessment of ventricular contractile function during orthotopic liver transplantation. Transpl Int. 2004;17:101–4.

91. Reich DL, Wood Jr RK, Emre S, Bodian CA, Hossain S, Krol M, Feierman D. Association of intraoperative hypotension and pulmonary hypertension with adverse outcomes after orthotopic liver transplantation. J Cardiothorac Vasc Anesth. 2003;17:699–702.

92. Glauser FL. Systemic hemodynamic and cardiac function changes in patients undergoing orthotopic liver transplantation. Chest.

1990;98:1210–5.

93. Henderson JM, Mackay GJ, Hooks M, Chezmar JL, Galloway JR, Dodson TF, Kutner MH. High cardiac output of advanced liver disease persists after orthotopic liver transplantation. Hepatology. 1992;15:258–62.

94. Al-Hamoudi WK, Alqahtani S, Tandon P, Ma M, Lee SS. Hemodynamics in the immediate post-transplantation period in alcoholic and viral cirrhosis. World J Gastroenterol. 2010;16:608–12.

95. Navasa M, Feu F, García-Pagán JC, Jiménez W, Llach J, Rimola A, Bosch J, Rodés J. Hemodynamic and humoral changes after liver transplantation in patients with cirrhosis. Hepatology. 1993;17:355–60.

96. Gadano A, Hadengue A, Widmann JJ, Vachiery F, Moreau R, Yang S, Soupison T, Sogni P, Degott C, Durand F, et al. Hemodynamics after orthotopic liver transplantation: study of associated factors and long-term effects. Hepatology. 1995;22:458–65.

97. Al-Hamoudi WK. Cardiovascular changes in cirrhosis: pathogenesis and clinical implications. Saudi J Gastroenterol. 2010;16:145–53.

98. Nasraway SA, Klein RD, Spanier TB, Rohrer RJ, Freeman RB, Rand WM, Benotti PN. Hemodynamic correlates of outcome in patients undergoing orthotopic liver transplantation. Evidence for early post-operative myocardial depression. Chest. 1995;107:218–24.

99. Johnston SD, Morris JK, Cramb R, Gunson BK, Neuberger J. Cardiovascular morbidity and mortality after orthotopic liver transplantation. Transplantation. 2002;73:901–6.

100. Fouad TR, Abdel-Razek WM, Burak KW, Bain VG, Lee SS. Prediction of cardiac complications after liver transplantation. Transplantation. 2009;87:763–70.

101. Acosta F, De La Morena G, Villegas M, Sansano T, Reche M, Beltran R, Roques V, Contreras RF, Robles R, Bueno FS, Ramirez P, Parrilla P. Evaluation of cardiac function before and after liver transplantation. Transplant Proc. 1999;31:2369–70.

102. Therapondos G, Flapan AD, Dollinger MM, Garden OJ, Plevris JN, Hayes PC. Cardiac function after orthotopic liver transplantation and the effects of immunosuppression: a prospective randomized trial comparing cyclosporin (Neoral) and tacrolimus. Liver Transpl. 2002;8:690–700.

103. Saner FH, Neumann T, Canbay A, Treckmann JW, Hartmann M, Goerlinger K, Bertram S, Beckebaum S, Cicinnati V, Paul A. High brain-natriuretic peptide level predicts cirrhotic cardiomyopathy in liver transplant patients. Transpl Int. 2011;24:425–32.

104. Mohamed R, Forsey PR, Davies MK, Neuberger JM. Effect of liver transplantation on QT interval prolongation and autonomic dysfunction in end-stage liver disease. Hepatology. 1996;23:1128–34.

105. Eimer MJ, Wright JM, Wang EC, Kulik L, Blei A, Flamm S, Beahan M, Bonow RO, Abecassis M, Gheorghiade M. Frequency and significance of acute heart failure following liver transplantation. Am J Cardiol. 2008;101:242–4.

106. Desai MS, Zainuer S, Kennedy C, Kearney D, Goss J, Karpen SJ. Cardiac structural and functional alterations in infants and children with biliary atresia, listed for liver transplantation. Gastroenterology. 2011;141:1264–72.

107. Hunt SA, Abraham WT, Chin MH, Feldman AM, Francis GS, Ganiats TG, Jessup M, Konstam MA, Mancini DM, Michl K, Oates JA, Rahko PS, Silver MA, Stevenson LW, Yancy CW, American College of Cardiology Foundation; American Heart Association. 2009 Focused update incorporated into the ACC/AHA 2005 guidelines for the diagnosis and management of heart failure in adults: a report of the American College of Cardiology Foundation/American Heart Association Task Force on Practice Guidelines Developed in Collaboration With the International Society for Heart and Lung Transplantation. J Am Coll Cardiol. 2009;53:e1–90.

# 36

# 凝血异常及其处理

Andre M. De Wolf

## 引言

肝移植(liver transplantation,LTx)输血需求大,即使较前几十年有所减少。输血与发病率和死亡率增加有关,因而需进一步减少血制品输送的需求[1]。背驮式肝移植技术的广泛应用,外科手术技术的改进[2-4],新引入液体限制性方法以避免增加中心静脉压等方法[5]都有助于减少失血,但要想更好地管理血流动力学仍需要进一步减少输血。在临床上,输血需求存在显著的个体差异,部分患者甚至完全不需要输血[6]。

长期以来,肝病一直是后天性凝血障碍的主要病因。然而,这种观点正在迅速改变,因为人们现在认识到严重肝病对凝血系统的影响比以前认为的还要复杂。越来越多的证据表明,凝血障碍并不像传统凝血测试表明的那样严重[7,8]。相反,目前观点认为,促凝和抗凝系统之间存在新的不平衡关系[9-11]。

由于传统凝血测试没有对整体凝固性的完整描述,因此必须调整对这些测试的解释。虽然所有肝移植中心都使用基于传统凝血测试的术中凝血监测,但自20世纪80年代早期Kang将血栓弹力图引入临床实践以来,许多中心也使用血栓动力学的黏弹性测试进行凝血监测[12]。这些黏弹性测试的解释可改善凝血管理,包括优化使用血液制品和直接指导药物干预,例如使用抗纤维蛋白溶解剂来纠正纤溶亢进。

目前认为高凝状态是严重肝病患者的潜在问题。例如,尽管抗凝剂使凝血酶原时间延长,但目前认为其应用可以预防和/或治疗门静脉血栓形成[11,13-16]。然而,在肝移植期间,也观察到高凝状态,有时会导致心内血栓形成(intracardiac thrombosis,ICT),这是一种罕见的并发症但往往致命[17]。黏弹性测试可以及早发现高凝状态,从而指导我们在肝移植期间预防和/或治疗ICT。

## 凝血的简要回顾

凝血对于阻止血液从受损血管流失至关重要,它包括血管收缩、血小板栓形成和血液凝结。血小板栓和血块的形成密切相关,彼此加强,且同时发生。换句话说,血小板、凝血因子和血管壁成分之间有错综复杂的相互作用[18-20]。总之,血管和(或)内皮的损伤不仅使组织因子[凝血激酶;由成纤维细胞和平滑肌细胞在病理条件下表达(例如内毒素血症),也由内皮细胞和白细胞表达]暴露,导致Ⅶ因子激活(Ⅶa因子;外源性途径),也会导致血小板通过血管性血友病因子(von Willebrand factor,vWF,由血管内皮细胞、巨核细胞和内皮下结缔组织产生)与内皮下组织黏附,vWF通过糖蛋白Ⅰb/Ⅸ受体与血小板结合,而血小板通过糖蛋白Ⅰa/Ⅱa受体与胶原蛋白结合直接黏附到血管内皮下组织(图36.1和图36.2)。

随后的血小板活化导致其形状(表面积增加)改变,伪足发展,表达组织因子和促凝血磷脂微粒脱落,膜受体表达增加以及从α颗粒释放促凝因子(纤维蛋白原,vWF,血小板聚集体稳定剂)和致密颗粒(ADP,血清素,钙)(图36.2)。凝血酶和胶原蛋白激活大量血小板;这导致凝血噁烷A2(血管收缩剂以及血小板激活剂)的进一步释放,在血小板活化中起正反馈循环作用。中度血小板活化剂包括ADP和凝血噁烷A2,弱血小板活化剂包括肾上腺素、

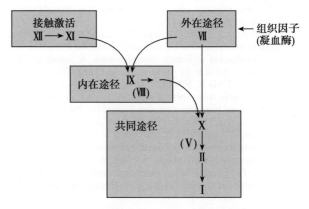

**图36.1** 凝血途径。外在途径(通过组织因子激活因子Ⅶ)和内在途径(通过因子Ⅻ的接触激活)的激活最终导致纤维蛋白(因子Ⅰ)的形成,血凝块的构建。大多数步骤需要$Ca^{2+}$和血小板磷脂的存在。详情请参阅正文内容

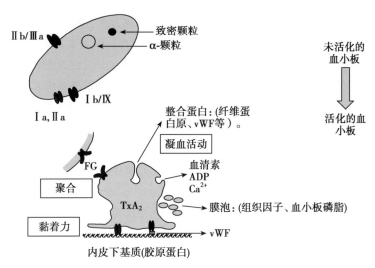

图 36.2 血小板活化。血小板活化导致血小板聚集和几种促凝物质的活化。详情请参阅正文内容

PGE2、血清素和 ATP[20]。血小板的聚集是相邻活化血小板通过纤维蛋白原、纤连蛋白、玻连蛋白和 vWF 与糖蛋白 Ⅱb/Ⅲa 受体之间的桥接黏附的结果。此外，暴露于内皮下组织（胶原蛋白），特别是通过释放多磷酸盐而存在活化血小板的情况下，因子Ⅻ被活化（内源性途径），从而再次激活因子Ⅹ，进一步产生凝血酶（图 36.1）。凝血酶不仅激活纤维蛋白原和血小板，还激活了因子Ⅴ和Ⅷ（正反馈循环）。其结果是形成血小板栓和血凝块（将纤维蛋白原转化为纤维蛋白）[11,18,20]。最后，因子ⅩⅢ被凝血酶激活并增强血小板与损伤内皮的黏附，通过交联形成稳定的纤维蛋白凝块，增加其对裂解的抵抗力，刺激组织肉芽形成并最终修复。

前段描述的凝血过程相当复杂，还受促凝以及抗凝因子的影响，同时也有放大和抑制循环反馈机制。尽管血块的形成很明显必须是有效的，这些过程必须同时定位和校准，以控制血栓出现在血管损伤部位。事实上，为了维持生命，这是至关重要的，因为不加控制的凝块形成会导致大量的血管内凝血。通常有几种有效机制将凝块形成限制在血管损伤部位，从而防止健康血管中形成血栓（图 36.3）。当凝血酶在健康内皮附近形成时，其与内皮上表达的血栓调节蛋白结合并因此激活 C 蛋白。有 S 蛋白作为辅因子，C 蛋白（均在肝脏中合成并依赖维生素 K）随后使因子Ⅴa 和Ⅷa 失活。S 蛋白还有其他的抗凝血活性[20]。抗凝血酶（antithrombin，AT）可中和凝血级联激活期间产生的大多数酶，特别是凝血酶和因子Ⅹa 和Ⅸa。凝血酶-抗凝血酶复合物（thrombin-antithrombin，TAT）是 AT 与凝血酶结合形成的不可逆复合物，是血栓形成的敏感标志物。肝素使 AT 的活性增加至少 1 000 倍。肝素类似物和乙酰肝素（由健康内皮表达）具有与肝素相似的作用。由健康内皮释放的前列

环素和一氧化氮可抑制血小板活化，抑制组织因子途径抑制剂（tissue factor pathway inhibitor，TFPI）和因子Ⅻa 和Ⅹa，TFPI 由内皮细胞分泌并由其表达。最后，血纤维蛋白溶酶原被纤溶酶原激活物（tissue plasminogen activator，tPA，由健康内皮释放组织）、凝血酶、纤维蛋白和因子Ⅻa 激活，以分解健康血管中产生的任何纤维蛋白。纤溶酶不仅裂解纤维蛋白，而且还使因子Ⅴa、Ⅷa 和Ⅻa 失活。因此，正常的内皮细胞通过表达乙酰肝素（活化的 AT），血栓调节蛋白（活化的 C 蛋白）和 TFPI 以及释放前列环素，tPA 和 TFPI 来防止血栓形成（图 36.3）。ADAMTS13（一种具有血小板反应蛋白 1 型基序的类解聚素和金属蛋白酶），由肝脏星形细胞合成，可清除非常大的（"过度活化的"）vWF 多聚体。缺乏 ADAMTS13（由于严重的肝脏疾病或消耗）导致血小板活性增加和各种微血管病变[21]。这种复杂的止血平衡紊乱可导致低凝或高凝状态。

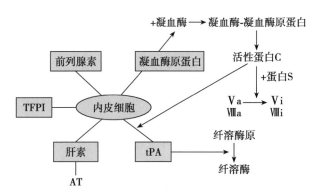

图 36.3 抗凝途径。正常的内皮细胞在限制血管损伤部位的血块形成方面起着至关重要的作用。详情请参阅正文内容。TFPI，组织因子途径抑制剂；AT，抗凝血酶；tPA，组织纤溶酶原激活剂

血栓的纤维蛋白溶解对于血流的最终恢复至关重要。这是通过将纤溶酶原激活成纤溶酶完成的,该过程受到各种激活剂和抑制剂控制(图36.4)。纤溶酶原激活剂包括tPA、尿激酶纤溶酶原激活剂和因子Ⅻa,纤溶酶原抑制剂包括 tPA 抑制剂(纤溶酶原激活剂抑制剂或 PAI,由内皮释放)、纤溶酶抑制剂和凝血酶激活的纤溶酶抑制剂(TAFI)。这种平衡的紊乱也可能导致纤溶亢进(出血)或纤溶不足(血栓形成的风险增加)。

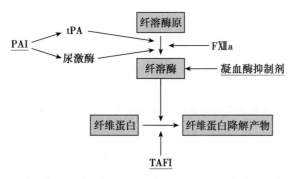

图36.4　纤维蛋白溶解系统。纤维蛋白溶解系统的激活剂和抑制剂。下划线标出了抑制因子。PAI,纤溶酶原激活物抑制剂;tPA,组织纤溶酶原激活物;TAFI,凝血酶激活的纤溶酶抑制剂。详情请参阅正文内容

## 慢性肝病中凝血功能变化(肝硬化)

多年来,由肝功能障碍和血小板减少症引起的凝血因子(因子 Ⅰ、Ⅱ、Ⅴ、Ⅶ、Ⅸ、Ⅹ、Ⅺ、Ⅻ)合成受损被认为会导致严重的凝血病[22]。维生素 K 吸收不良会通过影响因子Ⅱ、Ⅶ、Ⅸ和 Ⅹ的产生而导致凝血异常。血小板计数减少主要是由于脾脏的破坏、产生减少(肝中血小板生成素合成减少、丙型肝炎病毒感染、叶酸缺乏、慢性酒精滥用)和凝血酶介导的血小板消耗[9,11,23-25]。有一些证据表明,血小板聚集受损、黏附性降低和血小板促凝血性受损是由凝血噁烷 $A_2$ 产生减少及信号转导缺陷引起的[26]。然而,也有人没有发现血小板功能障碍的证据[27,28]。少数有严重肝病(21%)的患者可见 Ⅻ 因子浓度降低,可能增加出血风险[29]。另外,因子Ⅻ浓度低与死亡率增加有关[29]。纤维蛋白原异常(异常纤维蛋白原血症)的临床意义目前尚不清楚[24]。

另外,有一些改变可以促进血栓形成:凝血系统抑制剂的浓度降低,如蛋白 C,蛋白 S,AT 和组织因子途径抑制剂[9,11,30,31];因子Ⅷ(由肾、脾、肺和脑中的内皮细胞产生)和 vWF 升高[32,33]。严重肝病使 ADAMTS13 不足,导致血小板聚集增加[21]。ADAMTS13 存在于新鲜冷冻血浆中,

这是 ADAMTS13 唯一可用的来源。因为血小板计数的降低(可能因为血小板功能下降),增加的 vWF 浓度和降低的 ADAMTS13 数量重新获得平衡;因此输注血小板只能以发生出血的并发症为依据,而不能依据血小板计数[34]。有证据表明严重肝脏疾病或肝移植患者有足够的凝血酶产生,从而验证了促凝和抗凝系统再平衡的概念[8,35]。

纤维蛋白溶解系统发生的变化类似凝血系统。促纤维蛋白溶解因子和抗纤维蛋白溶解因子都有所减少:纤溶酶原和 $\alpha_2$-抗纤溶酶水平降低,但 tPA 水平及其抑制剂 PAI 水平增加[36]。虽然 tPA 是由内皮细胞合成的,但它通过肝脏代谢,导致其在肝脏疾病中浓度增加[11,37]。在大多数患者中,这带来了新的平衡,但在少数患者中 tPA 活性增加。有些人认为,慢性肝脏疾病的过度纤维蛋白溶解状态,至少有部分是因为凝血酶激活的纤溶酶抑制剂(thrombin activatable fibrinolysis inhibitor,TAFI,在肝脏中合成)浓度降低,可能导致出血[38]。细菌感染可刺激 tPA 的释放,促成高纤维蛋白溶解状态[39]。高纤维蛋白溶解状态可以通过 D-二聚体的存在反映[40]。

总的来说,肝病患者凝血和纤溶系统同时和相反变化现在被认为会形成新的平衡(图 36.5)[31,41,42]。这种凝血平衡很脆弱,可能会导致严重出血或血栓形成(不太常见)。我们观察到重度肝病患者发生出血,最常见的是因门静脉高压引起的肠出血。此外,出血可能是由应激因素引起,如感染或肾衰竭[42,43]。此外,在细菌内毒素存在时,内皮释放内源性肝素,且其清除率下降[44]。同样,纤维蛋白溶解过度的状态也可以由炎症介质和内毒素引发。然而,尽管 PT 或 INR 异常,肝硬化患者外周血栓形成的发生率也较高,伴有血栓栓塞和门静脉血栓形成[24,42,45,46]。门静脉血流的明显减少导致了这些并发症,但如有合适的情况和真正的触发因素,这些患者中的一部分变成真正高凝状态;毕竟这些患者的凝血系统抑制剂浓度降低,vWF 和因子Ⅷ的浓度增加。内毒素血症或系统性炎症引起的血小板衍生微粒的释放可能就是触发因素,其通过表达磷脂和组织因子而导致促凝血效应;这一过程与急性肝功能衰竭患者的全身并发症和不良结果有关[47-50]。在肝移植期间会观察到心内血栓形成,这反映了高凝状态[17]。我们要认识到,这些患者并不像过去那样"自动凝固"[11,42]。此外,某些类型的肝脏疾病与血栓前状态有关。高同型半胱氨酸血症可能会导致肝细胞癌[51]。轻度或中度慢性胆汁淤积性肝病(原发性胆汁性肝硬化,原发性硬化性胆管炎)患者有轻度高凝状态,这可能是由于血小板功能增强(gp Ⅰb/Ⅴ/Ⅸ表达增强),纤维蛋白原浓度更高和超纤维蛋白溶解程度更低[26,52]。

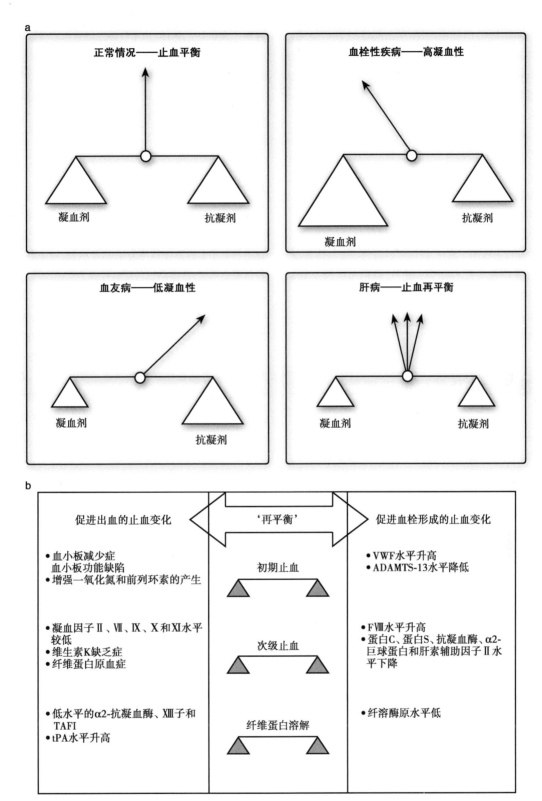

**图 36.5** （a）肝脏疾病中凝血的新平衡。严重的肝脏疾病导致了凝血系统新而脆弱的平衡。相对较小的刺激可导致严重凝血病或高凝状态。（b）肝脏疾病中抗凝和抗凝因子的变化。促凝血因子和抗凝因子的浓度都发生了变化，这带来了止血系统的新平衡

严重肝病患者可能同时出现凝血试验严重异常,这是血管内凝血加速的表现,也是纤维蛋白溶解的证据[42]。虽然测试经常提示弥散性血管内凝血(disseminated intravascular coagulation,DIC)的存在,但临床上明显的 DIC 罕见,并且尸检结果表明纤维蛋白沉积并不常见[53]。高浓度的 D-二聚体有可能是纤维蛋白凝块形成、tPA 增加或存在异常增多的纤维蛋白原的结果,纤维蛋白凝块更易于被溶解;内毒素血症可能再次发挥重要作用[24,54,55]。

因此,凝血因子浓度降低、血小板减少、促进血栓形成的变化以及纤维蛋白溶解系统的复杂变化导致新的脆弱平衡(图 36.5)。这种新理解的临床意义是什么?首先,由传统的实验室检查确定的凝血障碍程度与肝活检后胃肠出血发生率或出血持续时间之间无关[11,56]。目前认为,食管静脉曲张出血在很大程度上与机械原因(门静脉高压)有关,而凝血功能起促进作用。此外,肝移植期间的失血与传统凝血试验的异常程度关系不大[57]。此外,应用重组因子Ⅶa 可缩短 PT 结果,但在肝移植期间临床获益很小[58]。因此,与传统的凝血测试相比,凝血管理最好依据临床情况和非常规凝血测试。

## 重症肝病患者中传统凝血功能检测方法的改变

凝血酶原时间(prothrombin time,PT)测试外源性凝血途径:它测量加入不同来源的组织因子后血浆凝结的时间。PT 取决于因子 Ⅰ、Ⅱ、Ⅴ、Ⅶ和 Ⅹ,是肝病严重程度的指标(特别是急性肝病,因为外源性途径依赖于具有短半衰期的因子Ⅶ)。国际标准化比率(INR)旨在标准化附加组织因子的影响,但仍存在实验室间变异性。严重肝病中凝血因子合成减少可出现 PT 延长,PT 可用作肝病严重程度的独立标志物和预后指标。活化部分凝血活酶时间(activated partial thromboplastin Time,aPTT)测试内源性凝血途径;它由血浆中接触因子的活化触发。重症肝病患者的 aPTT 也延长,但通常没有 PT 的变化明显。然而,由于存在代偿机制,PT 和 aPTT 都不能很好地作为这些患者出血的预测因子[41]。此外,由于抗凝剂(如 AT、蛋白 C 和蛋白 S)浓度降低,忽视凝血因子与血小板的相互作用,因子Ⅷ的浓度降低,这些测试并不是非常敏感。

严重肝病患者的血小板计数减少,这是骨髓产生减少(骨髓抑制和血小板生成素代谢改变)和脾功能亢进的结果。血小板功能可以通过多项体外试验进行评估,但其临床有用性令人失望[59]。出血时间可评估体内血小板功能,但其受到多种因素的影响,如肝脏疾病中血管平滑肌功能障碍等因素以及进行测试的人员之间差异性的影响。因此,高达 40%的肝硬化患者出血时间延长[60],但其临床意义仍不清楚[9,28]。

个别凝血因子的测量有助于获得更准确的诊断,但是对于大多数麻醉医师来说,只有纤维蛋白原的测量具有临床意义。严重肝脏疾病和弥散性血管内凝血都会出现纤维蛋白降解产物和 D-二聚体(由于纤溶亢进状态和清除率降低)。

总体而言,常规凝血功能检查(PT、aPTT、INR、血小板计数)未反映发挥主要作用的代偿机制。因此,尽管凝血测试异常,这些患者不一定会出现过度出血的临床症状。因此,在侵入性手术前和肝移植期间,可能不需要尝试将这些测试标准化[9]。

## 肝移植期间凝血系统的监测

肝移植期间,所有移植中心都会进行常规凝血测试,至少包括 PT、aPTT、血小板计数和纤维蛋白原浓度。许多中心还进行基于血栓黏弹性测量的其他测试,以更好、更全面地评价凝血系统;这些测试包括血栓弹力图(TEG®)、血栓弹力测量法(ROTEM®)以及凝血和血小板功能分析(Sonoclot®)[61-63]。这些黏弹性测试的主要优点是能够监测从纤维蛋白形成到凝块回缩、纤维蛋白溶解的凝血过程。此外,这些测试是在全血里进行,存在血浆和血小板之间的相互作用,可以证明是否存在高凝状态[64,65]。TEG®、ROTEM® 和 Sonoclot® 都可为纤维蛋白溶解过程提供有价值的信息[66]。

TEG® 和 ROTEM® 是一种凝固测试,通过分析血凝块在全血中的形成和溶解过程中的黏弹性,来确定全血的凝固状态[64,65]。除了内皮细胞的影响外,TEG® 分析包括了影响血凝块形成的大多数因素。将装有全血的测试杯中在 37℃ 条件下每 4.5 秒向每一个方向振荡 4°45′(图 36.6),TEG® 显示了与杯盖相接的悬垂丝上的扭矩。没有凝块时,杯子的摆动对扭力丝没有影响,TEG® 呈直线状。当有凝块形成时,扭力丝的最大旋转值记录形成 TEG®(血栓弹力图)。可测得的参数包括反应时间(r 时间:振幅达 2mm 所需时间,正常范围 5~7min)、凝固时间(k 时间:振幅从 2mm 变至 20mm 所需的时间,正常范围 1.5~3min)、凝块传播速度(α 角度,正常范围 54°~67°)、最大振幅(MA,正常范围 55~73mm)和凝块溶解指数(达到 MA60 分钟后的振幅除以 MA,以%表示)。MA 反映凝块的强度,MA 之后振幅逐渐减小反映出凝块收缩,这是纤维蛋白血小板相互作用的结果,其中血小板的肌动蛋白细胞骨架起主要作用。血凝块的回缩应与血纤维蛋白溶酶过早破坏凝血块导致的纤溶亢进相区分[67,68]。ROTEM® 技术的原理与 TEG® 差不多,另外包括固定杯、旋转针、光学检测系统以及电子移液管[64,65]。但是,描述轨迹的术语不同。另外,由于使用材料不同,TEG® 和 ROTEM® 轨迹的参考范围也不相同[64,65]。

TEG® 和 ROTEM® 可以在 20~30 分钟内对凝血系统进行全面评估,包括血凝块形成(血小板聚集、血小板-纤维蛋白相互作用、纤维蛋白交联)、硬度、稳定性以及最终的溶

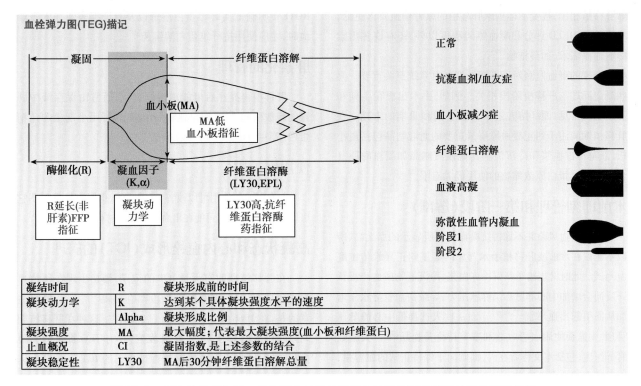

血栓弹力图(TEG)描记

| 凝结时间 | R | 凝块形成前的时间 |
|---|---|---|
| 凝块动力学 | K | 达到某个具体凝块强度水平的速度 |
| | Alpha | 凝块形成比例 |
| 凝块强度 | MA | 最大幅度；代表最大凝块强度(血小板和纤维蛋白) |
| 止血概况 | CI | 凝固指数，是上述参数的结合 |
| 凝块稳定性 | LY30 | MA后30分钟纤维蛋白溶解总量 |

图 36.6 TEG 的基础知识。几种凝血异常的典型血栓弹性图及其特异性的治疗方案

解[69]。通过观察 TEG® 轨迹线，就可以确定患者凝血是否正常，是否具有低凝性、高凝性或纤溶亢进。r 的延长通常表明凝血因子浓度不足；α 的降低通常意味着纤维蛋白原低和血小板计数或功能下降；MA 降低主要反映血小板计数或功能下降，以及较低程度的纤维蛋白原降低。高凝状态时，r 时缩短，α 角增大和 MA 增加。纤溶亢进时，TEG 的轨迹线快速缩窄(图 36.6)。TEG® 的解释可以通过添加特异性药物来改善：血样中的纤溶亢进可以通过添加小剂量的 ε-氨基己酸来阻断，通过加入肝素酶或鱼精蛋白可以消除肝素效应；然后可以将所得的 TEG® 图像与原始 TEG® 图像进行比较，从而检测患者体内的纤溶亢进或肝素效应。可以通过添加硅藻土或组织因子等激活剂来加速凝血过程，这样可以更快地评估凝血系统。但是，结果的解释必须基于调整后的正常范围。硅藻土起到接触面作用，激活因子XII和血小板。

有几项研究调查了 TEG® 参数与传统凝血测试之间的关系；但结果却不理想[70,71]。这是可以预料的，因为使用的技术完全不同(对血浆或分离的血小板或全血进行测试)；例如，当血纤维蛋白开始形成时，PT 和 PTT 测试结束。但是，当对血小板抑制全血或纯化的纤维蛋白原溶液进行 TEG® 分析时，发现血块强度(TEG® 变量 MA)和纤维蛋白原浓度之间有良好的关系[72]。凝血系统的管理不仅要基于传统的凝血测试和黏弹性测试，还应该结合临床干预需求。虽然 TEG® 和 ROTEM® 的结果并不总是与手术领域的印象一致，但 TEG® 和 ROTEM® 对于确定如何改善临床异常凝血特别有帮助。

黏弹性测试有几个优点。这些都是快速测试，可在 20~30 分钟内为我们提供整体凝血情况。可以快速检测因子缺乏，血小板计数或功能不足，纤维蛋白溶解和肝素效应。另一个优点是 TEG® 包括凝血因子XIII对血凝块形成速率和强度(r，α，MA)的影响，而传统的凝血测试没有[73]。TEG® 还能确定传统凝血测试无法发现的高凝状况[70]。最后，由于 AT 浓度降低，观察到凝血块形成速率增加(由 TEG® 上缩短 r 时证明)，这支持了在严重肝病患者中有新的凝血平衡形成的理念[74]。

另一种黏弹性测试是 Sonoclot®。将空心的开放式塑料探针放入带有血液样本的比色杯中，让探头在样品中垂直振荡，在逐渐增加的阻抗中反映出凝固过程[64]。有活化剂或抑制剂的比色杯可供选择。总体而言，在肝移植期间，与其他黏弹性测试相比，Sonoclot® 的使用少[66,75,76]。

## 术中凝血功能改变及其处理

肝移植期间出血的主要原因包括门静脉高压症、手术止血不足、低温、稀释和/或消耗性凝血病、纤溶亢进、合成胶体的影响以及从移植物和其他组织释放肝素样物质和炎症介质。门静脉和下腔静脉(完全或部分)夹闭使这些血管远端的液体静压力增加，导致失血。由于稀释和/或消耗，血小板浓度和诸多影响凝血的因子(包括纤维蛋白溶解系统和抑制剂)降低。肝病的严重程度影响输血要求看起来似乎合乎逻辑，因为这与严重的门静脉高压和凝血功能障碍有关。然而，这一说法存在矛盾之处[77,78]。与尸体捐献肝移植相比,接受活体捐献肝移植的患者输血要求更低,尽管除了 MELD 评分和凝血障碍程度以外,还有许多因素影响输血需求,如移植[79]。

合理的凝血监测对于围期处理凝血系统至关重要。某些凝血问题与肝移植阶段相关。例如,手术出血在 I 期和 II 期更为常见,而纤溶亢进常见于 II 期和 III 期的末期。在肝移植期间用于纠正凝血障碍最重要的血液制品包括血小板、新鲜冷冻血浆和冷沉淀。其他血液制品如凝血酶原复合物和纤维蛋白原浓缩物的使用经验有限[80]。

## 术前即刻管理和第一阶段(解剖)

由于出血风险并不像传统凝血测试所显示的那么高,所以不建议在术前或肝移植手术开始时尝试纠正异常传统凝血测试。此时常规给予新鲜冷冻血浆、冷沉淀物或血小板预计反而会增加中心静脉和门静脉压力,导致由血管静水压增加从而引起出血增加[57,78,81]。而一些人选择低中心静脉压管理,则需要使用血管收缩剂来维持全身血压[82]。大多数麻醉医生,包括本文作者在内,都倾向于保持正常的血容量,以保持血流动力学稳定,从而通过维持血流灌注降低肾功能损害的风险[83,84]。发生术中出血时应开始逐步纠正凝血功能障碍,并以凝血监测为指导。如果没有渗出出血的证据,如手术出血,则可以应用 FFP 及等量的红细胞以恢复血液容量并维持脆弱的新凝血平衡。新鲜冷冻血浆不仅含有凝血因子,而且含有凝血系统抑制剂(蛋白 C、蛋白 S、AT、TF-PI)。在这个阶段,很少应用血小板和冷沉淀,它们的给药应该以血小板计数、TEG/ROTEM 和对手术区域的观察为指导。凝血酶原复合物浓缩物在肝移植中的使用经验有限[80]。这种纯化的浓缩物不仅包含因子 II、VII、IX 和 X,还包含蛋白 C、蛋白 S 和 AT。虽然应用凝血酶原复合物浓缩物可以使肝病患者的 PT 正常化,但其在肝移植期间的有效性和安全性尚未建立[80]。它的主要优势在于容量较小。

## 纤溶亢进的管理

纤维蛋白溶解通常在 II 期末和 III 期末出现,主要原因是 tPA 浓度升高(抑制剂浓度降低)。移植物和肠系膜血管在再灌注时释放 tPA,可能与内皮细胞的缺血性损伤有关[40,85]。虽然有些中心在肝移植期间常规使用预防性抗纤维蛋白溶解药,但其他一些中心仅在 TEG 明确提示存在纤溶亢进且有证据表明手术区有显著渗血时才施用抗纤维蛋白溶解药[86,87]。小剂量通常已足够(例如 γ-氨基己酸 250~500μg),而在没有临床出血的情况下少量纤维蛋白溶解不需要药物干预,因为它通常是自限性的。预防性使用抗纤维蛋白溶解剂导致输血要求降低;抑肽酶也有类似效果,但自 2007 年退出市场以来(由于肾毒性和心肌梗死发病率的增加),临床对其的尝试兴趣不大。现在似乎正在从预防性使用抗纤维蛋白溶解药转向需要时应用,即当 TEG/ROTEM 明确证实纤维蛋白溶解以及有证据表明在术野渗血时,才应使用抗纤维蛋白溶解药[88]。

## 肝素化的管理

肝移植再灌注后可能出现肝素化,通常由保存液中肝素的释放引起[89]。如果感觉临床渗出,可用小剂量的鱼精蛋白(25~50mg 或 1mg/kg)拮抗[90]。

## 使用因子 VIIa

虽然 VIIa 的使用可以改善 PT 和 INR,但没有证据表明它可以减少输血;但它可能在出血无法控制时有一定价值[58,91]。

## 高凝状态和心内血栓形成(ICT)的管理

在肝移植期间有大量 ICT 的记录,最初出现在移植再灌注后早期,但后来在所有阶段都有出现[17,92,93]。值得注意的是,在 1966 年,von Kaulla 已经描述了这种在肝移植期间以肺血栓栓塞形式发生的并发症,其与 TEG 提示的高凝血相关,但目前还不清楚这是否是真正的 ICT[94]。发生率约为 1%~4%,死亡率可能约为 50%[17,93,95]。ICT 必须与外周静脉血栓导致的心脏栓塞相区分:经食管超声心动图监测已经明确表明,在 ICT 发展过程中,心脏内会出现新的凝块形成,通常出现在瓣膜和肺动脉导管(图 36.7),但在极端情况下可观察到二尖瓣或主动脉瓣附着的血块,这显然不是栓塞的结果[17,95]。虽然早期对 ICT 的记录显示其发生在移植再灌注后即刻,但现在我们知道,在肝移植期间的任何时候都会发生 ICT[17,95,96]。有时 ICT 自发消失,可能与继发性纤维蛋白溶解有关[97]。

一般来说,严重肝病患者的血凝块形成要比传统凝血测试显示的要好(蛋白 C、蛋白 S 和 AT 浓度降低,以及 vWF 和凝血因子 VIII 浓度升高)。然而,由于凝血系统的平衡脆弱,一些患者的凝血系统在一定的触发情况下会变得明显高凝。重大手术可能释放大量组织因子,肝脏功能病态或缺失不能清除组织因子或其他活化的凝血因子。内毒素的释放,可能与门静脉钳闭期间对肠的缺血性损伤有关,以及白细胞释放的激活剂可能进一步激活凝血系统[98]。已知内毒素血症和严重的全身性炎症引起微循环系统中的单核细胞,微粒和内皮细胞表达组织因子,导致凝血系统的广泛激活[20]。尽管一些案例报告认为抗纤维蛋白溶解药和 ICT 存在相关性,但没有令人信服的证据表明使用它们增加了 ICT 的风险[95,99]。

在一些患者中观察到高凝状态的 TEG 轨迹(r 时缩短,幅度宽大),或 TEG 血样在分析前已凝固,甚至是肝素化血液样品发生凝血(提示 AT 浓度非常低)[17,93]。但在 TEG 提示非高凝状态的情况下也观察到了 ICT,可能是因为患者突然变得高凝[100]。在本文作者看来,扁平 TEG 很可能是高凝状态,继之以严重的继发性纤维蛋白溶解[93,101]。

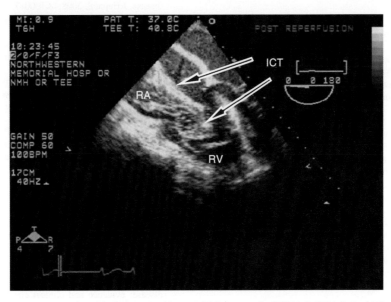

图 36.7 心内血栓形成(ICT)的 TEE 图像。ICT 患者的经食管超声心动图(四腔观)。可以在右心房(RA)和右心室(RV)观察到血块。注意房间隔和室间隔的向左移位(来自 Boone 等[92],经许可)

ICT 的早期和正确诊断取决于常规经食管超声心动图和肺动脉压力监测[92]。早期诊断可以立即用低剂量 tPA(2~4mg)进行干预,因为应用在凝血过程的早期,在血块凝固前,所以可能是有效的[92]。通常也施用小剂量的肝素。尸检期间 ICT 不再存在的病例报告支持了心内凝块快速溶解的可能性[102]。高剂量 tPA 也可能成功,但可能与更显著的失血有关[103-105]。支持性治疗包括常规复苏药物如肾上腺素的应用和心脏按压[17,93]。也有尝试过血栓切除术,尽管它有多次需要的可能,但也并非总是无用[17,96,105]。在本文作者看来,预防措施可能包括在夹住大血管之前或在 TEG 上观察到高凝状态即刻,使用低剂量肝素(3 000~5 000U)联合 FFP。在其他危重患者如 ARDS,多器官功能衰竭和严重的组织因素损伤期间也观察到高凝状态,并且与组织因子浓度升高有关[70,106]。

## 急性肝衰竭中凝血病的管理

总体而言,急性肝功能衰竭患者的凝血改变与肝硬化相似,促凝血剂和抗凝血蛋白的比例降低(重新平衡)(图 36.8)[107-109]。因此,最近的研究表明,尽管传统的凝血测试出现异常[108,110,111],但绝大多数患者的止血效果仍然良好。但是急性肝功能衰竭时会发生纤溶活性降低,这是 PAI 水平升高的结果[108]。但是,由于 PT 和其他常规凝血试验提示存在明显的凝血病,侵入性手术前通常给予新鲜冷冻血浆和血小板。这些输血可能根本不需要,由于中心静脉压的增加,实际上可能会加剧颅内高压。因此有些人更喜欢重组因子Ⅶa,尽管目前还不清楚它是否能降低出血风险[112]。然而,由于颅内出血的破坏性后果,在进行高危操作(放置颅内压力监测器)之前尝试纠正凝血病是可以理解的[28]。

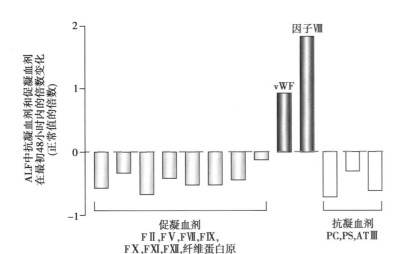

图 36.8 急性肝功能衰竭时促凝和抗凝物质浓度的变化。促凝物质和抗凝物质都降低到相似的程度,而 vWF 和因子Ⅷ升高,导致凝血系统的重新平衡

# 参考文献

1. de Boer MT, Christensen MC, Asmussen M, van der Hilst CS, Hendriks HGD, Slooff MJH, Porte RJ. The impact of intraoperative transfusion of platelets and red blood cells on survival after liver transplantation. Anesth Analg. 2008;106:32–44.
2. Tzakis A, Todo S, Starzl TE. Orthotopic liver transplantation with preservation of the inferior vena cava. Ann Surg. 1989;210:649–52.
3. Nishida S, Nakamura N, Vaidya A, Levi DM, Kato T, Nery JR, et al. Piggyback technique in adult orthotopic liver transplantation: an analysis of 1067 liver transplants at a single center. HPB (Oxford). 2006;8:182–8.
4. Findlay JY, Long TR, Joyner MJ, Heimbach JK, Wass CT. Changes in transfusion practice over time in adult patients undergoing liver transplantation. J Cardiothor Vasc Anesth. 2013;27:41–5.
5. Massicotte L, Lenis S, Thibeault L, Sassine MP, Seal RF, Roy A. Effect of low central venous pressure and phlebotomy on blood product transfusion requirements during liver transplantations. Liver Transplant. 2006;12:117–23.
6. Ozier Y, Pessione F, Samain E, Courtois F, For the French Study Group on Blood Transfusion in Liver Transplantation. Institutional variability in transfusion practice for liver transplantation. Anesth Analg. 2003;97:671–9.
7. Bosch J, Reverter JC. The coagulopathy of cirrhosis: myth or reality? Hepatology. 2005;41:434–5. Editorial.
8. Tripodi A, Salerno F, Chantarangkul V, Clerici M, Cazzaniga M, Primignani M, Mannucci PM. Evidence of normal thrombin generation in cirrhosis despite abnormal conventional coagulation tests. Hepatology. 2005;41:553–8.
9. Tripodi A, Mannucci PM. Abnormalities of hemostasis in chronic liver disease: reappraisal of their clinical significance and need for clinical and laboratory research. J Hepatol. 2007;46:727–33.
10. Warnaar N, Lisman T, Porte RJ. The two tales of coagulation in liver transplantation. Curr Opin Organ Transplant. 2008;13:298–303.
11. Tripodi A, Mannucci PM. The coagulopathy of chronic liver disease. N Engl J Med. 2011;365:147–56.
12. Kang YG, Martin DJ, Marquez J, Lewis JH, Bontempo FA, Shaw Jr BW, et al. Intraoperative changes in blood coagulation and thrombelastographic monitoring in liver transplantation. Anesth Analg. 1985;64:888–96.
13. Ponziani FR, Zocco MA, Tortora A, Gasbarrini A. Is there a role for anticoagulants in portal vein thrombosis management in cirrhotic patients? Expert Opin Pharmacother. 2010;11:1479–87.
14. Villa E, De Maria N. Anticoagulation in cirrhosis. Liver Internat. 2012;32:878–9. Editorial.
15. Fontana RJ. Prophylactic anticoagulation in cirrhotics: a paradox for prime time? Gastroenterology. 2012;143:1138–41.
16. Lisman T, Kamphuisen PW, Northup PG, Porte RJ. Established and new-generation antithrombotic drugs in patients with cirrhosis—possibilities and caveats. J Hepatol. 2013;59:358–66.
17. Gologorsky E, De Wolf AM, Scott V, Aggarwal S, Dishart M, Kang Y. Intracardiac thrombus formation and pulmonary thromboembolism immediately after graft reperfusion in 7 patients undergoing liver transplantation. Liver Transpl. 2001;7:783–9.
18. George JN, Shattil SJ. The clinical importance of acquired abnormalities of platelet function. N Engl J Med. 1991;324:27–39.
19. Clemetson KJ. Platelets and primary haemostasis. Thromb Res. 2012;129:220–4.
20. Versteeg HH, Hemmskerk JWM, Levi M, Reitsma PH. New fundamentals in hemostasis. Physiol Rev. 2013;93:327–58.
21. Ko S, Okano E, Kanehiro H, Matsumoto M, Ishizashi H, Uemura M, et al. Plasma ADAMTS13 activity may predict early adverse events in living donor liver transplantation: observations in 3 cases. Liver Transplant. 2006;12:859–69.
22. Hedner U, Erhardtsen E. Hemostatic disorders in liver disease. In: Schiff ER et al., editors. Schiff's diseases of the liver. Philadelphia: Lippincott Williams & Wilkins; 2003.
23. Afdhal N, McHutchison J, Brown R, Jacobson I, Manns M, Poordad F, et al. Thrombocytopenia associated with chronic liver disease. J Hepatol. 2008;48:1000–7.
24. Pluta A, Gutkowski K, Harleb M. Coagulopathy in liver diseases. Adv Med Sci. 2010;55:16–21.
25. Pradella P, Bonetto S, Turchetto S, Uxa L, Comar C, Zorat F, et al. Platelet production and destruction in liver cirrhosis. J Hepatol. 2011;54:894–900.
26. Pihusch R, Rank A, Göhring P, Pihusch M, Hiller E, Beuers U. Platelet function rather than plasmatic coagulation explains hypercoagulable state in cholestatic liver disease. J Hepatol. 2002;37:548–55.
27. Lisman T, Adelmeijer J, de Groot PG, Janssen HLA, Leebeek FWG. No evidence for an intrinsic platelet defect in patients with liver cirrhosis—studies under flow conditions. J Thromb Haemost. 2006;4:2070–2.
28. Hugenholz GGC, Porte RJ, Lisman T. The platelet and platelet function testing in liver disease. Clin Liver Dis. 2009;13:11–20.
29. Tacke F, Fiedler K, von Depka M, Luedde T, Hecker H, Manns MP, et al. Clinical and prognostic role of plasma coagulation factor XIII activity for bleeding disorders and 6-year survival in patients with chronic liver disease. Liver Int. 2006;26:173–81.
30. Tripodi A. Test of coagulation in liver disease. Clin Liver Dis. 2009;13:55–61.
31. Lisman T, Porte RJ. Rebalanced hemostasis in patients with liver disease: evidence and clinical consequences. Blood. 2010;116:878–85.
32. Hollestelle MJ, Geertzen HG, Straatsburgh IH, van Gulik TM, van Mourik JA. Factor VIII expression in liver disease. Thromb Haemost. 2004;91:267–75.
33. Lisman T, Bongers TN, Adelmeijer J, Janssen HLA, de Maat MPM, de Groot PG, Leebeek FWG. Elevated levels of von Willebrand factor in cirrhosis support platelet adhesion despite reduced functional capacity. Hepatology. 2006;44:53–61.
34. Schaden E, Saner FH, Goerlinger K. Coagulation pattern in critical liver dysfunction. Curr Opin Crit Care. 2013;19:142–8.
35. Lisman T, Bakhtiari K, Pereboom ITA, Hendriks HGD, Meijers JCM, Porte RJ. Normal to increased thrombin generation in patients undergoing liver transplantation despite prolonged conventional coagulation tests. J Hepatol. 2010;52:355–61.
36. Leebeek FW, Kluft C, Knot EA, de Maat MP, Wilson JH. A shift in balance between profibrinolytic and antifibrinolytic factors causes enhanced fibrinolysis in cirrhosis. Gastroenterology. 1991;101:1382–90.
37. Lisman T, Leebeek FWG, Mosnier LO, Bouma BN, Meijers JCM, Janssen HLA, et al. Thrombin-activatable fibrinolysis inhibitor deficiency in cirrhosis is not associated with increased plasma fibrinolysis. Gastroenterology. 2001;121:131–9.
38. Colucci M, Binetti BM, Branca MG, Clerici C, Morello A, Semeraro N, Gresele P. Deficiency of thrombin activatable fibrinolysis inhibitor in cirrhosis is associated with increased plasma fibrinolysis. Hepatology. 2003;38:230–7.
39. Thalheimer U, Trintos CK, Samonakis DN, Patch D, Burroughs AK. Infection, coagulation and variceal bleeding in cirrhosis. Gut. 2005;54:556–63.
40. Porte RJ, Bontempo FA, Knot EA, Lewis JH, Kang YG, Starzl TE. Systemic effects of tissue plasminogen activator-associated fibrinolysis and its relation to thrombin generation in orthotopic liver transplantation. Transplantation. 1989;47:978–84.
41. Lisman T, Caldwell SH, Burroughs AK, Northup PG, Senzolo M, Stravitz RT, et al. Hemostasis and thrombosis in patients with liver disease: the ups and downs. J Hepatol. 2010;53:362–71.
42. Northup PG, Caldwell SH. Coagulation in liver disease: a guide for the clinician. Clin Gastroenterol Hepatol. 2013;11:1064–74.
43. Chau TN, Chan YW, Patch D, Tokunaga S, Greenslade L, Burroughs AK. Thromboelastographic changes and early rebleeding in cirrhotic patients with variceal bleeding. Gut. 1998;43:267–71.
44. Montalto P, Vlachogiannakos J, Cox DJ, Pastacaldi S, Patch D, Burroughs AK. Bacterial infection in cirrhosis impairs coagulation by a heparin effect: a prospective study. J Hepatol. 2002;37:463–70.
45. Northup PG, McMahon MM, Ruhl AP, Altschuler SE, Volk-Bednarz A, Caldwell SH, Berg CL. Coagulopathy does not fully

protect hospitalized cirrhosis patients from peripheral venous thromboembolism. Am J Gastroenterol. 2006;101:1524–8.

46. Søgaard KK, Horváth-Puhó E, Grønbæk H, Jepsen P, Vilstrup H, Sørensen HT. Risk of venous thromboembolism in patients with liver disease: a nationwide population-based case-control study. Am J Gastroenterol. 2009;104:96–101.

47. Sayed D, Amin NF, Galal GM. Monocyte-platelet aggregates and platelet micro-particles in patients with post-hepatitic liver cirrhosis. Thromb Res. 2010;125:e228–33.

48. Montoro-García S, Shantsila E, Marín F, Blann A, Lip GYH. Circulating microparticles: new insights into the biochemical basis of microparticle release and activity. Basic Res Cardiol. 2011;106:911–23.

49. Tapper EB, Robson S, Malik R. Reply to: "Circulating platelet derived microparticles are not increased in patients with cirrhosis". J Hepatol. 2013;59:908–13.

50. Stravitz RT, Bowling R, Bradford RL, Key NS, Glover S, Thacker LR, Gabriel DA. Role of procoagulant microparticles in mediating complications and outcome of acute liver injury/acute liver failure. Hepatology. 2013;58:304–11.

51. Samonakis DN, Koutroubakis IE, Sfiridaki A, Malliaraki N, Antoniou P, Romanos J, Kouroumalis EA. Hypercoagulable states in patients with hepatocellular carcinoma. Dig Dis Sci. 2004; 49:854–8.

52. Ben-Ari Z, Panagou M, Patch D, Bates S, Osman E, Pasi J, Burroughs A. Hypercoagulability in patients with primary biliary cirrhosis and primary sclerosing cholangitis evaluated by thrombelastography. J Hepatol. 1997;26:554–9.

53. Carr JM. Disseminated intravascular coagulation in cirrhosis. Hepatology. 1989;10:103–10.

54. Ben Ari Z, Osman E, Hutton RA, Burroughs AK. Disseminated intravascular coagulation in liver cirrhosis: fact or fiction? Am J Gastroenterol. 1999;94:2977–82.

55. Ferro D, Celestini A, Violi F. Hyperfibrinolysis in liver disease. Clin Liver Dis. 2009;13:21–31.

56. Ewe K. Bleeding after liver biopsy does not correlate with indices of peripheral coagulation. Dig Dis Sci. 1981;26:388–93.

57. Massicotte L, Beaulieu D, Thibeault L, Roy JD, Marleau D, Lapointe R, Roy A. Coagulation defects do not predict blood product requirements during liver transplantation. Transplantation. 2008;85:956–62.

58. Planinsic RM, van der Meer J, Testa G, Grande L, Candela A, Porte RJ, et al. Safety and efficacy of a single bolus administration of recombinant factor VIIa in liver transplantation due to chronic liver disease. Liver Transplant. 2005;11:895–900.

59. Gorog DA, Fuster V. Platelet function tests in clinical cardiology. Unfulfilled expectations. J Am Coll Cardiol. 2013;61:2115–29.

60. Violi F, Leo R, Vezza E, Basili S, Cordova C, Balsano F. Bleeding time in patients with cirrhosis: relation with degree of liver failure and clotting abnormalities. C.A.L.C. Group. Coagulation abnormalities in cirrhosis study group. J Hepatol. 1994;20:531–6.

61. Kang Y. Thromboelastography in liver transplantation. Sem Thromb Hemost. 1995;21 Suppl 4:34–44. Review.

62. Mallett SV, Cox DJ. Thrombelastography. Br J Anaesth. 1992; 69:307–13.

63. Roullet S, Pillot J, Freyburger G, Biais M, Quinart A, Rault A, et al. Rotation thromboelastometry detects thrombocytopenia and hypofibrinogenaemia during orthotopic liver transplantation. Br J Anaesth. 2010;104:422–8.

64. Ganter MT, Hofer CK. Coagulation monitoring: current techniques and clinical use of viscoelastic point-of-care coagulation devices. Anesth Analg. 2008;106:1366–75.

65. Tanaka KA, Ogawa S, Bolliger D. A primer for clinical use of rotational thromboelastometry. Point Care. 2012;11:77–84.

66. Saxena P, Bihari C, Rastogi A, Agarwal S, Anand L, Sarin SK. Sonoclot signature analysis in patients with liver disease and its correlation with conventional coagulation studies. Adv Hematol. 2013;2013:1–9.

67. Katori N, Tanaka KA, Szlam F, Levy JH. The effects of platelet count on clot retraction and tissue plasminogen activator-induced fibrinolysis on thrombelastography. Anesth Analg. 2005;100: 1781–5.

68. Tucker KL, Sage T, Gibbins JM. Clot retraction. Metho Mol Biol.

2012;788:101–7.

69. Nielsen VG. A comparison of the thromboelastograph and the ROTEM. Blood Coag Fibrinolysis. 2007;18:247–52.

70. Schreiber MA, Differding J, Thorberg P, Mayberry JC, Mullins RJ. Hypercoagulability is most prevalent early after injury and in female patients. J Trauma. 2005;58:475–81.

71. Tripodi A, Primignani M, Chantarangkul V, Viscardi Y, Dell'Era A, Fabris FM, Mannucci PM. The coagulopathy of cirrhosis assessed by thromboelastometry and its correlation with conventional coagulation parameters. Thromb Res. 2009;124:132–6.

72. Kettner SC, Panzer OP, Kozek SA, Seibt FA, Stoiser B, Kofler J, et al. Use of abciximab-modified thrombelastography in patients undergoing cardiac surgery. Anesth Analg. 1999;89:580–4.

73. Nielsen VG, Gurley WQ, Burch TM. The impact of factor XIII on coagulation kinetics and clot strength determined by thrombelastography. Anesth Analg. 2004;99:120–3.

74. Nielsen VG, Lyerly III RT, Gurley WQ. The effect of dilution on plasma coagulation kinetics determined by thrombelastography is dependent on antithrombin activity and mode of activation. Anesth Analg. 2004;99:1587–92.

75. Chapin JW, Becker GL, Hulbert BJ, Newland MC, Cuka DJ, Wood RP, Shaw Jr BW. Comparison of thromboelastograph and Sonoclot coagulation analyzer for assessing coagulation status during orthotopic liver transplantation. Transplant Proc. 1989; 21:3539.

76. Bindi ML, Biancofiore GD, Consani G, Cellai F, Cecconi N, Romanelli A, et al. Blood coagulation monitoring during liver transplantation: Sonoclot analysis and laboratory tests. Minerva Anestesiol. 2001;67:359–69.

77. Cacciarelli TV, Keeffe EB, Moore DH, Burns W, Busque S, Concepcion W, et al. Effect of intraoperative blood transfusion on patient outcome in hepatic transplantation. Arch Surg. 1999; 134:25–9.

78. Massicotte L, Beaulieu D, Roy JD, Marleau D, Vandenbroucke F, Dagenais M, et al. MELD score and blood product requirements during liver transplantation: no link. Transplantation. 2009;87: 1689–94.

79. Frasco PE, Poterack KA, Hentz JG, Mulligan DC. A comparison of transfusion requirements between living donation and cadaveric donation liver transplantation: relationship to model of end-stage liver disease score and baseline coagulation status. Anesth Analg. 2005;101:30–7.

80. Arshad F, Ickx B, van Beem RT, Polak W, Grüne F, Nevens F, et al. Prothrombin complex concentrate in the reduction of blood loss during orthotopic liver transplantation: PROTON-trial. BMC Surg. 2013;13:22.

81. Melendez JA, Arslan V, Fischer ME, Wuest D, Jarnagin W, Fong Y, Blumgart LH. Perioperative outcomes of major hepatic resections under low central venous pressure anesthesia: blood loss, blood transfusion, and the risk of postoperative renal dysfunction. J Am Coll Surg. 1998;187:620–5.

82. Massicotte L, Perrault MA, Denault AY, Klinck JR, Beaulieu D, Roy JD, et al. Effects of phlebotomy and phenylephrine infusion on portal venous pressure and systemic hemodynamics during liver transplantation. Transplantation. 2010;89:920–7.

83. Schroeder RA, Collins BH, Tuttle-Newhall E, Robertson K, Plotkin J, Johnson LB, Kuo PC. Intraoperative fluid management during orthotopic liver transplantation. J Cardiothor Vasc Anesth. 2004;18:438–41.

84. Schroeder RA, Kuo PC. Pro: low central venous pressure during liver transplantation—not too low. J Cardiothor Vasc Anesth. 2008;22:311–4.

85. Porte RJ. Coagulation and fibrinolysis in orthotopic liver transplantation: current views and insights. Semin Thromb Hemost. 1993;19:191–6.

86. Kang Y, Lewis JH, Navalgund A, Russell MW, Bontempo FA, Niren LS, Starzl TE. Epsilon-aminocaproic acid for treatment of fibrinolysis during liver transplantation. Anesthesiology. 1987; 66:766–73.

87. Xia VW, Steadman RH. Antifibrinolytics in orthotopic liver transplantation: current status and controversies. Liver Transpl. 2005;11:10–8.

88. Lucci F, Dauri M, Mallett SV, Freeman JW, Coniglione F, Fabbi E,

et al. Re-evaluation of the role of antifibrinolytic therapy with lysine analogs in liver transplantation in the post-aprotinin era. J Anesth Clin Res. 2012;4:4.

89. Senzolo M, Cholongitas E, Thalheimer U, Riddell A, Agarwal S, Mallett S, et al. Heparin-like effect in liver disease and liver transplantation. Clin Liver Dis. 2009;13:43–53.

90. Coakley M, Reddy K, MAckie I, Mallett S. Transfusion triggers in orthotopic liver transplantation: a comparison of the thromboelastometry analyzer, the thromboelastogram, and conventional coagulation tests. J Cardiothor Vasc Anesth. 2006;20:548–53.

91. Porte RJ, Caldwell SH. The role of recombinant factor VIIa in liver transplantation. Liver Transpl. 2005;11:872–4. Editorial.

92. Boone JD, Sherwani SS, Herborn JC, Patel KM, De Wolf AM. The successful use of low-dose recombinant tissue plasminogen activator for treatment of intracardiac/pulmonary thrombosis during liver transplantation. Anesth Analg. 2001;112:319–21.

93. Sakai T, Matsusaki T, Dai F, Tanaka KA, Donaldson JB, Hilmi IA, et al. Pulmonary thromboembolism during adult liver transplantation: incidence, clinical presentation, outcome, risk factors, and diagnostic predictors. Br J Anaesth. 2012;108:469–77.

94. von Kaulla KN, Kaye H, von Kaulla E, Marchioro TL, Starzl TE. Changes in blood coagulation before and after hepatectomy or transplantation in dogs and man. Arch Surg. 1966;92:71–9.

95. Warnaar N, Molenaar IQ, Colquhoun SD, Sloof MJH, Sherwani S, De Wolf AM, Porte RJ. Intraoperative pulmonary embolism and intracardiac thrombosis complicating liver transplantation: a systematic review. J Thromb Haemost. 2008;6:297–302.

96. Planinsic RM, Nicolau-Raducu R, Eghtesad B, Marcos A. Diagnosis and treatment of intracardiac thrombosis during orthotopic liver transplantation. Anesth Analg. 2004;99:353–6.

97. Lerner AB, Sundar E, Mahmood F, Sarge T, Hanto DW, Panzica PJ. Four cases of cardiopulmonary thromboembolism during liver transplantation without the use of antifibrinolytic drugs. Anesth Analg. 2005;101:1608–12.

98. Riess H, Jochum M, Machleidt W, Himmelreich G, Bechstein WO, Muser M, et al. Role of leukocytes in hemostasis during orthotopic liver transplantation. Sem Thromb Hemost. 1993;19:197–208.

99. Ramsay MAE, Randall HB, Burton EC. Intravascular thrombosis and thromboembolism during liver transplantation: antifibrinolytic therapy implicated? Liver Transpl. 2004;10:310–4.

100. Pivalizza EG, Ekpenyong UU, Sheinbaum R, Warters RD, Estrera AL, Saggi BH, Mielis LA. Very early intraoperative cardiac thromboembolism during liver transplantation. J Cardiothor Vasc Anesth. 2006;20:232–5.

101. El-Baghdadi MM, Sakai T. Fatal pulmonary embolism during liver transplantation in a patient with fulminant hepatic failure: a diagnostic challenge of the "flat-line" thromboelastogram. J Cardiothor Vasc Anesth. 2010;24:641–3.

102. Hudcova J, Schumann R. Fatal right ventricular failure with intracardiac thrombus formation during liver transplantation not apparent on postmortem examination. Anesth Analg. 2006;103:506.

103. Jackson D, Botea A, Gubenko Y, Delphin E, Bennett H. Successful intraoperative use of recombinant tissue plasminogen activator during liver transplantation complicated by massive intracardiac/pulmonary thrombosis. Anesth Analg. 2006;102:724–8.

104. Moguilevitch M, Broderick C. Intracardiac thrombosis during adult liver transplantation. Case Rep Transplant. 2013;2013:1–3.

105. O'Connor CJ, Roozeboom D, Brown R, Tuman KJ. Pulmonary thromboembolism during liver transplantation: possible association with antifibrinolytic drugs and novel treatment options. Anesth Analg. 2000;91:296–9.

106. Kambas K, Markiewski MM, Pneumatikos IA, Rafail SS, Theodorou V, Konstantonis D, et al. C5a and TNF-α up-regulate the expression of tissue factor in intra-alveolar neutrophils of patients with the acute respiratory distress syndrome. J Immunol. 2008;180:7368–75.

107. Lisman T, Porte RJ. Activation and regulation of hemostasis in acute liver failure and acute pancreatitis. Sem Thromb Hemost. 2010;36:437–43.

108. Agarwal B, Wright G, Gatt A, Riddell A, Vemala V, Mallett S, et al. Evaluation of coagulation abnormalities in acute liver failure. J Hepatol. 2012;57:780–6.

109. Hugenholtz GCG, Adelmeijer J, Meijers JCM, Porte RJ, Stravitz RT, Lisman T. An unbalance between von Willebrand factor and ADAMTS13 in acute liver failure: implications for hemostasis and clinical outcome. Hepatology. 2013;58:752–61.

110. Lisman T, Bakhtiari K, Adelmeijer J, Mijers JCM, Porte RJ, Stravitz RT. Intact thrombin generation and decreased fibrinolytic capacity in patients with acute liver injury or acute liver failure. J Thromb Haemost. 2012;10:1312–9.

111. Stravitz RT, Lisman T, Luketic VA, Sterling RK, Purt P, Fuchs M, et al. Minimal effects of acute liver injury/acute liver failure on hemostasis as assessed by thromboelastography. J Hepatol. 2012;56:129–36.

112. Stravitz RT, Kramer AH, Davern T, Shaikh AOS, Caldwell SH, Mehta RL, et al. Intensive care of patients with acute liver failure: recommendations of the U.S. Acute Liver Failure Study Group. Crit Care Med. 2007;35:2498–508.

# 模拟:肝移植麻醉

Shushma Aggarwal, Charles D. Boucek, and Daniela Damian

## 引言

模拟是对医学生、护士和住院医师的有效教学方法[1,2]。模拟作为临床或课堂教学辅助工具,麻醉医师一直处于模拟培训的前沿。肝移植麻醉(Anesthesia for liver transplantation, ALT)是一项专科课程,旨在培养具有麻醉基本知识的受训人员进行终末期肝病患者接受肝移植(Liver transplantation, LTx)的麻醉管理。

模拟环境为学员提供了许多专业外课程、辅导和基于问题的学习讨论(problem-based learning discussions, PBLD)的机会[3]。模拟可以为学员提供掌握新技能、操作和解决问题的机会;给予时间和自主权,让学员在没有问责压力的情况下作出决定。模拟尽可能接近真正的工作场景,但以学习为主要目标;因为没有实际处于危险中的患者,所以当学习到的课程在以后的临床实践中应用时,解决患者问题的目标间接实现了。在模拟中,互动只在教师和学员之间进行,因此教学得以集中注意力而不受其他相关方面的干扰。

充分利用模拟教学需要计划课程、执行教学课程和临床情景,随后在临床实践中跟进实施[4]。在规划课程时,应该根据学员的能力定制基本纲要,因为并不是所有的学员都有类似的技能。教师必须了解自己作为指导者的作用。

## 教师的角色

教师应该:①创建学习目标;②提供医学知识的阅读材料;③提供术前评估的机会;④将学习目标转化为临床情景;⑤准备临床情景;⑥创造适宜的学习环境;⑦根据个别学员的需要量身定制一般学习成果;⑧帮助学员反思临床情景的体验;⑨提供适当的反馈意见;⑩复习课程以巩固学习。

## 学员的角色

学员应该:①自我激励;②为模拟做好准备;③具有基本的麻醉技能知识(应在临床麻醉三四年级或接受高级培训)。

## 为什么在肝移植麻醉中安排模拟教学?

由于肝移植中心数量的增加超过合适器官的供应量,因此每个中心的移植手术数量较少。模拟可以很好地加强未来可能面临管理移植患者麻醉的从业人员的经验。这对团队成员的认证也有帮助[5]。

模拟可以使学习过程标准化。在现实生活中,麻醉问题由患者的状况决定,因患者而异,这种学习环境无法控制且不具备一致性。临床医生可能需要多年的练习和见识过无数患者,而这些挑战可以在模拟场景中设置。在模拟环境中,教师决定场景的复杂性,因此学习体验可以预先确定并保持一致。

模拟可以帮助学员预防危机,而不是仅仅对已经发生的事件做出反应。学员应该了解知识并预测可预见的事件。例如,如果与外科医生和血库明确沟通过,血液产品可用,并且已经准备好用于快速输血的血管通路和设备,那么管理具有显著出血的患者可能并不困难。必备的技能包括识别情况、预测其发展并请示上级、招募他人协助解决问题的能力。

模拟有助于建立信心。一旦学员经历了 ALT 的模拟过程,他们可以在情感上为现实生活中的肝移植手术做好准备;因此他们在执行第一次肝移植时就不那么焦虑,可能会做出更好的医疗选择。

模拟有助于防止固定错误。学员理解不佳和未能修改诊断而导致问题持续发生并不罕见[6]。在一些情况下,次要问题比主要问题(治疗低血压而不是低血容量)受到更多关注。模拟教导学员使用所有信息来源并进行交叉检查,以便将不准确、不完整和错误信息的可能性降到最低。

# 学习目标

到课程结束时,学员应该能够:

1. 对接受肝移植的终末期肝病患者进行完整的术前病史询问和体格检查。学员应该能够理解特殊的医疗问题,并能够运用不同的专业知识,最大限度地了解手术患者的病情。

2. 了解使用血液和各种血液制品的必要性,并能够在需要时进行管理。学员应该能够设置以及排除各种设备的问题,以便将液体快速、安全地输入患者体内。

3. 了解术中侵入性监测的重要性,包括插入动脉管、中心静脉导管和肺动脉导管。

4. 以凝血弹性图为指导,认识凝血变化及血液制品的管理和进行药物干预。

5. 了解使用静脉-静脉旁路,以及当旁路不可用时的替代技术。

6. 管理酸碱和电解质异常。

7. 认识和评估后再灌注损伤。

8. 就手术过程中出现的问题与移植手术团队有效沟通。学员必须与涉及患者麻醉护理的其他人进行有效的交流,包括血库、实验室和其他技术支持相关人员[5]。

# 阅读医学知识材料

在预训练课程中,学员将获得参考资料。提前准备是模拟课程成功的关键之一,在学员没有接触过肝移植麻醉的情况下更为关键。在任何模拟课程之前,背景医学知识都必不可少。通过提供的基于网络格式的阅读材料,学员可以按自己的节奏阅读(图37.1)并回顾和讨论多项选择问卷,以增强背景知识。阅读材料后,学员应了解终末期肝病的病理生理变化以及这些变化如何影响肝移植期间的麻醉管理。应该强调每个阶段(肝前期、无肝期和新肝期)独特的血流动力学、代谢和凝血功能变化。课前准备后,可以在学习开始前进行测验,用于评估对课前材料中提出的概念和知识的理解。总结每个问题的答案可以为更深入的讨论提供平台。这种思考和谈话的过程有助于确认和建立对医学知识的理解,并纠正已经出现的任何误解。这应该以小组的形式,在友好的环境中进行。关于特殊主题(例如急性肝衰竭、门肺高压、肝肺综合征)的简短演讲可以帮助学员收获更高水平的知识。

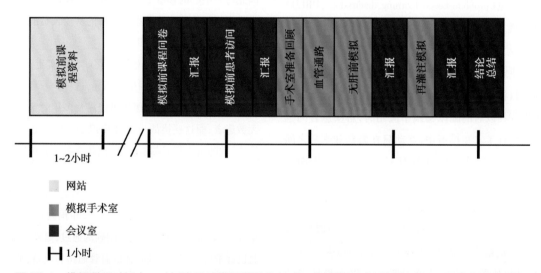

图37.1　模拟课程时间表。时间线显示模拟课程的组成。物理资源采用颜色编码。课前资料在模拟课程之前可以在网站上查看,以中断时间表示。模拟课程需要使用会议室和模拟手术室

# 访视终末期肝病患者

对于作为团队一员的麻醉医师来说,评估将要进行肝移植的ESLD(end-stage liver disease)患者非常重要。因此,由一位学员对肝移植候选人进行模拟术前访问,使他们有机会了解患者的病史和身体状况,以及如何在手术前优化患者的状况[7]。此外,模拟还允许学员处理微妙的社会问题,如丙型肝炎、艾滋病毒,以及耶和华见证会患者的特殊要求。本课程大约需要20~45分钟。学员被给予特定的患者,例如52岁的男性酒精中毒致ESLD患者,将要行肝移植。术前访谈后的汇报有助于强调与该患者人群相关的独特点[5,8]。

# 建立手术室的环境

在这一点上,参与者应该能够用高保真模拟临床情景来测试自己的能力[9]。创造一个尽可能接近手术室的环境是非常重要的(图37.2,表37.1)。道具可以提供现场感,

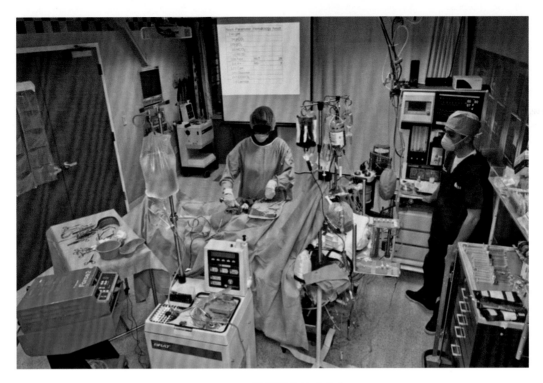

图 37.2　模拟肝移植手术室

表 37-1　模拟手术室装备

| 模拟环境 | | |
| --- | --- | --- |
| 装置 | 高精度仿真人体模型 | |
| | 带有常见手术室设备和药物的麻醉车 | |
| | 麻醉机 | |
| | 高精度检测仪（心电图、血压、CVP、肺动脉压、SpO$_2$、ETCO$_2$、体温），图 37.2 | |
| | 快速输液系统 | |
| | 经食管超声心电图探头/机器 | |
| 投影仪屏幕，可提供更多数据 | SvO$_2$ 和心输出量 | |
| | 动脉血气结果 | |
| | TEE 视频循环 | |
| | TEG 图像 | |
| 其他 | 电话 | |
| | 血液制品 | |
| 人员 | 外科医生 | |
| | 麻醉技术人员 | |

而工具可用来执行预期的行动。目标是提供足够的刺激并产生足够的数据来吸引学员，从而促进实现学习目标所需的交互。应该在课前材料中提供房间设置清单，这样参与者可以预测模拟手术室的外观。创造熟悉感会减少临床模拟期间的焦虑，同时提升参与度。由于成本可能不能提供经食管超声心动图（transesophageal echocardiography，TEE）、血栓弹性成像图（thrombo elastography，TEG）或快速输液系统，可以通过具有类似外观的设备并将虚拟数据投影到屏幕上，这样既划算又合理地模拟了手术室中的肝移植经验（图 37.3）。血液制品可以将袋装红色液体用作红细胞，将袋装黄色液体用作新鲜冷冻血浆。这些袋子应该贴上身份证号码和血型标签，放在冷却器中，根据要求提供。一些细节不能忽视，如提供电话以模拟打电话给血库、实验室和咨询步骤。其中一名教员扮演外科医生的角色，并利用这个机会在临床情景中与参与者互动，为鉴别诊断提供线索："我已经排出 6L 腹水"或"这个肝脏是老的，冷却血时间长"或造成一些紧张："肝脏肿得厉害，我无法处理，尽快处理"。所有这些陈述旨在帮助参与者整合来自手术团队的信息并评估他们如何沟通。麻醉医师的出现将有助于评估参与者如何使用手头的资源。

创造的环境应该让学员在思考和行动方面接受挑战，而不是受到威胁。教师应提出相关主题，学员应反思这些主题。在课程开始时，学员可以放心，完美不是对本课程的期望，这只是一个可以互动学习的环境。

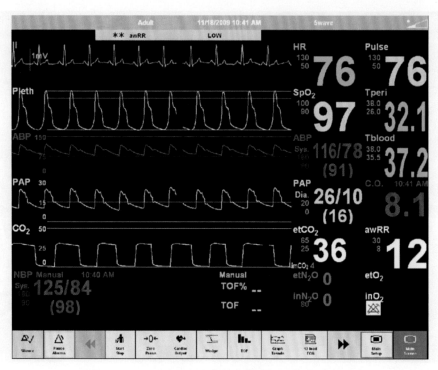

**图 37.3**　用于肝移植患者高保真模拟的麻醉监测显示器

## 中心静脉导管的置入

当大多数参与者被分配进行肝移植麻醉时,他们应处于麻醉住院医师的第 3 年或第 4 年,应有放置中心静脉导管的经验。模拟放置中心静脉导管的目标是了解必要的血管通路,选择哪一条通路及相关风险,以及 ESLD 患者常合并凝血功能障碍的特殊风险。静脉插管(18Fr)的位置对于肝移植麻醉很重要,如果发生错位,后果是灾难性的[10,11]。重点放在如何放置操作盘、患者准备、识别体表标志、插入导丝并确认、扩张组织下路径,以及最终确认放置位置。其他要点包括:如何避免空气栓塞、发现无意错位,以及开始和终止静脉-静脉搭桥的程序。

## 模拟课程

临床场景以高保真度人体模型为基础进行模拟。临床场景的目标是让学员参与场景,以便他们具有识别问题、识别可用资源和做出决策的经验。高级学员如果遇到的问题过于简单,技能得不到训练,就会失去兴趣。该情景必须反映临床事件,这会实现使学员理解肝移植事件的最终目标,并能够预测他们的行动带来的反应。例如,在肝移植前的无肝期,常见低血压,病因通常是低血容量或低钙血症。创建一个简单血容量不足的案例很容易识别和纠正,但可能会带来对低血压非典型原因的讨论。最终,通过模拟的临床情景,参与者应该有机会进行鉴别诊断,并根据所提供的数据或他们应该知道的要求采取行动。他们也应该能够判断干预的有效性,并相应地改变干预措施。如果最初的问题得到妥善管理,会出现第二个问题;然而,如果参与者未能识别并解决最初的问题,患者将每况愈下,最终丧命。因此,根据参与者的表现,该模拟可在解决一个或两个具有挑战性的医疗问题后终止。无论如何,学习目标将在情景之后的汇报课程期间完成并加强。

例如,其中一个情景可能会设定在无肝前期[5]期间。如上所述,低血压是目前遇到的常见问题。在外科医生宣布他正在排出 6L 腹水后,最初低血压可能继发于血容量不足。如果采取适当的液体复苏措施,低血压会短暂消退,但随后出现继发于低钙血症的持续性低血压。血流动力学特征与体液超负荷相似,不能识别低钙血症将导致不适当的干预措施。除非要求动脉血气,并且确定实际问题,否则会有更多的血流动力学不稳定。钙的管理解决了这个问题;未能发现问题会导致结果不佳,情景终止(图 37.4)。

可以为移植肝的再灌注创建第二种情况。在再灌注过程中,低血压可能源自移植物无功能、高钾血症或肺栓塞。低血压的所有三种原因在其血流动力学、代谢和凝血变化的模式上不同,学员必须通过使用监测指标来识别病因,以提供适当管理。这种情况强调了做出医疗选择的紧迫性和敏捷性。

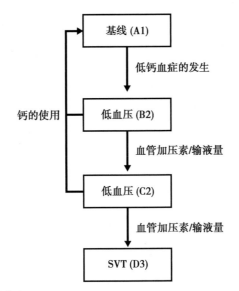

| 血流动力学参数 | | | | | | | |
| --- | --- | --- | --- | --- | --- | --- | --- |
| | HR | CO | BP | PA | CVP | SvO2 | EICO |
| A | 78 | 8 | 110/70 | 25/10 | 10 | 100 | 34 |
| B | 90 | 5 | 85/50 | 35/20 | 15 | 100 | 34 |
| C | 130 | 6 | 94/60 | 35/20 | 15 | 100 | 34 |
| D | 150 | 2 | 50/20 | 50/20 | 30 | 60 | 25 |

动脉血气值

| | pH | PaCO | PaO | HCO | BE | Na | K | Ca | Osmol | 乳酸浓度值 |
| --- | --- | --- | --- | --- | --- | --- | --- | --- | --- | --- |
| 1 | 7.41 | 34 | 176 | 22 | −2 | 138 | 3.8 | 1.02 | 297 | 1.8 |
| 2 | 7.4 | 34 | 176 | 22 | −2 | 138 | 3.8 | 0.86 | 297 | 1.8 |
| 3 | 7.28 | 34 | 140 | 20 | −7 | 138 | 3.8 | 0.7 | 297 | 3 |

图 37.4　肝前期，临床表现。流程图通过肝前期出现低钙血症情况描述进展。流程图每个框中的字母对应该情景下该阶段的血流动力学参数，而数字是指表中所示的动脉血气（arterial blood gas，ABG）值。箭头指示模拟从基础血流动力学和 ABG 值（A1）开始。随着低钙血症的发生，监测仪显示低血压，并伴有相应的 ABG（低离子钙）（B2）。一旦住院医师使用氯化钙，血流动力学和 ABG 将返回基础值。如果不适当地使用血管加压药或液体，则出现血流动力学恶化（C2），最终发展为室上性心动过速（SVT）和组织灌注不足（D3）。HR，心率；CO，心输出量；BP，动脉血压；PA，肺动脉压；CVP，中心静脉压；SvO₂，混合静脉血氧饱和度；ETCO₂，十二指肠二氧化碳；PaCO₂，二氧化碳动脉分压；PaO₂，动脉血氧分压；HCO₃⁻，血清碳酸氢盐；BE，碱过量；Na，血清钠；K，血清钾；Ca，血清离子钙；Osmol，血浆渗透压

## 汇报

　　汇报是模拟最重要的部分之一。批评应该具体和具有建设性[12-16]。批评针对表现而不是表演者。这一阶段应提前规划，老师和学员之间的讨论和反馈可巩固所学知识。汇报包括收集信息（gathering of information，G）、分析（analysis，A）和总结（summarization，S）以促进学习的巩固[17]。这些被统称为 GAS 方法（GAS Methodology）。模拟手术室转移到单独的房间是合理的。改变地点可以对所发生的事情进行更客观的评估，并且可以巩固大脑中的映象。它为学员提供了发掘和改变视角的机会。这可以通过要求参与者讨论场景中的事件开始。"发生了什么？"重新按顺序讲述事件可以让学员思考场景的哪些部分对他们来说特别难

忘。教师在汇报的"收集信息"阶段应该不予评论。回想事件，时间轴和情景触发的情绪都很重要。笔记或会话录音尽管不重要，但有助于回忆，特别是如果学员记得的内容与协助者观察到的内容存在差异，可以通过播放录像来解决。

　　在分析阶段，教师指导讨论流程，并在可能的情况下将讨论与令人难忘的事件联系起来[18]。为学员提供机会，认识他们在管理中出现的错误，并找到纠正错误的方法，目的是让学员完成大部分的对话。这一过程可以通过提问"什么做得很好以及为什么"来推动。强调不恰当的行为会让学员保持防御，变得被动。学员在模拟过程中根据自己的态势感知能够说出他们为什么做以及他们所做的事情是非常重要的。不恰当的管理通常是由未能正确识别潜在

问题导致的。学员应该能够提供鉴别诊断,其中一些可能并未在模拟情况下发生。教师可以指导如何确定临床可能性的讨论。"是什么让你认为患者容量过载?""什么情况下低血压对容量治疗没有反应?"一旦正确识别目标病理,需要考虑如果不治疗会发生什么后果。基于先前的知识和肝功能衰竭患者的心理构造,允许进行预测由手术和麻醉操作带来的生理变化的思考实验。然后可以考虑管理决策,"你会采取什么不同的做法以避免将来发生这种情况?"

写下血流动力学变化和凝血变化以供进一步讨论。白板或其他显示装备可能会有帮助。课程应较好地反映在肝移植过程中可能观察到的常见情况,重点在于与移植生理学不同的生理变化。教师应根据模拟课程的讨论部分依据生理学原理指出不适当临床决策可能带来的生理学后果。讨论的主题包括:伴随慢性肝衰竭的肠道系统和全身性的血管舒张;这种血管舒张的特点(舒张的血管对 α 血管收缩剂无反应),通过增加心输出量来充分充盈扩张和正常的血管床来治疗血管舒张性休克;右心室功能的重要性;由于分布和/或反应性而改变对药物的反应改变(在脑病的存在下,术前镇静程度提高);需要快速、多条血管通路和监测来识别并立即纠正容量状态;在再灌注前将代谢变量(如钾离子、离子钙和碱缺乏)校正为预期的目标值(而不是可接受的范围);基于容量状态和 TEG 来指导血液成分疗法,而不是估计血液流失量。

由于肝移植过程中同时出现多种生理变化,学员可能会不知所措。在进入第二期之前总结课程提供了将课程融入意识和情感记忆中的时间。使用这种方法,可以按顺序应对每个生理变化,并且使讨论的步调适合个体学员。

汇报可以强化和巩固所学知识。汇报期间的问题建立在之前的学习和事实上;死记硬背不是一种好的教学方法,不能长时间保持,在出现实际临床危机时可能出错。持续的反馈可以改善模拟和临床实践中的行为。

## 评估和评价

在模拟环境中表现优异并不能保证在手术室中的表现,彼时患者众多,环境复杂,这些都会影响到患者的护理。本课程旨在确保学员对患者和肝移植手术特有的问题有基本了解,并为其提供适当的管理工具。不应将学员的表现作为合格或不合格的评定标准。发现知识或判断上的缺陷足以在面对肝移植患者之前进行监督或补救培训。尽管如此,大多数受训者认为在管理肝移植患者之前完成这个课程很有帮助。

模拟课程对学员表现的影响可以通过观察学员在课程中的进度来确定。教师可以在模拟课程中看到自信心、焦虑程度和医疗决策的变化。直接向学员提问很有用,例如,阅读材料是否易于理解并适用于肝移植麻醉? 为肝移植麻醉准备必要的设备和药物是否容易? 你对于自己为肝移植患者提供麻醉的能力有信心吗? 在课程结束时进行保密和匿名的调查有助于获得改进课程材料和演示的建议。

教师应注意学员的态度,积极的评论包括:非常感谢;本课程非常有帮助,感谢您为我们组织这些课程;我希望其他亚专业也有类似的课程。

## 结论

由于手术的复杂性和终末期肝病病理生理学特点,肝移植患者的麻醉管理充满了独特的挑战。在这个模拟课程中获得的经验可以加强学员的医学知识,提高临床技能和信心,同时减少焦虑。模拟锻炼了批判性思维和解决问题的能力,可以帮助学员从住院医师晋升至主治医师。

## 参考文献

1. Domuracki KJ, Moule CJ, Owens H, Kostandoff G, Plummer JL. Learning on a simulator does transfer to clinical practice. Resuscitation. 2009;80:346.
2. Okuda Y, Bryson EO, Demaria S, Jacobson L, et al. The utility of simulation in medical education: what is the evidence? Mount Sinai J Med. 2009;76:330–43.
3. Steadman RH, Coates WC, Huang YM, et al. Simulation based training is superior to problem based learning for the acquisition of critical assessment and management skills. Crit Care Med. 2006;34:15.
4. Lake F. Teaching in clinical setting. In: Riley RH, editor. Manual of simulation in health care. Oxford: Oxford University Press; 2008. p. 125–37.
5. Aggarwal S, Bane BC, Boucek CD, Planinsic RM, Lutz JW, Metro DG. Simulation: a teaching tool for liver transplantation anesthesiology. Clin Transplant. 2012;26:564–70.
6. Gaba DM, Fish KJ, Howard SK. Crisis management in anesthesiology. New York: Churchill Livingston; 1994.
7. Levine AI, Swartz MH. Standardized patients: "the other" simulation. J Crit Care. 2008;23:179–84.
8. Morrison J. ABC of teaching and learning in medicine. BMJ. 2003;326:385–7.
9. Chow RE, Naik VN. Realism and the art of simulation. In: Murray WB, Kyle RR, editors. Clinical simulation. Burlington, MA: Elsevier; 2008. p. 89–94.
10. Sakai T, Planinsic RM, Hilmi IA, Marsh JW. Complications associated with percutaneous placement of venous return cannula for venovenous bypass in adult orthotopic liver transplantation. Liver Transpl. 2007;13:961–5.
11. Britt RC, Novosel TJ, Britt LD, Sullivan M. The impact of central line simulation before the ICU experience. Am J Surg. 2009;197:533–6.
12. Gaba DM. Simulations that are challenging to the psyche of participants how much should we worry and about what? Simul Healthc. 2013;8:4–7.

13. Husebo SE, Diekmann P, Rystedt H, Soreide E, Friberg F. The relationship between facilitators' questions and the level of reflection postsimulation debreifing. Simul Healthc. 2013;8:135–42.

14. Decker S. Integrating guided reflection into simulated learning experiences. In: Jeffries PR, editor. Simulation in nursing education from conceptualization to evaluation. New York, NY: National League for Nursing; 2007. p. 73–85.

15. Dreifuerst KT. The essentials of debriefing in simulation learning: a concept analysis. Nurs Educ Perspect. 2009;30:109–14.

16. Cantrell MA. The importance of debriefing in clinical simulations. Clin Simul Nurs. 2008;3:19–23.

17. Phrampus P, O'Donnell JM. Debriefing using a structured and supported approach. In: Levine AI et al., editors. The comprehensive textbook of healthcare simulation. New York: Springer Science Business Media; 2013. p. 73–84.

18. O'Donnell JM, Rodgers D, Lee W, et al. Structured and supported debriefing (interactive multimedia program). Dallas: American Heart Association; 2009.

# 第八篇　多器官移植

# 肠道和多器官移植的历史演变

Ahmed Nassar，Masato Fujiki，Ajai Khanna，Koji Hashimoto，Cristiano Quintini，Guilherme Costa，and Kareem Abu-Elmagd

## 引言

小肠是动物体内第一批移植成功的器官,但却是人体内最后一个成功移植的器官[1]。这一明显延迟反映了小肠结构和免疫的复杂性。几十年来,由于移植物抗宿主病(graft-versus-host disease,GVHD)的谜团,小肠被认为是器官移植的禁区[2,3]。随着临床前研究的广泛进行,各种免疫抑制药物引入临床,对肠道免疫力更好的理解,小肠移植在技术上已经成为可能[4]。

本章重点介绍了器官移植的多层面历史演变,主要伴随着由新的理念、新型免疫抑制药物的可用性和外科技术的创新引发的先驱实验和临床工作。另外,对于不同类型器官移植的现状进行了深入研究,为今后的研究提供了新的见解。

## 实验性器官移植

追溯到 1912 年诺贝尔奖得主 Alexis Carrel 的先驱实验工作(图 38.1a),现代肠移植是以半个多世纪前出版的 Lillehei(图 38.1b)和 Starzl(图 38.1c)的创新实验工作为开端的[5,6]。当初这些动物实验中的大部分技术方面程序与当今临床进行的程序相同(图 38.2)。这些实验模型还强调了同种异体移植物的一些免疫和代谢行为,如肠单独或与包括肝脏在内的其他腹部器官联合移植。卡雷尔血管移植物手术及几次自体移植成功进行,是以明尼苏达大学 Lillehei 及其同事里程碑式的初步实验为基础的。设计的动物模型评估了不同程度小肠缺血的生理反应。对自体或内脏同种异体移植的重新植入技术可行性也进行了检查,特别关注静脉和动脉血管的通畅性[5]。

Starzl 的"腹腔器官大量同种异体移植"模型被引入,用以研究淋巴引流中断的大型失神经同种异体移植物行为。这个概念在 19 只狗做完大型手术后,最长存活九天这一证据中可以看出。但是,实验观察到肝脏功能保存程度很高,表明了排斥过程的缓解。资深作者最近在人类病程中记录了相同的观察结果[4,7-9]。

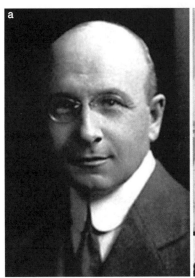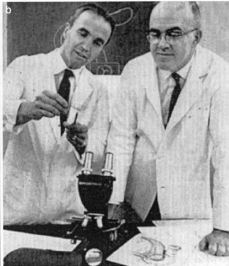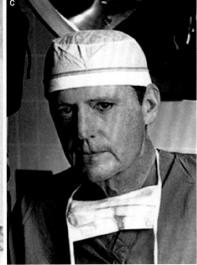

图 38.1　(a)Alexis Carrel;(b)Richard Lillehei(左)和 William Kelly(右);(c)Thomas Starzl

a

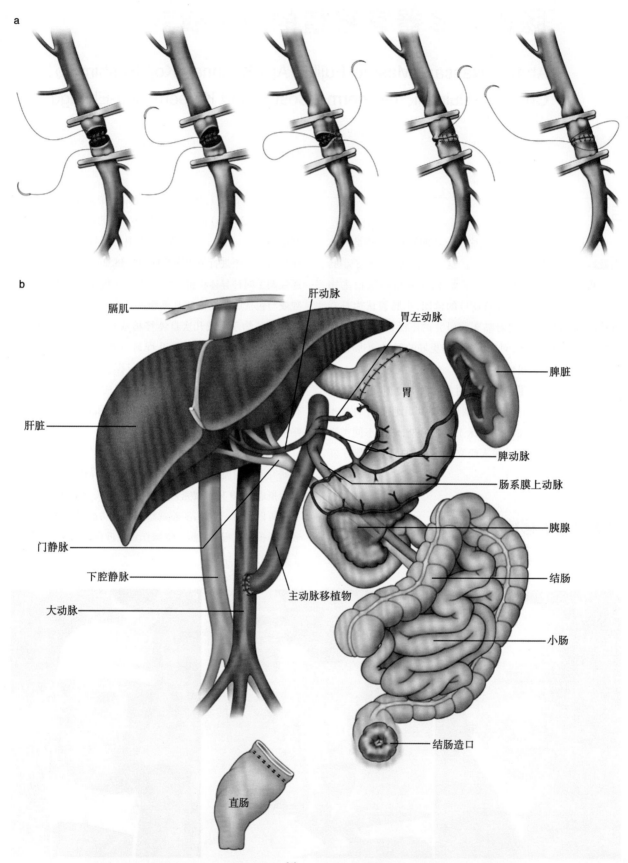

b

膈肌
肝动脉
胃左动脉
脾脏
胃
脾动脉
肝脏
肠系膜上动脉
胰腺
门静脉
结肠
下腔静脉
主动脉移植物
小肠
大动脉
结肠造口
直肠

**图 38.2**　(a)吻合肠系膜上血管的技术[5]。(b)移植组织的示意图及其与宿主的解剖关系

# 人类内脏移植

## 孤立的肠移植

临床肠道和多器官移植的成功发展是现代器官移植史上最重要的里程碑之一。在 Lillehei 实验 5 年后,波士顿浮船儿童医院(Boston Floating Hospital)的 Deterling[10]第一次使用母亲的一段回肠对婴儿进行了小肠移植。1970 年消化道手术学会第十一届年会上讨论了 Alican 的第一例临床病例,同时 Deterling 第一次阐述了另一个小孩的肠道移植[10]。随着硫唑嘌呤(Imuran)成为主要的免疫抑制剂,这些具有创新精神的外科医生(图 38.3)的尝试都是短暂的,因为患者生存期只有 12 小时到几周不等(表 38.1)[10-14]。

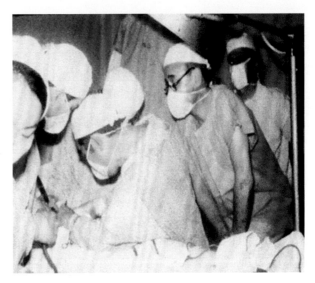

图 38.3　奥村正之于 1968 年在巴西圣保罗大学医院进行拉丁美洲第一次小肠移植手术

表 38.1　硫唑嘌呤时代的临床肠道移植

| 年份 | 作者 | 机构 | 肠衰竭病因 | 移植存活时间 |
|---|---|---|---|---|
| 1964 | Deterling[10] | 波士顿浮船儿童医院 | 肠系膜血管栓塞 | 12 小时 |
| 1964 | Deterling[10] | 波士顿浮船儿童医院 | 肠系膜血管栓塞 | 2 天 |
| 1967 | Lillehei[11] | 明尼苏达大学 | 肠梗塞 | 数小时 |
| 1968 | Okumura[12] | 巴西圣保罗大学医院 | 肠系膜血管栓塞 | 10 天 |
| 1969 | Olivier[14] | 巴黎主宫医院 | 加德纳综合征 | 23 天 |
| 1969 | Alican[10] | 密西西比大学 | 肠系膜束带绞窄 | 9 天 |
| 1969 | Okumura[12] | 巴西圣保罗大学医院 | 肠扭转 | 5 天 |
| 1970 | Fortner[13] | 纪念斯隆-凯特琳癌症中心 | 加德纳综合征 | 79 天 |

20 世纪 70 年代末期随着环孢菌素的出现,在龋齿类动物模型中取得了良好的结果之后,在人体内进行了进一步的尝试。英国报道了 13 项研究(表 38.2)[13,15-21],与硫唑嘌呤时代相比,观察到了更好的存活率。在这些接受者中,只有一名患者还活着,且移植器官功能完好,存活了接近 25 年。

表 38.2　环孢菌素时代的临床肠道移植

| 年份 | 作者 | 机构 | 肠衰竭病因 | 移植存活时间 |
|---|---|---|---|---|
| 1985 | Cohen[13] | 多伦多总医院 | 加德纳综合征 | 10 天 |
| 1987 | Tattersall[15] | 美国芝加哥拉什大学 | 断肠综合征 | 13 天 |
| 1987 | Goulet[16] | 法国巴黎内克尔儿童疾病医院 | 新生儿肠扭转 | 8 小时 |
| 1987 | Goulet[16] | 法国巴黎内克尔儿童疾病医院 | 肠扭转 | 6 个月 |
| 1987 | Deltz[17] | 德国基尔大学 | 肠扭转 | 12 天 |
| 1988 | Goulet[16] | 法国巴黎内克尔儿童疾病医院 | 肠扭转 | 17 个月 |
| 1988 | Goulet[18] | 加拿大伦敦西安大略大学 | 假性肠梗阻 | 14 天 |

| 年份 | 作者 | 机构 | 肠衰竭病因 | 移植存活时间 |
|------|------|------|-----------|-------------|
| 1988 | Deltz[19] | 德国基尔大学 | 肠系膜上静脉血栓 | 49 个月 |
| 1989 | Goulet[20] | 法国巴黎内克尔儿童疾病医院 | 新生儿肠扭转 | |
| 1989 | Goulet[20] | 法国巴黎内克尔儿童疾病医院 | 新生儿肠扭转 | 2 个月 |
| 1989 | Goulet[20] | 法国巴黎内克尔儿童疾病医院 | 新生儿肠扭转 | 24 天 |
| 1989 | Wallander[21] | 瑞典乌普萨拉大学医院 | 神经节细胞缺乏症 | 8 周 |
| 1990 | Goulet[20] | 法国巴黎内克尔儿童疾病医院 | 肠道闭锁 | 7 个月 |

1989 年 FK-506 的临床引入激发了移植领域人员对肠道移植领域的兴趣。第一个单独的肠道移植和随后的他克莫司-类固醇免疫抑制使用病例早期成功的结果，证明了他克莫司作为肠道移植技术的强效免疫抑制剂的可行性和实用性[22]。根据目前进展情况，本文将进一步讨论最初令人鼓舞的结果和持续改进状况。

## 复合内脏移植

在第一次成功进行犬多器官移植实验 20 年后，1983 年，Starzl 首次在人类中进行了人体多器官移植，其中包括胃、十二指肠、胰腺、肠和肝脏[23]。环孢菌素作为一种更好的免疫抑制药物，它的临床可用性激起了 Starzl 的热情。尽管第一例手术操作很痛苦，但第二次移植的受体存活了 6 个月以上，移植物功能完全丧失于移植后淋巴增殖性疾病（posttransplant lymphoproliferative disease，PTLD）。在全球范围内在环孢素作用测试中，患者生存期为 7.5~66 个月（表 38.3）[23-26]。在他克莫司时代，越来越多人应用这一手术[4,27]。

表 38.3    复合内脏临床移植

| 年份 | 作者 | 机构 | 肠衰竭病因 | 移植存活时间 |
|------|------|------|-----------|-------------|
| 1983 | Starzl[23] | 匹兹堡大学医学中心 | 短肠综合征+肝衰竭 | 数小时 |
| 1986 | Williams[25] | 拉什长老会圣卢克医疗中心 | 腹裂+肝衰竭 | 4 天 |
| 1987 | Starzl[23] | 匹兹堡大学医学中心 | 新生儿肠扭转+肝衰竭 | 192 天 |
| 1988 | Williams[25] | 拉什长老会圣卢克医疗中心 | 肠扭转+肝衰竭 | 109 天 |
| 1988 | Grant[24] | 西安大略大学 | 断肠综合征 | |
| 1989 | Margreiter[26] | 因斯布鲁克医科大学 | 胰头癌 | 8 个月 |

在临床引入他克莫司之前不久，Grant 等发表了首例环孢菌素在人类肝肠联合移植手术的成功案例[24]。为了克服在环孢菌素下观察到的肠道同种异体移植物排斥的风险，安大略省组将肝脏和肠道从同一供体移植到具有正常功能的肝脏受体。这样一个成功的结果结合他克莫司的临床引入，激发了临床工作者热情，增加了不同类型肠道移植在不可逆性肠功能衰竭和复杂腹部病变患者治疗中的使用。

## 免疫抑制的进化

他克莫司的临床引入开创了肠道和多器官移植领域的新纪元。在他克莫司和基于类固醇的免疫抑制（Ⅰ型）临床试验开始后不久，大多数中心遭遇了异体移植排斥反应的抑制风险。在如此激动人心的时代，随着对同种异体移植接受和移植耐受机制有了新的认识，新的免疫抑制剂被引入，还引入了不同的新方法。

随着环磷酰胺和达珠单抗的诱导疗法被引入作为多种药物免疫抑制的一部分，包括不同的细胞和分子靶标（Ⅱ型），更多强调临床护理的困难而非生存的困难（图 38.3）。通过更好地控制排斥反应，主要移植中心和肠道移植登记处（Intestinal Transplant Registry，ITR）的总生存率有所提高[4,28-30]。不幸的是，随着慢性多药维持性免疫抑制在移植 10 年后的具有里程碑意义的早期生存获益，更新的结果证实了其长期有害作用[4]（图 38.4a）。

通过对同种异体移植接受和移植耐受机制的新见解，

建议移植前使用胸腺球蛋白或阿仑单抗(Campath-1H)预处理(图38.4b)联合移植后最小免疫抑制的疗法(Ⅲ型),旨在提高同种异体移植物的稳定性,并减少匹兹堡大学对移植后长期免疫抑制的需求[31-33]。随着受体围手术期淋巴细胞部分消耗,最初预计会有的供体特异性免疫反应得到改善。联合应用微量移植后免疫抑制有可能避免克隆性缺失的同种异体移植物机制的侵蚀,而没有严重的破坏性免疫反应惩罚[32,33]。匹兹堡大学医学中心的肠道和多器官受体者首先接受这样一个新的治疗协议,总体结果进一步改善[4]。减少难治性排斥反应和致命性感染的总发生率有助于提高总体生存率。同样令人鼓舞的是,尽管受者淋巴细

胞消耗,PTLD的风险和死亡率也随之降低。有了这样一个新的方案,与兔抗胸腺细胞球蛋白(胸腺球蛋白)相比,利用阿仑珠单抗获得得更多的生存优势,结果获得了进一步的改善(图38.5)[9]。迈阿密大学医学中心利用阿仑单抗作为诱导剂,而不是多剂量围手术期的预处理剂,且没有试图分离他克莫司维持剂量[34,35]。用接受者预处理进一步减少维持免疫抑制的显著结果支持了匹兹堡在这些有挑战性的免疫学接受者中成功诱导部分耐受的假设。随着前所未有的成功实现间隔剂量达8年的他克莫司,尽管肠道同种异体移植免疫性较高[4,9],但仍可实现部分耐受,且无药物长期移植是可以实现的。

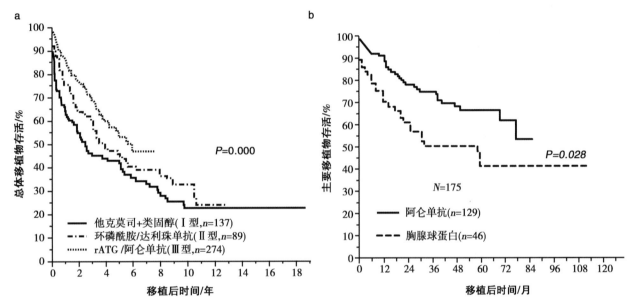

图38.4 (a)根据免疫抑制的类型改善内脏移植物存活。(b)与使用抗胸腺细胞球蛋白(胸腺球蛋白)预处理的患者相比,使用阿仑珠单抗(Campath-1H)预处理的患者移植物存活更好。(数据引自 Abu-Elmagd KM, Costa G, Bond GJ, et al. Five hundred intestinal and multivisceral transplantations at a single center: major advances with new challenges. Ann Surg 2009;250(4):567-81;and Abu-Elmagd KM, Costa G, Bond GJ, et al. A decade of experience with a single dose of rabbit antithymocyte globulin or alemtuzumab pretreatment for intestinal and multivisceral transplantation. Clin Transpl 2012:155-66)

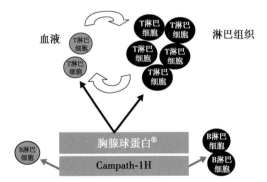

图38.5 该图描述了胸腺球蛋白(rATG)和Campath-1H(阿仑单抗)对淋巴细胞消耗的动力学。请注意,这两种药物都有效地消耗血管内和组织T淋巴细胞。但是,只有Campath-1H对B淋巴细胞有效

## 结果改善

### 生存

世界范围内累计的临床经验证明1~5次移植精算存活率稳步提高[32]。但是,有条件的5年时间序列分析精算存活率随着时间的推移只有轻微改善[36]。除了5年的里程碑之外,匹兹堡系列的有条件生存率显示10年的患者存活率为75%,15年为61%,移植物存活率分别为59%和50%(图38.6)[37]。移植失败和各种并发症,包括免疫抑制相关器官损伤,如排斥反应、感染和肾衰竭,持续影响患者的长期存活[4]。

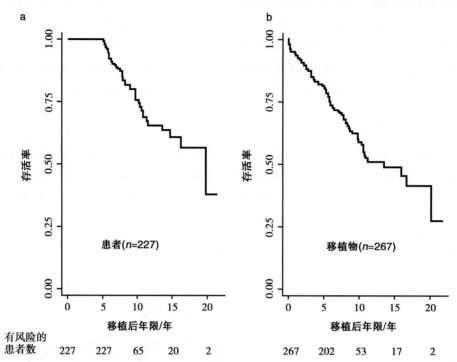

图 38.6　内脏移植后有条件的患者(a)和移植物(b)的生存曲线。分析排除了移植 5 年后死亡的患者。(数据来源于 Abu-Elmagd KM, Kosmach-Park B, Costa G, et al. Long-term survival, nutritional autonomy, and quality of life after intestinal and multivisceral transplantation. Ann Surg 2012;256(3):494-508)

　　长期存活危险因素总结如下表 38.4。非功能性社会支持和不包括肝脏在内的内脏同种异体移植是患者存活和移植失败最主要的风险因素(图 38.7)。自从 1998 年匹兹堡小组报道了肝脏的免疫保护作用以来,未

包含肝脏在内的同种异体移植仍然是晚期移植物失功最重要的预测指标[4,7,8]。其他重要的预测因子包括早期排斥、女性接受者、年龄较大的受者、脾切除术和再移植。

表 38.4　患者和移植物长期存活的危险因素

|  | $P$ | 风险比 | 95%可信区间 |
| --- | --- | --- | --- |
| **患者** | | | |
| 缺乏社会支持 | 0.000 | 6.132 | 3.370~11.160 |
| ≤90 天发生排异 | 0.016 | 2.363 | 1.172~4.765 |
| 女性接受者 | 0.025 | 1.992 | 1.089~3.646 |
| 接受者年龄≥20 岁 | 0.025 | 2.014 | 1.093~3.711 |
| 再次移植 | 0.026 | 2.053 | 1.089~3.873 |
| 无预处理 | 0.046 | 2.013 | 1.013~4.997 |
| **移植物** | | | |
| 无肝同种异体移植物 | 0.000 | 3.224 | 2.026~5.132 |
| 脾切除 | 0.001 | 2.212 | 1.396~3.506 |
| HLA 不匹配 | 0.040 | 1.258 | 1.011~1.565 |
| ≤90 天发生排异 | 0.046 | 1.601 | 1.008~2.541 |
| PTLD | 0.085 | 1.638 | 0.934~2.872 |

　　HLA,人白细胞抗原;PTLD,移植后淋巴组织增生性疾病。
　　改编自 Abu-Elmagd KM, Kosmach-Park B, Costa G, et al. Long-term survival, nutritional autonomy, and quality of life after intestinal and multivisceral transplantation. Ann Surg 2012;256(3):494-508, with permission.

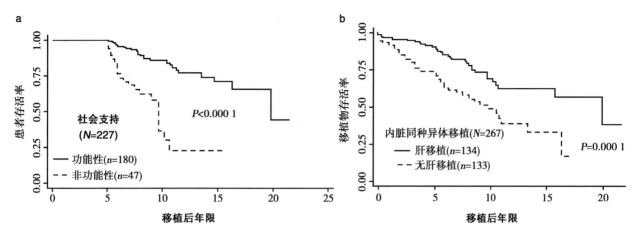

**图38.7** 根据社会支持状况患者的长期有条件存活率（a）和根据同种异体移植物类型的总体累积移植物存活率（b），特别是包括肝脏在内的移植。这两个变量分别是患者和移植物长期存活最重要的预测因子。（数据引自 Abu-Elmagd KM, Kosmach-Park B, Costa G, et al. Long-term survival, nutritional autonomy, and quality of life after intestinal and multivisceral transplantation. Ann Surg 2012;256(3):494-508）

## 移植物功能

能否恢复自主营养和其他移植物功能是评估疗效的重要指标[4]。据报道，高比率没有静脉营养的长期自主营养、体重指数（body mass index，BMI）改善和血清白蛋白水平持续高于移植之前的情况是优异的同种异体移植功能

的证据（图38.8）。在最近发表的关于儿科接受者的横断面研究中，大多数病例中观察到正增长，特别是那些使用无类固醇免疫抑制但随访有限的病例[38]。未能达到功能全面恢复包括持续肠道运动障碍和脂肪吸收不良。这些是内脏移植物的去神经支配和淋巴结破坏的结果[39]。

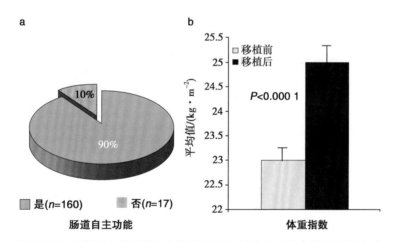

**图38.8** 匹兹堡大学医学中心存活超过5年的177名内脏移植受者的长期移植物功能。（a）实现无静脉营养和补液的肠道自主功能。（b）移植前后的体重指数

## 生活质量

随着生存结果的不断改善，与健康相关的生活质量（health-related quality of life，HRQOL）问题已成为重要的主要治疗指标。该领域相对较短的临床年限和多方面复杂性限制了目前可用的工具在这个独特的人群中评估HRQOL的有效性。此外，将手术作为救治疗法已经对大部分生活质量的测评结果产生了负面偏见。一些研究使

用不同的研究工具在儿童和成人之间进行了内脏移植后的HRQOL评估[4,28,37,40-45]。通过使用儿童健康问卷，两项精心设计的研究表明，他们的身体和心理功能类似于健康的儿童[40,41]。然而，父母代表的评估与受体不同，其在多个类别，包括身体健康和社会功能方面的反应较差。此外，学校表现子类别和心理健康总结得分也较低[41]。5个系列的成年接受者解决了HRQOL问题，相关论述经过专门研究设计，发表在了同行评审期刊上[37,43,45-47]。所有

这些研究都证明了生活质量领域的改善,包括使用特定治疗问卷,得出了比 HPN 更好的整体康复指数[47]。除了沮丧和经济需求增加之外,成功的移植抵消了 HPN 对大多数生活质量领域损害,并解决了原发疾病的长期性问题[37,46]。最近,一份综合报告提出了成人和儿童的多方面生活质量问题,反映了二十多年的随访中最大的单中心经验结果[37]。这项研究首次确定了内脏同种异体移植受者中一系列不同的发育,精神-神经和行为障碍,特别是儿童,包括孤独症、发育迟缓、注意力缺陷、多动症和耳聋的发生率要高于一般人群[37]。作者将这些观察结果归因于在神经元、情绪和身体发育的早期阶段,由于肠衰竭而引发的脑器官功能障碍。移植后可能发生的移植前 HPN 相关并发症和疾病也加剧了疾病程度。记录的病理变化包括脑萎缩、多重脓毒性栓塞引起的脑血管功能不全、微量元素缺乏、微量元素毒性和肝衰竭引起的代谢性脑病[48-54]。因此,建议早期考虑包括移植在内的肠道修复,目的是减少这种破坏性不可逆转的缺陷风险,特别是在小儿人群中。

最近利用社会经济里程碑,获得了内脏移植的长期康复效果[37]。在所有类型的内脏移植之后,各个年龄组中报告了高受教育指数,他们具有持久稳定的认知、心理和身体功能。另外,组建一个基本家庭的能力、生育孩子、成为生产性公民则是内脏移植后高康复指数的又一有效指标。同样重要的是,大多数接受者在 Lansky 和 Karnofsky 性能量表上取得高分,目前幸存者中有 88% 的人功能活动正常[55]（图 38.9）。

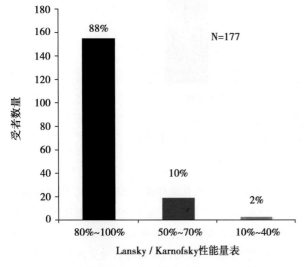

图 38.9 匹兹堡大学医学中心的 177 名（88%）内脏同种移植受者中,156 名幸存下来并存活超过 5 年,在 Lansky/Karnofsky 性能量表上得分为 80%~100%

## 参考文献

1. Starzl TE, Todo S, Tzakis A, Alessiani M, Casavilla A, Abu-Elmagd K, et al. The many faces of multivisceral transplantation. Surg Gynecol Obstet. 1991;172:335–44.
2. Deltz E, Muller-Hermelink HK, Ulrichs K, Thiede A, Muller-Ruchholtz W. Development of graft-versus-host reaction in various target organs after small intestine transplantation. Transplant Proc. 1981;13(1 Pt 2):1215–6.
3. Fujiwara H, Grogan JB, Raju S. Total orthotopic small bowel transplantation with cyclosporine. Transplantation. 1987;44:469–74.
4. Abu-Elmagd KM, Costa G, Bond GJ, Soltys K, Sindhi R, Wu T, et al. Five hundred intestinal and multivisceral transplantations at a single center: major advances with new challenges. Ann Surg. 2009;250:567–81.
5. Lillehei RC, Goott B, Miller FA. The physiological response of the small bowel of the dog to ischemia including prolonged in vitro preservation of the bowel with successful replacement and survival. Ann Surg. 1959;150:543–60.
6. Starzl TE, Kaupp Jr HA, Brock DR, Butz Jr GW, Linman JW. Homotransplantation of multiple visceral organs. Am J Surg. 1962;103:219–29.
7. Abu-Elmagd K, Reyes J, Todo S, Rao A, Lee R, Irish W, et al. Clinical intestinal transplantation: new perspectives and immunologic considerations. J Am Coll Surg. 1998;186:512–25. discussion 25–7.
8. Abu-Elmagd K, Reyes J, Bond G, Mazariegos G, Wu T, Murase N, et al. Clinical intestinal transplantation: a decade of experience at a single center. Ann Surg. 2001;234:404–16. discussion 16–7.
9. Abu-Elmagd KM, Costa G, Bond GJ, Soltys K, Martin L, Koritsky DA, et al. A decade of experience with a single dose of rabbit anti-thymocyte globulin or alemtuzumab pretreatment for intestinal and multivisceral transplantation. Clin Transpl. 2012:155–66.
10. Alican F, Hardy JD, Cayirli M, Varner JE, Moynihan PC, Turner MD, et al. Intestinal transplantation: laboratory experience and report of a clinical case. Am J Surg. 1971;121:150–9.
11. Lillehei RC, Idezuki Y, Kelly WD, Najarian JS, Merkel FK, Goetz FC. Transplantation of the intestine and pancreas. Transplant Proc. 1969;1:230–8.
12. Okumura M, Fujimura I, Ferrari AA, Nakiri K, Lemos PC, de Andrea EA, et al. Transplantation of the small intestine. Case report. Rev Hosp Clin Fac Med Sao Paulo. 1969;24:39–54.
13. Fortner JG, Sichuk G, Litwin SD, Beattie Jr EJ. Immunological responses to an intestinal allograft with HL-A-identical donor-recipient. Transplantation. 1972;14:531–5.
14. Olivier C, Rettori R, Baur O, Roux J. Orthotopic homotransplantation of the small intestine and of the right and transverse colon in man. J Chir (Paris). 1969;98:323–30.
15. Tattersall C, Gebel H, Haklin M, Hartsell W, Williams J. Lymphocyte responsiveness after irradiation in canine and human intestinal allografts. Curr Surg. 1989;46:16–9.
16. Goulet O, Revillon Y, Nezelof C, Cerf-Bensussan N, Gallix P, Pellerin D, et al. Intestinal transplantation in children. Arch Fr Pediatr. 1988;45 Suppl 1:735–9.
17. Schroeder P, Deltz E, Seifert J, Sandforth F, Thiede A. Absorptive capacity of the transplanted small bowel. Gut. 1987;28(Suppl):275–9.
18. Grant D, Sommerauer J, Mimeault R, Garcia B, Ghent C, Zhong R, et al. Treatment with continuous high-dose intravenous cyclosporine following clinical intestinal transplantation. Transplantation. 1989;48:151–2.
19. Deltz E, Schroeder P, Schweizer E, Gundlach M, Gebhardt H, Hansmann ML. Small intestine transplantation—a causal therapy in short bowel syndrome. Schweiz Rundsch Med Prax. 1990;79:1586–8.
20. Goulet O, Jan D, Sarnacki S, Brousse N, Colomb V, Salomon R, et al. Isolated and combined liver-small bowel transplantation in Paris: 1987-1995. Transplant Proc. 1996;28:2750.
21. Wallander J, Dahlstrom KA, Ericzon BG, Duraj F, Meurling S. Transplantation of the small intestine. A therapeutic alternative. Lakartidningen. 1995;92:1099–102.
22. Todo S, Tzakis A, Reyes J, Abu-Elmagd K, Casavilla A, Nour BM, et al. Clinical small bowel or small bowel plus liver transplantation under FK 506. Transplant Proc. 1991;23:3093–5.

23. Starzl TE, Rowe MI, Todo S, Jaffe R, Tzakis A, Hoffman AL, et al. Transplantation of multiple abdominal viscera. JAMA. 1989;261:1449–57.

24. Grant D, Wall W, Mimeault R, Zhong R, Ghent C, Garcia B, et al. Successful small-bowel/liver transplantation. Lancet. 1990;335: 181–4.

25. Williams JW, Sankary HN, Foster PF, Loew JM, Goldman GM. Splanchnic transplantation. An approach to the infant dependent on parenteral nutrition who develops irreversible liver disease. JAMA. 1989;261:1458–62.

26. Margreiter R, Konigsrainer A, Schmid T, Koller J, Kornberger R, Oberhuber G, et al. Successful multivisceral transplantation. Transplant Proc. 1992;24:1226–7.

27. Todo S, Tzakis AG, Abu-Elmagd K, Reyes J, Nakamura K, Casavilla A, et al. Intestinal transplantation in composite visceral grafts or alone. Ann Surg. 1992;216:223–33. discussion 33–4.

28. Grant D, Abu-Elmagd K, Reyes J, Tzakis A, Langnas A, Fishbein T, et al. 2003 report of the intestine transplant registry: a new era has dawned. Ann Surg. 2005;241:607–13.

29. Fishbein TM, Kaufman SS, Florman SS, Gondolesi GE, Schiano T, Kim-Schluger L, et al. Isolated intestinal transplantation: proof of clinical efficacy. Transplantation. 2003;76:636–40.

30. Farmer DG, McDiarmid SV, Yersiz H, Cortina G, Vargas J, Maxfield AJ, et al. Outcomes after intestinal transplantation: a single-center experience over a decade. Transplant Proc. 2002;34:896–7.

31. Abu-Elmagd KM, Costa G, Bond GJ, Wu T, Murase N, Zeevi A, et al. Evolution of the immunosuppressive strategies for the intestinal and multivisceral recipients with special reference to allograft immunity and achievement of partial tolerance. Transpl Int. 2009;22:96–109.

32. Starzl TE, Zinkernagel RM. Transplantation tolerance from a historical perspective. Nat Rev Immunol. 2001;1:233–9.

33. Starzl TE, Murase N, Abu-Elmagd K, Gray EA, Shapiro R, Eghtesad B, et al. Tolerogenic immunosuppression for organ transplantation. Lancet. 2003;361:1502–10.

34. Tzakis AG, Kato T, Levi DM, Defaria W, Selvaggi G, Weppler D, et al. 100 multivisceral transplants at a single center. Ann Surg. 2005;242:480–90. discussion 91–3.

35. Tzakis AG, Kato T, Nishida S, Levi DM, Madariaga JR, Nery JR, et al. Preliminary experience with campath 1H (C1H) in intestinal and liver transplantation. Transplantation. 2003;75:1227–31.

36. Registry IT. Bi-annual report. Toronto, ON: Intestinal Transplant Association; 2012.

37. Abu-Elmagd KM, Kosmach-Park B, Costa G, Zenati M, Martin L, Koritsky DA, et al. Long-term survival, nutritional autonomy, and quality of life after intestinal and multivisceral transplantation. Ann Surg. 2012;256:494–508.

38. Nucci AM, Strohm S, Squires RH, Mazariegos GV, Sun Q, Sindhi R. Growth pre- and postimplementation of a steroid-free induction protocol in a large pediatric intestinal transplant population. J Pediatr Gastroenterol Nutr. 2011;52:601–6.

39. Rovera GM, Schoen RE, Goldbach B, Janson D, Bond G, Rakela J, et al. Intestinal and multivisceral transplantation: dynamics of nutritional management and functional autonomy. J Parenter Enteral Nutr. 2003;27:252–9.

40. Sudan D, Iyer K, Horslen S, Shaw Jr B, Langnas A. Assessment of quality of life after pediatric intestinal transplantation by parents and pediatric recipients using the child health questionnaire. Transplant Proc. 2002;34:963–4.

41. Ngo KD, Farmer DG, McDiarmid SV, Artavia K, Ament ME, Vargas J, et al. Pediatric health-related quality of life after intestinal transplantation. Pediatr Transplant. 2011;15:849–54.

42. Matarese LE, Costa G, Bond G, Stamos J, Koritsky D, O'Keefe SJ, et al. Therapeutic efficacy of intestinal and multivisceral transplantation: survival and nutrition outcome. Nutr Clin Pract. 2007;22:474–81.

43. Rovera GM, DiMartini A, Schoen RE, Rakela J, Abu-Elmagd K, Graham TO. Quality of life of patients after intestinal transplantation. Transplantation. 1998;66:1141–5.

44. Rovera GM, DiMartini A, Graham TO, Hutson WR, Furukawa H, Todo S, et al. Quality of life after intestinal transplantation and on total parenteral nutrition. Transplant Proc. 1998;30:2513–4.

45. DiMartini A, Rovera GM, Graham TO, Furukawa H, Todo S, Funovits M, et al. Quality of life after small intestinal transplantation and among home parenteral nutrition patients. J Parenter Enteral Nutr. 1998;22:357–62.

46. O'Keefe SJ, Emerling M, Koritsky D, Martin D, Stamos J, Kandil H, et al. Nutrition and quality of life following small intestinal transplantation. Am J Gastroenterol. 2007;102:1093–100.

47. Pironi L, Baxter JP, Lauro A, Guidetti M, Agostini F, Zanfi C, et al. Assessment of quality of life on home parenteral nutrition and after intestinal transplantation using treatment-specific questionnaires. Am J Transplant. 2012;12 Suppl 4:S60–6.

48. Idoate MA, Martinez AJ, Bueno J, Abu-Elmagd K, Reyes J. The neuropathology of intestinal failure and small bowel transplantation. Acta Neuropathol. 1999;97:502–8.

49. Dekaban AS. Changes in brain weights during the span of human life: relation of brain weights to body heights and body weights. Ann Neurol. 1978;4:345–56.

50. El-Tatawy S, Badrawi N, El Bishlawy A. Cerebral atrophy in infants with protein energy malnutrition. AJNR Am J Neuroradiol. 1983;4:434–6.

51. Kawakubo K, Iida M, Matsumoto T, Mochizuki Y, Doi K, Aoyagi K, et al. Progressive encephalopathy in a Crohn's disease patient on long-term total parenteral nutrition: possible relationship to selenium deficiency. Postgrad Med J. 1994;70: 215–9.

52. Martinez AJ. The neuropathology of organ transplantation: comparison and contrast in 500 patients. Pathol Res Pract. 1998; 194:473–86.

53. Small SL, Fukui MB, Bramblett GT, Eidelman BH. Immunosuppression-induced leukoencephalopathy from tacrolimus (FK506). Ann Neurol. 1996;40(4):575–80.

54. Kulick D, Deen D. Specialized nutrition support. Am Fam Physician. 2011;83:173–83.

55. Duffy JP, Kao K, Ko CY, Farmer DG, McDiarmid SV, Hong JC, et al. Long-term patient outcome and quality of life after liver transplantation: analysis of 20-year survivors. Ann Surg. 2010;252:652–61.

# 39 技术创新与内脏移植

Masato Fujiki, Koji Hashimoto, Ajai Khanna, Cristiano Quintini, Guilherme Costa, and Kareem Abu-Elmagd

## 引言

在过去的二十年中,肠道和多器官移植后的结果改善是多种因素作用的结果,包括手术技术的创新[1-3]。随着实用性的增强,器官移植已成功用于不同类型的不可逆胃肠功能衰竭患者。因此,不同组合的整体腹腔脏器移植的使用更为频繁[4,5]。

所有不同类型的含移植物的小肠可以分为 3 个主要原型:“离体肠”“肝肠 ”和“多器官”移植。从历史上看,术语“离体肠”和“多器官”移植起源于半个多世纪以前,由 Lelihie 和 Starzl 等提出。第三个原型“肝肠”最近由格兰特等提出[5,6](图 39. 1)。随着技术持续进步,这些同种异体移植组合的命名引起了一些困惑[7]。尽管肠是同种异体移植物的核心,“多器官”一词是含有胃的同种异体移植物的独特命名。在多脏器移植中,“完整的”含有同种异体肝脏,而“改良的”不含。次级器官包括结肠和胰十二指肠复合体,无论有无脾脏。结肠可以保留在任何三种类型的内脏同种异体移植物中。胰十二指肠复合体通常是肝肠移植的一部分,可以添加到需要联合肠道和胰腺移植的患者的肠道移植物中[8,9]。

我们在这里描述这三个主要的内脏移植原型,并讨论供体和受体中最相关的技术改进。

<table>
<tr><th colspan="4">主要类型</th></tr>
<tr><th>肠</th><th>肝肠联合[1]</th><th colspan="2">多器官</th></tr>
<tr><td rowspan="3">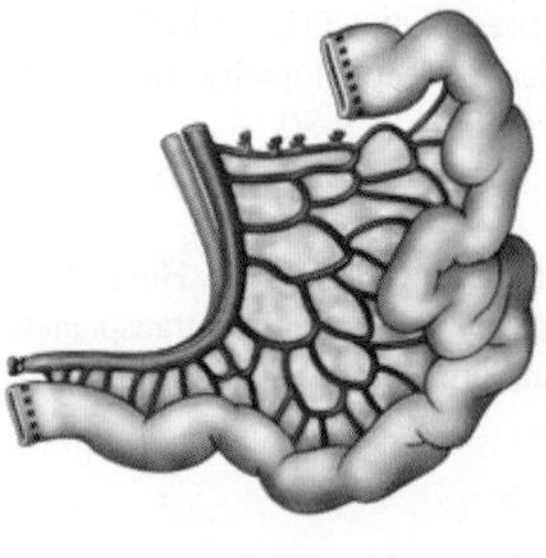</td><td rowspan="3">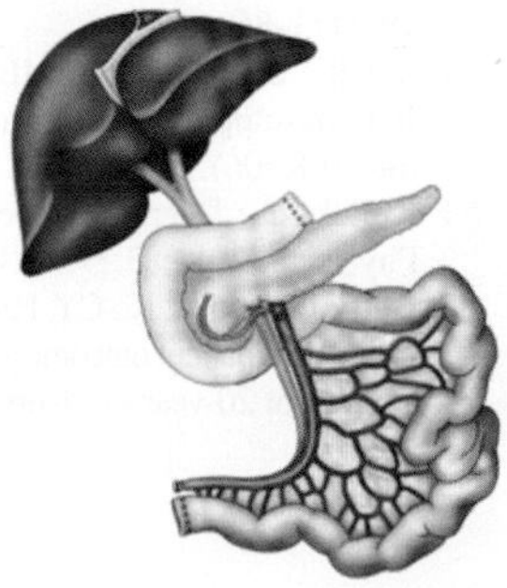</td><td>完整的</td><td>改良的</td></tr>
<tr><td>胃+十二指肠+胰+肠+肝</td><td>胃+十二指肠+胰+肠</td></tr>
<tr><td>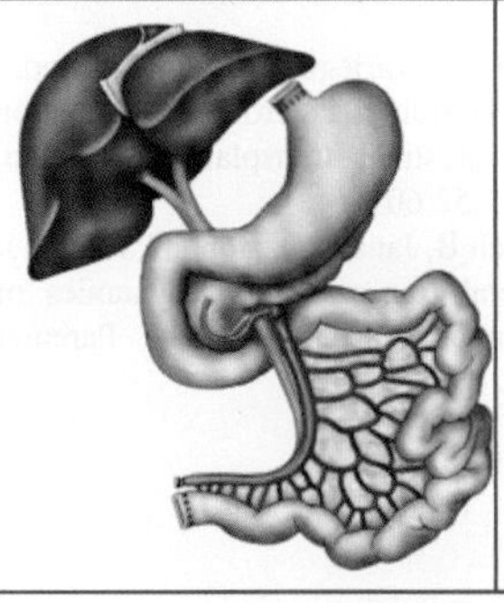</td><td>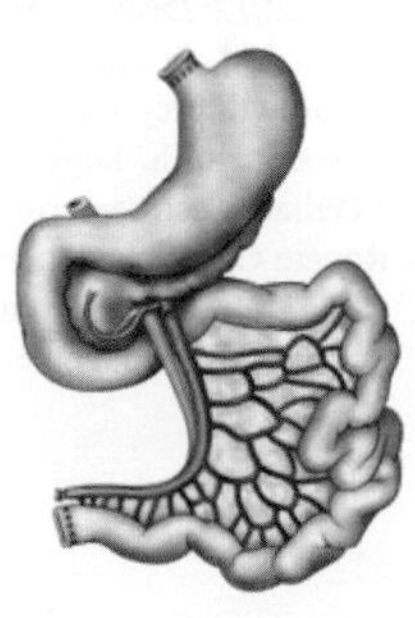</td></tr>
<tr><th colspan="4">亚型(描述性)[2]</th></tr>
<tr><td>• 单独的肠<br>• 与大肠和/或胰腺联合</td><td>• 与结肠和/或肾联合</td><td colspan="2">• 与结肠和/或肾联合<br>• 保留胰十二指肠复合体和/或脾脏</td></tr>
<tr><td colspan="4">[1]包含胰十二指肠复合体是可选的并且由于技术原因常使用<br>[2]可选或有医疗指示</td></tr>
</table>

图 39. 1 内脏移植的原型和亚型

## 同种异体移植的选择

### 离体肠移植

对于没有肝硬化的肠衰竭患者来说,离体肠移植是合适的选择。轻度至中度肝功能不全与门静脉肝纤维化不是孤立肠移植的禁忌证,尤其是无合成或血管代偿失调的患者。离体肠道移植在成人中使用更频繁(55%),高于儿童(37%)[2]。部分原因可能是在成人中,与肠外营养总量相关的终末期肝病的发病率较高,所以儿童联合肝肠移植的需求更大。

这种类型的移植的适应证可以分为短肠综合征、运动障碍、吸收不良综合征和胃肠道肿瘤疾病。伴有胰腺功能不全和肠功能衰竭的患者,如囊性纤维化、慢性胰腺炎或糖尿病患者,可以考虑肠和胰腺移植[10]。

### 肝肠联合移植

肝肠联合移植通常适用于因长期肠外营养而出现终末期肝病的肠功能衰竭患者[10,11]。也适用于肝功能衰竭合并门静脉血栓形成、单纯肝移植术在技术上不可行的患者。

器官可以同时或相继的方式移植。整块同种异体移植物包括胰十二指肠轴以及肝和小肠,以维持胃肠道的连续性和轴向血液供应的完整性。需要联合应用肝脏和肠道移植的小儿或小患者可能受益于"肝脏缩小"的小肠移植[12]其中可能包括肝左叶、右叶或延长的右叶(图39.2)。

2009 年,相关研究[3] 提出"多米诺骨牌移植手术"概念。即经过单独的小肠移植后反复发生慢性排斥反应的患者,即使他们有一个功能完好的肝脏,也会接受来自同一供体的肝脏-肠联合移植。受体的自身肝脏将给予另一个仅需肝移植的候选者。

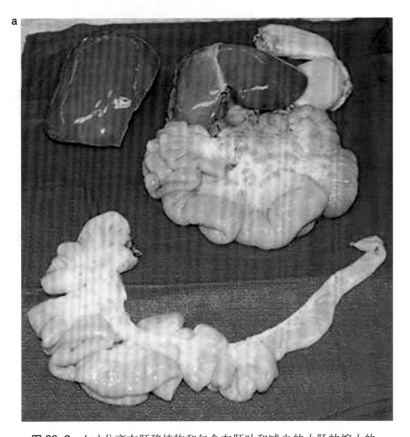

图 39.2 (a)分离右肝移植物和包含左肝叶和减少的小肠的缩小的多器官移植物。(b)分离右三段肝移植和整块复合左外侧肝段和肠道移植,包含肠系膜上动脉和腹腔动脉的腹主动脉壁。单个的腹主动脉壁与背部的供体胸主动脉管道吻合。将动脉和静脉移植物分离至右侧三角瓣肝叶。IVC,下肝静脉;RPV,右门静脉;RHA,右肝动脉;RHD,右肝管;CBD 总胆管;PV,门静脉;HA,肝动脉;CA,腹腔动脉;SMA,肠系膜上动脉;SMV,肠系膜上静脉

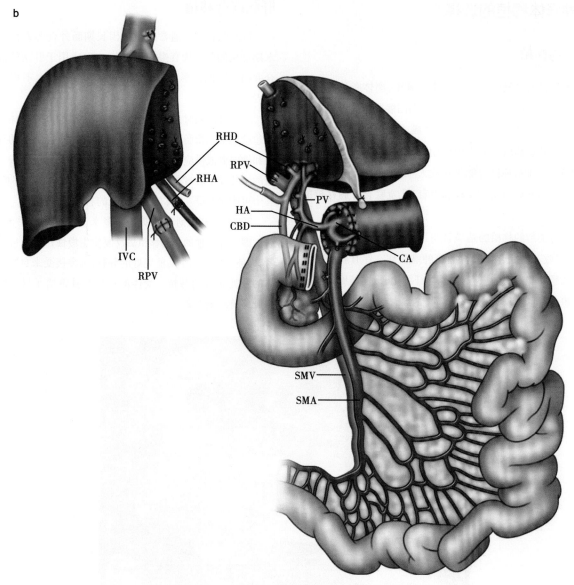

图 39.2( 续 )

## 多器官移植

完整或改良的多器官移植占成人肠道移植的 24% 和小儿肠道移植的 13%[10,13]。适用于腹部病理复杂的患者,包括大量胃肠息肉病、腹部脏器创伤性损伤、腹部广泛硬纤维瘤、局部侵袭性非转移性肿瘤、晚期广泛性中空内脏肌病/神经病变,以及伴有肝功能失代偿的内脏动脉或门静脉系统的完全血栓形成[3]。

从免疫学观点来看,多脏器或联合肝肠移植相对于离体肠移植可能具有优势。有研究报道,与无肝移植相比,联合肝移植的长期效果更好[3],这主要与伴随移植的肝脏的免疫保护作用有关。这一观察可以由最近公布的数据部分解释,即含肝脏的同种异体移植物与预先形成的同种异体抗体的显著清除和新的供体特异性抗体的低诱导在包含肝

脏的同种异体移植物中更好的存活相关[14]。同时,该研究显示同种抗体在慢性脏器移植物损伤中有重要作用,肝脏对于结果不太好的具有持续同种异体抗体的受体有免疫保护性。

## 供者手术

### 供者标准

在含肠移植中,最佳的供体选择对于成功的移植至关重要。长时间缺氧和对高剂量或多次正性肌力药的需求会影响内脏移植物的质量。其他重要的因素包括移植物尺寸差异,特别是对于失去腹部区域或大部分腹壁的受体。配合同种异体移植的努力,加大腹部的区域,包括腹

壁移植和组织扩张器在皮下层的移植前实施,以促进移植物覆盖新产生的腹壁[12,15,16]。从同一供者获得动脉和静脉血管段以促进同种异体移植是必需的。因此,迅速启动与其他腹腔器官共享程序的沟通对于顺利恢复是必不可少的。

## 手术过程

随着器官捐赠与需求数量之间的差距越来越大,需要手术来为等待器官移植的患者获取肝脏、胰腺和肠道移植等多器官[4]。器官检索技术的发展使得这些器官可以在3个不同的受体之间共享(图39.3)。对保存肝功能的患者进行多器官移植时,改进的技术可以将供体的肝脏用于第一个受体,并将剩余的内脏器官用于第二个患者(图39.4)。术语"改良的"的多组织移植在1993年首次引入,最近由资深作者发表[17-19]。

进入腹腔后,应仔细检查肠道。脂肪组织较薄的肠系膜是最优的,因为脂肪成分易发生缺血再灌注损伤,导致移植后的脂肪坏死和随后的肠系膜硬化。肠腔内积气或门静脉内有气体是不能接受移植的。检查髂动脉和静脉是否适合插入移植物。一旦发现器官的质量满足移植的要求,让捐献者和受体进行直接交流,使受体手术冷缺血时间降至最低。

器官获取的第一步是用卡特尔(Cattel)操作进行器官解剖,以移动小肠和升结肠,促进腔静脉和主动脉的暴露[20,21]。左肾静脉通过肠系膜上动脉(superior mesenteric artery,SMA)来识别。然后,腹主动脉向远端环绕,以便最终插入输液插管。腹主动脉也被围住以便于之后使用十字夹钳。

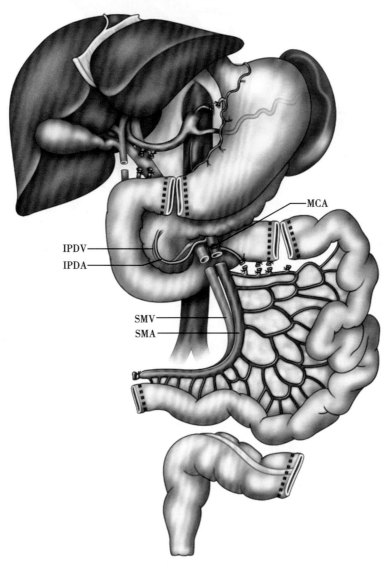

图39.3 肠道移植物的原位分离和肠系膜上蒂的解剖。通过在结扎的中间结肠动脉(MCA)水平以下限制肠系膜上血管(SMV,SMA)的解剖注意保留胰十二指肠下动脉(IPDA)和胰十二指肠下静脉(IPDV)

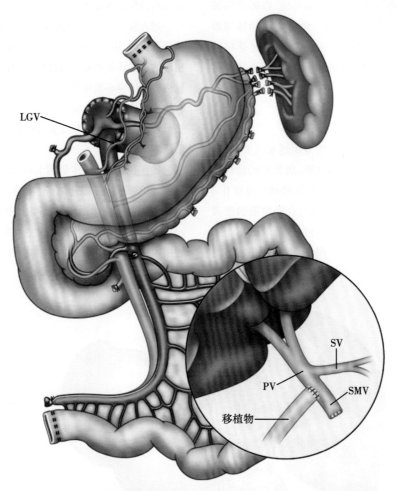

图 39.4　改良的多器官移植物包含胃、十二指肠、胰腺和小肠。注意保留
的胃网膜和左侧包括胃左静脉(LGV)在内的胃蒂。插图:通过使用供体髂
总静脉作为延伸移植物而不损害移植物植入期间的受体门静脉血流,将复
合内脏移植物静脉引流至受体肠系膜上静脉(SMV)残端侧。PV,门静脉;
SV,脾静脉

在结肠和肠从腹膜后分离出来后,当供体结肠不与内
脏器官一起采集时,回肠在回盲瓣附近与胃肠吻合器分开。
取下升结肠和横结肠血管,将升结肠和横结肠与回结肠血
管分离。手术的其余步骤由所需内脏同种异体移植物的类
型决定。该手术的其余步骤取决于所需的内脏同种异体移
植物的类型。

**离体肠道移植**

肠系膜下静脉中断后,在 Treitz 韧带处切断近端空肠。
此时,肠仅通过肠系膜上血管蒂[包括 SMA 和肠系膜上静
脉(superior mesenteric vessel,SMV)]附着于供体。通过横
向分开肠系膜根部的前腹膜鞘暴露这些血管,远离结扎的
中间疝血管水平。

当将胰腺移植给另一个受体时,胰十二指肠下动脉需
要保留用于胰腺移植,而胰十二指肠下动脉起源于中央动
脉起源的近端[4]。因为在移除供体肝移植物时切断胃十二
指肠动脉,胰十二指肠下动脉损伤会导致胰头坏死。为了

保持胰头足够的血流供应,肠系膜上动脉将远离胰十二指
肠下动脉的起源。由于前几对空肠动脉分支可能起源于胰
十二指肠下动脉近端的肠系膜上动脉,可能需要牺牲这些
近端空肠分支。

当不分离胰腺时,可以分离肠系膜血管的大量小静脉和
胰支动脉,以获得更长的肠系膜血管主干。进一步的细致解
剖使得门静脉的脾脏汇合。交叉钳夹和冷冲洗后,肠系膜上
动脉在其起源处被横切,肠系膜上静脉在脾汇合处被横切。

**肝肠联合移植**

在循环恢复的初始阶段,应仔细操作肝脏和小肠,并与
其中央血管结构一起解剖[6,22,23]。在幽门远端的十二指肠
球部切断同种异体移植物的近端。采用肝肠联合移植,全
程保存供体胰十二指肠复合体,消除了胆道重建的需要,保
持了供血的连续性。

在解剖的低温阶段,肝移植物取回关键的最后一步是
切除包含腹主动脉壁和主动脉壁肠系膜上动脉的腹主动脉

壁,同时不影响肾动脉[4]。通过小心地将主动脉前壁从其尾部打开到肠系膜上动脉的根部,腹主动脉和肠系膜上动脉以及双肾动脉的起源可以很容易地从主动脉管腔内观察到。在明确识别和保护双肾动脉之后,可以安全地改变腹主动脉壁。

### 完整的多器官

从隔膜和腹膜后进行肝、胃、十二指肠、肠、胰和脾的整块切除。待恢复的移植物可以根据患者的需要进行修整,排除肝脏或包含肾脏。分隔膈肌后,固定腹部食管。对胸主动脉和腹主动脉中一段很长的部分与包含腹腔轴和肠系膜上动脉的腹主动脉壁进行连续回收。

### 改良的多器官

获得改良多器官移植物的过程在动脉异常时应中止,因为这有可能潜在地危及分离肝同种异体移植物的血管流入[19]。考虑到合理成本计划,在供体评估时可以考虑 CT 血管造影。然而,在大多数情况下,往往是在捐献手术中决定将肝脏和改良多器官移植物捐给两个不同的受体。当替换的或副右和/或左肝动脉出现时,这个决定是根据肝脏外科医生的决定,即副肝动脉是否可以被舍弃或与主肝动脉的分支重造。术前 CT 血管造影或术中超声检查副血管可以帮助判断。

类似于完整的多器官取用,腹部器官的整体解剖是在切断腹部食管后进行的。肝移植物在原位或后台分离。肝动脉在肝总动脉被水平切断,胃十二指肠动脉也被分离。将胆管在十二指肠上方 5~10mm 横切,以便在接受原发性胰十二指肠切除术的患者中进行重建。门静脉在脾静脉汇合处上方 5~10mm 处横切,以允许受体-门静脉吻合[4]。同种异体脾切除术在背部进行。必须注意避免同种异体脾切除术中胰尾的损伤。有部分人提倡用复合同种异体移植物保存供体脾脏[9,24]。

### 介入血管移植物

完成内脏器官取出后,必须获得完整的动脉和静脉移植物[6,20,21]。髂静脉通常用作介入静脉移植物,与供体肠系膜上静脉吻合,用于静脉引流。髂动脉和颈动脉放置在受体主动脉上,是离体肠移植物植入的理想管道。

通过肝肠联合或多脏器联合移植,胸/腹主动脉的一长段与腹腔动脉和肠系膜上动脉的起点相连。准备的一部分主动脉管道将被放置在受体的主动脉上,而另一部分作为与腹腔干和肠系膜上动脉共同的腹主动脉壁吻合的单个动脉导管在背部使用。

# 受体手术

## 两阶段方法

为了准备内脏移植,越来越多地利用第一阶段的手术

探索。该方法的主要目的是通过手术根除腹腔内感染,包括修复瘘管和恢复胃肠道连续性。转诊时,患者通常有腹腔内感染,包括肠泄漏、脓肿、肠外瘘、感染的异物,包括腹疝网、通气管引流时有菌落多耐药生物。由于内脏移植后需要大量免疫抑制维持,成功治疗这些感染对于良好的预后是必要的。

初始手术探索另一个有价值的目的是恢复胃肠的连续性。重建前肠和中肠,特别是做过减肥手术的患者,通过回收原生胃组织减少了复合内脏同种异体移植物的需要,在包括肠延长在内的康复手术成功后,可以在某些病例中免除孤立肠道移植的需要。

当自主功能目标无法实现时,上消化道连续性的恢复暂时改善了生活质量,更重要的是减少了大多数情况下仅需肠的同种异体移植时所需的内脏器官数量(图 39.5)。因此,来自同一供体的胰腺可以被回收并用于另一个受体。该技术的另一个重要优势是利用原生导管作为因移植失败而需要同种异体移植切除术患者的单腔造口。

## 原生器官的取出

摘除患病的原生器官是受体移植手术的第一步,主要由根本的内脏病理程度决定。在移植时,除了动力障碍,大多数受体已经失去了大部分肠道功能,可能需要完成肠切除术。此外,接受肝脏和肠道移植的受体需要切除全肝。门静脉解剖后,通过腔静脉分流器,减少剩余的左上腹器官压力,包括胃、十二指肠、胰腺和脾脏。通过改良或完整的多器官移植,原生器官可以整体或零碎地移除。常用的去脏技术包括以下步骤[19]:

1. 如果有相关指征,完成残余小肠和结肠切除手术。通过改良的多器官移植,保存对肝脏的血液供应是至关重要的,避免损伤任何血管,包括取而代之的来源于肠系膜上动脉的肝右动脉。

2. 采用多器官移植,次全胃切除术是在胃食管连接处下方 3~5 厘米处切断胃。采用改良的多器官移植术,可能起源于左侧胃动脉的左副肝动脉,其位置靠近胃壁应小心切开保留。

3. 需要胰十二指肠切除术时,无论是否保存脾脏,胰腺十二指肠复合体应从腹膜后分离。然后解剖并横切胆总管和胃十二指肠动脉。分别结扎脾动脉和静脉以完全去除十二指肠、胰腺和脾脏。对于保留脾脏的胰十二指肠切除术(spleen-preserving pancreaticoduodenectomy, SPPD),胰头在门静脉汇合处的前方横切。随后两部分胰腺都被移除。分别结扎脾动脉和静脉的所有分支。

4. 完整的多组织移植,肝切除是通过结扎和分离所有短肝静脉进行背驮式技术,保留肝动脉和门静脉,直到完成修整手术,以减少无肝期的时间。

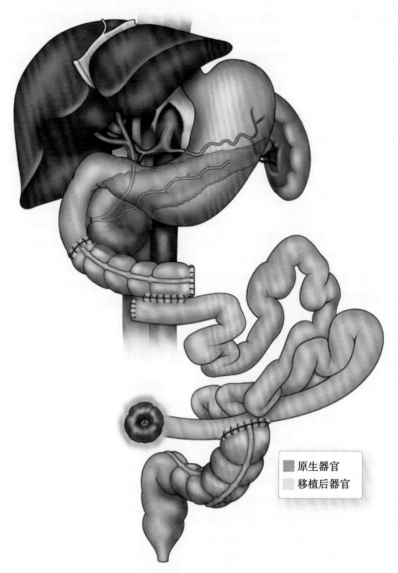

图 39.5　结肠介入和肠道移植。患有中肠扭转的患者,接受全十二指肠残端切除术。转诊时,在十二指肠乳头附近进行十二指肠结肠吻合术。恢复后,患者进行离体肠道移植,无须使用胃或十二指肠同种异体移植,利用结肠段作为原十二指肠和近端同种异体移植空肠之间的内脏管道。然后将同种异体移植物末端回肠吻合到其余结肠的远端

## 内脏器官移植

### 血管重建

#### 介入血管移植

在将内脏同种异体移植物移植到手术区域之前,在受体中原位放置自由供体动脉和静脉导管的技术,在首次引入后被更多人使用。该技术避免了内脏器官在周围狭窄的空间内工作,有助于安全的血管重建,因为同种异体移植的植入时间较短[6](图 39.6)。

#### 动脉血流

独立小肠移植,髂或颈动脉移植物以端对端的方式置于原主动脉上。在植入肠道期间,动脉移植物与肠的肠系膜上动脉吻合。

采用复合内脏移植,腹主动脉和肠系膜上动脉的主动脉起点均被整块取回,并构建为单一腹主动脉壁。然后利用供体胸主动脉的一段,将腹主动脉壁在背部与单个动脉导管吻合。在某些情况下,将分叉的髂总动脉移植物与用于整体肠和胰腺移植的背部内脏移植物的脾动脉和肠系膜上动脉吻合(图 39.7)。在植入内脏器官之前,另一个供体主动脉导管以末端给药方式与受体的上躯体或肾下主动脉吻合。最后通过吻合两个主动脉导管完成动脉重建(图 39.8)。

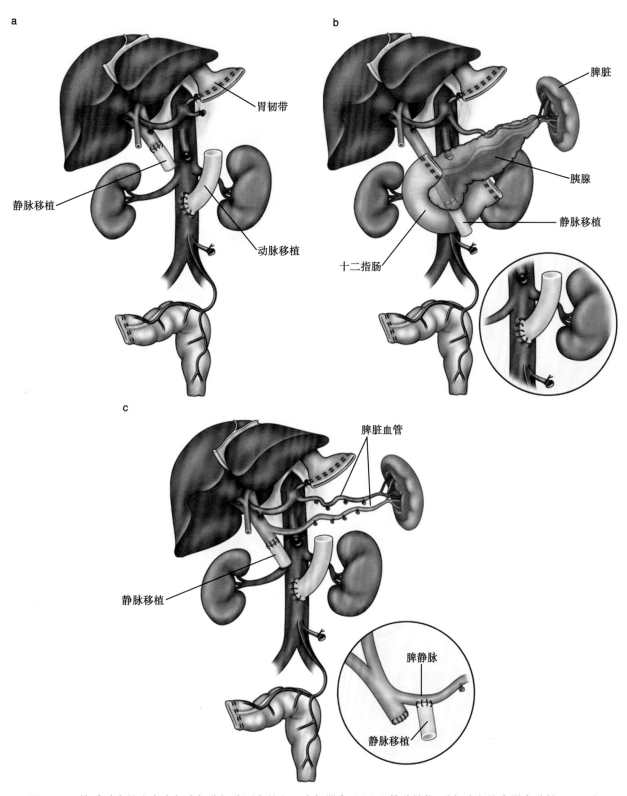

**图 39.6** 接受手术的患者全部或部分切除原有的左上腹部器官,置入血管移植物,进行改良的多器官移植。( a )主要内脏切除术包括胃全切除术、肠全切除术和胰十二指肠切除术。( b )保留脾胰十二指肠复合体。( c )胰十二指肠切除保留原脾脏

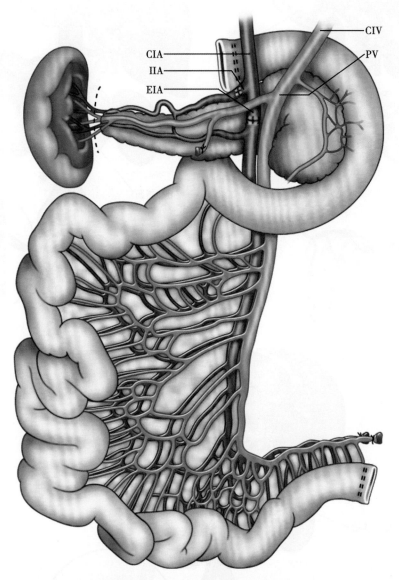

**图 39.7**　后台血管重建的具有分叉的髂动脉移植物和髂总静脉移植物的
复合肠-胰同种异体移植物。CIA,髂总动脉;CIV,髂总静脉;EIA,髂外动脉;
IIA,髂内动脉;PV,门静脉

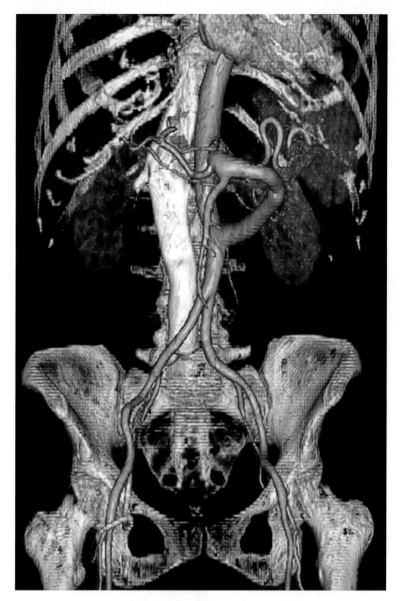

图 39.8 包含腹腔动脉和肠系膜上动脉的腹主动脉壁单个共同导管的肾下主动脉移植物的 3D 计算机断层扫描

**静脉流出**

无肝内脏移植物如离体肠和改良多脏器的静脉流出可通过门静脉或全身引流建立。门脉引流被认为比腔静脉引流更符合生理特征,各种动物模型支持了这一观点,这些动物模型显示肝脏的最佳结构和功能取决于激素(尤其是胰岛素)、营养物质和内脏静脉血中的其他物质[25]。因此,将来自肝脏的肝脏营养因子转移到门静脉可引起肝萎缩和肝功能受损。因此,如果技术上可行,我们会尝试门静脉引流策略。

髂静脉通常被用作受体肝门、肠系膜上静脉或脾静脉端对端或端对侧的插入移植物。对于腔静脉引流,将介入静脉移植物放置在受体肾下腔静脉、肾静脉或髂静脉。

包含肝脏的内脏同种异体移植,受体和供体腔静脉之间主要采用背驮式技术创建静脉流出。通过肝肠联合移植,在原生门静脉和下腔静脉之间进行永久的门腔静脉分流。

# 胃肠道连续性恢复

离体肠道移植中,在残留的肠的远端和移植的空肠之间进行近端吻合。采用完全或改良的多器官移植,将残留的受体胃韧带或食管腹腔段与供体胃的前壁吻合。由于胃去神经支配而进行了幽门成形术。用肝肠移植和保留整块胰十二指肠复合体,在十二指肠空肠交界处将自体的十二指肠或空肠与同种异体移植空肠吻合口吻合。在残留结肠直肠段的受体中进行后肠重建,建立回肠造口。既往直肠结肠切除术的患者接受了回肠末端造口术。

胃肠连续性的恢复接受过多种改良。采用改良的多器官移植技术,进行完全去内脏或保留脾脏的胰十二指肠切除术(SPPD)的受体需要行胆管吻合重建。对于保留自体十二指肠胰腺复合体的患者,原生和移植的十二指肠以背驮式方式吻合[18]。该技术适用于胃肠末端运动障碍的假性梗阻综合征患者。缩短保留的十二指肠,以避免节段性运动障碍。

最近引入了一种创新的括约肌保护拖出技术。该方法在克罗恩病患者中应用,先进行全直肠结肠切除术,并使用整块结肠和小肠移植保留肛门括约肌[26,27](图39.9)。结肠与小肠整体获取,保留绞窄的中段肠,在结肠肠系膜下动脉起源处进行结扎。保持右侧结肠动脉和结肠边缘动脉拱廊对于保持结肠移植物的远端供血充足至关重要。移植后24~48小时,经直肠肛门解剖完成拖出手术,保留肛门内外括约肌。在同种异体移植结肠和受体肛门边缘之间建立吻合。该技术具有改善保留肛门括约肌患者的同种异体移植物吸收功能和提高其生活质量的潜力。

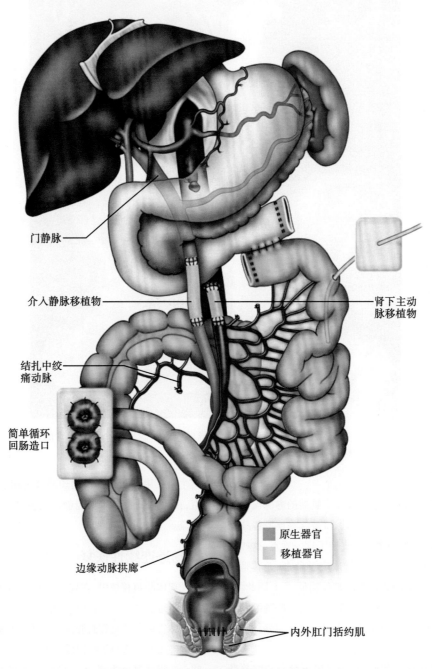

门静脉

介入静脉移植物

结扎中绞痛动脉

简单循环回肠造口

边缘动脉拱廊

肾下主动脉移植物

内外肛门括约肌

原生器官
移植器官

图 39.9　后肠拖出重建与整块结肠和肠道移植

## 腹壁重建

　　腹壁闭合是内脏移植中最具挑战性的技术问题之一[6,16,17,28]。腹壁完全闭合的极端困难之处在于腹部区域的明显缺损,缺损由先前的全肠切除、多发肠外瘘并存以及因硬纤维瘤引起的腹壁切除等多次腹部手术造成。腹壁不能闭合导致了高移动性和死亡率。

　　移植前植入组织扩张器有助于增加腹壁皮肤的表面积[15]。在移植时[15],比例较小的器官供体,减少移植物,有

或没有成分分离技术的皮肤闭合,肌皮瓣和具有网状或其他组织的筋膜闭合都可以考虑接纳。作为非血管化组织同种异体移植,也有使用来自同一供体的直肌筋膜的报告[29]。

　　腹壁闭合的新方法之一是同时移植腹壁[28,30]。采用外髂血管进行腹直肌腹壁移植。重建移植内脏同种异体移植血管后开始腹壁植入。腹壁供血来源于供者腹壁动脉,可用显微镜吻合腹壁上动脉[30](图 39.10a)。或者,供体上腹血管与植入受体髂骨血管的外部髂血管连接[28](图39.10b)。

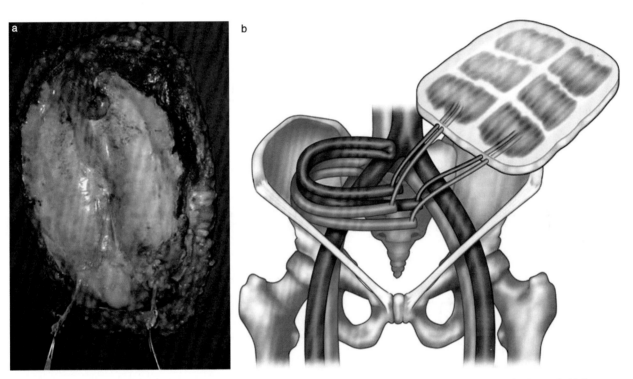

**图 39.10** 　（a）与双侧上腹椎弓根分离的腹壁移植物（reprinted from Cipriani R，Contedini F，Santoli M，et al. Abdominal wall transplantation with microsurgical technique. Am J Transplant 2007；7：1304-7；with permission）；（b）供体腹壁血管与髂外血管连续取回,吻合于受体的髂总血管

　　腹壁移植是一种新颖、可行的技术,但由于技术的复杂性和潜在的术后并发症,在社区中尚未普及。在许多高体量中心,大部分同种异体移植是通过小尺寸捐献者的合理选择而非大的自体或异体腹壁重建,并且通过简单的腹壁皮肤闭合术术中静脉液体复苏。

## 手术改良的治疗优势

　　技术的改进提高了不同类型内脏移植的效果。采用改良的多器官移植,供体肝脏可用于另一个终末期肝病患者。保留原脾脏胰十二指肠复合物提高了存活率,降低了 PTLD 的风险[19,31-33](图 39.11)。保留胰十二指肠复合体的另一个重要优点是提高了手术技术的可行

性和安全性,增加了长期优势。通过保留十二指肠尾部、十二指肠和同种异体十二指肠或空肠之间的吻合方式很容易建立胆道引流,因此消除了胆道并发症。另外,胰岛细胞量增加,钙调神经磷酸酶抑制剂和类固醇诱导的糖尿病风险降低。随着无肝移植门静脉引流的采用,保持嗜肝因子向原生肝脏的适当递送具有不同的生理和免疫学优势。

　　对于那些需要切除胰十二指肠的患者,包括具有十二指肠腺瘤严重发育不良的加德纳综合征患者[18,34-37],常见做法是保存原来的脾脏[32,33](图 39.6c)。公布的数据显示,患者生存率提高,PTLD 和 GVHD 风险降低(图 39.12)。由于其生理和免疫治疗的优势,应始终努力保留各种类型内脏移植中的原脾脏。

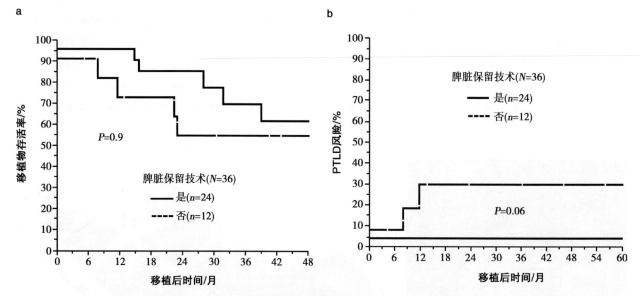

图 39.11　（a）根据接受手术类型，Kaplan-Meier 移植物在脾保留技术中显示出更好的短期和长期存活结果；（b）移植后淋巴组织增生性疾病（PTLD）的累积风险与患者有无原生脾脏保留有关。注意 PTLD 与脾脏保留的风险较低（数据引自 Cruz RJ Jr, Costa G, Bond G, et al. Modified "liver-sparing" multivisceral transplant with preserved native spleen, pancreas, and duodenum: technique and long-term outcome. J Gastrointest Surg 2010;14(11):1709-21）

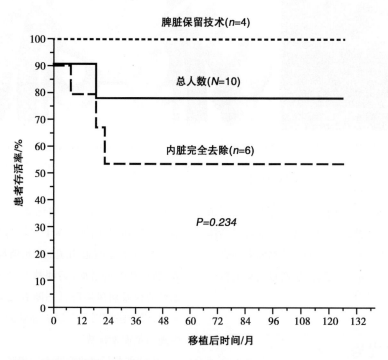

图 39.12　根据内脏切除术类型，对加德纳综合征患者进行改良多器官移植后的患者存活率（数据引自 Cruz RJ Jr, Costa G, Bond G, et al. Modified multivisceral transplant with spleen-preserving pancreaticoduodenectomy for patients with familial adenomatous poplyposis "Gardner's syndrome." Transplantation 2011;91(12):1417-23）

# 参考文献

1. Abu-Elmagd KM, Kosmach-Park B, Costa G, Zenati M, Martin L, Koritsky DA, et al. Long-term survival, nutritional autonomy, and quality of life after intestinal and multivisceral transplantation. Ann Surg. 2012;256:494–508.

2. Grant D, Abu-Elmagd K, Reyes J, Tzakis A, Langnas A, Fishbein T, et al. 2003 report of the intestine transplant registry: a new era has dawned. Ann Surg. 2005;241:607–13.

3. Abu-Elmagd KM, Costa G, Bond GJ, Soltys K, Sindhi R, Wu T, et al. Five hundred intestinal and multivisceral transplantations at a single center: major advances with new challenges. Ann Surg. 2009;250:567–81.

4. Abu-Elmagd K, Fung J, Bueno J, Martin D, Madariaga JR, Mazariegos G, et al. Logistics and technique for procurement of intestinal, pancreatic, and hepatic grafts from the same donor. Ann Surg. 2000;232:680–7.

5. Abu-Elmagd KM. The small bowel contained allografts: existing and proposed nomenclature. Am J Transplant. 2010;11:184–5.

6. Starzl TE, Todo S, Tzakis A, Alessiani M, Casavilla A, Abu-Elmagd K, et al. The many faces of multivisceral transplantation. Surg Gynecol Obstet. 1991;172:335–44.

7. Mazariegos GV, Steffick DE, Horslen S, Farmer D, Fryer J, Grant D, et al. Intestine transplantation in the United States, 1999-2008. Am J Transplant. 2010;10(4 Pt 2):1020–34.

8. Abu-Elmagd KM. Preservation of the native spleen, duodenum, and pancreas in patients with multivisceral transplantation: nomenclature, dispute of origin, and proof of premise. Transplantation. 2007;84:1208–9. author reply 9.

9. Kato T, Tzakis AG, Selvaggi G, Gaynor JJ, Takahashi H, Mathew J, et al. Transplantation of the spleen: effect of splenic allograft in human multivisceral transplantation. Ann Surg. 2007;246:436–44. discussion 45-6.

10. Nickkholgh A, Contin P, Abu-Elmagd K, Golriz M, Gotthardt D, Morath C, et al. Intestinal transplantation: review of operative techniques. Clin Transplant. 2013;27 Suppl 25:56–65.

11. Sogawa H, Iyer K. Small bowel transplant. In: Wyllie R, Hyams J, editors. Pediatric gastrointestinal and liver disease. 4th ed. Philadelphia: Elsevier; 2011. p. 386–94.e2.

12. Reyes J, Fishbein T, Bueno J, Mazariegos G, Abu-Elmagd K. Reduced-size orthotopic composite liver-intestinal allograft. Transplantation. 1998;66:489–92.

13. Abu-Elmagd KM. Intestinal transplantation for short bowel syndrome and gastrointestinal failure: current consensus, rewarding outcomes, and practical guidelines. Gastroenterology. 2006;130(2 Suppl 1):S132–7.

14. Abu-Elmagd KM, Wu G, Costa G, Lunz J, Martin L, Koritsky DA, et al. Preformed and de novo donor specific antibodies in visceral transplantation: long-term outcome with special reference to the liver. Am J Transplant. 2012;12:3047–60.

15. Watson MJ, Kundu N, Coppa C, Djohan R, Hashimoto K, Eghtesad B, et al. Role of tissue expanders in patients with loss of abdominal domain awaiting intestinal transplantation. Transpl Int. 2013;26:1184–90.

16. Di Benedetto F, Lauro A, Masetti M, Cautero N, De Ruvo N, Quintini C, et al. Use of prosthetic mesh in difficult abdominal wall closure after small bowel transplantation in adults. Transplant Proc. 2005;37:2272–4.

17. Todo S, Tzakis A, Abu-Elmagd K, Reyes J, Furukawa H, Nour B, et al. Abdominal multivisceral transplantation. Transplantation. 1995;59:234–40.

18. Cruz Jr RJ, Costa G, Bond GJ, Soltys K, Rubin E, Humar A, et al. Modified multivisceral transplantation with spleen-preserving pancreaticoduodenectomy for patients with familial adenomatous polyposis "Gardner's Syndrome". Transplantation. 2011;91:1417–23.

19. Cruz Jr RJ, Costa G, Bond G, Soltys K, Stein WC, Wu G, et al. Modified "liver-sparing" multivisceral transplant with preserved native spleen, pancreas, and duodenum: technique and long-term outcome. J Gastrointest Surg. 2010;14:1709–21.

20. Starzl TE, Miller C, Broznick B, Makowka L. An improved technique for multiple organ harvesting. Surg Gynecol Obstet. 1987;165:343–8.

21. Starzl TE, Hakala TR, Shaw Jr BW, Hardesty RL, Rosenthal TJ, Griffith BP, et al. A flexible procedure for multiple cadaveric organ procurement. Surg Gynecol Obstet. 1984;158:223–30.

22. Casavilla A, Selby R, Abu-Elmagd K, Tzakis A, Todo S, Reyes J, et al. Logistics and technique for combined hepatic-intestinal retrieval. Ann Surg. 1992;216:605–9.

23. Abu-Elmagd K, Bond G, Reyes J, Fung J. Intestinal transplantation: a coming of age. Adv Surg. 2002;36:65–101.

24. Kato T, Kleiner G, David A, Selvaggi G, Nishida S, Madariaga J, et al. Inclusion of spleen in pediatric multivisceral transplantation. Transplant Proc. 2006;38:1709–10.

25. Schraut WH, Abraham VS, Lee KK. Portal versus caval venous drainage of small bowel allografts: technical and metabolic consequences. Surgery. 1986;99:193–8.

26. Eid KR, Costa G, Bond GJ, Cruz RJ, Rubin E, Bielefeldt K, et al. An innovative sphincter preserving pull-through technique with en bloc colon and small bowel transplantation. Am J Transplant. 2010;10:1940–6.

27. Tzakis AG, Nour B, Reyes J, Abu-Elmagd K, Furukawa H, Todo S, et al. Endorectal pull-through of transplanted colon as part of intestinal transplantation. Surgery. 1995;117:451–3.

28. Levi DM, Tzakis AG, Kato T, Madariaga J, Mittal NK, Nery J, et al. Transplantation of the abdominal wall. Lancet. 2003;361:2173–6.

29. Gondolesi G, Selvaggi G, Tzakis A, Rodriguez-Laiz G, Gonzalez-Campana A, Fauda M, et al. Use of the abdominal rectus fascia as a nonvascularized allograft for abdominal wall closure after liver, intestinal, and multivisceral transplantation. Transplantation. 2009;87:1884–8.

30. Cipriani R, Contedini F, Santoli M, Gelati C, Sgarzani R, Cucchetti A, et al. Abdominal wall transplantation with microsurgical technique. Am J Transplant. 2007;7:1304–7.

31. Matsumoto CS, Fishbein TM. Modified multivisceral transplantation with splenopancreatic preservation. Transplantation. 2007;83:234–6.

32. Abu-Elmagd K, Reyes J, Todo S, Rao A, Lee R, Irish W, et al. Clinical intestinal transplantation: new perspectives and immunologic considerations. J Am Coll Surg. 1998;186:512–25. discussion 25–7.

33. Abu-Elmagd K, Reyes J, Bond G, Mazariegos G, Wu T, Murase N, et al. Clinical intestinal transplantation: a decade of experience at a single center. Ann Surg. 2001;234:404–16. discussion 16–7.

34. Galiatsatos P, Foulkes WD. Familial adenomatous polyposis. Am J Gastroenterol. 2006;101:385–98.

35. Schlemmer M. Desmoid tumors and deep fibromatoses. Hematol Oncol Clin North Am. 2005;19:565–71. vii-viii.

36. Gu GL, Wang SL, Wei XM, Bai L. Diagnosis and treatment of Gardner syndrome with gastric polyposis: a case report and review of the literature. World J Gastroenterol. 2008;14:2121–3.

37. Quintini C, Ward G, Shatnawei A, Xhaja X, Hashimoto K, Steiger E, et al. Mortality of intra-abdominal desmoid tumors in patients with familial adenomatous polyposis: a single center review of 154 patients. Ann Surg. 2012;255:511–6.

# 脏器（肠、肠/肝和多器官）移植术前接受者评估

Hiroshi Sogawa

## 引言

需要含肠器官移植的患者多种多样，可分为以下3组：

1. 需要离体肠道移植或改良的多脏器移植（包括胃、十二指肠、胰腺、小肠）（组1）。

2. 因肠道功能衰竭需要全肠外营养（total parenteral nutrition，TPN）和肝脏疾病需要肠道和肝移植的患者（组2）。

3. 肝硬化或完全中肠血栓形成患者需要肠道或肝移植或完整多器官移植（组3）。

组1患者依赖于完全胃肠外营养，倾向于长期脱水。肾功能不全并不少见。有时他们需要同时移植肾。由于长期使用肠外营养，他们的静脉通路有限，需要检查感染情况。

组2由伴有肝脏疾病的组1人群组成。他们比组1严重得多，短肠综合征伴有TPN相关肝病的患者可能不会出现门静脉高压征象，直到他们的肝脏硬化程度变得比普通肝硬化患者更为严重，因为短肠综合征可导致门脉血流量减少。因此，一旦发生腹水和门静脉高压症，我们会小心治疗这些患者。

组3与经历离体肝移植的患者基本相同。由于难以确保门静脉血流流入肝脏，所以需要肝脏或肠道或完整的多器官移植。因此，本组患者的术前评估和准备与肝移植患者相同。

## 器官移植适应证和禁忌证

### 适应证

内脏移植适用于：①不可逆性和永久性肠衰竭患者；②发生TPN或危及生命的并发症。

肝脏疾病或中心静脉导管相关并发症（如复发性或潜在致命的败血症或真菌血症以及静脉通路部位缺损）是TPN引起的最严重的并发症，也是医疗保险认可的内脏移植标准。先发性内脏移植（患者发生TPN相关并发症之前）仍然是一个有争议的问题，因为它没有被医疗保险或大多数保险公司认可[1,2]。除上述适应证外，肝脏肝硬化和中肠血栓形成（组3）也是肝脏或肠道或完整的多器官移植的适应证。

### 禁忌证

由于恶性肿瘤、严重的全身性疾病等，内脏移植的禁忌证与移植其他实体器官的禁忌证相似。他们可能会更加绝对，因为在这个程序后，具有相当大的发病率和死亡率。因此，多发严重先天性异常、近期的腹外恶性肿瘤或严重的神经残疾不适合接受移植。对于内脏移植患者来说，近期的导管感染可能是一个常见的困境。但是如果感染已经治疗了数天，可以进行移植，并且患者在手术时不具有菌血症。多系统性自身免疫性疾病，如硬皮病和严重的免疫缺陷也是内脏移植的相对禁忌证[1-3]。

## 移植前接受者评估

### 神经评估

患者经常遭受亚临床脑血管事件，特别是在低血压的情况下，主要因为败血症和缺血性肠或全身动脉粥样硬化。所以，我们在门诊评估时，常规执行头部计算机断层扫描（computerized tomography，CT）。在移植前需要检查抗癫痫药物，因为有许多与他克莫司（Prograf）相互作用。移植前咨询神经科并考虑将抗癫痫药物转换为左乙拉西坦（Keppra）。

### 精神病或社会支持评估

许多组1和组2患者接受过多次手术。有一些在来到移植中心之前进行过20~30次手术。许多人可能有抑郁症和焦虑症。让熟悉肠道衰竭和移植的指定精神科医生对患者进行评估非常重要。患者经常使用麻醉剂治疗慢性腹

痛,因此其有较高的麻醉耐受性也是常见的,这些因素在围手术期环境中极具挑战性。慢性疼痛专家在术前评估中使用替代技术减少麻醉剂使用非常重要。当患者在等待名单上时,我们更喜欢使用透皮疼痛管理。这便于建立围手术期计划。

社会支持对于内脏移植患者非常重要。社会支持不足是长期预后不佳的危险因素之一[4]。

## 心脏评估

心脏评估对手术和术后管理的成功至关重要。获取患者过去的医疗和家族病史以及检查心脏危险因素是重要的初始步骤。我们建议将心电图和超声心动图作为标准程序。对于冠心病高发年龄段的患者或有心血管病史的患者,应进行心脏压力测试。在选择的情况下,需要左心导管检查来评估冠状动脉疾病的程度。在超声心动图中确定肺动脉高压时,需要右心导管检查测量肺动脉压力。肺高血压在终末期肾脏疾病中有时会混淆。由于肺动脉高压在腔静脉交叉夹闭(或前负荷减少)和再灌注期间可引起右心衰竭,必须注意移植前出现肺动脉高压的情况。

## 呼吸系统评估

对于有既往肺部疾病或吸烟史的患者,应使用胸部 CT 扫描和动脉血气检查肺功能来评估肺部状况。

## 消化道和肝胆评估

胃肠(gastrointestinal,GI)解剖使用放射学研究评估,例如 CT 扫描、上肠胃道造影、小肠摄影、钡(或胃影葡胺)灌肠和内镜检查(上、下内镜检查)。

轻度肝功能异常在肠衰竭患者中非常常见。高胆红素血症本身可能不需要保证肝脏替代,因为胆汁淤积是可逆的。检查的关键部分是寻找门静脉高压症(血小板减少症、内镜检查中存在静脉曲张、CT 扫描侧支血流)。肝功能不全患者的肝活检对确定是否需要同时置换肝脏和小肠至关重要,除非患者临床和放射学检查有明显的肝硬化。桥接纤维化或肝硬化的存在是肝脏替代的指征,在某些情况下尽管没有看到门静脉高压,离体肠道单独移植也可以进行。对 TPN 进行适当的专业化管理[将脂质量降低至 1g/(kg·d)以下]可以显著改善肝功能障碍,避免替换原生肝脏。我们更喜欢经颈静脉肝活检和门静脉压力梯度的测量,而不是经皮肝活组织检查。

为了决定是否需要肝脏移植并更好地计划手术,除非有禁忌证,否则我们会进行常规的内脏血管造影和波形图[5]。这可以由其他程序中的 CT 血管造影或静脉图、MR 血管造影或静脉造影代替。

## 营养评估

营养评估是移植前评估的重要组成部分。测量包括身高、体重、头围(特别是儿童)、三头肌厚度和中臂周长。抓握测试和五分钟步行测试可能有用,特别是对于肝病患者(例如组 2 和组 3 中的那些)。对儿童进行成长评估是重要的。从适当的热量、蛋白质、脂质、维生素和矿物质评估当前 TPN 是重要的,牢记过量喂食对肝病患者是有害的。TPN 循环、限制脂质量[<1g/(kg·d)]、最大化肠内喂养在 TPN 相关的肝脏疾病中必不可少。在评估时,还检测了维生素 A、D 和 E、锌、肉碱、硒、铜和锰的血液水平。

## 肾脏评估

肾功能不全常见于因肠道衰竭而引起的多次腹泻脱水、造口术输出量高以及伴有急性肾衰竭的脓毒症。在移植前教育患者避免使用非甾体抗炎药很重要。有些患者需要同时进行肾脏移植手术。我们降低了进行联合脏器和肾移植的门槛,特别是因为移植后的肠道对透析过程中的低血压更为敏感。

## 内分泌评估

在我们的项目中,使用皮质醇刺激试验来评估肾上腺功能,以确保对移植中涉及的强烈外科应激的适当反应[5]。患者往往正在使用或长期使用类固醇。因此,即使完成甲强龙循环,我们使用术后氢化可的松的门槛也很低。双能 X 线吸收扫描(Dual-energy X-ray absorptiometry)通常在移植前评估中进行,尤其是因为在肠道衰竭的情况下骨质疏松症是非常常见的。移植前需要适当的骨质疏松症治疗。

## 血液学评估

内脏移植需强化凝血状态治疗。血栓形成事件经常引起肠缺血、巴德-吉亚利综合征或腹腔血栓形成。

## 血管通路评估

需要 TPN 的肠衰竭患者由于中心静脉导管的频繁交换以及随后的导管感染和静脉血栓形成而难以维持足够的静脉通路。因此,掌握患者上下中心静脉系统的信息是非常重要的,这也是移植时的重要信息。我们经常使用静脉造影以研究上下中心静脉系统。有些程序可能使用多普勒超声图或 CT 静脉图。当患者出现严重静脉狭窄或血栓形成时,可能会遇到上腔静脉综合征。如果在早期发现,有经验的介入放射科医师可能能够打开腔静脉或无名静脉。有些病例需要经肝或腰椎静脉插管进行静脉通路。然而,对于需要同时置换肝脏和小肠的患者,在手术的无肝期,在隔膜上方有足够的中心静脉通路对于血容量复苏和输血是必不可少的。

建立一个静脉通路计划,并在静脉通路困难前与麻醉和介入放射科团队进行讨论是非常重要的[6]。

## 传染性评估

常规感染性疾病的治疗与肝脏或肾脏移植相似。此外,肠功能衰竭患者发生静脉通路感染更频繁。亚临床导管感染可能是内脏移植的严重问题。尽管假阳性可能会很麻烦,我们通常在等待移植时每周进行一次血培养。当可能的受者到达医院时,我们需要确保患者没有活动性感染。在我们的计划中,倾向于避免腹腔穿刺,尽管自发性细菌性腹膜炎是肝硬化患者病情加重和/或出现消化道出血的重要问题。肠衰竭患者,特别是运动障碍问题患者,经常发生吸入性肺炎,这种情况不能轻视,特别是患者在移植等候名单上。

## 免疫学评估

进行免疫学评估,包括通过患者的 ABO 组、人类白细胞抗原(human leukocyte Antigen,HLA)分型、小组反应性抗原(Panel Reactivity Antigen,PRA)以及通过 Luminex 测定抗 HLA Ⅰ 类和 Ⅱ 类抗体。当 PRA 高时,一些治疗主张用静脉注射免疫球蛋白和脱敏血浆置换和/或利妥昔单抗或硼替佐米,尽管这种脱敏方法仍然存在争议,即使在肾移植的情况下。在记录到高水平抗供体 HLA 抗体的患者中,在提供器官时进行虚拟交叉配型,以指导决策过程接受抗 HLA 高敏化受体的特定器官。虚拟交叉配型试图减少抗体介导排斥反应的发生率以及之后由于慢性排斥而导致的移植物失功。

## 麻醉评估与手术准备

主治移植麻醉医师对等候名单上的患者进行评估是非常重要的。麻醉医生检查患者,审查工作,确定麻醉策略。需考虑中心静脉通路和心血管状态以及整体医疗条件。当要求患者提供器官时,将有利于麻醉前评估。

一般而言,除了离体肠移植之外,所有内脏移植涉及的手术都比肝移植复杂。由于需要在门静脉高压之上剥离更多的表面区域,所以需要更长的时间。准备大量血液制品,如 10 单位的红细胞、10 单位的新鲜血浆和 10 单位的血小板,并在患者需要更多的血液制品时与血库协调。

应该使用快速连续麻醉诱导,因为在这些受者中常见临床或亚临床胃排空延迟。术中监测与肝移植时情况相似。

我们使用的预防性抗生素包括万古霉素、氨曲南、甲硝唑和脂质体两性霉素 B。我们会注意重新给药的时机,特别是有大量失血时。在我们的项目中,使用淋巴细胞耗竭剂 rATG(马萨诸塞州剑桥市美国健赞公司胸腺球蛋白©)或阿仑单抗(马萨诸塞州剑桥市 ILEX Campath-1H)[3] 的预处理在麻醉诱导时开始,输注 4~6h,并在移植再灌注之前完成。必须预先使用对乙酰氨基酚(口服 650mg)、苯海拉明(25mg 静脉内)和甲泼尼龙(1g 静脉内)。当同种异体移植物送到手术区域进行植入时,给予第二剂甲基泼尼松龙(1g 静脉内)。

当腔室钳夹、主动脉夹闭和再灌注发生时,外科医生与麻醉团队之间必须沟通。当外科医生重新灌注器官时,手术室应有麻醉医师。当使用多器官移植物时,由于器官的体积,再灌注综合征可能更容易发生。因此,术中血钾必须低于 4mmol/L[5]。

在移植再灌注之后开始静脉内连续输注他克莫司(1mg/24h)。再灌注后,以 $0.1 \sim 0.6\mu g/(kg \cdot h)$ 的剂量开始连续输注前列腺素 $E_1$(prostaglandin $E_1$,$PGE_1$)以增加通向肠移植物的血流量,尝试减少缺血再灌注损伤,使黏附到血管内皮血小板最小化。由于 $PGE_1$ 可引起低血压,因此在患者血压正常时才开始使用该药物,而不需要血管活性剂。

## 参考文献

1. Sogawa H, Iyer K. Chapter 37. Small bowel transplant. In: Wyllie R, Hyams JS, Kayler LK, editors. Pediatric gastrointestinal and liver disease. 4th ed. New York: Elsevier Health Sciences; 2010. p. 386-94.
2. Fishbein TM. Intestinal transplantation. N Engl J Med. 2009;361: 998-1008.
3. Abu-Elmagd KM, Costa G, Bond GJ, Soltys K, Sindhi R, Wu T, et al. Five hundred intestinal and multivisceral transplantations at a single center. Trans Meet Am Surg Assoc. 2009;127:198-212.
4. Abu-Elmagd KM, Kosmach-Park B, Costa G, Zenati M, Martin L, Koritsky DA, et al. Long-term survival, nutritional autonomy, and quality of life after intestinal and multivisceral transplantation. Ann Surg. 2012;256:494-508.
5. Costa G, Hendrickson R, Renan da Cunha-Melo J, Abu-Elmagd KM. Chapter 23 small bowel and multivisceral transplantation. ICU care of abdominal organ transplant patients. Oxford: Oxford University Press; 2013. p. 219-45.
6. Central venous thrombosis and perioperative vascular access in adult intestinal transplantation. Vol 108. Oxford: Oxford University Press; 2012. p. 776-83.

# 多器官移植麻醉

41

Edward Gologorsky and Kyota Fukazawa

## 引言

多器官移植起源于 Starzl 博士开发的"器官簇"概念[1,2]。根据这一概念，内脏类似于"葡萄树"上的一串葡萄，其中每个葡萄都是可移动的，不会影响葡萄本身的完整性。因此，只要保持腹腔干、肠系膜上动脉、肠系膜上静脉和门静脉的营养中心，就可以移除各种器官，从而根据受体的需要定制移植的器官复合体。因此，根据患者个体的需要，可以提供多种移植器官组合，从离体肠到含有胃、胰腺、十二指肠、小肠和大肠、肝脏、脾脏和肾脏的器官群。

肠道移植是适应于离体肠衰竭患者的一个概念。伴随的肝功能衰竭(例如继发于全胃肠外营养)可能需要添加肝移植物(即肠和肝移植)。严重门静脉高压症的并发症、内脏动脉和/或动脉血栓形成门脉循环和消化道的灾难性病理可能需要在多器官移植过程中替换天然功能丧失的部位。严重的消化道疾病，如局部侵袭性非转移性肿瘤、晚期胃肠道运动障碍、胃肠道严重创伤、术前多次粘连(特别是如果并发肠外瘘)或放射性肠炎、胰腺炎和胃炎，可能都需要多器官移植[3,4]。伴有慢性肾功能不全和肾衰竭时可能需要额外的肾移植，尤其是在频繁发生脱水和使用抗微生物、抗真菌和免疫抑制治疗药物时伴随的肾毒性。

因此，肠道移植可以看作多器官移植的核心。加入另外的器官移植物通常反映个体患者的病理生理需要，以替换功能障碍和受影响的器官。

即使 Drs Lillehei 和 Starzl 在 50 多年前开发了一种成功的手术技术，但只有在 1989 年，伴随现代免疫抑制治疗，即他克莫司的出现，肠道移植才得到实际认可[4-6]。在肠移植之前尝试过的顽固性移植物排斥和败血症是因为组织相容性抗原强烈的肠表达以及许多常驻白细胞和微生物的存在。事实上，包含额外器官的移植物，如肝脏和脾脏，似乎耐受性更佳[6,7]，这是多部位移植的重要益处。多元移植的更多技术优势包括其原位性质、维持微小的血管网络，以及替代受粘连和门静脉高压影响的天然胃和胰十二指肠复

合体。技术并发症的风险较低，如胆瘘和血管血栓形成，使得多器官移植成为一些大量病理儿童的选择[6]。

肠移植被描述为多器官移植的致命弱点[6]。肠植入和预防同种异体移植排斥反应的重要性导致新免疫抑制或免疫调节疗法的引入。证明用单克隆 IL-α2 受体阻断剂或多克隆抗淋巴细胞剂抗体诱导的免疫抑制对受体淋巴细胞的围手术期部分消耗改善了同种异体移植耐受性，减少了移植后长期免疫抑制，缓解排斥反应和感染性事件的频率和严重程度，并有助于改善患者和移植物的存活[4,5]。

随着手术和免疫抑制或免疫调节技术的稳步提高，多器官移植被越来越多地视为一种实用的治疗选择，尤其是广泛性肠系膜和脾静脉血栓形成的患者[5-7]。直到 2009 年，向联合器官共享网络(United Network of Organ Sharing, UNOS)报告的肠移植有 1 859 例，37% 为肠，24% 包括肠和肝，30% 包括肠、肝和胰腺。1 年、5 年和 10 年移植物存活率分别为：肠道和肝脏分别为 62%、45% 和 36%，肠道、肝脏和胰腺移植分别为 69%、48% 和 33%[8]。在肠道和尸体肝脏联合移植手术中，肠道移植的存活时间最长为：成人 19 年，小孩 18 年。

在家等待的患者受体年龄和移植情况与在医院等待的相反，这与同种异体移植物和患者存活改善相关[4]。这些因素可能反映了受者的功能状态，并支持对仍然耐受肠外营养的患者进行预先评估的需要。促成同种异体移植物和患者存活更长的时间的其他因素包括单克隆 IL-α2 受体阻断剂或多克隆抗淋巴细胞剂(例如抗胸腺腺细胞球蛋白)的围手术期抗体诱导免疫抑制治疗和手术中心经验(至少 10 例)。中心的经验被证明差异明显，反映了这些患者所需综合医疗护理的复杂性。在世界范围内，绝大多数(83%)肠道和多器官移植由 10 个医疗中心(在 19 个国家的 61 个项目中)完成。其中四分之三以上在美国进行[4]。在美国的 43 个医疗机构中，只有 8 个报告了 100 个以上的案例；据报道，迈阿密移植研究所-杰克逊纪念医院、内布拉斯加州医学中心和匹兹堡大学医学中心是美国最活跃的中心，每个

425

中心有超过 300 例病例,加起来的总量为全球总量的一半[8]。

## 多器官移植手术方面的综述

具有完整供体循环的肠、肝脏和胰腺同时从同一供体中获取("器官簇")。十二指肠和胃的部分可以保留与移植空肠的连续性,以避免胆道重建。通常保存肠和腹腔神经节以减少术后移植物运动障碍。在某些情况下,结肠段可能与肠一起包括[5,7]。移植物原位注入威斯康星溶液并浸入溶液中运输,这样可安全保存移植物约 10h[2]。如果要保留受者的肝脏、胰腺或脾脏,则将这些器官从"簇"中移出,以便肝脏可以用于另一个受体(改良的多器官移植)。

由于对缺血的高度敏感性,特别是需要血管活性输注的脑死亡供体,以及供体和受体之间潜在的大小错配,肠移植物可用性受到明显限制[9]。因此,需要肠道、肠道肝脏或多器官移植的患者需要等待很长时间。为了改善尺寸不匹配的问题,特别是在儿童中,可以使用缩小的同种异体移植物[5],或者可能需要整形手术来封闭腹部。或者,腹壁和完好的下腹壁血管的一部分可以与髂血管整合剥离[7]以用于闭合腹壁缺口,特别是由于之前多次手术致腹壁受损的患者中。

受体手术在概念上和广义上分为两个阶段:腹部切除(原生器官切除)和移植物植入[2,7]。与肝移植类似,后者又进一步细分为无肝期、再灌注期和重建期。选择要去除的原生器官,特别是肝脏和肾脏,不仅取决于原发性病理过程,还取决于由于门静脉高压、腹腔脓毒症、粘连和肾毒性药物的影响引起的消化道功能障碍的程度,肠外营养和相关的血容量不足以及败血症发作。

接受手术通常在进入腹腔时开始分离多次手术引起的粘连。在腹腔内和腹膜后腹腔内的器官、腹腔干和肠系膜上动脉被夹紧并分开以实现供血中断,这极大地促进了原有脏器的制动和切除;有时包括远端胃、十二指肠、近端空肠、肝脏和脾脏在内的整个前肠整体被切除。

如果保留原生肝脏,并计划进行改良的多器官移植,肝动脉及其分支需小心分离和保留,允许营养肝动脉在门静脉血流中断期间流动。将胆总管和动脉供应(包括胃十二指肠和脾动脉)分开,将要除去的所有器官脱去血管。

多次移植期间的肝切除术可以按常规进行(即与下腔静脉(inferior venacava,IVC)整合)或使用"背驮式"技术(即从肝后腔静脉剥离肝脏,留下完好 IVC,并减轻血流中断的血流动力学后果)。在"背驮式"技术中,部分 IVC 钳闭合允许全身血液回流。对于不能耐受门静脉和 IVC 静脉回流损失的患者,静脉旁路可用于促进静脉血液从肠系膜、门静脉和全身下体盆腔向腋静脉回流。在美国,绝大多数的多器官移植是在无静脉-静脉旁路的情况下进行的[5-7,9]。在肠道肝移植中,可以进行门腔分流以促进保留的自身器官的静脉引流。

在无肝期,制备移植血管重建的血管靶点。通常从受者的肾下主动脉到供体的肾下主动脉或通过使用介入移植物来实现复合移植物的再动脉化。整体多器官移植的静脉引流通常通过供体 IVC 或通过肝静脉的开口到达宿主IVC。在改良的多器官移植手术中,静脉引流通过吻合移植物和宿主门静脉形成。随后,手术中早期建立的门式分流器可能被取下,以促进血液流向肝移植物。因此,应尽可能接近正常地重建移植物血管流入、静脉流出和外分泌引流。然而,门静脉分流和吻合的风险可能相当大,门静脉分流常留在原位,不会损害移植结果[5,6,9]。

在准备再灌注时,保存液是用无菌白蛋白和乳酸林格氏溶液从复合移植物,尤其是肝脏中冲洗出来,试图减轻血流动力学变化的严重程度和崩溃的风险。再灌注通常始于肝上腔静脉、下肝静脉和门静脉的脱夹,以主动脉导管为终点。这是最重要的血流动力学和代谢变化的时间,需要进一步详细讨论。

多器官移植后的重建期可能会延长,取下剩余的粘连物,选择恢复肠道和胆道连续性的目标。近端吻合部位可以包括胃(胃造口)、十二指肠或近端空肠;远端目标可包括转移回肠造口的结肠或无结肠患者的永久性回肠造口术。胆囊切除术后,肠和肝移植患者可能需要胆总管空肠吻合术恢复胆道连续性;如果十二指肠全部保留在复合移植物中,则不需要胆管吻合术。

由于许多原因,腹腔闭合可能会很困难,例如尺寸不匹配、腹部缺损以及腹部和移植物肿胀。因此,经常考虑使用小于受体的供体、较小的移植物和整形手术技术。此外,使用具有完好下腹壁血管尸体的腹壁进行移植来促进腹部闭合取得成功,特别是在接受过多次手术、瘘管或腹壁受损患者中[7]。

## 生理挑战:多器官移植的特殊考虑

从这个简短的描述中可以明显看出,该过程延长可能与显著的失血、代谢异常、体温和电解质转移及凝血障碍相关。这些挑战在由于长期肠功能衰竭、肠外营养并发症和肝功能障碍、生理储备显著降低造成的营养不良和经常脱水的患者中,可能更难克服。既往发生的中心静脉血栓形成、中心静脉部位导管缺失、感染、腹腔脓毒症和肾功能不全增加了围手术期护理的复杂性。

在手术的初始阶段,除了涉及多次进入腹腔和溶解粘连的常见问题之外,腹腔脏器的去除本身与全身血流动力学(心脏前负荷和输出)的迅速和逐渐恶化以及氧气、乳酸盐和葡萄糖代谢紊乱有关[10]。因此,解剖和无肝前期失血和液体转移导致的血流动力学和代谢损害常常因心脏前负荷减少和心脏输出量增加相关的休克类"集中"而被夸大。

无肝期、再灌期和重建期的生理问题与肝移植[11]中的相似,只是由于受者的生理状态较差、大量液体和电解质转移、过程复杂和时间增加而被夸大。特别令人担忧的是由于多种血管活性和促炎性肠道激素的产生和释放、移植物严重水肿、细菌移位和血流动力学休克引起的肠缺血再灌注损伤[12,13]。肝脏和肠道再灌注可导致再灌注后综合征的严重程度增加。肠道和胆道复合体的重建期通常比单独的肝移植更长,并且可能与更大的第三空间缺损和肠水肿相关。这个时期可能与延迟缺血再灌注反应的阶段一致,例如中性粒细胞趋化性和促炎介质的延迟释放。事实上,移植末期肠道移植的病理检查提示与缺血再灌注损伤有关的变化[14]。伴随的低温、酸中毒和缺氧可能加剧肠黏膜肿胀、细菌移位和促炎分子的全身释放,所有这些均导致全身炎症反应和败血症样临床表现。相反,在重建期间迅速改善的血流动力学、代谢和凝血指标可能表明移植物恢复良好[14,15]。

## 多器官移植的麻醉考量

上述病理生理学考量巩固了多器官移植患者的围手术期护理所需的麻醉计划和准备。该程序将减轻这些患者降低的生理储备。患者的心脏和肺系统对严重的围手术期压力和面对高度可变的心脏前负荷和后负荷、血红蛋白浓度和肺阻力维持氧输送和组织氧合的能力对于存活极为重要。除了"麻醉"患者之外,麻醉医生在非常不稳定的手术环境中扮演重症监护专家的角色。确保安全麻醉护理、术中生命支持和危重护理是麻醉团队关心接受多器官移植的患者的优先考虑。

进行多器官移植的患者通常是危重患者,并且经常面临尝试完所有可用的治疗选择。脱水、中央室收缩、腹水、胸腔积液和肠鸣音、肝功能不全、门静脉高压症和合并肾功能不全都严重影响了围手术期药物的药效和药代动力[16,17]。肠功能不全会损害口服药物的吸收。由肠功能不全引起的肝功能障碍和肝细胞活性降低减少了肝脏血流量,门静脉分流显著降低肝清除率,而胆汁酸、胆红素和有机阴离子分泌受损则损害胆汁排泄。由于营养不良和合成受损,白蛋白和α1酸性糖蛋白的血清浓度和质量变化导致血浆蛋白结合的循环药物减少。血清胆红素浓度升高可能进一步损害循环药物的血浆蛋白结合。在低蛋白质结合的情况下腹水的存在导致分布容积增大。同样,低肌肉量和肌酸酐代谢减少可能使得肌酐清除率的计算结果不准确,

导致低估肾功能不全和明显高估肾小球滤过率[18]和静脉给药的肾脏消除,例如抗生素。总体而言,一些报道的最重要的作用包括降低袢利尿剂的疗效,并显著增加患者对镇痛剂、阿片类、抗焦虑药和镇静剂的中枢作用的敏感性。

非药效副作用也可能影响患者对药物的临床反应。例如,脑部疾病的存在显著增强了阿片类药物和镇静剂的中枢神经系统作用,可能是由于内源性 $GABA_A$ 受体配体的积累。对β-受体拮抗剂的反应减弱可能与肝硬化患者肝功能障碍程度和循环高动力模式直接相关[16]。此外,最初解剖时伴有血液流失、输血、术中大量液体移位、无肝期肝脏代谢不全,移植物重建过程中移植物恢复不确定等因素造成肝移植后血流量变异,增加了多器官移植的药代动力学复杂性。

免疫抑制药物对围手术期用药的影响尚未得到充分研究,大多数报道主要限于环孢素 A[19]。总的来说,对这些还不甚了解,临床效果不大。

## 患者选择和移植前评估

前瞻性的多器官移植受者通常病得很重同时得到高水平的多学科支持,因此通常会引起麻醉医师的注意。绝大多数患者因严重肠功能不全将接受全肠外营养治疗,表现为 TPN 治疗失败或出现并发症。例如,胃肠道、胰腺和胆道分泌失功可能超过心肺系统耐受的静脉输注速率,尽管有 TPN 和静脉补液治疗,仍然频繁发生严重脱水。TPN 诱导的进行性肝功能障碍、两个或多个主要中央静脉("消失的静脉")的血栓形成、导管诱导的系统性败血症的频繁发作,甚至导管相关的真菌血症、感染性休克或急性呼吸窘迫综合征都要求进行多器官移植[20,21]。总体而言,需要长期 TPN 支持的患者 4 年死亡率为 20%[22],这是早期考虑和转诊进行多器官移植的有力论据。此外,对不适合其他药物治疗的终末期患者,例如涉及肠系膜血管的上腹部缓慢生长的肿瘤,没有腹膜和腹膜外扩散的肝转移、各种病因的肠系膜血栓形成,腹部的灾难或"冻结的腹部"适合进行多器官联合移植[23]。

多器官移植的绝对禁忌包括严重的生命限制条件,如转移性癌症、持续或复发感染耐药治疗或获得性免疫缺陷综合征(艾滋病)(根据疾病控制和预防中心制定的标准: CD4 计数低于 200 个细胞/mm、存在卡波西肉瘤或其他肿瘤以及机会性感染,包括曲霉病、结核、球孢子菌病和抗真菌感染)。合并症使患者"无法手术"或处于"难以接受的高风险"中,无法接受和耐受免疫抑制治疗方案的潜在并发症,无法手术[20,21]。

根据目前有关主要血管和主动脉(非心脏)腹部手术的建议,对前瞻性患者进行的术前评估包括对心脏和肺系统进行彻底检查[24-26]。

针对进行多器官移植患者的术前检查是使用双相超声检查[27]或静脉造影[28]进行静脉通路测定。这些患者中的大多数可能已经表现出一个或多个中心静脉部位狭窄或阻塞,并且一些甚至可能需要通过术中动脉、骨内或外科途径进入 IVC 或肝静脉,对于表现出高凝状态的患者以及有 IVC 过滤器的患者尤其如此[28]。

## 术前管理

与肝移植类似,多器官移植的准备包括血管活性药物、监测和辅助设备,以确保受者的血流动力学和代谢稳定,以及有利于移植物再灌注和恢复的环境[29-31]。大量的液体和电解质转移、凝血障碍、失血、腹腔长时间暴露、内脏取出后血流动力学变化、血管夹闭、移植物缺血、再灌注和随后的再灌注综合征以及从缺血-再灌注损伤要求在重建期间认真监测和进行有效干预。

呼吸道管理始于由免疫功能低下和营养不良的患者发生呼吸机相关性肺炎风险而需要长时间呼吸机支持的可能性。此外,这些手术的突发性可能需要"快速连续"诱导全身麻醉和气管插管。选择可引流声门下分泌物的气管导管(如 Mallinckrodt™ TaperGuard™ Evac 气管内插管)引流声门下分泌物(间歇或连续)以减少微量误吸和呼吸机相关性肺炎的风险。另外,涂银气管导管可有效抑制微生物生物膜形成和呼吸机相关性肺炎病原体的气管导管定植[32]。实施肺保护性通气策略,如保持潮气量 6~8ml/kg,应用轻度呼吸末正压 6~8cmH$_2$O 和频繁的肺复张策略能显著降低肺部并发症和改善患者的结果[33]。然而,在血流动力学不稳定的患者中,IMPROVE 试验(30cm H$_2$O 持续气道正压通气 30 秒,每 30 分钟重复一次)可能导致低血压发作,应谨慎使用。

搏动的血压监测和频繁的动脉血气分析需要直接动脉插管;为了冗余,经常选择两个部位。足够的中心静脉通路对血液和输液以及血管内容量监测至关重要,即使在安装肺动脉导管时,也应该允许快速输送。使用支持 SVO$_2$ 的肺动脉导管不断评估心脏功能、全局血流指标和心脏前负荷的静态指标,如中心静脉、肺动脉和肺动脉闭塞压[34-36]。

可以考虑在术中使用基于动脉脉搏波形分析的一些侵入性较小的心输出量监测的替代方案[37]。然而,在血流动力学不稳定、血管活性支持不同、血管紧张度剧烈变化的时期,这些装置可能需要频繁的重新校准,也可能产生心输出量读数不准确、不可靠的情形[37-41]。另一方面,这些装置通过正压通气来估计脉压和每搏输出量变化的能力可以在确定复苏过程中的液体反应性方面呈现明显优势。然而,使用液体负荷反应作为目标指导的治疗可能会导致容量负荷加剧、液体平衡正差额增高和呼吸机支持更久[42]。

使用经食管超声心动图(transesophageal echocardio-graphy,TEE)或食管多普勒超声心动图评估全身血流,还可以进行目标导向性的液体管理[37,43]和持续监测全局血流指标(例如每搏输出量)。此外,TEE 提供心脏前负荷和心肌功能(左心室射血分数和右心室射血分数)的连续评估。然而,术中 TEE 可能受具体操作者和机构顾虑(培训费用和需求、专业知识和经验)、具体患者因素(组织脆性、食管静脉曲张和凝血障碍)以及具体程序考虑因素(使用多器官移植中的胃的部分)的限制。

传统做法是使用血乳酸和碱过量测定来评估外周灌注的充分性。在多脏器移植中,与肝移植一样,间歇性血液乳酸测量可能不适合目标定向复苏,因为乳酸过多可能表明乳酸清除率降低,而不是组织缺氧[40,44]。另外,骨骼肌(StO$_2$)或额顶脑实质(局部脑血氧测定)的近红外光谱可以连续评估组织氧的输送和利用。虽然缺乏明确的数据,但是传闻证据建议在靶向输血和复苏过程中使用近红外光谱技术[45]。

预防因长时间腹腔暴露导致的体温过低、大量血液流失和对血液的需求、[36]需要密切监测,同时让体表和液体变暖。我们考虑在所有情况下使用强制空气表面加热(例如完全进入下身和上身的 BairHugger®,Arizant Healthcare,Inc,Eden Prairie,MN)和液体加热。选择特定的设备用来快速加热和注射液体在很大程度上取决于不同的机构。根据我们的经验,高流量 Ranger(3M™ Ranger™ 血液和液体加温系统,Arizant Healthcare Inc,Eden Prairie,MN)和 Belmont 流体管理系统(fluid management system,FMS 2000,Belmont Instrument Corp.,Billerica,MA)非常高效,可以使用各种输液率[46,47]。核心温度监测是在几个部位进行的,通常是在肺动脉和膀胱[48],记住它们各自的局限性,例如再灌注期间暴露于冰冷移植物流出物的肺循环和在大腹部手术期间,膀胱暴露在周围温度的程度。凝血障碍可能会增加出血的风险,放置鼻咽探针和食管温度探针可干扰 TEE 传感器放置并降低图像质量。

在进行多器官移植患者的围手术期管理中,术中床旁黏弹性装置[49]已经基本取代了传统的基于实验室的凝血测试。它们提供止血过程的实时监测,并给出有效的治疗干预措施[50]。此外,它们可警示缺血再灌注损伤的程度和延迟的移植物恢复[14,51],还能进一步了解移植物的代谢活性[52]。然而,各种黏弹性设备缺乏标准化阻碍了完整的数据互换性[53],当治疗的决定取决于使用的检测设备时,这是一个重要的考虑因素[54]。

麻醉的实施是围手术期护理的核心和不可分割的部分,其计划和实施与术后危重护理无缝整合。为此,遵守目前关于引导护理转移到 ICU 团队的建议,包括向重症监护病房(intensive care unit,ICU)转运前的报告、患者转移程序和 ICU 入院、评估、初始介入和详细报告等至关重要[55]。

制定 ICU 报告标准化实施方案可能会提高危重患者从麻醉医生转到护理专家时的安全性[56]。

## 总结

手术技术的进步、对免疫反应的进一步了解以及免疫抑制方案、麻醉、围手术期重症监护和术后监测方面的改进，使得多器官移植兴起，成为能挽救和有效治疗那些用尽其他治疗方法后仍然生命垂危的患者的选择。这些重症患者的围手术期管理需要多学科紧密合作，特别是在外科医生、麻醉医师和重症监护医师三者间。尽管目前取得了这些进展，但在除了少数高度专业化的三级转诊中心之外能提供多器官移植之前，仍然有许多研究工作要做，特别是在患者预后方面。

## 参考文献

1. Starzl TE, Todo S, Tzakis A, Alessiani M, Casavilla A, Abu-Elmagd K, Fung JJ. The many faces of multivisceral transplantation. Surg Gynecol Obstet. 1991;172:335–44.
2. Tzakis A, Todo S, Starzl TE. Intestinal transplantation. Ann Rev Med. 1994;45:79–91.
3. Selvaggi G, Tzakis AG. Intestinal and multivisceral transplantation; future porspectives. Front Biosci. 2007;12:4742–54.
4. Grant D, Abu-Elmagd K, Reyes J, Tzakis A, Lagnas A, Fishbein T, On behalf of Intestine Transplant Registry, et al. 2003 Report of intestine transplant registry. Ann Surg. 2005;241:607–13.
5. Abu-Elmagd KM, Costa G, Bond GJ, Soltys K, Sindhi R, Wu T, et al. Five hundred intestinal and multivisceral transplantations at a single center. Ann Surg. 2009;250:567–81.
6. Abu-Elmagd KM, Reyes J, Bond G, Mazariegos G, Wu T, Murase N, et al. Clinical inestinal transplantaion; a decade of experience at a single center. Ann Surg. 2001;234:404–17.
7. Tzakis AG, Kato D, Levi DM, DeFaria W, Selvaggi G, Weppler D, et al. One hundred multivisceral transplants at a single center. Ann Surg. 2005;242:480–93.
8. Cai J. Intestine and multivisceral transplantation in the United States: a report of 20-year national registry data 1990-2009. Clin Transpl. 2009;83:101.
9. Saggi BH, Farmer DG, Yersiz H, Busuttil RW. Surgical advances in liver and bowel transplantation. Anesthesiol Clin N Am. 2004;22:713–40.
10. Cruz Jr RJ, Garrido AG, Rocha e Silva M. Early hemodynamic and metabolic changes after total abdominal evisceration for experimental multivisceral transplant. Acta Cir Bras. 2009;24:156–61.
11. Kanbak M, Karagoz AH, Üzümcügil F. Anesthesia in liver transplantation. In: Abdeldayem H, editor. Liver transplantation—basic issues, InTech 2012. http://www.intechopen.com/books/liver-transplantation-basic-issues/anesthesia-in-liver-transplantation. ISBN: 978-953-51-0016-4.
12. Mallick IH, Yang W, Winslet MC, Seifalian AM. Ischemia-reperfusion injury of the intestine and protective strategies against injury. Dig Dis Sci. 2004;49:1359–77.
13. Siniscalchi A, Cucchetti A, Miklosova Z, Lauro A, Zanoni A, Spedicato S, Bernardi E, Aurini L, Pinna AD, Faenza S. Post-reperfusion syndrome during isolated intestinal transplantation: outcome and predictors. Clin Transplant. 2012;26:454–60.
14. Siniscalchi A, Piraccini E, Miklosova Z, Bagni A, D'Errico A, Cucchetti A, Lauro A, Pinna AD, Faenza S. Metabolic, coagulative and hemodynamic changes during intestinal transplant: good predictors of postoperative damage? Transplantation. 2007;84:346–50.
15. Gao L, Ramzan I, Baker B. Neuromuscular paralysis as a pharmacodynamic probe to assess organ function during liver transplanta-

16. tion. J Clin Anesth. 2000;12:615–20.
16. Verbeeck RK. Pharmacokinetics and dosage adjustment in patients with hepatic dysfunction. Eur J Clin Pharmacol. 2008;64:1147–61.
17. Verbeeck RK, Musuamba FT. Pharmacokinetics and dosage adjustment in patients with renal dysfunction. Eur J Clin Pharmacol. 2009;65:757–73.
18. Proulx NL, Akbari A, Garg AX, Rostom A, Jaffey J, Clark HD. Measured creatinine clearance from timed urine collection substantially overestimates glomerular filtration rate in patients with liver cirrhosis: a systematic review and individual patient meta-analysis. Nephrol Dial Transplant. 2005;20:1617–22.
19. Kostopanagiotou G, Sidiropoulou T, Pyrsopoulos N, Pretto EA, Pandazi A, Matsota P, Arkadopoulos N, Smyrniotis V, Tzakis AG. Anesthestic and perioperative management of intestinal and multivisceral allograft recipient in nontrasplant surgery. Transpl Int. 2008;21:415–27.
20. http://www.anthem.com/medicalpolicies/policies/mp_pw_a053824.htm.
21. Steinman TI, Becker BN, Frost AE, Olthoff KM, Smart FW, Suki WN, Wilkinson AH, Clinical Practice Committee, American Society of Transplantation. Guidelines for the referral and management of patients eligible for solid organ transplantation. Transplantation. 2001;71:1189.
22. Howard L, Malone M. Current status of home parenteral nutrition in the United States. Transplant Proc. 1996;28:2691–5.
23. Mangus RS, Tector AJ, Kubal CA, Fridell JA, Vianna RM. Multivisceral transplantation: expanding indications and improving outcomes. J Gastrointest Surg. 2013;17:179–87.
24. Guidelines for pre-operative cardiac risk assessment and perioperative cardiac management in non-cardiac surgery. The Task Force for Preoperative Cardiac Risk Assessment and Perioperative Cardiac Management in Non-cardiac Surgery of the European Society of Cardiology (ESC) and endorsed by the European Society of Anaesthesiology (ESA). Eur Heart J. 2009;30:2769–812.
25. 2009 ACCF/AHA focused update on perioperative beta blockade incorporated into the ACC/AHA 2007 guidelines on perioperative cardiovascular evaluation and care for noncardiac surgery: a report of the American College of Cardiology Foundation/American Heart Association Task Force on Practice Guidelines. Circulation. 2009;120:e169–276.
26. Qaseem A, Snow V, Fitterman N, Hornbake ER, Lawrence VA, Smetana GW, Weiss K, Owens DK, Aronson M, Barry P, Casey Jr DE, Cross Jr JT, Fitterman N, Sherif KD, Weiss KB, Clinical Efficacy Assessment Subcommittee of the American College of Physicians. Risk assessment for and strategies to reduce perioperative pulmonary complications for patients undergoing noncardiothoracic surgery: a guideline from the American College of Physicians. Ann Intern Med. 2006;144:575–80.
27. Selvaggi G, Gyamfi A, Kato T, Gelman B, Aggarwal S, Begliomini B, Bennett J, Nishida S, Tzakis AG. Analysis of vascular access in intestinal transplant recipients using the Miami classification from the VIIIth international small bowel transplant symposium. Transplantation. 2005;79:1639–43.
28. Matsusaki T, Sakai T, Boucek CD, Abu-Elmagd K, Martin LM, Amesur N, Thaete LF, Hilmi IA, Planinsic RM, Aggarwal S. Central venous thrombosis and perioperative vascular access in adult intestinal transplantation. Br J Anaesth. 2012;108:776–83.
29. Jacque JJ. Anesthetic considerations for multivisceral transplantation. Anesthesiol Clin N Am. 2004;22:741–51.
30. Lomax S, Klucniks A, Griffiths J. Anaesthesia for intestinal transplantation. Contin Educ Anaesth Crit Care Pain. 2011;11:1–4.
31. Planinsic RM. Anesthetic management for small bowel transplantation. Anesthesiol Clin N Am. 2004;22:675–85.
32. Fernandez JF, Levine SM, Restrepo MI. Technologic advances in endotracheal tubes for prevention of ventilator-associated pneumonia. Chest. 2012;142:231–8.
33. Futier E, Constantin JM, Paugam-Burtz C, Pascal J, Eurin M, Neuschwander A, Marret E, Beaussier M, Gutton C, Lefrant JY, Allaouchiche B, Verzilli D, Leone M, De Jong A, Bazin JE, Pereira B, Jaber S, IMPROVE Study Group. A trial of intraoperative low-tidal-volume ventilation in abdominal surgery. N Engl J Med. 2013;369:428–37.
34. Della Roca G, Brondani A, Costa MG. Intraoperative hemodynamic monitoring during organ transplantation; what is new? Curr

Opin Organ Transplant. 2009;14:291–6.

35. Gu J, Tao G, Yi B, Liu D, Guo Y, Wang H, Lu K. Hemodynamic monitoring in pigs undergoing orthotopic abdominal multivisceral transplantation. Transplant Proc. 2009;41:4376–81.

36. Siniscalchi A, Spedicato S, Dante A, Riganello I, Bernardi E, Pierucci E, et al. Fluid management of patients undergoing intestinal and multivisceral transplantation. Transplant Proc. 2008;40: 2031–2.

37. Pugsley J, Lerner AB. Cardiac output monitoring: is there a gold standard and how do the newer technologies compare? Semin Cardiothorac Vasc Anesth. 2010;14:274–82.

38. Tsai YF, Su BC, Lin CC, Liu FC, Lee WC, Yu HP. Cardiac output derived from arterial pressure waveform analysis: validation of the third-generation software in patients undergoing orthotopic liver transplantation. Transplant Proc. 2012;44:433–7.

39. Biais M, Nouette-Gaulain K, Cottenceau V, Vallet A, Cochard JF, Revel P, Sztark F. Cardiac output measurement in patients undergoing liver transplantation: pulmonary artery catheter versus uncalibrated arterial pressure waveform analysis. Anesth Analg. 2008; 106:1480–6.

40. Hadian M, Kim HK, Severyn DA, Michael R, Pinsky MR. Cross-comparison of cardiac output trending accuracy of LiDCO, PiCCO, FloTrac and pulmonary artery catheters. Crit Care. 2010;14:R212.

41. Marik PE, Baram M. Noninvasive hemodynamic monitoring in the intensive care unit. Crit Care Clin. 2007;23:383–400.

42. Uchino S, Bellomo R, Morimatsu H, Sugihara M, French C, Stephens D, Wendon J, Honore P, Mulder J, Turner A, PAC/PiCCO Use and Likelihood of Success Evaluation [PULSE] Study Group. Pulmonary artery catheter versus pulse contour analysis: a prospective epidemiological study. Crit Care. 2006;10:R174.

43. Kuper M, Gold SJ, Callow C, Quraishi T, King S, Mulreany A, Bianchi M, Conway DH. Intraoperative fluid management guided by oesophageal Doppler monitoring. BMJ. 2011;342:d3016.

44. Phypers B, Pierce JMT. Lactate physiology in health and disease. Continuing education in anaesthesia. Crit Care Pain. 2006;6:128–32.

45. Plachky J, Hofer S, Volkmann M, Martin E, Bardenheuer HJ, Weigand MA. Regional cerebral oxygen saturation monitoring during liver transplantation. Anesth Analg. 2004;99:344–9.

46. Smith CE, Wagner K. Principles of fluid and blood warming in trauma. Int TraumaCare (ITACCS). 2008;18:71–9.

47. Comunale ME. A laboratory evaluation of the level 1 rapid infuser (H1025) and the Belmont instrument fluid management system (FMS 2000) for rapid transfusion. Anesth Analg. 2003;97:1064–9.

48. Russell SH, Freeman JW. Comparison of bladder, oesophageal and pulmonary artery temperature in major abdominal surgery. Anaesthesia. 1996;51:338–40.

49. Kozek-Langenecker SA. Perioperative coagulation monitoring. Best Pract Res Clin Anaesthesiol. 2010;24:27–40.

50. Goerlinger K. Coagulation management during liver transplantation. Hamostaseologie. 2006;26 Suppl 1:S64–75.

51. Siniscalchi A, Spedicato S, Lauro A, Pinna AD, Cucchetti A, Dazzi A, Piraccini E, Begliomini B, Braglia V, Serri T, Faenza S. Intraoperative coagulation evaluation of ischemia-reperfusion injury in small bowel transplantation: a way to explore. Transplant Proc. 2006;38:820–2.

52. Siniscalchi A, Piraccini E, Cucchetti A, Lauro A, Maritozzi G, Miklosova Z, Ravaioli M, Pinna AD, Faenza S. Analysis of cardiovascular, acid-base status, electrolyte, and coagulation changes during small bowel transplantation. Transplant Proc. 2006;38: 1148–50.

53. Sankarankutty A, Nascimento B. Teodoro da Luz L, Rizoli S. TEG® and ROTEM® in trauma: similar test but different results? World J Emerg Surg. 2012;7 Suppl 1:S3.

54. Coakley M, Reddy K, Mackie I, Mallett S. Transfusion triggers in orthotopic liver transplantation: a comparison of the thromboelastometry analyzer, the thromboelastogram, and conventional coagulation tests. J Cardiothorac Vasc Anesth. 2006;20:548–53.

55. Segall N, Bonifacio AS, Schroeder RA, Barbeito A, Rogers D, Thornlow DK, Emery J, Kellum S, Wright MC, Mark JB, Durham VA Patient Safety Center of Inquiry. Can we make postoperative patient handovers safer? A systematic review of the literature. Anesth Analg. 2012;115:102–15.

56. Petrovic MA, Aboumatar H, Baumgartner WA, Ulatowski JA, Moyer J, Chang TY, Camp MS, Kowalski J, Senger CM, Martinez EA. Pilot implementation of a perioperative protocol to guide operating room-to-intensive care unit patient handoffs. J Cardiothorac Vasc Anesth. 2012;26:11–6.

# 多器官移植:术中血管通路策略

## Charles D. Boucek

42

## 引言

短肠综合征患者不能充分吸收水分和营养。全胃肠外营养(total parenteral nutrition,TPN)可维持患者数周至数年的生命,但生活质量往往较差。复发性血流感染[1]、血管血栓形成和肝衰竭是危及生命的并发症。多器官移植是一种复杂的手术,已用于治疗无功能的肠和肝脏[2]。适应证包括由于梗死引起的短肠综合征、多处肠切除或肠外伤、假性梗阻、家族性息肉病,以及阻止离体肝移植的门静脉或肝静脉血管功能衰竭。移植物可以包括肝、肠、胃和其他器官。成功的多器官移植需要大量的制度承诺,术后需要仔细地管理。当移植物一直暴露于胃肠道内容物时,避免器官排斥的免疫抑制治疗必须与防止感染的需要相平衡。

血管通路需要服用药物、监测血流动力学参数、采集静脉和动脉血液样本以及替换液体和血液。第三空间体液损失量可能很大,也可能大量失血。夹闭血管以允许原生器官移除和移植物放置可以保住血管内血量,在这些情况下保持足够的前负荷可能需要快速增加血管床体积。需要有条不紊地建立足够或者多余的血管通路,移植手术往往是紧急的,当有可用的移植器官时,随时可以进行。包括血管通路策略在内的术前规划将提高成功的可能性[3]。

## 手术阶段

多器官移植的阶段包括术前评估、麻醉诱导、血管通路和其他监护的建立、切除无功能原生器官的剖腹手术、移植物置入、再灌注、肠道连续性重建和腹部闭合。恢复通常会延长,可能包括返回手术室进行额外手术。由于在手术时,原生小肠缺失或移除,门静脉血流不需要在离体肝脏移植中使用静脉-静脉分流[4]。

## 术前评估

候选人往往是患有多种并发症的重症患者。如果一些

具有耐药性的微生物通过血管通路装置进入体循环,那么治疗将非常具有挑战性。虽然许多接受离体肝移植的患者凝血功能差,但进行多器官移植的患者往往处于高凝状态[5]。全胃肠外营养通常通过中心静脉进行。注射的液体是优良的生长基质,常见静脉内感染和血栓形成[6]。可轻易进入的血管逐渐缺损增加了移植的紧迫性和难度。放置和修整血管导管期间细致的消毒方法应给予足够的重视。导管应当固定,以防止无意的导管移动以及长导管暴露的(和可能被污染的)部分进入循环。所有的小口径导管都应该缝合。由于营养不良以及使用类固醇和其他药物,多器官移植患者皮肤脆弱。如果使用皮肤粘合剂,可能会导致皮肤撕裂。

包括颈静脉、锁骨下静脉、股静脉和髂静脉在内的主要静脉的静脉造影可以识别哪些血管是开放的[7]。也可以选择声波图、计算机断层扫描(computed tomography,CT)或磁共振(magnetic resonance,MRI)[8]。由于隐含的医疗问题和许多静脉被切开,周围静脉在考虑移植前通常会被耗尽。

当中央静脉阻塞时,血液回流通过旁路途径发生。一个发达的络脉系统可以补给适度的额外血流,但不足以提供大量输血。颈静脉和锁骨下静脉的双侧阻塞可导致上腔静脉综合征,相应的出现面部和上肢肿胀。可能注意到胸壁上有扩张的静脉,这些表面静脉与腹静脉相吻合,允许血液通过下腔静脉或单静脉系统返回心脏。这被称为反向静脉曲张。可以在这些表面静脉上插管,但是它们通常膨胀、曲折、难以容纳更多血流,因此静脉穿刺部位可能大出血。注入的血液可能导致局部血管充血而难以恢复心脏前负荷。

## 麻醉诱导和监测

麻醉方面的挑战包括麻醉诱导、适当监测以及持续输送合适的液体和药物以维持手术和恢复期间血流动力学稳定性。

大多数患者仍应该被视作"腹腔完整",尽管他们的大部分小肠早已被摘除。保留的胃和口腔分泌物、机能差以

431

及时间紧急都是需要考虑的因素,通常如果可以建立可靠的静脉,则进行快速连续麻醉诱导。麻醉诱导的其他替代方案包括肌内注射氯胺酮和琥珀胆碱快速连续诱导,或者在局部麻醉下清醒插管后吸入麻醉诱导。鼻内给咪达唑仑可能有帮助,如果误吸的风险较低,可以考虑用面罩吸入诱导。

诱导后,应建立监测和确定血管通路。EKG、体温、脉搏血氧仪、神经肌肉阻滞监测仪和呼出气体的监测可以遵循标准麻醉实践,应注意如果电极片靠近手术区域,则会发生脱落。在诱导期间可以通过袖带测量血压,但是通过有创动脉直接测量可进行连续测量。动脉测压可以放置在桡骨、尺骨、肱动脉、腋窝、股骨和足背动脉。在肝移植中,股动脉测压[9]通常比再灌注后的放射线更可靠。当主动脉被夹住与移植物形成动脉吻合时,股动脉血管可能暂时不能使用。上肢的第二条动脉管线在此期间提供血压监测,在动脉血取样期间血压监测不中断。

必须持续关注血液量。需尽量减少血容量低反复发作。患者可能从一次低血容量或贫血中恢复[10],然而移植手术耗时长,每一次的低血容量都会加剧病情恶化。血量过多会导致组织和肺部充血。水肿器官功能不佳,增加移植难度,极端情况下可能阻碍腹部闭合。为了保持最佳血量,测量血液量、在大出血时有足够的供血方法十分重要[11,12]。基于静脉图,患者可以分为三组:横膈膜上、下均有开放静脉的患者;静脉阻塞相当于上腔静脉综合征的患者;患有相当于上腔静脉综合征的阻塞以及髂静脉系统闭塞的患者。

## 血管通路策略

### 组1:常规血管通路

组1患者可以通过中心静脉压(central vein pressure,CVP)和肺动脉(pulmonary artery,PA)常规方式插入导管来监测前负荷。使用杀菌剂进行皮肤准备可降低污染风险。污染的可能性大小受手术部位、导管保持时长以及插入或维持导管期间无菌技术中断的影响。在多脏器移植期间,由于气胸或动脉穿刺风险,使用颈静脉通常优于锁骨下动脉。虽然可用胸管治疗气胸,但锁骨下动脉无意刺穿更难止血。

如果浅静脉可用,可以常规放置静脉导管。将穿刺针插入因使用止血带扩张的静脉,或使用解剖标志或超声引导[13]进行指定的静脉穿刺。导管中的液体与所注射液体黏度、导管直径以及输注装置[14]和血管内空间之间的压力梯度有关,但可能难以预测[15]。流速与导管最窄部分的长度成反比。增加输液系统的压力可以增加流速,但带来无

意注入空气和静脉损伤的风险。在高压下将液体灌注到流出道阻塞的静脉系统中可导致静脉扩张和局部水肿。当需要高静脉血流速率时,通常优选将更大的静脉内导管置入非阻塞静脉中。根据标准尺寸,静脉导管存在各种长度和直径。导管的大小受静脉粗细的限制。大导管放置困难,较小的导管通常更好,然后使用导丝和扩张器将其换成更大的导管。必须小心避免导丝遗落进入循环[16]。如果发生这种情况,可以通过介入放射学使用圈套器去除遗落的导管。导管必须被移除,否则可能引起感染,并可能在血管内移动。如果忽略,可能被组织锁住,这时需要手术移除。

静脉治疗的有效性要求导管尖端置于静脉血管中,可以允许液体进入中央循环。静脉内导管的适当放置可以通过抽吸血液或转换压力波形来确定。肘前静脉和隐静脉有时甚至在放置妥当时因瓣膜原因导致血液回流障碍。确认导管位于静脉腔内的其他操作包括:观察有无近端止血带时的不同流速,对注射测试剂量血管活性剂的反应(类似于在硬膜外置入期间使用的测试剂量),通过经食管超声心动图观察液体通过管道灌注后回流到右心的血流。手术中使用的填充和加温装置可能会干扰血管通路的观察,但应定期检查。

从导管中抽吸血液,虽然并不总是可能,但有助于确认导管末端在静脉腔内。如果灌输液体不能到达中央循环,静脉导管可能"渗透"[17]。如果患者仍然清醒,注射疼痛难忍,液体流速通常低于预期,随着注射液体量增加,导管部位出现水肿、红斑或苍白现象。静脉导管的末端可能位于周围组织的静脉外部,灌注的药物无法取得预期的全身作用,并可能有夸张的局部效应(组织脱落)。如果静脉通畅,但输注速度超过了静脉系统的流量,静脉则会扩张。如果导管相对较短,则在穿刺部位(导管进入静脉的位置)静脉壁将膨胀到比导管大,即使导管尖端位于腔内并且静脉连接至中央循环,液体也会渗入周围组织。在这种情况下,有时可能在导管抽吸时看到血液回流。尽管如此,快速滴注液体也不舒服,会发生局部肿胀,并且药物效果不可靠。导管尖端位于静脉内部,但是静脉可能在近端阻塞,通过这种导管滴注的药物到达中央循环可能会延迟。流量取决于静脉阻塞周围的侧支流量。静脉破裂和局部肿胀是潜在的问题。

如果肿胀受到限制体积膨胀的组织面的限制,则组织压力会增加,灌注会减少。这被称为间室综合征,可能需要进行筋膜切开术以防止组织缺血。

### 组2:下体血管通路

组2患者的股静脉处可能有导管。如果下腔静脉在外科手术中被夹住,或者腹膜腔出血导致腹腔间室综合征[18],那么这些都容易感染并且可能失功。从隔膜下方测

量 CVP 可能很有用,但应避免使用 PA 导管,因为它们会穿过手术区域。前负荷评估将在很大程度上依赖于其他监测,包括经食管超声心动图、脉压变化及对输液反应。

## 组3:替代血管通路

组 3 患者具有挑战性,需要创新的管理以及外科和麻醉小组的配合。这些患者通常因多次手术而产生广泛的黏性。腹部外科手术可能困难,出血多、时间长。在腹部打开过程中补充失血的计划可能包括介入放射学手术以及骨内、动脉内和手术创建的血管通路的组合。这些选择中有一些虽然有可以挽救生命的,但却是非常规的,并且可能带来特定的危害。如果初始选择失败,则计划应包括替代方案。

### 介入放射学

咨询介入放射学非常有用。除了诊断性静脉造影外,介入放射学的手术还包括血栓性静脉再灌注和狭窄但不完全闭塞的静脉扩张。通常必须提前安排好手术,否则一旦移植器官可用,时间来不及就无法实施。以这种方式放置的导管的最大流速也可能小于大量失血时术中所需的流速。

### 骨内导管

骨内通路导管[19]可置于胫骨、肱骨、胸骨或髂骨。几乎所有用于标准心肺复苏的药物都可以通过骨内导管给药。无菌技术对于避免骨感染(骨髓炎)非常重要。骨内导管的流速可能不足以替代大量的液体和血液。随着患者年龄增长,外周骨髓间隙被脂肪代替。与更多的中心部位(胸骨和骨盆)相比,流速可能会降低,在高压下输注液体之前,应考虑脂肪栓塞进入循环的可能性。通过骨内导管输注有时在初次注射时会很痛苦。如果重复使用单个骨骼,液体可能通过先前的穿刺从骨髓腔漏出。骨内通路的相对禁忌证包括成骨不全、骨质疏松症和骨肿瘤。

### 流体输送的动脉管路

尽管由于静脉切开术而失去了可用静脉和 TPN 的不良结果,但动脉通常保存完好。麻醉期间通常使用动脉血管导管监测血压,并允许采集血气。可以通过动脉导管换血[20],一些药物已批准可以通过这种途径给药,包括造影剂、某些化学治疗剂和冲洗血管的液体。通过这种途径意外使用了更多药物而不引起并发症。但是,一些静脉内可安全注射的药物不能通过动脉血管注射,会有动脉血栓形成和局部缺血的严重危险。应格外小心,避免动脉灌注血块、气泡或其他不合适的物质。只有在没有其他方案的情况下,才应考虑动脉输血,如果可能的话,应在具有特定知情同意的程序下进行该手术[21]。这通常不仅需要计划,还需要机构的批准以及准备特殊设备。

通过动脉导管注射的血液替代品需要带有高质量过滤器的加压泵[22];使用重力静脉注射设备静脉注射血液制品,并通过手动泵进行补充以克服静脉和动脉之间的压力差,可能会导致意外注入颗粒或气泡。将大量液体注入动脉所需的高压可能会将输注的颗粒携带到远离动脉入口的远端位置。如果需要大量动脉给药,则可能需要插入较大的动脉导管。重要的是要确保这些不会损害远离动脉导管的组织床的动脉血流。脉搏血氧仪可以放置在远端,以显示肢体的脉动血流。插入和移除这些导管必须小心,避免动脉损伤和出血。当计划通过动脉进行输血时,应保证能随时进行血管外科咨询。如果有证据显示动脉血管远端血流不足,则可以在最早可行时间进行血管清除。在恢复流动之前,强制加热装置应该关闭,以避免灌注不足造成热损伤。

### 手术创建血管通路

动脉和骨内导管不是为长期使用而设计的,在术后早期必须移除。进行多器官移植的患者通常需要肠胃外药物(血管活性药物、抗生素、免疫抑制剂)和营养支持,直到移植物完全发挥功能。计划应该包括术后期间的给药安排。通常,在腹部打开后,可使用无法经皮进入的静脉以保证手术创建的静脉通路可用。下腔静脉的卵巢、肠系膜和其他支流可以提供恢复期所需的抗生素、液体和其他药物的给药途径。当不再需要这些导管时,需要特殊措施安全地移除这些导管。一种有效的策略是将留置导管穿过腹壁,进入目标静脉。在插入导管之前,在静脉上放置一条松紧带,将导管固定到静脉末端,当移除导管时,导管也可以自动结扎静脉。如果自动结扎失败,则需要手术干预。

多器官移植的麻醉需要详细的术前规划以获得足够的血管通路。可能需要考虑非典型通路方式。

## 参考文献

1. Wenzel RP, Edmond MB. The evolving technology of venous access. N Engl J Med. 1999;340:48–9.
2. Kato T, Ruiz P, Thompson JF, Eskind LB, Weppler D, Khan FA, Pinna AD, Nery JR, Tzakis AG. Intestinal and multivisceral transplantation. World J Surg. 2002;26:226–37.
3. Matsusaki T, Sakai T, Boucek CD, Abu-ElMagd K, Matin LM, Amesur N, Thaete FL, Hilmi IA, Planinsic RM, Aggarwal S. Central venous thrombosis and perioperative vascular access in adult intestinal transplantation. Br J Anaesth. 2012;108:776–83.
4. Shaw BW, Martin DJ, Marquez JM, Kang YG, Bugbee AC, Iwatsuki S, Griffith BP, Hardesty RL, Bahnson HT, Starzl TE. Venous bypass in clinical liver transplantation. Ann Surg. 1984;200:524–34.
5. Planinsic RM, Aggarwal S, Hilmi IA, Boucek CD, Chalasani A, Abu-ElMagd K. Hypercoagulabilty in small bowel transplant recipients as demonstrated by thromboelastography. Anesth Analg. 2002;94:S114.
6. Hudman L, Bodenham A. Practical aspects of long-term venous access. Cont Edu Anaesth Crit Care Pain. 2013;13:6–11.
7. Sulek CA, Blas ML, Lobato EB. A randomized study of left versus right internal jugular vein cannulation in adults. J Clin Anesth. 2000;12:142–5.

8. Aggarwal S, Abu-ElMagd K, Amsesur N, Thaete FL, Planinsic RN, Zak M. Patency of central venous system in patients undergoing small bowel transplantation: ultrasonography vs. contrast venography. Anesth Anag. 2002;94:S-79.

9. Galluccio ST, Chapman MJ, Finnis ME. Pemoral-radial arterial pressure gradients in critically ill patients. Crit Care Resusc. 2009;11:34–8.

10. Lauscher P, Kertscho H, Schmidt O, Zimmermann R, Rosenberger P, Zacharowski K, Meier J. Determination of organ-specific anemia tolerance. Crit Care Med. 2013;41:1037–45.

11. Marik PE, Cavallazzi R. Does the central venous pressure predict fluid responsiveness? An updated meta-analysis and a plea for some common sense. Crit Care Med. 2013;41:1774–81.

12. Prekker ME, Scott NL, Hart D, Sprenkle MD, Leatherman JW. Point-of-care ultrasound to estimate central venous pressure: a comparison of three techniques. Crit Care Med. 2013;41:833–41.

13. Lamperti M, Subert M, Cortellazzi P, Vailati D, Borrelli P, Montomoli C, D'Onofrio G, Caldiroli D. Is a neutral head position safer than 45-degree neck rotation during ultrasound-guided internal jugular vein cannulation? Results of a randomized controlled clinical trial. Anesth Analg. 2012;114:777–84.

14. Barcelona SL, Vilich F, Cote CJ. A comparison of flow rates and warming capabilities of the level 1 and rapid infusion system with various-size intravenous catheters. Anesth Analg. 2003;97: 358–63.

15. Pierce ET, Kumar V, Zhen H, Peterfreund RA. Medication and volume delivery by gravity-driven micro-drip intravenous infusion: potential variations during "Wide-Open" flow. Anesth Analg. 2013;116:614–8.

16. Domino KB, Bowdle TA, Posner KL, Spitellie PH, Lee LA, Cheney FW. Injuries and liability related to central vascular catheters: a closed claims analysis. Anesthesiology. 2004;100:1411–8.

17. Ball RB, Henao JP, Ibinson JW, Metro DG. Peripheral intravenous catheter infiltration: anesthesia providers do not adhere to their own ideas of best practice. J Clin Anesth. 2013;25:115–20.

18. Van Noord BA, Roffey P, Thangathurai D. Abdominal compartment syndrome following opioid-induced postoperative ileus. J Clin Anesth. 2013;25:146–9.

19. Tobias JD, Ross AK. Intraosseous infusions: a review for the anesthesiologist with a focus on pediatric use. Anesth Analg. 2010;110: 391–401.

20. Kohlstaedt KG, Page IH. Hemorrhagic hypotension and its treatment by intra-arterial and intravenous infusion of blood. Arch Surg. 1943;47:178–91.

21. Boucek CD, Abu-ElMagd K. Alternative route transfusion for transplantation surgery in patients lacking accessible veins. Anesth Analg. 2006;102:1591–2.

22. Brown AS. Transfusion by the intr-arterial route. Lancet. 1953; 265:745–8.

# 脏器(肠、肠/肝和多器官)移植的术后管理 43

Hiroshi Sogawa

## 引言

需要含肠器官移植物的患者可分为以下3组：

1. 由于肠道功能衰竭而需要离体肠移植、多器官联合移植，包括胃、十二指肠、胰腺、小肠移植的患者(组1)。

2. 由于肠衰竭、完全肠外营养及肝脏疾病而需要肠肝联合移植的患者(组2)。

3. 肝硬化或完全中肠血栓形成患者需要肠/肝或完整的多器官移植(组3)。

组1患者完全依赖肠外营养，倾向于长期脱水。肾功能不全并不少见。有时他们需要同时进行肾移植。由于没有门静脉高压症，离体肠移植手术相对较少。患者可以在手术当天或术后第一天拔管。

组2由同时伴有肝脏疾病的组1人群组成。病情较组1更重。短肠综合征伴有TPN相关肝病的患者可能不会出现门静脉高压征象，直到他们的肝脏硬化程度比普通肝硬化患者更为严重，因为短肠综合征可导致门脉血流量减少。由于手术室门静脉高压造成原始表面积相对较大，可能会导致大出血。因此，术中和术后血液管理可能是困难的。较肝移植更精心的术后管理是必要的。

组3基本上与接受离体肝移植的患者相同。由于难以确保门静脉血流流入肝脏，所以需要肝/肠或完整的多器官移植。该组的术后处理与肝移植患者的处理类似，尽管肠道需要特别的护理。

## 神经管理

68%的脏器移植患者可能有神经系统并发症，如头痛、脑病、癫痫发作、神经肌肉疾病、机会性中枢神经系统感染和缺血性中风[1]。他克莫司(Prograf)可引起神经中毒，如震颤、头痛、精神状态改变、癫痫发作和后天性可逆性脑病综合征(posterior reversible encephalopathy syndrome, PRES)。由于许多脏器移植患者服用多种药物，至少在开始时，药物与其毒性和代谢物之间的相互作用可能是神经症状的常见原因。如果可行的话，建议简化药物。

当患者发生不明确的神经问题时，必须排除感染。需要检查脓毒症、巨细胞病毒、疱疹病毒、结核、隐球菌和真菌感染。

## 精神病管理

患者通常有移植前精神疾病(抑郁症和焦虑症)，部分原因是他们有长期的慢性病，所以之前会频繁住院和手术。慢性疼痛药物的使用是最难处理的问题之一，移植后在疼痛控制方面面临巨大挑战。因此，疼痛管理团队和精神科医生在移植前看到这些问题是非常重要的。他克莫司和类固醇也可引起神经中毒，表现为精神系统疾病。

## 心脏管理

组2和组3患者接受与肝移植手术相似的治疗。Swan-Ganz导管在手术室和移植后对这两组患者很有用。

在手术室中，血液管理和凝血管理对于这些患者尤其是组2和组3患者至关重要。在开始输注血管活性药物之前，应使用5%白蛋白或血液制品进行适当的液体复苏。如果在手术室中需要血管加压药，首先使用$0.05\mu g/(kg \cdot min)$的小剂量去甲肾上腺素并滴定至最低必需剂量。

在术后期间，我们倾向于从$0.2\mu g/(kg \cdot h)$的小剂量开始持续输注前列腺素$E_1$，当滴定最大剂量为$0.6\mu g/(kg \cdot h)$时，血流动力学稳定性已完成。如果血压可以耐受，则调整剂量。前列地尔的血管舒张和抗血小板聚集特性旨在保护最近再灌注的肠的微血管[2]。

移植后，常见高血压。他克莫司可引起肾血管收缩，皮质类固醇给药可导致水肿，两者均可引起高血压。钙通道阻滞剂可减少他克莫司引起的动脉血管收缩。氨氯地平对他克莫司浓度的影响小于非二氢吡啶类钙通道阻滞剂，如维拉帕米。如果单用氨氯地平不足以控制血压，则可以加用其他药物，如β-受体阻滞剂、可乐定和血管紧张素转换酶

（angiotensin-converting enzyme，ACE）抑制剂。避免过度治疗引起的低血压很重要，因为移植的肠似乎对低血压更为敏感。

## 呼吸管理

组 1（离体肠）接受者总体保持状况较好，通常可在移植当天或术后第一天拔管。如果患者在移植后不能很快脱离呼吸机，应考虑早期气管切开术。术后应重视避免吸入性肺炎，因为这在肠道移植患者中非常常见。

## 消化道或肝胆管理

组 2 和组 3 患者的肝脏管理与肝移植后患者的肝脏管理相似。转氨酶和乳酸的趋势以及患者的精神状态是衡量肝功能的良好指标。一般而言，肝脏酶在移植后趋于下降。多普勒超声的使用对检查肝功能的任何不确定性是必要的，但是平常不使用。

在组 2 和组 3 中，16% 的患者有胆管狭窄、胆管结石、胆漏、坏死性胰腺炎、水肿性胰腺炎和胰管瘘[3]。由于缺血性灌注损伤可能会遇到胰腺炎，可以用非手术方式（nonoperative approach，NPO 和奥曲肽等）进行管理。然而，如果怀疑是胰瘘，手术干预有时是必要的。在手术期间观察到胰腺肿胀或胰腺实质出血等缺血性再灌注损伤时，使用奥曲肽滴注。由于缺乏胃十二指肠动脉和导管至胆道吻合口的血液供应，接受含有胃、十二指肠、胰腺和小肠的改良多器官移植手术的患者可能发生胆道并发症。括约肌功能障碍可以通过形态学方法来治疗[3]。

脏器移植后所有组，以相同的方式进行胃肠管理。只要血流动力学状态稳定，就可以开始完全肠内营养。在我们的治疗过程中，回肠镜监视和肠道活检每周进行两次，直到移植后 4 周；然后每周一次，直到移植后 3 个月。我们通常将空肠造口管用于术后管喂养。一旦肠胃功能恢复，就可以启动管饲。当饲管满足流体和营养目标时，可以停止肠外营养。

## 营养管理

患者肠道移植后，短期和长期营养目标如下[4]：

1. 从肠外营养恢复到自主营养。
2. 停用静脉置换液。
3. 最终移除中心静脉导管。
4. 过渡到口服食物、中断管饲。
5. 长期生长发育正常，特别是儿童。

一旦流体和电解质状态稳定，在移植后 24~48 小时开始肠外营养（parenteral nutrition，PN），并根据电解质和流体状态进行调整。有回肠造口功能的证据显示肠道功能正常的情况下，通常在移植后 5~7 天开始连续进食。移植后的第一个 4~6 周，低脂肪、低渗透性、元素配方是首选。根据回肠造口的输出量、电解质和临床状况，以 5ml/h 的速度启动试管进食，每天增加 5ml/h 或 10ml/h。最近，在我们中心有时直接进食而不是管饲。肠道移植后常发生脂肪吸收不良，可给予胰酶。移植后数月内患者的胃动力不足并不罕见。虽然可以使用促动力剂如雷司他或红霉素来辅助胃排空，但是应该指出红霉素与他克莫司相克。空肠管喂食通常需要几周或几个月，当胃动力改善时转换为经胃喂食。经皮置入的胃或胃空肠管对于该患者群体是合适的，因为在移植后需要长时间的经管喂养。理想情况下，移植后粪便排出量应该<30ml/（kg·d）。造口输出量>50ml/（kg·d）被认为过量，可以使用止泻剂或膳食纤维来增加肠道转运时间[4]。根据液体状况，如果粪便排出量超过 30~50ml/（kg·d），则应使用 0.45% 生理盐水等静脉溶液补充粪便中的液体流失，以维持水合作用。碳酸氢盐和其他电解质，如镁，通常是基于血清电解质值加入的。大多数情况下，因为回肠造口的高液体损失，患者通常使用稀释的肠内配方，以提供足够的肠内水合。配方通常用游离水稀释到二分之一到四分之三的强度，取决于流体的要求。患者可能需要高达 150ml/（kg·d）的肠内流体来维持水合作用，并停止静脉内置换液。

但是，如果有牛奶或大豆蛋白不耐受的历史，或者随着转变大便量增加，将长时间使用具有适当脂肪含量的元素配方。当肠内营养需求达到 100% 时，停止使用肠外营养。当 TPN 停止时，开始服用适合年龄的多种维生素。对于希望在移植后大量进食的患者，在移植后的第一个 4~6 周之后遵循低乳糖和低脂饮食食谱。饮食上无限期地持续少吃高甜度食物以避免渗透性腹泻。

## 肾脏管理

由于频繁脱水，患者往往有基础肾脏问题；因此，确保患者在移植前有足够的水分是非常重要的。多脏器或肝/肠移植后的患者比肝移植后患者更易出血。他们在移植过程中需要输更多的血。因此，术后液体管理在重症监护病房（intensive care unit，ICU）中起着非常重要的作用。利尿可在术后第 2 天或第 3 天停止。用 Swan-Ganz 导管引导 ICU 的液体管理。患者倾向于保持第三空间的流体，因此经常使用伴随 25% 白蛋白的利尿剂。我们相信白蛋白的使用在这个环境中起着重要作用。如果患者需要透析，为了防止由于低血压引起的移植物缺血，在 ICU 环境中，连续的静脉-静脉血液透析优于传统的血液透析。

电解质异常可能由吸收问题或肾毒性引起，也可能是药物引起的。他克莫司已被证明会引起高钾血症、低镁血症。必须密切监测钾的摄入量,避免肠外营养和肠内营养中过量的钾。应谨慎使用保钾利尿剂和其他引起高血钾的药物,包括 ACE 抑制剂。口服镁可能导致造瘘输出增加,因此,应首先尝试在 TPN 中或通过静脉推注镁替代药物。

## 内分泌管理

在围手术期使用类固醇和手术应激可以提高血糖。围手术期血糖控制通过在 TPN 中注射浮动比例胰岛素和/或胰岛素调节来实现。我们使用 Solu-Medrol 进行诱导(在给予 Campath 前 1g,移植再灌注前 1g)。减量剂量的类固醇("再循环")仅用于免疫高危患者。如果患者不需要皮质类固醇再循环,我们在术后第 5 天进行皮质醇刺激试验以评估肾上腺功能。如果测试显示肾上腺功能不全,可每 8 小时静脉注射 50mg 氢化可的松琥珀酸钠。

长期的骨质疏松症是非常严重的问题[5,6],也许是由于移植前长期使用 TPN,缺乏维生素 D 和钙摄入导致骨质疏松症,也可能在移植之前就有。因此,在移植之前开始治疗也很重要。此外,维持移植后血清维生素 D、钙、甲状旁腺激素和睾酮水平至关重要。每年进行双能量 X 射线吸收测定(Dual-Energy X-ray Absorptiometry,DEXA)扫描以评估骨质疏松症。除使用钙和维生素 D 外,唑来膦酸(Reclast)可用于长年治疗严重的骨质疏松症。

## 血液管理

由于手术区域和门静脉高压的原始表面积大,有时手术期间需要输入大量的血液。只要手术区域清洁,就可以使用自体血回输。在移植过程中需要经常检查钙离子水平,并充分补充葡萄糖酸钙。手术室中,处理凝血功能障碍是另一项挑战。凝血纠正过度或不足都不理想。过度修复凝血障碍可能导致移植物的微血管栓塞或微血栓形成。因此,血栓弹力图(thromboelastography,TEG)在评估手术室中凝血功能障碍时非常有用。如果患者需要凝血因子,我们更倾向于在术后使用冷沉淀来替代新鲜冰冻血浆治疗,因为冷沉淀物单位体积凝血因子更多[2]。

## 感染管理

最常见的发病和死亡的原因是感染性并发症。因此,监测和适当使用抗生素或抗真菌药物是非常重要的。由于肠道移植手术的性质,围手术期抗生素和抗真菌药物将使用 10~14 天。然而,过度使用抗生素可能会导致多重耐药菌感染,如果发生感染,最终可能成为重要的发病因素。像大多数移植感染并发症一样,最初的感染并发症是因为手术并发症,特别是移植后 3 个月内,可见肠吻合口渗漏、腹腔内脓肿和肠穿孔。即使计算机断层扫描没有显示腹腔内脓肿或手术方面的问题,将患者带到手术室检查腹部感染的原因并进行治疗也是极其必要的。当患者有感染迹象时,需要排除肺炎、留置的缝线感染和尿路感染。在术后即刻,替代留置导管和每周监测血培养的门槛较低。在刚进行完移植期间,来自腹腔内 Jackson-Pratt(JP)引流管的培养可能起一定的作用[7]。然而,由于在这些 JP 引流管中的定植,引流管的培养不能说明问题,特别是没有在术后几天内获得标本的情况下。

在整个肠移植过程中,吸入性肺炎是一个主要的问题。当发现肺结节时,会考虑曲霉病、诺卡氏菌、肺结核和恶性肿瘤。有时需通过支气管镜检查或支气管肺泡灌洗(可能需要导管支气管活检)才能做出正确的诊断。

巨细胞病毒(cytomegalovirus,CMV)在肠道移植中是一个真正的问题,因为即使在更昔洛韦或缬更昔洛韦时代,CMV 肠炎仍然可能发生。移植后不久每周进行 CMV 或 E-B 病毒聚合酶链式反应。更昔洛韦或缬更昔洛韦的预防性使用持续至移植后 6 个月,除非移植的供者及受者都是 CMV 阴性。

复方新诺明用于预防肠移植后的终生肺囊虫肺炎(以前的卡氏肺囊虫肺炎)。

当造瘘输出增加或患者出现腹泻时,除排斥反应外,还需排除由于梭状芽孢杆菌、腺病毒、轮状病毒[8]和感染引起的感染性肠炎。

## 免疫抑制治疗

在 UPMC 中,我们对成人使用淋巴耗竭剂(Campath-1H,ILEX,Cambridge,MA)或对儿童使用抗胸腺细胞球蛋白(thymoglobulin;Sangstat MedicalCorp,Fremont,CA)[5]。在可能的情况下避免单一疗法,在维持类固醇治疗作为移植后免疫抑制策略中,我们使用他克莫司(Prograf,FK 506,Astellas Pharma US,Inc.,Deerfield,IL)。这种"预处理"方案的移植后结果优于常规免疫抑制方案[5]。如果肝移植患者具有较高的终末期肝病评分模型或严重门静脉高压症,则不使用阿仑单抗。阿仑单抗可引起凝血功能障碍,在严重门静脉高压症合并凝血功能障碍情况下,可能会成为一个真正的问题。

在手术室再灌注后开始静脉注射他克莫司,在术后第三天达到 10~15ng/ml 的 12 小时波谷水平。术后前 3 个月的目标水平相同,然后逐渐调整至 5~10ng/ml 的水平[2]。在 T/B 细胞交叉配型阳性患者和发生血清病综合征、肾上腺皮质功能不全、同种异体移植排斥和移植物抗宿主病的患者的治疗中加入甲基泼尼松龙或更常用的氢化可的松。

高度免疫敏感的患者可能需要使用抗 B 细胞或浆细胞药物,如蛋白酶体抑制剂硼替佐米(milcadeium Pharmaceuticals,Cambridge,MA)。

西罗莫司(rapamune,Wyeth-Ayerst Laboratories,Philadelphia,PA)来源于真菌链霉菌是雷帕霉素(target of rapamycin,TOR)的靶点抑制剂,在某些中心用作除了皮质类固醇激素之外维持治疗的药物,并且允许使用减少剂量的他克莫司,特别是在患有肾功能障碍的患者中。如有可能,应避免同时使用其他肾毒性药物。

即使免疫抑制水平较高,在肠道移植受者中排斥反应仍然很常见。回顾性分析发现,70%~90%的受体至少经历一次移植排斥事件。通过使用各种形式的抗体诱导,排斥反应的发生率已经下降到 25%~30%以下[9,10]。最初轻度排斥反应通过每天静脉内推注 10~20mg/kg 甲泼尼龙治疗,治疗 2~3 天。如果排斥反应对糖皮质激素不敏感或是中度至重度排斥反应,则应使用由抗胸腺细胞球蛋白组成的抗体治疗。目前,我们的做法是在第 5~7 天进行肠活检方案监测,然后是双周活检直到第 4 周,并且持续到到第 8~12 周;然后在 3 个月后每月或每隔一个月检查一次。

我们通过捐赠者特异性抗体进行每年肠活检检查。除筛查活检以外的活检标本通常是非特异性的,包括不明原因的发热、造口输出或外观变化以及消化道出血。似乎黏膜的总体外观并不总是与组织学外观相关。内镜活检仍然是肠道同种异体移植排斥反应诊断的金标准。肠道同种异体移植物急性排斥反应的特征在于不同组合的发现和隐窝细胞凋亡的增加。虽然隐窝细胞凋亡不是一个特定的或绝对的发现,但它代表了急性细胞排斥的一个显著特征,即使其他变化很小。慢性排斥反应以血管病变为特征,内膜增厚影响中等大小血管;不幸的是,慢性排斥反应的黏膜改变是非特异性的,甚至可能不存在,因此诊断非常困难。

## 参考文献

1. Zivković SA, Eidelman BH, Bond G, Costa G, Abu-Elmagd KM. The clinical spectrum of neurologic disorders after intestinal and multivisceral transplantation. Clin Transplant. 2009;24:164–8.
2. Costa G, Hendrickson R, Renan da Cunha-Melo J, Abu-Elmagd KM. Chapter 23 small bowel and multivisceral transplantation. ICU care of abdominal organ transplant patients. Oxford: Oxford University Press; 2013. p. 219–45.
3. Papachristou GI, Abu-Elmagd KM, Bond G, Costa G, Mazariegos GV, Sanders MK, et al. Pancreaticobiliary complications after composite visceral transplantation: incidence, risk, and management strategies. Gastrointest Endosc. 2011;73:1165–73.
4. Sogawa H, Iyer K. Chapter 37. Small bowel transplant. In: Wyllie R, Hyams JS, Kayler LK, editors. Pediatric gastrointestinal and liver disease. 4th ed. New York: Elsevier Health Sciences; 2010. p. 386–94.
5. Abu-Elmagd KM, Costa G, Bond GJ, Soltys K, Sindhi R, Wu T, et al. Five hundred intestinal and multivisceral transplantations at a single center. Trans Meet Am Surg Assoc. 2009;127:198–212.
6. Resnick J, Gupta N, Wagner J, Costa G, Cruz RJ, Martin L, et al. Skeletal integrity and visceral transplantation. Am J Transplant. 2010;10:2331–40.
7. Fishbein TM. Intestinal transplantation. N Engl J Med. 2009;361: 998–1008.
8. Adeyi OA, Costa G, Abu-Elmagd KM, Wu T. Rotavirus infection in adult small intestine allografts: a clinicopathological study of a cohort of 23 patients. Am J Transplant. 2010;10:2683–9.
9. Smith JM, Skeans MA, Horslen SP, Edwards EB, Harper AM, Snyderf JJ, et al. OPTN/SRTR 2012 annual data report: intestine. Am J Transplant. 2014;14(Suppl 1(S1)):97–111.
10. Mazariegos GV, Steffick DE, Horslen S, Farmer D, Fryer J, Grant D, et al. Intestine transplantation in the United States, 1999-2008. Am J Transplant. 2010;10(4p2):1020–34.

# 第九篇　复合组织移植

# 修复移植：发展、经验、伦理及新兴观念 44

Vijay S. Gorantla, Jan A. Plock, and Michael R. Davis

## 历史与发展

"温故而知新。"

孔子,中国哲学家和政治家,公元前 551—公元前 479[1]

## 神话与古迹

神灵、虚幻的生物或拥有治愈能力的圣人普遍存在于各个文明的神话和宗教之中[2]。

最早的证据来自埃及文明,在古代的艺术和雕像中用人与动物的混合体代表神。如阿努比斯(长着胡狼头的死神)、托特(长着朱鹭头的智慧之神)、哈索尔(长着牛头的生育之神)、荷鲁斯(长着鹰头的法老守护神),还有不死鸟(长着狮头)、克奴姆神(长着公羊头)、索贝克神(长着鳄鱼头)都是异形生物的例子[3]。

在美索不达米亚时期(约公元前720年),人头牛身肋生双翼的拉玛苏在喀霍沙巴德(现今伊拉克北部靠近摩苏尔的杜尔舍鲁金)守卫着亚述王朝的萨尔瓦二世[4,5]。

在希腊神话中,万神殿中的形象也大都是人与动物的混合体。柏拉图在他的《飨宴篇》中写道:"根据希腊神话讲述,人类最初被创造出来时有四只手臂、四条腿、一个头和两张脸。因为害怕人类的力量,宙斯把他们一分为二,让他们终生去寻找自己的另一半[6,7]。"有些神众所周知:斯芬克斯(狮身人面怪)和赛托尔(半人马怪),另外一些包括堤丰(万魔之父)、埃凯德娜(万魔之母)和戈耳工(蛇发三女妖):欧律阿勒、斯忒诺和美杜莎。这样的生物许多都是蛇头或龙头人形,他们的凝视可以让人变成石头。还有刻耳柏洛斯(三个头的地狱之犬)和海德拉(九头蛇)——狗头和蛇头怪,同戈耳工一样,他们的头被砍下后还能重生。

如果这些怪兽使我们想到最早的组织再生概念,那么神话中真正代表了现代移植观念的形象是神兽奇美拉(一种结合了狮子、山羊和蛇的神话生物)[8,9]。奇美拉是虚构

的令人难以置信的神话生物,人们用它来形容异质的部分,不管是组织还是细胞在实体器官移植中的共存和免疫耐受(嵌合现象)[10]。

和其他的传说类似,印度神话中也有无数的神和异形神的例子体现了组织移植的概念。在这些例子中排在第一的是象头神伽内什(湿婆创造出来的创生之神)(图44.1)和作为印度主神毗湿奴化身的那罗辛哈(梵语中"nara(那罗)"指人,"simha(辛哈)"指狮子)。在印度的神话、史诗和插图中那罗辛哈被描绘成有着像人一样的躯干和下肢,狮子一样的面孔和 4~8 个带爪的上肢[11,12](图44.2)。

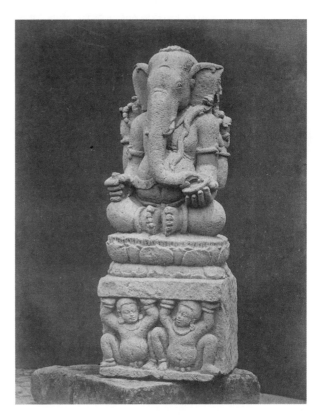

**图 44.1** 伽内什,印度的象头神,创生之神(18 世纪,神庙遗物)。来源:大英博物馆,公共区域

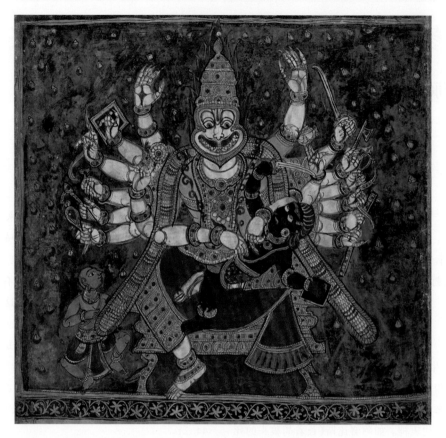

图 44.2　那罗辛哈,毗湿奴第四化身,狮头,正在将魔鬼希兰亚卡西普杀死在膝头,
而信徒帕拉德在左边看着。来源:18世纪,大英博物馆,公共区域

埃德温史密斯纸莎草本中有已知最早的使用局部皮瓣来修复组织缺损的记录(约公元前3000年)。公元前600年,印度外科医生 Sushruta 记述了最早使用前额皮瓣来进行鼻再造的过程,其原理至今仍在使用[13]。各国神话中还有许多具有治愈能力的孪生圣徒的例子(梨俱吠陀经中的双马童和希腊罗马神话中的双子星狄俄斯库里兄弟)。在中世纪也有类似的记述(基督教的守护神科斯马斯和达米安)[14,15]。

## 中世纪和文艺复兴

科斯马斯和达米安是一对孪生兄弟,于公元3世纪生活在奇里乞亚(现今的土耳其)的 Egaea,这对守护神进行了第一例肢体移植手术[16]。他们因拥有神奇的治愈力量而闻名,因而招致基督教神秘主义的猜忌,在公元283年被迫害而死。据传说,这对殉道的圣徒将一个死去的埃塞俄比亚人的一条腿移植到一位由于癌症而截肢的患者(执事查士丁尼)身上,这在马蒂奥·迪·帕西诺(1350—1375)、加默·胡盖特(1415-92)和弗拉·安杰利科(约1438)的艺术作品中都有描绘(图44.3)[17,18]。

## 近代

纵观历史,人们对治愈和替换患病或受损的身体部位的渴望根植在人类的精神和心灵中。然而所有古代所谓的成功移植一直以来都存在于神话、传说和民间故事中或哲学和科幻小说中[19]。直到20世纪中期,移植免疫排斥的谜团才第一次被解开,宣告了实体器官或修复移植从虚构变为现实,而不再是一种文学上的矛盾修辞[20]。

现代的修复移植始于二战,由于战争中人们所遭受的创伤,使得梅达沃、比林厄姆开创性的免疫学工作和布伦特的皮肤移植出现。大批遭受严重烧伤的盟军水兵和飞行员被送往苏格兰的格拉斯哥整形外科手术室进行治疗。就是在这里,生物学家彼得·梅达沃和他的同事比林厄姆和布伦特对皮肤的免疫原性进行了研究。他同整形外科医生托马斯·吉布森一起给盟军士兵实施了第一例异体皮肤移植手术。梅达沃突破性的研究使他在1960获得了诺贝尔医学奖并在之后获得了英国的骑士爵位[21]。

1954,整形外科医生 Joseph E. Murray 和他的同事 John P. Merrill 和 Harwell J. Harrison 在一对同卵双胞胎之间实施了第一例同基因异体肾移植手术[22-25]。之后很快在1957年,

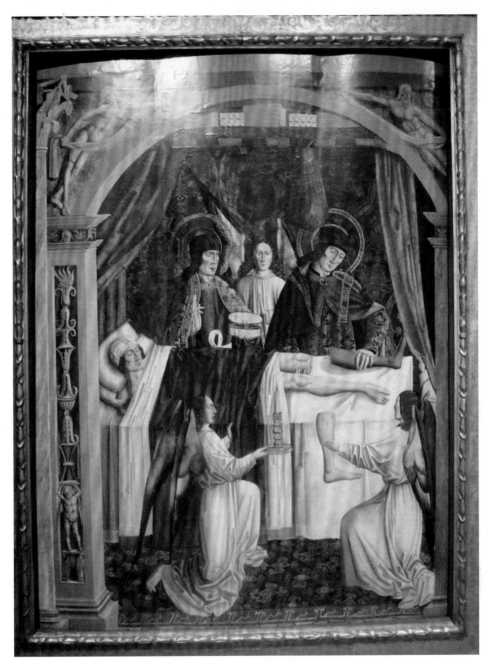

图 44.3　圣徒科斯马斯和达米安通过移植一条腿完成奇迹的治愈（约 1495 年，艺术大师洛斯·瓦尔瓦塞斯）。来源：圣徒科斯马斯和达米安教堂，布尔戈斯，西班牙北部。精选自雅各布斯·德·沃拉金的《黄金传奇》（约 1275 年）

同为整形外科医生的 Earle Peacock 整体移植了一根指屈肌肌腱。Peacock 称之为"复合组织同种异体移植"（现在称为血管化复合同种异体移植）[26,27]。接着在 1959 年，Murray 和他的团队首次成功实施了同种异体肾移植[28]。尽管 Murray 对他的第一个移植者使用了全身照射，但是他和同伴 Roy Calne 率先在肾移植临床中应用了硫唑嘌呤（azathioprine），一种由 Hitchings 和 Elion 发现的药物[29,30]。Uurrag 成为历史上唯一获得诺贝尔奖的整形外科医生。

在随后的 50 年里，药理学免疫抑制的进步促进了实体器官移植的成功。1964 年，几乎在 Murray 和 Peacock 首次尝试器官复合移植的十年之后，Roberto Gilbert Elizalde，一位厄瓜多尔瓜亚基尔的年轻普通外科医生对一名双侧截肢的水手第一次尝试了单侧手移植（图 44.4）[31,32]。虽然 Gilbert 采用了与 Murray 和 Calne 相同的免疫抑制（硫唑嘌呤和强的松 prednisone），但移植还是在第 3 周时失败了，患者因不可逆的排斥反应不得不截肢[33]。

20 世纪 80 年代，环孢菌素（cyclosporine）等新的有效免疫抑制药物的发现和临床认可提高了实体器官移植的成功

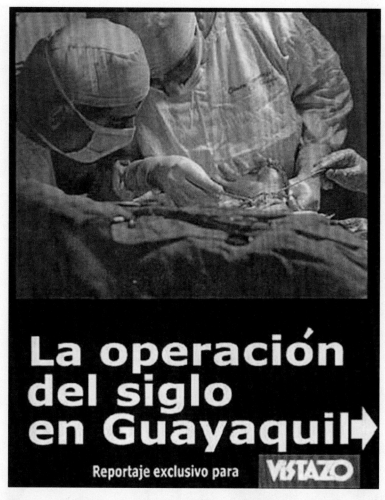

**图44.4**　现代人类历史上第一例手移植手术 1964 年 2 月 Roberto Gilbert 医生和 Gabriel Panchana 医生在厄瓜多尔瓜亚齐尔给水手 Julio Luna 实施手移植手术。来源:《Vistazo 杂志》,厄瓜多尔

率,但是它在非人灵长类动物的肢体移植研究中表现出毒性[34,35]。这些结果进一步证实了科学教条:对常规的免疫抑制而言,皮肤是不可逾越的抗原障碍,阻碍了研究的进展。

发现于 20 世纪 90 年代的他克莫司(tacrolimus)和吗替麦考酚酯(mycophenolic acid mofetil)等药物[36]使小动物(啮齿动物)和大动物(猪)的带皮肢体移植实现可繁殖性存活[37]。直到 20 世纪 90 年代早期,同步进行肾移植的皮肤移植患者在常规免疫抑制下才成功存活[38,39]。这些发展和事实是颠覆关于修复移植的皮肤抗原性主流教条的分水岭,使得血管化复合同种异体移植(vascularized composite allotransplantation,VCA)这一开创性领域出现[40]。

第一例结合了现代免疫抑制(他克莫司、吗替考酚酯和泼尼松)的带皮上肢同种异体移植在 20 世纪 90 年代末实施。1998 年 9 月,Jean-Michel Dubernard 及其团队在法国里昂实施了世界第一例单侧手移植手术[41]。接着,1999 年 1 月,Warren Breidenbach 及其团队在美国肯塔基路易斯维尔进行了美国的第一例手移植手术[42]。此后,修复移植领域开始发展并迅速成为最有前景、最具挑战和争议的实体器官移植领域之一[43]。

本章回顾这一激励人心的领域中的世界经验、伦理思考和新兴前景。

## 世界经验

### 修复移植:发展现状

不同于常规的实体器官移植(solid organ transplantation,SOT),修复移植涉及多种组织类型的复合移植,包括皮肤、肌肉、肌腱、血管、神经、骨、软骨、淋巴结和骨髓[44]。由于这些移植体或源于死者(或有时是活的供体),又由于他们"大部分血管化",器官获取和移植网络(Organ Procurement and Transplantation Network,OPTN)最近颁布了政策变更以确定 VCA 作为"实体器官"进行捐赠和移植[45]。

重建阶梯是软组织修复的基石,治疗原则按照最简单到最复杂分级[46]。血管化组织在身体的跨部位转移是重建阶梯中最复杂的步骤。显微外科手术在过去 50 年的进步已经可以使肌肉和神经功能单位转移并能在转移前扩张和预制皮瓣[47]。修复移植的出现及移植免疫学的进展使 VCA 能代替游离组织皮瓣转移,并克服其在修复手术中的固有局限性,消除了由于利用自体组织来修复主要的组织缺损而导致供体部位发生病症的情况[48]。

毫无疑问,VCA 结果良好时能修复人们衰弱甚至遭受重创的外表、组织结构及功能或者对抗不利于常规修复的创伤。成功的修复移植手术也能避免多次手术修正,在功能及审美上实现更好的效果,而不需多次常规修复手术及高额的入院费用[49,50]。

修复移植是目前实体器官移植的新领域。尽管初步的效果显示出良好前景,该开创性领域的发展却一直很缓慢,主要是因为对终身服用高剂量多重免疫抑制药物的担忧。同实体器官不同,修复移植可采取视觉监控、定向活检和及时定点的治疗干预,都能有助于维持无排斥反应的移植体存活,同时可以最小化或消除慢性全身免疫抑制的风险[51]。

与实体器官移植不同,修复移植为移植通路(靶向治疗)与监控(排斥反应的临床病理学相关性)提供了独有的机会。而当前最先进的修复移植管理是针对 VCA 修复移植患者出现的慢性全身或辅助性局部的免疫抑制、病症、风险和并发症(包括死亡)[52]。

## 新兴观点

第一例上肢移植 5 年之后,在法国亚眠,Devauchelle

及其团队实施了第一例面部 VCA。移植接受者被狗咬去了中央面部组织:双唇、鼻子及中心面颊[53-56]。该患者以及美国路易斯维尔的第一例手移植患者分别是移植后世界上存活时间最久的患者:前者 11 年,后者 16 年[57,58]。

在过去的 15 年中,世界各地多个医疗中心实施过的上肢移植超过 100 例,颅面移植超过 30 例。患者或同种异体移植物的存活与免疫或功能的结果好坏不一,不同的 VCA 手术有的结果很糟,有的尚可,有的鼓舞人心。图 44.5 显示了美国上肢移植的结果概览,图 44.6、图 44.7 和图 44.8(表 44.1 和表 44.2)显示的是世界上肢移植的结果概览,而图 44.9(表 44.3)显示的是世界颅面移植的结果概览。

临床修复移植在过去 15 年所积累的经验使我们对该创新手术程序的各个方面有所领悟,我们认识到:①修复移植不能救命,但当它成功时,可以提高生活质量;②手术患者在其他方面健康且无伴发的疾病,但终身的免疫抑制治疗却会导致一系列生命缩短、生活质量受限甚至威胁生命的病症;③能视觉监测到急性排斥反应(并非所有情况),从而及时进行局部移植体或全身干预;④局部的皮肤治疗会使全身治疗有所增减;⑤不同的 VCA 修复移植的风险与益处会有所不同,因此必须对每个修复移植患者考虑具体 VCA,对于每项缺陷必须有全面风险与益处分析和稳健的退出策略[59,60]。

尽管迄今为止最常见的修复移植手术仍是上肢和颅面 VCA,但遍布全世界的各个活跃的临床修复移植中心总共实施的 VCA 手术已近 200 例,包括但不限于肢体、颅面、泌尿生殖、气管或腹部组织的移植手术。

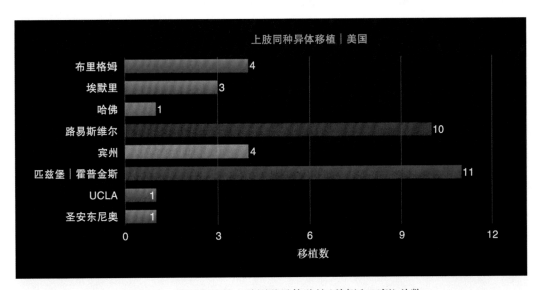

图 44.5　美国实施的上肢同种异体移植(单侧和双侧)总数

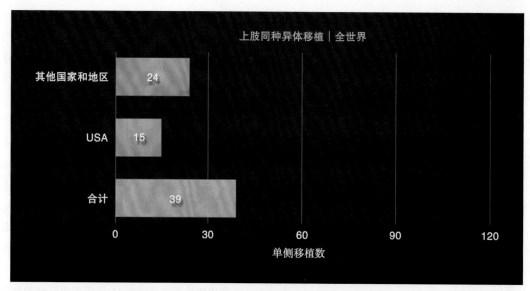

图 44.6　全世界实施的上肢同种异体移植（单侧）总数

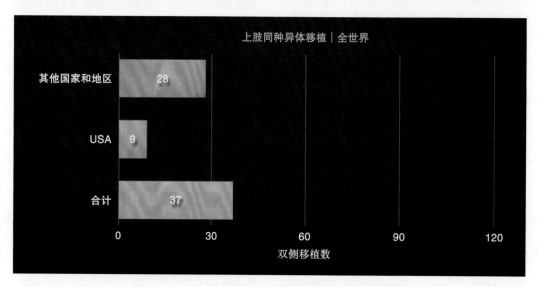

图 44.7　全世界实施的上肢同种异体移植（双侧）总数

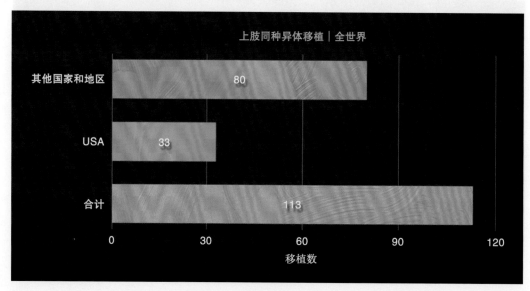

图 44.8　全世界实施的上肢同种异体移植（单侧和双侧）总数

表 44.1 上肢移植的结果：世界经验

| 国家 | 医疗中心 | 上体移植总数 | 移植物失功数量 | 死亡人数 | 大众媒体报道 | 同行文献报告 |
|---|---|---|---|---|---|---|
| 澳大利亚 | 墨尔本 | 1 | | | | |
| 奥地利 | 茵斯布鲁克 | 9 | | | | |
| 比利时 | 布鲁塞尔 | 1 | | | | |
| 中国 | 六个中心 | 15 | 7 | | 否 | 是(部分) |
| 法国 | 里昂 | 11 | 1 | | 是 | 是 |
| | 巴黎 | 2 | 2 | 1 | 是 | 是 |
| 德国 | 慕尼黑 | 2 | | | | |
| 印度 | 科钦 | 4 | | | | |
| 伊朗 | 德黑兰 | 1 | 1 | | 否 | 否 |
| 意大利 | 米兰 | 3 | | | | |
| | 蒙扎 | 2 | | | | |
| 马来西亚 | 士拉扬 | 1(双胞胎移植) | | | | |
| 墨西哥 | 墨西哥城 | 4 | 2 | 1 | 是 | 是 |
| 波兰 | 弗罗茨瓦夫 | 7 | 1 | | | 否 |
| 西班牙 | 马德里 | 2 | | | | |
| | 巴伦西亚 | 6 | | | | |
| 土耳其 | 安卡拉 | 2 | 2 | 1 | 是 | 是 |
| | 安塔利亚 | 8 | 2 | 1 | 是 | 否 |
| 英国 | 利兹 | 1 | | | | |
| 全世界 | | 82 | 18 | 4 | | |

表 44.2 上肢移植的结果：美国经验

| 医疗中心 | 上肢移植总数 | 移植物失功数量 | 死亡人数 | 大众媒体报道 | 同行文献报告 |
|---|---|---|---|---|---|
| 布列根和妇女医院 | 4 | 2 | | 否 | 否 |
| 埃默里 | 3 | 2 | | 否 | 否 |
| 匹兹堡大学/霍普金斯 | 12 | 2 | | 否 | 否 |
| 麻省总医院 | 1 | | | | |
| 路易斯维尔大学 | 9 | 2 | 1 | 是 | 否 |
| 加州大学洛杉矶分校 | 1 | 1 | | 否 | 否 |
| 宾夕法尼亚大学 | 4 | | | | |
| 威尔福德霍尔(SAMMC) | 1 | | | | |
| 总数 | 35 | 9 | 1 | | |

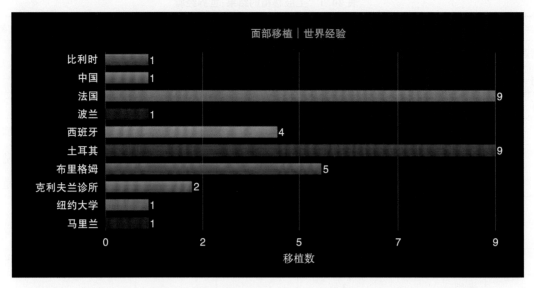

**图44.9** 世界经验：全世界实施的颅面同种异体移植（部分、全脸、头皮、耳朵和其他颅面部分）

**表44.3 颅面移植的结果：世界和美国经验**

| 医疗中心 | 颅面移植总数 | 移植物失功数量 | 死亡人数 | 大众媒体报道 | 同行文献报告 |
|---|---|---|---|---|---|
| 布列根和妇女医院 | 5 | | | | |
| 克利夫兰诊所 | 2 | | | | |
| 纽约大学 | 1 | | | | |
| 马里兰大学 | 1 | | | | |
| 波兰 | 2 | | | | |
| 西班牙 | 4 | 1 | 1 | 是 | 是 |
| 土耳其 | 9 | 2 | 2 | 否 | 否 |
| 法国 | 9 | 1 | 1 | 是 | 是 |
| 比利时 | 1 | | | | |
| 中国 | 1 | 1 | 1 | 是 | 否 |
| 总数 | 35 | 5 | 5 | | |

## 其他类型的VCA

自20世纪90年代以来随着修复移植的出现和在全世界的迅速发展，各个医疗中心实施了许多其他类型的VCA手术，包括但不限于喉气管、骨和关节、腹壁、子宫、阴茎、舌、耳、头皮和下肢移植，另外还有与儿科结合的VCA（面部和上肢或上肢和下肢移植）。

### 腹壁移植

2003年Tzakis及同事对腹壁缺损的肠和多脏器移植患者首次实施了腹壁VCA手术[61]。该VCA的独特之处在于患者由于实体器官的移植已进行了免疫抑制。从那之后，全世界有38例已报道的血管化全腹壁移植，6例血管化部分腹壁移植，17例无血管化部分腹直肌筋膜移植[62]。尽

管有些手术失败了，但这些移植体已被用于内脏实体器官移植的患者，改善其腹壁原发性无张力闭合，减少了并发症[63,64]。综上所述，尽管成功率参差不齐，但腹壁移植的数量超过了颅面VCA手术。

### 喉气管移植

1969年Kluyskens和Ringoir进行了第一例喉移植，用于肿瘤摘除后的重建[65,66]。但因肿瘤复发，患者8个月后死亡。当免疫抑制撤消时，由于排斥反应导致移植体失去活力。在这次早期尝试之后，1998年，Strome和同事们在美国克利夫兰首次成功实施了喉气管VCA手术（包括甲状腺和甲状旁腺），时间上要早于在路易斯维尔实施的第一例上肢移植手术[67,68]。术后喉创伤患者吞咽和发声恢复，生活质量良好，直到14年后由于慢性排斥反应导致移植体切

除[69]。在此之后，Tintinago 等在哥伦比亚的麦德林实施了超过 18 例喉气管 VCA，包括第一例食道 VCA[70-72]。18 例手术中多数患者不再考虑气管造口。有报告称两个移植体失活，但是相关经验并未大肆报道，因为其长期结果不明。

### 膝关节和股骨移植

在 1996 年到 2006 年间 Hofmann 及其同事在慕尼黑实施了第一批膝关节和股骨 VCA 手术[73]，包括 6 例人血管化同种异体膝关节移植，3 例对长节段骨缺损进行的股骨骨干移植[74]。所有这些移植体在短期内都能成功存活，但 56 个月后由于感染、不依从药物治疗及慢性排斥反应等原因移植体又都失活了[75,76]。

### 舌、耳和头皮移植

2003 年，Ewers 及其同事在奥地利维也纳对一名癌切除术后患者完成了第一例全舌 VCA 手术[77]。短暂的成功之后患者死于肿瘤复发。2004 年，Hui 及其团队对一名黑色素瘤切除术后患者实施了由头颈部头皮接连的双耳移植[78]，患者还是死于肿瘤复发。最近在 2015 年，MD 安德森癌症中心的一个团队对一名实体器官移植接受者实施了部分颅骨联合头皮的移植，患者由于从头皮上切除肿瘤而遭受继发性创伤缺损。其远期疗效尚待观察。

### 阴茎移植

2006 年中国广州，Hu 等对一名外伤性阴茎切除患者实施了第一例阴茎同种异体移植[79]。患者术后排尿正常，但在短暂（2 周）的成功之后，患者及其配偶由于社会心理性排斥而选择摘除了移植体[80]。2014 年，来自南非的 Andre van der Merve 领导的团队对一名包皮环切术并发症患者实施了阴茎移植[81]。1 年后，据报该患者恢复了射精和勃起的性功能，但他是否恢复了性欲不得而知。最近两个项目已获得美国 OPTN 的批准，可在美国实施阴茎移植。

### 子宫移植

子宫移植最早的尝试是由 Fageeh 等于 2000 年在沙特阿拉伯实施的[82]。移植物在第 99 天由于缺血性子宫扭转而失败。之后 2013 年，Ozkan 等在土耳其的安塔利亚进行了另一次尝试[83-85]。这些早期的移植尝试都是基于已死亡的供体，尽管移植体存活了，但是受体并不能实现妊娠。2014 年，Brannstrom 及同事对一名绝对子宫不育症（absolute uterine infertility，AUI）患者实施子宫移植后，该患者首次成功妊娠。该团队共实施了 9 例已故供体的子宫移植，有 4 例安全生下胎儿[86,87]。

可以说子宫移植是第一个可行的治疗绝对子宫不育症的方法，绝对子宫不育症是指没有子宫或是子宫不具备器官功能。同腹壁移植类似，实体器官移植患者通常要进行免疫抑制。而子宫移植的好处是服用免疫抑制药物的时间少，只在妊娠期需要[88-91]。

### 下肢及同步联合重建移植

报道过的下肢 VCA 手术有 4 例（2 例单侧和 2 例双侧）[92]。2006 年 Zuker 及同事在一对坐骨联胎畸形的双胞胎婴儿身上实施了首例单侧下肢 VCA 手术。由于是双胞胎间的移植，术后不需要进行免疫抑制。6 年之后，患者恢复了运动和感觉功能，并能在搀扶下走动[93]。

2010 年，Cavadas 及同事在西班牙瓦伦西亚对一名 21 岁的患者进行了首次双侧膝上的下肢 VCA 手术[94,95]。术后 1 年患者的膝关节屈伸和部分踝关节功能恢复。2012 年，在土耳其的安塔利亚，Ozkan 及其同事同时进行了双侧上肢 VCA 和单侧下肢 VCA。西班牙和安塔利亚的移植患者最终都死亡了，一个是因为出现移植后淋巴瘤，另一个是因为继发于播散性曲菌病的移植后终末器官衰竭。同年，在土耳其的安卡拉，Nasir 及其同事进行了双侧下肢 VCA 联合上肢 VCA。患者因手术并发症在围手术期死亡[96]。

全世界报道过的其他同时进行的复合移植还包括面部和上肢或上肢和下肢 VCA（双侧或单侧）[97]。4 例同步复合移植中 3 例患者死于手术或围手术期并发症，包括严重的败血症或休克[98,99]。1 例患者存活下来，但不得不截去双侧上肢来保住面部移植。三重和四重复合 VCA 手术失败风险很高，主要原因包括巨大的抗原负担、极其严重的缺血再灌注损伤、大量的复生需要、延长的麻醉时间，还要多重手术和技术上的挑战[100]。

### 儿科 VCA

2015 年 7 月，Levin 及其团队在宾夕法尼亚大学对一名 8 岁男孩进行了世界上第一例儿科双侧手移植。这名男孩是实体器官移植患者，已经处于免疫抑制状态[101,102]。

## 伦理思考

### 临床均势、自主权、知情同意和风险-益处均衡的道德规范

尽管对于手和面部移植我们已经有很多了解，但是临床均势对于现今受到关注的 VCA 手术（下肢、阴茎、子宫）仍然很重要[103]。在所有过去或现在的尝试中，已知可预料的可能必须与预料外的无心伤害相平衡，并且最好超越它。这种"均势"是 VCA 团队在研究环境的不确定性时，启动新项目所作出的合理且经过深思熟虑的判断，也是在进行更大的临床试验前必须实现的[104]。

所有 VCA 团队都必须认识到：患者由于先前的生活经历、受教育程度及对信息的接受度、概念和理论理解能力的不同而存在个体差异，并且在估算风险与益处时，患者也会带有主观性或者权衡利弊。这些因素中的任何一个或全部都有可能影响患者的决定[105]。"自主权"指的是尊重患者

的决定,具体在"贝尔蒙特报告"中被定义为"最低限度是自主的、是不受他人的控制性干扰的、不受限制的(如未能充分理解而不能做出有意义的选择)"[106]。

对 VCA 伦理争论的主要症结是风险与益处分析:这种手术伴随着终身的医疗后果,而又并非以延长生命为主要目标[107]。VCA 的一个独特之处是需要进行终身的免疫抑制,并伴随着感染、恶性肿瘤和其他药物副作用的风险。与实体器官移植不同,对于原本健康的 VCA 受体而言它的评估是困难的。同样,VCA 患者功能状态可以检测,但对感官的改善却很难作出客观的评价。因此,该手术过程中的技术、医疗、心理和社会风险必须同潜在的生活质量、身体功能的改善和更常规的 VCA 进行权衡。因为风险、益处和功能性结果在 VCA 之间甚至在类似的 VCA 之间都无法相比较,因此基于已知事实的知情同意变得尤为重要。

每个由机构伦理审查委员会批准的 VCA 项目都必然有一个全面的、受监督的知情同意过程。理想情况下,每个知情同意都是一个持续的过程,综合包括了已知和相关的风险和益处、其他可能的选择及潜在的不可预料的危害,并且用易于理解的非专业性措辞向患者提供 VCA 相关的主观和客观的全面综合信息。考虑到 VCA 手术的复杂性和相对创新性,研究者在复杂和创新性的研究中给患者提供的知情同意也许会被认为具有利益冲突,因为他们既需要成为患者的顾问,客观地分析风险和益处,又需要作为研究者努力取得开创性成果[108]。

## 效用和退出策略的道德规范

效用是指患者因为残疾或畸形决定采用或优先选择修复移植来达到最大预期的整体健康效果[109]。在衡量或量化优先性的方法中,时间交换法(time trade-off, TTO)和标准博弈法(standard gamble, SG)的论证是使用最为广泛的[110-112]。使用时间交换法,患者在长期处于不健康状态或恢复到完美的健康状态但预期寿命要缩短这两者中作出选择。因其终生的免疫抑制负担,没有人期盼修复移植能够将患者的病痛从不可重建的缺损恢复到完美健康的程度。而现实的预期是大多数修复移植手术都会缩短预期寿命,哪怕是在接受者最健康的状态下[113]。

确保每例修复移植手术对潜在合格的接受者全面评估其在发生严重失败的情况下合理的退出策略,是手术提供者的道德和科学责任。该程序的第一步是从寻求修复移植的患者那里通过详尽的知情同意过程探询其优先选择倾向,对手术潜在的风险及益处必须明确和清楚告知,同时对于其他可能的选择提供不偏不倚的建议。研究者由于心理的偏向可能存在一种倾向性暗示,突显相对的益处"预

期",而非实事求是地强调风险的"威胁"。失败、部分成功和完全成功的意义与后果,包括其本质、重要性、持续时间以及任何可能的预期效果、移植后生活方式和预计后续治疗时间方面,必须有明确的描述。

## 创新 VCA 的道德规范

### 儿科 VCA

在过去的十年里,我们已经了解了成人 VCA 接受者的社会和伦理问题,但是儿童 VCA 手术所特有的问题还尚待明确[114]。儿科 VCA 在选择患者、手术规划及准备方面要用最合乎道德的安全措施来确保最大的成功机会[115]。

主要的问题涉及患者自主权和脆弱性(知情或代理同意、认知准备)、人格同一性(身体完整性或身体形象感知)、风险-益处均衡(免疫抑制的风险对比生活质量的提高),以及移植后不坚持用药或康复治疗。这些都需要进行仔细地审查以减轻对患者的伤害。确保儿童照料者拥有最优的环境与社会支持有助于患者遵循术后建议,制定包括行为咨询和治疗在内的综合退出策略以防移植失败,所有这些都至关重要。先天缺损后的适应及神经整合方面目前尚不明确。关键在于要持续评估儿童的社会心理、依从性和情绪问题,直到儿童成年,,所有这些都会影响移植的结果[116]。

### 泌尿生殖系统和阴茎移植

对比常规的修复,仔细权衡移植的适应证、风险和益处对于手术实施者而言是至关重要的,也是伦理上的特权[117]。传统的修复技术已经证明能够在泌尿生殖损伤中达到较高的功能和美学标准。因此,医疗团队关键是要评估阴茎损伤患者寻求移植的预期和动机(身体形象恢复、生育或性功能),并使之与手术程序已知和未知的风险(包括使用阴茎假体实现勃起以防功能性失败,而机械性刺激又增加了排异的风险)相比较。

### 子宫、卵巢和睾丸移植

考虑到绝对不孕症之外的适应证,伦理学家和专家反对 VCA 团队提出的用子宫 VCA 手术替代其他的选择,如妊娠代孕。也反对将活体捐赠者包括在内。考虑到未知的风险、益处及对活体捐赠者、接受者和后代短期和长期的影响,VCA 手术引起了非常广泛的伦理和文化争论[118-121]。

卵巢和睾丸移植为有各种生育病症的患者提供了新的可能性,包括用当前的医疗手段无法治疗的病症[122]。与其他提高生育能力选择相比,能从 VCA 手术中受益的患者,很大程度上将取决于修复移植的类型,是否必须有供体、个人的偏好、备选方案的好处与负担以及与现有方案相比修复移植发展成为安全、合乎道德、性价比高、有效治疗方案

的程度。

上述各方面问题，在像 VCA 这种新兴、活跃的领域，必须展开公开的调研和伦理上的讨论。VCA 实施者的道德责任是在移植失败的情况下不危及患者的生命，短期健康有效的结果并不能免除终生服用抗排异药物而导致的病症。尤其重要的是要避免引起治疗上的误解。手术实施者夸大特定的修复移植对脆弱的患者的潜在益处，使其对手术的益处产生过高的期望，没有对退出策略进行真实评估，这对患者而言有可能是致命的。

# 新兴前景

现代实体器官移植和 VCA 手术始于 50 年前 Murray 和 Peacock 两位整形外科医生的开创性工作[13]。尽管最近 VCA 取得了一些进展，移植存活率也优于实体器官移植，但由于目前的局限而导致的临床失败（许多仍然未公布和公开）包括但不限于慢性大剂量免疫抑制用药的不良反应、慢性排斥反应或由于不依从药物治疗而导致的不可控的急性排斥反应（在 VCA 手术中也许没有完全上报）或其他病因。重要的是，不同于实体器官移植，VCA 中不理想的神经再生可能导致许多患者功能受限或丧失。

VCA 尝试开展创新策略改善这些手术的风险-益处均衡，使它们成为更安全、更有效且符合伦理的修复移植选择。同实体器官移植的发展一样，药理免疫抑制和移植免疫学为 VCA 奠定了基础。现在的再生医学、组织工程、纳米技术、计算生物学、预测分析或其他多学科或不同于修复移植的跨学科领域的迅猛发展正推动 VCA 迈向新的前沿[123]。这些策略包括免疫调节（干细胞疗法、免疫生物学）[124]、神经再生（神经生物学）和靶向治疗、VCA 特定移植体治疗、监测或诊断策略（利用缓释药物平台的局部免疫抑制、基因治疗、免疫监测、排斥反应的无创分子或多模态成像、缺血再灌注的离体保存技术和再灌注损伤预防、免疫隐匿以及供体移植的免疫逃避）[52]。

修复移植领域见证了一场喧嚣而又具变革性的发展，对于遭受不可重建的组织缺损患者，它在改变生活和赋予生命、治疗残疾和损伤方面都超越了实体器官移植。更多的修复移植继续在全世界进行。最近在杜克大学和多伦多大学实施了两例单侧手移植，在印度科钦进行了一例双侧手移植。再生医学、组织工程、分子成像、纳米技术、药物释放和生物材料领域的迅速发展推动了 VCA 更进一步的发展，在扩展临床应用的同时提高安全性和效果。免疫调节或耐受方案的成功可能会通过把 VCA 手术纳入临床实践和护理标准的主体之中改变修复移植手术的未来。

# 参考文献

1. Creel HG. Confucius, the man and the myth (New York, 1949). Creel15Confucius. 1949.
2. Posthumus L. Hybrid monsters in the classical world. 2011:1–130.
3. Hawass ZA, Garrett K. Hawass: hidden treasures of ancient Egypt: unearthing…. Google Scholar. 2004.
4. Honour H, Fleming J. Honour: a world history of art: revised. Google Scholar. 2009.
5. Segal J. History, art history, world history: debates and common ground. Acta Historiae Artium. 2009;49(1):201–5. doi:10.1556/AHistA.49.2008.1.23.
6. Lesher JH, Nails D, Sheffield FCC. Plato's symposium: issues in interpretation and reception. Center for Hellenic Studies, Trustees for Harvard University, 2006. ISBN 9780674023758.
7. Hunter RL. Plato's symposium. Oxford University Press, Oxford, 2004. ISBN 10: 0195160797 ISBN 13: 9780195160796.
8. Müller-Ruchholtz W. Glances at the history of transplantation immunology. Transplant Proc. 1999;31(3):1443–51.
9. Cooper DKC. A brief history of cross-species organ transplantation. Proc (Bayl Univ Med Cent). 2012;25(1):49–57.
10. Robert JS. The science and ethics of making part-human animals in stem cell biology. FASEB J. 2006;20(7):838–45. doi:10.1096/fj.05-4286lsf.
11. Bhandari M, Tewari A. Is transplantation only 100 years old? Br J Urol. 1997;79(4):1–4. doi:10.1046/j.1464-410X.1997.00096.x.
12. Welankar V. The iconography of Kevala Narasimha: a reappraisal. South Asian Studies. 2009;25(1):113–30. doi:10.1080/02666030.2009.9628702.
13. Goldwyn RM. The early history of plastic and reconstructive surgery. Plast Reconstr Surg. 2008;121(4):1489–98. doi:10.1097/01.prs.0000304602.01081.0a.
14. Hankoff LD. Why the healing gods are twins. Yale J Biol Med. 1977;50(3):307–19.
15. de Rachewiltz B, Parisi P, Castellani V. Twins in myth (author's transl). Acta Genet Med Gemellol (Roma). 1976;25:17–9.
16. Conolly BW, Benanzio M. Cosmas and Damian Revisited. In: Hand transplantation. New York: Springer; 2007. p. 3–10. doi:10.1007/978-88-470-0374-3_1.
17. Duffin J. Medical Miracle. In: Medical saints. Cosmas and Damian in a postmodern world. Oxford University Press; 2013. p. 3–30. doi: 10.1093/acprof:oso/9780199743179.003.0001.
18. Tosatti B. Transplantation and reimplantation in the arts. Surgery. 1974.
19. Fcorreia. Anatomy and grafts—from ancient myths, to modern reality. 2015:1–21.
20. Tobin GR, Breidenbach WC, Ildstad ST, Marvin MM, Buell JF, Ravindra KV. The history of human composite tissue allotransplantation. Transplant Proc. 2009;41(2):466–71. doi:10.1016/j.transproceed.2009.01.026.
21. Starzl TE. The birth of clinical organ transplantation. J Am Coll Surg. 2001;192(4):431–46.
22. Merrill JP, Murray JE, Harrison JH, Guild WR. Successful homotransplantation of the human kidney between identical twins. J Am Med Assoc. 1956;160(4):277–82.
23. Guild WR, Harrison JH, Merrill JP, Murray J. Successful homotransplantation of the kidney in an identical twin. Trans Am Clin Climatol Assoc. 1955;67:167–73.
24. Murray JE. The first successful organ transplants in man. J Am Coll Surg. 2005;200(1):5–9. doi:10.1016/j.jamcollsurg.2004.09.033.
25. Snyder A, Joseph E. Murray. Lancet. 2013;381(9861):110. doi:10.1016/S0140-6736(13)60038-0.
26. Peacock EE. A review of composite tissue allografts of the digital flexor mechanism. Transplant Proc. 1976;8(2 Suppl 1):119–27.
27. Tilt A, DeGeorge BR, Furlow LT, Drake DB. A surgeon's historical perspective: Dr. Leonard Furlow on the early years of human composite flexor tendon allografts. 2014;73:121–3. doi: 10.1097/SAP.0000000000000252.
28. Merrill JP, Murray JE, Harrison JH, Friedman EA, Dealy Jr JB, Dammin GJ. Successful homotransplantation of the kidney between nonidentical twins. N Engl J Med. 1960;262(25):1251–60. doi:10.1056/NEJM196006232622501.

29. Hitchings GH, Elion GB. Some aspects of immunosuppression. Ann N Y Acad Sci. 2006;129(1):799–803. doi:10.1111/j.1749-6632.1966.tb12897.x.

30. Calne RY. The initial study of the immunosuppressive effects of 6-mercaptopurine and azathioprine in organ transplantation and a few words on cyclosporin A. World J Surg. 1982.

31. Gilbert R. Transplant is successful with a cadaver forearm. Med Trib Med News. 1964.

32. Calne R. Cyclosporine as a milestone in immunosuppression. Transplant Proc. 2004;36(2 Suppl):13S–5. doi:10.1016/j.transproceed.2004.01.042.

33. Gilbert R. Hand transplanted from cadaver is reamputated. Med Trib Med News. 1964.

34. Siemionow M. Composite tissue allograft transplants and nonhuman primates. Transplantation. 2007;83(2):242. doi:10.1097/01.tp.0000242528.21991.b2.

35. Egerszegi EP, Samulack DD, Daniel RK. Experimental models in primates for reconstructive surgery utilizing tissue transplants. Ann Plast Surg. 1984;13(5):423–30.

36. Gorantla VS, Barker JH, Jones JW, Prabhune K, Maldonado C, Granger DK. Immunosuppressive agents in transplantation: mechanisms of action and current anti-rejection strategies. Microsurgery. 2000;20(8):420–9.

37. Üstüner ET, Zdichavsky M. Ren X, et al. Long-term composite tissue allograft survival in a porcine model with cyclosporine/mycophenolate mofetil therapy 1,2. 1998;66(12):1581.

38. Wendt JR, Ulich TR, Ruzics EP, Hostetler JR. Indefinite survival of human skin allografts in patients with long-term immunosuppression. Ann Plast Surg. 1994;32(4):411–7.

39. Wendt JR, Ulich T, Rao PN. Long-term survival of human skin allografts in patients with immunosuppression. Plast Reconstr Surg. 2004;113(5):1347–54. doi:10.1097/01.PRS.0000112741.11726.91.

40. Gorantla VS, Gonzalez RN, Breidenbach WC III. Hand and composite tissue allotransplantation: past, present, and future. In: The mutilated hand. Elsevier; 2005. p. 591–609. doi: 10.1016/B978-1-56053-446-4.50047-2.

41. Dubernard J-M, Owen E, Herzberg G, et al. Human hand allograft: report on first 6 months. Lancet. 1999;353(9161):1315–20. doi:10.1016/S0140-6736(99)02062-0.

42. Jones JW, Gruber SA, Barker JH, Breidenbach WC. Successful hand transplantation—one-year follow-up. N Engl J Med. 2000;343(7):468–73. doi:10.1056/NEJM200008173430704.

43. Gorantla V. Composite tissue allotransplantation (CTA): current status and future insights. Eur J Trauma. 2001;27(6):267–74.

44. Brandacher G, Gorantla VS, Lee WPA. Hand allotransplantation. Semin Plast Surg. 2010;24(1):11–7. doi:10.1055/s-0030-1253243.

45. Cendales L, Granger D, Henry M, et al. Implementation of vascularized composite allografts in the United States: recommendations from the ASTS VCA Ad Hoc Committee and the Executive Committee. Am J Transplant. 2011;11(1):13–7. doi:10.1111/j.1600-6143.2010.03374.x.

46. Turner AJ, Parkhouse N. Revisiting the reconstructive ladder. Plast Reconstr Surg. 2006;118(1):267–8. doi:10.1097/01.prs.0000222224.03137.d5.

47. Knobloch K, Vogt PM. The reconstructive clockwork of the twenty-first century: an extension of the concept of the reconstructive ladder and reconstructive elevator. Plast Reconstr Surg. 2010;126(4):220e–2. doi:10.1097/PRS.0b013e3181ec1eef.

48. Janis JE, Kwon RK, Attinger CE. The new reconstructive ladder: modifications to the traditional model. Plast Reconstr Surg. 2011;127 Suppl 1:205S–12. doi:10.1097/PRS.0b013e318201271c.

49. Nguyen LL, Naunheim MR, Hevelone ND, et al. Cost analysis of conventional face reconstruction versus face transplantation for large tissue defects. Plast Reconstr Surg. 2015;135(1):260–7. doi:10.1097/PRS.0000000000000799.

50. Siemionow M, Gatherwright J, Djohan R, Papay F. Cost analysis of conventional facial reconstruction procedures followed by face transplantation. Am J Transplant. 2011;11(2):379–85. doi:10.1111/j.1600-6143.2010.03373.x.

51. Shores JT, Brandacher G, Schneeberger S, Gorantla VS, Lee WPA. Composite tissue allotransplantation: hand transplantation and beyond. J Am Acad Orthop Surg. 2010;18(3):127–31.

52. Schnider JT, Weinstock M, Plock JA, et al. Site-specific immunosuppression in vascularized composite allotransplantation: prospects and potential. Clin Dev Immunol. 2013;2013(3):495212–7. doi:10.1155/2013/495212.

53. Dubernard J-M, Devauchelle B. Face transplantation. Lancet. 2008;372(9639):603–4. doi:10.1016/S0140-6736(08)61252-0.

54. Devauchelle B, Badet L, Lengelé B, et al. First human face allograft: early report. Lancet. 2006;368(9531):203–9. doi:10.1016/S0140-6736(06)68935-6.

55. Dubernard J-M, Devauchelle B. First human face allograft: report at 4 months. In: Hand transplantation. New York: Springer; 2007. p. 425–33. doi:10.1007/978-88-470-0374-3_53.

56. Dubernard J-M, Devauchelle B, Guo S, et al. Human facial allotransplantation: a 2-year follow-up study. Commentary. Lancet. 2008;372(9639).

57. Breidenbach WC, Gonzales NR, Kaufman CL, Klapheke M, Tobin GR, Gorantla VS. Outcomes of the first 2 American hand transplants at 8 and 6 years posttransplant. J Hand Surg. 2008;33(7):1039–47. doi:10.1016/j.jhsa.2008.02.015.

58. Breidenbach III WC, Tobin II GR, Gorantla VS, Gonzalez RN, Granger DK. A position statement in support of hand transplantation. J Hand Surg. 2002;27(5):760–70. doi:10.1053/jhsu.2002.35306.

59. Kvernmo HD, Gorantla VS, Gonzalez RN, Breidenbach WC. Hand transplantation. A future clinical option? Acta Orthop. 2005;76(1):14–27. doi:10.1080/00016470510030283.

60. Gorantla VS, Demetris AJ. Acute and chronic rejection in upper extremity transplantation: what have we learned? 2011;27(4):481–93. doi: 10.1016/j.hcl.2011.08.006.

61. Levi DM, Tzakis AG, Kato T, et al. Transplantation of the abdominal wall. Lancet. 2003;361(9376):2173–6. doi:10.1016/S0140-6736(03)13769-5.

62. Giele H, Vaidya A, Reddy S, Vrakas G, Friend P. Current state of abdominal wall transplantation. Curr Opin Organ Transplant. 2016;21(2):159–64. doi:10.1097/MOT.0000000000000276.

63. Allin BSR, Ceresa CDL, Issa F, et al. A single center experience of abdominal wall graft rejection after combined intestinal and abdominal wall transplantation. Am J Transplant. 2013;13(8):2211–5. doi:10.1111/ajt.12337.

64. Berli JU, Broyles JM, Lough D, et al. Current concepts and systematic review of vascularized composite allotransplantation of the abdominal wall. Clin Transpl. 2013;27(6):781–9. doi:10.1111/ctr.12243.

65. Kluyskens P, Ringoir S. Follow-up of a human larynx transplantation. Laryngoscope. 1970;80(8):1244–50. doi:10.1288/00005537-197008000-00006.

66. Kluyskens P, Ringoir S. Problems related to homotransplantation of the larynx. Acta Otorhinolaryngol Belg. 1970;24(1):174–80.

67. Strome M, Strome S. Laryngeal transplantation: a program for investigating new parameters. J Voice. 1994;8(1):92–4. doi:10.1016/S0892-1997(05)80325-X.

68. Strome M, Stein J, Esclamado R, et al. Laryngeal transplantation and 40-month follow-up. N Engl J Med. 2001;344(22):1676–9. doi:10.1056/NEJM200105313442204.

69. Lorenz RR, Strome M. Total laryngeal transplant explanted: 14 years of lessons learned. Otolaryngol Head Neck Surg. 2014;150(4):509–11. doi:10.1177/0194599813519748.

70. Tintinago LF, Herrera DA, Medina E, Patiño JH, Cano F, Restrepo CS. Ultrasonographic evaluation of a vascularized tracheal transplantation. J Ultrasound Med. 2005;24(8):1145–9.

71. Ariza Cadena F, González LF, Palacio Arboleda MA, Tintinago LF, Agudelo Quintana A. Inhalation anesthesia during spontaneous ventilation in a patient with a tracheolaryngeal transplant requiring debridement of fibrous tissue obstructing the lumen. Rev Esp Anestesiol Reanim. 2011;58(7):451–3.

72. Duque E, Duque J, Nieves M, Mejía G, López B, Tintinago L. Management of larynx and trachea donors. Transplant Proc. 2007;39(7):2076–8. doi:10.1016/j.transproceed.2007.06.072.

73. Diefenbeck M, Wagner F, Kirschner MH. Outcome of allogeneic vascularized knee transplants. Transplant …. 2007.

74. Diefenbeck M, Hofmann GO. Vascularized knee transplantation. In: Transplantation of composite tissue allografts. Boston,

MA: Springer; 2008. p. 293–306. doi:10.1007/978-0-387-74682-1_21.

75. Diefenbeck M, Wagner F, Kirschner MH, Nerlich A, Mückley T, Hofmann GO. Management of acute rejection 2 years after allogeneic vascularized knee joint transplantation. Transpl Int. 2006;19(7):604–6. doi:10.1111/j.1432-2277.2006.00327.x.

76. Diefenbeck M, Nerlich A, Schneeberger S, Wagner F, Hofmann GO. Allograft vasculopathy after allogeneic vascularized knee transplantation. 2011;24(1):e1–e5. doi: 10.1111/j.1432-2277.2010.01178.x.

77. Kermer C, Watzinger F, Oeckher M. Tongue transplantation: 10-month follow-up. Transplantation. 2008;85(4):654–5. doi:10.1097/TP.0b013e3181636e5c.

78. Jiang HQ, Wang Y, Hu XB, Li YS, Li JS. Composite tissue allograft transplantation of cephalocervical skin flap and two ears. Plast Reconstr Surg. 2005;115(3):31e–5. doi:10.1097/01.PRS.0000153038.31865.02.

79. Hu W. A preliminary case report of human penile transplantation. Chin J Androl. 2006;20(11):6–9.

80. Dubernard J-M. Penile transplantation? Eur Urol. 2006;50(4):664–5. doi:10.1016/j.eururo.2006.07.055.

81. Bateman C. World's first successful penis transplant at Tygerberg Hospital. South Afr Med J. 2015:251–2.

82. Fageeh W, Raffa H, Jabbad H, Marzouki A. Transplantation of the human uterus. Int J Gynaecol Obstet. 2002;76(3):245–51.

83. Ozkan O, Akar ME, Erdogan O, Ozkan O, Hadimioglu N. Uterus transplantation from a deceased donor. Fertil Steril. 2013;100(6), e41. doi:10.1016/j.fertnstert.2013.06.041.

84. Ozkan O, Akar ME, Ozkan O, et al. Preliminary results of the first human uterus transplantation from a multiorgan donor. Fertil Steril. 2013;99(2):470–6. doi:10.1016/j.fertnstert.2012.09.035.

85. Erman Akar M, Ozkan O, Aydinuraz B, et al. Clinical pregnancy after uterus transplantation. Fertil Steril. 2013;100(5):1358–63. doi:10.1016/j.fertnstert.2013.06.027.

86. Brännström M, Johannesson L, Bokström H, et al. Livebirth after uterus transplantation. Lancet. 2015;385(9968):607–16. doi:10.1016/S0140-6736(14)61728-1.

87. Brännström M. Uterus transplantation. Curr Opin Organ Transpl. 2015;20(6):621–8. doi:10.1097/MOT.0000000000000246.

88. Johannesson L, Järvholm S. Uterus transplantation: current progress and future prospects. Int J Womens Health. 2016;8:43–51. doi:10.2147/IJWH.S75635.

89. Johannesson L, Dahm-Kähler P, Eklind S, Brännström M. The future of human uterus transplantation. Womens Health (Lond Engl). 2014;10(4):455–67. doi:10.2217/whe.14.22.

90. Johannesson L, Kvarnström N, Mölne J, et al. Uterus transplantation trial: 1-year outcome. Fertil Steril. 2015;103(1):199–204. doi:10.1016/j.fertnstert.2014.09.024.

91. Dahm-Kähler P, Diaz-Garcia C, Brännström M. Human uterus transplantation in focus. Br Med Bull. 2016;117(1):69–78. doi:10.1093/bmb/ldw002.

92. Carty MJ, Zuker R, Cavadas P, Pribaz JJ, Talbot SG, Pomahac B. The case for lower extremity allotransplantation. Plast Reconstr Surg. 2013;131(6):1272–7. doi:10.1097/PRS.0b013e31828bd1a5.

93. Fattah A, Cypel T, Donner EJ, Wang F, Alman BA, Zuker RM. The first successful lower extremity transplantation: 6-year follow-up and implications for cortical plasticity. Am J Transplant. 2011;11(12):2762–7. doi:10.1111/j.1600-6143.2011.03782.x.

94. Cavadas PC, Thione A, Carballeira A, Blanes M. Bilateral transfemoral lower extremity transplantation: result at 1 year. Am J Transplant. 2013;13(5):1343–9. doi:10.1111/ajt.12178.

95. Cavadas PC, Thione A, Blanes M, Mayordomo-Aranda E. Primary central nervous system posttransplant lymphoproliferative disease in a bilateral transfemoral lower extremity transplantation recipient. Am J Transplant. 2015;15(10):2758–61. doi:10.1111/ajt.13313.

96. Nasir S, Kilic YA, Karaaltin MV, Erdem Y. Lessons learned from the first quadruple extremity transplantation in the world. Ann Plast Surg. 2014;73(3):336–40. doi:10.1097/SAP.0000000000000279.

97. Lantieri L, Hivelin M, Audard V, et al. Feasibility, reproducibility, risks and benefits of face transplantation: a prospective study of outcomes. Am J Transplant. 2011;11(2):367–78. doi:10.1111/j.1600-6143.2010.03406.x.

98. Gordon CR, Zor F, Cetrulo Jr C, Brandacher G, Sacks J, Lee WPA. Concomitant face and hand transplantation. Ann Plast Surg. 2011;67(3):309–14. doi:10.1097/SAP.0b013e31822a2c8f.

99. Shores JT, Lee WPA, Brandacher G. Discussion: lessons learned from simultaneous face and bilateral hand allotransplantation. Plast Reconstr Surg. 2013;132(2):433–4. doi:10.1097/PRS.0b013e31829588eb.

100. Foroohar A, Elliott RM, Fei L, et al. Quadrimembral amputation: indications and contraindications for vascularized composite allotransplantation. Transplant Proc. 2011;43(9):3521–8. doi:10.1016/j.transproceed.2011.09.047.

101. Gurnaney HG, Fiadjoe JE, Levin LS, et al. Anesthetic management of the first pediatric bilateral hand transplant. Can J Anaesth. 2016:1–6. doi: 10.1007/s12630-016-0625-y.

102. Gálvez JA, Gralewski K, McAndrew C, Rehman MA, Chang B, Levin LS. Assessment and planning for a pediatric bilateral hand transplant using 3-dimensional modeling: case report. J Hand Surg. 2016;41(3):341–3. doi:10.1016/j.jhsa.2015.12.010.

103. Tobin GR, Breidenbach WC, Klapheke MM, Bentley FR, Pidwell DJ, Simmons PD. Ethical considerations in the early composite tissue allograft experience: a review of the Louisville Ethics Program. Transplant Proc. 2005;37(2):1392–5. doi:10.1016/j.transproceed.2004.12.179.

104. Simmons PD. Ethical considerations in composite tissue allotransplantation. Microsurgery. 2000;20(8):458–65. doi:10.1002/1098-2752(2000)20:8<458::AID-MICR19>3.0.CO;2-G.

105. Wall A, Angelos P, Brown D, Kodner IJ, Keune JD. Ethics in surgery. Curr Probl Surg. 2013;50(3):99–134. doi:10.1067/j.cpsurg.2012.11.004.

106. Lopes JA. Bioethics—a brief history: from the Nuremberg code (1947) to the Belmont report (1979). Revista Médica de Minas Gerais. 2014;24(2):262–73. doi:10.5935/2238-3182.20140060.

107. Lanzetta M. Hand transplantation: ethics, immunosuppression and indications. J Hand Surg. 2001;26(6):511–6. doi:10.1054/jhsb.2001.0635.

108. Lister GD. Ethics in surgical practice. Plast Reconstr Surg. 1996;97(1):185–93. doi:10.1097/00006534-199601000-00030.

109. Torrance GW, Furlong W, Feeny D. Health utility estimation. Expert Rev Pharmacoeconomics Outcomes Res. 2014;2(2):99–108. doi:10.1586/14737167.2.2.99.

110. van Osch SMC. Correcting biases in standard gamble and time tradeoff utilities. Med Decis Mak. 2004;24(5):511–7. doi:10.1177/0272989X04268955.

111. van Osch SMC, Stiggelbout AM. The construction of standard gamble utilities. Health Econ. 2008;17(1):31–40. doi:10.1002/hec.1235.

112. Puhan MA, Schünemann HJ, Wong E, Griffith L, Guyatt GH. The standard gamble showed better construct validity than the time trade-off. J Clin Epidemiol. 2007;60(10):1029–33. doi:10.1016/j.jclinepi.2007.03.001.

113. Morimoto T. Utilities measured by rating scale, time trade-off, and standard gamble: review and reference for health care professionals. J Epidemiol. 2002;12(2):160–78.

114. Wendler D. The ethics of pediatric research. Oxford University Press; 2010. doi: 10.1093/acprof:oso/9780199730087.001.0001.

115. Flynn J. Pediatric facial transplantation: ethical considerations. Can J Plast Surg. 2014;22(2):67–9.

116. Riskin DJ, Longaker MT, Krummel TM. The ethics of innovation in pediatric surgery. Semin Pediatr Surg. 2006;15(4):319–23. doi:10.1053/j.sempedsurg.2006.07.012.

117. Zhang L-C, Zhao Y-B, Hu W-L. Ethical issues in penile transplantation. Asian J Androl. 2010;12(6):795–800. doi:10.1038/aja.2010.88.

118. Nair A, Stega J, Smith JR, Del Priore G. Uterus transplant: evidence and ethics. Ann N Y Acad Sci. 2008;1127(1):83–91. doi:10.1196/annals.1434.003.

119. Arora KS, Blake V. Uterus transplantation: ethical and regulatory challenges. J Med Ethics. 2014;40(6):396–400. doi:10.1136/medethics-2013-101400.

120. Catsanos R, Rogers W, Lotz M. The ethics of uterus transplantation. Bioethics. 2013;27(2):65–73. doi:10.1111/j.1467-8519.2011.01897.x.

121. Benagiano G, Landeweerd L, Brosens I. Medical and ethical considerations in uterus transplantation. Int J Gynecol Obstet. 2013;123(2):173–7. doi:10.1016/j.ijgo.2013.05.010.

122. Blake V, Shah K. Reproductive tissue transplants defy legal and ethical categorization. Virtual Mentor. 2012;14(3):232–6. doi:10.1001/virtualmentor.2012.14.3.hlaw1-1203.

123. Londono R, Gorantla VS, Badylak SF. Emerging implications for extracellular matrix-based technologies in vascularized composite allotransplantation. Stem Cells Int. 2016;2016(10):1541823.

doi:10.1155/2016/1541823.

124. Plock JA, Schnider JT, Zhang W, et al. Adipose- and bone marrow-derived mesenchymal stem cells prolong graft survival in vascularized composite allotransplantation. Transplantation. 2015; 99(9):1765–73. doi:10.1097/TP.0000000000000731.

# 修复移植：对项目、患者、方案、策略及偿付者的思考

45

Vijay S. Gorantla, Jan A. Plock, and Michael R. Davis

## 引言

因创伤、肿瘤切除或先天性缺陷造成的严重组织损伤，尽管作出了最大的修复努力，其功能和美学结果仍然糟糕，容易产生并发症，治疗成本高且恢复时间长[1]。修复移植（reconstructive transplantation，RT）是实体器官移植（solid organ transplantation，SOT）的新兴领域，针对肢体残疾或损伤的适应证，利用复合移植体修复和重建外观、组织结构和功能[2]。

修复移植的理想目标与修复手术相似，即把缺损的组织作为功能性"完整"亚单元进行替换和恢复，这个目标可以由血管化复合同种异体移植（vascularized composite allotransplantation，VCA）来实现。VCA 能实现组织缺损近乎完美的修复，改善其功能和美学结果并避免多重手术和供体部位的伤病[3]。

在过去的 10 年里，50 多个 VCA 项目已在世界各地建立起来，VCA 手术实施超过 150 例，包括 100 多例上肢和 30 例面部移植手术，结果令人鼓舞[4]。VCA 的技术、免疫学和功能方面的可行性使它在手或面部等修复移植适应证中被确立为一种替代性修复方案。

如果我们只考虑修复移植中移植体存活的总体结果，迄今为止比早期的实体器官移植要好。然而，由于已知和未知的免疫抑制药物的终身危害，这类手术的临床潜力还未完全开发。对于这一有前景的修复模式，在提高安全性、有效性和适用性方面还有许多需要改进的地方[5]。

本章概述了关于项目、患者、手术实施者、费用偿付者和策略方面的思考，尤其侧重其中一些关键因素并对其进行批判性评价。

## VCA 项目：要求、挑战和目标

有数据（截至 2015 年 12 月 25 日）表明全美 24 个修复移植中心（包括民用移植项目和军用或退伍军人事务医院附属机构）共有 53 个 VCA 项目[6]。所有这些项目都已获得美国器官获取和移植网络（Organ Procurement and Transplantation Network，OPTN）的批准可以应用 VCA。

在美国，大多数（44/53）项目都获得批准使用上肢、头颈部或腹壁 VCA。少数（9/53）项目批准使用生殖泌尿 VCA（包括阴茎、卵巢、睾丸）、阴茎、子宫和下肢 VCA。将 VCA 确定为实体器官有 9 个标准，OPTN 的"最后规定（表 45.2）"列出了能满足这些标准的所有肢体部位的目录（表 45.1）[7]。

**表 45.1　由器官共享联合网络（UNOS）VCA 委员会指定批准的可归类为 VCA 的肢体部位目录**

| |
|---|
| 上肢（包括但不限于上肢的任何肢体部位或桡侧前臂皮瓣） |
| 头和颈（包括但不限于面部，包括其下的肌肉和骨骼、头皮、喉、气管、甲状腺或甲状旁腺） |
| 腹壁（包括但不限于耻骨联合和其他的血管化骨盆结构） |
| 泌尿生殖器官（包括但不限于子宫、男性和女性生殖器或膀胱） |
| 下肢（包括但不限于连接下肢可以完整移植的骨盆结构、臀部、下肢血管化骨移植、大腿前外侧皮瓣或趾移植） |
| 肾上腺 |
| 脾 |
| 肌肉骨骼复合移植段（包括但不限于背阔肌、脊柱轴或任何其他的血管化肌肉、骨骼、神经或皮瓣） |

**表 45.2　器官获取和移植网络（OPTN）和器官共享联合网络（UNOS）对血管化复合同种异体移植的定义**

| |
|---|
| 大部分血管化的移植体[1] |
| 含有多种组织类型[2] |
| 人类供体作为组织结构单位[3] |
| 移植到人类受体的组织结构单位[4] |
| 具有类似的用途（在受体和供体内有相同功能的器官的替代和移植）[5] |

455

续表

| |
|---|
| 最低限度的处理（例如，就器官的重建、修复或替代功用，不改变器官的相关特性）[6] |
| 不结合其他的装置[7] |
| 容易缺血，因此只能短暂保存，无法冷藏保存[8] |
| 容易受到异体移植排斥反应，一般需要免疫抑制，可能会增加受体患感染性疾病的风险[9] |

58 个器官获取组织（organ procurement organizations, OPO）跨 11 个地理区域协助器官的获取和分配工作。大量的 VCA 项目集中在第 2、11 区。每个区至少有一个指定的 VCA 项目。在第 1、2、3、4、5、7、9、10、11 区的项目已经至少实施了一例 VCA 手术，第 6、8 区的临床 VCA 项目尚待进行。目前还没有任何项目进行泌尿生殖、阴茎或子宫的移植[8]。

VCA 五年的存活率（尤其是面部及上肢）优于实体器官。实体器官项目须向移植受体科学注册系统（Scientific Registry of Transplant Recipients, SRTR）严格报告实体器官的结果数据（移植体存活和失活）。然而目前没有类似的要求，也没有实施手术者/团队向中心患者登记数据库报告 VCA 数据的实际情况。这将随着器官共享联合网络（United Network of Organ Sharing, UNOS）对未来移植的要求而改变。各移植团队收集了超过 15 年的数据，但是却没有对这些数据追溯报告的政策。美国九大积极的 VCA 项目并不公开或主动共享结果数据。对于 VCA 的患者选择或适应证以及数据监测和分析方面，并未达成统一的程序标准。

临床修复移植实施者需要一个多学科并在复杂创伤患者所面临的问题方面具有丰富经验的团队。根据 VCA 的类型，这个团队应能代表各个专科的医生，包括手外科、整形科、骨科、头颈外科、泌尿科、妇产科、移植外科、内科、理疗科、精神病科、药学和麻醉科。此外，移植协调员、社会工作者、护理人员和患者代表也都扮演着重要角色[9]。

要规划和确立成功的临床 VCA 项目，其关键的先决条件见表格（表 45.3）中详细的项目要求、挑战和目标。每个团队都必须仔细确保术前批准，人员，过程，术前、围手术期和术后的方案和程序，所需的基础设施、资源，涉及选择患者的社会心理、药理和物理治疗以及器官获得和管理，这都是 VCA 项目的关键组成部分。团队还必须考虑媒体和公共关系、监管和财政方面，以及对项目的规划、准备和建立的伦理关怀[10]。

表 45.3  VCA 项目的要求、挑战和目标

| 项目要求 | 项目挑战 | 项目目标 |
|---|---|---|
| 机构和团体支持 | 由私人或联邦付款人报销医疗费用 | 同其他 VCA 团队合作 |
| 监管审查和批准[3] | 维护公众对 VCA 的正确认识 | 同其他 VCA 项目共享数据和结果 |
| 移植服务有充足的基础设施和资源 | 在患者及公众中建立积极的意识和教育 | 确认标准方案安全、有效和可行 |
| 多学科的专家团队 | 接触患者和器官提供者 | 患者获得最大收益，VCA 达到最优结果 |
| 选择患者有明确的方案、程序和标准 | 建立筛选与选择患者的程序标准 | 影响临床实践标准 |
| 研究合规和监督管理[3] | 与其他关于监测和成果评估方案达成一致 | 给卫生策略提供信息 |
| 有机构或第三方资金保证下，经 UNOS 批准的 VCA 财务或成本分析 | VCA 实施者转诊患者的障碍 | 提供高质量的临床证明和客观的成本分析 |
| 有器官获取机构的支持合作 | 与发展政策相一致 | 及时、透明地向同行和公众告知患者结果（包括并发症），并在科学文献中公布项目数据 |

关于项目、手术过程、患者和标准方案方面在包括上肢、颜面和其他类型的修复移植文献中有详细论述[11-16]。

随着修复移植从实验性到研究性再到创新性疗法的转变，现在又从某些选择性方案到标准化治疗（standard of care, SOC）的转变，迫切地需要及时、合理、有效、客观、严格和慎重地评估现有和新的 VCA 治疗适应证。这是因为与实体器官移植不同，VCA 有独特的受体和供体考虑因素，而且这些创新性手术的费用目前仍不可用保险偿付。

各个项目必须相互合作，同时与 UNOS 合作，通过汇集或比较各医疗中心得到的数据来加强结果的推广，因为单打独斗缺乏必要的样本量和能力。由 UNOS 和 OPTN 监督 VCA 的益处（表 45.4），包括可接触到大量来自不同地理、种族和病因组的参与者。最重要的是，向 UNOS 和移植受体科学注册系统（SRTR）报告 VCA 的结果，为增强临床决

策批准和采用特定治疗方案提供了高质量证据、客观的成本分析,同时又为卫生政策提供信息。

**表 45.4 OPTN 和 UNOS 监督 VCA 项目的作用**

| |
| --- |
| 为筛选、选择、监测结果确立项目标准(数据收集、汇报和分析) |
| 确认标准方案的安全、有效和可行 |
| 最大化收益,最优化结果 |
| 增强 VCA 作为一种治疗方案的意识 |
| 教育公众、同行及患者权益组织 |
| 支持以提高生活质量作为移植的正当理由 |
| 提高供体的获取和分配效率 |
| 影响临床实践的标准,给卫生政策提供信息,且获得联邦监管机构的批准 |

## 患者与手术实施者:角色和责任

几个 VCA 项目最新出现的结果证实了 VCA 受体面临的主要挑战,在患者方面,包括风险与益处的了解、决策、动机、符合移植的期望、不满意功能结果、不遵守研究治疗方案(例如不依从免疫抑制或不参与康复治疗)、移植适应不良和应对移植失败。无论免疫抑制或免疫调节方案多么有效,如果患者没有坚持药物治疗[17]、参与物理治疗并听从手术实施者的建议,任何 VCA 项目都不能保持长期的成功。

我们需要改进社会心理筛查的方法、工具和指导方针来理解符合条件的 VCA 受试者如何转变为修复移植接受者,明白移植终生的负担,包括免疫抑制和外科手术的风险(例如,移植严重失败会导致死亡或威胁生命的全身性并发症)、保证听从医生的建议及财政上的负担和照料者的压力。药物依赖或对移植结果不满都能破坏这一转变。目前还没有团队在 VCA 项目中积极地检测患者的不依从性。因此可以说,在 VCA 项目中不依从药物治疗的程度被低估或者少报了。根据患者的行为结合选定的临床指标来进行术后评估有助于更好地评估不依从性,确保采取措施进行及时和针对性的干预以保住移植体,改善总的移植结果。在 VCA 项目中针对不依从制定一致的指导方针将使更多的修复移植试验得到更好的替代指标验证。

随着以患者为中心的医护模式越来越受到人们的关注,临床关注的重点越来越多放在影响患者决策的精神、情绪和社会文化因素上,临床对修复移植或 VCA 标准方案和结果的理解中,应适时采取定性的、以数据为出发点的研究方法。鉴于接受该手术的患者数量少,这一点尤其重要。未来研究的关键是从患者及其家庭的角度来看待修复移植

或 VCA 结果和依从药物治疗的挑战,毕竟他们才是受移植手术影响最大的人。

凸显现有 VCA 患者的"障碍"可以帮助改善未来 VCA 接受者,尤其是大量受伤服役人员的手术结果,主要通过改进患者选择、积极主动或预防性的社会心理机制、患者的照料者及其他支持措施。

VCA 外科医生(实施者)不能仅仅因为 VCA 在治疗一种缺陷或畸形"技术上""可行"就将其作为"可治疗的"选择进行考虑,而是要彻底地将 VCA 与失败的或不可行的常规修复及非移植选择(例如假肢)社会心理益处与已知或未知的终生免疫抑制、慢性排斥或补救与退出策略(面部移植患者死亡与手移植患者截肢)进行衡量。然而,修复移植手术程序的文献回顾显示了另一种状况:在使用开创性的手术程序推进该领域进展的前提下,给同时有艾滋病毒、丙型肝炎病毒等活跃性感染或恶性肿瘤的患者实施 VCA 手术[18, 19]。

考虑到面部和手部 VCA 的复杂程度不同,这些决定显得尤为困难,特别是高风险的组合性 VCA(面部和手或手和脚)。随着更多复合 VCA 在技术上变得容易实现,VCA 外科医生正大胆地迈向"更大""更广泛""更高危"的手术(尤其是颅面移植)。VCA 团队在招收"第一个"患者进行手术时会感到压力,因而在筛选、适应证的彻底性和尽职调查上妥协。所有这些问题对该领域都有威胁。就像每一例 VCA 移植成功都会改变生活,都是对培养同行科学性、医保赔付者偿付支持或积极公众意识的加强,每次移植失败都是一次倒退。

外行或大众媒体可能会让这类案例显得耸人听闻,让公众认为 VCA 外科医生不遵守仁慈、正义及最重要的,不让患者的身心受损(primum-non-nocere)等道德原则[20]。因此手术的实施者承担着既要拓展修复移植领域前沿,又同时要谨慎协调公众对这些进展的认知。大众媒体和同行文献报道涵盖了正在进行的新 VCA 手术项目,但是却没有关于 VCA 失败的媒体和文献报道。无论成功还是失败,手术实施者还要承担公众及同行的透明公开及问责,否则 VCA 可能会失去公众的信任或支持。

## VCA 标准方案:免疫性和功能性目标的平衡

总的来说,四肢和面部 VCA 中、长期移植体及患者结果是令人鼓舞的,他们的生活质量得到提高。同种异体移植由于对慢性终身药物免疫抑制的依赖,加上具有传染性、代谢性或肿瘤并发症的风险性,仍然是 VCA 临床进展的一个重大难题[21]。因此,制定安全有效又能使具有无免疫抑制的移植体存活的标准方案,是 VCA 这类非救生性移植技

术的当务之急。Owen、Medawar、Burnet 和 Billingham 在 20 世纪 40 年代所做的开创性工作为免疫耐受的概念奠定了基础,免疫耐受是指在没有免疫抑制的情况下,受体对完全不匹配供体的免疫无应答状态[22]。

70 年过去了,这些发现激励着人们努力实现实体器官以及 VCA 在临床上的耐受性,尽管事实证明这是一项难以克服的任务。这些免疫耐受策略通过诱导同种异体移植体的外周或中心耐受来实现,但人们对它们面对人类免疫系统时的功效知之甚少:预存记忆型 T 细胞和在抗原致敏受体上的"异源免疫"(免疫学上在幼鼠或其他实验室动物中前所未见的情况),或感染及先天免疫应答的早期激活和相关促炎细胞因子内环境都对诱发免疫耐受造成重大障碍[23-25]。因此预先实现临床免疫耐受这一目标是一项巨大的挑战,考虑到供体和受体组合的基因异质性、免疫系统对环境抗原的预先启动,再加上与供体器官免疫系统的交叉反应。此外,中期结果良好的免疫抑制药物取得持续性进展,采取新的"耐受性"方案可能承担未知的长期风险(包括移植器官的丧失),所以很困难[25]。

目前的折衷方案旨在利用修复移植受体的免疫调节(并非免疫耐受)机制作为最小化免疫用药剂量和数量的一种手段[26, 27]。

在过去的 50 年中,在小型或大型的动物样本上,50 多种不同的免疫耐受诱发方法都获得了成功,包括在非人灵长类动物上某种程度的成功[28]。在实体器官和 VCA 移植中,实验性细胞疗法(间质、树突状或调节细胞)的一些原则已得到证实[26, 29, 30]。虽然有在手和面部移植后全骨髓抑制的临床报道,在 VCA 中尝试其他离体分离或富集细胞类型却没有临床方面的报道[27,31]。在临床 VCA 文献中,多项研究强调了细胞疗法在延长同种异体移植体存活和其他方面(促进神经再生、防止缺血再灌注损伤)的前景和潜力,可以改善 VCA 术后移植体的整体结果。但仍有许多问题存在,比如耐受或移植体接受的基础机制,在诱导免疫抑制情况下优化调节方案,细胞给药的用量、时机、途径和次数及使用细胞组合治疗来提高 VCA 术后的协同、补充或附加性功效[32-35]。

除了基于细胞治疗策略的前景外,在实体器官和修复移植中免疫耐受方案并未广泛(常规)代替免疫抑制。原因很简单,许多耐受方案对于临床实践而言风险太高,而其他方案的风险仍未可知。使用改编免疫系统的疗法实现更好的自我调节需要生物标记来监测排异、耐受和不希望出现的毒性,对此在 VCA 或实体器官中却没有可靠的生物标记。必须对移植体功能性和免疫性健康的替代措施进行研究,例如三维功能性微组织、类器官、细胞因子计算机建模或基因表达谱分析来补充修复移植的临床试验,尤其是考虑到接受这些手术的患者人数少[36]。

利用免疫耐受疗法的势头似乎不可遏制。但是不可忽略这一事实:我们不知道在改编免疫系统这条路上能走多远。在某个时候,我们需要评估和决定,通过维持安全的药物剂量,患者的利益是否能够最大限度地得到保障,或者我们以完全耐受为目标,是否存在某个随机事件可能干扰这个过程进而危及到移植的器官。确定最成功的免疫调节策略,然后转换到大型动物身上,为患者进行适应性测试是下一步。需要坚持不懈和一丝不苟地研究证实耐受诱导疗法的耐用性、持续性和安全性。如果成功地做到了这一点,那么系统调节修复移植患者的免疫耐受诱导疗法,尽管看起来似乎很遥远,但也许仍可能达到我们既定的目标。

也许折中方案旨在实现让患者停用多种大剂量药物而只服用最小剂量药物的耐受目标,通过移植体靶向而非终末器官有毒的受体的免疫抑制送达促其实现。如果成功,移植体靶向免疫调节或抑制有望实现免疫抑制治疗最小化,并有希望使移植患者最终停用药物[37, 38]。

尽管大多数正在进行的 VCA 研究主要集中于开发新的免疫调节或耐受性疗法以达到最小化或消除 VCA 的终生免疫抑制,但终生免疫抑制负担不是 VCA 唯一的难题。神经再生问题是 VCA 另一个相对研究较少的障碍。临床 VCA 如上肢或面部移植后的功能性结果对于一些患者来说可以接受,但在很多情况下,运动和感觉功能的结果不太令人满意,尤其是感觉功能。缓慢或不太理想的神经再生或延迟的肌肉神经再支配(或去神经支配),都可能是恢复不良。这种不充分或无效的神经再生可导致移植体功能丧失,也就等同于移植"失败",即便在免疫上能存活。这是 VCA 相对于实体器官移植的特性。因此,为了 VCA 更广泛的可行性,我们的当务之急是探索促进快速有效神经再生和及时远端靶点神经再支配的策略[39]。

## 正在发展的 VCA 政策:范围、目的和局限

由 OPTN 和 UNOS 最近颁布的政策变更将 VCA 确定为"实体器官",用于捐赠和移植。但是 VCA 捐赠需要特定的授权,同所有传统器官的捐赠要求区分开。这项政策旨在保护救命的实体器官移植不受 VCA 捐赠要求的负面影响[8]。

OPTN 政策并不要求让潜在的捐赠者意识到 VCA 被视作器官,可以像实体器官一样捐赠、移植,但确实需要特定的 VCA 捐赠同意。因为大多数注册捐赠者并不知道(或者更确切地说未被告知)他们的脸、手、子宫或阴茎以及其他被 OPTN 定义为 VCA 的身体部位(见表 45.1)可以捐赠,捐赠同意显然需要近亲或家庭成员代劳。伦理上争辩的中心问题是,这种政策隐瞒了 VCA 可以像实体器官一样捐赠的信息,这是否削弱了受过教育的无私捐赠者指定 VCA 捐赠

的核心前提[40]。

专家们还认为，如果 VCA 捐赠的同意手续与其他器官不同，这样可能破坏教育公众"承认指定捐赠人为具有法律约束力的决定"的种种努力。而这些目标中最重要的是保护公众对 VCA 的信任，这种信任可能会因为不切实地制定政策或开展实践而受到损害，没有真正考虑到公众感情，没有准确了解公众的利益和优先权，没有纠正对 VCA 的错误认识和偏见[6]。

现有的政策是采取以州为中心，通过各州登记，主要与驾驶执照挂钩，但每个州之间并不一致。直到最近还没有集中收集捐赠的趋势，而且通过注册收集的数据与实际情况差别也很大。因此，涉及公众的方面包括但不限于提高认识、兴趣和参与或成为 VCA 捐赠接受者的意愿[41]。

没有对可能的捐赠者及其近亲就 VCA 捐赠的益处进行直接联络和宣传教育，患者要获得创新性的 VCA 疗法可能会受到阻碍。

包括 UNOS 也有许多人认为，当前没有什么可担心或需要解决的 RT 或 VCA 中供体短缺问题，因为 VCA 手术量很少，并且已经由 OPO 通过捐赠者的家人或近亲授权来确定合适的供体。

还必须指出，就死亡及存活的 VCA 器官（例如子宫）方面，UNOS 政策目前仍在制定中，但没有处理或理解公众对 VCA 的情感反应。只通过 UNOS 网站在有限时间内征求"公众的意见"并不是最佳选择，并且不包含广大捐赠者的态度和反应。如果 VCA 政策的制定没有真正考虑或尊重民意，将会威胁公众对 VCA 的信任。

同样，如果免疫抑制最小化，免疫调节或耐受策略成为现实，VCA 手术的数量将成倍地扩大，若没有积极努力地理解公众的态度或克服障碍，届时可获得的捐赠 VCA 恐怕不能满足临床需求。大规模地制定或者采取这样的政策，其结果不管对于 VCA 领域还是总体器官捐赠都很重要。

VCA 政策还必须与修复移植领域的进展步调一致，整合和对接再生医学（如细胞疗法）、组织工程（如仿生或生物降解支架）和生物材料及给药（如移植嵌入技术或移植）各方面的创新。当前 UNOS 对 VCA 的定义也许没有将该领域未来的发展包括在内。

## 偿付者的障碍：偿付途径有待进步

VCA 在过去 20 年已发展成为一门多领域项目，比起实体器官移植有其独特的风险和益处考量。尽管公共资金对于跨各医疗中心的临床 VCA 项目有帮助，但这笔资金仅部分覆盖了这些需要终身医疗支持的昂贵手术程序。绝大部分的 VCA 手术都由院校或机构资金支付，这使得这些项目

或手术程序无法具有活力或自我支撑[42-44]。

除了获得供体的障碍、患者选择问题和免疫抑制的风险，修复移植发展或 VCA 项目可用性的一大困难是缺乏偿付性保险。VCA 的偿付策略必须由现有医疗保险的提供方进行彻底审查，来确定可以应用于 VCA 的先例。

偿付的一条途径是将特定的 VCA 项目认定为具有 SOC 资格。实验性手术程序要经历 3 个阶段：实验阶段、标准化治疗和监管利益相关者的接受。公众和医疗专业人员是治疗利益相关者，决定某一个 VCA 是否作为标准化治疗方案。偿付的保险方和监管方是监管利益相关者，可以接受但不能规定该手术程序为标准化治疗。

大多数 VCA 手术在一些医疗中心持续被界定为实验性研究（或研究性、创新性疗法）而在其他地方被界定为标准化治疗（SOC）。这些界定在政策、支付和实践上具有广泛的含义。6 种迹象表明治疗利益相关者支持将特定的 VCA 作为 SOC。它们包括：①大多数医疗社区或修复移植领域的专业人员同意该手术程序在医疗上是必须的；②道德委员会和学术文章认为该手术程序符合伦理标准；③医疗机构在机构审查委员会的审查下实施该手术程序并记录为成功；④大多数医疗社区或一个区域接受某项特定的 VCA 手术为 SOC；⑤学术著作证明了有益的衡量结果；⑥有迹象表明公众有接受该手术程序的意愿[45]。

监管利益相关者同意将 VCA 确定为 SOC 并发现它具有成本效益且适合监管有五种迹象。上述该领域切实而积极的结果足以使一个 VCA 手术程序被认定为 SOC，但是为了达到普遍接受和保险偿付，最好能获得下列五种监管利益相关者的接受：①私人保险方接受保险偿付；②联邦政府接受保险偿付；③积极的结果和成本效用研究；④特定 VCA 手术的高效价值；⑤适当的增量成本效用比（incremental cost-utility ratio，ICUR）。需要向偿付者提供 ICUR 核算，质量调整生命年（quality adjusted life years，QALY）和伤残调整生命年（disability adjusted life years，DALY）来支持保险偿付的合理性。

$$ICUR = (VCA\ 成本-其他供选择的\ SOC\ 成本)/$$
$$(VCA\ 的\ QALY-其他供选择的\ SOC\ 的\ QALY)$$

通过保险偿付人批准地方或单一患者的保险支付决定，几个 VCA 团队成功为挑选的患者报销手部或面部 VCA 的部分或全部费用。其他团队正在评估其可能性：医疗保险支付修复移植的护理部分、工伤补偿和自费患者。

保险支付范围指医疗保险和私人偿付者会（或不会）提供 VCA 程序偿付的条款和条件。保险支付是偿付过程第一个也是最重要的一个组成部分。所有证据必须证明该手术程序极大地提高了健康相关的生命质量，且超过现有的其他技术（如假肢）。考虑到在机构伦理审查委员会监

督下进行的移植数量有限,VCA 手术大多数证据来自观察和对比研究,而不是随机的临床试验。

全面了解保险偿付者在 VCA 偿付问题方面的期望、担忧和需要,随着证据累积、单一患者同意和地方保险偿付决定,探求 VCA 保险偿付的选择很重要。就这一点而言,各团队必须开始同联邦政府医疗保险和医疗救助中心(Centers For Medicare and Medicaid Services,CMS)、退伍军人保健(Veterans Health Care,VHA)、医疗管理处(Tricare Management Agency,TMA)的代表以及私人保险偿付公司(United Health Care,Anthem,Humana,Aetna,Wellpoint,Cigna,Highmark,Kaiser,Centene,HealthNet,Wellcare,Molina,Magellan 等)合作。VCA 项目中已支付这些手术程序的成本与费用比可与已获得私人或政府保险偿付项目的保险偿付数据相比较,可以让偿付人评估这些 VCA 程序的效用以及成本效益精算,分析是否能证明它们的"医疗收益"或"附加价值"与 SOC 或该适应证获批准的其他选择相比是合理的。了解偿付人对 VCA 保险偿付机遇和挑战的态度、看法和偏见可能帮助提高这类手术程序更广泛的可用性。

肢体、颅面及泌尿生殖器严重创伤常与不能修复的损伤相连,导致患者终身残疾和社会心理问题。任何其他人都不会像他们一样从改变生命的修复移植或 VCA 进展中受益。

修复移植科学的焦点仍然是移植免疫调节和耐受以及周围神经再生的进展,以减少风险和改善功能性结果。然而,将未来的 VCA 研究领域对准程序、患者、手术实施者、偿付者和政策相关因素,以及有效地指向源自包括公众、潜在和现有的患者、手术推荐者和实施者在内的大大小小人群的障碍,以及保险偿付者的批准和偿付成本及效用分析,是推动这一势头和这个具有广阔前景领域发展的关键。

# 参考文献

1. Shores JT, Brandacher G, Schneeberger S, Gorantla VS, Lee WPA. Composite tissue allotransplantation: hand transplantation and beyond. J Am Acad Orthop Surg. 2010;18(3):127–31.
2. Gorantla V. Composite tissue allotransplantation (CTA): current status and future insights. Eur J Trauma. 2001;27(6):267–74.
3. Mohan R, Borsuk DE, Dorafshar AH, et al. Aesthetic and functional facial transplantation: a classification system and treatment algorithm. Plast Reconstr Surg. 2014;133(2):386–97. doi:10.1097/01.prs.0000437259.24069.35.
4. Gorantla VS, Gonzalez RN, Breidenbach WC III. Hand and composite tissue allotransplantation: past, present, and future. In: The mutilated hand. Elsevier; 2005. p. 591–609. doi: 10.1016/B978-1-56053-446-4.50047-2.
5. Hautz T, Brandacher G, Engelhardt TO, et al. How reconstructive transplantation is different from organ transplantation—and how it is not. Transplant Proc. 2011;43(9):3504–11. doi:10.1016/j.transproceed.2011.08.044.
6. Cendales L, Granger D, Henry M, et al. Implementation of vascu-

larized composite allografts in the United States: recommendations from the ASTS VCA Ad Hoc Committee and the Executive Committee. Am J Transplant. 2011;11(1):13–7. doi:10.1111/j.1600-6143.2010.03374.x.
7. Cendales LC, Xu H, Bacher J, Eckhaus MA, Kleiner DE, Kirk AD. Composite tissue allotransplantation: development of a preclinical model in nonhuman primates. Transplantation. 2005; 80(10):1447.
8. McDiarmid SV, Levin LS, Luskin RS. Vascularized composite tissue allografts (VCA): the policy side. Curr Transpl Rep. 2016;3(1):50–6. doi:10.1007/s40472-016-0094-9.
9. Ravindra KV, Gorantla VS. Development of an upper extremity transplant program. Hand Clin. 2011;27(4):531–8-x. doi:10.1016/j.hcl.2011.07.008.
10. Amirlak B, Gonzalez R, Gorantla V, Breidenbach WC, Tobin GR. Creating a hand transplant program. Clin Plast Surg. 2007;34(2):279–89-x. doi:10.1016/j.cps.2007.01.002.
11. Hartzell TL, Benhaim P, Imbriglia JE, et al. Surgical and technical aspects of hand transplantation: is it just another replant? Hand Clin. 2011;27(4):521–30-x. doi:10.1016/j.hcl.2011.08.001.
12. Gorantla VS, Schneeberger S, Moore LR, et al. Development and validation of a procedure to isolate viable bone marrow cells from the vertebrae of cadaveric organ donors for composite organ grafting. Cytotherapy. 2012;14(1):104–13. doi:10.3109/14653249.2011.605350.
13. Donnenberg AD, Gorantla VS, Schneeberger S, et al. Clinical implementation of a procedure to prepare bone marrow cells from cadaveric vertebral bodies. Regen Med. 2011;6(6):701–6. doi:10.2217/rme.11.89.
14. Schneeberger S, Gorantla VS, Brandacher G. Upper-extremity transplantation using a cell-based protocol to minimize immunosuppression. Ann Surg. 2013;257(2):345–51. doi:10.1097/SLA.0b013e31826d90bb.
15. Brazio PS, Barth RN, Bojovic B, et al. Algorithm for total face and multiorgan procurement from a brain-dead donor. Am J Transplant. 2013;13(10):2743–9. doi:10.1111/ajt.12382.
16. Caterson EJ, Diaz-Siso JR, Shetye P, et al. Craniofacial principles in face transplantation. J Craniofac Surg. 2012;23(5):1234–8. doi:10.1097/SCS.0b013e318252d406.
17. Wainwright S. Non-adherence with medications in organ transplant patients: a literature review. J Adv Nurs. 1997;26(5):968–77.
18. Westvik TS, Dermietzel A, Pomahac B. Facial restoration by transplantation: the Brigham and Women's face transplant experience. Ann Plast Surg. 2015;74 Suppl 1:S2–8. doi:10.1097/SAP.0000000000000525.
19. Kueckelhaus M, Lehnhardt M, Fischer S, Eriksson E, Pomahac B, Hirsch T. Progress in face transplantation. Handchir Mikrochir Plast Chir. 2014;46(4):206–13. doi:10.1055/s-0034-1385850.
20. Livingston E. Primum non nocere. Ann Intern Med. 2011;155(5):329–30.
21. Gorantla VS, Barker JH, Jones JW, Prabhune K, Maldonado C, Granger DK. Immunosuppressive agents in transplantation: mechanisms of action and current anti-rejection strategies. Microsurgery. 2000;20(8):420–9.
22. Glances at the history of transplantation immunology. Müller-Ruchholtz W. Transplant Proc. 1999;31(3):1443–51.
23. Lakkis FG, Sayegh MH. Memory T cells: a hurdle to immunologic tolerance. J Am Soc Nephrol. 2003;14(9):2402–10. doi:10.1097/01.ASN.0000085020.78117.70.
24. Lakkis FG. Transplantation tolerance: a journey from ignorance to memory. Nephrol Dial Transplant. 2003;18(10):1979–82. doi:10.1093/ndt/gfg312.
25. Lakkis F. Transplantation tolerance. In: Living donor organ transplantation (Softcover edition for special sale). CRC Press; 2013. p. 405–15. doi: 10.1201/b14357-35.
26. Gorantla VS, Schneeberger S, Brandacher G, et al. T regulatory cells and transplantation tolerance. Transplant Rev (Orlando). 2010;24(3):147–59. doi:10.1016/j.trre.2010.04.002.
27. Gorantla VS, Brandacher G, Schneeberger S, et al. Favoring the risk-benefit balance for upper extremity transplantation—the Pittsburgh protocol. Hand Clin. 2011;27(4):511–20–ix–x. doi:10.1016/j.hcl.2011.08.008.
28. Calne RY. Current status of clinical transplantation tolerance. Curr

Opin Organ Transplant. 2006;11(4):385–8. doi:10.1097/01. mot.0000236701.37587.d4.

29. Thomson AW, Zahorchak AF, Ezzelarab MB, Butterfield LH, Lakkis FG, Metes DM. Prospective clinical testing of regulatory dendritic cells in organ transplantation. Front Immunol. 2016;7 Suppl 3:1289. doi:10.3389/fimmu.2016.00015.

30. Plock JA, Schnider JT, Solari MG, Zheng XX, Gorantla VS. Perspectives on the use of mesenchymal stem cells in vascularized composite allotransplantation. Front Immunol. 2013;4:175. doi:10.3389/fimmu.2013.00175.

31. Wachtman GS, Wimmers EG, Gorantla VS, et al. Biologics and donor bone marrow cells for targeted immunomodulation in vascularized composite allotransplantation: a translational trial in swine. Transplant Proc. 2011;43(9):3541–4. doi:10.1016/j.transproceed.2011.10.010.

32. Plock JA, Schnider JT, Schweizer R, Gorantla VS. Are cultured mesenchymal stromal cells an option for immunomodulation in transplantation? Front Immunol. 2013;4:41. doi:10.3389/ fimmu.2013.00041.

33. Plock JA, Schnider JT, Zhang W, et al. Adipose- and bone marrow-derived mesenchymal stem cells prolong graft survival in vascularized composite allotransplantation. Transplantation. 2015;99(9): 1765–73. doi:10.1097/TP.0000000000000731.

34. Schweizer R, Gorantla VS, Plock JA. Premise and promise of mesenchymal stem cell-based therapies in clinical vascularized composite allotransplantation. Curr Opin Organ Transplant. 2015; 20(6):608–14. doi:10.1097/MOT.0000000000000247.

35. Tsuji W, Schnider JT, McLaughlin MM, et al. Effects of immuno-suppressive drugs on viability and susceptibility of adipose- and bone marrow-derived mesenchymal stem cells. Front Immunol. 2015;6:131. doi:10.3389/fimmu.2015.00131.

36. Ravindra KV, Xu H, Bozulic LD. The need for inducing tolerance in vascularized composite allotransplantation. Clin Dev Immunol.

2012;2012:438078.

37. Calne R, Watson CJE. Some observations on prope tolerance. Curr Opin Organ Transplant. 2011;16(4):353–8. doi:10.1097/ MOT.0b013e328348b44c.

38. Calne RY. Prope tolerance—the future of organ transplantation from the laboratory to the clinic. Int Immunopharmacol. 2005;5(1):163–7. doi:10.1016/j.intimp.2004.09.026.

39. Tuffaha S, Quigley M, Ng T, et al. The effect of chondroitinase on nerve regeneration following composite tissue allotransplantation. J Hand Surg. 2011;36(9):1447–52. doi:10.1016/j.jhsa.2011.06.007.

40. Health Resources Services Administration (HRSA), Department of Health and Human Services (HHS). Organ procurement and transplantation network. Final rule. Fed Regist. 2013;78(128): 40033–42.

41. Cendales LC, Rahmel A, Pruett TL. Allocation of vascularized composite allografts: what is it? Transplantation. 2012;93(11):1086–7. doi:10.1097/TP.0b013e31824b073f.

42. Siemionow M, Gatherwright J, Djohan R, Papay F. Cost analysis of conventional facial reconstruction procedures followed by face transplantation. Am J Transplant. 2011;11(2):379–85. doi:10.1111/j.1600-6143.2010.03373.x.

43. Nguyen LL, Naunheim MR, Hevelone ND, et al. Cost analysis of conventional face reconstruction versus face transplantation for large tissue defects. Plast Reconstr Surg. 2015;135(1):260–7. doi:10.1097/PRS.0000000000000799.

44. You Han Bae KP. Targeted drug delivery to tumors: myths, reality and possibility. J Control Release. 2011;153(3):198–205. doi:10.1016/j.jconrel.2011.06.001.

45. Breidenbach WC, Meister EA, Turker T, Becker GW, Gorantla VS, Levin LS. A methodology for determining standard of care status for a new surgical procedure: hand transplantation. Plast Reconstr Surg. 2016;137(1):367–73. doi:10.1097/PRS.0000000000001892.

# 46 复合组织同种异体移植的麻醉

Raymond M. Planinsic

　　复合组织同种异体移植（composite tissue allografts，CTA）不同于其他实体器官移植，涉及多种组织，包括皮肤、肌肉、肌腱、血管、神经、淋巴结、骨骼和骨髓。每种组织都有不同的免疫原性，引起更加复杂的关于免疫与移植体存活的思考，这些会在其他部分进行讨论。CTA 已经实施于上肢、带血管关节、颅面组织、喉、气管和腹膜，本章的目的是探讨这类高度复杂的手术程序的麻醉管理。

　　对这类患者的手术麻醉管理特别需要关注血管通路、输液管理、术中监测以及可能使用的局部麻醉策略。世界范围内这类手术在上肢和面部移植方面的经验最为丰富。就上肢移植而言，局部麻醉技术很重要，而本课题的探讨仅限于这一方面。

　　对于刚踏入这一全新且令人兴奋的领域的医疗中心，麻醉医师必须向为数不多的几个有过这类患者管理经验的医疗中心学习，从而避免之前出现的错误。必须特别强调的是，需要充分的血管通路和监测以处理持续的液体转移、失血、潜在的凝血障碍和代谢紊乱。

　　对于涉及上肢移植的手术，切开组织持续出血的问题容易被低估。由于在手术视野中，这种出血不容易抽吸而流失，因此很难测量。有报告说上肢移植中输入了超过 30 个单位的浓缩红细胞，面部移植也有类似的输血量。鉴于此，再加上第三间隙体液丧失，充分的血管通路是必不可少的。

　　匹兹堡上肢移植麻醉标准方案（Pittsburgh Upper Extremity Transplant Anesthesiology Protocol，PUETAP）由美国匹兹堡大学医学中心移植麻醉科制定（图 46.1）[1]。这里所参照的，并且目前正在实施的就是对这类患者的麻醉管理选择。如上文所述，面部移植手术也存在同样的失血和输液管理问题，该方案可就面部移植患者进行调整[2]。在面部移植手术中，气管导管通常由气管造口接入，因而不能采取颈内静脉通路，所以大口径静脉通路必须从上肢和股血管获得。

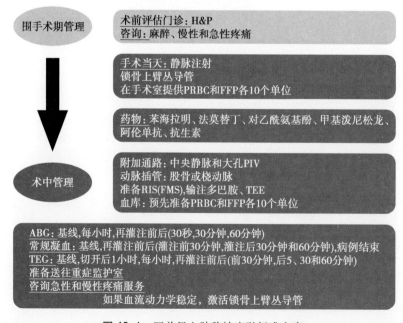

图 46.1　匹兹堡上肢移植麻醉标准方案

PUETAP 建议静脉通路(颈内静脉)通过大口径(Cordis or Shiley)导管置入。单侧手或肢移植(unilateral hand/extremity transplant,UHT)时中心静脉压(central venous pressure,CVP)的监测是通过插入单腔输液导管(single lumen infusion catheter,SLIC)进行,而非手术手臂,建议另外使用 14 号静脉导管。双侧手移植(bilateral hand transplant,BHT)的上肢静脉通路受限,需要额外的 7Fr 双腔或同等中心静脉颈内静脉导管。UHT 建议使用 20 号桡动脉导管,BHT 建议使用 18 号股动脉导管。用血栓弹力图(thrombelastography,TEG)或旋转式血栓弹力计监测凝血功能必不可少。快速输液系统(rapid infusion system,RIS)作为流体管理系统(fluid management system,FMS)也是不可缺少的。经食管超声心动图(transesophageal echocardiolgraphy,TEE)如有需要也应使用。

在手术开始时血库必须为手术室准备好 10 个单位红细胞、10 个单位新鲜冰冻血浆和 10 个单位血小板,并保证该储备量随时供手术使用。

PUETAP 遵循创伤急救方案:1 个单位浓缩红细胞、1 个单位冷冻血浆和 250ml 生理盐水。这个比率可使 RIS 中的红细胞比容达到 26%～28%。采用输液加热器输注冷溶液。使用气压加温器增加环境室温,大面积手术铺巾覆盖有助于在整个手术过程中保持患者体温。应避免使用 α 受体激活剂,以免影响移植体的灌注。当不能通过静脉输液或血液制品充分改善低血压时,可使用多巴胺。如供体肢体的再灌注导致血管舒张,低剂量多巴胺通过 β-1 激活剂的作用增强心脏收缩来维持局部血流,通过多巴胺受体维持肾灌注。

实验室必须能够每小时或更高频率地处理实验室数据。PUETAP 方案建议监测所有手术患者的动脉血气(arterial blood gases,ABG)、钠、钾、钙、葡萄糖、乳酸盐、血红蛋白和血清渗透压。按基准线每小时记录 ABG。此外在移植体再灌注后 30 秒、30 分钟和 60 分钟的 ABG 连同上述实验室值一起测定。用这些规定的时间点来帮助评估钾峰值浓度以及再灌注后其他即时的代谢和生理变化。

在基准线和再灌注前 30 分及再灌注后 30 分钟和 60 分钟进行常规的凝血检测,包括:凝血酶原时间(prothrombin time,PT)、部分凝血活酶时间(partial thromboplastin time,PTT)、国际标准化比率(international normalized ratio,INR)、血小板和纤维蛋白原。在移植完成时进行最终的凝血检测。同时每隔一定的时间进行 TEG 监测,从基准线,到切开后 60 分钟,然后每小时监测一次,直到手术完成。再灌注前 30 分钟、再灌注后 5 分钟、30 分钟和 60 分钟还要进行额外的 TEG 评估。再灌注后的 3 次 TEG(5、30、60 分钟)检

测还应包括天然(natural,N)、氨基酸(amicar,A)和鱼精蛋白(protamine,P)通道来排除可能的纤维蛋白溶解或移植体肝素造成的凝血障碍。尽管完整的 TEG 需要 30 分钟,但是重要的信息如 R(反应)时间、α 角(凝固角)和 MA(血栓最大幅度)值,都能通过手术室 TEG 监视器上不断出现的读数快速获得。在大量输血后使用氯化钙或葡萄糖酸钙来纠正 ABG 显示的钙离子下降。碱缺失>7 或 pH<7.2 时,必须用碳酸氢钠来纠正。

上肢移植的局部麻醉策略 PUETAP 推荐根据手术部位,术前在超声引导下放置单侧或双侧锁骨上臂丛神经阻滞导管。锁骨上通路是上臂丛神经阻滞和安全留置导管常用的通路。在放置导管时使用一剂短效的局部麻醉药来确定神经阻滞效果。然而,除非移植完成,否则它不能被用于术后镇痛和通过连续输注使血管扩张。这样避免引起可能的上肢血管扩张,因其在理论上会触发手术中的大出血和低血压。在最初的麻醉药代谢后,使用阿片类全身麻醉药帮助患者忍受止血带。局部麻醉剂提供的术后镇痛也有助于减轻继发于疼痛的应激反应,如早期的物理治疗产生的疼痛。

与所有的移植手术一样,还有对使用免疫抑制药物的担忧。每个移植中心都建立了各自的免疫抑制方案。这些药物可能的副作用包括低血压、凝血功能异常、肺水肿和过敏反应。根据免疫抑制方案,需要预先用药,包括苯海拉明、法莫替丁、对乙酰氨基酚和甲泼尼龙。上肢和面部移植手术过程在技术和后勤方面都很复杂,可以持续达 15～20 小时。麻醉的首要目标是确保有效的麻醉和镇痛、减少血管升压药的使用和血管痉挛、避免低血压、改善氧合以及优化移植体功能。

PUETAP 的成功要求麻醉医师成为真正的围手术期医生。鉴于这些病例的复杂性,建议移植麻醉医师在手术前与每个患者见面,明确麻醉程序和计划,减轻患者对大手术的担忧。患者还必须有与急性介入围手术期疼痛管理人员见面的选择权,讨论术后局部麻醉的使用及对疼痛管理的预期。术后还应咨询慢性疼痛专家以确保在长时间康复期中对疼痛的适当控制。

## 参考文献

1. Lang RS, Gorantla VS, Esper SE, Montoya M, Losee J, Hilmi IA, Sakai T, Lee WPA, Shores J, Brandacher G, Planinsic RM. Anesthetic management and protocol development in hand transplantation—the Pittsburgh experience. Anesth Analg. 2012;115:678–88.
2. Edrich T, Cywinski JB, Colomina MJ, Lopez IJ, Xiong L, Sedaghati A, Pomohac B, Gilton A. Perioperative management of face transplantation: a survey. Anesth Analg. 2012;115:668–70.

# 47 复合组织移植的术后管理

Ayan Sen, Rula Al-Baghdadi, and Ali Al-Khafaji

## 引言

复合组织同种异体移植(composite tissue allotransplant-ation,CTA)包括肢体、喉、腹壁、肌腱和面部等身体部分的移植。在本章,我们将论述 CTA 患者一般和特定的术后管理措施。

## 一般措施

应实施如下一般措施。

### 抬高床头

重症监护病房需特别关注呼吸机相关性肺炎(ventilator associated pneumonia,VAP),这是指机械通气后超过 48 小时的肺炎。人们研究了几种预防策略来降低 VAP 的风险,包括口咽消毒、益生菌制剂、镀银气管内插管、封闭式吸痰管以及患者更换体位。抬高床头容易实施,无须额外费用,不产生副作用。疾病控制中心(Center for Disease Control,CDC)建议机械通气患者最好处于半卧位,床头倾斜 30°~45°。几个随机对照试验表明患者保持半卧位可降低 VAP 发病率。

### 静脉血栓栓塞的预防

静脉血栓栓塞通常由内皮损伤、静脉血流淤滞和血液高凝状态异常发展而来。静脉血栓栓塞(venous thrombo-embolism,VTE)的非药物治疗方法是可行的,尽管会优先考虑药物治疗。渐进式压力弹性袜用于防止下肢血液淤积和静脉血栓形成。使用得当的话,还可以降低深静脉血栓的形成速度。充气加压弹力袜同样适用于下肢,利用间歇充气和挤压静脉,通过血液来减少静脉瘀滞的风险。普通肝素(unfractionated heparin,UFH)最常用于预防 VTE。与安慰剂相比,UFH)和低分子量肝素(low molecular weight hep-arins,LMWH)已被证明可以降低临床 VTE 的发病率。标准 VTE 预防、弹力袜和充气加压装置应该应用于所有患者。

此外,UFH 可以谨慎地给那些近期没有出血且无重大凝血障碍的患者使用。

### 应激性溃疡的预防

应激性黏膜损伤通常发生在患者进入重症监护室(intensive care unit,ICU)的前几天。引起胃肠道出血最重要的风险因素有凝血障碍和使用机械通气的需要。其他风险因素包括胃肠道出血病史、低血压、多器官功能障碍综合征。这些风险因素大多发生在移植前和刚刚完成移植的阶段。早期的抑酸治疗使用抗酸剂、硫糖铝和 $H_2$ 阻滞剂,据报告有助于减少重大危及生命的临床胃肠道出血的发病率。质子泵抑制剂(proton pump inhibitors,PPI)现在被广泛用作胃肠道出血的预防措施。PPI 比 H2 阻滞剂在增加危重患者胃 pH 值方面更有效。然而,没有研究显示用 PPI 预防胃肠道出血能提高疗效。长期使用 PPI 会增加社区获得性肺炎、医疗保健相关性肺炎和艰难梭状芽孢杆菌感染风险。

## 特定措施

### 面部移植患者术后重症监护

面部移植是一项复杂而漫长的手术,围手术期面临重大挑战,且易出现多种术后并发症。面部移植技术需要多个团队参与且分工明确。患者通常要在 ICU 待几天。

#### 气道管理

气管切开套管(大小会有所不同)通常已在患者体内放好。许多医疗中心避免使用环颈气管套管固定带,因其通常会把气管套管系紧,而系得太紧可能会导致颈部肿胀和静脉血液回流受阻,阻碍面部移植体。

术后大多数患者会出现严重的移植体水肿。患者头部抬高 30°~45°可促进静脉回流并预防 VAP[1]。需格外小心避免气管导管脱落,因为这种情况会带来严重后果。

#### 镇静

其目标是让所有患者在术后 24 小时内撤除呼吸机。

通常需要联合使用镇静剂和麻醉剂。应该小心避免过度镇静。机械通气超过 24 小时的患者应中止镇静。

## 机械通气

患者机械通气采用正压容积控制模式，吸氧浓度（FiO$_2$）保持 PaO$_2$ 水平在 100~150mmHg[1]。脉搏血氧仪有助于逐步降低或增加 FiO$_2$。然而，通常需要动脉血气来指导酸碱平衡的管理。发生急性肺损伤（acute lung injury，ALI）和急性呼吸窘迫综合征（acute respiratory distresssyndrome，ARDS）的风险较高，部分原因是手术输血量较大。

## 血液动力

目标是拥有正常的血流动力，尽量避免血压和心率的剧烈波动（高或低）。

体温过低、血容量不足和疼痛可导致血管收缩，从而危及游离皮瓣。目标是达到正常体温，平均动脉压（mean arterial pressure，MAP）为 65mmHg，尿量 0.5~1ml/（kg·h）。移植体的灌注监测通过颈外动脉多普勒血流测速，但也可以使用连续多普勒探头。

低血压和休克可能是因为血容量低、出血或血管扩张，应该根据情况进行控制。没有证据表明使用哪种血管加压药或心脏正性肌力药更好，所以应该利用个体化方案治疗休克。

## 容量状态

由于手术和缺血时间长，淋巴回流中断，移植体可能出现水肿。头部抬高 30°~45° 和液体相对负平衡可以减轻面部水肿。如果团队认为有必要，可以使用少量利尿剂。

## 大量输血

由于面部血管丰富、手术时间长、准备和移植阶段的吻合复杂，预期术中会有大量失血。维持红细胞比容（Hct）>27、血小板（Plt）>50K、国际标准化比值（INR）<1.5、纤维蛋白原>100 是常见的临床实践目标[2]。

## 预防

只要没有出血迹象，使用低分子量或普通肝素预防静脉血栓栓塞（VTE）。H2 阻滞剂或质子泵抑制剂常用于预防应激性溃疡。

## 肠内喂饲

大多数患者都有胃造口或空肠造口置管，所有患者的肠内喂饲通常应在术后第一天开始。高蛋白配方用于确保足够的愈合需要［25~30kcal/（kg·d）和 1.5~2.0g 蛋白质/（kg·d）和水需要 25~30ml/（kg·d）。IMPACT 1.5 是我院为游离皮瓣患者选择的肠饲方案。在术后 24 小时之后开始进行定期的说话和吞咽评估，以确定经口进食的安全性。

## 血管通路

围手术期使用的股静脉通路应尽快停止。如果需要更长时间留置导管，可以考虑经外周置入中心静脉导管（peripherally inserted central catheter，PICC）。

## 感染和抗生素

患者一般接受围手术期的广谱抗生素预防，其选择取决于当地医疗机构的微生物耐药模式。早期感染主要由细菌导致。感染的风险要求尽早移除所有侵入性导管，并随后进行频繁筛查。最严重的感染易发生在过度免疫抑制期，如诱导期或急性排异控制期。已报告的感染有巨细胞病毒（cytomegalovirus，CMV）、EB 病毒（Epstein Barr virus，EBV）和皮肤单纯疱疹病毒。CMV 引发的排斥反应控制起来很复杂，因此必须根据供体和受体的数据注射更昔洛韦。白假丝酵母菌感染也报告过。应该考虑使用更昔洛韦以及氟康唑和复方新诺明等抗真菌药物预防肺孢子菌。传染病专家应根据供体和受者的监测培养结果调整抗生素[3]。

## 免疫抑制

适当水平的免疫抑制应将机会性感染并发症的风险降至最低。有时将标记性皮肤植片置于左侧乳房下方区域以监测排斥反应。已报告的最早急性排斥反应发生在移植后第四天。抗胸腺细胞球蛋白和类固醇减量方案可诱导免疫抑制。维持免疫抑制的用药包括他克莫司、吗替麦考酚酯和泼尼松，且患者（移植体）终生必须严格地持续使用。免疫抑制过度导致的不良副作用有感染，而免疫抑制不足又会造成移植体的排斥反应。需要监测血液中免疫抑制药物的水平，特别是钙调磷酸酶抑制剂，它会伴随严重的肾毒性；此外必须不断调整剂量以防止有害的副作用，还要同时保持药物的疗效。

## 康复治疗

社工会按照需要提供术后支持，通常在术后的急性期内每 1~2 天与患者见一次面。团队的精神科医生在围手术住院期间每天也会与面部移植患者见面。出院后，精神科医生每周或根据需要与患者见面。在术后阶段要达到最大限度的运动功能恢复，康复治疗至关重要。康复方案根据每个患者的情况制定并调整，必须尽早开始。康复开始时的重点是活动能力和呼吸道清理，之后是治疗性运动。

# 上肢移植

## 气道管理

没有专门针对上肢移植患者的气道管理方案，但由于大量输血和术后感染，可能会有 ARDS 的风险。患者会注射镇静剂和机械通气，直到血流动力稳定且移植体的功能没有严重问题。通常拔管在术后 24 小时内。

## 血液动力

中心静脉导管通常放置于颈内静脉，不仅作为通路，还可获得中心静脉压（central venous pressure，CVP）和混合氧饱和度（mixed oxygen saturation, SVO₂）。对于单侧手移植的非手术手臂，建议另外使用 14 号静脉注射导管，在非手术手臂用 20 号桡动脉插管监测血流动力，而双侧手移植患者使用 18 号股动脉插管。

与面部移植类似，体温过低、血容量不足和疼痛造成的血管收缩对游离皮瓣会造成不利影响[4]。ICU 应继续血循环监测以保持平均动脉压在 60~65mmHg。应避免使用 α-受体激动剂，以免影响移植体的灌注。当静脉输液或血液制品不能充分改善低血压时，如供体肢体再灌注引起的血管舒张，可使用多巴胺。皮瓣再植评估包括毛细血管充盈和每小时脉搏检查及每小时通过植入的多普勒和两个脉冲血氧仪进行监测。在单侧移植中，至关重要的是比较新移植体与对侧非移植对照肢体之间的信号波形和氧饱和度[4, 5]。在双侧移植中，移植评估更具挑战性乃至任何细微的变化都应该记录下来并报告。抬高移植肢体，上覆保暖充气垫，保持房间温度在 23.9℃，以防止血管收缩。疼痛治疗包括持续的神经阻滞、乙酰氨基酚和静脉麻醉剂。

### 输血需求

同面部移植一样，大量的输血可能是不可缺少的。匹兹堡方案遵循了创伤急救方案：1 个单位浓缩红细胞、1 个单位冷冻血浆和 250ml 生理盐水[6]。这个比率达到了 26%~28% 的红细胞比容[7]。其他参数与面部移植管理相似。

### 容量状态

通过中心静脉压和每小时尿量的变化趋势密切监测容积状态是必不可少的。术后的移植体水肿通过抬高和压迫包扎进行保守治疗。如果临床上怀疑淤血或淋巴水肿，应进行适当的检查（静脉造影或淋巴管造影）以排除这些情况。肢体容积测量应在早期治疗阶段进行，以识别和监测细微的容积变化[4]。由于手术时间长、肌肉和组织释放内源性肾毒素以及启动免疫抑制药物等因素的共同作用，急性肾损伤的风险很高。

### 预防

低分子量肝素预防深静脉血栓形成，质子泵抑制剂预防应激性溃疡。

### 免疫抑制

免疫抑制是由特定的药物疗法诱导的。术后免疫抑制包括一些患者用抗胸腺细胞球蛋白诱导，和其他患者使用巴利昔单抗诱导。免疫抑制的维持可以通过以下任何一种方法来实现：

- 他克莫司、吗替麦考酚酯和皮质类固醇
- 他克莫司和类固醇
- 西罗莫司和吗替麦考酚酯
- 西罗莫司并局部外用类固醇和他克莫司

患者存活率为 100%。第一例手移植患者因为不依从药物治疗导致排斥反应造成移植体失活。还有 5 例患者也由于没能持续免疫抑制，造成移植体失活[8, 9]。

根据医疗机构的方案进行皮肤和肌肉活检，以评估有无急性排斥反应的迹象，如末端水肿、红斑和坏死。部分患者出现急性排斥反应，多数发生在移植后 7~14 周。通过静脉注射类固醇或淋巴细胞耗竭剂、阿仑单抗[10]、抗胸腺细胞球蛋白或巴利昔单抗，以及或局部外用他克莫司和皮质类固醇，可逆转所有的急性排异发作。

匹兹堡大学医疗中心（University of Pittsburgh Medical Center, UPMC）基于以供体骨髓细胞为基础的治疗方法进行的免疫调节可降低长期免疫抑制要求的前提，同时制定和施行了一套新的标准方案[4, 6, 8]。"匹兹堡方案"由三部分组成：使用阿仑单抗（30mg）诱导治疗、12 小时时以初始目标谷浓度为 10~12ng/ml 的他克莫司单一治疗、第 14 天时注入整个骨髓细胞。

该方案有效且耐受性良好，急性排斥反应发生率低且不常见。其功能、免疫和移植体存活结果仍需在长期随访中评估。

### 感染

所有患者均接受与面部移植患者类似的预防性抗生素、抗真菌药物和抗病毒药物。术后肺炎、CMV 和其他感染，如皮真菌病和因金黄色葡萄球菌造成的尺骨骨炎的风险已有报告，需要积极干预。术后感染可导致移植体失功。

### 其他并发症

早期术后并发症包括血管血栓形成、肢体失功、出血和深静脉血栓形成（deep venous thrombosis, DVT）。可能有必要重新探查吻合情况。在长期随访中也有报告由于使用类固醇导致的髋关节骨坏死。长期免疫抑制潜在的并发症以及恶性肿瘤、肾毒性、神经毒性、胃肠道毒性、高血压、糖尿病等风险的增加，均与免疫抑制药物有关。无手部移植引起的移植物抗宿主反应，慢性排斥反应，恶性肿瘤或危及生命的病症报告。手部移植体的存活率一直高于其他形式的实体器官移植[11]。移植失败的管理包括截肢，然后使用假体或再移植。

### 康复治疗

术后肌电刺激可改善肌腱功能，因此电极（在移植体上）应沿正中神经和尺神经放置，同时还要放置经皮神经电刺激仪[8]。患者应至少在术后第一周每天接受物理和作业治疗。

物理治疗师和康复顾问的参与是为了达到最佳康复效果。术后的心理治疗应根据患者医疗保健史需要来增加或减少，这要由精神病医生在术前确定。

# 参考文献

1. Sedaghati-Nia A. Top of form anaesthesia and intensive care management of face transplantation. Br J Anaesth. 2013;111(4):600–6.

2. Cabrales P, Intaglietta M, Tsai AG. Transfusion restores blood viscosity and reinstates microvascular conditions from hemorrhagic shock independent of oxygen carrying capacity. Resuscitation. 2007;75:124–34.

3. Bonatti H, Brandacher G, Margreiter R, Schneeberger S. Infectious complications in three double hand recipients: experience from a single center. Transplant Proc. 2009;41:517–20.

4. Lovasik D, Foust DE, Losee JE, Lee WP, Brandacher G, Gorantla VS. Helping hands: caring for the upper extremity transplant patient. Crit Care Nurs Clin North Am. 2011;23(3):505–17.

5. Azari KK, Imbriglia JE, Goitz RJ, et al. Technical aspects of the recipient operation in hand transplantation. Transplant Proc. 2009;41(2):472–5.

6. Lang RS, Gorantla VS, Esper S, Montoya M, Losee JE, Hilmi IA, Sakai T, Lee WP, Raval JS, Kiss JE, Shores JT, Brandacher G, Planinsic RM. Anesthetic management in upper extremity transplantation: the Pittsburgh experience. Anesth Analg. 2012;115(3):678–88.

7. Sperry JL, Ochoa JB, Gunn SR, et al. A FFP:PRBC transfusion ratio 1:1.5 is associated with a lower risk of mortality following massive transfusion. J Trauma. 2008;65:986–9.

8. Amirlak B, Gorantla VS, Gonzalez NR, et al. Hand transplantation. http://www.emedicine.medscape.com/article/1370502-overview.

9. Schneeberger S, Gorantla VS, Hautz T, et al. Immunosuppression and rejection in human hand transplantation. Transplant Proc. 2009;41(2):472–5.

10. Schneeberger S, Landin L, Kaufmann C, et al. Alemtuzumab: key for minimization of maintenance immunosuppression in reconstructive transplantation? Transplant Proc. 2009;41(2): 499–502.

11. Petruzzo P, Lanzetta M, Dubernard JM, et al. The international registry on hand and composite tissue transplantation. Transplantation. 2010;90(12):1590–4.